循证眼科学

主　编　王宁利　李仕明　李文生
副主编　刘旭阳　孙晓东

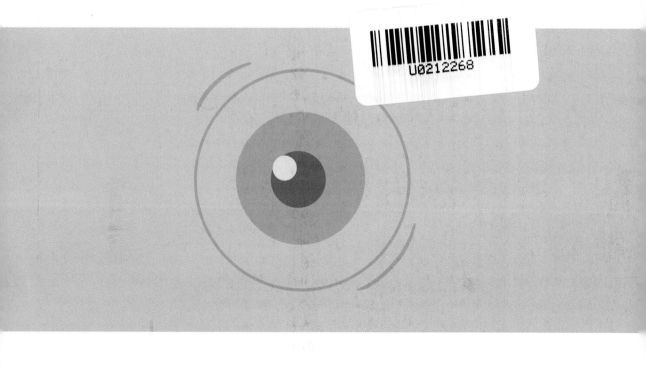

人民卫生出版社

图书在版编目（CIP）数据

循证眼科学 / 王宁利，李仕明，李文生主编 . —北
京：人民卫生出版社，2020
ISBN 978-7-117-29806-3

Ⅰ.①循… Ⅱ.①王…②李…③李… Ⅲ.①循证医
学 —眼科学 Ⅳ.①R77

中国版本图书馆 CIP 数据核字（2020）第 030652 号

| 人卫智网 | www.ipmph.com | 医学教育、学术、考试、健康，购书智慧智能综合服务平台 |
| 人卫官网 | www.pmph.com | 人卫官方资讯发布平台 |

版权所有，侵权必究！

循证眼科学

主　　编：王宁利　李仕明　李文生
出版发行：人民卫生出版社（中继线 010-59780011）
地　　址：北京市朝阳区潘家园南里 19 号
邮　　编：100021
E - mail：pmph @ pmph.com
购书热线：010-59787592　010-59787584　010-65264830
印　　刷：北京铭成印刷有限公司
经　　销：新华书店
开　　本：787 × 1092　1/16　印张：38　插页：4
字　　数：925 千字
版　　次：2020 年 4 月第 1 版　2020 年 4 月第 1 版第 1 次印刷
标准书号：ISBN 978-7-117-29806-3
定　　价：138.00 元
打击盗版举报电话：010-59787491　E-mail：WQ @ pmph.com
质量问题联系电话：010-59787234　E-mail：zhiliang @ pmph.com

编 委 （按姓氏笔画排序）

才　瑜　北京大学第一医院眼科
马　楠　首都医科大学附属北京同仁医院眼科中心
王　凤　中南大学爱尔眼科学院　北京爱尔英智眼科医院
王　瑛　深圳市眼科医院
王　骞　厦门大学附属厦门眼科中心
王一鹏　安阳市眼科医院
王宁利　首都医科大学附属北京同仁医院眼科中心　北京市眼科研究所
毛广运　温州医科大学附属眼视光医院临床研究中心
甘嘉禾　首都医科大学附属北京同仁医院眼科中心
卢　弘　首都医科大学附属北京朝阳医院眼科
付　晶　首都医科大学附属北京同仁医院眼科中心
白雅雯　首都医科大学附属北京同仁医院眼科中心
朱　丹　内蒙古医科大学附属医院眼科
朱益华　福建医科大学第一附属医院眼科
庆惠玲　河南省立眼科医院河南省眼科研究所
刘　莛　陆军军医大学陆军特色医学中心
刘文佳　上海市第一人民医院眼科
刘早霞　吉林大学第二医院眼科中心
刘旭阳　深圳市眼科医院
刘晓燕　四川大学华西医院眼科
孙芸芸　首都医科大学附属北京同仁医院眼科中心
孙晓东　上海交通大学附属第一人民医院眼科
严　然　首都医科大学附属北京同仁医院眼科中心
杜佳灵　首都医科大学附属北京同仁医院眼科中心
李　妮　四川大学华西医院眼科
李　嵩　安阳市眼科医院
李文生　中南大学爱尔眼科学院　上海爱尔眼科医院
李仕明　首都医科大学附属北京同仁医院眼科中心

3

李绍伟　中南大学爱尔眼科学院　北京爱尔英智眼科医院
吴国玖　昆明医科大学第二附属医院眼科
邹　慧　吉林大学第二医院眼科中心
张　涛　中南大学爱尔眼科学院　北京爱尔英智眼科医院
张远平　昆明医科大学第二附属医院眼科
林彩霞　首都医科大学附属北京同仁医院眼科中心
周民稳　上海交通大学附属第一人民医院眼科
郑　策　上海市儿童医院眼科
孟昭君　首都医科大学附属北京同仁医院眼科中心
赵博文　首都医科大学附属北京同仁医院眼科中心
查　旭　昆明医科大学第二附属医院眼科
钟　华　昆明医科大学第一附属医院眼科
姜　洋　北京协和医院眼科
洪　洁　首都医科大学附属北京同仁医院眼科中心
袁源智　复旦大学附属中山医院眼科
倪　爽　浙江大学第二附属医院眼科中心
徐　雯　浙江大学第二附属医院眼科中心
陶　勇　首都医科大学附属北京朝阳医院眼科
黄珮戎　上海交通大学附属第一人民医院眼科
康梦田　首都医科大学附属北京同仁医院眼科中心
梁远波　温州医科大学附属眼视光医院临床研究中心
梁新童　首都医科大学附属北京同仁医院眼科中心
董　诺　厦门大学附属厦门眼科中心
蒋善明　四川大学华西医院眼科
程金伟　上海第一人民医院眼科
潘臣炜　苏州大学医学部公共卫生学院
魏士飞　首都医科大学附属北京同仁医院眼科中心

主编简介

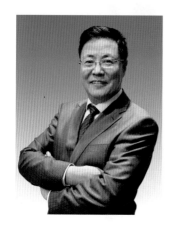

　　王宁利,教授,主任医师,全国政协委员,北京同仁眼科中心主任,全国防盲技术指导组组长,国家眼科诊断与治疗设备工程技术研究中心主任,首都医科大学眼科学院院长,国际眼科学院院士,亚太眼科学会主席,中国医师协会眼科医师分会会长,中华预防医学会公共卫生眼科学分会主任委员,中国医疗保健国际交流促进会眼科分会主任委员,世界青光眼协会理事会成员,国际眼科理事会董事会成员,亚太青光眼协会董事会成员,空间站工程航天医学实验领域专家委员会副主任委员兼失重生理与防护专家组专家,中国认知科学学会理事会常务理事。

　　王宁利教授从事眼科临床与科研工作 37 年,完成手术约 2 万例,是中央保健会诊专家。主要工作领域:青少年眼健康及近视眼防控、青光眼发病机制与临床诊治研究。是眼科学国家教育部重点学科、国家卫生健康委临床重点专科的学科带头人。主持 863 计划、国家自然科学基金重点项目、重大国际合作项目、科技部重大及重点项目等 12 项,共同主持国家重大防盲工程 2 项。培养博士后 11 名,博士研究生 55 名。王宁利教授主编及参编专著 30 余部,主编《眼科学》五年制、研究生及留学生教材共 7 本。目前担任《中华眼科杂志》名誉总编辑、《眼科》主编、*International Glaucoma Review* 的学会编委。

　　王宁利教授五次入选 *Elsevier* 高引学者榜;两次被英国眼科医师杂志评为全球最具影响力百名眼科医生;2014 年入选国际眼科科学院院士;2019 年当选亚太眼科学会主席。在国际上荣获亚太眼科学会高级成就奖,亚太青光眼学会亚太奖,中美眼科学会金苹果奖、世界青光眼学会高级临床科学家奖、中国海外学者视觉和眼科研究联合会领袖成就奖。亚太眼科学会 Auther Lim 奖等。作为第一完成人获"国家科学技术进步二等奖" 2 项,省部级一等奖 4 项。荣获全国创新争先奖、何梁何利基金科学与技术进步奖、中国医师奖,周光召基金会临床医师奖、谈家桢临床医学奖、吴阶平 - 杨保罗·杨森医学药学奖,被评为全国先进工作者、北京市突出贡献专家、国家"万人计划"教学名师,2013 年首批入选"北京学者"计划。

主编简介

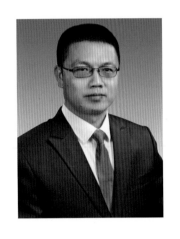

李仕明，医学博士，流行病学博士后，首都医科大学附属北京同仁医院眼科副主任医师、副教授、副研究员，硕士研究生导师。美国哈佛大学医学院博士后研究员。担任中国医师协会循证医学专业委员会委员、中国医师协会循证医学专业委员会眼科学组副主任委员、中华预防医学会公共卫生眼科分会青年委员会副主任委员、*Clinical Trial*《临床试验》中文版第一届编委、北京中西医结合学会眼科专业委员会委员兼副秘书长、海峡两岸医药卫生交流协会眼科学专业委员会委员、北京医学会临床流行病学和循证医学分会第三届委员会循证实践与循证指南学组委员和北京医学会眼科分会青年委员会委员等。

从医10多年来治愈眼科疾病患者2万余人，擅长近视等各种屈光不正的角膜屈光手术矫正。长期从事近视的防治研究工作，致力于探索近视的危险因素、早期干预和发生机制。作为项目执行人和管理者，历时10余年组织建立了我国第一个以人群为基础的儿童近视研究队列，即"安阳儿童眼病研究"，被国际同行评价为"儿童近视方面的里程碑式研究"；率先提出"远视储备"是预测儿童青少年发生发展的关键指标，增加户外活动能够保护未近视儿童的"远视储备"，近视防控应提前到学龄前儿童；开展了评估低浓度阿托品、角膜塑形镜、戴镜模式等近视干预措施效果的随机对照试验。多项研究成果被纳入2018年美国眼科临床指南和我国2018年第一版近视防治指南，获得广泛推广。

主持国家自然科学基金等课题8项，作为学术骨干参与国家863计划、973计划和重大国际合作项目等，发表近视领域学术论文70余篇，第一及通讯作者SCI文章30余篇，担任*IOVS*、*BJO*等20多个国内外杂志的评审人，国家自然科学基金评审专家。入选北京青年五四奖章、北京市高创计划青年拔尖人才、北京市优秀青年人才、北京市科技新星、大挑战2015青年科学家、中国眼视光英才培育计划"明日之星"和美国*Ophthalmologist*杂志首次评选的"Top 40 Under 40"即"全球40位40岁以下最具影响力的眼科医师"（我国唯一一位）。

主编简介

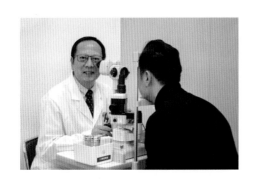

李文生,教授,博士,留美学者,博士研究生及博士后导师,上海爱尔眼科医院副院长。中华医学会眼科学分会第三批专家会员、中国眼科未来领袖培养对象、美国麻省大学医学院眼科及基因治疗中心(UMMS)研究员、美国国立卫生研究院(NIH)美国国家眼科研究所(NEI)客座研究员、中国首位美国视觉和眼科研究学会(ARVO)"青年临床科学家研究奖"获得者;美国眼科学会(AAO)、欧洲视网膜专家协会(ESRS)、美国视觉和眼科研究学会(ARVO)、美国基因和细胞治疗学会(ASGCT)、国际临床视觉电生理学会(ISCEV)会员及美国白内障与屈光手术学会(ASCRS)会员;国家自然科学基金委评议专家、教育部科研基金和科技奖励评审专家、欧美同学会医师协会转化医学分会副主任委员、中国微循环学会眼微循环专业委员会眼底病学组副组长、中国医师协会眼科医师分会视觉生理专业委员会副主任委员、中国医师协会循证医学专业委员会眼科学组副组长、《中华眼底病杂志》编委以及 IOVS 等九家国内外眼科杂志的编委及审稿人等。

从医 20 多年来,李文生教授为数以万计的国内外患者解除痛苦,恢复光明。

据美国 2010 年 JCRS 杂志报道,李文生教授是目前唯一完成过两例 105 岁白内障患者的眼科医生;2013 年首创了由超高度近视引起的中重度视觉损伤治疗新方法;2016 年首创了"两步麻醉法"的无痛微创玻璃体手术,完全避免了眼部麻醉的并发症;2018 年入选中国十大飞秒白内障手术医生称号;2019 年在国际上率先报道了 3D 白内障手术。

到目前为止,以第一作者或通信作者在国内外 Ophthalmology 等著名刊物上发表专业论文 105 多篇(其中 SCI 文章 28 篇,总 IF 超过 100),研究结果被 Nature 杂志引用;主编《循证眼科学》等四部专著,参编 8 部著作,获 7 项有重要影响的国内外奖励,主持 18 项包括国家重大专项、国家 863 计划、国家自然科学基金等在内的国家、省部级科研课题,培养博士后、博士研究生、硕士研究生 20 余人,应邀进行国内外专题讲座 100 余次。

序

20世纪90年代出现的循证医学强调任何诊疗决策的制订单纯依靠医生的临床经验是不够的,还应当遵循当前最佳的科学证据,并结合病人的价值观综合考量。这种全新的理念打破了传统的经验医学模式,也得到了医学界的普遍认可,但如何将循证理念转化为临床可遵循的循证实践模式,取决于临床各科医生的认知、接受和参与程度,很难一蹴而就。实际上,临床各个学科贯彻循证理念、开展循证实践的能力的确是不同的,通常以药物治疗为主的内科更容易接受和开展循证实践。

然而,我们欣喜地看到,眼科虽然以操作性治疗为主,但国外眼科领域的专家早在2000年就提出了循证眼科学,我国的眼科专家如本书主编王宁利教授等也在第一时间参与到国际青光眼循证指南的制订工作中,本书主编李文生教授等曾于2007年主编出版了关于循证眼科学的专著,本书主编李仕明博士2009年进入北京大学公共卫生学院开展系统的临床流行病学和循证医学博士后研究。尤其值得一提的是,中国医师协会循证医学专业委员会在2009年成立了循证眼科学组,王宁利教授担任第一届组长,现任组长为葛坚教授,开启了眼科领域系统的循证医学普及推广工作。正是在他们的组织下,由近30家医疗机构50多位医术精湛、思维超前的眼科老中青专家共同努力,完成了《循证眼科学》一书的撰写。

该书包括两篇,第一篇总论首先分析了我国循证眼科学的现状、存在的问题和发展的对策,然后就循证眼科学的原理、涉及的方法进行概述;第二篇各论针对眼科常见的12类疾病的诊断、治疗中存在的主要问题,从疾病案例出发,明确提出研究问题,进行了证据的系统综述和/或Meta分析,为临床诊治提供了当前可用的最佳证据。纵观全书,既有基础理论、方法与案例,也有直接指导临床决策的证据,内容全面、深入浅出、实用性强,是一本值得推荐的循证专著。

衷心祝贺《循证眼科学》的出版。相信本书的出版,必将有力推动我国眼科领域循证实践的进一步发展,从而为病人提供更安全、有效、经济的医疗服务。

北京大学循证医学中心　　**詹思延**

2020年1月5日

前　言

　　本书是由一批热爱循证医学研究的眼科同道们集中智慧和力量编写而成。正如本书的书名《循证眼科学》,本书的编写过程实际上就是一次循证的过程,一次遵循眼科医学证据、以循证医学理念为原则的编写过程。本书总结了迄今为止国内外最新的眼科临床证据,并按照疾病进行分类以便于眼科临床工作者查找;同时对于循证医学的发展趋势、在眼科的应用情况以及一些循证医学的基本研究方法进行了简要介绍,希望对有兴趣从事循证医学研究的读者们有所裨益。

　　循证医学自20世纪90年代兴起以来,在临床医学领域获得了令人瞩目的发展。循证医学强调把最佳证据、医师经验和患者意愿相结合,制定出最佳的临床决策。循证医学的这一核心思想于情于理都是恰如其分的,是人性光辉中的善意温暖(情)和冰冷科技中的理性思辨(理)的完美结合,对于饱受疾病痛苦的人类是一剂温暖的良药。在我国眼科领域,循证医学的思维理念还有待于加大宣传推广,让更多的眼科相关工作者认识、了解、熟悉和从事循证医学研究工作,这样会大大提升我国的眼科临床科研水平,促使产生更多的基于我国眼科临床的高质量证据。

　　本书不同于常见的眼科学专著,即不着重于对眼科疾病本身的系统介绍。本书在第一篇总论中,介绍了循证医学在我国的发展现状、问题、对策,循证医学在眼科的发展经历、临床决策应用和证据来源评估等,有助于读者从宏观上把握循证医学在眼科的发展脉络和内在特点;随机对照试验、Meta分析和诊断试验的内容,对于有意于从事眼科循证研究的读者是一种最直接的参考依据。在第二篇各论中,按照青光眼、视网膜病、眼视光、白内障、角膜疾病、眼外伤、视路及视神经疾病、泪器病、葡萄膜炎、斜弱视、眼眶疾病和结膜疾病共12类疾病,每类疾病提出一些尚有争议的临床问题,按照循证医学思路去查找现有的最佳证据,以此来促使临床决策。虽然每一类疾病不能顾及方方面面,但本书的初衷就是以点带面,重在引人思考、举一反三,使读者习惯这种思考问题的方式,并在临床实践中自己去进一步探索。每篇文章后面均附有大量的参考文献,更有助于读者进一步查找原始文献深入阅读。

　　本书可作为眼科工作者、研究生和其他领域人员学习了解循证医学的参考书,对于开展眼科临床研究是非常实用的工具书。放在案头常常翻阅,能够快速了解已有眼科证据,发现问题和不足,设计开展新的研究。

在此郑重感谢为本书出版付出巨大工作的眼科同道和朋友们!感谢深圳市医疗卫生三名工程项目(编号 SISM 201512045)对相关研究工作的资助。由于时间能力有限,本书难免存在各种不足和疏漏之处,请各位读者批评指正!

王宁利

2020 年 1 月 1 日

目 录

第一篇 总 论

第一章 我国循证眼科学的发展现状、问题和对策 ·· 2
　　第一节 我国循证眼科学的发展现状 ·· 2
　　第二节 我国循证眼科学存在的问题 ·· 5
　　第三节 促进我国循证眼科发展的对策 ·· 6

第二章 循证眼科学概述 ·· 10
　　第一节 循证眼科学产生背景 ··· 10
　　第二节 循证眼科学的概念 ··· 12
　　第三节 循证眼科学的研究方法与过程 ·· 18
　　第四节 循证眼科学与医学教育 ·· 26

第三章 循证眼科学在临床决策分析中的应用 ·· 31
　　第一节 概述 ··· 31
　　第二节 疾病诊断决策过程 ··· 32
　　第三节 治疗决策过程 ··· 32
　　第四节 临床决策分析评价过程 ·· 34

第四章 循证眼科学证据 ·· 40
　　第一节 循证眼科学证据的概念及来源 ·· 40
　　第二节 循证眼科学证据的检索 ·· 43
　　第三节 循证眼科学证据的分类、分级与推荐 ·· 45
　　第四节 循证眼科学证据评价的原则、内容与方法 ······································ 53

第五章 随机对照试验研究设计 ·· 67
　　第一节 随机对照试验的发展简史 ·· 67
　　第二节 随机对照试验的一般原则 ·· 68
　　第三节 报告随机对照试验的国际标准 ·· 71

第四节　我国眼科在国际上所发表的随机对照试验分析 ································· 73

第六章　怎样进行 Meta 分析 ············· 83
　第一节　概念 ··················· 83
　第二节　系统评价的方法 ············· 85
　第三节　Meta 分析 ··············· 92
　第四节　系统评价的评价 ············· 99
　第五节　系统评价的应用 ············· 101

第七章　诊断试验 ················ 104
　第一节　诊断试验概述 ·············· 104
　第二节　诊断试验的评价 ············· 105
　第三节　诊断试验评价注意事项 ··········· 108
　第四节　诊断试验的系统评价 /Meta 分析 ········ 108

第二篇　各　论

第八章　青光眼 ················· 114
　第一节　青光眼总论 ··············· 114
　第二节　原发性青光眼的流行病学研究 ········· 124
　第三节　开角型青光眼的激光治疗 ·········· 129
　第四节　选择性激光小梁成形术或药物治疗青光眼和高眼压症的 Meta 分析 ········· 135
　第五节　非接触式眼压计与 Goldmann 压平眼压计测量眼压值一致性的
　　　　　Meta 分析 ··············· 142
　第六节　超声生物显微镜与 A 超测量前房深度值一致性的 Meta 分析 ········· 147
　第七节　婴幼儿型青光眼中 ICARE 回弹式眼压计和 Schiötz 眼压计哪一种
　　　　　更具有适用性 ·············· 151
　第八节　POAG 早期诊断中标准白 - 白色视野与蓝 / 黄视野检测哪个更有
　　　　　临床价值 ··············· 155
　第九节　LASIK 术后动态轮廓眼压计与非接触眼压计测量值是否具有一致性 ······· 160
　第十节　Ahmed 引流阀和经典的小梁切除术治疗难治性青光眼哪个好 ······· 164
　第十一节　超声乳化白内障摘除和超声乳化白内障摘除联合小梁切除术治疗
　　　　　　合并有白内障的原发性闭角型青光眼哪个好 ············ 168

第九章　视网膜病 ················ 172
　第一节　视网膜病总论 ·············· 172
　第二节　抗 VEGF 辅助和单纯 PRP 或 PPV 治疗糖尿病性视网膜病哪个好 ····· 191
　第三节　雷珠单抗单独或联合 PDT 治疗 PCV 哪种好 ········ 196
　第四节　球内注射抗 VEGF 治疗继发于病理性近视的脉络膜新生血管 ······· 204

第五节　玻璃体切割术治疗特发性黄斑裂孔术后俯卧位是否有助于裂孔闭合 …… 209

第六节　曲安奈德玻璃体腔注射或结膜下注射治疗糖尿病黄斑水肿哪种好 …… 213

第七节　视网膜内界膜剥除治疗特发性黄斑裂孔是否有助于改善视力 ………… 218

第八节　孔源性视网膜脱离手术后有必要联合应用糖皮质激素吗 …………… 222

第九节　贝伐单抗联合与不联合曲安奈德治疗糖尿病性黄斑水肿哪个好 …… 226

第十节　贝伐单抗与激光光凝治疗糖尿病性黄斑水肿哪个好 ………………… 232

第十一节　贝伐单抗与曲安奈德治疗糖尿病黄斑水肿哪个好 ……………… 237

第十二节　不同剂量糖皮质激素眼内缓释剂治疗黄斑水肿的有效性及安全性
　　　　　分析 ……………………………………………………………… 243

第十三节　阈值下微脉冲激光及常规激光治疗糖尿病黄斑水肿哪个好 …… 250

第十四节　贝伐单抗和雷珠单抗治疗年龄相关性黄斑变性哪个好 ………… 254

第十五节　基因多态性是否对抗新生血管药物治疗年龄相关性黄斑变性有
　　　　　影响 ……………………………………………………………… 260

第十六节　雷珠单抗或联合激光与激光治疗糖尿病黄斑水肿哪种好 …… 265

第十七节　白内障术后单纯性视网膜脱离手术治疗方式选择 ……………… 272

第十章　眼视光 ……………………………………………………………………… 279

第一节　眼视光总论 ………………………………………………………… 279

第二节　亚洲地区近视患病率的 Meta 分析 ………………………………… 289

第三节　户外活动与近视相关性的系统综述及 Meta 分析 ………………… 297

第四节　低浓度阿托品滴眼液可作为控制青少年近视进展的标准方法吗 … 308

第五节　近视了戴镜足矫好还是欠矫好 …………………………………… 315

第六节　角膜塑形镜控制青少年近视的有效性和安全性如何 …………… 320

第七节　特殊设计的软性角膜接触镜对延缓青少年近视进展的效果如何 … 328

第八节　LASEK 和 LASIK 治疗近视的选择评估 ………………………… 334

第九节　飞秒激光制作角膜瓣和微型角膜刀制作角膜瓣哪个好 ………… 343

第十节　近视相关的基因研究 ……………………………………………… 349

第十一节　巩膜重塑通路相关基因与高度近视的相关性 ………………… 356

第十一章　白内障 ………………………………………………………………… 365

第一节　白内障总论 ………………………………………………………… 365

第二节　同轴微切口超声乳化白内障手术与同轴小切口超声乳化白内障
　　　　手术的选择 ………………………………………………………… 374

第三节　白内障超声乳化术后黄斑囊样水肿的预防比较 ………………… 383

第四节　飞秒激光辅助白内障手术和传统超声乳化白内障手术的选择 … 388

第五节　Toric 人工晶状体植入术和非 Toric 人工晶状体植入联合 / 不联合
　　　　角膜松解术对于角膜散光白内障患者哪个好 …………………… 397

第六节　青光眼合并白内障的患者,青白联合手术和单纯白内障手术控制
　　　　眼压哪个好 ………………………………………………………… 403

第十二章 角膜疾病 ·· 409

　　第一节 角膜疾病总论 ··· 409

　　第二节 原发性翼状胬肉手术治疗:切除病灶以后联合角膜缘干细胞移植还
　　　　　　是羊膜移植 ··· 416

　　第三节 圆锥角膜行角膜胶原交联治疗:去上皮还是经上皮 ················· 421

　　第四节 飞秒激光辅助的穿透性角膜移植与常规的穿透性角膜移植术的治疗
　　　　　　效果比较 ·· 425

　　第五节 深板层角膜移植与穿透性角膜移植治疗角膜基质病变效果哪个好 ··· 428

　　第六节 角膜胶原交联术治疗 KC 的疗效评价 ································· 433

　　第七节 再次角膜移植之穿透移植与内皮移植的术后疗效比较 ·············· 437

　　第八节 口服 CsA 对穿透性角膜移植术后角膜免疫排斥的抑制作用 ········ 443

　　第九节 可吸收泪点栓治疗干眼的安全性和有效性分析 ····················· 446

　　第十节 TearLab 泪液渗透压检测系统用于干眼诊断的准确性分析 ········· 449

第十三章 眼外伤 ·· 453

　　第一节 眼外伤总论 ··· 453

　　第二节 严重眼外伤玻璃体手术时机的选择 ···································· 460

　　第三节 手术或联合激素与激素治疗视神经挫伤的疗效比较 ················ 464

　　第四节 眼外伤的视力预后相关因素分析 ·· 468

第十四章 视路及视神经疾病 ·· 476

　　第一节 视路及视神经疾病总论 ··· 476

　　第二节 视神经炎 ··· 484

　　第三节 缺血性视神经病变 ·· 495

第十五章 泪器病 ·· 511

　　第一节 泪器病总论 ··· 511

　　第二节 鼻内镜下泪囊鼻腔吻合术和传统泪囊鼻腔吻合术哪个好 ·········· 514

第十六章 葡萄膜炎 ·· 521

　　第一节 葡萄膜炎总论 ··· 521

　　第二节 葡萄膜炎的实验室检测 ·· 524

　　第三节 葡萄膜炎继发黄斑水肿的眼内注药治疗 ······························ 534

第十七章 斜弱视 ·· 540

　　第一节 斜视弱视总论 ··· 540

　　第二节 间歇性外斜视即刻手术治疗和随访观察哪种好 ····················· 542

　　第三节 肉毒素在治疗先天性内斜视中的应用 ································· 544

　　第四节 单眼弱视患者黄斑区视网膜厚度正常吗 ······························ 552

第十八章　眼眶疾病 ··· 557

　　第一节　眼眶疾病总论 ·· 557

　　第二节　甲状腺相关眼病 ·· 561

　　第三节　证据总结和临床指南 ···································· 583

第十九章　结膜疾病 ··· 587

　　第一节　结膜疾病总论 ·· 587

　　第二节　急性细菌性结膜炎需要眼局部抗生素治疗吗 ·············· 591

附　图例说明 ··· 598

第一篇 总 论

第一章

我国循证眼科学的发展现状、问题和对策

人类在同疾病的斗争过程中不断地产生着各种智慧总结,至 20 世纪末医学领域已积累了人体研究的大量证据,循证医学(evidence-based medicine,EBM)应运而生。1992 年,加拿大 McMaster 大学 Gordon Guyatt 领导的循证医学工作组正式命名[1]:循证医学是关于如何遵循科学证据进行一切医疗卫生实践的科学,它的核心思想是基于现有最好证据,兼顾社会经济效益和患者价值取向,进行医学实践的科学[2]。循证医学并非对传统医学的否定,其核心仍是为了更好地服务患者,现有的最好证据也有可能只能来自临床经验。

迄今为止,循证医学的理念和方法已广泛应用于现代医疗卫生的各个领域。在眼科领域,2000 年,时任 *Ophthalmology* 杂志主编的 Minckler 首先提出了循证眼科学(evidence-based ophthalmology,EBO)的概念[3]。循证眼科并非眼科学的新分支或是有别传统眼科学的新学科,而是利用循证医学的思想和方法促进眼科学的临床水平更好地发展的一种理念和愿景。循证眼科的概念被提出已有十余年,我国循证眼科的发展现状如何? 存在哪些问题? 如何进一步发展? 本文就这些方面进行探讨分析。

第一节　我国循证眼科学的发展现状

一、我国循证眼科思想的早期传播

在我国眼科领域,2001 年叶天才和王宁利加入了亚太地区青光眼循证指南工作组;2002 年李文生等在《中华眼科杂志》发表了《循证医学及其在眼科临床实践中的应用》[4];郑曰忠等在《眼科新进展》杂志发表了《循证医学与眼科临床实践》[5];姜丽萍、瞿佳等在《眼视光学杂志》发表了《循证医学在眼视光学的应用》系列文章[6];2003 年王宁利在《眼科》杂志发表了《循证医学和 21 世纪的青光眼临床》[7]。周晓红、李幼平等在《眼科研究》杂志发表了《循证医学与老年黄斑变性的治疗》[8]。

由上可见,我国眼科界的主要杂志几乎在同一时期都关注了循证医学在我国眼科领域中的传播。2007 年李文生等主编出版了循证眼科学相关专著,此后国内发表与眼科相关的循证医学论文逐年增加,这些文章和专著对于循证医学在我国眼科界的应用和推广起到了

积极的推动作用。

二、我国循证眼科学的实践情况

实践循证医学的过程包括凝练科学问题、寻找最佳证据、评价证据、实施证据和评价效果五个部分。进行系统评价和临床研究相当于寻找最佳证据和评价证据,是循证医学实践中的关键步骤,能够在很大程度上反映循证医学的实践情况。限于篇幅,本文仅就临床研究中的重要方法、评估干预措施的"金标准"——随机对照试验(randomized controlled trial,RCT)及系统评价(systematic review,SR)两个方面来浅析我国循证眼科的实践状况。

在临床研究中,RCT并非提供所有证据的最好方法,如关于病因学研究的最有力证据往往来自前瞻性队列研究,有些干预措施也难以采用RCT来评估,但RCT仍是目前公认的评价治疗效果最好的研究方法,也是循证医学实践过程中最佳证据的最重要来源。

1. 我国眼科届RCT论文的发表情况　在《中华眼科杂志》等7种眼科主要杂志从创刊以来到1999年发表的所有各类文献中,标识为随机/半随机对照试验的文献为280篇,占论文总数的1.31%。《中华眼科杂志》《中国实用眼科杂志》《眼科》《眼科研究》《眼科新进展》《中华眼底病杂志》和《眼外伤职业性眼病》中随机/半随机对照试验文献分别占各自论文总数的0.83%、6.54%、2.63%、1.95%、0.87%、0.68%和0.63%,该比例自20世纪60~80年代开始逐年增多,90年代更多[9]。

进一步就RCT占国内临床治疗论文的比例来讲,在《中国实用眼科杂志》1983—2000年之间发表的论文中,根据文中标识属于RCT者78篇,占临床治疗论文的10.13%[10]。对《眼科新进展》在1981—2001年间所刊载的论文进行分析,检索出RCT论文48篇,占临床治疗性论文的4.31%[11]。《中华眼科杂志》论文中RCT的比例稍高,在1983—2002年之间发表的临床疗效研究论文,RCT比例达到23.0%[12]。

笔者在PubMed上系统检索了截止至2012年10月31日的所有SCI期刊(包括中华医学杂志英文版)上的眼科RCT文献,其中中国内地有68篇,主要集中在白内障、眼视光和青光眼等方面,限于篇幅,在此不一一展开讲述。相比之下,中国香港和中国台湾所发表的RCT总和比中国内地还要多。这说明我国内地眼科在随机对照试验的数量方面亟待提高,方可与我国的大国地位相匹配。

在国内开展的众多RCT中,尤为突出的是黎晓新等组织全国14个单位参加的玻璃体腔注气和玻璃体切割加玻璃体腔注气治疗高度近视患者黄斑裂孔性视网膜脱离的大样本、前瞻性、多中心随机对照试验,其结果表明玻璃体切割加注气较单纯玻璃体腔注气有更高的解剖成功率,是应该首先选择的手术方式[13]。该研究是迄今为止我国眼科界组织实施并走向世界的第一个真正达到循证医学Ⅰ级证据要求的原创性研究,对于我国眼科界未来组织更多大样本、前瞻性、多中心的随机对照研究和进一步提升我国眼科界在世界上的地位等方面都具有里程碑式的意义。在青光眼方面,早在2000年赵家良等[14]采用多中心RCT观察了普拉洛芬滴眼液和欧可芬滴眼液治疗白内障术后非感染性眼前段炎症的效果,结果表明普拉洛芬滴眼液是控制白内障术后非感染性眼前段炎症的有效和安全药物;彭大伟等[15]采用多中心、开放式RCT观察了拉坦前列素滴眼液(适利达)与马来酸噻吗洛尔治疗开角型青光眼及高眼压症的研究,结果表明拉坦前列素滴眼液(适利达)的降眼压疗效优于马来酸噻吗洛尔,有希望成为理想的抗青光眼药物之一。王宁利等评价了激光周边虹膜切开术联合虹膜成形术对原发性闭角型青光眼治疗效果[16]，目前还正在进行着由 26 家单位参与的国内青光眼领域第一个多中心随机对照试验，来比较小梁切除术和激光周边虹膜切除术作为原发性闭角型青光眼初始治疗方案的优劣，其研究结果值得我们期待。

总体来讲，我国眼科界所发表的 RCT 论文总体数量仍然较少，RCT 在我国临床科研中所占的比例仍然很低，反映出我国在眼科临床研究这一学科建设方面仍然亟待加强，这和我国存在着世界上最丰富临床资料的现状极不相称。我们理应最大限度地合理利用我国眼科患者的资料，提供适合于我国眼科患者最佳的临床证据，反哺我国的眼科临床治疗，从而为我国眼科患者谋福利。

2. 我国眼科届系统评价或 Meta 分析的发表情况　系统评价是在复习、分析、整理和综合原始文献的基础上进行的二次研究，Meta 分析是一种定量化的系统评价，是一种研究方法，两者已被公认为是针对某一特定问题的研究证据进行客观评价和合成的最佳手段，通常被视为最高级别的证据。系统评价中最严格的为 Cochrane 系统评价，其专有杂志已被 SCI 收录，目前的影响因子为 7.755。

我国眼科界可检索到的较早系统评价为 2002 年程金伟等发表的《深层巩膜切除术联合植入物治疗开角型青光眼的系统综述》[17]。十多年来，越来越多的国内眼科同道逐渐认识到 Meta 分析和系统评价在评估治疗效果方面的重要性，相继撰文评估眼科领域中不同治疗措施效果。迄今为止，在 PubMed 上检索到我国眼科工作者所发表的英文系统评价和 Meta 分析论文已有 600 多篇，主要集中在青光眼、眼底病、白内障、眼视光和 Grave 眼病等方面。

总体而言，国内眼科同道对于系统评价和 Meta 分析的设计和撰写水平日益增高，由早期的简单合并到逐渐重视质量控制和减少偏倚，所发表的杂志领域覆盖了国际上主要的眼科期刊，包括 *Ophthalmology*[18] 和 *IOVS*[19] 等眼科顶级期刊。我国内地系统评价和 Meta 分析的论文数量显著高于中国香港和中国台湾，这和互相之间 RCT 数量的差异迥然相反，也从侧面说明了我国眼科界更应该重视对临床原创性研究的投入，否则我们只能利用别人的 RCT 结果进行二次研究，所得结论是否适合中国的国情、国人的病情尚需谨慎。

此外，我国眼科及相关学者也完成了一些 Cochrane 系统评价，如中国循证医学中心的 Wei Maoling 评价了针灸对于近视的治疗效果[20]，李仕明等[21]完成的 Cochrane 系统评价则比较了 PRK 和 LASEK 的疗效差异。程金伟等[22]完成了结膜下注射抗 -VEGF 药物对青光眼小梁切除手术后瘢痕形成影响的 Cochrane 系统评价。此外，在病理性近视脉络膜新生血管的抗 -VEGF 治疗[23]、针灸治疗睑腺炎[24]、青光眼局部给药技术[25]、自体血清滴眼液治疗干眼症[26]、不同切口超声乳化治疗老年性白内障[27]等也相继有 Cochrane 系统评价发表，约占 Cochrane Eye and Vision Group 所发表 review 的 3.6%，这个比例仍然很低，需要我国眼科工作者更多地投入到 Cochrane review 工作中，促进更多眼科高质量循证医学证据的产生和传播。Cochrane 系统评价和普通系统评价的不同之处在于，它从题目、研究方案到全文形成都实行注册，在整个形成过程中都有严格的质量监督，因此被公认为最高级别的证据。印度利用 Cochrane 系统评价结果制定了防止失明的国家项目评价标准，丹麦根据 Cochrane 系统评价结果取消了妊娠妇女常规超声波检查的规定，加拿大、美国、荷兰和澳大利亚等国制定卫生政策、疾病指南、医疗保险政策和确定国家基金优先资助项目均以 Cochrane 系统评价结果为重要依据[28]。因此,期待着我国眼科界能有更多的 Cochrane 系统评价产生,并重视对 Cochrane 系统评价结果的应用。

　　需要注意的是,高质量的系统评价和 Meta 分析并不仅仅是简单的二次文献汇总,反而是高质量证据的一种来源。比如著名医学期刊 Lancet,每年给出的 10 篇引用率最高的文章中,系统评价和 Meta 分析的数量可达到一半以上。在闻名国际眼科届的美国眼科临床指南(Preferred Practice Pattern,PPP)中,也开始逐渐引用我国发表的文章作为证据来源。比如美国眼科学会最新版的 2018 年眼科临床指南(Preferred Practice Pattern,PPP)[29]中,我国眼科工作者所发表的低浓度阿托品[30]、多焦渐进镜[31]和 LASEK 与 PRK 比较[21]的 3 项系统评价和 Meta 分析,被引用写入《屈光不正和屈光手术临床指南》,作为证据来源。这 3 项系统评价和 Meta 分析,同时还被约翰霍普金斯大学布隆博格公共卫生学院(Johns Hopkins University Bloomberg School of Public Health)的 Evan Mayo-Wilson 教授等[32]评估,他们从国际眼科届屈光不正干预领域的 124 项系统评价筛选出 11 项归类为质量可靠(reliable)的研究,这 3 项研究即在 11 项之中。

第二节　我国循证眼科学存在的问题

一、我国眼科界临床科研所产生的高质量科学证据仍然很少

　　上文中提及的我国发表的 RCT 文献数量约有几百篇,但这些 RCT 的质量究竟如何?目前虽无直接分析数据,但我们可以从侧面获得一些了解。吴泰相等就 20 种疾病在 CNKI 中检索了我国 1994—2005 年之间的文献进行分析,并沟通原文作者,结果发现在文中明确标识为 RCT 的 3 137 篇文献中,仅 6.8% 的文献真正地符合 RCT 的方法学标准,大多数文献缺乏关于随机方法的充分描述[33]。虽然眼科疾病不在其 20 种疾病之列,但通过浏览了一些标识为随机对照试验的国内眼科文献,发现我国眼科界的 RCT 也存在着类似的问题。这些文中标识为 RCT 但并不真正符合 RCT 的现状,反映出了临床医师对于 RCT 的方法学理解上的偏差,也是国际学术界为何总是对中国发表阳性结果存在质疑的原因之一[34]。

　　因此,我国眼科界所产生的真正达到 RCT 要求的高质量证据仍然十分有限,大多数 RCT 没有做到真正的随机和盲法,样本量未经过准确的计算,试验组和对照组基线资料缺乏可比性,受试对象的纳入和排除标准不明确,实施过程中缺乏严格的质量控制措施,统计学分析方法不恰当等都是比较常见的问题。这些问题都应当在开展临床试验之前,通过与流行病学和统计学专业人员及时沟通而解决,避免造成人力、物力等各方面的浪费。此外,根据并不可靠的试验获得的证据进行医疗实践,有可能会对患者造成损害,危害公共健康。

　　尽管目前国际上有较多的临床证据,但由于种族、环境、治疗方法(如中医)等原因,国外的临床试验结果并不能完全适用于我国的临床工作。如在 AMD 遗传易感基因研究方面已经表明,虽然补体因子 CFH 基因的 $Y402H$ 变异型是西方白色人群 AMD 发病的重要危险因素,但 $Y402H$ 与我国人群渗出性 AMD 的发病无相关性[35]。从西方人得到的循证医学 I 级证据直接应用于我国 AMD 患者以后,是否会因剂量、疗程等没有进行相应的调整而达不到最佳的治疗效果?鉴于此,我国眼科界应当积极地组织实施中国人自己的 RCT,产生能够直接为我国患者服务的高质量证据。

二、我国眼科临床试验的规范化程度不够

临床试验是指以人为研究对象的前瞻性研究,通过将受试者或人群按照预定方案分配到一种或多种医疗干预措施中,来评价医疗干预措施对健康结局的影响。医疗干预措施不再局限于传统的药物治疗,也包括手术治疗、放射治疗、医疗器械、行为疗法、治疗过程的改变和预防保健等。由于临床试验的结果有可能直接应用于人群,因此要求其实验设计、实施过程、试验结果等细节应该对公众公开,这就要求临床试验的透明化,如提前注册(如 ClinicalTrials.gov 平台和中国临床试验注册中心等)和数据公开,并按照报告规范如CONSORT、STROBE、STARD 和 PRISMA 等[36]发表论文等。

Chen 等分析了我国内外妇儿等五种中华牌期刊发表于 1998—2007 之间的 332 篇 RCT文献的摘要,平均每篇摘要仅报道了 CONSORT 申明的 3 项条目,干预细节(87%)、被随机分组的受试者数目(65%)和研究目的(33%)是最常被报道的条目,仅有 2 篇摘要报道了注册信息,无一摘要提及分配隐藏,真正符合 RCT 摘要标准的中文文献仅为相应英文文献的10%[37]。这一研究结果说明我国临床医师在报道 RCT 时的规范化程度还远远不够,这对我国眼科界也具有非常重要的借鉴意义,我国眼科医师在进行临床试验时也存在着不够透明化、未注册、未按照国际报告规范发表论文等问题,亟须进行临床试验规范化的培训。

三、我国眼科对科学证据的使用权限存在各种不均衡

我国大城市的眼科医师,尤其是医学院校附属医院的眼科医师对证据的检索利用程度较高,这从各地开展的 RCT 数量以及系统评价和 Meta 分析文章即可看出。在上文中提及的 PubMed 检索获得的 68 项 RCT 中,主要来自广州、北京、上海、温州和杭州等地,分别为17 项、12 项、11 项、10 项和 6 项,绝大多数来自医学院校的附属医院。在 30 余篇系统评价和 Meta 分析论文中,主要来自上海、成都和重庆,分别为 13 篇、4 篇和 3 篇,同样多数来自医学院校附属医院。

我国其他地区尤其是偏远地区的眼科医师对科学证据的利用程度很低。一方面,与这些地区的眼科医师无法像大城市眼科医师那样免费使用大学数据库而获得最佳证据有关;另一方面,有限的英语水平也阻碍了他们学习使用这些证据。

由此可见,我国循证眼科的分布和发展趋势和循证医学发展趋势相一致,即从北京、上海、成都等地兴起,逐渐播散到其他大城市。到目前为止,我国眼科界尚存在对科学证据使用权限的各种不均衡[38],如城市之间不均衡、医学院校附属医院和非附属医院之间的不均衡,以及城市和偏远地区之间的不均衡等。

第三节 促进我国循证眼科发展的对策

利用循证医学的原理和方法来开展和提高我国眼科的临床研究水平是一项长期的工程,需要我们通过以下途径坚持不懈地努力才有可能逐步解决。

一、积极开展多中心协作研究

针对目前我国常见眼科疾病方面多中心临床研究缺乏的现状,国家和各级医疗卫生行

政部门应积极组织符合循证医学原则的 RCT,组建全国和各地区的 RCT 研究机构,培养高水平的 RCT 研究队伍,组建符合药品临床试验管理规范(good clinical practice,GCP)的 RCT"生产流水线",使任何国内或国际的 RCT 进入这一"流水线",即可获取国际标准公认的、客观公正的结果。要完成这项工作,各个地区的大的眼科中心具有至关重要的作用,其发挥作用的途径有二:①对外积极参加国际上多中心、大规模联合研究,通过合作交流获取经验;②对内积极组织实施我国的多中心、大规模和 RCT 研究,从而带动全国不同地区各个基层单位眼科的临床科研发展。目前我国眼科学有 11 个专业学组,各个专业学组之间也应加强协作,全面提高我国眼科的临床科研水平。

二、向广大眼科医师普及循证医学知识,提供当前最佳的Ⅰ、Ⅱ级证据

国外眼科界已经进入循证医学时代,眼科的各个专业出现了越来越多的Ⅰ、Ⅱ级证据,正在逐渐改变着眼科临床实践。然而,到目前为止,循证医学还未能完全成为主流思想。国内很多眼科学术会议,只要涉及临床治疗问题,很多专家并非采用最新的循证医学证据,相当多的报告都是"从经验到经验"或"争而不论"。我国的眼科医师在临床工作中遇到问题时,也很少会想到去主动寻找循证医学证据,特别是Ⅰ、Ⅱ级证据为患者进行治疗[39]。因此,我们应通过以下途径积极开展循证医学知识的教育和普及,向广大眼科医师提供最佳的Ⅰ、Ⅱ级证据,使其改变轻理论、重技术的行医观念,成为求证据、懂证据和用证据的高素质医师:①在全国范围内持续举办循证医学继续教育学习班,普及循证医学相关的基本知识和理念,如临床流行病学、统计学和文献检索等;②在《中华眼科杂志》等眼科刊物以及中华医学会眼科分会网站上增设循证医学专栏,刊登与常见眼科相关的系列循证医学知识讲座;③在各种级别和各个专业组的眼科会议上宣传和普及循证医学知识,增设循证医学的专题或专场,组织高水平的专题讨论会,建议临床科研相关报道都应结合循证医学的最新证据。

三、发现和培养循证医学人才,建立循证眼科相关的组织

由于我们多年以来忽视眼科领域的循证研究暨临床研究,我国眼科界真正深刻理解循证医学内涵的专家较少。值得庆幸的是近几年来,我国眼科界越来越多的有识之士认识到了循证医学的重要作用,越来越多的人才加入到了循证医学研究队伍之中。2009 年 11 月 21 日,中国医师协会循证医学专业委员会循证眼科学组在北京成立,目前该学组已是第三届委员会,有 50 名专家作为委员。该学组每年举行 1 次全国眼科临床研究大会,在温州、广州、长沙、上海等地举行的年会均获得了高度好评,有力地推动了我国眼科循证实践工作暨我国眼科临床研究的发展。我们期待中华医学会眼科分会也能够成立相应的组织,从而有利于更好地促进我国眼科临床研究水平的进一步提高。在后续工作中,我们应使循证医学逐步成为眼科研究生的一门必修课程,在眼科的临床教育中重视循证医学的理念与原则的灌输,引导学生正确地查找、评价和运用证据,发现临床新问题并解决问题,激发自觉学习的兴趣,使其成为终身自我教育的过程。通过不断地鼓励、培养对此领域有兴趣的优秀人才,我国眼科界能够利用循证医学的理念和方法进行高质量临床研究的队伍定能日益壮大。

(王宁利　李仕明　李文生)

参 考 文 献

1. Evidence-Based Medicine Working Group.Evidence-based medicine:a new approach to teaching the practice of medicine.JAMA,1992,268:2420-2425.

2. Muri G,唐金陵.循证医学循证医疗卫生决策.北京:北京大学医学出版社,2004.

3. Mincker D.Evidence-based ophthalmology series and content-based continuing medical education for the journal[editorial].Ophthalmology,2000,107:9-10.

4. 李文生,姜德咏.循证医学及其在眼科临床实践中的应用.中华眼科杂志,2002,38(4):254-256.

5. 郑曰忠.循证医学与眼科临床实践.眼科新进展,2002,22(5):361-363.

6. 姜丽萍,瞿佳.循证医学在眼视光学的应用(Ⅰ循证医学的产生和发展).眼视光学杂志,2002,4(1):54-56.

7. 王宁利.循证医学和21世纪的青光眼临床.眼科,2003,12(2):68-72.

8. 周晓红,张军军,李幼平.循证医学与老年黄斑变性的治疗.眼科研究,2003,21(2):221-223.

9. 吴晓梅,唐健,何为民.眼科随机或半随机的临床实验与眼科杂志.华西医学,2003,18:456-457.

10. 何为民,吴晓梅,唐莉.《中国实用眼科杂志》随机对照临床治疗试验文献方法学评价.华西医学,2002,17:150-151.

11. 唐莉,吴晓梅,何为民,等.《眼科新进展》1981~2001年所载随机对照治疗试验文献方法学评价.眼科新进展,2003,23(5):382-383.

12. 陈飞,曾艳彩,魏厚仁.从循证医学角度分析中华眼科杂志已发表临床疗效研究论文的质量.中华眼科杂志,2004,40(9):609-613.

13. Li X,Wang W,Tang S,et al.Gas injection versus vitrectomy with gas for treating retinal detachment owing to macular hole in high myopes.Ophthalmology,2009,116(6):1182-1187 e1181.

14. 赵家良,黎晓新,董冬生.普拉洛芬滴眼液治疗白内障术后炎症和非感染性眼前段炎症的临床评价.眼科研究,2000,18:560-564.

15. 彭大伟,李绍珍,李美玉.Latanoprost与噻吗心安治疗开角型青光眼及高眼压症的临床对照研究.中华眼科杂志,2000,36:285-288.

16. Sun X,Liang YB,Wang NL,et al.Laser peripheral iridotomy with and without iridoplasty for primary angle-closure glaucoma:1-year results of a randomized pilot study.Am J Ophthalmol,2010,150(1):68-73.

17. 程金伟,李由,魏锐利,等.深层巩膜切除术联合植入物治疗开角型青光眼的系统综述.上海生物医学工程,2002,23(1):20-23.

18. Cheng JW,Cai JP,Wei RL.Meta-analysis of medical intervention for normal tension glaucoma.Ophthalmology,2009,116(7):1243-1249.

19. Sun L,Xi B,Yu L,et al.Association of glutathione S-transferases polymorphisms(GSTM1 and GSTT1)with senile cataract:a Meta-analysis.Invest Ophthalmol Vis Sci,2010,51(12):6381-6386.

20. Wei ML,Liu JP,Li N,et al.Acupuncture for slowing the progression of myopia in children and adolescents.Cochrane Database Syst Rev,2011,9:CD007842.

21. Li SM,Zhan S,Li SY,et al.Laser-assisted subepithelial keratectomy(LASEK)versus photorefractive keratectomy(PRK)for correction of myopia.Cochrane Database Syst Rev,2016,2:CD009799.

22. Cheng JW,Cheng SW,Wei RL,et al.Anti-vascular endothelial growth factor for control of wound healing in glaucoma surgery.Cochrane Database Syst Rev,2016,1:CD009782.

23. Zhu Y,Zhang T,Xu G,et al.Anti-vascular endothelial growth factor for choroidal neovascularisation in people with pathological myopia.Cochrane Database Syst Rev,2016,12:CD011160.

24. Cheng K,Law A,Guo M,et al.Acupuncture for acute hordeolum.Cochrane Database Syst Rev,2017,2:

CD011075.

25. Xu L, Wang X, Wu M.Topical medication instillation techniques for glaucoma.Cochrane Database Syst Rev, 2017,2：CD010520.

26. Pan Q, Angelina A, Marrone M, et al.Autologous serum eye drops for dry eye.Cochrane Database Syst Rev, 2017,2：CD009327.

27. Jin C, Chen X, Law A, et al.Different-sized incisions for phacoemulsification in age-related cataract.Cochrane Database Syst Rev,2017,9：CD010510.

28. 李幼平,刘雪梅.系统评价的起源、发展和作用.中国循证医学杂志,2011,11(1):2-6.

29. Chuck RS, Jacobs DS, Lee JK, et al.Refractive Errors & Refractive Surgery Preferred Practice Pattern(R). Ophthalmology,2018,125(1):1-104.

30. Li SM, Wu SS, Kang MT, et al.Atropine slows myopia progression more in Asian than white children by Meta-analysis.Optom Vis Sci,2014,91(3):342-350.

31. Li SM, Ji YZ, Wu SS, et al.Multifocal versus single vision lenses intervention to slow progression of myopia in school-age children：a Meta-analysis.Surv Ophthalmol,2011,56(5):451-460.

32. Mayo-Wilson E, Ng SM, Chuck RS, et al.The quality of systematic reviews about interventions for refractive error can be improved：a review of systematic reviews.Bmc Ophthalmology,2017,17：10.

33. Wu T, Li Y, Bian Z, et al.Randomized trials published in some Chinese journals：how many are randomized?Trials,2009,10：46.

34. Vickers A, Goyal N, Harland R, et al.Do certain countries produce only positive results?A systematic review of controlled trials.Control Clin Trials,1998,19(2):159-166.

35. 刘宁朴.重视我国年龄相关性黄斑变性的特征研究.中华眼科杂志,2009,45：393-395.

36. EQUATOR Network.Enhancing the quality and transparency of health research.http://www.equator-network. org(accessed Dec 13,2009).

37. Chen Y, Li J, Ai C, et al.Assessment of the quality of reporting in abstracts of randomized controlled trials published in five leading Chinese medical journals.PLoS One,2010,8(5):e11926.

38. Wang J.Evidence-based medicine in China.Lancet,2010,9714(375):532-533.

39. 李文生.开展我国循证眼科学研究势在必行.中华眼科杂志,2004,40(2):75-77.

第二章

循证眼科学概述

循证医学(evidence-based medicine,EBM)诞生于 20 世纪 90 年代,是在 Internet 蓬勃发展并极大推动社会信息化和网络化大背景下,将临床流行病学、现代信息学与临床医学相互交叉融合的新兴边缘学科[1]。它的出现使临床医学面临巨大的挑战,医师的行医模式将由以理论知识加个人经验为指导的经验医学(experience-based medicine)转向现代遵循证据的循证医学,临床医学教育也面临将如何向学生及临床医师提供最佳临床证据,并指导他们应用于临床实践,解决实际问题,提高临床技能,改善疾病结局的迫切问题。这将是传统医学模式向循证医学模式转变的一场深刻变革,也是 21 世纪临床医学发展的必然趋势。

第一节　循证眼科学产生背景

循证眼科学(evidence-based ophthalmology,EBO)的产生是 EBM 和现代眼科学发展相结合的必然产物[2]。眼科学与其他临床学科一样,进入新世纪后面临新挑战。

一、人类疾病谱改变

近十余年来,威胁人类健康的疾病已由单因素疾病逐渐转变为多因素疾病。在我国眼科疾病方面,由过去以传染性眼病(沙眼等)占首位致盲原因,转变为以老年性白内障、近视性视网膜病变、青光眼、老年性黄斑变性及糖尿病性视网膜病变等为主要致盲原因。而这些疾病的共同特点是致病因素尚未确切明了,发病机制又十分复杂。从宏观水平上分析,疾病的发生和发展有生物 - 心理 - 社会 3 种因素的共同作用;从生物体水平看,有神经 - 内分泌 - 免疫调节网络的错综复杂作用;从分子水平看,有十分复杂的基因表达调控机制。在这种背景下,还没有一种药物可以像当年青霉素治疗急性肺炎那样绝对令人信服,临床实践更加迫切地需要证据。

二、医学大数据的迅速发展

20 世纪后期兴起的现代科技革命中,电子计算机技术、信息通信技术、互联网技术及数据处理和统计学软件开发不断涌现,使医学信息和证据的产生、使用和传播以前所未有的速度发展和更新,极大地提高了海量信息的发现、采集、筛选、挖掘和加工整合能力,为科学证据的生产、共享、使用和传播提供了有效的手段和良好的载体。仅以美国国立医学图书馆制作的 Medline 文献数据库为例,每年就有近 40 万条医学文献呈现在用户面前。医学文献的大量涌现带来了一系列复杂的问题[2]:①不同文献所采取的治疗手段各不相同;②不同文献评价的治疗手段之间存在冲突;③新的治疗手段是否值得采用;④有的研究结论相互矛盾。面对如此浩瀚且质量良莠不齐的医学文献,如何快速地从中获取最新、最准确的临床证据,这就需要一种恰当、准确的医学文献评价方法;从另外的角度而言,眼科学文献的大量存储又为我们进行相关的文献评价提供了物质保证。

三、医疗资源有限且分布不均

根据世界卫生组织(WHO)2000 年年报,全球每年用于卫生研究的费用高达 500 亿~600 亿美元(约 3 500 亿~4 000 亿人民币),其中 90% 用于发达国家解决 10% 人口的卫生问题;仅 10% 用于发展中国家却要解决全球 90% 人口的卫生问题。在中国卫生资源分布不均的问题也很严重,一方面卫生资源绝对不足,供需矛盾十分严重;另一方面资源分配严重不均,80% 的资源主要分布在大城市,其中的 80% 又主要分布在大医院。根据 2000 年 WHO 对全球 191 个成员国卫生总绩效的排序,中国总体排名第 144 位,其中公平性排序为 188 位,仅领先 3 个国家。2005 年联合国公布医疗公平性全球排名,中国列 193 个国家中的 189 名。怎样充分利用现有卫生资源,提高卫生服务水平和质量,是卫生主管部门和医疗卫生工作者面临的巨大挑战[3]。因此,医疗费用的过快增长使各国政府不得不努力寻求更合理、更有效的医疗服务。卫生经济学的发展对合理成本 - 效益提出了更高要求。同时,医疗保险业的兴起,也强烈要求医院为患者提供有效的廉价诊治标准。

四、医疗模式的转变

20 世纪末叶,医疗模式从“以疾病为中心”的传统生物医学模式向“以病人为中心”的现代生物 - 心理 - 社会医学模式转变。医疗服务的目的不再仅仅是解除病痛、维持生命,而且还包括恢复功能、延年益寿、提高生活质量、知情选择及实现卫生服务的公平性。因此政府部门、医疗单位、医护人员、药厂和保险机构、患者和公众都亟须能指导自己科学决策、合理配置和高效使用有限卫生资源的科学证据,从而不断促进循证证据的生产、更新、使用和传播,以满足不同层次用户的需求。

五、临床治疗终点的改变

随着科技发展水平和物质文化生活水平的提高,人们对医疗质量提出了更高的要求,大家更加关注疾病治疗的预后指标,包括生活质量及远期影响等,眼科学临床治疗的终点已逐渐由经验医学阶段的不满意终点转向 EBO 的满意终点,将满意终点作为疗效评价指标,即从某些临床指标的改变(通常不包括预后指标)、症状的缓解、体征的改善转向治疗对于患者的远期影响及预后指标,包括生活质量和卫生经济学指标等多方面。因此,眼科学临床诊疗终点的提高就要求我们进行包括主要预后指标为终点的前瞻性、多中心、大规模的随机、双盲、对照临床试验。

六、目前诊疗方法的局限性

在现代眼科学临床研究中,临床疗效观察的病例数多数仅有数十至数百例,大部分观察周期为数周至数月。这些临床研究往往缺乏严格的科研设计,其结果或多或少都带有一定程度的偏倚。

七、参考书的诊疗原则已不能完全适应临床工作的需要

在临床工作中常以权威参考书作为诊疗指南,但其存在如下问题:①出版时间滞后,因出版周期等因素的影响,新出版的内容已经是数年前的研究结果,其中有一些结果可能被临床实践证明无效甚至错误,但因出版过程的限制无法及时更正;②眼科学参考书多引用以往的经典著作,各种"原则"的有效性缺乏大规模 RCT 作为验证,错误成分难以避免;③眼科学参考书大多是专家个人经验的总结,鲜有循证医学的证据作为支持。

八、制药业的大力发展给眼科临床决策带来困惑

数十年来,各国很多大财团积极投资于眼科制药业,使临床新药越来越多,特别是面对同一类药,同一种作用机制的药物,眼科医师在选择时感到困惑,仅靠药理学理论推理回答不了这个问题,只能靠临床试验来解决。

九、临床科研方法的兴起与发展

20 世纪 70 年代英国流行病学家兼内科医师 Archie Cochrane 首先提出了应用 RCT 证据的重要性,以及 Meta 分析作为一种研究方法的出现,为临床科研找到了一种更准确的方法。20 世纪 80 年代以来,欧美发达国家越来越注重临床科研方法学问题,RCT 和 Meta 分析被广泛用于临床科研中。目前在国外眼科学临床科研中应用 RCT 和 Meta 分析的例子越来越多。

十、与以往不同的临床证据不断出现

经过大样本的眼科学临床 RCT 及 Meta 分析的结果,使眼科医师认识到,单凭推理或病理生理学理论来指导眼科学临床实践有时并不可靠。理论上认为有效的疗法,在临床实践中不一定真正有效。

第二节 循证眼科学的概念

一、循证眼科学的概念

自从 20 世纪 90 年代以来,在 Internet 蓬勃发展并极大推动社会信息化和网络化大背景下,将临床流行病学、现代信息学与临床医学相互交叉融合形成了一门新兴边缘学科,即循证医学(evidence-based medicine,EBM)。1992 年 *JAMA* 杂志发表了 EBM 工作组对"EBM"的全面阐述,EBM 即"遵循证据的医学"[4]。1996 年著名临床流行病学专家 David Sackett 将 EBM 定义为"谨慎地、明确地、明智地应用所能获得的最好研究结果(证据)以确定对患

者的治疗措施"[5]。其核心思想是：医疗决策（如医师开处方，制订治疗方案和临床指南，政府机构作出医疗卫生决策等）应尽量以客观研究结果为依据，应根据现有的最好研究结果（证据）来进行。1998 年 David Sackett 等人公布了循证医学证据的牛津分级标准，将研究证据使用的推荐强度分为 5 级（图 2-2-1），即Ⅰ~Ⅴ级，目前该标准已经成为循证医学教学和临床实践的经典标准[6]，其中最佳证据Ⅰ级或Ⅱ级常来自大样本随机对照试验（randomized controlled trials，RCT）和对 RCT 进行的系统综述（systematic review，SR）或荟萃分析（Meta 分析）。

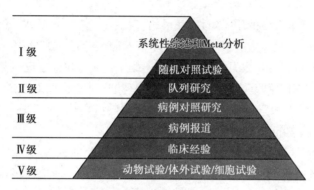

图 2-2-1　循证医学证据金字塔（5 级，1998 年）

EBM 是近年来国际临床医学领域迅速兴起的一门新兴科学，它的出现使临床医学研究和临床实践发生了巨大的变化，由目前的经验医学向循证医学的转变是 21 世纪临床医学的一场深刻革命，也是临床医学发展的必然趋势。国外从 20 世纪 70 年代即开始了有关 EBM 的研究，近 20 年发展十分迅猛，尤其在发达国家，EBM 的理论和方法已渗透到临床实践和卫生决策的各个方面；而国内最早从 1996 年才开始出现相关报道，以后报道逐渐增多且多集中在内科学和外科学方面。有关眼科学方面，国外于 2000 年由 Minckler 首先提出循证眼科学（evidence-based ophthalmology，EBO）的概念，它是 EBM 的分支学科之一，作为 EBM 和现代眼科学发展相结合的产物，是近年来国际眼科学领域迅速兴起和发展的研究热点，EBO 的核心思想是负责、明确地利用已有的最好证据来决定每个患者的治疗[7]。

同样的，EBO 的出现使眼科临床医学面临巨大的挑战，医师的行医模式将由以理论知识加个人经验为指导的经验医学（experience-based medicine）转向现代遵循证据的循证眼科学，眼科临床医学教育也面临将如何向学生及临床医师提供最佳临床证据，并指导他们应用于临床实践，解决实际问题，提高临床技能，改善疾病结局的迫切问题。这将是传统眼科学模式向循证眼科学模式转变的一场深刻变革，也是 21 世纪眼科临床医学发展的必然趋势。因此，努力开展循证眼科学研究，以便更好地为患者服务是摆在我们面前一项十分紧迫的现实任务。

二、循证医学的基础

循证医学并非抽象的概念，它有着自己的学术和实践基础，可概括为以下几个方面[8]：

（一）临床医师

临床医师是实践循证医学的主体，因为对患者的任何处理和对疾病的诊治都是通过医师去实施的。因此,医师的水平,包括医学理论基础以及临床经验特别重要,况且还必须不断更新和丰富自己的新理论和新方法。此外,还必须具备崇高的医德和全心全意为患者服务的精神,这些都是临床医师实践循证医学的必备条件。

(二) 最佳的研究证据

最佳的临床研究证据是指对临床研究的文献,应用临床流行病学的原则和方法以及有关质量评价的标准,经过认真分析与评价获取新近最真实可靠且有临床重要应用价值的研究成果或称证据(evidence),应用这些证据指导临床医疗实践,将会取得更好的临床效果。

目前,经过专家严格筛选和评价的最佳最新证据,国际上主要的来源:

1. Cochrane Library 主要提供有关临床随机对照治疗性研究证据。

2. Clinical Evidence 由美国内科学会和英国医学杂志联合主编的最佳研究证据集,每年出两集的综合性资料,所收集的资料涉及临床有关学科和某些对人类健康危害严重的疾病研究成果,对指导循证医学的临床实践有十分重要的应用价值。

(三) 临床流行病学的基本方法和知识

临床流行病学的基本理论和临床研究的方法是实践循证医学的学术基础。因为要想去筛选最佳的证据,必然要看其研究的设计是否科学合理;要严格地评价文献的质量,务必要掌握严格评价的学术标准;要分析医学文献所报道的研究结果的真实性,就务必要分析在研究中和文献里是否存在偏倚和混杂因素的影响及其可被接受的程度;要想评价医学文献的临床重要意义,也必然会涉及其终点指标的意义,定量测试指标的准确程度及其临床价值和相应的统计学分析与评价。

以上因素是临床流行病学所研究的核心内容,自然也是循证医学所必备的基本理论、基本知识和基本方法。否则,要想卓有成效地去实践循证医学,恐怕就会事倍功半。所以,掌握和应用临床流行病学研究的方法学是卓有成效地实践循证医学的关键之一。

(四) 患者

由于患者对医师寄以厚望;医师的任何诊治决策实施,都必须通过患者的接受和合作,才会取得相应的效果,于是医患间平等友好合作和医师诊治决策的正确与否,是成功实践循证医学的又一关键措施之一。因为任何科学的决策,如果患者不予合作和接受是不可能奏效的。所以,循证医学的实施要求医师充分关心与爱护患者,尊重患者的人权和正当权益,要与患者友好合作,这样才可能保证有效的诊治措施取并取得患者的充分合作,获得最佳效果。

三、循证医学的类别

循证医学实践的类别,可分为两种类型:一为循证医学最佳证据的提供者,即创证;二为最佳证据的应用者,即用证。

(一) 最佳证据的提供者

最佳证据的提供者是由临床流行病学家、各专业临床学家、临床统计学家、卫生经济学家和社会医学家以及医学科学信息工作者共同协作,根据临床医学实践中存在的某些问题,从全球年逾200余万篇的生物医学文献中,去收集、分析、评价以及综合最佳的研究成果作为临床医师实践循证医学提供证据。

（二）最佳证据的应用者

为从事于临床医学的医务人员,包括医疗管理和卫生政策的决策者,为了对患者诊治决策及卫生管理和政策决策的科学化,都应联系各自的实际问题,去寻找、认识、理解和应用最佳最新的科学证据,做到理论联系实践,方能取得好的结果。

无论证据的提供者和应用者,除了都具有临床的业务基础之外,也要具有相关学科的学术基础,只是要求的程度有所不同。当然,证据的提供者本身也可以是应用者;而应用者本身的深化发展,又可以成为提供者。

四、实践循证眼科学的目的

就眼科临床医学而言,循证眼科学实践的目的是为了解决眼科临床医疗实践中遇到的难题,从而促进眼科临床医学的发展。大致可以归纳为以下几个方面:

1. 弄清疾病的病因和发病的危险因素 弄清有关疾病的病因或危险因素的证据,有利于指导健康者进行发病的一级预防,对于已发病的无并发症的患者,也有利于作好预防并发症的二级预防;对于有并发症的患者,也有利于指导三级预防达到降低病死率或病残率的目的。

2. 提高疾病早期的正确诊断率 对有关疾病特别是长期危害健康严重或预后较差的疾病,要力争作出早期诊断,为有效地治疗决策提供可靠的诊断依据。

3. 帮助眼科临床医师为患者选择最真实、可靠、具有临床价值并且实用的治疗措施;此外,还能指导合理用药,避免药物的不良反应。

4. 应用促进患者预后的有利因素,以改善患者预后和提高其视觉质量。

5. 应用最佳的研究证据用于卫生管理,促进管理决策的科学化。

五、循证眼科学的临床决策过程

当临床医师为患者制订治疗方案时,首先要对患者的健康负责,要求医师对疾病的诊断、治疗及预防等按科学根据作出决策。在这个决策过程中,要求临床医师运用临床业务技能和积累的临床经验、患者的要求和临床研究证据,提出需要解决的临床疾病诊断、治疗、预后、预防等问题;根据提出的问题,对文献或数据库进行有效的文献检索、获取最新相关的临床研究证据;评价研究证据的真实性和临床应用的重要性,结合患者的具体情况有效地运用证据解决临床问题,进一步指导临床实践。

六、循证眼科学的特点

（一）决策三要素

1. "证据"及其质量是实践循证医学的决策依据 高质量的证据应该具有以下共同特征:①科学和真实:科学和真实即证据的生产必须针对特定问题、经过科学设计、偏倚控制、严格实施和客观分析,并能溯源,接受实践检验。②系统和量化:系统指在严格科学顶层设计下,全面、科学、分步骤的证据产生和使用。定量证据是决策的理想证据,但实际工作中证据并非总能量化,在教育、管理和社会科学领域尤其如此,因而只要是科学、真实的证据仍有用。③动态和更新:基于一定时期、一定人群、一定条件下生产出来的证据,随着条件改变、人群更迭、实践模式和方法改变及新证据出现不断更新,才能科学地指导实践。④共享与实用:证据作为解决问题的知识产品,消耗人类的各种资源生产出来,应该为人类所共享,接受公众监督,保证需要者能获取,并帮助他们利用证据解决实际问题。⑤分类和分级:将证据按研究者和使用者关注的问题先进行分类,再在同类信息中按事先确定的标准经科学评价后严格分级,是快速筛选海量信息的重要手段和方法。⑥肯定、否定和不确定:只要有证据支持的肯定、否定和不确定都可能是研究的合理结果。

2. 专业技能和经验是实践循证医学的基础　循证医学提倡将医学实践经验(内部证据)与当前可得最佳证据(外部证据)结合,再综合考虑患者的意愿和价值观及当时当地的条件,作出最佳决策。

若忽视经验即使得到了最好的证据也可能用错,因为最好的证据在用于每一个具体个体时,必须因人而异,根据其临床、病理特点、人种、人口特点、社会经济特点和试验措施应用的可行性灵活运用,切忌生搬硬套。

3. 充分考虑患者的期望或选择是实践循证医学的独特优势　循证医学提倡医师在重视疾病诊断、治疗的同时,力求从患者角度出发去了解患者患病的过程及感受。在卫生决策领域中,也需要充分考虑利益相关者的偏好。

(二) 遵循四个原则

1. 基于问题的研究　从实际问题出发,将问题具体化为可以回答的科学问题,以防治性研究为例按 PICOS 要素可将问题拆分为[9]:

P(population/patients/participants):研究对象的类型、特征、所患疾病类型等。

I(intervention):干预措施。

C(comparison):对照措施。

O(outcomes):结局指标。

S(study design):研究设计方案。

值得注意的是 PICOS 要素在不同的研究问题(如观察性研究、公共卫生研究、卫生管理研究等)中含义有所差异。

2. 遵循证据的决策　所做的决策一定是基于当前所有的最佳证据,并关注最佳证据的科学性、适用性和可转化性。科学证据永远是科学决策的重要依据和手段,但证据本身并不等于决策。决策是一个复杂的过程,往往受证据性质、决策环境、资源、决策者和用户偏好等多因素影响。

3. 关注实践的结果　关注用当前最佳证据指导实践的结果,将解决的问题上升为证据,对未解决的问题继续探索。

4. 后效评价　对于实践的结果应进行后效评价,去伪存真,去粗取精,追求成本效果最佳。

(三) 实践循证眼科学的过程

循证医学实践的方法,有以下 5 个方面[10]:

1. 确定临床实践中的问题　在临床实践中,所遇到的对于传统理论和经验不易解决的问题,却又应该弄清楚,否则有碍于对患者的正确处理。需要强调的是临床医师必须准确地采集病史、查体及收集有关实验结果,占有最可靠的第一手资料,经过仔细分析论证后,方可准确地找出临床存在而需解决的疑难问题。此类问题的解决,除了有利于患者诊治决策外,而且有利于本人和本专业水平的提高。

2. 全面搜集检索有关医学文献　根据第一步提出的临床问题,确定有关"关键词"应用电子检索系统和期刊检索系统,检索相关文献,从这些文献中找出与拟弄清的临床问题关系密切的资料,作为分析评价之用。

3. 严格评价文献　将收集的有关文献,应用临床流行病学质量评价的标准,从证据的真实性、可靠性、临床价值及其适用性作出具体的评价,并得出确切的结论以指导临床决策。如果收集的合格文献有多篇,则可以作系统评价和荟萃分析。

4. 应用最佳证据,指导临床决策　经过严格评价的文献,从中获得真实可靠并有临床应用价值的最佳证据,用于指导临床决策,服务于临床。

5. 后效评价循证实践的结果　通过上述四个步骤,后效评价应用当前最佳证据指导解决临床问题的效果如何。若成功可用于指导进一步实践;反之,应具体分析原因,找出问题,再针对问题进行新的循证研究和实践,以科学的证据、方法和过程指导眼科临床实践。

针对当前尚无最佳证据的问题,除查证外还应创证,借鉴 PICOS 原则拆分问题,设计、生产和传播高质量的研究证据,再通过循证实践进行后效评价。

七、循证眼科学与传统眼科学的主要区别

传统眼科学解决临床问题强调以个人经验、阅读教科书和相关文献、请教专家意见等作为依据处理患者的依据,有可能将理论推测有效但临床无效的治疗方法予以推广,而某些真正有效的方法可能未被同行认可并采用。循证眼科学则建立在目前所能提供的最佳证据基础上,既重视个人临床经验又强调采用现有的最佳研究证据,系统地记录治疗结果,从而提高对疾病诊断、治疗及预后的准确性和效果。

八、循证眼科学的局限性

循证眼科学是一门非常年轻的边缘学科,从 1999 年由 Minckler 首先提出循证眼科学的概念到现在仅仅 20 年的时间[7]。首先,我们必须肯定循证眼科学有科学、正确、积极的一面,但也要认识其存在的局限性及争议的问题。首先,即使是良好随机对照试验本身也有不足。如:观察时间不够;常用安慰剂对照,效益易被低估;治疗组常选自患者中危险性较低的人群;临床中大量的治疗研究并未纳入 Meta 分析,而许多疾病的治疗研究尚无法定论或互相矛盾,即 Naylor 所报道的实践中灰色带(grey zones of practice)问题[11]。而某些研究(如临床中许多预防而非治疗的研究)因难于提供满意的背景,不可能用随机对照试验。某些Meta 分析评价过程中的权威性也值得商榷,如决定资料的可信与否及资料的质量,不同专家常有不同的标准,即使是对同一研究结论也不可能完全相同。随机对照试验的结果还随研究的人群、年龄、国家、地域、观察终点、观察方法的不同而使结论有所差异。在强调价-效比的今天,有人认为"最佳证据"还需包括价格因素。同时我们也应该认识到循证眼科学作为一种方法学与标准,决不能代替传统的基础学习和训练。可以这样说,循证眼科学的发生和发展离不开经验医学的存在和支持,是经验医学的进一步升华和提高。

但是无论如何,循证眼科学在其诞生至今仅仅 20 年的时间里就显示出强大的生命力,它的出现使眼科临床医学的研究和实践发生着巨大的转变,循证治病、循证科研、循证用药、循证管理等各种结合实际、注重实效的循证实践模式正悄然兴起。有人预言,EBM 及其系统评价将如同人类基因组计划,必将成为 21 世纪最热门的医学话题之一。因此,我们应该

进一步学习 EBO 的原理和方法,并在眼科临床实践中不断充实和完善,更好地为眼病患者服务。

九、我国 EBO 的发展前景

EBO 的发展趋势是 21 世纪眼科学发展的必然方向。一方面,我们应该清醒地认识到国外的眼科界现在已经进入 EBO 时代,而我国真正意义上的 EBO 研究才刚刚起步。如果我们故步自封,不思进取,必将继续加大我国与发达国家的差距,而应该正视差距,积极利用国外的 EBO 资源,提高我国的眼科学临床水平;另一方面,EBM 的研究不必像进行生命科学研究那样,需要有昂贵的高、精、尖设备和试剂,只要学会 EBM 的原理和方法,有 1 台电脑可上网,即可进行 EBM 的研究。因此,目前在开展和实践 EBO 研究方面,最大的问题是帮助眼科医师如何采纳证据和实践 EBO。我们应该通过各种学术会议、眼科期刊及眼科网站传播 EBO 知识,在继续医学教育项目中增加有关 EBO 的内容,举办 EBO 的专题学术会议等,以进一步促进和发展我国的 EBO 研究。

由于循证眼科学具有独特的优势及巨大的临床应用价值,国外眼科学界已开始对这一新兴的边缘学科产生极大兴趣。1999 年美国的眼科杂志 *Ophthalmology* 主编寄语中首次提出了"循证眼科学—专业和公众的目标[7]," 2000 年该杂志的主编寄语中又再一次强调将有关循证眼科学研究内容作为继续医学教育项目重要内容的必要性。

综上所述,随着循证眼科学的迅速发展,国外眼科界从 20 世纪 90 年代以来,开展了越来越多的 RCT 和 Meta 分析。如外伤性前房积血的治疗、双眼先天性白内障的手术治疗、白内障手术后后囊膜混浊发生率的系统评价等。这些研究得出了一些具有重要临床指导意义的结论,对眼科临床实践起着越来越大的作用,国外的眼科界现在已经进入 EBO 时代。

第三节 循证眼科学的研究方法与过程

一、研究方法

(一)原始研究方法

1. 病因及危险因素研究 病因或致病因素是作用于人体时在一定条件下能导致疾病的外界有害因素或人体心理和遗传缺陷。病因或致病因素研究目的是弄清楚疾病发生的原因,掌握其发病机制和转归,为正确诊断、估计危险程度、有效预防和治疗、控制疾病提供合理的决策依据。病因学研究常用的设计方案有病例对照研究、队列研究。

2. 诊断性试验研究 诊断性试验(diagnostic test)包括实验室检查、病史、体检和各种影像诊断,如 X 线诊断、CT、磁共振(MRI)、超声波诊断等方法。在临床工作中诊断性试验的应用范围很广,主要用于诊断疾病、筛查无症状患者、疾病随访、估计疾病临床过程及其预后等。

3. 治疗性试验研究 评价防治性措施有效性和安全性的研究称为治疗性研究(或防治性研究),治疗在循证医学中亦表述为"干预",故治疗性试验也称为干预性试验。干预性治疗研究是临床科研中最活跃的领域,论文几乎占医学期刊发表论文的 40%。干预性研究的设计方案包括：随机对照试验、非随机同期对照试验、自身前后对照研究、交叉试验等。

4. 预后研究　预后（prognosis）是指疾病发生后，对将来发展为各种不同后果（痊愈、复发、恶化、伤残、并发症和死亡等）的预测或估计，通常以概率表示，如治愈率、复发率、5年生存率等。预后研究就是关于疾病各种结局发生概率及其影响因素的研究。

预后研究常用的设计方案包括描述性研究、病例对照研究、回顾性队列研究、前瞻性队列研究、随机对照试验等。

5. 不良反应研究　不良反应是指药物或其他医疗干预措施（如手术、器械等）导致的有害或不希望发生的反应，任何一种干预措施，在正常用法用量的情况下都可能出现不良反应。不良反应研究证据种类较多，通常分为试验性和观察性，主要取决于研究方案。研究不良反应其实也是判断因果关系，即评价特定的治疗与观察到的不良事件之间因果关系的可能性，常用方法有标准化算法、专家判断法和贝叶斯法。

6. 患者生存质量研究　生存质量（quality of life）是指处于自己的生存环境与文化和价值体系之下的个体对生存的一种自我感受，与个人的生存目的、期望、标准及其关注有关，关注健康结局。目前对患者生存质量的测量已成为评价临床试验安全性与有效性的重要手段之一。对患者生存质量的测量要从健康出发，需要涉及疾病、生理、心理功能和社会功能等方面，这些与健康密切相关的部分被称为健康相关生存质量（health-related quality of life，HR-QOL）。测量健康相关生存质量需要借助专门的工具，即量表（instrument/scale）。

7. 卫生经济学研究　卫生经济学（health economic）是研究卫生保健中的经济规律及其应用，运用经济学的基本原理和方法研究有限卫生资源的最优分配问题，评价各项卫生措施，旨在使有限资源发挥尽可能大的社会效益，很有必要在临床科研和实践中开展卫生经济学的分析和评价。常用方法有最小成本分析、成本 - 效果分析、成本 - 效用分析、成本 - 效益分析、产业经济分析和预算影响分析。

（二）二次研究方法

1. 系统评价与 Meta 分析　系统评价（systematic review，SR）是新近发展起来并很快普及的一种文献综述形式，它与传统综述最大的区别在于：①系统检索：按照确定的流程尽可能找出此前所有相关文献；②严格评价：按照事先制定的标准和流程评价其质量。系统评价是从海量同类信息中筛选、整合最佳信息的方法与手段，不仅可用于临床研究，而且也可用于基础研究、经济学研究、政策理论等其他领域。

Cochrane 系统评价（Cochrane systematic reviews，CSR）主要针对医疗卫生领域的干预措施，旨在帮助人们作出临床循证决策。Cochrane 系统评价有统一的培训教材、严格的注册流程和制作程序，因其严格周密的质量保障和定期更新机制，被公认为最高级别的证据。

系统评价分为定性和定量评价两种，若系统评价纳入研究缺乏可用数据或异质性过大而无法进行 Meta 分析就只能进行定性描述。

Meta 分析是定量综合分析多个具有相同研究主题文献的过程。大多数初学者容易将系统评价等同于 Meta 分析，但系统评价并非必须进行 Meta 分析，主要取决于纳入研究的数量和同质性；而 Meta 分析也并非一定要做系统评价，因其本质只是一种统计学方法。

Meta 分析有很多种类，如常规 Meta 分析、单组比较的 Meta 分析、Meta 回归分析、累积 Meta 分析、间接比较的 Meta 分析、诊断性 Meta 分析、个体数据 Meta 分析和前瞻性 Meta 分析。

2. 系统评价再评价 系统评价再评价（overviews of reviews, overviews）是基于系统评价的综合研究，旨在：①对针对同一临床问题不同干预措施的相关系统评价进行再评价；②对某一干预措施相关的多个系统评价进行再评价；③针对相关系统评价中不同指标进行再评价和从更广的范围对某一领域的相关系统评价进行概述。其研究方法与系统评价既有相似之处，又有区别。

（三）转化研究方法

1. 临床实践指南 临床实践指南（clinical practice guidelines, CPGS）是针对特定临床问题，经系统研究后制定发布，用于帮助临床医师和患者作出恰当决策的指导性文件。临床实践指南不同于原始研究证据、系统评价或 Meta 分析，它是针对具体临床问题，综合分析评价最新研究证据后提出，用于指导临床医师医疗行为的推荐意见。临床实践指南可包括临床决策的各个方面，如可用于某疾病的诊断或筛查试验；为一、二级医院提供某种疾病需要转诊的情况说明；介绍一种新的技术操作规范或方案等。

2. 临床决策分析 决策分析可从患者角度，也可从社会角度考虑。临床决策（clinical decision-making）是医务人员在临床实践过程中，根据国内外医学科研的最新进展，不断提出新方案，充分评价不同方案及其与传统方案间的风险和利益后选取最佳方案付诸实施，以最大限度地保障患者权益，减少临床实践及卫生决策失误，提高疾病诊疗水平的过程。其过程也是将高质量证据与个体患者具体情况相结合、使理论与实践统一的过程。

模型分析是决策分析的主要手段之一，可用于临床决策分析的模型有决策树模型、Markov 模型、生存分析模型、排队模型等。决策程序包括检索和评价证据、科研设计和抉择 3 个阶段。

3. 卫生技术评估 卫生技术评估（health technology assessment, HTA）是指系统全面评价卫生技术使用过程中对患者、操作者和环境的安全性、有效性（功效、效果和生存质量）、经济性（成本 - 效果、成本 - 效益和成本 - 效用）和社会适应性或社会影响（社会、伦理、道德与法律），为各层次决策者制定卫生技术相关政策提供决策依据，从而优化配置卫生资源、提高有限卫生资源的利用质量和效率。不同组织进行卫生技术评估的目的不尽相同，如监管部门要求提供技术销售 / 使用信息，付费方（卫生局、保险机构）要求提供有关技术偿付的信息，临床医师和患者要求提供技术使用的比较有效性、安全性和费用信息。评估结果可帮助医疗机构管理人员决策，支援卫生技术部门对技术进行开发和营销等。

4. 卫生政策研究方法 ①循证卫生决策研究：循证卫生决策研究主要由宏观层面的卫生系统研究和卫生政策研究构成，卫生系统研究主要关注卫生系统的各个方面，包括卫生服务、医疗产品和技术、卫生劳动力、卫生筹资、领导管理等。卫生政策研究旨在指导政策的制定、执行、评估，厘清不同相关利益群体的影响及相互关系。②知证卫生决策工具：为最优质高效地实现人人公平享有卫生保健，政策制定者需要获得强有力的证据以更好地决策。知证决策工具（support tools for evidence-informed health policy making, STP）是一种制定政策的方法，旨在确保基于最佳可及的研究证据决策。其特点为：①将系统、透明地获取和评价证据的方法贯穿到知证决策的全过程；②帮助决策者了解查找、评价和合理使用相关证据的全过程。"知证"强调政策制定者的重点是决策，知晓相关证据有助于决策，但知证只是其中一个环节，其他因素如制度、利益、观念及一些外部因素都会影响政策选择。

二、研究过程

EBO的目标是要把当前最新研究成果与临床实践相结合。根据目前国内外研究的状况，研究 EBO 的过程可以概括为以下五个方面[12]：

(一) 形成可供 SR 的证据

EBO 的本质是寻求和应用证据的医学，强调证据是 EBO 的灵魂，也是与现代眼科学最大的区别。将现有的最佳证据明确、审慎地应用于治疗决策中，同时结合临床医师的专业技能和临床经验、考虑患者的权利、价值及期望，将三者完美地结合以制订出最佳治疗措施是 EBO 追求的最高境界。EBO 要求医师对患者的诊疗均应以临床流行病学研究的证据为指导原则。这些证据主要来自大样本 RCT 和对 RCT 进行 SR 或 Meta 分析的结果，以评价治疗方案的有效性、安全性以及患者的长期预后。目前认为，临床研究证据按其科学性和可靠程度分为以下 5 级。第 1 级：按照特定病种的特定疗法收集所有质量可靠的 RCT 后所作的 SR 或 Meta 分析；第 2 级：单个的大样本 RCT；第 3 级：虽未使用 RCT 但设计良好的队列研究、病例对照研究或无对照的系列病例观察；第 4 级：专家意见，在经验医学中占主导地位的专家意见，由于受个人经验和知识的局限，在 EBO 的证据中仅排列相对可靠性最低的第 4 等级；第 5 级：临床前研究结果，EBO 实践的基本任务为收集整理世界范围内的眼科学各专业的 RCT 研究结果进行 SR，以某种形式提供给医学界并加以推广应用。

EBO 强调以国际公认的 RCT 和对 RCT 进行的 SR 或 Meta 分析的结果作为评价某种治疗有效性和安全性的"金标准"。RCT 是一种特殊类型的前瞻性研究，通过比较实验组和对照组的结果来确定某项干预措施的临床效果和价值。RCT 的 3 个基本原则是对照、随机和盲法，即设立对照、随机分组和盲法试验。在进行 RCT 研究之前应注意以下几点：①要明确某项研究措施已通过实验室或多年眼科学临床实践证明有效，并且对人体无害；②必须进行小规模临床试验，评价其作用效果如何，计算 RCT 所研究的样本量，同时再次确认其无毒和有效性；③拟订 RCT 研究的实施方案，包括研究对象、诊断标准、观察例数、随机分组、给药方法及评定指标的标准化。由于要研究的治疗措施疗效尚不确定，存在潜在危险，因此应考虑到患者知情同意、病情允许、经济承受能力、何时终止试验、受试验对象的随访观察及继续治疗等问题。除上述因素外，由于我国缺乏完善的医疗保障体制，进行 RCT 有一定难度，因此不能效仿国外盲目开展。

还须注意的是，循证眼科学证据并不只限定于 RCT 和 SR 或 Meta 分析，凡是科学的，即应用临床流行病学的方法学所从事的医学研究，对循证眼科学均有贡献。一般来说，各临床研究策略对循证眼科学的贡献强度依次是：RCT 和 SR 或 Meta 分析、队列研究、病例对照研究、横断面研究、病例报告与病例组分析。实践循证眼科学，解决临床问题，并非一定要按照上述研究策略的强弱进行取舍。因为并非所有临床研究都适合 RCT，只有治疗问题强调 RCT，预后分析需要队列研究，诊断试验强调横断面研究，病因学分析可用队列研究，也可用病例对照研究。

(二) 进行 SR 和 Meta 分析

SR 是循证眼科学的研究基础，SR 的结果即所谓的循证眼科学证据。其含义是在全面收集所有相关临床试验研究基础上，通过科学的方法筛选出合格的研究，继而进行综合分析和统计学处理，形成较单个研究更为可靠的分析结果，最后把结果以严谨、简明的形式予以公布,用于指导临床决策的过程。也称为综合分析。SR可解决以下临床问题:病因学和危险因素研究、治疗手段的有效性研究、诊断方法评价、预后估计及患者费用和效益分析。EBM的创始人Sackett教授认为RCT是过去半个世纪医疗卫生领域中最重要的发展,而未来20年的最重要发展将是借助Cochrane协作网传递RCT的SR。

在SR过程中,对上述数据进行定量统计合并的流行病学方法称为Meta分析。Meta的意思是more comprehensive,即更加全面综合。Meta分析有广义和狭义之分,前者是指当SR用定量合成的方法对资料进行统计学处理。故Meta分析是SR的一种类型,是一种研究过程。后者是指一种定量合成的统计学处理方法。国外文献中以广义概念更为普遍。

1. RCT以其设计方案的科学性,使研究结果更具可靠性、可信性 ①RCT是多中心、大规模、前瞻性、随机双盲的临床研究,入选病例达数千至数万人,可进行3~5年甚至更长时间的追踪观察,且多为跨国的,有数十家乃至上千家医院参加的研究;②RCT观察指标过硬,关注和评价的主要问题是疾病终点,对眼科疾病而言就是最终的视力恢复情况及对生活质量和卫生经济学指标的影响(如价-效比,cost-effectiveness ratio);③RCT设计强调随机对照,由协作中心控制,以保证试验的科学性和结果的可比性;④RCT要求有一套完整的质量控制系统,独立的数据监测委员会定期监测试验资料,独立的终点事件委员会评估终点事件。

2. Meta分析通过系统、全面收集公开发表与尚未正式发表的研究报告 经临床流行病学通用文献评价标准,纳入符合质量要求的结果进行统计学分析,在此基础上进行专业评价,得出简单、明确、重要的结论,供EBM使用。RCT及Meta分析结果对改变医学临床实践及指导临床研究已产生了划时代的影响。RCT以其方法的科学性,使得到的结果更具说服力,使医师越来越有证可循。而Meta分析将全面收集所有相关的RCT,对有相同属性的多个独立结果,进行科学定量、统计分析及评价,得出综合可靠的结论。因此,RCT和Meta分析将被广泛应用于流行病学和临床试验研究。目前,国际公认大样本RCT和Meta分析是证明某种疗法有效性和安全性最可靠的证据,EBM认为RCT和Meta分析是评价临床治疗效果的金指标。

由于SR与Meta分析是实践EBO最关键的步骤之一,其结果是EBO的最佳证据,因此必须首先了解SR和Meta分析的具体过程。

(1)提出问题:SR是一种基本的科学研究活动,而不仅是统计学方法。同其他科研过程一样,统计学处理只是其中一个步骤。应根据临床需要提出问题,并首先进行科研设计和制订研究方案。提出拟回答的问题是最重要的一步,因为根据提出的问题才可能确定须收集的资料、纳入的试验及提取的数据等。一个比较理想的问题应该包括:何种患者;采用何种干预措施;采用何种疗效判断指标;研究方案,即对何种研究设计感兴趣。

(2)收集RCT资料:尽可能收集所有有关RCT资料是进行SR的最基本步骤。系统全面收集所有相关文献资料是SR与叙述性文献的综述重要区别之一。全世界每年大约有200多万篇医学论文在22 000多种生物医学期刊上发表,而Medline仅收录了大约900种期刊。据统计,仅有30%~80%的RCT被Medline收录。这一比例因RCT所在地区和研究内容不同有显著差异,中文文献收录尤为不足。到目前为止,仅《中华眼科杂志》及《眼科学报》2种中文眼科杂志和《国际眼科杂志》(英文版)被Medline收录。为了尽可能收集文献,避免发表偏倚和语言偏倚,应采用多种渠道和系统的检索方法。除发表的原著外,还应收集其他尚未发表的内部资料及多种语种的相关资料;除利用文献检索的期刊及电子光盘检索工具,如 Medline、EMBASE、Cochrane Library、注册的临床试验,SR 还强调通过同事、专家及药厂联系以获得未发表的文献资料,如学术报告、会议论文集或毕业论文等;对已发表的文章,由 Cochrane 协作网的工作人员采用计算机检索和手工检索的联合方法查寻所有的 RCT,建立了 Cochrane 试验注册库和各专业评价小组评价者快速、全面获得相关的原始文献资料。另外,中国医学科学院信息研究所研制的中文生物医学文献数据库也可作为研究工作的辅助工具,特别是进行有关眼科中医中药的研究。

完成文献检索后,对各种文献中的研究数据进行整理、进行 SR。通过 SR 形成证据,同时发现新问题,进而指导开展深入的眼科学临床试验研究。在这一过程中应避免重复性工作,同时注意国内外 EBO 研究的最新研究进展。

3. 确定纳入和排除标准　选择文献是指根据事先拟定的纳入和排除标准,从收集到的所有文献中检出能够回答研究问题的文献资料。因此,选择标准应根据确立的研究问题及构成研究问题的 4 要素,即研究对象、干预措施、主要研究结果及研究的设计方案而制订。文献资料的选择应分 3 步进行:①初筛:根据检索的引文信息如题目、摘要筛除明显不合格的文献,对肯定或不能肯定的文献应查出全文再进行筛选;②应逐一阅读和分析,以确定是否合格;③与作者联系,一旦被排除的文献将不再采用,因此,如果文中提供的信息不全面、有疑问和分歧的文献应先纳入,通过与作者联系获得有关信息再决定取舍或在以后的选择过程中进一步评价。

4. 收集数据　根据制订的调查表和需要收集的内容,收录有关数据资料,其中包括:①一般资料:如评价的题目、评价者的姓名、原始文献编号和来源、评价的日期等;②研究特征:如研究的合格性、研究对象的特征和研究地点、文献的设计方案和质量、研究措施的具体内容和实施方法、有关偏倚防止措施、主要的试验结果等;③结果测量:如随访时间、失访和退出情况、计数资料应收集每组总人数及事件发生率、计量资料应收集每组研究人数、均数和标准差或标准误。所有数据资料输入 SR 管理软件,进行文献结果分析。

5. 评价文献质量　是指评估单个临床试验在设计、实施和分析过程中防止或减少系统误差或偏倚和随机误差的程度,以作为纳入原始文献的阈值、解释不同文献结果差异的原因、进行 SR 敏感性分析和定量分析(Meta 分析)时给予文献不同权重值的依据。为此,对于入选的文献,需要应用临床流行病学/EBM 评价文献质量的原则和方法,进一步分析评价。文献评价应包括 3 方面内容:

(1)内在真实性:指单个研究结果接近真值的程度。在进行 SR 的过程中,文献质量的评价强调对内在真实性的评估,即是否存在各种偏倚因素及其影响程度。偏倚主要来源于 4 个方面:①选择性偏倚:发生在选择和分配研究对象时,因随机方法的不完善造成组间基线不可比,有夸大或缩小干预措施的疗效,采用真正的随机方法并对随机分配方案进行完善的隐藏可避免这类偏倚的影响。②实施偏倚:发生在干预措施的实施过程中,排除比较的措施外,向试验组和对照组研究对象提供的其他措施不一样。避免的措施是标准化治疗方案和对研究对象及对照组研究措施采用盲法。③随访偏倚:指在试验的随访过程中,试验组或对照组因退出、失访、违背治疗方案的人数或情况不一样造成的系统差异。尽量获得失访者的信息并对失访人员采用恰当的统计学方法处理,如意向分析法可减少其影响。④测量偏倚:测量试验组和对照组结果的方法不一致所造成的系统差异,特别是主观判断研究结果时。因此,采用统一、标准化测量方法和对研究对象结果测量者实施盲法可避免其影响。在临床试验中可采用以下方法控制偏倚:随机化原则、设立对照、适当的样本量及盲法。

(2)外在真实性:指研究结果是否可以应用于研究对象以外的其他人群,即结果的实用价值与推广应用的条件,主要与研究对象的特征、研究措施的实施方法和结果的选择标准密切相关。

(3)影响结果解释的因素:如治疗性试验中药物剂量、剂型、用药途径和疗程等因素。

6. 分析资料和报告结果 对收集的资料,可采用定性或定量的方法进行分析,以获得相应的结果。定性分析是指采用描述的方法,将每个临床研究的特征按研究对象、干预措施、研究结果、研究质量和设计方法等进行总结并列成表格,以便浏览纳入研究的情况、研究方法的严格性和不同研究间的差异,计划定量合成和结果解释,因此,定性分析是定量分析前必不可少的步骤。定量分析包括3个方面:

(1)同质性检验:指对不同原始研究之间结果的变异程度进行检验。如果检验结果有显著性差异,应解释其可能的原因并考虑进行结果合成是否恰当,确定各研究结果是否同质有2种方法:①作图观察研究结果效应值的可信区间是否有重叠,如果可信区间差异太大,则不适合将不同研究的结果进行合成;②进行同质性检验,如果同质性检验有显著性差异,则不宜将不同研究的结果进行合成。

(2)Meta分析:根据资料的类型及评价目的选择效应量和统计分析方法。如对于分类变量,可选择比数比、相对危险度、危险度差值等作为效应量表示合成结果。对于连续性变量,当结果测量采用相同度量衡单位时应选择加权均数差值,而当结果测量采用不同度量衡单位,如疼痛评分在不同研究中采用不同的量表时,则应选择标准化的均数差值。进行Meta分析合成结果时,可选择固定效应模型或随机效应模型。

(3)敏感性分析:指改变某些影响结果的重要因素如纳入标准、研究质量的差异、失访情况、统计方法(固定效应或随机效应模型)和效应量的选择(比数比或相对危险度)等,以观察同质性和合成结果发生变化,从而判断结果的稳定性和强度。

7. 解释SR的结果(讨论和结论) 解释SR必须基于研究的结果,内容应包括:

(1)SR的论证强度:取决于纳入研究的设计方案和每个研究的质量、是否存在重要的方法学局限、合成结果的效应值大小和方向、是否存在剂量效应关系等。

(2)推广应用性:在确定SR结果的应用价值时,首先应考虑干预措施对患者的利弊关系,其次应考虑纳入SR的研究,其研究对象是否与患者情况相似,是否存在生物学、社会文化背景、依从性、基础危险度及病情等方面的差异。

(3)对干预措施的利弊和费用进行卫生经济分析。

(4)对医疗和研究的意义:SR的结果对临床医师和卫生决策者有很大实用价值,并对今后研究有指导意义,目的在于帮助医务工作者和决策者进行正确的选择和应用,作为进一步的研究导向。客观性是SR文章的本质特征,应避免主观推测的内容出现在文章之中。SR常犯的2个主观性错误是:①把无证据表明有效的治疗手段解释为有效;②文章中掺杂个人意见,擅自得出超出文章内容的结论。

8. 更新SR 是指在SR发表以后,应定期收集新的原始研究,按前述步骤重要性进行分析、评价,以及时更新和补充新的信息。包括:①接受临床实践的检验和临床医师的评价;②接受成本、效益评价;③关注新出现的临床研究,及时对SR进行重新评价。

(三) 根据 SR 结果对现行眼科临床诊疗原则进行调整

根据 EBO 证据对现行眼科临床诊疗原则进行调整时,须处理好 EBO 证据与眼科临床的关系:①有充分 EBO 证据的诊疗原则应该得到肯定:眼科临床医师应及时接受新知识,纠正工作中的错误,切实做到对患者负责。但新的治疗方案又需要与我国国情相结合,对于某些新的治疗方案虽然有 EBO 证据,但是经济上不能为国人所接受,则短时间内也不宜列入新的临床诊疗计划。②某些治疗方案虽然没有 EBO 证据,但是在眼科临床医师多年临床实践中发现有效的治疗措施可以继续保留。一方面,没有 EBO 证据不等于无效,真正意义上的 EBO 发展仅 10 余年历史,不可能包括眼科各种疾病的诊疗手段。另一方面,EBO 证据未表明有效也不表示该种治疗肯定无效,原因可能是临床试验研究的判定标准过高,也可能是该种治疗单独应用无效而与其他药物合用有效。③一些新出现的疾病根本不可能有 EBO 证据,但必须进行试验性治疗,为将来进行 SR 积累资料。

各眼科学专业临床医师应该投入更多的精力、通过科学的方法,及时获得最新的 EBO 信息。同时,眼科医师还须具备对各种证据质量进行评判的能力,评判内容主要有以下 3 个方面:①研究方法是否科学;②研究结果是否准确无误;③该项研究结论是否可用于更多患者的治疗。在此基础上与现行临床方法进行对比,确定是否对现行临床诊疗原则进行调整。由于医师的认识水平、临床经验各不相同,对于相同的证据可能得出不同结论,因此必须经过讨论得出较为明确的结论,制定出新的临床诊疗原则。

(四) 运用 EBO 证据和新的临床诊疗原则指导眼科学临床工作

眼科医师在运用 EBO 证据和新的临床诊疗原则指导实际工作时,应根据每个患者的具体情况决定治疗方案。其中应考虑到以下因素:①根据患者的疾病及其严重程度决定采取何种治疗:例如糖尿病性视网膜病变的治疗,应根据患者有无高血压、高脂血症、视网膜病变的分期及家族史等危险因素,决定血糖控制水平以及是选择药物、激光还是手术治疗。②了解患者是否有影响某种治疗的效果和安全性的因素存在:例如玻璃体切割 + 黄斑前膜剥除术是治疗有症状黄斑前膜最有效手段,但是该种治疗危险性很大,易在术中和术后出现黄斑裂孔,从而引起视网膜脱离,导致患者视力下降。这种情况需要眼科医师具备专业知识,单纯 EBO 证据是不够的。③尊重患者意愿:对于一些危险性高或价格昂贵的治疗手段,医师不能擅自决定。医师应加强与患者的沟通,了解患者的具体困难,使患者了解该治疗的 EBO 证据,帮助患者作出决定。例如,经过 EBO 证据评价认为目前光动力学疗法(photodynamic therapy,PDT)在治疗老年黄斑变性的典型性脉络膜下新生血管有效且可防止视力的丧失,但对隐匿性脉络膜下新生血管治疗无效,并且 PDT 治疗费用很高,需要反复治疗。因此,进行 PDT 治疗前,应向患者说明上述情况。④加强患者的健康教育,使患者能够按照医师的要求坚持治疗:在进行临床试验研究时,医师要对患者进行严密观察随访,并监督其严格按照医嘱接受治疗。EBO 教育不仅限于医师,也包括对患者的教育。

从进行 RCT 研究,到对各种眼科学临床试验的 SR,制定出新的临床诊疗原则,继而推广到眼科学临床实践,这一过程可能需要较长时间。而在此期间又可能有新的重大医学发现,因此,必须关注基础医学研究的新进展。即使没有 RCT 及 EBO 证据,也可对一些难治性疾病进行试验性治疗,为 EBO 积累证据。

EBO 的本质是寻求、应用证据的医学,强调证据是 EBO 的灵魂。EBO 强调以国际公认的 RCT 和对 RCT 进行 SR 或 Meta 分析的结果(即证据)作为评价某种治疗有效性和安全

性的"金标准"。因此,在开展 EBO 研究时,首先要确定 SR 或 Meta 分析的证据,再根据 SR
或 Meta 分析的原则和方法实施,是 EBO 研究工作的基础。只有在 EBO 的证据基础之上才
能根据 EBO 的原理和方法来指导临床医师对现行眼科临床诊疗原则进行调整和眼科临床
实践,从而进一步提高临床诊治水平,更好地为广大患者服务。

第四节 循证眼科学与医学教育

一、传统医学教育中存在的问题

著名教育家 Paul Lengrand 的终身教育(life-long education)思想认为,教育不单是为了
传授知识,而是应该更注重促进人的发展。在终身教育制度下,教师的作用不应是单纯传授
知识,而应注意培养学生的自学能力、发掘学生的特长、形成学生良好的个性品质。

传统的医学教育使我们现有的知识和临床技能随着时间的飞逝而逐渐过时。Ransey 等
发现医学掌握新知识的情况与医学毕业的年限之间呈显著相关关系。加拿大的一项研究发
现,临床医师能否合理选择高血压药物取决于从医学院毕业的年限,而不是根据患者靶器官
损害的严重程度进行医疗决策。因此,为了更新知识和提高临床技能,临床医师常常参加一
些教育(continuing medical education,CME)项目的培训,而对有关医学继续教育项目的随
机对照试验进行系统评价(systematic review,SR)却发现,传统的、灌输式 CME 项目虽然能
短期内增加知识,却既不能改变临床医师的临床实践行为,也不能改善疾病的最终结局。单
凭陈旧过时的知识和个人经验进行医疗决策,其后果是某些有效、安全、价廉的医疗措施未
被临床医师常规使用,而某些无效甚至有害的措施却被长期广泛应用,必然造成有限卫生资
源的不必要浪费,也不利于改善患者的健康。要改变目前的局面,必须使医学和医务工作者
学会掌握自我更新医学知识和临床技能的方法和技巧,在临床医疗决策中将现有的最好临
床研究证据融入临床判断中,提高疾病的诊治水平,而循证医学正好是解决此问题的途径之
一。因此,有必要在医学教育中引入循证医学的原则和方法。

二、循证医学在医学教育中应用概况介绍

1982 年,Dr.Sackett 等在 McMaster 大学率先进对住院医师进行以"病人问题为中心的
教学"课程培训,其基本思想和方法就是当今循证医学实践的雏形。目前,全世界许多国家
已将他们的经验引入自己的医学教育中,特别是研究生、住院医师培训和继续教育。

循证医学传入中国已近 20 年的历史。1997 年,卫生部正式批准在华西医科大学成立
中国的第一个循证医学 /Cochrane 中心。该中心的成立,对于充分利用我国丰富的医学文献
资源,产生适合我国临床医学证据,实现我国卫生决策、医疗实践、医疗保险、医学教育、临床
医学科研及新药开发具有重大意义。

通过解决临床实践中遇到的问题而获得有关疾病诊断、治疗和预后的重要信息是实践
循证医学、成为终身的自我教育者的过程。由于缺乏经验,在实践初期将会遇到许多困难。
首先要改变传统的临床医学教育思想和模式,其次应培养一批能实践和传授循证医学知识
的教师和临床医师,以推动循证医学的应用。

新技术、新药物的层出不穷、年龄老化使医疗费用以高于人均国民生产总值的速度飞

涨、全球性人口递增率有增无减以及 21 世纪人人享有健康的要求,使有限卫生资源与无限增大的卫生需求之间的矛盾日益扩大,迫使我们不得不设法提高有限卫生资源的有效利用率。循证医学将是 21 世纪临床医学发展的趋势,而如何向一线临床医师提供现有的最佳临床研究证据并帮助他们合理应用于医疗实践以解决临床实际问题、提高医务工作者的临床技能、改善疾病的结局是我们面临的最大挑战。

三、如何在医学教育中引入循证医学

循证医学——新型的临床医学教育模式,EBM 的思想最早起源于古代中国及 19 世纪中叶的法国,于 20 世纪 90 年代初迅速发展并被广泛接受。EBM 强调任何医疗决策的制定应遵循和应用科学证据。在疾病的诊断和治疗过程中,应将个人的临床专业知识与现有的最好临床研究证据结合起来进行综合考虑,为每个患者作出最佳的医疗决策,这是对传统医学模式的挑战。从医学教育的角度看,循证医学不同于传统的医学教育模式,它以解决临床问题为出发点,提出一整套在临床实践中发现问题、寻找现有最好证据、评价或综合分析所得证据及正确应用结果以指导疾病诊断、治疗和预后的理论和方法,有助于培养医学生树立正确、科学的医学观,为规范其今后的临床实践行为打下基础。为了实践循证医学,采用下述三种循证医学的策略,可使医学生、医务工作者的临床知识和技能及时得到更新,帮助他们有效、合理地使用现有的医疗卫生服务设施,提高有限卫生资源的有效利用率。

(一)学会如何实践循证医学

通过自学以问题为基础的循证医学课程(problem-based EBM curriculum),掌握学习的技巧和方法,成为一名终身的自我教育者(life-long self-directed learner)。Shin 等将以问题为基础的、自我教育式 EBM 课程与传统医学教育方式进行比较,发现前者的毕业生在掌握高血压的最新诊断、处理知识上明显优于后者的毕业生,这与医学生结业后在临床实践中能够应用 EBM 的学习方法,不断地自我更新知识有密切关系。

(二)查寻和应用他人从事循证医学的研究结果

循证医学的实践需要具备阅读和评价文献的技巧、一定的信息资源和花费较多的时间,繁忙的临床医务工作者如果不能亲自查询、评价原始研究文献资料,可应用已经由专家评价过的文献资料如 Cochrane 协作网发表的系统评价和循证医学杂志、药商代表和传统综述等。美国内科医师学院杂志俱乐部(American College of Physician Journal Club)是由方法学家与具有丰富临床经验的临床医师合作,将研究方法科学、结论准确而又具有临床实用价值的文章以结构摘要的形式二次出版并附有专家评述。这类文章只占所用医学文献的 2%,以刊物形式发表在循证医学杂志评价,筛选出符合质量合格标准者,进行定性或定量分析和合成得出综合、可靠的结论,为疾病的预防、治疗和康复提供高水平、高质量的证据,使忙碌的临床医务工作者能在短时间内查寻到科学、可靠的信息。

(三)采用他人制订的循证医学方法

如果临床医务工作者由于条件限制,无法查寻相关的证据,则可以通过采用已被证明能改善临床医学实践的循证医学方法以更新自己的临床知识和技能,如接受他人对我们临床工作质量的评价和反馈、听取学过循证医学的老师建议、参考采用 EBM 方法评价的药物信息、与 EBM 实践基地建立联系等。

上述三种方法可帮助临床医师在医学的信息海洋中迅速、有效地查寻所需的临床证据,

使医疗实践从经验医学向循证医学转化。

（四）在医学教育中引入循证医学的具体方法

1. 新入校的医学生 循证医学教育的医学对象主要为接触临床的医学生，但对新入校的医学生，可开设此课程，主要介绍循证医学的理念和原则，让学生从思想上建立起对经验医学缺陷和循证医学优势的认识，引导学生认识事物发展的双重性，既不能盲目肯定，也不能盲目否定前人的实践经验，为规范医学生的职业行为打下基础，以避免今后再来改变医学生已形成的某些不良观念和行为模式。

2. 临床前期的医学生 未进入临床的医学生，重点是为他们在床旁实践循证医学打下基础，掌握基本技能，包括如何正确阅读、评价医学文献和如何快速、有效地查寻相关文献资料。在培训临床前期医学生的上述技能时，首先应讲授相关的理论和原则，然后结合真实或模拟的病例进行实践和讨论。例如：根据患者的病史、体格检查和文献资料，对所检出的文献认真阅读和严格评价，以明确文献的真实性、临床重要性和推广应用价值。

3. 进入临床的医学生和各级临床医师 在临床实践中，每天都会面临许多有关疾病诊断、治疗和预后的问题，而问题的解决常常是通过被动接受同事或上级医师提供的知识和信息，或从教科书上查寻答案，以这种被动方式获得知识虽然方便，但可能已过时。讲课、查房、专科病例讨论及大查房是实习生、进修生和各级临床医师接受继续教育的主要形式之一，但多数仍是采用灌输式的方法。而采用以问题为基础的自我教育方式，却可变被动为主动，充分调动学员主动性和积极性以解决临床实际问题。其基本方法为：由主管患者的医师报告在医疗实践中遇到的疑难病例、提出解决需要解决的问题、提供查寻的最新研究证据，大家一起讨论、评价研究证据的真实性和实用性，最后结合主管的病例制定诊断、治疗决策，指导实施、全程监测和疗效评价。教师或上级医师的作用在于指导各级医师采用正确的检索策略和途径系统、全面地查寻研究证据，正确评价文献的真实性和临床价值，如何将文献的结果与具体患者的病情相结合以解决临床实际问题。

在临床实践中，临床医师也常常结合临床问题查寻资料，但在下述三方面仍存在一定的缺陷：①查寻策略：全世界每年有 200 万篇有关生物医学的文章发表于 4 万种医学杂志，一个内科医师在信息的海洋中查寻自己所需要的可靠临床研究证据是不现实的。因此，临床医师应充分利用系统评价和二次文献摘要库以便快速、有效地获取所需的最新证据。②缺乏对文献的严格评价：多数临床医师在应用文献前并未对其结果的真实性、临床价值进行严格的评价，有可能被低质量的文献结果所误导。③研究证据与具体患者的结合：研究证据并不能取代临床判断，文献所获得的结果是所有研究对象的"平均效应"，而我们主管的患者并未在研究中，其特点可能不同于文献中的研究对象，因此将临床研究证据应用于具体患者时应进行综合考虑和相应调整。

四、如何有效地进行循证眼科学教学

要有效地开展循证医学的教学模式，必须与日常的临床实践紧密相连，否则让人感觉只是学术上的海市蜃楼，可望不可及。为此，首先，教授循证眼科学的教师必须有丰富的临床经验和掌握查寻、阅读文献的技能，具有满腔的热情；其次，选择的评价资料应该是学生经常遇到的和重要临床问题，特别是具有争议且目前尚未统一认识的问题，这样才能使学生深刻认识进行文献评价的实用性和重要性，启发学生学习的积极性和主观能动性；第三，文献评价原则应尽可能简明、扼要,不要让学生望而生畏,如诊断性试验的评价,应重点强调研究对象是否包括了各型病例和可能混淆的病例,如轻、中、重度患者,治疗和未治疗的患者等? 诊断性试验是否与标准进行了盲法和独立的比较? 第四,创造必要的条件,使研究证据的查寻方便、简捷。例如:除了常用的医学文献数据库 Medline 和中文生物医学文献数据外应提供目前世界上经过评价的文献数据库(Cochrane Library、Best Evidence)或相关杂志(*EBM*、*Clinical Evidence*)、书籍等,帮助教师和学生快速、有效地查寻信息。

五、有关循证医学的误解

循证医学对临床实践的巨大影响和对经验医学的有力冲击,使其在全世界迅速兴起和发展,并引起广泛兴趣。自从循证医学这一名词出现后,1992 年在 Medline 上仅有 1 条引文,到 2005 年初已有 19 216 引文信息。但是,循证医学的产生同时也引起了医学界和学术界正面和负面的反应,而某些批评却是由于对循证医学的误解所造成的,下面将简单叙述常见的几种误解。

误解 1:循证医学可忽视临床经验。

误解 2:循证医学不需要基础研究和病理生理学知识。

误解 3:循证医学可忽视临床技能的培训。

在应用循证医学教学时,我们要使学生充分认识单纯凭临床经验、直觉或病理生理机制进和医疗决策的局限,但不能因此认为 EBM 可忽视临床经验和直觉(intuition)、不需要基础研究和病理生理学知识可忽视临床技能的培训如病史采集、体格检查。相反,临床经验和直觉可帮助我们更好地进行疾病的诊断和治疗。例如,不同的医院由于医务人员素质的差异,采用同一药物治疗同种疾病,其并发症可以不同;在采用乙酰唑胺治疗青光眼时,经验丰富的医师会根据患者眼压波动情况调整用药的时间、间隔和剂量而获得最佳的疗效,而不是机械地每 6 小时用药 1 次。当缺乏临床研究证据时,解决临床问题必须依靠疾病发生的病理生理机制,而且病理生理机制有助于我们合理解释临床观察到的现象和临床研究结果。病史采集、体格检查常为疾病诊断和治疗提供重要信息,有时甚至是最佳的信息,因此,实践循证医学必须重视临床基本技能的培训。

误解 4:循证医学的证据只有随机对照试验和系统评价。

实践循证医学,要根据临床问题的类型查寻最佳的研究证据,但并不表明只有随机对照试验和系统评价或 Meta 分析才是最佳证据。例如:要了解诊断试验的准确性,需要从断面研究或临床对照研究中查寻;有关疾病预后的问题,要从队列研究中查寻;随机对照试验和系统评价或 Meta 分析是评价治疗性措施疗效的最佳标准,但当缺乏随机对照试验或 Meta 分析时,则要从次一级的研究如非随机对照试验或观察性研究中查寻答案。

误解 5:循证医学一定会降低医疗费用。

实践循证医学,需要查寻和应用最佳的研究证据为患者作出最佳的医疗决策,最大限度地提高患者的生存质量,这并不意味着一定会降低医疗费用,相反可能增加医疗费用。

循证眼科学是临床流行病学、现代信息学与现代眼科学的最新进展相互交叉融合的产物。它既重视个人临床经验又强调采用现有的最佳研究证据,从而提高对疾病诊断、治疗及预后的准确性和效果。循证眼科学的出现和发展离不开现代眼科学的存在和支持,同时,循证眼科学的发展也将不断地促进现代眼科学的发展和丰富现代眼科学的内容。目前面临的主要问题是绝大多数人没有利用国外最佳的证据为我国眼科患者服务,更为重要的是缺少基于我国眼科患者的高质量 RCT,是目前我国眼科临床水平难以提高和走向世界的真正原因。展望未来,挑战与机遇共存,如何利用世界上最大的眼科患者群,同心协力,探索出一条适合我国国情的眼科临床研究道路,为早日赶上国外眼科临床研究的先进水平,并且取得具有中国特色和自主知识产权的创新性成果,是我国眼科界全体同仁义不容辞的历史责任和神圣使命。相信通过全国眼科界同仁共同努力,在不久的将来,我国眼科方面的 EBM 研究一定会赶上世界的先进水平,造福于广大患者。

(李文生)

参 考 文 献

1. 李文生,姜德咏.循证医学及其在眼科临床实践中的应用.中华眼科杂志,2002,38:254-256.
2. 李文生.开展我国循证眼科学研究势在必行.中华眼科杂志,2004,40:75-77.
3. 李幼平.循证医学.北京:人民卫生出版社,2014.
4. Evidence-Based Medicine Working Group.Evidence-based medicine:a new approach to teaching the practice of medicine.JAMA,1992,268:2420-2425.
5. Sackett DL,Rosenberg W,Gray J,et al.Evidence-based medicine:what it is and what it isn't.BMJ,1996, 312:71-72.
6. Haynes B,Haines A.Barriers and bridge to evidence based clinical practice.BMJ,1998,317:273-276.
7. Minckler D.Go academy!evidence-based ophthalmology-a professional and public goal.Ophthalmology, 1999,106:1459-1460.
8. 李文生,瞿佳.循证眼科学.北京:人民军医出版社,2006.
9. Schardt C,Adams MB,Owens T,et al.Utilization of the PICO framework to improve searching PubMed for clinical questions.BMC Med Inform Decis Mak,2007,7:16.
10. 葛坚,王宁利.眼科学.3 版.北京:人民卫生出版社,2015.
11. Grimes DA,Schulz KF.An overview of clinical research:the lay of the land.Lancet,2002,9300(359):57-61.
12. 李文生.怎样开展循证眼科学研究.中华眼科杂志,2004,40:280-283.

第三章

循证眼科学在临床决策分析中的应用

第一节 概 述

现代信息技术的飞速发展,为在各级医疗卫生服务系统中工作的临床医师收集和加工信息提供了良好的基础。临床决策分析(clinical decision analysis,CDA)是指根据国内外科学研究的最新进展,将提出的新方案与传统进行全面比较和系统评价,通过定量的分析取其最优者进行实践的决策过程。

一、临床决策分析

临床决策分析应在充分评价不同方案的风险及利益之后选取一个最好的方案。它是减少临床不确定性的方法,评价过程中所采用的证据应该是相关的、真实的,否则不确定性反而会增加。循证医学的出现和发展使更多的临床医师正确掌握和应用临床决策分析已开始得到较好的应用,在我国该领域的研究工作还刚刚起步。

临床决策有以下几个方面,即提出决策的目标、收集和筛选信息资料、拟订决策备选方案、评估备选方案,选择较满意的临床决策方案、拟订实施步骤,予以实施,并通过信息反馈予以必要的调整。其中最重要以及对决策方案进行评价的是抉择活动阶段[1]。

二、制定和选择临床决策必须遵循的原则

1. 真实性 制定及评价决策方案的依据必须是真实的,经过科学试验证实。
2. 先进性 决策的全过程必须充分利用现代信息手段,必须是在尽可能收集并严格评价国内外证据的基础上进行,使决策摆脱个体经验的局限性。
3. 效益性 即决策过程中应遵循选优汰劣的原则。

在进行临床决策时,首先应当寻找系统评价文献、决策分析的文献作为参考,因为系统评价收集了大量质量较高的临床研究报告,有严格的纳入排除标准,并按严格规范和程序进行综合,对原始研究报告的方法学质量进行了严格的评价,应用统计学方法进行了质量分析,从而为治疗获益的情况或治疗带来不良反应的危险进行了正确的评价。决策分析将最好的外部证据、个人临床经验与患者的选择整合为一,确实可以提高临床医疗水平,在临床

实践中将会获得更广泛的应用。

第二节 疾病诊断决策过程

临床医师每天要采集和分析大量的临床信息对疾病进行诊断,在大部分情况下,单独的临床信息并不能确定诊断,只能帮助医师修改诊断的概率。

正确进行诊断决策的前提是要认识诊断试验的规律,弄清诊断试验应用的指标及其临床意义。在应用诊断性试验时,鉴于验证后概率即阳性预测值受患病率的影响,在不同特异度等主要的指标,还必须熟悉自己所在医疗环境各种疾病的患病率。为此必须对所经治患者有严格的登记制度、病历保存制度,定期对各类患者就诊及其明确诊断的情况进行总结。只有明确本单位各种具体疾病的患病率,才能对有关试验后概率进行定量的计算,从而作出正确的诊断决策。

对于用计算指标表示结果的诊断试验,如果仅仅利用正常参考值(截断值)判断阴性或阳性,会损失很多信息,应该取不同截断值计算系列的敏感度、特异度值,做成 ROC 曲线(receiver operator characteristic curve),就此可根据临床患者具体测定值及其对应的敏感度、特异度,用似然比推算其相应的试验后概率,从而更便于诊断决策[1]。

在诊断与治疗个体患者时,临床医师经常会面临这样的决策:是不进行新的诊断试验还是进行新的诊断试验而直接进行治疗呢? 要回答这个问题,就要应用阈值分析法,考虑诊断试验风险的可靠性,治疗价值及其风险,把这些因素予以量化,计算诊断阈值(testing threshold)与试验 - 治疗阈值(test-treatment threshold)。

应用该阈值分析法的假定条件是:单个疾病,有明确有效的治疗方法,在证实患有该病的情况下,接受治疗利大于弊,无需治疗即接受治疗则有一定风险;另外一种诊断方法可以提供是否有新的信息,从而帮助进一步确定治疗方案,但在进行这种诊断试验时具有某种风险,例如对眼底病诊断做荧光造影即属这种情况。

第三节 治疗决策过程

临床医师常是根据个人的经验和知识积累,进行临床治疗决策,但是面对复杂的临床情况,如不采取合理的决策方法,容易犯错误。

临床医师在对患者采取某种治疗措施时,治疗的目标通常为推迟和防止不良预后的发生,可称之为"目标结果"或"靶事件",但治疗本身也可引起表现为毒副作用的不良事件,即产生一系列风险。应对治疗的获益及风险作出综合评价,计算预防治疗相关不良事件阈值,另外也应考虑到治疗的成本效益。

临床决策已经广泛应用,从文献中寻找有关的临床决策信息已经成为可能。但是,在用于自己的临床实践之前,应当对这些信息进行严格的评价,就要回答以下三个问题:这个临床决策分析的结果是否真实? 结果的重要性如何? 这个结果适用于具体患者吗?

一、临床决策分析的结果是否真实?

(一) 是否包括了所有重要的决策方案及结局

决策方案应该是符合实际一系列行动的方案,不同方案之间有互相依赖、互为条件的关系。至少应该有两个方案互相比较,其中应该包含您感兴趣的决策方案。对方案的文字叙述应该清楚、明白无误。

在决策方案中,应该包括所有有关的结局。对威胁生命的疾病,预期寿命应该是主要的测量指标。而对非致死性疾病,可以用不适和残疾的时间来测量。应该考虑到患者实际上可能承受的所有风险以及可能获得的利益。对重要的影响决策的变量,应该分别计算决策阈值进行比较。

(二) 确定事件概率时是否采用了敏感的方法鉴别、收集整合有关证据

在进行决策分析时,作者应该收集大量有关的文献,请教专家,调查患者实际情况。在收集文献过程中要注意避免偏倚,对文献的真实性进行严格的评价,确定疗效差异的强度,不同研究之间是否具有同质性,其要求与做荟萃分析前收集及评价文献的要求相同。在此基础上,直接引用有关概率或者将有关信息转换为有关事件概率的量化估计值。作者应当报告文献来源及数据转换的方法。

(三) 效用价值是用敏感方法从可依赖的来源取得的吗

效用价值是决策者对临床决策最终结局的量化测量值,不同的临床决策应用不同的量化指标。通常是从 0(最差的结局,如死亡)到 1(最好的健康状态)。但是不管应用哪种量化指标,都应该报道量化方法的来源。对于涉及个体患者的临床决策,最好的效用值量化指标可能是患者自己对最终结局的量化估计。如果是涉及卫生政策的临床决策分析,则结局的测量指标可来源于涉及同类疾病的人群研究,同类患者对生活质量价值的判断,以及正常人群的流行病学调查。

(四) 是否应用敏感分析对于临床决策方案的不确定性程度进行了检查

临床决策分析应当对所引用资料的不确定性进行系统的检查,在对决策分析作出评价时,应注意在敏感性分析中包括了哪些变量? 每个变量的波动范围? 是否重要的变量都包括进来了? 什么变量可以改变决策的选择? 一般来说对所有的事件概率值都应当进行敏感分析。概率值的变动范围取决于引用原始文献研究质量的高低,研究质量高则概率值变动范围小,反之变动范围较大。对效用也应当进行敏感性试验,其值的变动范围也取决于引用文献的研究质量。

二、决策分析结果的重要性如何?

可从三个方面确定决策分析结果的重要性。

(一) 在基线分析中,是否其中一个决策方案得到的结果对患者具有临床重要意义

基线分析的含义是应用最接近实际情况的概率值进行的决策分析。对决策方案结果差异的重要性,尚无统一的认识。有人认为,在应用预期质量调整寿命年作为效用值指标时,相差两个月以上可能有一定的临床意义,而相差数天可认为方案是等效的。在应用其他效用值使用时,应当结合临床情况进行不同决策方案间差异重要性的评价。

(二) 在决策分析中有足够的证据吗

决策分析的论证强度,在很大程度上取决于所引用证据的论证强度。因此应当对所引用的文献进行方法学评价。在采用方法学质量不太高研究中的证据时,应当对其局限性进行分析,并应用敏感分析方法予以检验。

(三) 证据的不确定性能改变分析的结果吗

如果决策分析的结果随着重要变量值的改变而变化,这可以认为决策分析对此变量敏感,如果决策分析的结果在相关的重要变量值改变时保持稳定,可以认为决策分析结论可靠。

三、结果适用于具体的患者吗?

(一)决策分析中事件概率的估计符合自己的患者的实际情况吗

应用决策分析结论的第一步就是看其患者的特点是否与自己的临床实际一致。还要进一步检查决策分析引用的文献中,患者情况是否与自己的临床实际一致。如果决策基线分析中患者的情况与自己的患者情况不一致,可检查其敏感分析的结果,是否部分的符合临床患者的特点。否则,应该谨慎地对待决策分析中的结论。

(二)决策分析的效用值与备选方案的选择有密切的关系

必须考虑实际患者对临床结局的评价是否与决策分析一致。如果出入较大,可用实际患者的估计值重新作敏感分析,看是否改变决策分析的结论。

如果决策分析中所使用的概率值及效用值与自己的患者情况相似,则此决策分析的结论可以用于自己的临床实际。

第四节 临床决策分析评价过程

医师对患者的诊治过程是一个不断提出问题、寻找方法、解决问题的过程。无论是临床实践问题还是临床研究问题,最关键的是能否提出一个既科学合理又有重要意义的临床问题,并可转化构建为一个可以回答的科学问题,这是循证实践的第一步。

一、发现和提出临床问题的重要性

临床医师主要以两种方式实践循证医学:①作为研究者(doer)进行研究,尽可能提供高质量证据为临床实践服务;②作为应用者(user),在医疗实践中尽可能使用高质量证据解决问题。能提出一个好的问题,并能用准确可靠的方法来回答这个问题,是提高临床诊疗质量和临床研究水平的关键。临床医师应该以科学方法为指导,以解决患者的重要临床问题为核心,善于在临床实践中观察、发现和提出问题。

发现和提出一个构建很好的问题可帮助临床医师:①进一步强化证据的价值,将主要关注点放到证据的检索、评价和使用上;②进一步明确目的,使目标更清晰,内容更有针对性;③帮助形成在回答问题时可以采用的一种实用模式;④对临床诊治中的疑难、重要问题更容易抓住重点,易于医师间的讨论和交流;⑤教学时使学生更容易理解教学内容和要点,对临床问题的理解更清晰;⑥提高提出、分析和解决问题的能力,提高临床决策水平。

二、发现和提出临床问题应具备的基础条件

(一)对患者的高度责任心

只有对患者具有高度责任心,关心、同情患者的医师,才会以患者为中心去考虑问题,才会在与患者的交谈和观察中发现并提出更多的临床问题,才可能选择最优的治疗方案帮助患者获得最好的疗效。

(二)丰富的专业基础知识和扎实的临床技能

临床中遇到的问题多、涉及面广且复杂多样,因此提出适当临床问题的前提是医师具备

系统扎实的医学专业知识和基础知识,同时具备诊治患者各环节的能力。只有详细了解病史,全面认真查体,正确判定重要的阳性和阴性体征,合理解释与疾病有关的实验室和辅助检查结果,才能提出科学合理、急切需要解决的问题。

(三) 较强的临床综合分析、思维和判断能力

运用已掌握的医学理论知识和临床经验,结合患者临床资料进行综合分析、逻辑推理,从错综复杂的线索中去伪存真、去粗取精,找出主要矛盾,并加以解决的临床思维过程,是找准临床问题,作出决策的必备条件。

(四) 相关的医学研究方法学及社会、心理学知识

随着医学研究方法学的不断发展与完善,越来越多的临床医师已经认识到许多疾病不仅与疾病的特征有关,而且与心理、精神因素也关系密切。只有具备相关的医学研究方法学和社会、心理学知识,临床医师才更有可能与各种患者顺利沟通,全面、及时发现患者在躯体及心理上存在的问题,并努力帮助解决,这样提出的问题才更具体和完善。

三、选择临床问题的基本标准

选择临床问题的基本标准可以概括为重要性、可行性、创新性和符合伦理道德标准。

(一) 重要性

选题的重要性主要从研究需求的大小和来源、研究结果可能导致的变化或带来的效益等方面衡量。临床问题包括:①拟开展研究的疾病是否属于常见病和多发病,研究问题的解决是否可惠及较大的患病群体;②其结果是否可能在一定程度上改善临床实践;③结果是否可能增添新的知识并具有一定的科学和社会影响力;④结果能否推广或转化成具有自主知识产权的相关产品。

(二) 可行性

可行性(feasibility)指是否具备完成拟开展研究项目所需要的条件。临床研究项目可行性评价主要包括:①技术可行性(technical feasibility):指研究项目需要的技术能力是否可以满足;②经费可行性(economic feasibility):根据研究者可能得到的经费支持强度判断选择的研究课题是否在经费上可行;③操作可行性(operational feasibility):主要考虑拟开展研究项目在具体实施阶段的各环节所需要的条件是否可能具备;④时间进程可行性(schedule feasibility):包括研究者本人和研究团队的时间安排,所申请研究基金对项目时间进程的要求和研究设计本身需要的时间是否符合等。

(三) 创新性

创新性是指研究问题和采用的研究方法具有原创性、独特性和首创性。临床实践中提出的问题往往不一定是全新的问题,有可能是已有人研究过的问题。如研究结果尚有争议的问题;对问题的研究采用新方案、新指标或明显增大了样本量等。

(四) 符合伦理标准

对任何临床问题的研究过程都应符合医学伦理标准。医学研究的伦理评价应遵照普遍接受的标准,包括被国内外广泛接受的《赫尔辛基宣言》和 GCP 标准等。

四、临床问题的提出与构建

(一) 临床问题的类型

一般将临床问题分为两种类型,即一般性问题(背景问题)和特殊性问题(前景问题)[2,3]。

1. 一般性问题 关于患者及所患疾病的一般性知识问题,可涉及患者所处地域、环境、职业、社会背景、经济状况及与人类健康和疾病相关的生理、心理及社会因素等。如患者的性别、年龄;既往病史;在什么地方、何种环境下发病;何时发病、如何发病;最初的症状、体征和临床表现是什么;所患疾病与地域、环境、职业、经济状况有什么联系等。

2. 特殊性问题 是临床医师在诊治患者的过程中从专业角度提出的问题,主要涉及疾病诊断、治疗、预后、病因和预防等各环节及与治疗有关的患者的生物、心理及社会因素等。诸如诊断与鉴别诊断,不同诊断设施的诊断价值,检查结果的解读,优质证据的选择和利用,干预措施选择时的利弊权衡,影响疾病预后的因素研究证实,危险因素的暴露和干预,诊治过程中患者的心理状态、期望值、依从性、预后指标及结局判定等。

(二) 提出临床问题

要提出并构建一个既有意义又能回答的临床问题,首先必须充分了解患者的病史、全面细致的体格检查、充分的实验室及辅助检查资料及掌握患者的临床体征和临床表现,同时结合自己的专业知识、临床经验和技能,保证提出的各种临床问题准确、清晰、完整、有针对性。

1. 一般性问题是有关患者及所患疾病一般知识的问题 包括:①问题词根:(谁、什么、何处、何时、怎样、为何)加动词构成。这些问题一般在临床医师接诊时通过询问病史和体格检查就可得到。如眼底出血作为一个动词,就必须清楚谁眼底出血(患者的性别、年龄特征);眼底出血的性质(颜色、量、次数);何时、何地、何原因发生眼底出血;眼底出血时患者有无其他症状;眼底出血发生的主因和诱因是什么等。②一种疾病或疾病的某一方面,如"眼痛的原因是什么?"等。

2. 特殊性问题 临床实践中临床医师会针对疾病的诊断、治疗、预后、预防、病因等各环节提出需要解决的各种临床问题。问题及诊治对象的不同,提出的问题也各不相同。

(1)诊断与鉴别诊断:提出的问题主要针对某项检查的准确性、可靠性、安全性、可接受性及费用等。如对一位眼内炎患者,为了确定原因,是否应做急诊玻璃体穿刺检查,就此可提出许多临床问题,如"急诊玻璃体穿刺检查对眼内炎的敏感度和特异度如何?""急诊玻璃体穿刺检查对患者带来的风险有多大?""急诊玻璃体穿刺检查的诊断结果是否会影响医师对治疗方案的选择?""有无其他可供选择的诊断措施"等。

(2)干预措施:提出的问题主要围绕治疗措施的有效性、安全性、临床经济学评价等方面。如对视网膜中央动脉阻塞的治疗将提出,"如何选择利大于弊的干预措施?""是药物治疗还是选择视网膜动脉内溶栓治疗?""两种疗法各自的有效性、安全性差别有多大?""对患者的视觉质量有何影响?""从效果和成本的角度分析哪种更合理?"

(3)预后:提出的问题主要包括对疾病进程和结局的预测及影响预后的因素。如对一名较严重的脉络膜黑色素瘤患者,其家属可能会提出"病情会逐渐加重吗?""还能再活5年吗?""生活质量会逐渐下降吗?"等问题。针对不同预后内容和指标可提出不同的问题。

(4)病因:提出的问题主要包括怎样识别疾病的病因及发病的危险因素,发病机制是什么。如对一个高眼压患者提出病因问题可能包括:"有无家族遗传因素?""与哪些环境因素及生活习惯有关?""影响高眼压发生的危险因素和保护因素有哪些?"等。

PICO要素最早用于构建治疗性问题,随后扩展到医学问题的其他领域和学科。但有学者认为利用PICO要素对构建临床问题并不总是能获得满意结果,其更适用于治疗性问题,而不适用于所有诊断、病因和预后相关问题的构建。近年随着定性研究兴起,更有学者发现

PICO 要素亦不适用于主要通过现场观察、体验或访谈来收集资料的定性研究。因此，临床问题的构建要素将来可能还会有新的变化。

（三）提出临床问题应注意的问题

1. 确定优先回答问题　临床医师在临床实践中面对的问题很多，包括诊断、治疗等各方面。首先要学习在发现临床问题后及时记录问题，再根据理论知识和自己的临床经验进行初步整理分析，选择那些疑难、重要、急需解决并需要优先回答的问题。对那些不需急于回答的问题也不要轻易放弃，要从中选择有价值的问题在适当时机研究回答。这样才能在临床实践中不断提出问题，解决问题，不断提高诊疗水平。

2. 关注患者关心的问题　提出临床问题还应关注患者所关注的问题，即从患者角度考虑，因为有些来自患者的问题与疾病的治疗效果和预后有明显关系。只有从医患双方考虑问题，才可能提高患者的依从性，使治疗措施的效果最大化，同时建立良好的医患关系。

3. 确定提出问题的范围　提出的临床问题一定要具体、有针对性和可操作性，否则会影响问题的顺利解决。确定问题范围时应重点考虑所具有的资源和条件、临床意义和研究质量等问题。提出问题的范围过于宽泛或过于局限对患者的处理都可能没有帮助。

4. 注重为临床研究发现和提出问题　医师每天都会面临许多关于疾病诊断、治疗、病因、预后等问题，有些问题经过证据查寻或结合临床经验就可回答，但还有不少问题必须经过研究才能解决。因此，临床实践过程其实也是临床科研选题的过程。

一个好的临床研究问题一定来源于临床实践。临床医师只有具备扎实的临床专业、基础知识和技能，同时勤于思考，善于总结和交流，学会从患者角度考虑问题，才能逐步提高构建临床问题的能力。在此基础上，利用临床流行病学和循证医学的知识查询证据，并根据证据是否存在及证据级别，选择原始研究或二次研究，以获得高质量的证据用以指导临床实践。

五、临床问题的来源

临床问题包括临床实践问题和临床研究问题，其来源主要包括以下 6 个方面的内容[3]：

（一）与疾病诊断相关的问题

1. 明确不同诊断设施的价值　一些昂贵的大型高精尖医用诊疗设备已逐渐进入临床领域，如何确定应用条件成为临床诊断工作者首先要考虑的问题。如诊断眼部肿瘤时应考虑：哪些患者用 CT 或 MRI 检查就能够满足诊断要求？当一种疾病同时有几种可用的诊断设施时，研究每种设施具体的诊断价值很必要，否则会造成不必要的浪费或本可避免的漏诊或误诊。

2. 了解诊断标准的变化　临床疾病的诊断往往根据正常或异常，即有病或无病的界限划分。而诊断界限主要依据人群中某种生理、生化等指标的分布状况产生。这种界限划分更多地根据统计学结果确定，加之疾病的发展常为渐进过程，在正常和异常间常缺少可明确划分的绝对界限。特别是随时间变迁，有些指标的正常水平也在变化，如血红素、白蛋白、血尿酸等。因此，诊断标准不可能一成不变，也不乏存在需要研究解决的问题。

3. 正确把握误诊和漏诊现象　无论什么样的诊断标准，一定会出现正常和异常的交叠部分，导致疾病误诊和漏诊。此外，疾病诊断主要基于症状、体征和相关病史作出。许多疾病在不同个体的表现并非完全一致，很可能出现不典型的现象。医师很容易因不熟悉或不认识这些特定表现而发生误诊或漏诊。因此要求医师在临床实践中了解和掌握各类疾病在不同患者中的表现形式、特征变化,并不断提出和解决问题,这对发现和控制漏诊及误诊具有重要价值。

4. 研究疾病早期诊断方法　目前许多疾病完全依靠患者的典型临床症状和体征作出诊断,但有些疾病在常规诊断后采取的治疗可能使患者失去最佳治疗机会。如何在疾病早期就能准确诊断疾病已成为临床工作者的重要任务之一。但因许多疾病的暴露时间、易感时间、器官组织发生变化的时间均不易明确,因此很多疾病很难实现早期诊断。目前一些实验室的检验技术和影像学诊断方法如分子影像学,被快速用于临床诊治工作,极大地提升了医师诊断疾病的能力,为一些疾病的早期诊断带来了希望。因此,如何利用不断问世的先进技术和方法研究疾病的早期诊断应该成为诊断领域的长期任务。

5. 探索病因不明疾病和新发疾病　尽管随着医学和相关科学技术领域的不断发展,许多疾病包括传染病和非传染病已建立较完整的疾病诊断体系,但对有些原因不明疾病的诊断仍存在一定问题,如近年新的未知疾病不断出现,包括 SARS、禽流感等。研究病因不明确的疾病和新发疾病的诊断方法将是未来诊断领域研究问题的主要来源之一。

（二）与疾病治疗相关的问题

1. 研究和利用优质证据　治疗同一种疾病的方法和手段可能有多种,证据质量良莠不齐,对疾病的治疗结果影响很大。在临床实践中应尽力获取当前最佳的有效治疗措施(证据),结合患者的实际情况和具体的医疗环境,作出科学的循证治疗决策,力争取得最佳效果。如何选择与应用最新最佳证据指导患者的治疗决策及不断研究产生新的优质证据,将是广大医务工作者的一项长期任务。

2. 临床实践指南的制定与实施　当前的临床指南并非全部根据以往经验指导产生,循证指南是在利用、分析和评价最新最佳证据的基础上,针对某一临床问题所提出的具体推荐意见,用以指导医师的诊疗行为。现在针对不同疾病问题有大量新证据不断产生,由此促进了临床实践指南的发展。

但有的疾病目前没有相关指南指导,有的指南质量不高,加之未来对指南的巨大需求,在临床实践中不断研究、更新指南是临床医师的重要工作之一。

3. 新治疗方法的评价　新疗法不断产生,包括新药、新仪器、器械装置等,对其应采用可靠的研究方法,如 RCT 评价其临床有效性和安全性,也可针对其某一方面的指标进行长期观察研究。这项工作具有长期性和挑战性。

4. 探索新的研究领域　近年药物疗效的研究方法不断拓展,在宏观水平出现了"真实世界研究"（real world research, RWR）和"疗效比较研究"（comparative effectiveness research, CER）等。真实世界研究不仅注重药物上市前的研究,而且也关注药物上市后的研究;不仅关注临床试验人群样本的结果,而且更关注人群中实际患者的效果。疗效比较研究可有效比较诊疗措施的临床效果,为医疗决策提供证据。在微观水平,药物遗传学、药物基因组学等方法的应用使药物的作用机制更加清晰,治疗更有针对性,这些新变化为临床疗效研究提供了新思路、新方法。

（三）与疾病预后相关的问题

1. 清晰了解疾病自然史和临床过程　目前并非对每种疾病的自然史都了如指掌,特别是对一些危害较重的疾病,如恶性肿瘤自然史的主要环节仍模糊不清。对一些新发现疾病的自然史和临床过程也缺乏足够认识,因此对其预后的预测往往不够准确。疾病自然史和临床过程的研究是一项长期而复杂的研究,需要临床工作者不断提出新的问题并努力解决,以指导对临床预后的判断。

2. 把握影响疾病预后的因素　疾病的预后受多种因素影响,改善预后的前提是了解每种预后因素及其对预后的影响程度。每种疾病影响预后的因素不同,即便是诊断相同的疾病往往也有明显不同的预后因素。因此,明确影响疾病预后因素的种类和各自的影响作用大小,对患者的预后判断尤为重要。

3. 疾病预后的预测模型　根据患者临床特征和影响预后的主要因素,优选合适的数学原理和方法建立疾病预后的预测模型,可作为临床医师判断患者预后的工具。预测模型的建立过程较复杂,并随临床发展而变化。临床医师应时刻关注这方面的发展变化,不断将最新的方法用于临床实践,更应倡导探索研究新的疾病预测模型。

(四)与病因相关的问题

疾病病因不仅与疾病诊断有关,而且还直接关系到疾病的治疗和预防。临床医师所提出的问题大多存在于疾病自然进程的中后期。但影响疾病发生的病因因素可能在疾病自然史的早期就已经产生。因此临床医师学会从患者疾病的早期阶段提出问题,更有利于患者疾病的诊治。此外,临床医师在临床一线最容易收集病例进行病因研究,对稀有病例、某种疾病的家系收集等更具优势。

(五)与药物不良反应相应的问题

通常任何一种治疗,无论是药物、手术还是放射治疗,都会引起不同程度的不良反应。在实施某种治疗措施前必须了解该项治疗方法是否存在不良反应、不良反应的强度、频率及处理方法。在临床实践中学会应用效益风险比来选择治疗措施,以保证患者在接受最有效治疗的同时所接受的风险最小。

(六)与疾病预防相关的问题

疾病的预防既包括传染病又包括非传染病。临床医师要在临床实践中学会提出疾病预防的问题。传染病的防治办法我国已有明确规定,如传染病的上报等,照章实施即可。但慢性非传染性疾病如心脑血管疾病、恶性肿瘤等已成为影响人群健康的主要疾病,给家庭和社会带来巨大负担。在慢性病控制的关键时期,临床医师如何提出预防控制慢性病的问题,如何提出将治疗和预防相结合的问题也是今后必须面对的一项重要任务。

总之,提出临床问题是开展临床实践活动和临床研究的基础。要提出一个有价值的临床问题,要求临床医师具有扎实的临床专业知识和技能,掌握一定的临床研究方法学,在临床实践中勤于思考,善于总结,积极开展讨论,才能不断发现和构建好的临床问题。再通过证据查询,寻找解决问题的最佳证据或最佳方法,用于临床实践或开展临床研究,不断地提高临床实践和科研水平。

(李文生)

参 考 文 献

1. 李文生,瞿佳 . 循证眼科学 . 北京:人民军医出版社,2006.

2. 王家良 . 循证医学 .3 版 . 北京:人民卫生出版社,2015.

3. 李幼平 . 循证医学 . 北京:人民卫生出版社,2014.

第四章

循证眼科学证据

循证医学,顾名思义就是以证据为核心和基础的学科。证据是循证医学的灵魂。循证医学本质上就是一门寻找和运用最新、最佳证据的科学[1]。

第一节 循证眼科学证据的概念及来源

一、证据的概念

《简明牛津英语词典》对证据的解释包括:①证明意见或主张真实有效的信息或符号(information or signs indicating whether a belief or proposition is true or valid);②法律调查中或法庭上接纳证词时用来确证事实的信息(information used to establish facts in a legal investigation or admissible as testimony in a law court)。

医学研究中的证据既有别于生活中的证据,也有异于法律中的证据。2000 年循证医学奠基人 David Sackett 等将临床证据定义为"以患者为研究对象的各种临床研究(包括防治措施、诊断、病因、预后、经济学研究与评价等)所得到的结果和结论",即证据是由研究得出的结论。而循证医学创始人 Gordon Guyatt 等则将证据定义为"任何经验性的观察都可以构成潜在的证据,无论其是否被系统或不系统的收集"。2005 年,加拿大卫生服务研究基金资助了 1 项研究,用系统评价的方法来定义证据,其结论为"证据是最接近事实本身的一种信息,其形式取决于具体情况,高质量、方法恰当的研究结果是最佳证据。由于研究常常不充分、自相矛盾或不可用,其他种类的信息就成为研究的必要补充或替代"。

二、证据的来源

目前世界上有大量医学研究证据来源,包括数据库(互联网在线数据库、公开发行的 CD、循证医学中心数据库等)、杂志、指南及专著等。本书列举一些常用证据的来源介绍给读者进行参考[2]。

(一) 原始研究证据

1. 医学索引在线(Medline-Index Medicus Online) Medline 是生物医学证据和信息的

基本来源。它的制作者是美国国立医学图书馆,收录了自 1966 年以来出版的 3 900 余种杂志中全部文章的引文。虽然在美国出版的杂志占其收录杂志的主要部分,但所有重要的国际性医学和健康相关杂志均在其收录范围之内。目前可在国际互联网上检索到多种不同版本的 Medline,其中以 PubMed 最常用,其网址为 http://www.ncbi.nlm.nih.gov/PubMed/。

2. EMBASE 数据库(EMBASE database) EMBASE 是欧洲的一个收录了 3 500 余种杂志的生物医学文献数据库,并以其对药物研究文献的收录而著名。可在互联网上在线进行文献题目的查询,网址为 http://www.healthgate.com/EMBASE。

3. 中国生物医学文献数据库(Chinese Biomedical Literature Database,CBM) CBM 是中国医学科学院医学信息研究所开发研制的综合性医学文献数据库。该数据库收录了自 1980 年以来 1 000 多种中国生物医学期刊,以及汇编、会议论文的文献题录,总计 170 余万条。收录学科范围涉及基础医学、临床医学、预防医学、药学、中医学及中药学等生物医学的各个领域。CBM 的全部题录均根据美国国立医学图书馆的《医学主题词表》(即 MeSH 词表),以及中国中医研究院图书情报研究所新版《中医药学主题词表》进行了主题标引,并根据《中国图书资料分类法》R 类第三版进行了分类标引。该数据库的研制注意了与目前流行的 Medline 光盘检索系统的兼容性,例如检索过程中使用的运算符号及功能与 Medline 光盘相似。并具有多种词表辅助检索功能,建有主题词表、分类表、期刊表等。可以用中英文主题词的组配检索。可以进行分类号扩展、预扩展检索、加权检索、主题词与副主题词的组配检索。可以行分类号的扩展、概念复分及总论复分检索。可以通过文本词、著者、著者单位、刊名、年代、卷期、文献类型等 30 多个途径进行检索。可以进行截词检索、通配符检索,及进行各种逻辑组配。

4. 中国循证医学 /Cochrane 中心数据库(Chinese Evidence Based Medicine/Cochrane Center Database;CEBM/CCD) CEBM/CCD 是由中国循证医学 /Cochrane 中心组织建立和更新的以中文发表的临床干预性随机对照试验和诊断试验数据库,网址为 http:/www.chinacochrane.org。

5. 英国国立研究注册(The National Research Register;NRR) NRR 是一个由英国国立卫生服务部(NHS—National Health Service)资助或关注的在研或新近完成的临床试验的数据库。可在互联网上在线查询,网址为 http://www.update-software.com/National/nrr-frame.html。

(二)二次性研究证据

1. 数据库

(1) Cochrane 图书馆(Cochrane Library,CL):CL 是临床疗效研究证据的基本来源,也是目前临床疗效研究证据的最好来源。它的制作者是国际 Cochrane 协作网。国际 Cochrane 协作网旨在制作、保存、传播和更新系统评介(systematic review,SR)的国际性、非营利的民间学术团体(详见本书有关章节)。其制作的 SR 主要通过 CL 以光盘形式每年 4 期向全世界公开发行。SR 的摘要还可在互联网上上免费查阅,网址为 http:/www.cochrane.org。CL 的内容主要包括:

1)Cochrane 系统评价数据库(Cochrane Database of Systematic Reviews,CDSR)。

2)Cochrane 临床对照试验注册数据库(Cochrane Controlled Trials Register,CENTRAL/CCTR)。

3）疗效评价文摘数据库（Database of Abstract of Effectiveness，DARE）。

4）卫生技术评价数据库（Health Technology Evaluation Database，HTAD）。

5）NHS 卫生经济评价数据库（NHS Economic Evaluation Database，NEED）。

其他：包括 Cochrane 协作网介绍（About the Cochrane Collaboration）、Cochrane 系统评价方法学数据库（The Cochrane Review Methodology Database，CRMD）等。

（2）循证医学评价（Evidence Based Medicine Reviews，EBMR）：EBMR 是一个由 Ovid 科技（Ovid Technologies）公司制作与更新的付费数据库，以 Ovid 在线和光盘形式发表。该数据库集 CL 中的 CSRD 和 DARE 及最佳证据（best evidence，BE）三个数据库为一体，并与 Medline 和 Ovid 收录的杂志全文相链接。这一特点使读者可以方便地同时获得二次与原始研究证据。加之 CL 是目前临床疗效研究证据的最好来源，而 BS 的主要内容为从 100 余种著名临床杂志中依照文献科学性和临床实用性筛选、评价后所撰写的文摘，因此 EBMR 被认为是目前指导临床实践和研究的最好证据来源。

（3）评价与传播中心数据库（Centre for Reviews and Dissemination Database，CRDD）：CRDD 包括了 DARE、NEED 和 HTAD 三个数据库，由 NHS 和卫生技术评估国际网络机构（International Network of Agencies for Health Technology Assessment，INAHTA）制作与更新。这三个数据库均可在 Cochrane 图书馆和互联网上在线查询，网址为 http://nhscrd.york.ac.uk/。两者的区别是在互联网上可免费查询到更多的信息。

（4）临床证据（clinical evidence，CE）：由英国医学杂志（British Medical Journal，BMJ）出版，以在线和文字形式（付费）发行，每 6 个月更新 1 次。主要针对临床具体问题提供实用的证据或明确有无证据。网址为 http://www.ovid.com/products/clinicalevdence.cfm。

2. 期刊（journals）

（1）《循证眼科学杂志》（evidence-based-ophthalmology，EBO）：在线版，季刊，由 LWW 和美国宾夕法尼亚大学共同出版。其目标是为眼科医师提供最新和最有价值的循证眼科学方面的信息。网址为 http://journals.lww.com/evidence-based-ophthalmology。

（2）《循证医学杂志》（Evidence Based Medicine，EBM）：双月刊，由 EMJ 和美国内科医师学院（American College of Physicians，ACP）联合主办。为医疗卫生工作者从大量的国际性医学杂志中筛选和提供全科、外科、儿科、产科和妇科方面的研究证据，可互联网上在线查询。网址为 http://www.acponline.org.journals/ebmmsnu.htm。

（3）《美国医师学会杂志俱乐部》（ACP Journal Club）：双月刊，由 ACP 和美国内科协会（American Society of Internal Medicine，ACP-ASLM）联合主办。旨在通过筛选和提供已出版的研究报道和文献综述的详细文摘，使医疗卫生工作者掌握治疗、预防、诊断、病因、预后和卫生经济学等方面的重要进展。可在互联网上在线查询，网址为 http://www.acponline.org。

（4）《循证卫生保健杂志》（Evidence Based Health Care）：季刊，由英国出版。旨在为健康卫生管理者和决策者提供健康保健金融、组织和管理方面的最佳证据，可在互联网上在线查询，网址为 http://www.Harcourt-international.com/journals/ebhc/。

3. 指南（Guidelines）　Guidelines 是一个经过严格评价筛选的临床试验以实践指南数据库。由英国牛津的医学科学研究院（Institute of Health Sciences，HIS）制作。可在互联网上在线查询，网址为 http://www.his.ox.ac.uk/guideline。

第二节 循证眼科学证据的检索

一、提出问题

检索证据的前提是提出问题。虽然提出问题似乎并不是一复杂的过程,但这一过程非常重要且并不容易。一个好的问题可帮助检索者获得一个贴切的答案,起到事半功倍的作用。一个理想的临床问题应包括下列四个要素:①患者或人群;②干预措施或暴露因素;③结局;④对比。

二、检索证据

(一)计算机检索

1. 确定检索策略

(1)分解词汇:确定检索策略的第一步是对所提出的临床问题进行仔细分析,将其分解为几个独立的词汇。

(2)词汇转化:参考将要检索的数据库词典,选择与已分解独立词汇是相适应的词汇进行转化。

(3)词汇组合:根据需要采用 And、Or 或 Not 对词汇进行组合,然后进行检索。

(4)检索词的限定:数据库为检索者提供了很多检索限定项目,可根据需要进行选择,如出版年限、出版类型、语言、年龄组、性别等。

2. 应用检索策略进行检索 检索策略确定后,即可在所选最有可能得到该证据的数据库内应用,进行检索。

3. 检索的敏感性与特异性 得到初次检索结果后,即可明确得知本次检索的范围是否合适或过宽、过窄,并对检索策略的敏感性与特异性作出评价和调整,进行必要的检索。

特异性高的检索得到的参考文献较少,省时、省力、准确性高,但可能丢失部分有价值的信息。敏感性高的检索可在所检索数据库内得到全部或近全部的相关参考文献,但对证据的使用者来说较费力,且要用大量时间去剔除部分不适合的文章。因此根据检索目的适应调整敏感性与特异性。提高特异性可减少自由和增加主题词及检索限定来实现。提高敏感性则可通过增加自由词和同义词或"*"号截断来实现。

(二)人工检索

1. 概述 人工检索是国际 Cochrane 协作网最大限度收集已发表的临床试验研究而组织的一项医学杂志、会议论文集等的检索工作。旨在通过对医学或会议论文集等逐期、逐篇查阅,检出全部的临床随机对照试验(randomized control trials,RCT)和半随对照试验(quasi-randomized control trials,qRCT)。该工作由美国新英格兰 Cochrane 中心(New England Cochrane Center,NECC)具体协调执行。目前在协作网内被检索或正在检索的医学杂志已达 1 000 余种。为避免重复,限定每种杂志仅手工检索,检索结果提交国际 Cochrane 协作网 NECC 的中心(CENTRSL)数据库,通过 CL 发行。

中国循证医学/Cochrane 中心成立于 1999 年 3 月,自 1998 年 3 月中心筹备期间,即根据国际 Cochrane 协作网和临床流行病学的标准制定了人工检索指南,着手在国内开展了临床

RCT、qRCT 和诊断试验的人工检索和中国循证医学 /Cochrane 中心数据库的建立和培训工作。

2. 人工检索纳入和与排除标准

(1)纳入标准:RCT、qRCT 和诊断试验的标准以 Cochrane 协作网工作手册和临床流行病学标准为准。应重点注意下列标准:

1)在一个或多个患者中进行一项研究。

2)同期比较的两种或多种干预措施(干预措施可以是一种药物、手术、物理疗法、预防措施、健康教育、诊断试验和对照措施等)。

3)将受试者分入不同处理组采用了随机(随机数字表、计算机随机排序、抛硬币法等)或半随机(根据入院顺序、住院号、生日、星期几等交替分配到试验组或对照组)方法。

(2)排除标准

1)一切无对照的试验(全部患者只接受一种处理)。

2)非随机临床对照(由医师或患者来决定进行何种处理)。

3)历史性对照(两个不同时期进行的研究结果相比较)。

4)病例 / 对照(疾病组与非疾病组之间的比较)。

5)按患者特点分配的试验(性别、年龄、疾病严重程度、不同病因、地区分布情况等)。

6)病例复习和回顾性研究。

7)动物实验及细胞和组织研究。但注意有时人的 RCT 和 qRCT 也加在其中进行报告,应避免遗漏。

3. 人工检索工作程序

(1)注册:为避免重复,检索人员需将准备检索的杂志向 NECC 登记注册。国内检索人需在中国循证医学 /Cochrane 中心登记注册,由中心统一向 NECC 登记注册。

(2)检索

1)最大限度注册、检索有可以刊登随机对照试验的医学杂志、会议论文集、内部刊物等。

2)逐期翻阅杂志,逐页检查,回顾性查阅到创刊号及前瞻性追踪。收集所有含随机、半随机、双盲、单盲、安慰剂等字样的 RCT 和 qRCT 报告及合格的诊断试验(文章、摘要、专栏及信件等)。

3)无论与本人专业是否有关或是感兴趣,检索人员均应检索杂志所有符合纳入标准的试验。

4)复印检出文章的原文,并醒目标出归类的关键词或在首页加上必要注释。标释时应注意如果作者清楚地说明是试验中所比较的各组是随机分配,此试验肯定标注为 RCT。如果作者未明确说明该试验是否随机,就应归类为 qRCT。还应注意归类只根据作者所描述的情况来进行,而不是检索者自己的理解。

5)非英文杂志需将引文译成英文。

6)将引文录入 Procite 数据库向 NECC 提交。国内检索结果向中国循证医学 /Cochrane 中心提交,由中心统一向 NECC 提交。

7)时刻注意标准,重视质量控制。应至少有两人交叉检查核对,特别应注意翻译的准确性。

4. 人工检索工作技术难点

(1)如何辨认 RCT 和 qRCT

1）熟悉纳入标准。

2）注意文章中表示 RCT 和 qRCT 的提示性术语：随机、半随机、双盲、单盲、隐藏、安慰剂、交叉及对照、对比等。

3）多进行各类文章的手动检索操作练习，有问题及时提出反馈意见。

（2）检索的敏感性与特异性：为保证将已发表合格试验最大限度地检出，所制定的合格标准应更注重敏感性，而不是特异性。即只要该试验采用了随机方法前瞻性地将研究对象分配到两种或多种干预措施之一，则符合标准。此处"试验"这个术语具有更广泛的意义，意指任何比较两种或多种干预措施的前瞻性研究且在人类所进行的试验，甚至在正常人体进行的研究，与治疗没有直接联系，但有可能包含与医疗卫生干预措施评价有关的信息。

（3）翻译的准确性

1）杂志名称要准确无误，以杂志封面为准，包括意译和拼音。

2）干预措施名称要准确。

3）疾病名称要准确。

（三）其他检索

阅读循证医学相关期刊、专著及专业杂志和书籍，随时掌握最新信息与证据。

第三节　循证眼科学证据的分类、分级与推荐

一、证据的分类

证据分类方法很多，这里主要介绍与证据评价密切相关的两种分类方法，即以研究设计方案和按研究问题分类。

（一）按研究方法分类

从方法学角度，可以将研究证据分为原始研究证据和二次研究证据。

原始研究证据是指直接以人群，即患者群体和/或健康人群为研究对象，对相关问题进行研究所获得的第一手数据，再经统计学分析、总结而形成的研究报告。常见的研究方法有随机对照试验、交叉试验、自身前后对照试验、同期非随机对照试验、队列研究、病例对照研究、横断面调查、病例分析和病例报告等。

二次研究证据是指在全面收集针对某一问题的所有原始研究证据的基础上，应用科学的方法和标准，经严格评价、整合处理、分析总结而形成的研究报告。它是对原始研究证据进行二次加工后所得到的更高层次的研究证据。常见的研究方法有系统综述、临床实践指南、临床决策分析、临床路径、临床证据手册、卫生技术评估和卫生经济学研究等。

（二）按研究问题分类

根据所研究问题的不同，研究证据可分为病因、诊断、治疗、预后、预防、临床经济学评价等研究证据。针对某一个或某一类具体问题，尽可能全面收集有关该问题的全部原始研究。进行严格评价、综合、分析、总结后所得出的综合结论，是对多个原始研究再加工后得到的证据。这种综合证据的方法可分为三类，即系统评价、卫生技术评估（health technology assessment，HTA）和指南（guideline）。三者共同点有：①均基于原始研究，对其进行系统检索、严格评价和综合分析；②均可使用 GRADE 进行分级；③均可作为决策的依据。三者不同点：

卫生技术评估相对于系统评价,除有效性外,更注重对卫生相关技术的安全性、经济性和社会适用性的评价,纳入更宽,会基于评价结果作出推荐意见,多数可被卫生政策直接采纳;系统评价则更注重对文献的质量评价,有严格的纳入和排除标准,只做质量分级,不做推荐;指南则是基于系统评价和卫生技术评估的结果,以推荐意见为主,并对临床实践具有指导和规范意义。

二、证据的分级与推荐

临床医师面对浩瀚的医学信息海洋,渴望得到真实而适用的证据帮助。但他们工作繁忙,不可能花费大量时间和精力去检索和评价证据质量,只要理解证据的定义、分类、分级和制作过程及判断标准,学会正确快速查找自己所需最佳证据,充分利用研究人员预先确立的证据分级标准和推荐意见使用各种高质量证据便可。因此,研究人员在创建和推广证据分级标准和推荐意见时,必须力求统一,避免偏倚,以减少误导和滥用。但研究证据质量良莠不齐,证据分级和推荐强度标准也大相径庭。1979 年,加拿大定期体检特别工作组(Canadian task force on the periodic health examination,CTFPHE)的专家们首次基于试验设计,明确提出要对医学研究进行质量和推荐分级(表 4-3-1),该分级为此后 30 年间 50 多个机构和组织的分级系统奠定了基础[3]。

表 4-3-1 1979 年 CTFPHE 分级标准

	定义
证据级别	
I	至少一项设计良好的随机对照试验
II-1	设计良好的队列或病例对照研究,尤其来自多个中心或多个研究团队
II-2	在时间和地点上设置了对照的研究,不管是否有干预措施;或重大结果的非对照研究
III	基于临床研究,描述性研究或专家委员会的报告,或权威专家的意见
推荐级别	
A	定期体检中考虑该疾病的证据充分
B	定期体检中考虑该疾病的证据尚可
C	定期体检中支持考虑该疾病的证据缺乏
D	定期体检中不考虑该疾病的证据尚可
E	定期体检中不考虑该疾病的证据充分

循证医学最鲜明的特点是对证据质量进行分级,并在此基础上作出推荐。2004 年证据质量和推荐强度分级系统(grading recommendations assessment,development and evaluation,GRADE)首次定义证据质量和推荐强度[4]。即证据质量是指在多大程度上能够确信疗效评估的正确性;推荐强度是指在多大程度上能够确信遵守推荐意见利大于弊。此处"利"包括降低发病率和病死率、提高生活质量、降低医疗负担(如减少必服药)和减少资源消耗等,"弊"包括增加发病率和病死率、降低生活质量或增加资源消耗等。

证据质量与推荐强度分级的发展主要经历了 3 个阶段[5]。第一阶是以随机对照试验为最高质量证据,单纯考虑试验设计,最具代表性的是 1979 年 CTFPHE 标准,但其缺点在于分级过于简单,科学性不够;第二阶段是以系统评价 /Meta 分析作为最高级别的证据,代表有 2001 年美国纽约州立大学医学中心推出的"证据金字塔"(图 4-3-1)和同年英国牛津大学循证医学中心推出的标准(表 4-3-2)。尤其是牛津大学的标准在证据分级的基础上整合了分类概念,涉及治疗、预防、病因、危害、预后、诊断、经济学分析等 7 个方面,更具针对性和适应性,曾一度成为循证医学教学和循证临床实践中公认的经典标准,也是循证教科书和循证期刊最广泛使用的标准之一。但一方面它过于复杂和烦琐,初次接触循证医学的医师或医学生难于理解和掌握,另一方面仍然采用试验设计为分级依据,加之没有考虑研究的不一致性和间接性等因素,在实际应用中仍存诸多问题,考虑到临床上应用证据主要对象是治疗和病因部分,因此我们可以把表 4-3-2 简化成表 4-3-3,方便使用。

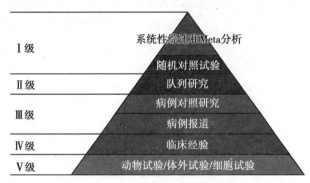

图 4-3-1 证据金字塔(同图 2-2-1)

表 4-3-2 2001 年牛津证据分级与推荐

推荐强度	证据级别	治疗、预防、病因研究	预后研究	诊断性研究	经济学分析
Ⅰ级	Ⅰa	同质性随机对照试验的系统综述	同质的多个前瞻性队列研究的系统综述,或经验的临床实践指南	同质且质量一流的诊断性研究的系统综述,或经验的临床指南	同质且质量一流的经济学研究的系统综述
	Ⅰb	可信区间窄的随机对照试验	随访率≥80% 的前瞻性队列研究	纳入研究对象适当,且与"金标准"同步进行、独立盲法比较的诊断性研究	采用适当的成本计算,对所有经过严格验证的备选医疗方案结局进行了比较分析,包括临床可观察的变异整合到重要变量中的敏感性分析
	Ⅰc	观察结果为"全或无"的研究	观察结果为"全或无"的病例系列研究#	绝对的特异高度即阳性者可确诊,或绝对的敏感高度即阴性者可排除	对干预措施分析后有明确结论:①成本低且结果好;②成本高且结果差;③成本相同,结果较好或较差

续表

推荐强度	证据级别	治疗、预防、病因研究	预后研究	诊断性研究	经济学分析
Ⅱ级	Ⅱa	同质性队列研究的系统综述	同质的多个回顾性队列研究,或对照组未治疗的多个同质随机对照试验的系统综述	同质但质量水平低于1级的诊断性研究的系统综述	同质但质量水平低于1级的经济学研究的系统综述
	Ⅱb	单个队列研究(包括低质量的随机对照试验,如随访率低于80%)	回顾性队列研究,或对照组未治疗的随机对照试验的追踪结果,或未经验证的临床实践指南	同步作了"金标准"及诊断试验,并进行了独立盲法比较,但研究对象纳入局限且不连续;或未经验证的临床实践指南	采用适当的成本计算,对若干备选医疗方案的结局进行了比较分析,包括将临床可观察的变异整合到重要变量中的敏感性分析
	Ⅱc	结局性研究 *	结局性研究 *		
Ⅲ级	Ⅲa	同质性的病例对照研究的系统综述			
	Ⅲb	单个病例对照研究		纳入研究对象适当且与"金标准"进行了独立盲法比较或客观比较,但部分对象未接受"金标准"试验的诊断性研究	未作准确成本计算的经济学研究,但在主要变量中加入临床因素进行了敏感性分析
Ⅳ级	C	系列病例观察(包括低质量的队列研究和病例对照研究)	系列病例观察(包括低质量的预后队列研究)	未用盲法或未客观独立地使用"金标准"试验的诊断性研究;或划分真阳性和真阴性的参考标准不统一的诊断性研究;或纳入研究对象不适当的诊断性研究	无敏感性分析的经济学研究
Ⅴ级	D	不含高质量Meta分析或者RCT的专家意见或基于生理、病理生理和基础研究的证据	不含高质量Meta分析或者RCT的专家意见或基于生理、病理生理和基础研究的证据	不含高质量Meta分析或者RCT的专家意见或基于生理、病理生理和基础研究的证据	不含高质量Meta分析或者RCT的专家意见或基于经济学理论的证据

［资料来源:康德英、许能锋主编全国高等学校规划教材《循证医学》(2015年第3版),人民卫生出版社出版,部分内容有调整。］

#:"全或无"是指某干预措施推行前某病病死率为100%,而推行后低于100%,或推行前某病患者存在死亡或治疗失败,而推行后无患者死亡或治疗失败。

*:结局性研究是指描述、解释、预测某些干预措施或危险因素对最终结局的作用和影响的研究。最终结局主要包括生存与无病生存、健康相关生存质量、卫生服务满意度、经济负担等。

表 4-3-3 2001 年牛津防治和病因部分证据分级与推荐

推荐级别	证据水平	定义
A	Ⅰa	同质 RCT 的系统评价
	Ⅰb	可信区间小的 RCT
	Ⅰc	全或无效应
B	Ⅱa	同质队列研究的系统评价
	Ⅱb	单个的队列研究(包括低质量的 RCT 如随访率 <80% 者)
	Ⅱc	"结局"性研究
	Ⅲa	同质病例 - 对照研究的系统评价
	Ⅲb	单个病例 - 对照研究
C	Ⅳ	病例系列报告、低质量队列研究及病例对照研究
D	Ⅴ	专家意见(缺乏严格评价或仅依据生理学 / 基础研究 / 初始概念)

[资料来源:李幼平主编国家卫生和计划生育委员会"十二五"规划教材《循证医学》(2014 年第 1 版),人民卫生出版社出版。]

临床实践指南(clinical practice guidelines,CPGs;preferred practice pattern,PPP),在根据循证医学证据的基础上,针对特定临床问题,系统制定出帮助临床医师和患者作出恰当决策的指导性文件,通常简称为指南。国内外指南推荐意见强度的表达方式有所不同,美国心脏病学会指南多以 Ⅰ、Ⅱa、Ⅱb、Ⅲ 表达,欧洲指南多以 A、B、C、D 表示,具体如表 4-3-4。

表 4-3-4 治疗指南的推荐强度和证据水平分级

	定义
推荐强度	
Ⅰ级	基于 A 级证据或专家高度一致的共识(如:不能做随机对照试验的情况)
Ⅱ级	基于 B 级证据或专家共识
Ⅲ级	基于 C 级证据或专家共识
Ⅳ级	基于 D 级证据或专家共识
推荐级别	
A	多个随机对照试验的 Meta 分析或系统评价;多个随机对照试验或 1 个样本量足够的随机对照试验(高质量)
B	至少一个较高质量的随机对照试验
C	虽未随机但设计良好的对照试验;或设计良好的队列研究或病例对照研究
D	无同期对照的系列病例分析或专家共识

[资料来源:刘鸣,杨杰,王一平 . 对循证指南制定方法与临床应用的新思考 . 中国循证医学杂志,2009,9(2):127-128.]

第三个阶段是在 2004 年,针对当时证据分级与推荐意见存在的不足,包括临床专家、循证医学专家、医学编辑、卫生政策专家在内的 GRADE 工作组正式推出了 GRADE 系统。

三、GRADE 分级方法介绍

(一) 何谓 GRADE 系统

GRADE 是由 2000 年建立的 GRADE 工作组创立的一套证据评级系统,于 2004 年正式推出。GRADE 系统使用易于理解的方式评价证据质量和推荐等级,已被 WHO、Cochrane 协作网等 58 个组织或协会采用,其内容介绍和相关软件的网页链接如下:http://www.gradeworkinggroup.org 和 https://gradepro.org/。

(二) GRADE 系统的优势

与目前存在的其他众多标准相比,GRADE 具有以下优势:

1. 一个具有广泛代表性的国际指南制定小组制定。
2. 明确界定了证据质量和推荐强度。
3. 清楚评价了不同治疗方案的重要结局。
4. 对不同级别证据的升级与降级有明确、综合的标准。
5. 从证据到推荐全过程透明。
6. 明确承认价值观和意愿。
7. 就推荐意见的强弱,分别从临床医师、患者、政策制定者角度做了明确实用的诠释。
8. 适用于制作系统评价、卫生技术评估及指南。

(三) 证据质量的升降级因素

和早期证据分级系统一样,GRADE 分级方法始于研究设计。一般情况下,推荐不同治疗方案而非推荐预后或诊断试验准确性问题时,RCT 的证据级别优于观察性研究,设计严谨的观察性研究提供的证据级别高于无对照病例研究。GRADE 分级方法中,无严重缺陷的随机对照试验成为高质量证据;无突出优势的观察性研究属于低质量证据,但同时列出了其他影响证据质量的因素。

(四) 推荐强度的影响因素

推荐强度反映了对一项干预措施是否利大于弊的确定程度。GRADE 系统只有强弱两级推荐。

证据是循证医学的核心,基于随机对照试验(RCT)系统评价/Meta 分析是 GRADE 系统出现之前公认的最高级别证据。在临床应用的过程中,我们需要研究证据的真实性、重要性及适用性(其与具体患者的相关程度),而证据的真实性最为关键。当前,出现了很多关于证据级别(level of evidence)和推荐强度(strength of recommendation)的标准来规范证据质量和推荐强度,但这些方法各异,标准不一,甚至彼此矛盾。针对当前证据级别及推荐强度存在的不足,由世界卫生组织(WHO)在内的 19 个国家和国际组织于 2000 年组成了"推荐分级的评价、制定与评估(Grades of Recommendations Assessment, Development and Evaluation, GRADE)"工作组,并于 2004 年正式推出了 GRADE 证据质量分级和推荐强度系统(以下简称 GRADE 系统),成为证据发展史上里程碑事件[6]。该阶段的特点是:一是首次从指导终端用户使用角度分级;二是首次模糊证据分类概念,凝练出统一的证据分级标准;三是将证据质量分级与临床使用的推荐强度联合;四是开发了相应的分级软件。由于 GRADE 方法更加科学合理、过程透明、适用性强,目前已被包括 WHO 和 Cochrane 协作网在内的 60 多个国际组织、协会采纳,成为证据分级与推荐发展史上的里程碑事件。GRADE

2011 版将证据质量分为高、中、低、极低 4 级,推荐强度分为强、弱 2 级,具体描述见表 4-3-5。

表 4-3-5　2011 年 GRADE 证据质量与推荐强度分级[7]

	定义
证据质量分级	
高(A)	我们非常确信真实疗效接近估计疗效
中(B)	我们对估计疗效信心一般:真实疗效有可能接近估计疗效,但也有可能差别很大
低(C)	我们对疗效估计的信心有限,真实疗效可能与估计疗效有很大差别
极低(D)	我们对疗效的估计几乎没什么信心:真实疗效与估计疗效可能有很大差别
推荐强度分级	
强(1)	明确显示干预措施利大于弊或弊大于利
弱(2)	利弊不确定或无论质量高低的证据均显示利弊相当

［资料来源:李幼平主编国家卫生和计划生育委员会“十二五”规划教材《循证医学》(2014 年第一版),人民卫生出版社出版。］

四、疾病病因 / 危险因素研究证据的论证强度与分级

在探索病因过程中,流行病学形成了一系列的研究方法,这些常用的研究方法依次是:①个案调查、病例报告及病例分析;②现况调查或横断面研究;③病例对照研究;④队列研究;⑤随机对照试验。其中个案调查、病例报告属于最初的描述性研究,只能为病因研究提供线索和假设。现况调查由于暴露(因)与疾病(果)资料同时收集,不能区分暴露与疾病的时序关系,因此,只能提出病因假设,一般也不能进行因果推论。病例对照研究和队列研究作为观察性研究,是否暴露及其程度并非主动施加,研究者只能被动观察自然分组或研究对象自主“选择”的情况下暴露对健康与疾病的影响,由于无法实现随机分组,组间的可比性难以保证。另外,混杂的存在也是观察性研究的一个重要缺陷。理论上,病因学研究也可采用随机对照试验,此时的“暴露”因素就是施加的干预措施,研究者将研究对象随机分成两组或多组,使得各组间可比,解决了观察性研究中的混杂问题,成为病因学等因果关系研究的“金标准”方案。上述研究方案均可为病因研究所用,在实际工作中,研究者可根据疾病本身的特点,病因特点以及是否涉及伦理道德、病因推断标准等进行综合考虑,恰当选用其中一种、几种乃至所有研究方法,具体描述见表 4-3-6。

表 4-3-6　各种病因学研究的论证强度

研究设计类型	时间性	可行性	论证强度
随机对照试验	前瞻性	差	++++
队列研究	前瞻性	较好	+++
病例对照研究	回顾性	好	++
横断面研究	断面	好	+
个案调查、病例报告、病例分析	回顾	好	+/-

五、诊断性研究证据的分级

和其他研究一样,由于研究设计、研究对象选择、"金标准"确定、结果评估等方面的差异,诊断性研究结果的真实性也存在差别。为此,2001 年英国牛津循证医学中心将证据分级与推荐级别相结合,提出了一套证据分级方法,可用于预防、诊断、治疗、预后和危险因素等领域的研究证据。牛津循证医学中心于 2011 年对证据分级方法进行了修订,修订版取消了推荐级别(表 4-3-7),修订后的证据分级更简单、更符合实际情况、便于应用。

表 4-3-7　诊断性研究证据的分级

证据分级	诊断性研究
1 级	采用相同"金标准"及盲法的横断面研究的系统评价
2 级	采用相同"金标准"及盲法的单个横断面研究
3 级	非连续纳入受试者的研究,或"金标准"不一致的研究
4 级	病例对照研究或研究采用的"金标准"较差,或非独立"金标准"
5 级	基于机制的推理

编者注:1 级、2 级证据中的横断面研究指诊断性队列研究设计方案

六、预后证据的类型与分级

(一)证据的研究分类

疾病预后证据主要来源于观察性和分析性研究,其中又以分析性研究为主。如列队研究(cohort study)和病例对照研究(case-control study)。

1. 队列研究　队列研究又称定群研究,是经典的前瞻性研究(prospective study),可比较两组或两组以上的预后研究因素。预后研究结果以前瞻性队列研究可靠性最高,它是将研究对象按自然分组,并有同期对照,进行长期随访,纵向调查获得研究资料。队列研究用于预后研究有以下特点:

(1)可以观测一个或多个列队:比如一项关于北京市社区心肌梗死后老年人生存率的研究,根据是否患有心肌梗死,分为心肌梗死队列和非心肌梗死队列,随访近 5 年时间,研究表明社区心肌梗死后老年人的生存率明显降低,心肌梗死是老年人死亡的重要因素之一。

(2)要有明确的疾病诊断标准、纳入标准和排除标准:研究要求患者样本具有一定的代表性,能够代表所研究的患者人群。

(3)要有明确的起始点即零点时间(zero time):根据不同的研究目的,明确在病程的哪一点进行观察,如起病日、确诊日、手术日或治疗开始时间算起。如果研究对象选择的是疾病早期的病例,即集合时间接近疾病的初发日期的队列类型称为起始队列(inception cohort)。

(4)研究对象入组时,尚未发生临床关注的结局事件和并发症:如研究糖尿病视网膜病变预后因素时,以视力、黄斑中心凹厚度为重点观察指标,患者在入组时不应该有视力、黄斑水肿或此类并发症的既往史。

(5)研究采用客观明确的结果测试标准:统一判定标准,必要时采用盲法进行判定。

(6)研究的随访时间(follow-up time)要足够长：以研究疾病的病情特征和临床预后的需求设置随访时间。如很多慢性病，如果随访时间不够长，很容易出现假阴性结果。

2. 病例对照研究　病例对照研究是根据疾病的不同结局，分为病例组和对照组，进行回顾性分析(retrospective analysis)，追溯产生该种结局的影响因素，属于由果到因的研究。病例对照性研究仅能提供预后因素的研究证据，而不能对疾病预后进行评定，即无法提供生存率等研究证据。它只适用于不良结局事件发生少，结局事件需要长时间观察才能发生的慢性疾病。病例对照研究发生偏倚的概率大，如选择病例和对照时可能存在选择性偏倚，收集资料时会发生回忆性偏倚。同时病例对照研究只能计算比值比(odds ratio, OR)。

(二)预后证据的分级

疾病预后研究类型除了上述队列研究，病例对照研究外，还有纵向描述性研究、病例分析、专家意见以及个案报道等。按照研究设计方案的论证强度以及偏倚风险的大小，疾病预后证据可以分为5个级别(表4-3-8)。

表4-3-8　疾病预后证据的分级

级别	研究设计
Ⅰ	队列研究
Ⅰa	前瞻性队列研究
Ⅰb	回顾性队列研究
Ⅱ	病例对照研究
Ⅲ	纵向描述性研究
Ⅳ	病例分析
Ⅴ	专家意见、个案报道

由表4-3-8可以看出，高级别的疾病预后证据主要来源于队列研究和病例对照研究，证据级别最低的是专家意见以及个案报道等。

七、证据分级与推荐未来的发展

证据分级系统要被国际认可，不仅要求具有较高的科学性、可行性，且需要其制定者不断借鉴其他标准，取长补短，不断完善。尽管GRADE系统创建已超过10年，其标准被诸多权威组织采纳，但当前仍有众多不同种类的分级系统被其他机构使用。未来证据分级与推荐系统的一个主要方向即是比较分析当前和今后出现的不同分级系统的优势和适用范围，GRADE工作组也会继续关注以往或新近出现的其他分级系统，达到不断完善的目的。

第四节　循证眼科学证据评价的原则、内容与方法

围绕临床实践中的循证问题进行循证检索，可能检出大量的临床研究文献；这些证据可能良莠不齐，需要进行严格评价，以便甄别出最佳最新的证据。作为临床医师，掌握证据的严格评价技能十分重要。只有这样，才能避免被动地接受研究文献中的观点和结论，对证据的价值给予公正、科学的评价，以便将科学、可靠、有临床价值的证据应用于临床、教学、科研

和卫生政策制定中,从而提高医疗卫生服务的质量与水平,更好地服务患者群体,减少患者的痛苦、延长其寿命并提高生存质量,以最大限度改善人民的健康水平。

一、证据评价的原则

通过证据评价可以让繁忙的临床医师仅花费少量的宝贵时间,就能从良莠不齐的海量信息中找到所需要的证据,从而有助于改进临床诊疗决策,提高医疗质量;同时借助证据评价还可为卫生行政部门决策者制定政策提供真实、可靠的依据;此外,通过证据评价也可为患者选择医疗方案提供科学依据,使患者"知情同意",取得患者的理解和配合。

证据评价的基本要素是"三性"评价,即证据的内部真实性、临床重要性和适用性评价。证据只有经过严格评价,表明其具有真实性、临床重要性和适用性,才能应用于循证临床实践,并对疾病的诊治产生积极的作用和影响。

(一) 证据的内部真实性(internal validity)

是指就该证据本身而言,其研究设计是否科学严谨、研究方法是否合理、统计分析方法是否正确、结论是否可靠等。影响内部真实性的主要因素包括研究环境条件、研究对象范围(类型的多少)以及研究设计的科学性等。采取限制研究对象类型、规范的研究设计,消除或控制研究中的有关偏倚与混杂因素的干扰,改善研究的环境条件和干预措施等手段,可以改善内部真实性。

(二) 证据的临床重要性(clinical importance)

是指其是否具有临床应用价值。循证医学强调采用客观指标来评价证据的临床意义。临床研究问题不同,其评价指标亦不同。以评价治疗性研究证据为例,除需对每组各结局指标加以总结报告(如某结局事件的发生率或某观测指标的均数和标准差等)外,还应报告干预措施的效果和效应值的精确度,如采用相对危险度降低率(relative risk reduction,RRR)、绝对危险度降低率(absolute risk reduction,ARR)和获得一例有利结局事件需要防治的病例数(number needed to treat,NNT)等客观指标,同时给出可信区间(confidence interval,CI)以表示估计值的精确度。

评价证据的临床重要性应重点关注证据所涉及临床问题是否明确具体、所选择的评价指标是否正确合理等问题。

(三) 证据的适用性(applicability)即外部真实性(external validity)

是指研究结果在目标人群以及日常临床实践中能够重复再现的程度,或者研究过程及其预后与临床实践日常模式间的相似程度。研究证据的适用性,涉及最佳证据如何应用于循证医学实践的问题,而研究人群与其他人群的特征差异、研究对象类型以及社会环境和经济等因素将影响证据的适用性,增加研究对象的代表性可以适当提高外部真实性。

评价证据的适用性应重点关注证据所涉及研究对象的代表性及其与拟应用对象在人口社会学特征和临床特征上的相似性、拟应用对象所处环境是否与产生证据的场所相匹配,包括人力、技术和设备条件等方面。

二、证据评价的内容

证据按照研究问题的性质可分为诊断、治疗、预后、病因、预防、临床经济学等研究证据。相应的评价都是围绕真实性、重要性、适用性等上述 3 个核心要素层次展开,针对证据产生的各个环节进行全方位的评价,证据评价的具体内容和基本步骤是较为固定的。针对不同临床问题的证据评价,在评价条目的数量及关注点可能有所不同。现以原始研究证据为例,从证据产生的各主要环节入手,阐述证据评价的具体内容和注意事项。

(一) 研究目的

是否以问题为基础来确定研究目的;研究目的或假说是否明确具体,并清晰明了;所研究的问题是否具有临床重要性;研究假说是否具有科学性、先进性和可行性。

(二) 研究设计

不同研究设计方案都有其优缺点与适用范围。是否基于研究问题的具体特点以及研究设计方案的科学性和可行性来合理选择设计方案;所选择的研究设计方案是否优于既往相似或相同问题的研究设计。

(三) 研究对象

目标人群定义是否明确;研究对象有无公认的诊断标准以及适当的纳入标准与排除标准;样本的代表性如何;样本量是否足够;研究对象分组是否保证了组间均衡可比。

(四) 观察或测量研究变量

有无明确的定义;结局观察指标是否明确、有无准确定义;是中间替代指标还是结局观察指标;是否采用客观观察指标;结局测量方法是否恰当、准确;测量指标的判断标准和临床意义是否明确;是否采用盲法收集资料。

(五) 结果分析

是否根据研究设计方案和资料的性质选择合适的统计分析方法;计算是否正确;研究中可能出现的偏倚、混杂和交互作用是否进行了分析;统计推断是否恰当。

(六) 质量控制

研究全过程可能出现的主要偏倚有哪些;是否采取了相应的控制措施;所采取的偏倚控制措施的实际效果如何。

(七) 结果表达

研究中观察效力有多大;研究结果的表达是否观点清晰,数据准确;是否有量效或剂量反应或效应关系的证据;核心结果的表达是否标准化;如为阴性结果,统计学把握度是否足够。

(八) 卫生经济学

对干预措施是否采用成本 - 效果分析、成本 - 效益分析、成本 - 效用分析等方法来评价经济效益和社会效益,是否进行了增量分析和敏感性分析。

(九) 研究结论

研究结论是否回答了研究假说;研究发现与实验室研究所得的作用模式是否一致;研究所获结果能否从生物学上进行合理解释;研究发现与同类研究结果是否一致;研究结论是否可以外推;研究发现是否肯定引起现行临床实践模式的某种改变。

最后,评价者应全面总结以上各方面的评价结果,提出改进研究或如何使用该证据的建设性意见。

三、证据评价的具体方法

证据评价涉及方法学质量和报告质量评价。方法学质量是指证据生产过程中遵循科学标准、有效控制偏倚和混杂、使结果达到真实可靠的程度。报告质量是指文献报告内容的全面性和完整性以及与相应报告规范的符合程度。其中,方法学质量是证据评价的核心内容。

(一)确定评价目的

确定评价的目的,其评价内容和重点也有所变化,如有时侧重于评价证据的报告质量,有时侧重于评价方法学质量,有时可能两者兼顾。因此,评价证据时应明确评价目的,结合循证问题有针对性地进行。

(二)研究证据的初筛

1. 初步判定研究证据的真实性 以"该研究证据是否来自经同行评审(Peer-reviewed)杂志""产生证据的机构是否与自己所在的机构相似""该证据是否由某个组织所倡议且其研究设计或结果是否因此受影响"等为参考指标,对研究证据的真实性进行初评。

2. 初步判定研究证据的相关性 以下列3项指标为参照标准,对研究证据的相关性进行初步的判断:①若该研究证据提供的信息是真实的,是否为自己的患者所关心的问题及对其健康有无直接影响;②该研究证据是否为临床实践中常见问题,其涉及的干预措施或试验方法在自己所在机构是否可行;③若该研究证据是真实可靠的,是否有可能改变现有的医疗实践方式。

(三)明确研究证据的类型

以原始研究证据为例,不同的临床问题,最适合的研究设计方案不同(表4-4-1);不同的研究设计方案其技术要领和研究功效亦不同,因此,正式评价研究证据前应根据其所研究的问题和所采用的研究设计方案准确判定其类型。

表 4-4-1 研究内容与研究设计类型(方案)

研究内容	备选研究设计类型	论证强度	可行性
病因/危险因素问题	随机对照试验	++++	---
	队列研究	+++	+++
	病例对照研究	+	+++
	描述性研究	±	++++
疾病诊断问题	"金标准"方法盲法对照;进行系列诊断	++++	+++
	指标评价	++++	+++
疾病防治性问题	随机对照试验	++++	++
	交叉试验	+++	++
	前后对照试验	++	++
	病例对照研究	+	+++
	描述性研究	±	++++
疾病预后问题	队列研究	+++	++
	病例对照研究	+	+++
	描述性研究	±	++++

[摘自:康德英,许能锋.全国高等学校规划教材《循证医学》(2015年第三版),人民卫生出版社.]

(四) 合理选择评价工具

由于不同临床研究问题、不同的研究设计方案,其评价的标准、内容和侧重点不同。研究证据的评价应遵循临床流行病学/循证医学的原则与方法,并根据其分类属性采用相应的评价标准、有针对性地进行科学评价。目前,国际上一些知名学术组织或研究机构已经研发了许多证据评价工具。例如 *JAMA* 杂志发布的用户指导手册系列工具(AMA 评价工具)、CASP 严格评价技巧项目组(critical appraisal skill program,CASP)提供的系列质量评价工具等。这些评价工具可以用于评估包括系统综述、随机对照试验、队列研究、病例对照研究、横断面调查、诊断试验、临床经济学评价等在内的不同研究类型证据。

1. 原始研究的评价工具 随机对照试验的报告规范有 CONSORT(consolidated standards of reporting trials,CONSORT);方法学质量评价工具有 Cochrane 协作网提出的偏倚风险评价工具和 Jadad 评分等。

2. 二次研究证据的常用评价工具 对临床实践指南的质量评价主要侧重于指南制定中是否存在潜在的偏倚,推荐建议的内/外部真实性和可行性等。常用的评价工具主要是 AGREE(appraisal of guidelines research and evaluation) 和 AGREE Ⅱ 等。系统综述的评价工具包括方法学质量评价工具有 OQAQ(Oxman-Guyatt overview quality assessment questionnaire) 表、AMSTAR(a measurement tool for systematic reviews) 表等;报告规范有 QUOROM(quality of reporting of Meta-analyses) 及其升级版 PRISMA(preferred reporting items for systematic reviews and Meta-analyses) 等[8]。

四、证据评价的注意事项

为了确保对证据作出客观、全面的科学评价,评价证据时还应注意以下事项:

(一) 方法学质量评价是基础

正确的研究设计方案是获得真实可靠的研究结果的根本保证,因此,方法学质量评价是证据评价的基础。

(二) 证据的内部真实性

评价重点证据的内部真实性是其生命,也是能否采信该证据的基本依据,不真实的证据是毫无价值的,因此,在评价研究证据时,内部真实性评价应作为重点。

(三) 选择恰当的评价标准

各研究设计方案分别有相应的评价标准或指标。选择评价标准是否恰当,直接影响评价的结果,因此,应根据研究设计类型选择恰当的评价标准或指标。

(四) 评价要力求全面系统

评价证据时应对来源研究中的各主要环节,包括选题、设计、测量、分析、结果解释等逐项逐条进行评价,并完整报告评价所获得的全部结果,包括其优点和局限性等。

(五) 评价要富有建设性

证据来自对患者或人群的试验性或观察性研究,不可能是十全十美的。如试验性研究中无法严格控制各种研究条件,而观察性研究中的误差(偏倚和随机误差)、混杂也只能控制而无法消除。因此,评价证据时要善于发现其优点、挖掘其有利的部分,而规避其缺陷,以便在循证临床实践时加以取舍。

(六) 客观认识阴性结果的证据

研究者都希望获得肯定有效的阳性结果。同时,拥有阳性结果的论文比阴性结果的文章更容易发表,而且发表在高影响因子期刊上的机会更大,引用率也会相应增加。其实,否定一项无效甚至有害的干预措施,其贡献不亚于肯定一项确实有效的干预措施。只要设计科学、测量严谨、分析客观、结论正确,阴性结果同样有意义。因此,在针对某一临床问题的研究证据进行评价时,应注意不要遗漏阴性结果的证据。

五、诊断性研究证据的评价与应用

(一) 评价证据的真实性

证据的真实性指研究结果是否真实反映了客观情况,是否可信。研究结果的真实性取决于研究设计和实施。应从研究对象的代表性、是否经过"金标准"检验、诊断性试验是否与"金标准"进行了独立、盲法比较等方面进行评价。

1. 研究对象的代表性 研究对象的代表性指是否包括适当的患者,患者情况和我们平时所见的患者是否相似? 研究对象应包括具有与目标疾病相似症状的患者,如诊断急性闭角型青光眼应纳入所有疑诊患者,如急性眼痛患者;还应包括容易和目标疾病混淆的其他疾病患者。若纳入的研究对象是病情很明显的患者和正常人,研究结果只能用于初步诊断性试验,因为临床上不需要我们用诊断性试验来区分明显患者和正常人。此外,这种设计方法也夸大了诊断性试验的准确性。

临床上只有在病情不典型、诊断困难时才需要进行诊断性试验。只有诊断性试验纳入研究对象与临床实际情况相似,其结果才有适用性,诊断试验结果才有意义。

若采用诊断性病例对照研究方案,诊断性试验纳入的研究对象应包括病情轻、中、重不同类型,早、中、晚不同时期,治疗过和未治疗过,有并发症及无并发症患者。注意:①病例对照研究方案选择的患者是已确诊、病情明显、一般是中晚期患者,很少包括早期患者,此时会发生选择性偏倚,影响结果的真实性;②在诊断性研究中若病例组以晚期或病情严重者为主,会夸大诊断性试验的敏感度;③对照组是正常人或与目标疾病完全无关的其他患者,会夸大诊断性试验的特异度;④病例对照设计方案中的对照组往往未经过"金标准"诊断;⑤病例对照研究设计方案不能连续纳入研究对象。

2. 是否所有研究对象都经"金标准"确诊 理想的诊断性试验应同时对所有的研究对象进行"金标准"检测和诊断性试验,但临床实际工作中,"金标准"往往是有创的,如手术、活检甚至尸检,其实施有一点困难或风险。如吲哚菁绿造影是诊断息肉状脉络膜病变最好的方法,但其有创、有一定风险、操作复杂,医师和患者不一定首选吲哚青绿造影诊断息肉状脉络膜病变,而可能用其他方法如相干光断层扫描替代。如评价相干光断层扫描对息肉状脉络膜病变的诊断价值时,试验阳性者可能会进行吲哚青绿造影,而阴性者不做吲哚青绿造影,造成部分核实偏倚(partial verification bias)。有时,对诊断性试验阳性者和阴性者会采用不同的"金标准",如诊断眼内炎时,对诊断性试验阳性者进行手术,而试验阴性者则进行临床观察或者药物治疗,造成差异核实偏倚(differential verification bias)。

如"金标准"检查风险较大,为避免对患病可能较小的研究对象造成伤害,许多研究者对试验阴性者进行随访,若其在随访中既未接受治疗,又未发生目标疾病的并发症,可认为他们未患病。

3. 诊断性试验是否与"金标准"进行了独立、盲法对照 诊断性研究中首先要选择正确的"金标准",应结合所诊断疾病的具体情况选择诊断该疾病公认的标准方法,避免疾病分类错误。即使正确选择了"金标准",由于研究者水平的差异,在"金标准"检查实施中也可能出现较大误差。例如病理活检是公认的"金标准",但事实上不同病理医师可能给出不同的答案。有研究者发现,病理医师在阅读乳腺、皮肤、肝脏活检切片时,除去巧合因素外,其一致性不到50%。其次应当盲法评估诊断性试验与"金标准"结果,特别是判断主观结果时采用盲法可避免测量偏倚。盲法要求判断诊断性试验结果者不能预先知道研究对象是否患病,而按照"金标准"判断研究对象是否有病者不能知道诊断性试验的结果,否则可能发生评估偏倚(review bias),即当试验结果为阳性时,可能仔细地解释"金标准"结果(over-interpreted);而诊断试验结果为阴性时,则相反(under-interpreted);或已知研究对象有病时,容易将诊断性试验结果判断为阳性,已知研究对象无病时,易将试验结果判断为阴性。

(二) 评价证据的临床重要性

诊断性试验的目的是希望试验结果能确诊或排除诊断,诊断性结果是否重要,主要看其能否准确区分患者和非患者,敏感度、特异度、特别是似然比能否反映诊断性试验区分患者和非患者的能力。

(三) 评价证据的适用性

经过证据评价,确定其真实、有用,但该证据能用于当前的患者吗? 如何将证据用于当前的患者呢? 评价证据的适用性,应从当地医疗条件能否开展试验、准确性如何、患者的验前概率、诊断性试验能否解决患者的问题等几个方面考虑。

六、原始治疗性研究证据的评价与应用

针对治疗性原始研究类证据的评价,同样从三个方面进行,即真实性评价、重要性评价以及适用性评价,每个方面都有一套较为严格的评价标准和指标。

(一) 治疗性研究证据的真实性评价

1. 证据是否源于真正的随机对照试验 治疗性措施最真实可靠的效应证据是来源于真正的随机对照试验(RCT)。众所周知,已知或未知的偏倚/混杂因素对 RCT 研究结果的影响程度最低,成为治疗性研究证据的首选。然而,有些 RCT 研究,由于在设计方法、统计分析以及结果报告中存在一些不足之处,导致研究质量下降、主要研究结果的真实性受到质疑,特别是在以下几个环节容易发生选择偏倚、测量偏倚以及混杂偏倚。在严格评价时,需要重点关注:

(1)纳入 RCT 的研究对象是随机抽样或者非随机抽样的连续纳入?

(2)采用什么随机方法进行分组?

(3)随机分配方案是否采用隐藏措施(concealment)? 即研究者在分组时,是否不知研究对象究竟是试验组还是对照组,在观测与分析试验结果时是否也采用"隐蔽"措施?

(4)试验各组间基线指标是否均衡可比,是否作了校正(重要的预后因素:如年龄、病情等)?

在待评的 RCT 研究文献中,上述几点如能得到满意的答案,那么说明该 RCT 的真实性是好的。倘若某个随机对照试验仅仅以简单的"采用随机化分组"表达叙述,而缺乏具体的随机化内容介绍,则该 RCT 的真实性值得商榷。

(5) 如果收集的文献缺乏 RCT 结果,则应调整检查策略以防漏检。若最终确实没有 RCT 研究证据,则要考虑是否纳入非 RCT 研究文献。有关非 RCT 研究证据的质量分级可以参考本书有关章节。在分析与评价非随机对照试验的研究证据时,要注意以下几点:

1) 凡研究所获得的证据为阴性结果者,即无效或无害,或者弊大于利者,则可信度为高,因为绝大多数非随机对照试验往往是假阳性结果远较假阴性结果高,也就是说其报道的有效率往往高估。

2) 如果是对难治的且预后很差的疾病所作的非随机对照试验,其结果(证据)显示佳,经分析而不像假阳性结果,则当属可信。如眼内炎,玻璃体切除手术降低了致残率。这种情况符合"全"或"无"的规律。

3) 有些疾病本身发病率低,无法实施随机对照临床试验,其证据只能源于临床系列报道或病例报道。有些慢性非根治疾病患者,若同时接受多种药物治疗,需要进行弃弊保利的用药决策时,可以考虑单个患者的随机对照试验(an individual randomized trial, n-of-1)的研究证据。

2. 纳入的所有研究对象是否随访完整,对研究对象的随访时间是否足够 随机分组后任何观察病例的丢失,都会直接影响最后的结果和证据的真实性。倘若疗效差的患者退出或者失访,可能会导致整体治疗效果高估;有的患者因为药物或者干预措施的副作用从治疗组中退出,可能会低估其危害性。理想的情况是所有纳入研究对象在研究过程中都没有失访,但这一点在实际临床研究中是很难保证的。一般要求失访率控制在 10% 以内,若失访率超过 20%,研究质量会变差,结果的真实性会降低。判断失访率对研究结果的影响程度常用敏感性分析,即将实验组失访的全部病例,作为无效病例处理,而对照组丢失的病例则全部计入有效病例内。若仍与原结论一致,则可接受原来的结果,倘若不一致,则需要考虑失访对本研究结果的影响。

同时,应确保随访期足够长,能够观察到重要的临床效应结果。随访时间的长短取决于目标疾病的病程特点,通常临床观察的疗程至少数月,有的甚至需要 1 年以上方能充分显示防治措施的重要效果。

3. 是否对随机分组的所有研究对象进行了意向性治疗分析 随机分配入组病例,随访期间可因各种原因出现退出、失访或者不依从。例如,因发生治疗副作用而中途停药者,患者依从性差而未认真按医嘱服药者,还有主动撤回知情同意书及失访者等,如果这部分研究对象不被纳入结果分析,必然会破坏随机化原则和基线的可比性,最终影响结果的真实性,为消除此类影响,要求采用意向性治疗分析(intention to treat analysis, ITT),即按最初随机分配入组的病例,无论其是否接受或未接受治疗药物,全部都纳入最后的结果分析。目前,ITT 在疗效分析中已被广泛采用,并且成为疗效真实性评价的一个重要方面。

4. 是否对研究对象、医师和研究人员采用盲法 通过随机分组可以最大限度地控制选择性偏倚,但在资料收集过程中还会产生较大的测量性偏倚,如受试者知晓自己接受的是治疗措施还是对照措施,研究者或结果测量者知晓受试者的分组情况,这往往会高估疗效,实施盲法的宗旨在于减少测量性偏倚,以确保观察结果的真实性。

当无法对患者和医师实施盲法时(如眼科手术),可以请其他医师评价临床记录,检查结果或使用客观指标评价疗效,在评价时应去除所有可能涉及破盲的信息,使盲法得以真实实施。

盲法可以是单盲、双盲或三盲,以双盲较为常用。鉴于在不同的研究者对"盲"的理解有所不同,在严格评价时不能只关注作者是否提及采用盲法,还要关注其对盲法实施过程的具体描述,以判断其正确性。

5. 除实验方案不同外,各组患者接受的其他治疗实施是否相同 如果受试者除了接受规定的治疗方案外,还有意或无意接受了其他类似的干预措施,必然影响结果的真实性。其中污染(contamination)和干扰(cointervention)即为常见的两种情况。前者是指对照组患者接受了试验的防治措施,使得试验组和对照组间的疗效差异减小,后者是指试验组或对照组接受了类似试验措施的其他处理,人为扩大或减少了小组间疗效的真实差异。因此,除了研究因素之外,RCT 应保证其他任何治疗包括支持法在组间均衡一致,这样才可以排除各种偏倚的影响,以确保研究结果的真实性。

(二)治疗性研究证据的重要性评价

当随机对照试验结果符合真实性的评价标准之后,就要对其临床价值即重要性予以评价,只有具备了一定的临床价值,方可用于临床实践。

治疗性研究证据的重要性评价应注重两个方面:正面的有效性和负面的不良反应,只有疗效佳、负效小者才具有临床应用价值。

1. 治疗性研究证据的效应强度大小

(1)疗效强度:对于疗效的强度通常用率表示,即有效率、治愈率、病死率、病残率等。即使有些计量的疗效指标,也多转换为"有效率"等计数资料。然而,这些"率"对临床重要程度的量化表达还不够全面,因此,在循证临床实践中,需进一步使用如下指标:

1)相对危险度降低率(relative risk reduction;RRR):是绝对危险降低率占对照组事件发生率的比值,表示某事件发生率下降的相对水平。

$$RRR=(CER-EER)/CER \tag{4-1}$$

注:CER=control event rate(对照组事件率);EER=experiment event rate(试验组事件率)

例如:在一个应用黄斑格栅样光凝治疗糖尿病黄斑水肿的 RCT 中,随访观察 5 年,其中,黄斑格栅样光凝组的糖尿病黄斑水肿发生率为 5.4%(EER),对照组的糖尿病黄斑水肿发生率为 6.8%(CER),根据公式(4-1),计算为:

$$RRR=(6.8\%-5.4\%)/6.8\%$$

RRR 表示相对改变量,并不反映试验组疗效的实际值。如表 4-4-2,假设试验组和对照组糖尿病黄斑水肿发生率降低 1 000 倍,RRR 保持不变,但 ARR 变小,NNT 变大。因此,不能单纯依据其大小来判定治疗措施效果的水平,而应重点参照基础发生率,才能分析其临床价值。

2)绝对危险降低率(absolute risk reduction,ARR):是对照组事件发生率与试验组事件发生率之间的绝对差值。该值越大,说明治疗产生的临床效果越大。该指标较 RRR 更能真实反映疗效大小。

$$ARR=CER-EER \tag{4-2}$$

例如上例经计算的 ARR 为:ARR=6.8%-5.4%=1.4%

3)需要治疗的人数(number needed to treat,NNT):与对照组比较,应用治疗措施需要治疗多少例患者,才可以预防 1 例不良结局事件的发生。

$$NNT=1/ARR \tag{4-3}$$

表 4-4-2　他汀类药物治疗预防脑卒中 5 年追踪效果

组别		事件率	RRR	ARR	NNT
A	试验组	5.4%	20%	1.4%	72
	对照组	6.8%			
	假设				
B	试验组	0.005 4%	20%	0.001 4%	71 429
	对照组	0.006 8%			

如上例经计算的 ARR 为 1.4%：NNT=1/1.4%=72

NNT 在一定程度上反映了治疗措施的作用和效果。其疗法的 NNT 越小，说明其治疗效果越好，临床价值就大。但 NNT 是点估计值，因此，在临床决策时，最好同时计算 NNT 的 95% 可信区间。

NNT 计算方便，用于各种疗法的评价。但是 NNT 也有其局限性。NNT 不宜进行不同疾病间的比较，特别是使用了不同的效应量表达。一种干预措施的 NNT 不仅依赖治疗本身还取决基线危险度，即在基线时患者出现该结果的可能性。因此，在应用时要考虑基线的可比性。

NNT 与时间因素有关。由于 NNT 是特定时间的研究结果，因此，只有在同一时间内检测时，比较才有意义。另外，如果 NNT 的获得和随访时间有关，在比较不同观察时间治疗措施的 NNT 时需要对事件进行调整。如表 4-4-3 为两种药物治疗青光眼、高眼压效果的 NNT 比较，A、B 两种药物随访时间分别为 4.5 年和 5.5 年，NNT 为 105 和 112，由于两者的随访时间不同，需用下述公式对 NNT 进行校正。

$$NNT_{校正观察期}=NNT_{原观察期} \times （原观察期/校正观察期） \tag{4-4}$$

代入公式 $NNT_{5.5}=112 \times (5.5/4.5)=137$，经过时间调整后 B 药的 NNT 仍大于 A 药物的 NNT，提示 A 药物的疗效更好。

表 4-4-3　A、B 两种药物的 NNT

疾病名称	防治措施	预防的临床结局	观察期	NNT
眼压 30mmHg	A 降压药	高眼压、眼球萎缩	4.5 年	105
眼压 30mmHg	B 降压药	高眼压、眼球萎缩	5.5 年	112

(2) 负效值的强度：通常某种新药的临床试验，特别是与安慰剂比较时，新药的不良反应往往比对照组明显，也许还可能发生较重的药物不良反应（adverse drug reaction，ADR）。因此，在收集治疗性研究证据时，要注意不良反应在各组的发生率及其强度，如正面疗效一样，需要评价。

1）相对危险增加率（relative risk increase，RRI）：指与对照组比较，试验组不良反应事件增加的百分比。

$$RRI=（EER-CER）/CER \tag{4-5}$$

2）绝对危险增加率（absolute risk increase，ARI）：指试验组和对照组不良事件率的绝对差值。

$$ARI=EER-CER \qquad (4-6)$$

3）需治多少病例才发生一例不良反应（the number needed to harm one more patient，NNH）：指与对照组比较，应用治疗措施多发生 1 例不良反应所需治疗的病例数。

$$NHH=1/ARI \qquad (4-7)$$

例如上述黄斑格栅样光凝治疗糖尿病黄斑水肿的 RCT 中，试验组不良反应率为 0.08%，对照组 0.04%，则该研究：

$$RRI=(EER-CER)/CER=(0.08\%-0.04\%)/0.04\%=100\%$$

$$ARI=EER-CER=0.08\%-0.04\%=0.04\%$$

$$NHH=1/ARI=1/0.04\%=2\,500$$

由此可以看出，黄斑格栅样光凝治疗的不良反应发生率是很低的，相对而言则是较为安全的。

2. 治疗性研究证据精确度的估计　上述有关疗效和负效的指标，仅表示效应强度的点估计值大小，需要进一步估计可信区间，反映研究结果的精确性。通常用 95% 可信区间（95%CI）表示效应强度的精确度或范围，可信区间越窄，研究结果的精确性越好。进而再根据可信限的上下限值判断研究结果是否有临床意义。如某药物治疗青光眼的 OR 值为 0.7，95% 可信区间为 0.35~0.85，上限小于 1，说明该药物对青光眼的治疗有效且有统计学意义。样本量对精确性的影响显著，样本量越大，可信区间越窄。

（三）治疗性研究证据的适用性评价

在经过对证据的真实性与重要性评价并获得肯定结论后，还需要考虑这种有价值的证据是否可被应用于临床实践。即结合患者的实际情况和患者、家属的选择意愿，评估证据的适用性。

治疗性研究证据主要来自 RCT 及其系统综述结果，适用性评价时还要特别关注"实效研究"证据，如效果比较研究（comparative effectiveness research，CER），注册研究（registry study）等。这些来自"真实世界"的研究证据，在推广应用时，应首先考虑。证据的适用性评价通常考虑以下几点：

1. 被评价的证据是否与患者情况不符而不能应用　①整体证据：主要审查疾病的诊断标准是否可靠，证据中研究对象的纳入标准是否与拟应用的患者相符，其生理功能与病理学的依据、病情特点、年龄、性别以及社会经济状况是否存在显著差异等。假若以上特点一致或大体一致，则该治疗性证据基本适用，否则不可取。②亚组证据：在评价治疗性研究证据的总体情况时，也应注意该证据中是否作了亚组分析，有的证据在总体上可能缺乏适用性，但亚组分析结果却提示有实际价值，如果患者的病情与某亚组患者的病情相似，那么这个亚组的疗效证据就有适用的价值。

2. 当前的医疗环境对拟采用的治疗证据是否合适　拟采用有效治疗措施，可能需要在一定资质水平的医院及具体的医疗环境和条件下方可使用，如医师的技术水平，医院的管理机制及设备条件、患者的意愿以及经济承受能力等。诸如复杂的视网膜脱离手术治疗等，即使这类治疗证明对患者有利且效果颇佳，倘若不具备上述条件，在一些医院也是不可行的。

3. 治疗研究证据对患者的利、弊如何　如果准备对患者施予某一可行性好的最佳治疗措施，那么，应进一步对该措施可能带来的益处以及风险进行全面评估，要求利大于弊，且具有利弊量化指标作为依据。治疗措施利弊效应的量化指标，最直接的是 NNT（益处）及

NNH(害处),如果治疗证据中缺乏这两个指标,则可采用两种方法帮助解决。方法之一是确定患者预期事件发生率(patient's expected event rate,PEER),是指如果患者不予治疗,其最终结局事件的发生率,可用临床试验中安慰剂对照组的事件发生率(CER)估计;如无CER证据,也可根据临床积累的未进行治疗或者缺乏特效治疗患者的观察结果作为PEER参考值,如像视网膜中央动脉阻塞患者PEER约5%;或者以亚组资料分析中的CER作为PEER等,当获得PEER、RRR及RRI等指标值后,也可用下列公式推算:

$$NNT=1/PEER \times RRR,NNH=1/PEE \times RRI$$

4. 患者对于治疗措施的价值取向与期望值如何 在循证临床实践中,作为主导者的临床医师在拟采用措施(证据)作出决策时,一定要尊重患者对治疗的价值取向,即患者是否愿意接受或者不愿意接受,或愿意接受哪一种备选者(药物或有关治疗措施),而且要了解患者对治疗结局的预期。

(1)治疗利弊比的估计:在注重疗效的同时,一定要把安全放在第一位,即不良反应最小化。估计疗效的利弊十分重要。通常应用治疗措施(或药物)的NNT与NNH计算其利弊比(likelihood of being helped vs harmed,LHH)。

$$LHH=(1/NNT)/(1/NNH)$$

例如:有关雷珠单抗治疗预防糖尿病性黄斑水肿的NNT为72,NNH为5 000,则:LHH=(1/72)/(1/5 000)=70,这意味着选择雷珠单抗治疗预防糖尿病性黄斑水肿收益是风险的70倍,药物是安全和有效的,显然LHH越高越佳。

(2)合理选择药物种类:如果有几种备选药物同时存在,且它们的疗效与不良反应相似或虽有差异但无统计学意义。对这些备选治疗措施(或药物),则应优先选择其成本(价格)低廉且疗效好和安全的药物,在保证安全有效的基础上,尽可能降低医疗成本,这在一定程度上还可以帮助解决百姓"看病贵"的问题。

(3)清晰告知:对于任何治疗措施,一定要给患者尽可能地解释,包括利弊两个方面以及价格问题,这样利于患者积极配合治疗,保持良好的依从性。

(4)关心爱护患者:医者应有仁爱之心,在治疗过程中务必认真观察治疗反应,关心帮助患者,这有利于增进医患间互信和睦关系,避免不必要的误解或纠纷。

以上从真实性、重要性以及适用性三个方面介绍对治疗性原始研究评价的方法,在临床实践中,学习掌握与应用这些标准和方法对循证临床实践是至关重要的。

七、二次治疗性研究证据的评价与应用

在RCT基础上的系统综述(systematic review,SR)及Meta分析,通常被认为是临床治疗的最佳证据,但并非标注为"系统综述"的都是高质量证据,同样需要对其进行严格评价,同原始研究一样,评价依然围绕真实性、重要性和适用性开展。

(一)系统综述的真实性评价

评价系统综述的真实性,需要从以下几个方面加以考虑:

1. 对所关注的问题是否做了清楚的描述 主要包括是否明确提出了临床问题,并囊括干预措施,受试人群和结局指标等基本要素。

2. 纳入的研究类型是否合适 首先应明确该系统综述是纳入随机对照试验还是非随机对照试验。如果是前者,则必须进一步确认所查找的每篇文献是否为真正的随机对照试

验。如果还纳入了研究问题相关的其他类型研究,则要看是否说明了纳入的理由及收集文献的具体类型,如非随机对照试验、队列研究等。

3. 对文献的检索过程是否有详尽的描述,是否纳入相关的重要研究 评价时应仔细阅读总结报告中与检索有关的方法学部分,特别是检索策略制订的合理性。包括检索范围是否广泛,主要的医学文献数据库是否均被囊括,如 Medline、EMBASE、Cochrane Library 等;关键词运用是否合理;除了计算机检索外,是否采用包括手工检索期刊、会议记录、各种论文、药企的数据库以及联系已发表文章的相关作者等多种检索手段;是否只局限于单一语种等。

4. 对纳入文献研究质量是否做了严格的评价 对系统综述中纳入的每一篇文献都进行质量评价。因此,首先应明确文献质量的评价方法和标准。如 Cochrane 协作网提出的评估偏倚风险工具,内容包括:随机序列产生、分配方案隐藏、盲法实施、结果数据的完整性、选择性报道结果、其他偏倚来源。此外,还有其他一些评价工具,如 Jadad 量表评分等;其次还需要明确文献纳入的方法以及采用的质控措施,如是否由两人或多人独立进行评价。

5. 获得的效应估计值是否合理 需要考虑是否有清楚的合并结果,合并过程是否合理,包括方法学和临床适用性;是否考虑研究结果间的异质性,对异质性是否进行了处理,采用什么方法处理,是否对存在的偏倚及其对结果的影响做了估计等。

总之,SR 应具有完整、明确的方法学内容,如研究的问题、文献收集的方法、纳入与排除标准、文献类型、对单个 RCT 评价的质量标准、数据收集与整理、防止偏倚的措施、统计分析方法、结果的评价等。

(二) 系统综述的重要性评价

如果系统综述存在真实性,接下来需要评价其结果的重要性。

1. 系统综述的结果是什么 系统综述中是否清楚表述了合并效应结果,是否采用了明确效应指标,如 NNT、RRR、OR、RR 等,对总体效应估计值是否作出了有效、无效或者尚无法确定的判断。

由于 NNT 更容易被临床医师理解,目前已有许多系统综述用 NNT 来表示结果,同时也有一些工具可将 RR、OR 转换为 NNT。

2. 证据效果的精确性如何 与原始研究证据评价一样,仍需要采用 95% 可信区间来评价系统综述结果的精确性,以表述结果所在范围和效果强度。

(三) 系统综述证据的适用性评价

1. 研究结果对我的患者是否有用? 主要考虑系统综述的研究条件与当地情况是否存在明显差异? 证据所纳入的患者与我们自己治疗的患者是否相似? 根据此证据结果有无可能改变临床决策? 患者对治疗结局和提供的治疗方案的态度和期望如何?

2. 是否考虑到其他重要的结局指标? 合并估计值是否包括重要的结局指标? 这些结局指标是否能满足患者的决策需要? 是否清楚地给出不同患者或不同情况下各亚组的证据结果? 是否有其他重要问题尚未考虑到?

3. 是否考虑结果利弊大小? 成本效果如何? 治疗对患者潜在利益和损害有哪些? 引入新的干预措施是否真的使患者受益?

(四) 系统综述的局限性及临床应用时的注意问题

目前,广泛认为系统综述是治疗性研究证据的首选。但从前述中可以看到,并非所有的

SR 结果都是完美的,如纳入的原始研究质量差,SR 制作者专业水平参差不齐,研究中的质量控制缺乏等。其次,在一些情况下,系统综述结果对临床决策的作用十分有限,有时甚至是没有作用的。例如,对一些罕见疾病,个案报道是主要方式,其结果有时是唯一证据,此时难以进行系统综述;对不良反应的评价,由于纳入的对象往往相对不足,较难发现一些罕见的不良反应,其结论也有一定的局限性。

在临床应用治疗性证据时,应首先掌握所用证据的特点和要素;将证据和实际情况进行有机结合,包括医院条件和患者本身;医师要充分了解患者的实际情况和特点,选择合适的治疗时机,将证据要点和患者本身的特点充分告知患者,在治疗过程中要始终考虑患者的依从性,这样才能真正发挥证据的作用。

(李文生　李仕明)

参 考 文 献

1. 李文生 . 怎样开展循证眼科学研究 . 中华眼科杂志,2004,40:280-283.
2. 李文生,瞿佳 . 循证眼科学 . 北京:人民军医出版社,2006.
3. 李幼平 . 循证医学 . 北京:人民卫生出版社,2014.
4. Gordon HG,Andrew DO,Gunn EV,et al.GRADE:An emerging consensus on rating quality of evidence and strength of recommendation.BMJ,2008,336:924-926.
5. 陈耀龙,李幼平,杜亮,等 . 医学研究中证据分级和推荐强度的演进 . 中国循证医学杂志,2008,8(2):127-133.
6. 陈耀龙,杨克虎,姚亮,等 .GRADE 系统方法学研究进展 . 中国循证儿科杂志,2013,8(1):64-65.
7. Guytt G,Oxman AD,Akl E,et al.GRADE 指南:导论—GRADE 证据概要表和结果总结表 . 中国循证医学杂志,2011,11(4):437-445.
8. 王家良 . 临床流行病学—临床科研设计、测量与评价 .4 版 . 上海:上海科学技术出版社,2014.

第五章

随机对照试验研究设计

随机对照试验(randomized controlled trial,RCT)是在人群中进行的、前瞻性的、用于评估医学干预措施效果的实验性对照研究,由于对实验条件的控制不可能像实验室和动物研究那么严格,因此把它称为试验,而不是实验。"随机"特指将研究对象随机分配到不同的比较组,每组施加不同的干预措施,然后通过适当的随访观察,估计比较组间重要临床结局发生频率的差别,以定量估计不同措施的作用或效果的差别。随机分组是随机对照试验区别于观察性流行病学研究最重要的特征之一[1]。此外,随机对照试验还会采用分组隐藏、安慰剂、盲法、提高依从性和随访率、使用维持原随机分组分析等方法来降低偏倚。随机对照试验被公认为是目前评估医学干预措施效果最严谨、最可靠的科学方法。

第一节　随机对照试验的发展简史

在验证治疗措施效果的科学方法的发展过程中,认识到设立对照组的必要性和如何获得可比较的对照组是两个最重要的方面。最早的有记载的对照研究于 1753 年由英国 James Lind 医师实施,他将 12 名维生素 C 缺乏症患者分为 6 组,每组 2 人,分别给予不同的膳食治疗,发现橙汁和柠檬汁有利于维生素 C 缺乏症的康复。James Lind 医师的分组方法是随意的而不是随机的,不能保证不同组之间的可比性,样本量也比较小而容易产生偏倚。然而,该试验仍然开创了流行病学临床试验的先河。

如何随机分组是获得可比较的不同组必然要面临的问题。简单地说,随机分组就是使得分组情况不受任何已知的或未知的因素的影响,这有点类似于接受"命运"或"上帝"的裁决。比较简单的随机分组方法有抽签、掷骰子和抛硬币等,更为科学的方法是采用随机数字表或计算机程序进行分组。随机分组背后蕴含的是"公平公正"的思想,它可以使得各比较组间的各种影响因素完全可比,从而使得各比较组间的差异可以真正归结于不同治疗措施的作用。直到 20 世纪中叶,科学家才从理论上证明了随机分组能够使得组间真正可比,并开始实施随机对照试验。

目前历史上公认的第一个随机对照试验是 1948 年发表在《英国医学杂志》(*British*

Medical Journal,*BMJ*)、由 Austin B.Hill 爵士设计、英国医学总会实施的链霉素治疗肺结核的试验[2]。该试验纳入了 107 例急性进展性双侧肺结核患者,采用随机数字表产生的随机分组序列,将患者随机分为治疗组(55 例)和对照组(52 例)。分组信息装入不透明密闭信封,使得医师和患者均不知道分组情况。治疗组采用链霉素治疗(每天 4 次、共计 2g 的链霉素注射)和卧床休息,对照组只是卧床休息。6 个月后,发现 7% 的链霉素组病例和 27% 的对照组病例死亡,影像学显示 51% 的链霉素组和 8% 的对照组病情有明显改善。该研究奠定了链霉素作为抗结核治疗一线药物的地位。自此之后,RCT 作为评价干预措施效果的最佳研究设计,在现代医学的各个领域获得了广泛应用,大量的 RCT 报道层出不穷,成为循证医学中高质量证据的重要来源。

截止到 2018 年 9 月 14 日 15:00 PM,我们在 PubMed 中把文章的类型限制为随机对照试验,共可以检索获得 468 395 篇文献,呈现出逐年增加的趋势。如果选择检索词为 Ophthalmology、Eye 及 Eye 所有的下位主题词,则可获得 14 169 篇文献,约占总数的 3%。如果再进一步限定发表眼科相关文献的国家为中国,则可初步获得 560 篇文献,约占眼科领域随机对照试验的 3.9%。由上可见,眼科作为医学领域的一个学科,其发表的随机对照试验仅占所有学科领域的 3% 左右;而中国,作为占世界人口 18.84% 的泱泱大国,仅在眼科领域发表了 3.9% 的随机对照试验。虽然我们具有丰富的眼病资源,医疗技术也与世界接轨甚至领先,但与美国所发表的 2 675 篇文献(18.9%)相比,仍然差距巨大,需要奋起直追,努力为世界眼科医学贡献来自我们国家的临床高质量证据。

第二节　随机对照试验的一般原则

一、随机分组

随机分组意味着所有受试者具有相同的概率被分配到试验组或对照组,分组不受研究者、临床医师和受试者等各种因素的影响。按照受试者的出生日期、参加试验时间(单双日)、医院病案号、出诊时间、就诊日期、就诊顺序等的奇偶数等把受试者分到不同组的方法,并不是真正的随机分组,属于假随机分组或类随机分组。至于根据研究者个人的偏好将受试者分组则更谈不上随机,应属于随意分组。严格的随机分组应该采用随机数字表或软件程序生成的顺序进行。

在临床流行病学中,随机化有两层含义:一为随机抽样,即在总体中以随机方法抽取样本,使得样本具有代表性;二为随机分组,即将纳入的受试者随机分配到各组,使得组间的各种因素均衡可比。随机化的作用主要有:①使得组间可比;②控制研究者与受试者的倾向性;③符合最常用的统计处理方法的要求;④可评估研究的随机误差大小[3]。

随机对照试验中常用的随机分组方法有:

(一) 简单随机

也称之为单纯随机。最简单的为抽签、掷骰子或抛硬币,但样本量较大时不好实施。最方便常用的是使用随机数字表,也可采用统计学软件如 SAS 等进行计算机操作下的随机化,可用于较大的数字,如超过 100 例样本。需要注意的是,当受试者某些特征变异较大或多中心研究时,往往需要采用分层随机或区组随机。

(二) 分层随机

分层随机是先在受试者的主要特征中选出几个(常为 2~3 个)对治疗效果影响较大的特征,比如性别、年龄、病情或临床类型等,然后按照这些特征将受试者分成若干层,然后在每一层内采用简单随机的方法将受试者分配至试验组或对照组。分层随机多用于中小样本量的临床试验。但应注意的是,分层不能过细,一般 2~3 个层比较合适,否则应当增加样本量,以使得每一层的样本量足够大。

(三) 区组随机

区组随机即将受试者先分成相等例数(最常用的为 4 或 6)的区组,然后在每一区组内再按照单纯随机方法分配至不同组。由于采用的组内例数为偶数,所以可使得分到各组的患者例数相等,即使存在失访,也可使得两组的最终受试者数量最大相差不超过区组例数的一半。区组随机适用于研究单位比较分散或多中心研究,但每个区组内的例数不宜太多。此外,区组随机应当注意分配隐藏,比如以 4 为区组例数时,第 3 或第 4 个受试者很容易根据前面受试者的分组情况而被猜到分组结果。

(四) 整群随机

按社区或团体分配受试者,即以一个家庭、一个学校、一个医院、一个村庄或居民区等为单位随机分组。这种方法比较方便,尤其是当干预措施比较容易被受试者识别时可以采用,可避免不同组间的污染。但需要的样本量较大,而且两组之间的可比性也需要特别关注。

二、对照

设置对照的原因在于受试者的病情好转不一定是由于接受治疗而发生的,它可能是由于治疗作用以外的非特异因素而导致的,甚至可能与治疗措施无任何关系。除了治疗措施的治疗作用之外,还有很多因素可影响疾病的转归,比如:疾病自然转归作用、回归中位作用、治疗带来的非特异安慰作用等。

一般情况下,对照组可以是接受一种干预措施(传统方法)、安慰剂或者无治疗。理想的对照组必须与试验组完全可比,即在研究的整个过程中,除了被评估的治疗措施外,所有其他可能影响到临床结局或疾病转归的因素在各组之间均可比或无显著差别。只有这样,在组间施加不同干预时,临床结局的差异才能完全归因于不同干预措施的效果差异。

三、盲法

随机分组和对照保证了不同组在试验开始时具有可比性。在试验实施过程中,有很多因素可能会破坏组间的可比性,比如受试者的退出、失访或更换组别等。受试者也可能在试验之外接受其他额外的治疗;研究者、检查人员和资料搜集者需要通过询问病情、观察反应、测量指标等接触受试者,可能会因为对治疗措施的主观认识,而对不同组内的受试者给予不同的关注,从而引起各种偏倚。有研究表明,无双盲的试验有可能夸大 17% 的疗效。

盲法主要分为单盲、双盲和三盲。

1. 单盲 是指只有受试者(研究对象)不知道自己被给予的干预措施,也即是不知道被分配到试验组还是对照组。单盲可避免来自受试者的干扰,但仍然无法控制来自研究人员的影响。

2. 双盲 是指受试者和观察者(医师)均不知道分组情况,而研究者或指定的人员知道。双盲法要求比较严格,当在某些情况下,如干预措施为外科手术或干预措施之间差异较大时,很难实施。

3. 三盲 受试者、观察者和研究者以及统计分析人员均不知道受试者的分组情况,仅有特别指定的人员知道分组情况,直到试验结束、完成统计分析并撰写统计报告初稿后,方可当众揭秘。

四、分配隐藏

分配隐藏是指采用某些技术措施使得参与研究的所有人员,包括受试者、观察者、研究者等均不知道随机分组的顺序,从而保证随机分组方案能够在整个试验过程中不受人为因素干扰。分配隐藏与随机分组同等重要,如果分配隐藏不当而使得分组情况泄露,则会产生偏倚。国外学者研究妇产儿科领域 250 个随机对照试验的实施情况,发现随机分组情况隐藏不当或不清楚的情况,其疗效会被夸大 30%~40%。

对随机分组的分配隐藏经常采用的方法有编号的、不透明的密闭信封或药品容器。也可以采用中心随机化系统。应当注意,分配隐藏与盲法之间有所区别,分配隐藏主要控制选择偏倚,即倾向性偏倚,而盲法除控制选择偏倚之外还可控制信息偏倚。

五、统计分析

在随机对照试验实施过程中,总会有一些失访或不依从(如交换到对侧组)的事情发生,如果上述比例不大,可以在统计分析时采用维持原随机分组方案进行分析,即意向性治疗分析(intention to treat analysis,ITT)。在采用意向性治疗分析时,应当遵循以下原则:①不能剔除任何随机分组分配的患者;②不能更换任何随机分配的患者的组别;③结局资料缺失时,假设该受试者治疗失败。做 ITT 分析的数据集一定是全分析集,是尽可能接近意向性处理原则的理想受试者集,由所有随机化的受试者中以最小和合理的方法剔除受试者得出,未完成的数据观测值以最后一次观测值转接到最后的观测值。意向性治疗分析的主要目的是保持组间的可比性,由于第三个原则使得其一般会低估治疗效果即比较保守,正是由于其容易低估治疗效果,才更有利于医疗决策。

除了意向性治疗分析之外,还有依从者分析(per-protocol,PP),也称之为符合方案集分析。PP 分析是对符合方案集作出的分析总结,符合方案集的受试者均按照方案完成了试验全过程,且没有违反入组标准。

由于分析集的差异,ITT 分析与 PP 分析总是结果不相同,从符合方案集中排除相当大比例的受试者,对试验结果总是会产生影响,因此,临床试验规定,依从性不能低于 80%。如果一个试验的依从性低于 80%,则意味着试验失败。

除了 ITT 和 PP 分析之外,还有一种分析方法,即接受治疗分析(as-treated analysis,AA),是指以受试者实际接受的治疗情况进行组间分析,如果受试者未能完成其被分配的治疗方案或者交叉到对侧组接受治疗,都以其实际治疗方案进行组间分析。

ITT、PP 和 AA 三种分析方案的区别见图 5-2-1。

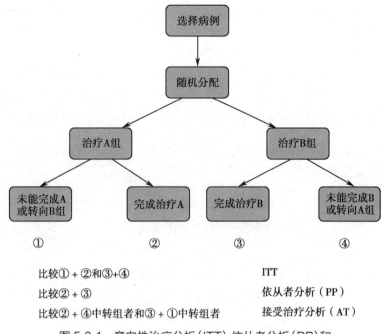

比较① + ②和③+④　　　　　　　　ITT

比较② + ③　　　　　　　　　　　　依从者分析（PP）

比较② + ④中转组者和③ + ①中转组者　　接受治疗分析（AT）

图 5-2-1　意向性治疗分析（ITT）、依从者分析（PP）和
接受治疗分析（AT）三种方案的示意图

第三节　报告随机对照试验的国际标准

　　循证医学的概念自 20 世纪 90 年代提出以来，在临床实践中逐渐得到广泛认同和应用。循证医学所提倡的随机对照试验（randomized controlled trial，RCT），被认为是治疗或干预性研究的"金标准"，能够为医疗领域提供更加可靠的证据[3]。临床试验报告的统一标准（consolidated standards of reporting trials，CONSORT）于 1996 年首次发表，并于 2001 年和 2010 年两次更新[3]，该声明促进了对 RCT 的严格评价和解释，许多核心医学期刊和主要国际性编辑组织都已认可 CONSORT 声明。然而，近几年的报道显示很多 RCT 报告的质量仍然不够理想[4]。报告质量低劣的 RCT 所得出的不清晰结果从个体角度来看可能会误导单个患者的治疗，从群体角度来看有可能会对国家各级公共卫生政策的制定造成不良的影响。

　　1995 年，为了提高随机对照试验报告质量，一个由临床试验学者、统计学家、流行病学家和生物医学编辑组成的国际小组花了 2 年时间制定了一个随机对照临床试验报告的规范即 CONSORT 声明[5]，并在国际著名的临床医学杂志上应用。最先采用该规范的著名期刊有《美国医学会杂志》（*JAMA*）、美国的《新英格兰医学杂志》、英国的《柳叶刀》杂志、《英国医学杂志》和《内科学年鉴》（*Ann Intern Med*）等。1999 年，CONSORT 声明制定组织依据最新的关于偏倚产生的证据，对 1995 年的 CONSORT 清单和流程图进行了修订。修订后的 CONSORT 声明包括一个由 22 个条目组成的清单（表 5-3-1）和一个流程图（图 5-3-1）[6]。CONSORT 声明最初针对的是两组平行设计试验的报告，但大部分内容可以用于其他类型的设计，如等效试验、析因试验、组群试验和交叉试验等。

　　随后几年的调查表明，国际上随机对照试验发表的质量得到了显著提高，该规范也以多种语言版本在全世界发表。根据几年的使用和反馈意见,该小组对报告又进行了修订,由上述杂志于 2001 年再次发表。最新的 CONSORT 声明可从下列网址免费获取:http://www.consort-statement.org。

完整的随机对照试验报告应包括 22 条基本要素,可供临床试验研究者、杂志编辑和审稿专家对一篇随机对照试验进行核对,并督促作者按照该规范的要求撰写随机对照临床试验报告。此外,临床研究者还可根据该规范的各项条目严格设计一项随机对照临床试验。

表 5-3-1 随机对照试验报告规范中的条目(CONSORT 声明)

条目(共22条)		定义及说明
标题和摘要	1	以结构式摘要报告目的、对象和方法、治疗、主要结果和结论
前言	2	简要介绍研究的背景、科学意义和立论依据
方法		
研究对象	3	诊断标准、纳入/排除标准、研究场所、资料收集的来源
治疗措施	4	试验治疗和对照治疗的详细用药方案、疗程及依从性
试验目的	5	特定的目的和假设
评价的结局	6	主要及次要结局的名称、测量方法和时段
样本量	7	说明样本量估算的依据
随机化		
随机分配的方法	8	具体说明用什么方法进行随机分配
分配方案的隐藏	9	说明随机分配方案的执行过程,有无做到治疗方案的隐藏
实施	10	说明随机分配方案的制作者、试验对象的纳入和分组执行者
盲法	11	说明受试对象、治疗实施者、结局评估者是否对其设盲
统计学方法	12	用于结局资料组间比较的分析方法(包括亚组和校正分析)
结果		
受试对象流程图	13	以示意图表示受试对象纳入试验各阶段的数目和流失情况
对象纳入的期间	14	说明从纳入第一例到最后一例的时间段及随访情况
基线资料	15	各组纳入病例的基线人口学和临床特征(通常列表比较)
纳入分析的例数	16	说明各组纳入分析的例数和退出/失访例数,意向性治疗分析
结局和效应大小	17	报告每一主要及次要结局,给出原始数据及分析结果
亚组或校正分析	18	对事先说明的亚组和校正因素进行附加的资料分析
不良事件	19	报告各组的不良事件、副作用或药物不良反应
讨论		
对结果的解释	20	结合研究的目的或假设、可能存在的偏倚,对结果进行解释
结果的推广应用性	21	试验结果对实际应用的意义和价值
概括证据	22	根据当前其他研究所获得的证据,对该试验结果进行概括

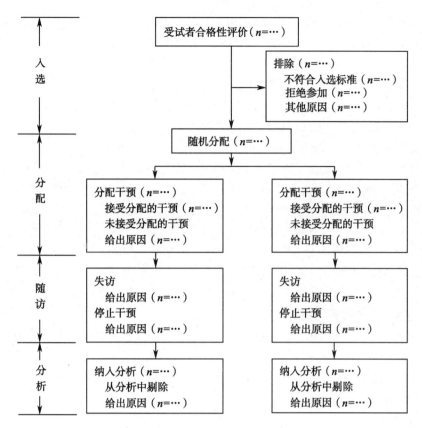

图 5-3-1　2010 版 CONSORT 声明——报告平行组随机对照试验不同阶段进展的流程图

第四节　我国眼科在国际上所发表的
随机对照试验分析

自从链霉素治疗肺结核的第一个随机对照试验(randomized controlled trial,RCT)于 1948 年实施以来[2],RCT 作为评价干预措施效果的最佳研究设计,在现代医学的各个领域获得了广泛应用,大量的 RCT 报道层出不穷,成为循证医学中高质量证据的重要来源。眼科学作为现代医学的一个分支,同样产生了大量的 RCT 证据,反过来极大地促进了我们对眼科疾病的认识、诊断和治疗。中国内地眼科学自改革开放以来获得了快速发展,与世界眼科学界的交流日益深入,对临床研究更加关注,这使得眼科临床相关的报道逐渐增多,陆续发表在国际 SCI 期刊上,彰显了中国内地眼科界对世界眼科学发展所应有的担当。中国内地在 SCI 期刊上大概已发表了多少眼科相关 RCT 文献,这些文献的分布情况和质量如何呢[7]?

一、资料与方法

(一) 检索策略

进入 PubMed 检索平台,时间范围从最早可检索的数据至 2012 年 11 月 1 日止,全面检索国人迄今为止在 SCI 期刊(不限于眼科期刊,包括中华医学杂志英文版)发表的所有眼科疾病相关的 RCT。检索词为 Ophthalmology、Eye 及 Eye 所有的下位主题词,Limits 中限定为 randomized controlled trial,国家限定为 China。本研究仅分析中,中国香港特别行政区、中国澳门特别行政区和中国台湾省发表的文献未纳入统计分析。对于检索到的文献,摘取相应的信息包括杂志名称、发表时间、作者名称及单位(通信作者单位必须在中国内地)和疾病领域等。疾病领域的分类参考中华医学会眼科分会的学组分类。以 RCT 的国际报告规范 CONSORT[8]进行逐一核对,判断研究是否属于 RCT。

(二) 文献的纳入和排除标准

文献的纳入标准为:①所有眼科疾病相关的 RCT。RCT 定义标准为:将受试者随机分配到研究组和对照组中以评价治疗措施的研究。②发表时间截止至 2013 年 3 月。③通信作者单位处于中国内地。④包括平行设计、非劣效性试验、交叉设计试验、群组设计和析因设计试验。排除标准为:①中国香港特别行政区、中国台湾省和中国澳门特别行政区发表的 RCT 报告;②评价指标定为诊断和治疗花费方面的文章;③ RCT 短篇报道或通信类文章;④横断面分析,Meta 分析或 RCT 的系统综述,之前已发表 RCT 的后续分析,已发表研究方案的 RCT。

(三) 纳入文献的报告质量评价

采用 CONSORT 声明 2010 版中的 25 个条目对于检索到的文献进行逐条评价,整个评价过程由本文章的两位作者独立进行,之后交叉核对结果。开始评价之前,两人共同对评价标准进行仔细理解和讨论。评价结果中不一致的地方由两位评价者讨论解决,仍有争议的地方请第三者进行仲裁。

(四) 统计学方法

描述纳入分析的 RCT 文章基本特征和方法学部分的条目报告数量及所占比例。CONSORT 声明自 1996 年发表后分别于 2001 年、2010 年进行过修订,我们以此为标准将文献按发表时间分为三层:2006 年之前、2007—2010 年、2011 年之后。采用 SPSS 10.0 进行数据分析,差异比较使用卡方检验和 Kruskal-Wallis 秩和检验。$P<0.05$ 为差异有统计学意义。

二、结果

本研究初步检索获得 288 篇文献,去除 PubMed 收录的中文杂志相关文献和非 RCT 文献后,中国内地共有 68 篇符合标准的 RCT 论文,最早可追溯到 1989 年,为上海眼耳鼻喉医院 Zhao Feng 等发表在 J Ocu Pharmacol 上的右旋降噻吗洛尔眼压效果的动物实验和人体试验[9]。限于篇幅,本研究未列出所有论文的索引。

(一) 中国内地眼科已发表的 RCT 论文随年代的变化趋势

中国内地累计发表的 68 篇论文随着年代而变化的趋势见图 5-4-1,可见自 1989 年第一篇 RCT 论文被发表后,1990—1999 年未检索到发表的 RCT 论文。2005 年之后,中国内地眼科界所发表的眼科 RCT 论文开始迅速增长,在 2006 左右到达第一个高峰(7 篇),2009 年达到第二个高峰(11 篇),2011 年达到第三个高峰(15 篇),到 2012 年 10 月底为止已发表 14 篇。

(二) 中国内地眼科已发表的 RCT 论文在不同刊物上的分布

68 篇 RCT 论文发表在 35 种 SCI 刊物上,其范围不仅涉及眼科的各种主要杂志,如 *Ophthalmology*、*Invest Ophthalmol Vis Sci*、*Am J Ophthalmol*、*Eye*、*Curr Eye Res*、*J Cataract Refract Surg* 和 *J Refract Surg* 等,还涉及与眼科相关的其他专业领域,如内分泌学方面

的杂志 *J Clin Endocrinol Metab* 和 *Thyroid* 等。发表论文最多的杂志为 *Clin Experiment Ophthalmol*（8 篇），其 次 为 *Ophthalmology*、*J Refract Surg* 和 *Chin Med J*（Engl）各 6 篇，*J Cataract Refract Surg*、*Invest Ophthalmol Vis Sci* 和 *Am J Ophthalmol* 各 3 篇。各文献的杂志分布情况及影响因子见表 5-4-1。

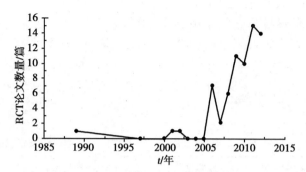

图 5-4-1　中国内地在 SCI 期刊上历年发表的
眼科 RCT（随机对照试验）论文数量

表 5-4-1　中国人已发表眼科 RCT 论文的主要 SCI 刊物和文献数量分布

杂志名称（2010 年影响因子）	论文数量	杂志名称（2011 年影响因子）	论文数量
Clin Experiment Ophthalmol（1.977）	8	*Graefes Arch Clin Exp*（2.17）	1
Ophthalmology（5.454）	6	*Curr Eye Res*（1.28）	1
Chin Med J（Engl）（0.952）	6	*Cutan Ocul Toxicol*（0.912）	1
J Refract Surg（2.541）	6	*Can J Ophthalmol*（1.471）	1
J Cataract Refract Surg（2.264）	3	*J Burn Care Res*（1.366）	1
Invest Ophthalmol Vis Sci（3.597）	3	*Retina*（2.812）	1
Am J Ophthalmol（4.223）	3	*J Ocul Pharmacol*	1
Cornea（1.733）	2	*J Ocul Pharmacol Ther*（1.509）	1
Eye（Lond）（1.851）	2	*Ophthal Plast Reconstr Surg*（0.681）	1
Optom Vis Sci（2.108）	2	*Arch Ophthalmol*（3.711）	1
J Glaucoma（1.746）	2	*Ophthalmic Surg Lasers Imaging*（0.615）	1
Clin Exp Optom（1.047）	1	*J Clin Endocrinol Metab*	1
Eur J Ophthalmol（0.965）	2	*Chin J Integr Med*（0.799）	1
Anat Rec（1.473）	1	*BMC Ophthalmol*（1）	1
Clin Ther（2.321）	1	*Clin Invest Med*（1.167）	1
Curr Med Res Opin（2.38）	1	*Turk Neurosurg*（0.624）	1
J Craniofac Surg（0.822）	1	*Mol Vis*（2.205）	1
Thyroid（4.792）	1		

(三) 中国内地眼科已发表的 RCT 论文在国内不同单位中的分布

按照通信作者的所在单位进行分析,68 篇 RCT 论文总共来自国内 26 家单位,主要来自于广州、北京、上海、温州和杭州等地,分别为 17 篇、12 篇、11 篇、10 篇和 6 篇,绝大多数来自医学院校的附属医院(表 5-4-2)。

(四) 中国内地眼科已发表的 RCT 文献在不同眼病中的分布

参考中华医学会眼科分会的学组分类,本研究将所纳入的论文所涉及的领域划分为眼底病、白内障、青光眼、眼视光、角膜 / 结膜病、眼外伤、眼眶眼整形、眼免疫 / 药理、视觉生理学、眼病理、防盲、斜视与小儿眼病等。由表 5-4-3 可见中国内地眼科已发表的 RCT 文献主要集中在白内障、眼视光、青光眼、角膜结膜病、眼免疫 / 药理和眼底病等领域。

表 5-4-2　中国人发表的眼科 RCT 文献的所属单位和文献数量

通信作者所在单位	文章篇数	通信作者所在单位	文章篇数
中山大学中山眼科中心	15	中南大学湘雅医院眼科	1
温州医学院附属眼视光医院	8	浙江医科大学附属一院眼科	2
复旦大学附属眼耳鼻喉医院	8	南京医科大学附属第二医院眼科	1
北京同仁眼科中心	4	南京医科大学附属第一医院内分泌科	1
浙江医科大学附属二院眼科中心	4	第二军医大学第二附属医院眼科	1
北京大学第三医院眼科	3	青岛医科大学附属医院眼科	1
北京协和医院眼科、内分泌科	3	汕头大学国际眼科中心	1
上海交通大学第一人民医院眼科	2	上海交通大学第九医院眼科	1
第四军医大学西京医院眼科	2	上海交通大学瑞金医院眼科	1
温州医学院第一附属医院眼科	2	上海交通大学激光与光子生物医学研究所	1
北京大学人民医院眼科	1	郑州大学第一附属医院眼科	1
天津医科大学眼科中心	1	中山大学附属第二医院眼科	1
北京大学眼视光中心	1	中山大学附属第一医院核医学科	1

表 5-4-3　中国人发表的眼科 RCT 文献在不同眼科疾病中的分布

疾病分类	研究数量 /%	疾病分类	研究数量 /%
白内障	17(25.00)	眼眶眼整形	4(5.88)
眼视光	11(16.18)	防盲	3(4.41)
青光眼	9(13.24)	斜视与小儿眼病	2(2.94)
角膜 / 结膜病	8(11.77)	眼外伤	1(1.47)
眼免疫 / 药理	7(10.29)	视觉生理学	0(0)
眼底病	6(8.82)	眼病理	0(0)

（五）纳入文献的一般特征

表 5-4-4 描述了文献的一般特征,采用的干预措施中 57%(34/60)为手术,32%(19/60)为药物,12%(7/60)是其他类(包括角膜接触镜、框架眼镜、生活教育和针刺)。手术类中有 9 篇为评价人工晶状体植入术效果的文章,占 15%,所占比例较大。73%(44/60)的 RCT 研究设计了 2 个研究组,17%(10/60)的 RCT 研究设计了 3 个研究组,10%(6/60)的研究有 3 个以上的研究组,其中试验组的样本量均数和中位数分为 421.2 和 76.0。

表 5-4-4　中国内地发表在 SCI 期刊上 RCT 报告的一般特征 (n/%)

出版年	N	干预措施			分组水平			样本量		
		手术	药物	其他	2	3	>3	均数	中位数	范围
1989—2006	10	6(60)	3(30)	1(10)	8(80)	1(10)	1(10)	78.5	51	27~300
2007—2010	28	22(79)	4(14)	2(7)	20(71)	6(21)	2(7)	183.4	98.5	20~1 073
2011—2013	22	6(27)	12(55)	4(18)	16(73)	3(14)	3(14)	879.7	108	18~15 404
合计	60	34(57)	19(32)	7(12)	44(73)	10(17)	6(10)	421.2	76	18~15 404

（六）应用 CONSORT 对纳入文献进行评价的情况

表 5-4-5 中描述了 RCT 报告中对于 CONSORT 条目的描述情况,其中仅有 22%(13/60)的文章在文题中标注 RCT,绝大多数文章对摘要和背景进行了合理描述,包括采用结构式摘要、在背景中对试验理由进行了解释及提出试验的具体目的,但仅有 7%(4/60)的文章提出了试验的假设。关于 RCT 报告的方法学部分,大多数文章描述了试验设计的类型、受试者纳入标准、干预措施的细节和预先设定的结局指标,但值得注意的是,只有 20%(12/60)的文章描述了样本量的计算,68%(41/60)的文章描述了资料收集的场所和地点,仅 10%(6/60)的文章描述了中期分析和中止原则,只有 1 篇文章描述了试验开始后的重要改变[10]。

表 5-4-5　中国内地发表在 SCI 期刊上 RCT 报告的方法学特征 (n/%)

	全部 (n=60)	1989—2006 (n=10)	2007—2010 (n=28)	2011—2013 (n=22)
题目标示随机	13(22)	1(10)	6(21)	6(27)
结构式摘要	59(98)	9(90)	28(100)	22(100)
背景				
对试验理由的解释	60(100)	10(100)	28(100)	22(100)
具体目的和假设	59(98)	9(90)	28(100)	22(100)
方法				
描述试验设计	48(80)	7(70)	23(82)	18(82)
试验开始后的重要改变	1(2)	0(0)	0(0)	1(5)
受试者合格标准	55(92)	5(50)	22(79)	28(100)
资料收集的场所和地点	41(68)	4(40)	20(71)	17(77)
干预措施的细节	59(98)	9(90)	28(100)	22(100)

续表

	全部 （n=60）	1989—2006 （n=10）	2007—2010 （n=28）	2011—2013 （n=22）
结局指标的确切描述	47（78）	7（70）	21（75）	19（86）
样本量的计算	12（20）	0（0）	3（11）	9（41）
中期分析和中止原则	6（10）	0（0）	2（7）	4（14）
随机化				
序列的产生	24（40）	2（20）	12（43）	10（45）
随机方法的类型	19（32）	1（10）	7（25）	11（50）
分配隐藏机制	12（20）	0（0）	4（14）	8（36）
实施	10（17）	0（0）	5（18）	5（23）
盲法				
对谁设盲	22（37）	1（10）	12（43）	9（41）
干预措施的相似之处	11（18）	2（20）	4（14）	5（23）
统计学方法				
比较各组主要和次要结局指标的统计学方法	57（95）	9（90）	26（93）	22（100）
附加分析的方法	7（12）	0（0）	3（11）	4（18）
结果				
受试者流程图	18（30）	4（40）	6（21）	8（36）
各组剔除的例数	23（38）	3（30）	8（29）	12（55）
招募和随访时间	40（67）	4（40）	21（75）	15（68）
试验中止原因	1（2）	0（0）	0（0）	1（5）
基线资料	43（72）	4（40）	19（68）	20（91）
纳入分析的例数	27（45）	3（30）	9（32）	15（68）
结局和估计值	58（97）	9（90）	27（96）	22（100）
辅助分析	10（17）	2（20）	4（14）	4（18）
危害	32（53）	5（50）	12（43）	15（68）
讨论				
局限性	28（47）	2（20）	11（39）	15（68）
可推广性	14（23）	1（10）	7（25）	6（27）
对结果的解释	58（97）	10（100）	27（96）	21（95）
其他信息				
试验注册号和机构	14（23）	0（0）	4（14）	10（45）
试验方案的获得	1（2）	0（0）	0（0）	1（5）
资助来源	31（52）	0（0）	14（50）	17（77）

随机化是衡量 RCT 报告质量的重要标准之一。中国内地的 RCT 报告中对随机化的描述没有明显提高（RR=1.06,95%CI：0.62~1.82），其中仅 40%（24/60）的文章描述了随机序列的产生,32%（19/60）的文章描述了随机方法的类型。为了保证随机化的准确实施,分配隐藏机制是非常重要的（例如按序编码的封藏法、中心分配等）,但只有 20%（12/60）的文章描述了相关内容,17%（10/60）的文章描述了随机化的实施细节（谁产生随机分配序列,谁招募受试者,谁给受试者分配干预措施）。

盲法也是衡量 RCT 质量的标准之一,但本研究纳入的文献中仅有 42%（25/60）的文章描述了试验是否设盲,其中 22 篇实施了盲法,3 篇明确指出试验设计未设盲。另外,在实施了盲法的 RCT 中,为了保证盲法实施的质量,只有 50%（11/22）的文章描述了干预措施的相似之处。

中国内地对报告 RCT 的结果部分仍有很多欠缺。发表的文章中,已经有绝大多数作者认识到描述受试者基线资料（43/60）和每个结局的结果（58/60）的重要性,但是仅 30%（18/60）的文章描述了受试者在各个阶段的流程（招募、随机化、纳入分析的人数）,38%（23/60）的文章报告了各组剔除和脱落的例数及原因,45%（27/60）的文章报告了纳入分析的例数。招募期和随访时间的长短有助于了解试验所处的历史背景,仅 67%（40/60）的文章报告了具体的招募日期和随访时间,并且其中有 8 篇文章错误地在方法部分报告了日期,而不是结果部分。另外,仅 53%（32/60）的文章报告了试验过程中是否出现了不良事件或并发症。

（七）CONSORT 2010 版发表前后中国内地眼科 RCT 论文质量变化

关于 2010 版 CONSORT 声明对中国内地发表的 RCT 文章质量的影响,本研究的结果显示,2009 年和 2012 年发表的 RCT 中对于主要结局指标、随机化方法和盲法的描述均无明显提高,仅样本量计算的报告比例明显改善,差异有统计学意义（表 5-4-6,P=0.03）。

表 5-4-6　比较 2009 年和 2012 年发表的眼科 RCT 报告的方法学特征

方法学项目	合格 / 总数		risk ratio (95%CI)
	2009 年	2012 年	
主要结局指标	16/19	19/22	1.16（0.26~5.08）
样本量计算	1/19	9/22	1.60（1.12~2.31）
随机化	8/19	10/22	1.06（0.62~1.82）
盲法	8/19	9/22	0.95（0.27~2.13）

三、讨论

临床医学是以患者为核心的学科,为患者提供基于当前最佳证据的临床服务是其宗旨,这就要求临床医师必须时刻关注更高质量的证据,如 RCT 的产生和应用。本研究通过详尽的检索和分析发现,中国内地在 SCI 期刊上所发表的 RCT 论文日渐增多,2010 年之后每年已有十余篇,且呈现持续增长的势头,这说明国人对于眼科临床科研的规范化设计已有一定认识。目前已发表的 68 篇 RCT 论文覆盖了大多数的眼科 SCI 期刊,集中在白内障、眼视光和青光眼等领域,主要来自广州、北京、上海、温州等地的医学院校附属医院。

　　就中国已发表的 RCT 论文数量而言,68 篇并不算多。据作者初步检索估计,中国香港特别行政区和中国台湾省所发表的 RCT 文献数量总和要远高于中国内地,这说明在眼科临床科研的产出方面,中国内地仍需努力。在国外眼科界,对于 RCT 证据的重视程度更高。*Ophthalmology* 杂志主编 Minckler 于 2000 年首先提出了循证眼科的概念[11],大力提倡使用当前最佳的眼科证据,并于 2002 年推出了包括细菌性角膜炎[12]、脉络膜视网膜疾病[13]、闭角型青光眼[14]、青光眼合并白内障[15]、近视眼[16]、白内障术后眼内炎[17]和眼睑恶性肿瘤[18]等疾病的一系列循证报道,总结了基于当时 RCT 等所能获得的最佳证据,促进了眼科临床指南的及时更新。

　　中国目前已发表的 RCT 论文覆盖了几乎所有主要的国际眼科学期刊,而且有相当多的论文发表在 *Ophthalmology* 和 *Invest Ophthalmol Vis Sci* 杂志上,说明中国内地眼科界所产生的 RCT 证据正越来越多地被国际眼科界所接受,此诚为可喜之处。需要注意的是,本研究中仅检索纳入 SCI 期刊,并标明了所有期刊的影响因子,并非一味提倡 SCI 期刊及影响因子,而是通过对发表期刊及其影响力的分析来探讨中国所产生 RCT 证据被国际认可的程度,并找寻与国外眼科的差距。

　　在中国内地眼科界,RCT 的实施和产生还存在着地域之间分布的不均衡,目前仅限于北京、上海、广州和一些省会城市。即使在这些城市里,也存在单位间的不均衡,目前已有的RCT 论文全部来自医学院校的附属医院。造成这种不均衡的原因可能与各单位所占有的临床资源数量差异较大密切相关,另一方面也反映出不同单位之间对临床科研的重视程度以及对循证医学的理解和认可存在很大差距。王吉耀在 *Lancet* 曾撰文分析循证医学在中国的实施现状和诸多问题[19],针对地区间的差距仍然需要利用不同场合对不同地区、不同层次的医师进行各种继续教育和培训。同样需要指出,本研究以具体单位进行量化分析也并非对不同单位进行褒贬,而是借此发现全国不同地区间的差异程度。

　　中国所开展的 RCT 目前多集中于白内障、眼视光和青光眼等疾病领域,这与不同眼科疾病的患病率、诊疗技术及患者的自我重视程度等特点有关。中国正逐步步入老龄化社会,白内障患者的防盲工作在相当长一段时期内仍是重点。中国青少年的近视患病率近年来持续上升,且出现年轻化(发病年龄小)和严重化(近视度数高)的趋势,高度近视所导致的眼底疾病已然成为中国成年人中视力损害的第二位原因,仅次于白内障[20,21]。因此,在中国尽快开展更多的青少年近视防治措施的循证研究也正是急社会之所需。

　　我们采用 CONSORT 声明 2010 版对中国内地发表在 SCI 期刊上的眼科相关 RCT 报告进行质量评价,结果发现中国内地发表的 RCT 报告大多数设置 2 个研究组,2010 年后的RCT 设计中,药物类的 RCT 比例逐渐增加,而手术类的 RCT 比例逐渐减少,样本量有增长的趋势。中国 RCT 的报告质量已有提高,但是仍有很大的改善空间。

　　以近几年相对好的情况为例,2011—2013 年的文章中,仅有 27% 的文章在题目中标注是 RCT,未在题目中标注为 RCT 的文章比例较高,这样无法确保该项研究在电子数据库中被正确地识别和标引。方法部分仅少数文章描述了资料收集的场所和地点、如何计算样本量、中期分析和中止原则。由于不同的医疗卫生机构在组织、经验和资源方面有很大差异,在不同场所和地点开展的研究会对研究的效果产生影响,所以资料收集的场所和地点是不可忽略的报告项目。样本量的计算能够明确试验的把握度,借此评估试验是否达到了原来设想的效应,需要详细地报告计算方法。很多临床试验需要很长一段时间招募受试者,如果干预措施效果极好或极差,可能需要提前终止研究,因此还需要报告中期分析的次数和预先设定的中止原则。

特别需要注意的是,衡量 RCT 报告质量的重要标准即随机化和盲法[8],在中国 RCT 报告中并未做到详细的描述。随机化包括 4 个项目:产生随机序列的方法、随机方法的类型、分配隐藏随机序列的机制、随机化各环节的实施者。盲法同样包括 4 个项目:是否设盲、对谁设盲、如何实施、干预措施的相似之处。需要注意的是,部分无法实现盲法的手术类 RCT 研究,也应在试验设计中说明试验属于非盲。临床 RCT 中随机化和盲法的实施能够消除选择性偏倚和混杂偏倚,从而得到更科学、更有效的评估结果。清晰合理地报告随机化和盲法的细节,便于评价 RCT 的设计和实施质量,增加文章的可靠性。

此外,汇报 RCT 的结果时,极力推荐使用受试者的流程图,清晰地报告招募、接受分配、随访、纳入分析、各组剔除的例数这些基本信息。在采用了 CONSORT 推荐的受试者流程图的文章中,这些信息的报告要全面得多。另外,RCT 报告提供的不良事件信息不充分,会对评估某一干预措施是否可以实施及其风险性产生很大影响,读者不能获取其安全性的信息。RCT 的设计和实施需要方法学和临床专业知识,RCT 报告的撰写同样需要严谨、全面地考虑。避免让读者去推测,对试验方法的报告应做到完整和透明,以便读者区分无偏移的研究和有问题的研究结果。

Lai 等[10]对 2005 年发表在 4 个主要临床眼科杂志的 67 篇 RCT 报告进行了质量评价,结果显示 85.1% 的文章对盲法作出了报告,而本研究结果显示中国内地近期发表的文章中报告盲法的比例不足 50%。Hopewell 等[10]对 2006 年 PubMed 上的 616 篇 RCT 报告进行质量评价,与 2000 年对比,对于主要结局指标、样本量的计算、随机化的报告有明显进步,对于盲法实施的报告无明显改变,而本研究结果显示近年中国内地眼科 RCT 对主要结局指标、随机化、盲法的报告比例均无明显改变,仅对样本量计算的报告有提高趋势。Zhang 等[10]对 2004 年中国内地发表的 307 篇 RCT 进行质量评价,发现 64.8% 的文章未报告随机化的方法,82.4% 的文章未报告盲法的实施,同样,对于基线资料、主要结局指标、随访时间的报告也存在明显不足。

总之,中国内地眼科界所开展的 RCT 数量呈现出持续增长的趋势,主要集中在白内障、眼视光、青光眼、角结膜疾病和眼免疫 / 药理等领域。RCT 的总体数量仍较少,而且存在地区和单位之间的不均衡,仍需通过不同途径进行临床科研方面的继续教育[22]。

设计良好而又实施得当的 RCT 能为医疗干预措施的有效性提供最可靠的证据,但是如果试验设计存在方法学的不足,或是设计良好的试验未按照国际规范进行报道,则读者不能评判试验结果是否真实、可靠,难以评价治疗效果。中国内地发表在 SCI 期刊上的眼科 RCT 报告质量还存在着较多问题,增加中国内地对 CONSORT 声明的理解并将之合理应用和传播,对于提高眼科临床试验的质量必将有所裨益。

(李仕明　康梦田)

参 考 文 献

1. 李立明 . 流行病学 . 北京:人民卫生出版社,2008.

2. STREPTOMYCIN treatment of pulmonary tuberculosis.Br Med J,1948,4582(2):769-782.

3. 詹思延.临床流行病学.北京:人民卫生出版社,2015.

4. Clarke M.Can you believe what you read in the papers?Trials,2009,10:55.

5. Begg C,Cho M,Eastwood S,et al.Improving the quality of reporting of randomized controlled trials.The CONSORT statement.JAMA,1996,276(8):637-639.

6. Altman DG,Schulz KF,Moher D,et al.The revised CONSORT statement for reporting randomized trials: explanation and elaboration.Ann Intern Med,2001,134(8):663-694.

7. 李仕明,康梦田,王宁利,等.中国大陆地区在 SCI 期刊上发表的眼科随机对照试验论文统计.中华实验眼科杂志,2013,31(7):678-681.

8. 詹思延.第二讲:如何报告随机对照试验——国际报告规范 CONSORT 及其扩展版解读.中国循证儿科杂志,2010,5(2):146-150.

9. Zhao F,Ji XC,Zheng YZ.Effects of D-timolol on intraocular pressure(IOP),beta blocking activity,and the dynamic changes of drug concentrations in aqueous humor.J Ocul Pharmacol,1989,5(4):271-279.

10. 康梦田,李仕明,杨潇远,等.中国大陆地区发表在 SCI 期刊上的眼科随机对照试验报告质量评价.中华实验眼科杂志,2014,32(10):927-931.

11. Mincker D.Evidence-based ophthalmology series and content-based continuing medical education for the journal [editorial].Ophthalmology,2000,107:9-10.

12. Wilhelmus KR.Indecision about corticosteroids for bacterial keratitis:an evidence-based update. Ophthalmology,2002,109(5):835-842.

13. Stanga PE,Lim JI,Hamilton P.Indocyanine green angiography in chorioretinal diseases:indications and interpretation:an evidence-based update.Ophthalmology,2003,110(1):15-21.

14. Saw SM,Gazzard G,Friedman DS.Interventions for angle-closure glaucoma:an evidence-based update. Ophthalmology,2003,110(10):1869-1878.

15. Friedman DS,Jampel HD,Lubomski LH,et al.Surgical strategies for coexisting glaucoma and cataract:an evidence-based update.Ophthalmology,2002,109(10):1902-1913.

16. Saw SM,Shih-Yen EC,Koh A,et al.Interventions to retard myopia progression in children:an evidence-based update.Ophthalmology,2002,109(3):415-427.

17. Ciulla TA,Starr MB,Masket S.Bacterial endophthalmitis prophylaxis for cataract surgery:an evidence-based update.Ophthalmology,2002,109(1):13-24.

18. Cook BE,Bartley GB.Treatment options and future prospects for the management of eyelid malignancies:an evidence-based update.Ophthalmology,2001,108(11):2088-2098.

19. Wang J.Evidence-based medicine in China.Lancet,2010,9714(375):532-533.

20. Liang YB,Friedman DS,Wong TY,et al.Prevalence and causes of low vision and blindness in a rural chinese adult population:the Handan Eye Study.Ophthalmology,2008,115(11):1965-1972.

21. Xu L,Wang Y,Li Y,et al.Causes of blindness and visual impairment in urban and rural areas in Beijing:the Beijing Eye Study.Ophthalmology,2006,113(7):1134 e1131-1111.

22. 孙芸芸,李仕明,康梦田,等.中国眼科医师对循证医学认知及临床实践的调查及分析.中华实验眼科杂志,2014,23(10):921-926.

第六章

怎样进行 Meta 分析

随着医学科学日新月异的发展,临床医学研究层出不穷,为临床决策者提供了大量科学信息。临床医师和研究人员为了获得新知识、新观点和新技术,需要阅读大量文献。但现有的临床研究多数规模较小,纳入研究对象数量有限,针对同一种疾病的同一或同类干预措施的文献资料有时数量较多,质量良莠不齐,结论也不尽一致。如何从浩如烟海的医学文献信息中快速、高效率地获得所需资料,以进行科学决策,已成为我们面临的巨大挑战[1]。

系统评价(systematic review)可以针对具体的临床问题,采用一套规范、科学的方法全面收集、认真选择、严格评价和科学分析相关研究资料,得出综合可靠的结论[2-3]。1979年,英国已故著名流行病学家 Archie Cochrane 首先提出将不同专业领域的所有随机对照试验收集起来进行系统评价,为临床治疗实践提供可靠依据。20 世纪 80 年代出现了一系列跨国合作的对常见重要疾病(心血管病、癌症、消化道疾病)治疗措施的系统评价,对改变临床实践和指导临床研究方向产生了重大影响,被认为是临床医学发展史上一个重要里程碑[4]。

系统评价可为某一领域和专业提供大量的新信息和新知识。但是,由于是对原始文献的二次综合分析和评价,受原始文献的质量、进行系统评价的评价者本人的认识水平和观点的制约,因此,读者在阅读系统评价的观点和结论时,一定要有谨慎的态度,不能盲目被动地接受。

第一节 概 念

一、基本概念

(一)系统评价

系统评价是一种全新的文献综合方法,指针对具体的临床问题(如疾病的病因、诊断、治疗、预后),系统、全面地收集现有已发表或未发表的临床研究,采用临床流行病学严格评价文献的原则和方法,筛选出符合质量标准的文献,进行定性或定量合成(荟萃分析,Meta-analysis),得出可靠的综合结论。系统评价可以是定性的(定性系统评价,qualitative systematic review),也可以是定量的(定量系统评价,quantitative systematic review),即包含 Meta 分析过程。系统评价的整个过程非常明确,从而具有独特的优点:即良好的重复性。

(二) Cochrane 系统评价

Cochrane 系统评价被认为是循证医学的"金标准"证据,是在专业方法学组的编辑指导和支持下、按照 Cochrane 协作网统一工作手册完成并发表在 Cochrane 图书馆的系统评价[5]。由于实施过程有严格的质量控制措施,因而被公认为最高级别的证据之一。Cochrane 系统评价根据研究目的又可分为干预研究系统评价、诊断准确性系统评价和方法学系统评价等。

(三) Meta 分析(Meta-analysis)

Meta 分析由心理学家 Glass 在 1976 年首次命名,国内翻译为荟萃分析、汇总分析。Huque 及多数专家认为"Meta 分析是一种统计分析方法,它将多个独立的、可以合成的临床研究综合起来进行定量分析"。因此,如果不以系统评价为前提,没有明确、科学的方法去收集、选择、评价临床研究资料,而仅单纯采用统计方法将多个临床研究进行合成并不能保证结论的真实性和可靠性。

目前系统评价与 Meta 分析两个名词常被混用,但系统评价不一定都包括 Meta 分析过程,而 Meta 分析也不一定是系统评价。

(四) 文献综述

文献综述,即叙述性文献综述,由作者根据特定的目的和需要或兴趣,围绕一个专题收集相关的医学文献,采用定性分析的方法,对论文的研究目的、方法、结果、结论和观点等进行分析和评价,结合自己的观点和临床经验进行阐述和评论,最后总结成文,可为一个领域或专业提供大量的新知识和新信息,以便读者在较短时间内了解专题的研究概况和发展方向,解决临床实践遇到的问题。但叙述性文献综述,往往受综述者的主观思维以及某些选择及测量性偏倚的影响,因此,宜持批判的态度来接受或应用叙述性文献综述。

二、系统评价与文献综述的区别与联系

系统评价和叙述性文献综述均是对临床研究文献的分析和总结,目前多为回顾性、观察性的研究,或为前瞻性系统评价。回顾性系统评价受临床研究质量的制约,因而易受系统偏倚、随机误差的影响。因此,确定一篇综述为叙述性文献综述还是系统评价以及质量、价值如何,主要取决于是否采用科学的方法以减少偏倚、混杂因素的影响。

叙述性文献综述常常涉及一个问题的多个方面如糖尿病的病理、病理生理、流行病学、诊断方法及预防、治疗、康复的措施,也可仅涉及一个方面的问题如诊断、治疗等。系统评价或 Meta 分析多是集中研究一个具体临床问题的一个专题如糖尿病的治疗或康复,具有相当的深度。因此,叙述性文献综述有助于了解一个疾病的全貌,而系统评价则有助于指导一个具体疾病的临床实践。表 6-1-1 为两者的主要区别。

表 6-1-1　文献综述与系统评价的区别

特征	叙述性文献综述	系统评价
研究的问题	涉及的范畴常较广泛	常集中于一个临床问题
原始文献来源	常未说明、不全面	明确,常为多渠道
检索方法	常未说明	有明确的检索策略
原始文献的选择	常未说明、有潜在偏倚	有明确的选择标准
原始文献的评价	评价方法不统一	有严格的评价方法
结果的合成	多采用定性方法	多采用定量方法
结论的推断	有时遵循研究依据	多遵循研究依据
结果的更新	不进行定期更新	定期根据新的试验进行更新

第二节　系统评价的方法

系统评价一方面能够通过对多个有争议或相互矛盾的小型临床试验采用严格、系统的方法进行评价、分析和合成,解决纷争和提出建议,作为临床实践、医疗决策和今后的研究导向;另一方面,如果进行系统评价或 Meta 分析方法不恰当,也可能影响系统评价的结果,以至于提供不正确的信息,造成误导。因此,系统评价的方法和步骤正确与否,对结果和结论真实性、可靠性起着决定性的作用。

从本质上来说,系统评价只是一种研究方法,并不仅限于随机对照试验或仅对治疗措施的疗效进行系统评价。根据研究的临床问题不同,可对病因、诊断、治疗、预后、卫生经济评价等方面进行系统评价;根据系统评价纳入的原始研究类型不同,可分为对照性临床试验和观察性临床研究的系统评价,前者如随机对照试验和非随机对照试验的系统评价,后者如队列研究和病例对照研究的系统评价;根据进行系统评价时纳入原始研究的方式,可分为前瞻性、回顾性和累积性系统评价;根据资料分析是否采用统计学方法(Meta 分析),可分为定性和定量的系统评价。

针对不同研究问题的不同类型的系统评价,基本方法和步骤相似(图 6-2-1),但在检索文献的策略、评价文献质量的方法、原始数据的提取以及统计学分析等方面存在一定的差别。目前,基于随机对照试验(randomized controlled trial,RCT)评估治疗措施疗效的系统评价,理论和方法学最完善,且论证强度更高。由于 Cochrane 系统评价具有严格、系统的研究方法,且定期更新[6-9],因此,以评价治疗措施疗效的干预性 Cochrane 系统评价为例,简述系统评价的基本方法和步骤。

一、确立题目、制订系统评价计划书

系统评价是为医疗保健措施的管理和应用提供决策依据,特别适用于那些干预措施的利弊仅仅依靠单个临床试验难以确定,或在临床实践过程存在较大争议等问题的探讨。因此,系统评价的题目主要来源于临床实践过程那些涉及疾病防治方面不肯定、有争议的重要临床问题。例如:抗血管内皮生长因子单克隆抗体能否预防抗青光眼手术的失败,利妥昔单抗能否治疗活动期的甲状腺相关眼病等问题。

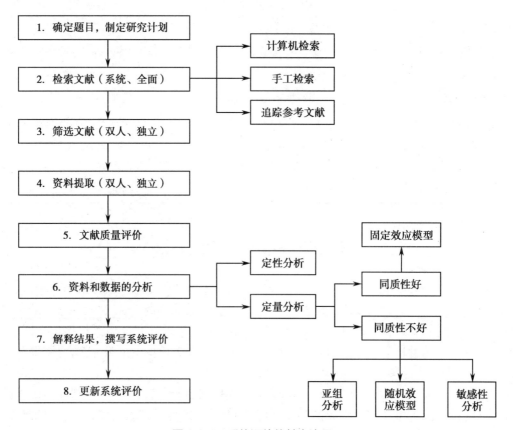

图6-2-1 系统评价的基本流程

为避免重复,在确定进行一个临床问题的系统评价之前,应进行全面、系统地检索,了解是否已经存在针对同一临床问题的系统评价或 Meta 分析或者正在进行。如果有,质量如何? 是否已经过时? 如果现有的系统评价或 Meta 分析已过时或质量较差,则可考虑进行更新或重新做一个新的系统评价。

系统评价解决的问题很专一,涉及的研究对象、设计方案以及治疗措施需相似或相同。因此,在确立题目时,应围绕研究问题明确四个因素:①研究对象的类型:所患疾病类型及其诊断标准、研究人群的特征和场所;②研究的干预措施或进行比较的措施;③主要研究结果的类型包括所有重要的结果(主要结果和次要结果)及不良反应等;④研究的设计方案:如干预性研究主要选择随机对照试验,病因或危险因素研究则可以选择病例对照研究和队列研究等。研究问题的四大要素对指导搜集、筛选和评价所有相关的临床研究,收集、分析数据及解释结果的应用价值十分关键,必须准确、清楚定义。

一旦确立系统评价的题目,第一步应当是制订计划书。计划书的内容应当包括系统评价的题目、背景资料、目的、文献检索方法及策略、选择文献的标准、评价文献质量的方法、收集和分析数据的方法等。

原则上,系统评价的研究问题必须在制订计划书和收集文献前即已确定,以避免作者根据原始文献的数据信息和结果临时改变系统评价的题目及内容,导致结论的偏倚。但由于多数系统评价是对现有文献资料的分析和总结,受原始文献及质量的制约,如果不了解与题目相关的资料信息和内容则难以确定一个好题目。因此,在进行系统评价的期间如果要改变题目或评价的内容,必须明确回答原因及动机,并相应修改查寻文献和收集文献的方法等计划书内容。

二、检索文献

系统、全面地收集所有相关文献资料是系统评价与叙述性文献综述的重要区别之一。为了避免发表偏倚和语言偏倚,应围绕要解决的问题,按照计划书中制订的检索策略(包括检索工具及每一检索工具的检索方法),采用多种渠道和系统检索方法。除发表的原始文献外,还应收集其他尚未发表的内部资料以及多种语种的相关资料。

MEDLINE、EMBASE、CENTRAL 是三大必检电子数据库。由 Cochrane 协作网建立的 Cochrane 对照试验中心注册库(Cochrane Central Register of Controlled Trials,CENTRAL)和系统评价专业组的对照试验注册库,既可弥补检索工具如 MEDLINE 等收录 RCT 不完全的问题,也有助于系统评价者快速、全面获得相关的原始文献资料。

除三大电子数据库外,应该根据系统评价涉及的主题选择密切相关的数据库或者杂志;Open Grey、NTIS 等灰色文献数据库也是系统评价的一种重要来源;同时,可以与作者、专家和药企等联系以获得未发表的文献资料,如学术报告、会议论文集或毕业论文等;对与主题密切相关的杂志进行手工检索也是获取文献的一个重要手段。

另外,Cochrane 系统评价还强调对已经注册但尚未发表的临床研究进行必要的检索,以便后续的更新,如 ISRCTN(www.isrctn.com/editAdvancedSearch)、ClinicalTrials.gov(www.clinicaltrials.gov)、ICTRP(World Health Organization International Clinical Trials Registry Platform,www.who.int/ictrp/search/en)等。

三、选择文献

选择文献是指根据事先拟定的纳入和排除标准,从收集到的所有文献中检出能够回答研究问题的文献资料。因此,选择标准应根据确立研究问题及构成研究问题的四要素即研究对象、干预措施、主要研究结果和研究设计方案而制定。例如,拟探索结膜下注射抗 VEGF 抗体能否降低小梁切除术的失败率。围绕这一临床问题,如果确定研究对象为行小梁切除术治疗的患者,干预措施为结膜下注射抗 VEGF 抗体与安慰剂或其他抗瘢痕药物比较,主要研究结果为 12 个月的手术成功率,设计方案为 RCT,则所有临床研究必须符合筛选条件。而行引流阀植入术治疗的患者,玻璃体(或前房)注射抗 VEGF 抗体与其他药物进行比较,或者非 RCT 文献资料均不能纳入。

文献资料选择应分三步进行:①初筛:根据检索出的引文信息如题目、摘要筛除明显不合格的文献,对肯定或不能肯定的文献应查出全文再进行筛选;②应逐一阅读和分析,以确定是否合格;③与作者联系:一旦被排除的文献将不再应用,因此,如果文中提供的信息不全面或不能确定,或有疑问和分歧的文献应先纳入,通过与作者联系获得有关信息再决定取舍或在以后选择过程中进一步评价(图 6-2-2)。

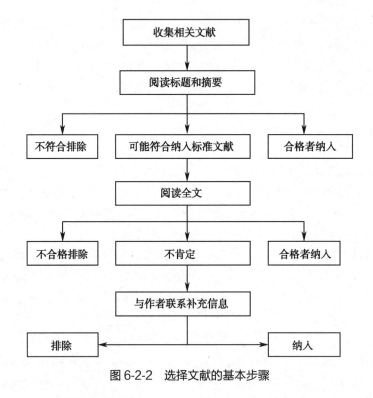

图 6-2-2 选择文献的基本步骤

四、收集数据

根据预先制订的数据提取表,对纳入的文献进行数据提取,包括:①文献的基本信息:文章题目、作者、发表时间、文献来源、评价者信息等;②研究的主要信息:研究的合格性,研究对象的特征及地点,研究方法(包括研究设计、数据来源、样本选取、数据分析等),研究措施的背景、内容和方法,有关偏倚防止措施等;③结果测量:随访时间、失访和退出情况,分类变量资料应收集每组总人数及事件发生率,连续性变量应收集每组研究人数、均数和标准差或标准误等。

数据收集应由至少 2 人独立完成,有争议者应由主题专家、方法学专家或团队讨论解决。所有数据均应输入系统评价管理软件(Review manager,RevMan),以便进行文献结果的分析和报告,目前最新的版本是 RevMan 5.3.5,可免费下载。

五、评价纳入文献的偏倚风险

原始研究的设计和实施质量影响研究结果的真实性,评价纳入研究的偏倚风险是指评估单个临床试验在设计、实施和分析过程防止或减少偏倚和随机误差的程度,以作为纳入原始文献的阈值、解释不同文献结果差异的原因、进行系统评价敏感性分析和定量分析(Meta分析)时给予文献不同权重值的依据。

文献评价应包括内部真实性、外部真实性和影响结果解释的因素。①内部真实性(internal validity):指单个研究结果接近真实值的程度,即受各种偏倚因素如选择偏倚、实施偏倚、失访偏倚和测量偏倚的影响情况;②外部真实性(external validity):指研究结果是否可以应用于研究对象以外的其他人群,即结果的实用价值与推广应用的情况,主要与研究对象的特征、研究措施的实施方法和结果的选择标准密切相关；③影响结果解释的因素：如治疗性试验中药物的剂量、剂型、用药途径和疗程及依从性等因素。

偏倚是导致研究结果偏离真实值的现象，存在于临床试验从选择和分配研究对象、实施干预措施、随访研究对象、测量和报告研究结果的每个阶段。因此，偏倚主要分为五种：①选择偏倚（selection bias）：发生在选择研究对象时，因随机方法不完善造成的组间基线不可比，可夸大或缩小干预措施的疗效。采用真正的随机方法并对随机分配方案进行完善的分配隐藏可避免选择偏倚的影响。②实施偏倚（performance bias）：发生在干预措施的实施过程，指除比较的措施不同外，试验组和对照组研究对象所接受的其他措施也不一样。采用标化治疗方案和盲法干预可避免实施偏倚。③测量偏倚（detection bias）：试验组和对照组的结果测量方法不一致所造成的系统误差，特别是主观判断研究结果时常会出现。采用统一、标化测量方法和对研究对象及结果测量者实施盲法可避免影响。④随访偏倚（attrition bias）：指在试验随访过程，试验组或对照组因退出、失访、违背治疗方案等造成人数或情况不一样而产生的系统差异。对此，应尽量获得失访者的信息和对失访者采用恰当的统计学方法处理如意向性治疗分析（intention to treat analysis）可减少其影响。⑤报告偏倚（reporting bias）：指文章报告的结果与计划测量的结果间存在的系统差异。

评价文献质量或者偏倚风险的方法和工具较多，评价工具可分清单或一栏表式（checklist，即有许多条目，但不给予评分）和量表评分（scale，即有许多条目，每个条目均给予评分，但可给予相同或根据重要性给予不同的权重）。迄今至少有 9 种以上清单（checklist）和 60 余种量表（scale）用于评价随机对照试验的质量，条目数从 3~57 个不等，一般需要10~45 分钟完成。

Jadad 质量评分表是一项最为广泛使用的量表（表 6-2-1），总评分 1~2 分为低质量，3~5 分为高质量。尽管目前许多研究机构包括 Cochrane 协作网不鼓励使用，但 Jadad 量表操作简单，评价结果一目了然。Jadad 量表与 Cochrane 偏倚风险工具部分条目存在较好的一致性。然而，应该明确，除存在质量评分量表的一般问题外，Jadad 量表没有覆盖到随机对照试验最重要的潜在偏倚之一，即分配隐藏。针对 Jadad 量表在分配隐藏的偏倚评估的不足，可以将Jadad 量表和 Schulz 的隐藏分组评价方法结合起来应用。

表 6-2-1　Jadad 质量评分表

条目	评分依据	评分
随机分组的序列产生方法	①通过计算机产生的随机序列或随机数字表产生的序列	2
	②试验提到随机分组，但产生随机序列的方法未予交代	1
	③半随机或准随机试验，指交替分配病例方法，如按入院顺序、出生日期单双数	0
双盲法	①描述实施双盲的具体方法并且被认为是恰当的，如采用完全一致的安慰剂等	2
	②试验仅提及采用双盲法	1
	③试验提及双盲但方法不当，如比较片剂或注射剂而未提到使用"双伪"的方法	0
退出与失访	①对退出和失访的病例数和退出的理由进行详细的描述	1
	②没有提到退出或失访	0
总评分		5

由于文献质量的评价方法易受文献报告质量影响,包括一些与内在真实性无关的信息,且量表评分易受主观因素制约,因此,Cochrane 协作网不推荐使用任何一种清单或量表,而是采用"基于过程的评价表"(domain-based evaluation),由 Cochrane 协作网的方法学家、编辑和系统综述制作者共同制订,"偏倚风险评价"工具(表 6-2-2),包括 6 个方面:①随机分配方法;②分配方案隐藏;③对研究对象、治疗方案实施者、研究结果测量者采用盲法;④结果数据的完整性;⑤选择性报告研究结果;⑥其他偏倚来源。针对每一项研究结果,对 6 个方面依次作出"低风险"(低度偏倚)、"高风险"(高度偏倚)和"不清楚"(缺乏相关信息或偏倚情况不确定)的判断。①②⑤用于偏倚风险评价,③④⑥则需针对每一篇纳入研究的不同研究结果加以评价,强调同一研究的不同结果受偏倚影响程度不同。偏倚风险评价结果不仅采用文字和表格描述,还要求采用图示,以便更加形象、直观地反映偏倚情况。"偏倚风险评价"工具对每一条判断均有明确标准,减少了评估者主观因素影响,保证评价结果有更好的可靠性。

表 6-2-2 Cochrane 协作网的偏倚风险评价工具

偏倚风险	条目	评价描述内容	评判
选择偏倚	①随机分配方法	详细描述产生随机分配序列的方法,以利于评估组间是否可比	随机分配顺序的产生是否正确
	②分配隐藏	详细描述隐藏随机分配序列的方法,以利于判断干预措施分配情况是否可预知	分配方案隐藏是否完善
实施偏倚	③受试者、研究者设盲	描述对受试者或试验人员实施盲法的方法,以防止他们知道受试者接受的干预措施,提供判断盲法是否成功的相关信息	盲法是否完善
测量偏倚	④结局评价者设盲	描述对受试者接受干预后的结果分析实施的盲法。提供判断盲法是否成功的相关信息	盲法是否完善
随访偏倚	⑤不完全结局资料	报告每个主要结局指标的完整性,包括失访和退出的数据。明确是否报告失访/退出、每组人数(与随机入组的总人数相比)、失访/退出的原因,是否采用 ITT 分析	结果数据是否完整
报告偏倚	⑥选择性结局报告	描述选择性报告结果的可能性(由系统综述者判断)及情况	研究报告是否提示无选择性报告结果
其他偏倚	⑦其他偏倚来源	除以上 5 个方面,是否存在其他引起偏倚的因素?若事先在计划书中提到某个问题或因素,应在全文中作答	研究是否存在引起高度偏倚风险的其他因素

为避免选择文献和评价文献质量人员的偏倚,规范的系统综述研究,要求一篇文章分别由两人独立提取数据和评价文献质量,也可采用专业与非专业人员相结合的共同选择和评价方法,对于选择和评价文献中存在的意见分歧可通过共同讨论或请第三方的方法解决。如果多人参与选择文献,还可计算不同评价者间的一致性(Kappa 值)。另外,应进行预试验,对事先设计的提取表和质量评价标准等进行完善,同时进行标化和统一选择、评价方法。

六、资料分析和结果报告

系统评价通常使用的是定量整合的方法,具有同质性且高质量的研究可以用定量分析即 Meta 分析,对于不同类型的研究可以采用叙述性的定性整合。

(一) Meta 分析

Meta 分析是将纳入系统评价的多个不同研究结果合并为一个量化指标的统计学方法,它通过对多个同类研究的合并汇总,实现增大样本量、提高检验效能的目的。特别是当多个研究结果不一致或均无统计学意义的时候,Meta 分析可得到更接近真实情况的综合分析结果。目前较成熟的 Meta 分析方法是成组设计的二分类变量比较、两个均数比较的 Meta 分析和 Meta 回归分析。诊断性试验的 Meta 分析、多个均数比较的 Meta 分析等尚在不断完善。

Meta 分析的运用需要前提条件:①研究要有同质性,强行对那些在研究设计、干预措施、研究结果上存在较大差异的研究进行 Meta 分析,结论可信性会较低;② Meta 分析要建立以文献质量评价或偏倚风险评估为基础,对质量差的原始研究进行合并的结果,必然有误导性;③若存在严重的发表偏倚,Meta 分析结果的可靠性也值得商榷。对于满足应用条件的定量数据,利用 Meta 分析合成结果,可选择固定效应模型(fixed effect model)或随机效应模型(random effect model),还可采用森林图(forest plot)来描述结果。

(二) 叙述性综合

叙述性综合就是将研究的结果用表格等形式进行总结,将单个的研究结果尽可能列示。叙述性综合适用于针对效果的系统综述,可以分析不同类型研究设计的原始研究,包括临床试验、准试验研究以及一般调查研究等。它是一个整合原始研究并对观察的差异进行描述的过程,而不是统计分析。

叙述性综合的步骤有:

1. 选择描述结果的指标　叙述性综合首先需要选择统一的结果指标计算方法,描述所有研究的结果。如 Cochrane 的 EPOC 方法组,建议描述所有研究结果的指标为:绝对改变量、相对改变量、与基线相比的绝对改变量、与基线相比的绝对改变量差值。

2. 纠正研究的分析错误　当研究设计是群组随机对照试验研究、交叉试验研究、间断性时间序列研究时,原始研究没有考虑到分析单位、分析方法问题,如果进行系统评价,就需要用正确的方法重新分析。例如,对群组随机对照试验研究,若研究作者将个人作为分析单位,会导致可信区间估计过小,所以需要作者进行调整和重新分析。再如对间断性时间序列研究,最小二乘估计法是不适用的,因为误差项独立的假设并不成立,EPOC 组就建议用移动平均自回归模型或多重 F 检验等方法进行分析。当然,纠正分析单位的方法同样适用于 Meta 分析。

3. 异质性分析、亚组分析和发表偏倚分析　即使研究存在异质性,导致无法进行 Meta 分析,异质性检验仍是需要的。针对存在异质性的情况,可以通过亚组分析找出异质性的原因,并对原因进行描述和解释。针对发表偏倚,可以通过漏斗图进行分析。

七、解释系统评价的结果

解释系统评价必须基于研究结果,内容应包括:

1. 系统评价论证强度　取决于纳入研究设计方案和研究的质量、是否存在重要的方法学缺陷、合成结果效应值大小和方向、是否存在剂量 - 效应关系等。

2. 推广应用性　在确定系统评价结果应用价值时,首先应考虑干预措施对患者利弊关系,其次应考虑纳入系统评价的各个研究,研究对象是否与自己的患者情况相似。是否存在生物学、社会文化背景、依从性、基础危险度、病情等方面的差异。

3. 对干预措施的利弊和费用进行卫生经济分析。

4. 对临床决策和临床研究的意义　系统评价结果对临床医师和卫生决策者的实用价值、对今后研究指导意义,目的在于帮助医务工作者和决策者进行正确的选择和应用,作为进一步科学研究的导向。

八、更新系统评价

系统评价发表以后,需要随时接受反馈意见和发现新发表的原始研究,并进行不断更新。更新过程应重新检索、分析和评价。对于 Cochrane 系统评价,Cochrane 协作网要求每 2 年进行 1 次更新,必须进行重新检索,对于新检索出来的文献要进行评价是否纳入,如果符合纳入标准则要与之前的文献进行整合。

第三节　Meta 分析

Meta 分析的思想可追溯到 20 世纪 30 年代。1920 年,著名统计学家 Fisher 提出"合并 P 值"的思想,被认为是 Meta 分析的前身。1955 年,方法开始应用于医学研究领域。1976 年,英国心理学家 Gene V.Glass 最先将对多个独立研究中的统计量进行合并统计分析的方法称为"Meta-analysis", 即"Meta-analysis is the use of statistical methods to summarize the results of independent studies"。David Sackett 等撰写的 *Evidence based-medicine-how to practice and teach it*,将 Meta 分析定义为运用定量方法汇总多个研究结果的一种系统评价,即"Meta-analysis is a systematic review that uses quantitative methods to synthesize and summarize the results"。Cochrane 协作网给出 Meta 分析的定义为, "The use of statistical techniques in a systematic review to integrate the results of included studies",即在系统评价过程使用统计学方法整合纳入研究的结果。Cochrane 协作网同时指出 Meta 分析有时被误认为等同于系统评价,但实质上 Meta 分析是系统评价的一种。

Meta 分析实质上是汇总多个具有相同目的的不同研究结果并分析评价其合并效应量的过程,即一种对多个独立研究的结果进行统计分析的方法。合并多个独立同类研究,从统计学角度可以扩大样本含量,从而提高检验效能,对效应的估计更精确;同时 Meta 分析考虑每个独立研究的质量及其样本量,在合并结果时赋予其不同的权重,因此,对有争议或没有统计学意义的研究进行 Meta 分析可以得到更接近真实结果的结论。

一、Meta 分析的基本流程

Meta 分析的基本流程,包括数据提取及汇总、异质性检验、合并效应量估计与假设检验以及效应量估计模型的选择等内容。

(一) 数据提取

准确可靠的数据是 Meta 分析的基础,否则再先进的统计学方法,也不能弥补数据本身的缺陷。因此,收集与提取数据,应广开渠道,通过多种途径收集,确保数据全面完整;同时,采取有效的质控措施,如多人同步提取数据,防止测量偏倚:最后对数据资料的真实性要进行严格评价。

数据提取要按照统一的表格,将所纳入研究的重要信息进行汇总,如样本量、分析方法、主要结果变量、设计方案、发表年份、具体实施时间及地点、质量控制措施等。Cochrane 手册中提供一个常用的数据提取清单。

(二)异质性检验

尽管纳入系统评价的多个研究都具有相同的研究假设,但各个研究在研究设计、研究对象、干预措施、测量结果等方面可能存在变异,即异质性(heterogeneity)。Cochrane 协作网将异质性分为:①临床异质性,即参与者、干预措施、结局指标差异所致的偏倚;②方法学异质性,由试验设计和研究质量不同引起:③统计学异质性,是临床异质性及方法学异质性联合作用的结果。Meta 分析的核心思想是合并(相加)多个研究的统计量,而只有同质的资料才能进行合并或统计分析。因此,如果进行 Meta 分析,必须首先进行异质性检验,即用假设检验的方法检验多个独立研究的异质性是否具有统计学意义。

异质性检验的方法主要有目测图形法和统计学检验。图形法如森林图。目测图形法的优点是简单明了,可以通过目测森林图的点估计值变异及可信区间重叠程度,初步判断是否存在异质性。若可信区间大部分重叠,点估计值无明显异常值,一般可认定同质性较高。缺点是主观判定性比较强,即同一张图不同的研究者可能有不同的解读,故目测法只能初步判定是否存在异质性。统计学检验评价异质性的方法如 Q 检验及 I^2 统计量,是评价异质性的主要方法。

Q 检验的无效假设为所有纳入研究的效应量均相同($H_0:\theta_1=\theta_2=\cdots=\theta$),则 Q 定义为 $Q=\sum w_i(\theta_i-\theta)^2$,$\theta=\dfrac{\sum w_i\theta_i}{\sum w_i}$,$w_i$ 为每个研究的权重值,θ_i 为第 i 个研究的效应量,θ 为合并效应量。进一步转化为 $Q=\sum_{i=1}^{k}w_i\theta_i^2-\dfrac{(\sum w_i\theta_i)^2}{\sum w_i}$,$k$ 为纳入的研究个数。Q 服从于自由度为 $k-1$ 的 χ^2 分布。若 $Q>\chi^2_{(1-\alpha)}$,则 $P<\alpha$,表明纳入研究间的效应量存在异质性。一般定义 $\alpha=0.10$。即当异质性检验 $P>0.10$,可认为多个研究具有同质性;当异质性检验 $P\leqslant0.10$,可认为研究结果有统计学异质性。纳入研究的异质性大小可以用异质指数 I^2 来衡量,计算公式:$I^2=\dfrac{Q-(k-1)}{Q}\times100\%$。Cocbrane 协作网的系统评价软件 RevMan,认为 I^2 可用于衡量多个研究结果间异质程度大小的指标,描述各个研究所致而非抽样误差所致的变异(异质性)占总变异的百分比。只要 I^2 不大于 50%,异质性是可以接受的。

除使用公式法手工计算 Q 值和 I^2 值外,利用 RevMan 软件和 Stata 软件可以进行异质性检验。RevMan 软件制作的森林图左下方会直接给出异质性检验的统计量和 P 值。例如结果显示为:Heterogeneity:Chi^2=11.61,df=7(P=0.11),I^2=40%;表示 Q 检验的统计量为 11.61,自由度为 7,P=0.11,异质性检验无统计学意义,I^2=40%,小于 50%,结果显示纳入的各个独立研究间效应量是同质的。

当异质性检验 $P>0.10$,可认为多个研究具有同质性,可使用固定效应模型(fixed effect model)进行合并效应量。

当异质性检验 $P \leq 0.10$,首先应分析导致异质性的原因,如设计方案、测量方法、用药剂量、用药方法、疗程长短、病情轻重、对照选择等因素是否相同。如果明确异质性的原因,可进行亚组分析进行合并效应量的计算。如果经过处理仍然具有异质性,可使用随机效应模型(random effect model)估计合并效应量。需要特别注意的是,随机效应模型是针对异质性资料的统计处理方法,不能对异质性产生的原因进行分析。如果异质性过于显著,应考虑放弃 Meta 分析,仅进行定性描述。

(三)合并效应量

Meta 分析需要将多个研究的结果合并(或汇总)成单一效应量(effect size)或效应尺度(effect magnitude),即用合并效应量反映多个研究的综合效应。

二分类变量资料,即按照一种属性分为互不相容的两类,如描述临床结局,选用存活或死亡、复发或不复发等。针对二分类变量,常用的效应量包括相对危险度(relative risk,RR)、比值比(odds ratio,OR)、危险差(risk difference,RD)等。Cocbrane 系统评价常见到 Peto 法的 OR,对事件发生率较小的试验结果进行 Meta 分析可能是最有效且偏倚最小的方法。RR 或 OR 均是相对效应量指标,结果解释与单个研究的效应量相同,而 RD 是两个率的绝对差值。

连续性变量资料,即数值变量,如血压值、尿糖、CD4/CD8 数等,往往有度量衡单位,且能够精确测量。针对连续性变量,效应量可采用均数差值(mean difference,MD)或标准化均数差值(standardized mean difference,SMD)等表达方式。MD 即为两均数的差值,以原有的单位真实反映试验效应,消除多个研究间绝对值大小的影响。SMD 可以简单理解为两均数的差值再除以合并标准差的商,不仅消除多个研究间的绝对值大小的影响,而且消除多个研究测量单位不同的影响,尤其适用于单位不同(如采用的量表不同)或均数相差较大的资料汇总分析。但 SMD 没有单位,因而结果解释要慎重。

Meta 分析常用的合并效应量估计方法有 Mantel-Haenszel(M-H)法、Peto 法、方差倒置法(inverse variance,IV)、DerSimonian-Laird(D-L)法等。M-H 法、Peto 法、IV 法适用于固定效应模型,D-L 法适用于随机效应模型。

固定效应模型和随机效应模型的选择取决于异质性检验结果以及对理论效应量的假设。如果异质性检验无统计学意义,而且异质性小到可以忽略,可认为理论效应量是固定的,原始研究间的效应量若有差别,也是由于抽样误差造成的,可直接选用固定效应模型,估计合并效应量。如果是分类资料,可选择 M-H 法或 Peto 法;如果是数值变量资料,可采用 IV 法。

反之,如果异质性较大,且假定理论效应量变化呈正态分布,则应选用随机效应模型。随机效应模型,即通过增大小样本资料的权重,减少大样本资料的权重来处理资料间的异质性。但是,随机效应模型存在较大风险。小样本资料由于往往难以避免机遇的作用(偶然性),偏倚较大;而大样本资料往往偶然性较小,代表性好、更接近真实。因此,随机效应模型的统计处理可能削弱质量较好的大样本信息,增大质量可能较差的小样本信息。所以说,随机效应模型的结论应当慎重解释。

目前随机效应模型多采用 1986 年由 Der Simonian 和 Laird 提出的 D-L 法,同时适用于二分类变量和数值变量,主要是对权重 w_i 进行校正。

校正权重 $w_i^* = (w_i^{-1} + \tau^2)^{-1}$, $\tau^2 = \max\left(0, \dfrac{Q-(k-1)}{\sum w_i - (\sum w_i^2 / \sum w_i)}\right)$,$Q$ 为异质性检验统计量,k 为

纳入分析的研究个数。如 $Q<k-1$，$\tau^2=0$；如 $Q>k-1$，$\tau^2=\dfrac{Q-(k-1)}{\sum w_i-\left(\sum w_i^2/\sum w_i\right)}$。以二分类变量资料为例，使用随机效应模型估计合并效应量及其 95% 可信区间：$OR_p=\exp\left(\sum w_i\ln OR_i\right)$，95% 可信区间为 $\exp\left(\sum w_i\ln OR_i\pm\dfrac{1.96}{\sqrt{\sum w_i^2}}\right)$。

(四)合并效应量的检验

无论采用何种计算方法得到的合并效应量，都需要通过假设检验（hypothesis test）来判定多个研究的合并效应量是否具有统计学意义，常用 Z 检验，$Z=\dfrac{\ln OR}{\sqrt{Var(\ln OR)}}$，统计量 Z 服从于标准正态分布。根据 Z 值得到合并效应值的 P 值。如果 $P<0.05$，合并效应量具有统计学意义；如果 $P\geqslant0.05$，合并效应量没有统计学意义。

合并效应量的检验还可以使用可信区间法。如果效应指标为 OR 或 RR，等于 1 则效应无效；95% 可信区间如包含 1，等价于 $P\geqslant0.05$，即无统计学意义；如上下限不包含 1（均大于 1 或均小于 1），等价于 $P<0.05$，即有统计学意义。如果效应指标为 RD、MD 或 SWD，等于 0 则效应无效；95% 可信区间如包含 0，等价于 $P\geqslant0.05$，即无统计学意义；如上下限不包含 0（均大于 0 或均小于 0），等价于 $P<0.05$，即有统计学意义。

针对合并效应量的检验，可以使用森林图（forest plots）进行统计描述，可以用来展示全部纳入研究统计分析的内容。森林图以一条垂直 x 轴的无效线，平行于 x 轴的多条线段及方块组成。RR 和 OR 无效竖线横坐标刻度为 1，RD、MD 和 SMD 无效竖线横坐标刻度为 0。每一条横线段代表一个研究结果的可信区间，可信区间范围越广，横线段越长。位于横线中间的小方块代表效应量的点估计值位置，大小代表研究的权重，权重表示各个研究结果占总体结果的百分比，一般样本量越大权重越大。横线段与无效竖线相交表示研究结果没有统计学意义。

实际上，异质性检验以及估计合并效应量，可以借助一些统计学分析软件来完成，方便快捷。首推 Cochrane 协作网推荐的 RevMan 软件。

二、发表偏倚和漏斗图

在可能影响 Meta 分析结果的偏倚里，以发表偏倚的影响程度较大且较难控制，因而备受关注。发表偏倚可使 Meta 分析过分夸大治疗效应量或危险因素的关联强度，导致临床个体治疗与卫生决策的失误。

发表偏倚是指有统计学意义的研究结果比无统计学意义的研究更容易投稿和被发表，因此而产生的偏倚。对于无统计学意义的研究，研究者可能认为意义不大，不发表或推迟发表；作为杂志编辑则更有可能对无统计学意义的研究论文退稿。因为存在发表偏倚，即使具备周密的检索策略和手段（如与研究者个人联系），也不可能完全纳入所有相关研究。发表偏倚的类型较多，常见的有：①当完成的临床试验得到阴性结果时，因研究者缺乏信心向国际知名的医学杂志投稿，而转投地方性杂志；②非英语国家研究者，可能发表于本国的地方性杂志：但当得到阳性结果时，则作者更愿意在国际性杂志上用英文发表，即语言偏倚；③一些原因致论文不能发表，如博士、硕士读完学位而离开原来研究单位而未能发表；④一些研究结果可能违背了经费提供方（如制药商）的利益，被迫搁浅不能发表；⑤一些作者为提高知名度而一稿多投，或者作为多中心研究的参研单位,同时报告各自部分结果,造成多重发表偏倚。

目前,发表偏倚的识别和处理可以采取 3 类比较简单的方法,即漏斗图法、剪补法以及公式法,以漏斗图法最常用。

漏斗图(funnel plots)是基于样本含量(或效应量标准误的倒数)与效应量(或效应量对数)所作的散点图。漏斗图的前提假设是效应量估计值的精度随着样本量的增加而增加。小样本研究的精度低,效应估计值主要分布于图形的底部,分布范围较宽;大样本研究的精度高,效应估计值分布于图形的顶部,且向中间集中。如果没有偏倚,图形呈对称的倒置漏斗,故称为"漏斗图"。

需要注意的是,如果 Meta 分析的研究个数较少,不宜做漏斗图,一般推荐研究个数在 10 个及以上才需做漏斗图。

漏斗图主要用于观察系统评价或 Meta 分析结果是否存在偏倚,包括发表偏倚。如果资料存在偏倚,会出现不对称的漏斗图,呈偏态分布。不对称越明显,偏倚程度越大。

导致漏斗图不对称的原因可能有:①选择性偏倚(selection bias);②发表偏倚(publication bias);③语言偏倚(language bias);④引用偏倚(citation bias);⑤重复发表偏倚(multiple publication bias);⑥小样本研究的方法学质量差;⑦真实的异质性;⑧机遇(chance);⑨抄袭(artefactual)。所以需要注意,发表偏依不是漏斗图不对称的唯一原因。

三、敏感性分析和亚组分析

敏感性分析(sensitivity analysis)是用于评价 Meta 分析或系统评价结果是否稳定和可靠的分析方法。如果敏感性分析对 Meta 分析或系统评价的结果没有本质性的改变,Meta 分析结果的可靠性大大增加。如果敏感性分析导致不同结论,意味着对 Meta 分析或系统评价的结果解释和结论方面必须谨慎。

通常,敏感性分析包括几个方面的内容:①改变研究类型的纳入标准、研究对象、干预措施或终点指标;②纳入或排除含糊不清的研究,不论是否符合纳入标准;③使用结果不太确定的研究的估计值重新分析数据;④合理的估计缺失数据,再重新分析数据;⑤使用不同的统计学方法重新分析数据,如用随机效应模型代替固定效应模型,反之亦然;⑥排除设计不太严谨的研究,如排除非安慰剂对照的研究。

亚组分析(subgroup analysis),即分层分析,根据患者可能影响预后的因素分成更小的单元,在不同的亚组进行分析,而判定研究结果是否是因为相关因素的存在而导致的不同。例如,可根据年龄、性别、病情严重度等进行亚组分析。亚组分析对临床指导个体化处理有重要意义,但是因为亚组的样本量很小,容易因偶然性而导致错误的结果。亚组分析容易导致两种危害,即否认有效处理的"假阴性"结论或得到无效甚至是有害的"假阳性"结论;也容易让人产生令人误解的建议。因此,亚组分析的结果需要谨慎对待。如果影响因素是分类变量,则同一类别的划为同一亚组,如果影响因素是连续性变量,则应考虑分组节点的确定问题。Cochrane 系统评价建议,应当预先设定好待分析的重要亚组避免事后亚组分析,而且,亚组数量不宜太多。

四、实例 Meta 分析

以一篇评估小梁切除术使用丝裂霉素 C(MMC)预防过度瘢痕增生降低手术失败风险

的 Cochrane 系统评价为例。以安慰剂或无辅助治疗为对照,检索到 11 篇随机对照试验,合计 698 名患者。表 6-3-1 为比较 MMC 和对照的且临床结局为 12 个月手术失败的资料数据。

表 6-3-1　比较 MMC 和对照的结局为手术失败的数据

研究	MMC	Control	RR [95%CI]
high risk			
Andreanos,et al 1997	4/24	9/22	0.41 [0.15,1.14]
Shin,et al 1998	6/21	18/28	0.44 [0.21,0.92]
Turacli,et al 1996	3/30	8/28	0.35 [0.10,1.19]
Wu,et al 1996	2/21	14/19	0.13 [0.03,0.50]
cataract extraction combined with trabeculectomy			
Carlson,et al 1997	0/14	0/15	0.0 [0.0,0.0]
Cohen,et al 1996	2/36	4/35	0.49 [0.10,2.49]
Shin,et al 1995	11/46	5/21	1.00 [0.40,2.53]
primary trabeculectomy			
Costa,et al 1996	2/14	10/14	0.20 [0.05,0.75]
Martini,et al 1997	1/30	8/30	0.13 [0.02,0.94]
Robin,et al 1997	15/166	12/55	0.41 [0.21,0.83]
Szymanski,et al 1997	0/21	0/8	0.0 [0.0,0.0]

high risk:高危患者;cataract extraction combined with trabeculectomy:小梁切除联合白内障摘除术;primary trabeculectomy:单纯小梁切除术;MMC:丝裂霉素;control:对照组

　　数据类型是二分类变量资料,评价效应的指标为 RR 值。从表 6-3-1 可见,10 项研究的 RR 值小于 1,1 项研究的 RR 值等于 1,但 4 项研究 RR 值的 95%CI 均包含 1,说明 4 项研究的结果没有统计学意义,5 项研究的结果有统计学意义,能够得出 MMC 可以降低小梁切除手术失败风险的结论,但是,4 项研究的结果没有统计学意义,不能得出 MMC 可以降低小梁切除手术失败风险的结论。

　　数据资料使用 RevMan5.3 软件进行合并统计分析,得到结果如图 6-3-1 所示。结果解读:

　　1. 左侧所示为纳入的 11 个独立原始研究的名称和两组比较的总合并数据和亚组合并数据。

　　2. 中间平行于横轴的多条横线代表每个纳入研究的 RR 值及其 95%CI,线段中间的小方块为 RR 值的大小,线段长短直观地显示可信区间的范围,中间的竖线为无效线,即 RR=1。如果线段横跨无效线说明差异没有统计学意义,否则有统计学意义。

　　3. 右侧数据为每个纳入研究所占的权重和每个纳入研究的效应量 RR 值和 95%CI。

　　4. 左下角的第一行给出的是所有纳入研究的两组比较的数据,和合并效应量 RR 和 95%CI。菱形代表 11 个独立研究的合并 RR 值和 95%CI。所有 11 项研究的合并效应量 RR 值为 0.37,95%CI 为 0.26~0.51。

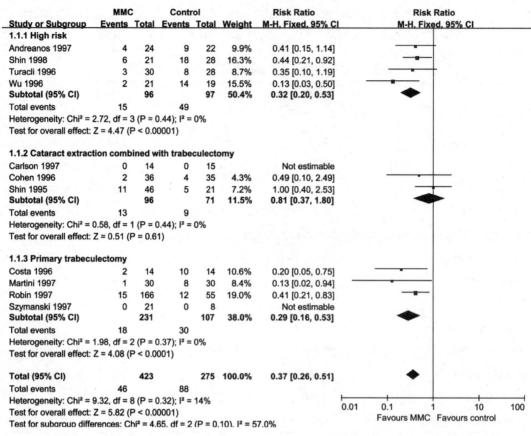

图 6-3-1　使用丝裂霉素（MMC）与对照组（Control）相比预防小梁切除手术失败的森林图（high risk：高危患者；cataract extraction combined with trabeculectomy：小梁切除联合白内障摘除术；primary trabeculectomy：单纯小梁切除术）

5. 左下角异质性检验的结果显示，$\chi^2=9.32$，$df=8$（$P=0.32$），$I^2=14\%$。异质性检验无统计学意义，$I^2<50\%$，使用固定效应模型进行合并分析。

6. 三个亚组的合并效应量分别为：针对高危患者的 RR 值为 0.32，95%CI 为 0.20~0.53；针对小梁切除联合白内障手术者的 RR 值为 0.81，95%CI 为 0.37~1.80；针对单纯小梁切除手术者的 RR 值为 0.29，95%CI 为 0.16~0.53。

7. 左下角最后一行为合并效应量检验的结果：$Z=5.82$，$P<0.000\,01$。

总结 Meta 分析结果，纳入 11 个原始研究，各个研究之间具有同质性（异质性检验：$\chi^2=9.32$，$P=0.32$），因此，合并效应量统计分析采用固定效应模型，RR=0.37，95%CI 为0.26~0.51，具有统计学意义，说明使用 MMC 可以降低小梁切除手术的失败风险。

8. 通过漏斗图进行判定发表偏倚的情况，如图 6-3-2 所示，图形较对称，可认为发表偏倚较小。

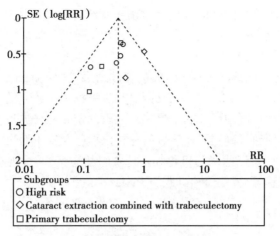

图 6-3-2 使用丝裂霉素（MMC）预防小梁切除手术
失败相关研究的漏斗图

第四节 系统评价的评价

由于系统评价是对原始文献的二次综合分析和评价,受原始文献的质量、系统评价的方法及评价者本人的专业知识、认识水平和观点的制约,因此,系统评价观点和结论的应用,一定要持谨慎的态度,不能盲目被动地接受。

近年来,系统评价或 Meta 分析的数量明显增多,方法日趋复杂,对临床医务工作者和卫生决策者产生重要影响,但一篇系统评价或 Meta 分析,并不表示结论的绝对真实、可靠。有研究从与 Meta 分析质量相关的 6 个方面(研究设计、不同研究的可合成性、偏倚的控制、统计分析方法、敏感性分析、应用性)对 86 篇有关随机对照试验的 Meta 分析进行评价,结果发现仅 28% 的 Meta 分析合格。因经,在应用系统评价或 Meta 分析的结论指导临床实践前,必须对系统评价的方法和每一个步骤进行严格评价以确定系统评价的结论是否真实、可信,否则有可能被误导。

一、真实性评价

1. 是否根据随机对照试验进行系统评价 作为评价干预措施疗效"标准设计方案"的随机对照试验,如能很好地控制偏倚因素的影响,因此产生同质性好的系统评价被认为是论证强度最高的研究证据。而根据非同质 RCT 及非随机对照试验进行的系统评价易受偏倚的影响,系统评价的论证强度必然降低。

2. 是否采用广泛和详细的检索策略检索相关文献 从作者报告的文献检索方法可明确收集的文献是否全面。由于标识不完整,一般的文献检索数据库如 MEDLINE 仅能检索到收录随机对照试验的 50%,而发表偏倚可能导致系统评价出现假阳性结果。因此,全面的文献检索应包括手工检索相关杂志、检索会议论文集、学位论文、厂家数据库和与已发表文献作者联系。此外,如果文献检索时限制语种,也可能影响系统评价的结论。收集的文献越系统、全面,则结论受发表偏倚的影响就越小,可靠性就越大。

3. 是否评估纳入的单个研究的真实性 由于系统评价是对原始文献资料的再分析和总结,因此,除了进行系统评价的方法要严格外,原始文献的质量非常重要。所以,系统评价应详细描述评估文献质量的方法。

4. 是否采用单个病例资料(或每个研究的合成结果)进行 Meta 分析 采用单个病例资料进行的 Meta 分析被认为是 Meta 分析的标尺,具有根据单个研究的合成结果进行 Meta 分析不具备的优势,如对来自不同研究的结果采用一致的定义和分界点,能从患者水平分析异质性并进行生存分析,用通常确定的亚组进行分析以检验和提出假设、通过与试验者联系可详细核查和反复校正资料,以明确随机化和随访资料的质量,通过现有病例记录系统(诸如死亡登记)更新随访信息等,将偏倚和机遇的影响减至最小。

二、重要性评价

1. 不同研究的结果是否一致 如果纳入系统评价的每个临床研究,治疗效果相似或至少疗效的方向一致,则由此合成的结果的可靠性较高。因此,作者应评估纳入研究结果之间的相似性,即进行异质性检验。如果异质性检验有统计学差异,则应解释差异的原因并考虑将结果进行合成是否恰当。

2. 系统评价的疗效大小及精确性如何 在进行结果合成时,不能通过简单比较阳性研究结果和阴性结果的研究个数来确定系统评价的结论,而应该根据研究的质量和样本含量的大小对不同研究给予不同的权重值,并采用恰当指标和统计方法如随机效应模型和固定效应模型等合成结果,同时计算相应的可信区间。

三、适用性评价

系统评价报告的结果是所有研究对象的"平均效应",并不能涵盖各种情况下的所有患者,因此,应从 4 个方面考虑系统评价的结果能否应用于具体的患者。

1. 自己的患者是否与系统评价的研究对象差异较大,导致结果不能应用于自己的患者 可通过比较自己的患者与系统评价的研究对象在性别、年龄、并发症、疾病严重程度、病程、依从性、文化背景、社会因素、生物学及临床特征等方面的差异,并结合临床专业知识综合判断结果的推广应用性。

2. 系统评价的干预措施在自己的医院是否可行 由于技术力量、设备条件、社会经济因素的限制,即使系统评价中的干预措施效果明显,有时在自己所在的医院却不能实施,难以应用于患者。

3. 自己的患者从治疗中获得的利弊如何 任何临床决策必须权衡利弊和费用,只有利大于弊而且费用合理的才有应用于患者的必要。例如:告诉患者患病的真实情况有助于早期治疗和获取患者的配合,但也增加了患者的心理负担,可能降低生存质量。

4. 对于治疗的疗效和不良反应,自己的患者的价值观和选择如何 循证医学强调,任何医疗决策的制定应结合医师个人的专业知识和经验、当前最佳的研究证据和患者的选择进行综合考虑,应以"患者"为中心而不是单纯治病,目前越来越强调患者参与医疗决策。

例如:开角型青光眼既可药物治疗也可采用手术治疗。后者为有创性方法,结局可能一次性成功,但在一部分患者中也有可能引起眼压再次升高,需要再次或多次手术。选择哪一种治疗方法,应该是医师向患者详细介绍每种治疗方法的效果和可能的不良反应,由患者根据自身的需求、经济条件和耐受性等进行选择,不能完全由医师决定。

第五节 系统评价的应用

系统评价被认为是医疗卫生决策质量最高的证据之一,对于临床医师、公共卫生政策决策者以及科学研究人员都具有非常重要的作用与意义。目前系统评价或 Meta 分析主要应用于临床医疗、科研工作、医学教育、卫生政策决策等领域。

一、临床医疗的需要

随着循证医学的兴起,强调任何医疗决策的制定应遵循和应用科学研究结果,即应将个人的临床专业知识与现有的最佳临床研究结果结合起来进行综合考虑,为每个患者作出最佳的诊治决策。除高质量的原始论著外,系统评价的广泛应用正不断地改进和规范着医务工作者的医疗实践行为。例如:美国的政策研究所常应用系统评价的结果制订临床实践指南。有关为低血容量、烧伤和低蛋白血症患者常规补充白蛋白的系统评价发现,补充白蛋白疗法导致英格兰和威尔士的死亡人数每年增加 1 000~3 000 人,从而引起临床医师、科研人员和卫生决策者的极大关注,并呼吁禁止盲目使用白蛋白。再比如,英国伦敦 St.George 医院根据 Cochrane 系统评价结果改变急性哮喘的治疗方案,预计 1 年可节约成千上万英镑的医疗开支。

在国际医学界,系统评价和 Meta 分析往往也是临床指南所推荐证据的重要来源。在美国最新版 2018 年眼科临床指南(Preferred Practice Pattern,PPP)[10],我国眼科王宁利和李仕明等发表的低浓度阿托品、多焦渐进镜和 LASEK 与 PRK 比较 3 项系统评价[9,11-12]和 Meta 分析,就被引用作为“屈光不正和屈光手术临床指南”的证据来源。这三篇文章也是约翰霍普金斯大学布隆博格公共卫生学院(Johns Hopkins University Bloomberg School of Public Health)的 Evan Mayo-Wilson 教授和 Tianjing Li 教授等所评估 11 篇屈光不正干预领域质量可靠的系统评价中的 3 篇[13],说明我国眼科工作者在系统评价和 Meta 分析方面的工作已经获得了国际学术界的认可,在某些领域如眼视光还占据了很大比例的贡献。

二、科研工作的需要

临床科研要具有先进性、新颖性和临床价值,面对浩瀚的医学文献信息,研究人员必须查寻、阅读和评价相关领域的文献资料,掌握研究课题的历史、现状、发展趋势、存在问题、当前研究的热点与矛盾,提出选题、立题的依据,避免重复前人的工作,为研究工作提供信息资料和研究方向。目前,许多国家都非常重视高质量系统评价在临床科研的价值。例如,英国国家医学研究会资助的临床试验,要求申请者回答是否已有相关的系统评价及其结论如何,并邀请系统评价的作者参与临床试验申请书的评审。

三、反映学科新动态

围绕专业发展的热点,纵览一个领域的最新文献资料,作好有关专题的系统评价,全面、深入和集中地反映目前的动态和趋势、存在的问题和发展的方向,以促进学科的发展,保证不断地吸收新知识、新营养而居于学科的前沿位置。

四、医学教育的需要

医学教育除了向医学生传授疾病的共同规律和特性方面的知识外,还应该及时传授疾病的最新进展以及新药物、新技术的发展情况。教科书由于出版周期长,常常难以反映最新动态。因此,医学教育者需要不断地阅读有关医学文献以更新知识。而系统评价是快速获取有关知识的捷径之一。有些国家的作者正在使用 Cochrane 系统评价的结果来撰写医学教科书的有关章节。

另外,广大的基层医务工作者,由于工作繁忙、文献资源有限,为了知识的不断更新,可通过阅读有实用价值的、真实可靠的系统评价,作为学习新知识的继续教育资源。

五、卫生决策的需要

随着人口增长、年龄老化、新技术和新药物的应用、人类健康需求层次的提高,使有限的卫生资源与无限增长的卫生服务需求之间的矛盾日益加剧,要求卫生管理人员制定卫生决策应以科学、可靠的研究结果为依据,合理分配卫生资源,提高有限卫生资源的利用率。目前许多国家在制定卫生决策均要以医学文献资料特别是系统评价为依据。

例如:1990 年,魁北克的卫生技术评估委员会发表一篇有关使用造影剂而发生副作用的 Meta 分析。明确指出,没有证据说明使用高渗造影剂比低渗造影剂增加生命危险,仅严重的副作用的发生率稍有增加。结果的公布使魁北克在 1990—1992 年间因使用低渗造影剂的医疗费用明显降低,净节约 1 200 万美元。再如,美国利用 Cochrane 系统评价结果解决国家面临的重大医疗卫生保健问题;澳大利亚国家医疗服务咨询委员会通过卫生技术评估为国家的医疗卫生决策提供依据;英国利用 Cochrane 系统评价和卫生技术评估结果制定临床指南和医疗保险政策;丹麦国家卫生部根据超声检查的系统评价结果建议将超声检查撤出妊娠妇女常规检查清单。

总之,只有采用科学、严格的方法而产生的系统评价才能为临床医疗实践、医学教育、科研和卫生决策提供真实、可靠的信息,应用系统评价的结论应该进行严格的评价。

(程金伟 李仕明)

参 考 文 献

1. Glasziou P. 循证医学基础 . 唐金陵,译 . 北京:北京大学医学出版社,2010.
2. 刘鸣 . 系统综述、Meta 分析—设计与实施方法 . 北京:人民卫生出版社,2011.
3. 康德英,许能锋 . 循证医学 .3 版 . 北京:人民卫生出版社,2015.
4. Sharon E.Straus.Evidence-based medicine.How to practice and teach it.4th ed.Elsevier Ltd,2011.
5. Higgins JPT,Green S.Cochrane Handbook for Systematic Reviews of Interventions Version 5.1.0.The Cochrane Collaboration,2011.
6. Cheng JW,Cheng SW,Wei RL,et al.Anti-vascular endothelial growth factor for control of wound healing in glaucoma surgery.Cochrane Database Syst Rev,2016,1 :CD009782.
7. Minakaran N,Ezra DG.Rituximab for thyroid-associated ophthalmopathy.Cochrane Database Syst Rev,2013,5 :CD009226.
8. Wilkins M,Indar A,Wormald R.Intra-operative mitomycin C for glaucoma surgery.Cochrane Database Syst

Rev,2005,4:CD002897.

9. Li SM,Zhan S,Li SY,et al.Laser-assisted subepithelial keratectomy(LASEK)versus photorefractive keratectomy(PRK)for correction of myopia.Cochrane Database Syst Rev,2016,2:CD009799.

10. Chuck RS,Jacobs DS,Lee JK,et al.Refractive Errors & Refractive Surgery Preferred Practice Pattern(R). Ophthalmology,2018,125(1):101-104.

11. Li SM,Wu SS,Kang MT,et al.Atropine slows myopia progression more in Asian than white children by Meta-analysis.Optom Vis Sci,2014,91(3):342-350.

12. Li SM,Ji YZ,Wu SS,et al.Multifocal versus single vision lenses intervention to slow progression of myopia in school-age children:a Meta-analysis.Surv Ophthalmol,2011,56(5):451-460.

13. Mayo-Wilson E,Ng SM,Chuck RS,et al.The quality of systematic reviews about interventions for refractive error can be improved:a review of systematic reviews.BMC Ophthalmology,2017,17(1):164.

第七章

诊 断 试 验

第一节 诊断试验概述

一、概念

诊断试验(diagnostic test)是指为给患者作出诊断所应用的各种实验室检查、医疗仪器检查及其他方法,其含义较广,不仅包括各种实验室检查,还包括 CT、MRI 等物理检查手段以及病史、体检等临床资料[1]。从诊断试验获得的信息可以帮助健康提供者决定是否开始或继续使用某项治疗或干预措施。

二、诊断试验与筛检试验的区别

诊断试验是在有某种疾病迹象或症状的人群中进行的鉴别试验,是进一步把患者与可疑有病但实际无病的人区分开来;而筛检试验是在健康人或无症状的人群中进行的试验,旨在把可能患有某病的个体与可能无病者区分开来。筛检试验要求快速、简便,有高灵敏度,尽可能发现所有可能的患者,筛检试验阳性者须进一步做诊断试验以确诊;诊断试验技术要求较复杂、准确性和特异度高,要尽可能排除所有非患者。相对于筛检试验的结果,诊断试验的结果具有更高的准确性和权威性,诊断试验结果阳性者要随之以严密观察和及时治疗[2]。

三、实施原则

诊断试验的实施原则主要根据参与试验的患者进行评价,包括疾病的成本(财力与物力),以及当疾病被错分之后所带来的成本上升:一方面,假阳性者后续检测的费用上升;另一方面,假阴性者因未进行后续检查所带来的疾病成本上升。另外,对诊断阳性者应当有适当的治疗方法,如血清前列腺特异性抗原阳性者诊断为前列腺癌,可做前列腺切除术。同样,试验结果为阴性者应可排除患某疾病的可能性[3]。

第二节 诊断试验的评价

一项好的诊断试验,应该具备疾病存在时能正确发现疾病、疾病不存在时能正确排除疾病的能力,即具有较高的诊断准确度(accuracy)。评价一项诊断试验的准确度,可将试验的结果与生理的、生化的或病理的"真值"进行比较,或者与该试验试图预测的疾病的进展或疾病的并发症的发生情况进行比较。例如,用血压计测量动脉血压,可直接与动脉内压测量结果进行比较,也可与卒中或其他心血管疾病的继发情况进行比较。在临床流行病学中,我们更关注的是诊断试验对疾病进展和并发症发生情况的预测能力。

一、评价方法

(一) 确定"金标准"

所谓"金标准"是指当前临床医学界公认的诊断疾病的最可靠方法。理论上"金标准"应该具备准确区分研究对象是否为某病患者的能力,但"金标准"是医学发展的产物,目前公认的最佳诊断方法并不一定永远是最好的方法。常用的"金标准"有活检、微生物培养、尸检、特殊检查和影像诊断、临床综合判断以及长期随访的结果等。

(二) 选择受试对象

在诊断试验设计中,研究对象应对总体具有代表性。应尽可能包括不同病情程度、不同病程的、典型和不典型的、有并发症和无并发症的、治疗过的与未治疗的人群等。

(三) 确定样本量

与研究样本量有关的因素有:①待评价诊断试验的灵敏度;②待评价诊断试验的特异度;③显著性检验水平 α;④容许误差 δ。

(四) 整理评价结果

将"金标准"诊断结果为患者和非患者、采用某种新的诊断方法所测得的阳性和阴性结果,整理成四格表(表 7-2-1):

表 7-2-1 诊断试验评价

"金标准"	诊断结果		合计
	阳性	阴性	
患者	a	b	$a+b$
非患者	c	d	$c+d$
合计	$a+c$	$b+d$	$a+b+c+d$

二、评价诊断试验的常用指标

以下面的例子介绍一下评价诊断试验的常用指标:例如,以标准自动视野计的异常检测结果和(或)眼底改变为"金标准",来评价倍频视野计(FDT)对原发性青光眼的临床诊断效能,结果见表 7-2-2。

诊断试验的真实性(validity)指患有或不患有某病的人群是否被正确划分开来,又称准确性(accuracy)。

表 7-2-2 FDT 诊断原发性青光眼的准确性评价

"金标准"	FDT 结果		合计
	阳性	阴性	
是	50	5	55
否	91	211	302
合计	141	216	357

（一）灵敏度和特异度

灵敏度（sensitivity, Se）指根据该诊断试验的标准将实际有病的人正确地判断为有病的百分比，也称为真阳性率（true positive rate），可用来衡量诊断试验检测出有病者的能力。计算公式为：$Se=a/a+b$，上例中灵敏度为 $50/55 \times 100\%=90.9\%$。

特异度（specificity, Sp）指根据该诊断试验的标准将实际无病的人正确地判断为无病的百分比，也称为真阴性率（true negative rate），是衡量诊断试验正确地判断无病者的能力。计算公式为：$Sp=d/c+d$，上例中特异度为 $211/302 \times 100\%=69.9\%$。

（二）假阴性率与假阳性率

假阴性率（false negative rate, FNR），又称漏诊率或第二类错误（β），指实际有病，但根据诊断试验被错误地判定为无病的百分比。计算公式为：$FNR=1-Se=b/a+b$，上例中假阴性率为 $5/55 \times 100\%=9.1\%$。

假阳性率（false positive rate, FPR），又称误诊率或第一类错误（α），指实际无病，但根据诊断试验被错误地判定为有病的百分比。计算公式为：$FPR=1-Sp=c/c+d$，上例中假阳性率为 $91/302 \times 100\%=30.1\%$。

（三）一致率、Youden 指数、似然比

一致率（agreement rate）指研究对象中诊断正确的例数占总例数的比例。计算公式为：一致率 $=a+d/a+b+c+d$，上例中一致率为 $261/357 \times 100\%=73.1\%$。

Youden 指数（Youden's index, J）是灵敏度与特异度之和减去 1，表示诊断试验发现真患者与非患者的总能力。表示为：$J=Se+Sp-1$，上例中 Youden 指数为 $(90.9\%+69.9\%)/100\%-1=0.608$。

似然比（likelihood rate, LR）是指有病者中得出某一试验结果的概率与无病者中得出这一概率的比值，包括阳性似然比 LR_+ 和阴性似然比 LR_-。阳性似然比表示患者诊断结果阳性的概率是非患者的多少倍，计算公式为：$LR_+ =$ 真阳性率 / 假阳性率 $=Se/(1-Sp)$；阴性似然比表示患者诊断结果阴性的概率是非患者的多少倍，计算公式为：$LR_- =$ 假阴性率 / 真阴性率 $=(1-Se)/Sp$。

（四）阳性预测值和阴性预测值

预测值是反映应用诊断试验结果来估计受检者患病或不患病可能性大小的指标，这一值在预测疾病中非常重要。诊断试验的真实性也可用阳性预测值或阴性预测值表示。

阳性预测值（positive predictive value, PV_+）指诊断试验结果为阳性者实际患病的百分比，上例中阳性预测值为 $50/141 \times 100\%=35.5\%$。

阴性预测值（negative predictive value, PV_-）指诊断试验结果为阴性者实际不患病的百分比，上例中阴性预测值为 $211/216 \times 100\%=97.7\%$。结果见表 7-2-3。

表 7-2-3 诊断试验准确性评价

"金标准"	试验结果			实例	试验结果		
	阳性	阴性			阳性	阴性	
阳性	a	b	$a+b$	青光眼	50	5	55
阴性	c	d	$c+d$	非青光眼	91	211	302
	$a+c$	$b+d$	n		141	216	357

术语	公式	实例	定义
灵敏度	$a/(a+b)$	50/55(90.9%)	实际有病被正确的判为有病的百分比
特异度	$d/(c+d)$	211/302(69.9%)	实际无病被正确的判为无病的百分比
阳性预测值	$a/(a+c)^a$	50/141(35.5%)	诊断试验阳性者患目标疾病的可能性
阴性预测值	$d/(b+d)^a$	211/216(97.7%)	诊断试验阴性者不患目标疾病的可能性

[a] 表示样本人群的患病率与目标人群的患病率一致

　　预测值还与受检人群目标疾病患病率(P)的高低密切相关。若能估计得到受检人群中某病的发病率,那么阳性预测值和阴性预测值同样也能估计得到。下面是计算方法:

$$PV_+ = \frac{Pr(D)}{Pr(D)+\dfrac{1-Pr(D)}{LR+}},$$

其中,$Pr(D)$指患病人群占受检人群的百分比,LR_+为阳性似然比。

$$PV_- = \frac{Pr(1-D)}{Pr(1-D)+(Pr(D)*LR-)}$$

其中,$Pr(1-D)$指未患病人群占受检人群的百分比,LR_-为阴性似然比。

(五) ROC 曲线及其应用

　　上述的各指标中,一个指标只对应于一个诊断界值,当诊断界值改变时,各指标均会发生改变,因此不能直接用于比较诊断试验的准确度。ROC 曲线是近年来被公认的最佳评价诊断试验准确度的综合指标,可以描述多个诊断界值的诊断准确度。

　　ROC 曲线(ROC curve)也称受试者工作特征曲线(图 7-2-1),是以假阳性率,即 1-特异度为横坐标,以真阳性率,即灵敏度为纵坐标绘制而成的曲线,它用线段连接每个诊断界值对应的[(1-特异度),灵敏度]点。随着灵敏度的上升,1-特异度值增加,即特异度下降,反之亦然。一般情况下,我们会取离左上角距离最短的一点所对应的诊断试验测量值作为该诊断试验阳性或阴性的诊断参

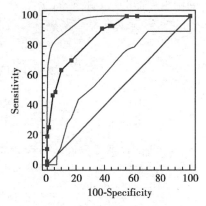

图 7-2-1 ROC 曲线(Sensitivity:灵敏度;Specificity:特异度)

107

考值,因为在这一点时,诊断试验的灵敏度与特异度值是最大的。

ROC 曲线除了确定诊断界值(cut-off point)外,还可根据曲线下面积的大小,比较两种或多种诊断试验的准确度。ROC 曲线绘制与曲线下面积的比较可在 SAS、SPSS、Stata、Medcalc 等软件下完成。

第三节 诊断试验评价注意事项

诊断试验准确性的评价在下面几种情况下可能被错估:①获得的患有某病的人群(如青光眼)的数据不能代表该诊断试验试图评价的人群;②所研究患者的样本未包括临床实践中将使用该诊断试验的各种患者。

诊断试验改善结局的能力受患病率的影响,在发生结局之前能多大程度上发现异常,或根据结果进行早期治疗是诊断试验的主要作用。对大多数试验来说,可通过不同的研究得到上述信息。例如,通过血压筛检来降低心血管疾病的死亡率,可由下面三种研究来确定筛检的血压值:

1. 高血压患病率的调查。

2. 高血压人群中心血管疾病的死亡率调查。

3. 高血压治疗和未治疗组心血管疾病死亡率的比较。

若试图比较两组人群疾病的进展或疾病并发症的发生情况,可用下面的研究:

1. 进行诊断试验并根据其结果接受治疗。

2. 未接受诊断试验,因此未根据诊断试验的结果指导治疗。

这些研究试图评估诊断试验的准确性以及早期治疗的有效性,需要很大的样本量,因为参与试验的大部分人群未患有目标疾病。尽管如此,若某项诊断试验结果为阳性者均必须接受治疗,还是需要这样的研究(因此排除上述第 3 种类型的研究)。这在癌症的筛检试验中非常常见。例如,女性在乳腺 X 线照片或子宫颈样片检查试验中为阳性者都要接受治疗,因此不会有治疗或未治疗组的对比研究。

传统研究设计可用于评价诊断试验。例如,可用随机对照试验(受检个体被随机的分配到是否接受粪便潜血检查)、队列研究(比较接受乙状结肠镜检查和未接受乙状结肠镜检查的两组人群的结直肠癌的死亡率)和病例对照研究(比较结直肠癌组和对照组乙状结肠镜检查的情况)来评价结直肠癌筛检试验对降低结直肠癌死亡率的作用[3]。

第四节 诊断试验的系统评价/Meta 分析

一、概述

诊断试验系统评价是一种全面评价诊断试验证据准确性和重要性的研究方法。其目的是评价诊断试验对目标疾病诊断的准确性。诊断性试验系统评价的结果是建立在广泛搜集文献的基础上、按照特定的纳入排除标准筛选文章、依据专家推荐的量表评价研究的质量并进行定性描述或定量的统计分析(即 Meta 分析),是诊断试验最高级别的证据。在临床实践过程中,临床医师选择和采用诊断试验时,不但要了解诊断性试验的特征和适用范围,还应对相关的诊断性试验进行全面、系统的评价研究。这将有助于临床医师合理选择可靠、准确且实用的诊断试验,科学地解释诊断试验的各种结果,为提高疾病诊断的准确性提供科学依据。目前大量的诊断性试验 Meta 分析已经发表,然而诊断性试验 Meta 分析方法学仍不完善,没有形成统一的评价标准,各个研究所采用的测量指标有所不同,导致临床研究者和应用者在评价这些诊断试验时会有一些困难[4,5]。

二、诊断试验的系统评价 /Meta 分析步骤

(一) 提出临床问题,明确 Meta 分析的目的

可遵循 PICOS(P:研究对象;I:研究因素;C:对照;O:研究结果;S:临床背景)的原则,构建研究问题。临床问题明确后,通过系统评价或 Meta 分析可以回答以下问题:①现有诊断试验研究提供的诊断准确性结果是否真实? ②该诊断试验研究证据是否能表明此项诊断试验可以正确区分患者与非患者的能力有多大? ③如何将这个真实、准确的诊断试验应用于某一具体的临床背景或患者[6~9]?

(二) 制订检索策略

1. 首先明确检索数据库的种类,收录文献的时间范围,有无语种限制。诊断试验的检索数据库至少要包括:PubMed,EMBASE,Cochrane Library 等。如涉及中文研究,应包括:CBMdisc,万方数据库与 CNKI 等。

2. 选择正确的检索词 研究者需要注意的是:在不同的数据库中,采用的检索词并不完全一样。PubMed 采用 MeSH 主题词表,EMBASE 则有 EMtree,中文数据库一般根据中文主题词表设置检索词。因此,选择正确的检索词是提高检索灵敏度与特异度的保证。

3. 建议研究者在制订检索策略时最好有图书馆信息专业人员的参与。

4. 手工检索重要专业期刊,进一步查全文献。

(三) 筛选文献并进行质量评估

文献的筛选建议由两个以上的研究者共同完成,以避免选择偏倚。研究中应根据预先设计的文献纳入和排除标准进行筛选,不可随意更改纳入排除标准。对初步筛选出的文献进行质量评价是系统评价 /Meta 分析的重要环节,Cochrane 系统评价推荐使用 2003 年发布的 QUADAS 清单[10]。近年,在内科学年鉴上发表了更新的评估工具,即 QUADAS-2。

(四) 提取数据,进行 Meta 分析

提取数据时有两点建议:①预先制订数据提取表;②尽量获得原始数据,如每项独立研究结果的四格表数据,而不是灵敏度、特异度等值。

诊断试验系统评价中数据分析步骤一般为:

1. 描述单个研究的结果 诊断试验系统评价应报告所有纳入研究的背景信息(发表年限、国家、样本量、研究对象选择、方法学特点等)及主要结果(四格表数据、灵敏度、特异度、ROC 曲线等)。

2. 检测阈值效应、检验异质性[10] 随着诊断试验的快速发展,诊断技术的提高,同一诊断试验在不同年代发表的文章中所采用的诊断界值常常不同,这些不同的诊断界值常导致阈值效应。在诊断试验中,阈值效应是引起异质性的重要原因之一。研究之间的阈值效应可以通过计算所有纳入研究的灵敏度与特异度之间的 spearman 相关系数来确定。当存在

阈值效应时,灵敏度和特异度成负相关(或灵敏度与 1- 特异度成正相关)。灵敏度和特异度之间的相关性还可由其他众多原因引起(如不同疾病谱或不同研究设计等)。

异质性检验是用于检验多个相同研究的统计量间是否具有异质性的方法。常用的统计方法是 Q 检验,若异质性检验结果为 P>0.10,可认为多个同类研究具有同质性;当异质性检验结果为 $P \leq 0.10$,可认为多个研究结果是不同质的。纳入研究的异质性大小还可用 I^2 来衡量,$I^2 = [Q-(k-1)]/Q \times 100\%$,Q 为异质性检验的卡方值,k 为纳入 Meta 分析的研究个数。I^2 解释了由非抽样误差所引起的变异(异质性),用于衡量多个研究结果间异质性程度大小的指标,只要 I^2 不大于 50%,其异质性可以接受。$I^2<25\%$ 则异质性较小,$25\%<I^2<50\%$ 则为中等度异质性,$I^2>50\%$ 则表明研究结果间存在高度异质性。

3. 处理异质性[11~14] 如果研究间存在异质性,通常可以采取以下措施:①从研究设计、方法学特点、统计分析等方面寻找异质性的来源,并可对每个研究采用统一的多重回归模型进行分析,从而避免由于模型不一致(不同的变量选择和定义以及混杂因素的调整等)导致的异质性。②亚组分析,即按不同的临床特征或研究质量分亚组分析。③若符合 Meta 回归的条件[原始研究个数≥所探讨因素的个数 × (5~10)],则可采用 Meta 回归以及混合模型,利用回归模型控制混杂因素消除异质性。④选用随机效应模型。⑤采用多水平统计模型适当合并所有来自于观察结果的不确定资料。该模型由两个水平构成,即个体水平和研究水平,前者来自于真实但未知的随机效应观测数据,后者与研究间的随机效应有关。⑥敏感性分析,排除可能是异常结果的研究后,重新进行 Meta 分析,与未排除异常结果研究的 Meta 分析结果进行比较,探讨被去除的研究对合并效应的影响程度。⑦若异质性过于明显,则不进行 Meta 分析,对结果进行定性描述分析。

4. 根据异质性检验结果选用不同模型合并效应指标 当合并原始研究的数据时,有两个模型可以选择。固定效应模型假设所有纳入的研究是来自同一总体的随机样本,研究间的差异仅由抽样误差造成。无论异质性存在与否,利用固定效应模型估计的结果只是所纳入研究效应量的平均值。对于诊断试验 Meta 分析,如果所纳入的研究没有异质性并且不存在阈值效应,可以用固定效应模型,反之,则用 ROC 曲线或者构建 SROC(summary receiver operating characteristic)曲线。随机效应模型是假设研究的效应量不固定,但服从某种分布,一般假定为正态分布。研究间效应量的变异大小可用组间方差加以测量,并以此为权重,对效应量进行校正估计。若无异质性,两个模型的合并分析结果应该一致;当异质性检验有统计学意义且假设研究间效应量不固定、但服从正态分布时,应选择随机效应模型的估计结果,倘若异质性过大($I^2>50\%$),应进行亚组分析、Meta 回归或者放弃 Meta 分析做定性评价。

5. 合并效应量 基于阈值效应的判定结果及异质性检验的结果选择合适的效应量、恰当的模型对统计量进行加权合并。若不存在阈值效应且各个研究间没有异质性或异质性不明显($I^2<50\%$),则可以合并计算敏感度、特异度、似然比(likelihood ratio,LR)、诊断比值比(diagnostic odds ratio,DOR)、AUC(the area under the ROC curve)等指标;若存在阈值效应,则应构建 SROC 曲线或者用 ROC 曲线。

6. 分析是否存在发表偏倚[15] 识别发表偏倚的方法有漏斗图法、失安全系数法、剪补法、等级相关法、Meta 回归,在诊断试验系统评价中漏斗图最为常用。漏斗图是以样本量(或效应量标准误的倒数)为纵坐标,以效应量(或效应量的对数)为横坐标绘制散点图。当存在发表偏倚时,漏斗图表现为不对称分布。对于诊断试验系统评价发表偏倚的检测,现在应用较多的有 Deek 漏斗图,以有效样本量的平方根的倒数为横坐标,以 DOR(或 LnDOR)为纵坐标绘制漏斗图,若漏斗图对称表示无发表偏倚(斜率系数的 P 值 >0.05)。

(五)撰写报告,对结果进行解释

诊断试验研究的系统评价 /Meta 分析报告应采用或参考相关的报告规范。可参考《系统综述和荟萃分析优先报告的条目 PRISMA 声明》。最后基于 SR/Meta 分析研究结果,提出临床实践建议及进一步的研究计划。

三、诊断试验 Meta 分析常用统计软件

近年来,随着研究者对诊断试验 Meta 分析的重视,一些新的统计方法和软件不断涌现:例如 RevMan5.0 以上版本提供了诊断试验 Meta 分析模块;Meta-Disc 则是诊断性试验 Meta 分析的专用软件;Stata 软件的 "metandi" 和 "midas" 命令可以分别拟合新近流行的层次综合受试者工作特征曲线模型(hierarchical summary ROC model)、双变量混合效应模型(bivariate mixed effects models);其他,如 SAS 软件通过编程也可以实现诊断试验 Meta 分析。

(梁远波 毛广运)

参 考 文 献

1. 刘桂芬 . 医学统计学 .2 版 . 北京:中国协和医科大学出版社,2009.

2. 李立明 . 流行病学 .6 版 . 北京:人民卫生出版社,2008.

3. Rothman KJ,Greenland S,Lash TL.Modern epidemiology.Philadelphia,PA:Lippincott Williams & Wilkins,2012.

4. 张俊,徐志伟,李克 . 诊断性试验 Meta 分析的效应指标评价 . 中国循证医学杂志,2013,13(7):890-895.

5. Willis BH,Quigley M.Uptake of newer methodological developments and the deployment of Meta-analysis in diagnostic test research:a systematic review.*BMC medical research methodology*,2011,14:11-27.

6. 彭晓霞 . 诊断试验的 Meta 分析 . 北京:循证医学与临床实践指南指定、评价和解读方法学研讨会,2011.

7. Kim KW,Lee J,Choi SH,et al.Systematic Review and Meta-Analysis of Studies Evaluating Diagnostic Test Accuracy:A Practical Review for Clinical Researchers-Part I.General Guidance and Tips.*Korean journal of radiology*,2015,16(6):1175-1187.

8. Lee J,Kim KW,Choi SH,et al.Systematic Review and Meta-Analysis of Studies Evaluating Diagnostic Test Accuracy:A Practical Review for Clinical Researchers-Part II.Statistical Methods of Meta-Analysis.*Korean journal of radiology*,2015,16(6):1188-1196.

9. Suh CH,Park SH.Successful Publication of Systematic Review and Meta-Analysis of Studies Evaluating Diagnostic Test Accuracy.*Korean journal of radiology*,2016,17(1):5-6.

10. 李志霞,杨智荣,项骁,等 . 识别诊断试验准确性系统综述的方法学异质性 . 中华流行病学杂志,2016,37(2):286-290.

11. Eusebi P,Reitsma JB,Vermunt JK.Latent class bivariate model for the Meta-analysis of diagnostic test accuracy studies.*BMC medical research methodology*,2014,14:1-9.

12. Takwoingi Y,Guo B,Riley RD,et al.Performance of methods for Meta-analysis of diagnostic test accuracy with few studies or sparse data.*Statistical methods in medical research*,2017,26:1896-1911.

13. Leeflang MM.Systematic reviews and Meta-analyses of diagnostic test accuracy.*Clinical microbiology and infection:the official publication of the European Society of Clinical Microbiology and Infectious Diseases*,

2014,20(2):105-113.

14. van Enst WA,Naaktgeboren CA,Ochodo EA,et al.Small-study effects and time trends in diagnostic test accuracy Meta-analyses:a Meta-epidemiological study.*Systematic reviews*,2015,4 :2-7.

15. van Enst WA,Ochodo E,Scholten RJ,et al.Investigation of publication bias in Meta-analyses of diagnostic test accuracy:a Meta-epidemiological study.*BMC medical research methodology*,2014,14 :70.

第二篇

各 论

第八章

青 光 眼

第一节 青光眼总论

青光眼是一类由于病理性眼压升高导致全视路损害的疾病,是全球第一不可避免致盲眼病。目前我国40岁以上人群中闭角型青光眼患者达到1 010万,开角型青光眼患者有1 200万,且开角型青光眼患者数量有逐年上升的趋势[1]。近年来,随着精准医学[2]、循证医学、分子生物学、材料学的发展以及人类生活质量的提高,青光眼的基础研究及临床实践进入了一个新的篇章。

青光眼治疗的主要策略是降低眼压以及视神经保护[3]。拟胆碱类药物是最早局部运用于青光眼患者的一类药物,包括毒扁豆碱、毛果芸香碱、氨甲酰胆碱以及碘化磷酰硫胆碱。其后肾上腺素能激动剂开始使用,包括肾上腺素以及地匹福林。但由于全身副作用较大而逐渐被替代。此后,包括 α_2 肾上腺素能激动剂、β 肾上腺素能拮抗剂、碳酸酐酶抑制剂、前列腺素类似物等逐渐推广到临床[4]。青光眼的治疗进入了一个新的时代,同时,青光眼的治疗方式也开始发生转变,从开始的全身用药到局部用药,从单方用药到联合用药,青光眼的药物治疗也逐渐进入精准医疗时代[5]。

青光眼的手术治疗方式也在日新月异的发展,从最早的全层滤过手术到可调控引流量的手术以及各种引流物植入术,初期手术设计者通常考虑的是建立房水引流旁路来降低眼压,而没有考虑通过改善房水的自然引流通道来降低眼压。自2000年以来,滤过泡依赖性手术和滤过泡非依赖性手术开始发展,包括小梁网排出通道的手术方式,包括 Schlemm 管切开及扩张术、非穿透性小梁手术、深层巩膜窦切除术、经内路激光小梁穿孔手术;以及增加葡萄膜巩膜通道房水流出的手术,包括睫状体上腔引流术、经前房和睫状体带的房水引流术;减少房水生成的手术,包括睫状突定量光凝术等[6,7]。然而,验证这些治疗方式优劣可靠的手段便是临床试验,尤其是高质量的随机对照试验(randomized controlled trial,RCT)。随着许多高质量的 RCT 研究结果发布,为广大临床工作者治疗青光眼选择治疗方案提供有力的循证证据[8]。

由于青光眼领域治疗得到日新月异的发展,因此聚焦在此领域相关的多中心的研究结果不断发布。迄今为止,研究青光眼疾病领域中全球著名的 RCT 研究有42项,均为治疗性临床试验。由于不同前列腺素衍生物类药物不断研发、上市,因此半数 RCT 与前列腺素衍生物类药物治疗青光眼的研究有关。而流行病学方面,青光眼的队列研究总共有 35 项,主要聚焦在 POAG 疾病。为了方便临床工作者了解该领域的研究动态,将部分 RCT 以及队列研究的具体信息归纳于表 8-1-1 与表 8-1-2。

【临床试验经典案例】

一、低眼压性青光眼的治疗研究(LoGTS)

(一) 研究目的

该研究目的是通过与具有相似降眼压效果的噻吗洛尔(无神经保护的作用)对比,探究正常眼压性青光眼患者使用溴莫尼定滴眼液是否有神经保护的效果。

(二) 关键问题

正常眼压性青光眼患者,溴莫尼定滴眼液除了降眼压外是否还有直接的神经保护作用?

(三) 研究方法

多中心研究,受试者来自美国 13 个中心,共 178 位正常眼压性青光眼患者。

1. 纳入标准 双眼眼压 ≤ 21mmHg;房角镜检查前房角开放;青光眼性视野缺损;青光眼性视盘改变一致。

2. 排除标准 年龄 <30 岁;单眼视力 <6/12;视野 MD<−16dB 或注视困难的严重青光眼;房角关闭史,青光眼手术史,外伤、炎症、糖尿病视网膜病变或存在其他可导致视野丧失的疾病;脉搏 <50 次 /min,控制不佳的心脏病、肺或肾脏疾病,心肌梗死或卒中病史。

(四) 分组

因溴莫尼定可能引起的不良反应、考虑该组失访率为 20%,最终受试者以 4∶3 的比例随机分配入溴莫尼定组及噻吗洛尔组(99 人使用含 50ppm 苯扎氯铵防腐剂的 0.2% 溴莫尼定,79 人使用含 100ppm 苯扎氯铵防腐剂的 0.5% 噻吗洛尔)。

(五) 观察指标

主要观察指标:视野缺损的进展。

次要观察指标:视盘改变;眼压;视野缺损进展的危险因素。

(六) 随访

4 年,每隔 4 个月随访 1 次。

(七) 结果

1. 受试者失访情况 在第一年时,溴莫尼定组受试者失访率明显高于噻吗洛尔组(36% 与 10%,P<0.001),原因多为发生眼部过敏反应、不良反应及患者的不依从性。此外,第一年后停药的受试者,溴莫尼定组占 18%、噻吗洛尔组占 19%,导致研究后期两组受试者偏少。

2. 眼压 两组之间总体眼压没有差异,进行亚组分析时,失访者、视野缺损进展者与无进展者间眼压也无差异。

表 8-1-1 青光眼领域中全球著名的 RCT 研究

研究作者	英文缩写	研究类型	样本量	国家	Grade 证据分级	Grade 推荐强度	治疗疾病
Narayanaswamy A, et al[9]	ALPIPACG	RCT	106	新加坡	A	1	ACG
DuBiner HB, et al[10]	NA	RCT	127	澳大利亚	A	1	POAG/OHT
Ocular Hypertension Treatment Study[11]	OHTS	RCT	1 636	美国	A	1	OHT
Early manifest glaucoma trial[12]	EMGT	RCT	255	瑞典	A	1	early OAG
Collaborative Normal Tension Glaucoma Study[13]	CNTGS	RCT	140	美国	A	1	NTG
European Glaucoma Preventing Study[14]	EGPS	RCT	1 081	欧洲	A	1	OHT
Collaborative Initial Glaucoma Treatment Study[15]	CIGTS	RCT	607	美国	A	1	POAG
Advanced Glaucoma Intervention Study[16]	AGIS	RCT	591	美国	A	1	progressive OAG
Tube vs Trabeculectomy Study[17]	TVT	RCT	212	美国	A	1	medically uncontrolled glaucoma
Azuara-Blanco A, et al[18]	EAGLE	RCT	419	英国	A	1	PACG
Inan UU, et al[19]	ELBBFVRV	RCT	41	土耳其	A	1	POAG/OHT
Simmons ST, et al[20]	NA	RCT	69	美国	A	1	POAG/OHT
Kampik A, et al[21]	NA	RCT	379	美国	A	1	POAG/OHT
Kampik A, et al[22]	NA	RCT	28	中国	B	2	NTG
Carassa RG, et al[23]	NA	RCT	>50	意大利	B	2	POAG
Yazdani S, et al[24]	IBNVG	RCT	26	美国	B	2	NVG
Kirwan JF, et al[25]	NA	RCT	450	南非	A	1	POAG/剥脱性青光眼/其他
Babighian S, et al[26]	NA	RCT.	30	意大利	B	2	POAG
Low-Tension Glaucoma Treatment Study[27]	LoGTS	RCT	178	美国	B	1	NTG
The United Kingdom Glaucoma Treatment Study[28]	UKGTS	RCT	516	英国	A	1	OAG
The Glaucoma Laser Trial[29]	GLT	RCT	271	美国	B	1	POAG

POAG：原发性开角型青光眼；OHT：高眼压症；OAG：开角型青光眼；NTG：正常眼压性青光眼；NVG：新生血管性青光眼；NA：未获得

表 8-1-2 青光眼领域中全球著名的队列研究

研究全称	英文缩写	研究类型	样本量	国家和地区	GRADE 证据分级	GRADE 推荐强度	相关疾病
Girkin CA, et al [30]	GOC	队列研究	6 021	美国	B	1	外伤性青光眼
Leung DY, et al [31]	NA	前瞻性队列研究	256	中国香港	B	2	NTG
Kang JH, et al [32]	CCRPOAG	前瞻性队列研究	79 120	美国	B	1	POAG
Lin CC, et al [33]	OSAG	回顾性匹配队列研究	1 012	中国台湾	B	1	OAG
Leung DY, et al [34]	NA	Cohort study	286	中国香港	B	2	NTG
Iwao K, et al [35]	NA	多中心回顾性队列研究	121	日本	B	2	类固醇性青光眼
Bussieres JF, et al [36]	RCSOPG	回顾性队列研究	163	加拿大	B	2	儿童型青光眼
Dahlmann-Noor AH, et al [37]	NA	队列研究	102	英国	B	2	青少年型青光眼
Mosaed S, et al [38]	NA	队列研究	20	加拿大	C	2	POAG/剥脱性青光眼假性/色素播散/葡萄膜炎性青光眼/其他
Hwang DK, et al [39]	NA	回顾性队列研究	3 134	中国台湾	B	1	OAG

OAG:开角型青光眼;POAG:原发性开角型青光眼;OHT:高眼压症;NTG:正常眼压性青光眼;NVG:新生血管性青光眼;NA:未获得

3. 视野损伤的进展　溴莫尼定组受试者(9%)视野缺损进展的人数少于噻吗洛尔组(9% 与 39%, $P<0.001$)。然而,在研究结束时两组中视野缺损无进展者比例相似(溴莫尼定组36%,噻吗洛尔组32%)。使用不同视野缺损检测方法,并比较其有效性,结果仍相似。

在多因素分析中发现,年龄、系统性抗高血压药物治疗及较低的眼内灌注压是视野缺损进展的危险因素。此外,发现眼压对视野缺损的进展无影响。

4. 神经保护作用　噻吗洛尔组受试者的视野缺损进展更大,然而两组之间眼压无差异,表明溴莫尼定有独立于降眼压的神经保护作用。相关解释如下:

(1)噻吗洛尔可能会降低血压,减少视盘的灌注(但有证据表明溴莫尼定有更强的系统性降压作用)。

(2)噻吗洛尔可能对视盘血管的调节有不利影响。

(3)溴莫尼定可能减少眼压或夜间眼压的波动,但该研究中未监测该指标。

(4)因过敏而停用溴莫尼定的患者,可能存在视野缺损进展风险的增加,导致研究偏倚的发生。

(八) 研究的不足之处

该研究按意向处理分析,无法对那些停止治疗的患者进行视野缺损进展的评估。如果停止使用溴莫尼定的受试者视野缺损进展的风险增加,则会导致溴莫尼定效果更佳的研究偏倚。由于许多受试者中途退出实验,研究结束时两组剩余的受试者偏少。

(九) 关键信息

1. 在正常眼压性青光眼中,溴莫尼定和噻吗洛尔降眼压效果相似。

2. 与噻吗洛尔相比,溴莫尼定药物发生眼部过敏反应、全身性不良反应及患者的不依从性风险更高。

3. 与噻吗洛尔组相比,持续用溴莫尼定治疗可降低正常眼压性青光眼视野损伤的进展。

4. 溴莫尼定这种明显的独立于降眼压的神经保护作用可能存在多种解释。

二、英国青光眼治疗研究(UKGTS)

(一) 研究目的

英国青光眼治疗研究(UKGTS)是第一个对于开角型青光眼(OAG)治疗的随机、双盲、安慰剂对照试验。该研究的主要目的是评估前列腺素类似物治疗(0.005% 拉坦前列素)对视野(VF)保护的影响,并探索可缩短青光眼研究时间的新方法,尤其是以视野缺损进展率和视盘成像(ONH)作为研究的观测指标。次要目的包括识别视野恶化的风险因素,评估视野损失与生活质量(QoL)之间的关联。

(二) 关键问题

1. 前列腺素类似物(拉坦前列素)治疗开角型青光眼能否减缓其两年内的视野恶化?

2. 是否可将视野缺损进展率和视盘成像作为研究的观测指标以帮助缩短研究时间?

3. 哪些风险因素可用于预测视野恶化?

4. 开角型青光眼患者的视野缺损与生活质量的关联性如何?

(三) 研究方法

随机对照试验。受试者为来自英国 10 个医院的 516 名患者。

1. 纳入标准　新发且未经治疗的单眼或双眼开角型青光眼患者(包括假性剥脱综合

征);双眼视野检查结果可靠且一致;年龄大于 18 岁;视力 ≥ 6/12(20/40)。

2. 排除标准　中度进展的视野缺损或单眼注视困难者;连续两次测量的单眼未治疗眼压 ≥ 30dB 或 ≥ 35mmHg;无法获得视盘成像,并存白内障或糖尿病视网膜病变;既往手术史(一年前行单纯白内障手术者除外)。

(四) 分组

受试者被随机分配(1:1)到 0.005% 拉坦前列素组和安慰剂组,双眼每天各滴眼 1 次,其中均含有苯扎氯铵防腐剂 0.2mg/ml。

(五) 观察指标

主要观察指标:确诊视野恶化的时间(类似于 EMGT)。

次要观察指标:单眼或两眼视野缺损速度;神经纤维层丢失率(GDx 扫描激光偏振和 OCT)或视盘盘沿丢失率(HRT 扫描激光检眼镜检查);眼压变化。

(六) 随访

24 个月。

(七) 结果

数据安全委员会要求进行中期分析,以便尽早获得实验的结论。最终对 461 名患者的主要观测指标进行了分析。

1. 拉坦前列素对眼压的影响　安慰剂组的基线眼压 20.5mmHg、最终升高了 1.4mmHg,拉坦前列素组的基线眼压 19.6mmHg、最终降了 5mmHg(降低 26%),该作用效果持久。两组的不良反应轻微并且相似,受试者的失访及因药物不耐受而退出者在两组间也无差异。

2. 拉坦前列素对青光眼进展的影响　24 个月内,安慰剂组的 230 例患者中有 59 例(26%)、拉坦前列腺素组的 231 例患者中有 35 例(15%)显示发生了青光眼视野缺损的进展(P=0.006)。拉坦前列素组患者确认视野恶化的时间也较长(HR=0.44,P=0.0003)。

3. 进展的危险因素　年龄 ≥ 65 岁,视野 MD ≤ −4.5dB 和基线眼压 ≤ 21mmHg 是视野缺损进展的危险因素。且存在任何危险因素者进行拉坦前列素治疗,其效果均较安慰剂组更佳。与眼压测量、视盘成像和生活质量评估有关的结果至 2017 年 4 月尚未公布。

(八) 研究不足之处

该研究设计良好,因为它复制了通常的临床诊疗过程、纳入标准宽泛。随访患者有中等程度的失访,但这并没有引起系统偏倚。

(九) 关键信息

1. 拉坦前列素比安慰剂降眼压效果更佳,且两年内视野缺损进展率可降低 50% 以上。

2. 多种视野检查和时间 - 事件分析可能允许青光眼研究时间缩短。

三、晶状体摘除术在闭角型青光眼治疗中的有效性研究(EAGLE)

(一) 研究目的

虽然晶状体摘除术是房角关闭确切有效的治疗方式,但手术带来的风险不容忽略,尤其对于视力较好且无白内障的患者,其手术获益与否需谨慎评估。用激光虹膜切除术联合药物治疗的标准化治疗(SC)以及必要时行虹膜成形术与青光眼手术,可能导致患者后期需要更多的药物以及更复杂的手术进行后续治疗。EAGLE 研究提出假说:相较于接受标准化治疗(SC)的患者,随机接受早期晶状体摘除术的患者,在 3 年随访时生活治疗更高、眼压降低效果更好且后续行青光眼手术者比例更低。

(二) 关键问题

对于无白内障的原发性房角关闭、高眼压症以及原发性闭角型青光眼患者,早期晶状体摘除术(LE)与激光虹膜周切术联合药物的标准化治疗,在降低眼压及保持患者生活质量方面哪个更有效? 晶状体摘除术和标准化医疗护理,哪种治疗方式的中期成本-效益比最高?

(三) 研究方法

多中心研究。英国 22 个医疗中心、东亚 7 个医疗中心及澳大利亚的 1 个医疗中心,随机纳入 419 名患者,平均年龄 67 岁,女性占 58%,中国籍患者占 31%,其中 37% 人患有原发性房角关闭、63% 人患有原发性闭角型青光眼。

1. 纳入标准　眼压 >21mmHg 的原发性闭角型青光眼患者,或眼压 ≥ 30mmHg 的原发性房角关闭患者;最新诊断、且未进行过诊治的患者;房角关闭或粘连程度 ≥ 180° 范围;有晶状体眼;年龄 ≥ 50 岁。

2. 排除标准　进展性青光眼(MD ≤ −15dB 或杯盘比 ≥ 0.9);既往发生过急性房角关闭者;有症状的白内障患者;既往已行包括任何激光治疗在内的眼部手术。

(四) 分组

受试者按照 1∶1 的比例,随机分入 LE 或 SC 治疗组。LE 组患者行超声乳化吸除术联合人工晶状体植入术,如果治疗需要,再行药物治疗及小梁切除术。SC 组患者行激光虹膜切除术,如果房角持续关闭则行激光小梁成形术,如果治疗需要,再行药物治疗及小梁切除术。

(五) 观察指标

1. 主要观察指标　欧洲生活质量评分 −5 维度问卷(EQ5D),眼压,增加的成本效益比(ICER= △ cost/ △ quality-adjusted life year,即成本变化量 / 生活质量变化量 – 年校正量 QALY)。

2. 次要观察指标　需行小梁切除术的比例,视野损失。

(六) 随访

3 年。

(七) 结果

1. 生活质量　LE 组的 EQ-5D 问卷得分在基线时为 0.87,在 12 个月时升至 0.90,3 年时降至 0.87,而 SC 组基线为 0.88,12 个月时下降至 0.86,3 年时为 0.84。3 年时的差异为 0.052 有统计学意义(P=0.005)。另外 2 名患者报告了与健康相关的生活质量和视功能的测量结果,LE 组的功能略有增加,SC 组的功能略有下降,各自具有统计学意义。LE 组视力较好,各组间视野无差异。

2. 眼压、药物和小梁切除术　在 LE 组中,平均基线眼压值为 29.5mmHg,6 个月时下降至 15.7mmHg,3 年后稳定在 16.6mmHg。在 SC 组中,平均基线眼压值为 30.3mmHg,6 个月时降至 19.2mmHg,3 年后又进一步下降至 17.9mmHg。两组随访 3 年时,LE 组眼压比 SE 组低 1.2mmHg,差异有统计学意义(P=0.004);LE 组与 SC 组分别有 61% 和 21% 的患者无须青光眼药物治疗,且 LE 组药物滴眼次数平均为 0.4 次、SC 组为 1.3 次(P<0.001)。在 SC 组共有 6 名患者进行了小梁切除术,LE 组仅有 1 位行小梁切除术。

3. 安全性、并发症　LE 组和 SC 组分别有 25 位与 50 位患者出现并发症,LE 组有 6 位患者的并发症与初始手术相关(3%)、其中 1 位患者视力不可逆性地降低 2 行,而 SC 组中 16 位(8%)患者的并发症为激光虹膜切开术伴发的少量出血。LE 组有 3 名患者、SC 组仅有 1

名患者需要再次接受治疗。LE 组中有 1 名患者、而 SC 组中有 2 名患者发生恶性青光眼。

4. 成本效益比　经济学分析数据是基于英国国家健康护理系统(NHS)的 285 名患者，在随访的 3 年内,LE 组患者平均每人花费 2 467 英镑,SC 组患者平均每人花费 1 486 英镑,增加的成本效益比(ICER, △ cost/ △ QALY)为 8 400~14 284 英镑。这说明如果每个质量校正年(QALY)的花费在 20 000 磅以上时,那么 SC 治疗可能在经济有效性方面会很有优势;且据该模型推测,SC 治疗 5 年后 ICER 会降低 7090 磅,而 10 年后其花费甚至低于 LE 治疗。

(八) 研究不足之处

无法对患者及临床医师进行盲法干预,因此可能会对结果带来偏倚。前房角镜检查报告大部分未完成。经济学方面分析仅基于英国患者的数据。该研究结论很可能并不适用于整个亚洲人群。

(九) 关键信息

1. 眼压 >30mmHg 的原发性房角关闭或眼压 >21mmHg 的原发性闭角型青光眼,且没有明显白内障的情况下,早期晶状体摘除术治疗与激光虹膜切开术、虹膜成形术和药物治疗相比,患者可以获得更高的生活质量、更低的眼压以及更少的药物或其他进行中的青光眼干预治疗。

2. 及时的晶状体摘除术治疗,尤其从长期来看,可能带来很高的成本效益。

四、青光眼激光试验(GLT)

(一) 研究目的
探索 ALT 替代传统药物用于新发 POAG 患者治疗的安全性和有效性。

(二) 关键问题
对于原发性开角型青光眼(POAG)的初始治疗,氩激光小梁成形术(ALT)与局部药物治疗(噻吗洛尔)的安全性和有效性比较。

(三) 研究方法
多中心研究。来自美国 13 个中心的 271 位受试者的双眼(542 只眼),黑人受试者在基线状态时患有更加严重的青光眼。

1. 纳入标准　年龄 ≥ 35 岁;双眼眼压(IOP) ≥ 22mmHg,且至少一只眼已有青光眼视野缺损;或:单眼 IOP ≥ 27mmHg,对侧眼 IOP ≥ 31mmHg,双眼杯盘比(CDR)差值 ≥ 0.3 ;或:双眼 IOP ≥ 31mmHg,且至少一只眼 CDR ≥ 0.8 ;眼压较低眼的 IOP 值不低于对侧眼的 67%;双眼视力(VA) ≥ 6/21(20/70)。

2. 排除标准　非 POAG 的青光眼;近期青光眼用药:最近 6 个月内用药大于 14 天,每次使用多于一种药物,药物治疗效果显著;存在严重的视野缺损;对研究涉及的药物,或者类固醇、肾上腺素、可乐定有禁忌证的;眼部状况:做过眼部手术的,行 ALT 治疗小梁网状结构(TM)障碍达 310 度,糖尿病视网膜病变,虹膜红变;视野缺损、视盘成像不可靠或者不可检测,或者无法随访 2 年者。

(四) 分组
每位受试者单眼随机行 ALT 治疗,如治疗需要、后续继续药物治疗(激光优先,LF)。治疗经过两个 180 度的阶段(45~50℃灼烧,600~1 200mW 至银白色或者几乎形成一个小泡),两个阶段间隔 4 周。另外一只眼使用 0.5% 噻吗洛尔,每日滴 2 次(药物优先,MF)。如果该眼的 IOP 超过 22mmHg 或者 20% 的眼压降低没有实现,则按照如下次序加强药物治疗:噻吗洛尔,地匹福林,低剂量至高剂量的皮洛卡松,然后药物混合滴液。

(五) 观察指标

主要观测指标:眼压。

次要观测指标:视野及视盘改变,视力。

(六) 随访

最少随访 2 年,随访最长者超过 9 年。

(七) 结果

1. IOP LF 组随访过程中测量眼压较低,由 27mmHg 降到 18mmHg(平均降低 9.1mmHg)。MF 组眼压从 27mmHg 降到 19mmHg(在 3.5 年的随访后平均降低 8.7mmHg,总体眼压变化 1.3mmHg,$P<0.001$)。

2. 药物和手术 在 3 年后的随访中期,LF 组中 20% 者没有接受药物治疗,20% 患者只用噻吗洛尔。在 MF 组中,15% 的患者只用噻吗洛尔($P<0.001$)。LF 组中有 17% 的患者需要做进一步的 ALT、系统用药或者手术治疗,而 MF 组则有 31% 的患者。

3. 安全性和视力 研究中患者出现部分副作用,但总体激光和药物治疗仍是安全的。与既往研究不同的是,本研究中噻吗洛尔眼别的眼压降低幅度仅比对侧眼低 0.5mmHg。在两组均发现了轻微视力降低,但组间比较并没有显著差异。

4. 视野和视盘 在后续随访中发现视野检查结果发生改变且轻微好转,且 MF 组中视野检查结果(39%)明显差于 LF 组(29%,$P=0.09$)。此外,其他关于视野恶化的检查结果也证明 LF 组治疗效果优于 MF 组。两组间 CDR 和视盘的微小改变虽然有统计学意义,但并无临床意义。

(八) 研究不足之处

特定的纳入标准使得该研究结论外推的可适性降低,而研究当时所处的 20 世纪 80 年代的药物效果远差于 30 年后的今天。有效的 ALT 治疗需要医师有精湛的技术,所以在缺乏青光眼专家的临床试验的环境下重复试验可能导致结果差异。非常期待后续研究来比较现阶段的激光小梁成形术和前列腺素类似物治疗效果的差异。

(九) 关键结论

1. 随访 3 年后,相较于 0.5% 的噻吗洛尔,ALT 作为初始治疗降眼压效果更显著且所需后续用药更少。

2. 在整个治疗过程中,上述两种方案对于视功能的影响没有显著的差异。

(刘旭阳 才 瑜 孙芸芸 魏士飞)

参 考 文 献

1. 刘旭阳,王宁利,陈晓明.青光眼是一种中枢神经系统疾病吗?眼科,2010,19(1):4-7.

2. Fini ME,Schwartz SG,Gao X,et al.Steroid-induced ocular hypertension/glaucoma:Focus on pharmacogenomics and implications for precision medicine.Prog Retin Eye Res,2017,56:58-83.

3. Quigley HA.Glaucoma.Lancet,2011,9774(377):1367-1377.

4. 宋伟.青光眼的神经保护性治疗.中华实验眼科杂志,2015,33(3):279-283.

5. 王宁利.重视青光眼诊疗的精细化管理.中华眼科杂志,2016,52(6):401-403.

6. 王宁利.迎接青光眼微创手术时代的到来.眼科,2014,1:1-3.

7. 王晓贞,李树宁,李松峰,等.RTVue OCT、GDx VCC 和 HRT-Ⅲ视网膜神经纤维层厚度参数在青光眼诊断中的作用.眼科新进展,2010,30(8):762-765.

8. 葛坚.坚持循证医学之本源开展青光眼临床研究.中华眼科杂志,2015,51(2):84-85.

9. Narayanaswamy A,Baskaran M,Perera SA,et al.Argon Laser Peripheral Iridoplasty for Primary Angle-Closure Glaucoma:A Randomized Controlled Trial.Ophthalmology,2016,123(3):514-521.

10. DuBiner HB,Mroz M,Shapiro AM,et al.A comparison of the efficacy and tolerability of brimonidine and latanoprost in adults with open-angle glaucoma or ocular hypertension:a three-month,multicenter, randomized,double-masked,parallel-group trial.Clin Ther,2001,23(12):1969-1983.

11. Kass MA,Heuer DK,Higginbotham EJ,et al.The Ocular Hypertension Treatment Study:a randomized trial determines that topical ocular hypotensive medication delays or prevents the onset of primary open-angle glaucoma.Arch Ophthalmol,2002,120(6):701-713.

12. Leske MC,Heijl A,Hyman L,et al.Early Manifest Glaucoma Trial:design and baseline data.Ophthalmology, 1999,106(11):2144-2153.

13. Comparison of glaucomatous progression between untreated patients with normal-tension glaucoma and patients with therapeutically reduced intraocular pressures.Collaborative Normal-Tension Glaucoma Study Group.Am J Ophthalmol,1998,126(4):487-497.

14. Miglior S,Zeyen T,Pfeiffer N,et al.Results of the European Glaucoma Prevention Study.Ophthalmology, 2005,112(3):366-375.

15. Musch DC,Lichter PR,Guire KE,et al.The Collaborative Initial Glaucoma Treatment Study:study design, methods,and baseline characteristics of enrolled patients.Ophthalmology,1999,106(4):653-662.

16. Ederer F,Gaasterland DE,Sullivan EK.The Advanced Glaucoma Intervention Study(AGIS):1.Study design and methods and baseline characteristics of study patients.Control Clin Trials,1994,15(4):299-325.

17. Gedde SJ,Schiffman JC,Feuer WJ,et al.The tube versus trabeculectomy study:design and baseline characteristics of study patients.Am J Ophthalmol,2005,140(2):275-287.

18. Azuara-Blanco A,Burr JM,Cochran C,et al.The effectiveness of early lens extraction with intraocular lens implantation for the treatment of primary angle-closure glaucoma(EAGLE):study protocol for a randomized controlled trial.Trials,2011,133(12):1745-6215.

19. Inan UU,Ermis SS,Yucel A,et al.The effects of latanoprost and brimonidine on blood flow velocity of the retrobulbar vessels:a 3-month clinical trial.Acta Ophthalmol Scand,2003,81(2):155-160.

20. Simmons ST,Samuelson TW.Comparison of brimonidine with latanoprost in the adjunctive treatment of glaucoma.ALPHAGAN/XALATAN Study Group.Clin Ther,2000,22(4):388-399.

21. Kampik A,Arias-Puente A,O'Brart DP,et al.Intraocular pressure-lowering effects of latanoprost and brimonidine therapy in patients with open-angle glaucoma or ocular hypertension:a randomized observer-masked multicenter study.J Glaucoma,2002,11(2):90-96.

22. Liu CJ,Ko YC,Cheng CY,et al.Changes in intraocular pressure and ocular perfusion pressure after latanoprost 0.005%or brimonidine tartrate 0.2%in normal-tension glaucoma patients.Ophthalmology,2002, 109(12):2241-2247.

23. Carassa RG,Bettin P,Fiori M,et al.Viscocanalostomy versus trabeculectomy in white adults affected by open-angle glaucoma:a 2-year randomized,controlled trial.Ophthalmology.2003;110(5):882-887.

24. Yazdani S,Hendi K,Pakravan M,et al.Intravitreal bevacizumab for neovascular glaucoma:a randomized controlled trial.J Glaucoma,2009,18(8):632-637.

25. Kirwan JF,Cousens S,Venter L,et al.Effect of beta radiation on success of glaucoma drainage surgery in South Africa:randomised controlled trial.Bmj,2006,7575(333):942.

26. Babighian S,Caretti L,Tavolato M,et al.Excimer laser trabeculotomy vs 180 degrees selective laser trabeculoplasty in primary open-angle glaucoma.A 2-year randomized,controlled trial.Eye(Lond),2010,24 (4):632-638.

27. Krupin T,Liebmann JM,Greenfield DS,et al.The Low-pressure Glaucoma Treatment Study(LoGTS)study design and baseline characteristics of enrolled patients.Ophthalmology,2005,112(3):376-385.

28. Garway-Heath DF,Lascaratos G,Bunce C,et al.The United Kingdom Glaucoma Treatment Study:a multicenter,randomized,placebo-controlled clinical trial:design and methodology.Ophthalmology,2013, 120(1):68-76.

29. The Glaucoma Laser Trial(GLT):3.Design and methods.Glaucoma Laser Trial Research Group.Control Clin Trials,1991,12(4):504-524.

30. Girkin CA,McGwin G,Jr.,Long C,et al.Glaucoma after ocular contusion:a cohort study of the United States Eye Injury Registry.J Glaucoma,2005,14(6):470-473.

31. Leung DY,Li FC,Kwong YY,et al.Simvastatin and disease stabilization in normal tension glaucoma:a cohort study.Ophthalmology,2010,117(3):471-476.

32. Kang JH,Willett WC,Rosner BA,et al.Caffeine consumption and the risk of primary open-angle glaucoma: a prospective cohort study.Invest Ophthalmol Vis Sci,2008,49(5):1924-1931.

33. Lin CC,Hu CC,Ho JD,et al.Obstructive sleep apnea and increased risk of glaucoma:a population-based matched-cohort study.Ophthalmology,2013,120(8):1559-1564.

34. Leung DY,Tham CC,Li FC,et al.Silent cerebral infarct and visual field progression in newly diagnosed normal-tension glaucoma:a cohort study.Ophthalmology,2009,116(7):1250-1256.

35. Iwao K,Inatani M,Tanihara H.Success rates of trabeculotomy for steroid-induced glaucoma:a comparative, multicenter,retrospective cohort study.Am J Ophthalmol,2011,151(6):1047-1056.

36. Bussieres JF,Therrien R,Hamel P,et al.Retrospective cohort study of 163 pediatric glaucoma patients.Can J Ophthalmol,2009,44(3):323-327.

37. Dahlmann-Noor AH,Puertas R,Tabasa-Lim S,et al.Comparison of handheld rebound tonometry with Goldmann applanation tonometry in children with glaucoma:a cohort study.BMJ Open,2013,4(3):DOI: 10.1136/bmjopen-2012-001788.

38. Mosaed S,Chak G,Haider A,et al.Results of Trabectome Surgery Following Failed Glaucoma Tube Shunt Implantation:Cohort Study.Medicine(Baltimore),2015,94(30):e1045.

39. Hwang DK,Liu CJ,Pu CY,et al.Persistence of topical glaucoma medication:a nationwide population-based cohort study in Taiwan.JAMA Ophthalmol,2014,132(12):1446-1452.

第二节 原发性青光眼的流行病学研究

青光眼是仅次于白内障的第二大致盲性眼病,以进行性的、不可逆的视神经损害及相应的视野缺损为主要特点。截至 2013 年,青光眼在全球的患病率达 3.54%,患者(大于 40 岁)约 6 426 万人。预计到 2020 年,全球青光眼患者人数将达到 7 600 万,而到 2040 年,这一数字将升至 1.12 亿[1]。我国人口占全球人口的近 1/5,通过国内的青光眼流行病学研究,了解我国青光眼的患病率及危险因素,不仅可以优化医疗资源,减轻疾病负担,同时可以为临床工作提供更多的循证医学证据,指导疾病的诊断和治疗。

一、青光眼的分类和诊断标准

青光眼分为原发性青光眼、继发性青光眼和先天性青光眼,其中原发性青光眼根据房角解剖结构的不同,可分为开角型青光眼和闭角型青光眼。

原发性开角型青光眼(primary open angle glaucoma,POAG)起病隐匿,早期可无任何症状,患者房角无狭窄或关闭,患者确诊时往往已出现严重的视野损害。目前 POAG 的诊断,国际上尚无统一标准,但由于 POAG 的特点为视神经和视野的损害,且视神经损害早于视野损害,所以普遍认为青光眼视神经诊断的最好方法是视神经的定性评价。青光眼的视神经改变主要有三个要素:盘沿丢失、视网膜神经纤维层缺损以及视盘线状出血,三个要素中如果有两项改变同时出现,视神经损害的诊断即可成立,若只出现一个要素的改变,则需结合眼压及视野指标综合诊断[2]。

原发性闭角型青光眼(primary angle closure glaucoma,PACG)的诊断标准在国内和国际存在较大争议。现在国际上对 PACG 的诊断,普遍采用国际地域性和流行病学眼科学学会(International Society of Geographical and Epidemiological Ophthalmology,ISGEO)对青光眼的分类方法[3],即按照疾病的自然病程将传统的 PACG 分成 3 个阶段:①可疑原发性房角关闭(primary angle closure glaucoma suspect,PACS),是指前房角狭窄 ≥ 270° 范围内的前房角看不见后部小梁网,但无周边虹膜前粘连或其他异常,眼压正常;②原发性房角关闭(primary angle closure,PAC),指前房角关闭的同时伴有眼压升高和(或)一些可显示小梁网阻塞特点的周边虹膜前粘连、青光眼斑等,但不伴有青光眼性视神经病变;③原发性闭角型青光眼(primary angle closure glaucoma,PACG),指原发性前房角关闭并伴有青光眼性视神经病变。ISGEO 的 PACG 分类和诊断标准,其实是借鉴 POAG 对青光眼的定义,强调青光眼性视神经损害在 PACG 诊断中的决定性作用,这与国内制定的 PACG 分类存在一定差异[4,5]。国内传统的 PACG 分类采用中华医学会青光眼学组 1987 年制定的分类标准[6],将 PACG 分为急性和慢性两大类,前者又分为临床前期、前驱期、急性发作期、间歇期、慢性期和绝对期等不同的临床阶段。国内的 PACG 分类标准被广泛应用于临床工作,而 ISGEO 的分类标准则更多应用于流行病学研究,便于国际交流[7]。

二、我国原发性青光眼的患病率

青光眼的发病率具有明显的地理区域及人种的差异,非洲地区的青光眼患病率及 POAG 患病率最高,分别为 4.79% 和 4.20%,而亚洲地区的 PACG 患病率最高(1.09%)[1],其中东亚的 PACG 患病率(1.07%)[8],特别是中国(1.10%)和日本(1.19%),明显高于亚洲其他地区[9]。

(一) PACG 的患病率

PACG 一直被认为是我国主要的原发性青光眼类型,而国内的 PACG 流行病学研究,大多采用了 1987 年制定的 PACG 诊断标准。2001 年徐亮等对北京农村及城市的特定人群进行了青光眼的流行病学调查,结果显示在参与调查的 40 岁以上的 4 451 人中,PACG 的患病率为 1.2%,其中农村(1 980 人)的患病率为 1.6%,城市(2 471 人)的患病率为 1.1%,与胡铮等于 1989 年在北京顺义区调查的 PACG 患病率基本一致[10]。2003 年,任百超等采用整群抽样的方法,对陕西农村地区年龄大于 50 岁的 2 125 人进行的青光眼流行病学调查显示 PACG 的患病率为 1.63%[11]。原慧萍等于 2004 年 9 月至 2005 年 2 月对长春市双阳区 40 岁以上人群共 1 139 人进行青光眼调查,发现 PACG 的患病率为 2.6%[12],较胡铮等、赵家良等及徐亮等分别在 1989 年、1996 年和 2005 年得到的调查结果(分别为 1.37%、1.66%、1.6%)偏高[10,13]。2005 年,宋胜仿等采用分层整群随机抽样的方法,对重庆市永川地区

5 938 个年龄在 50 岁以上的人进行青光眼流行病学调查,得到 PACG 的患病率为 2.49%[14]。赵慧等在 2008 年对新疆乌鲁木齐市 50 岁及以上眼科体检人群,共计 1 743 人进行青光眼调查,得到的 PACG 患病率为 1.55%[15]。2009 年,谢婷玉等在新疆库车县,对 40 岁以上维吾尔族农民采取整群抽样的方法进行青光眼调查,在接受调查的 4 191 人中,PACG 患病率达 2.22%[16]。近几年开展的青光眼流行病学调查,越来越多地采用了 ISGEO 的 PACG 分类和诊断标准。Wang YaXing 等对 2001 年调查的北京地区年龄大于 40 岁的 4 439 人,采用 ISGEO 的诊断标准,得到的 PACG 的患病率为 1.0%[17]。2003 年 9 月至 2004 年 2 月,He Mingguang 等对广州荔湾区大于 50 岁的 1504 人进行调查,得到标准化的 PACG 患病率为 1.5%,而 PACS 和 PAC 的患病率分别为 10.2% 和 2.4%[18]。2007 年 Qu Wei 等对哈尔滨宾县的 4956 名年龄在 40 岁以上的人进行调查,得到的 PACG 患病率为 1.57%,PAC 和 PACS 的患病率则为 1.33% 和 4.68%[19]。Song Wuliang 等在 2009 年对内蒙古开鲁县大于 40 岁的共计 5 197 人进行了青光眼调查,结果显示标准化的 PACG、PAC 和 PACS 患病率分别为 1.42%、1.20%、5.12%[20]。2006 年 10 月至 2007 年 10 月,Liang Yuanbo 等在邯郸农村地区对年龄在 30 岁以上的 6716 人进行的青光眼流行病学调查显示,PACG、PAC 和 PACS 在 40 岁以上人群的标准化患病率分别为 0.5%、1.5% 和 10.4%[21],其中 PACG 的患病率较以往其他研究明显偏低,而 PAC 的患病率接近以往研究中 PACG 的患病率,可能和选择 ISGEO 的诊断标准有关。由于城乡、地域、民族和诊断标准的不同,针对国内 PACG 的流行病学研究得到的结果差异较大,且缺乏可比性。ChengJinwei 等对几个国内大型的青光眼流行病研究做了系统评价,得到的 PACG 患病率为 1.4%[22]。

(二) POAG 的患病率

以往普遍认为我国 POAG 的患病率明显低于 PACG。在 2001 年对北京农村及城市的青光眼流行病学调查中,徐亮等发现农村 POAG 的标准化患病率为 1.43%,而城市的 POAG 标准化患病率为 1.76%[23]。2003 年任百超等对陕西农村地区的青光眼流行病学调查发现 POAG 患病率为 0.39%[11]。何明光等于 2003 年在广州荔湾区的调查发现 POAG 的患病率为 2.1%[18]。2005 年宋胜仿等在重庆市永川地区的青光眼流行病学调查显示 POAG 患病率为 0.86%[14]。王宁利等于 2006 年开始的邯郸农村地区的青光眼调查发现 POAG 的标准化患病率为 1%[24]。2007 年 Qu Wei 等在哈尔滨宾县的调查结果,POAG 患病率为 0.71%[25]。2008 年赵慧等在新疆乌鲁木齐市的调查得到的 POAG 患病率为 0.40%[15]。2009 年,谢婷玉等在新疆库车县的调查发现 POAG 的患病率为 0.26%[16]。Song Wuliang 等 2009 年在内蒙古开鲁县的调查表明,POAG 患病率为 1.41%[20]。2011 年,葛玲等在上海浦东新区对 2 528 名年龄在 50 岁以上的人展开开角型青光眼流行病学调查,发现 POAG 的标准化患病率达 2.8%[26]。可以看出,我国 POAG 的患病率总体确实低于 PACG,但在一些地区,POAG 的患病率与 PACG 接近,有的甚至高于 PACG。与北方地区相比,南方地区的 POAG 患病率呈高于 PACG 的趋势。程金伟等的系统评价得到的 POAG 患病率则为 0.7%[22]。

(三) 原发性青光眼的危险因素

青光眼的确切病因和发病机制目前还不是很清楚,但一些可能的危险因素,也许会给我们一些关于疾病诊断和干预的提示。

1. PACG 的危险因素

(1)年龄:几乎所有的 PACG 流行病学调查均提到年龄是 PACG 发病的危险因素。长春市双阳区的调查发现 50~59 岁女性 PACG 的患病率为 2.1%,60~69 岁女性 PACG 的患病率为 3.9%[12],提示年龄与患病率相关。北京农村及城市特定人群的调查也指出 PACG 的患病率随年龄的增加而增高,且农村和城市人群都存在患病率骤升的年龄段[10]。邯郸的调查结果表明 70 岁以上年龄段的 PACG 患病率是 30~39 岁年龄段的 10 倍[21]。推测 PACG 患病率与年龄的关系,可能与年龄增长导致晶状体变厚,位置前移,将虹膜向前推移而使前房角变窄有关。

(2)性别:徐亮等在北京农村及城市的调查发现女性 PACG 的患病率(1.7%)高于男性(0.8%)[10]。在邯郸的调查中,各个年龄段女性的 PACG 患病率均略高于男性,其中 70~79 岁年龄段女性 PACG 患病率为 3.9%,而男性仅为 0.9%[21]。在长春市双阳区的调查中,女性 PACG 的标准化患病率为 3.4%,高于男性的 1.6%[12]。内蒙古开鲁县的调查结果显示,女性 PACG、PAC 以及 PACS 的患病率均高于同年龄段的男性[20]。然而这些结果均未比较性别差异的统计学意义。同时,在新疆库车县的调查中,女性 PACG 患病率(1.75%)则低于男性(2.78%)[16]。所以性别是否应该作为 PACG 的危险因素,尚有待进一步研究。

(3)前房深度:徐亮等的调查显示,周边前房 ≤ 1/4CT 的患者中 9.7% 为 PACG,周边前房为 1/3CT 的患者中仅 2.2% 为 PACG[10],提示浅前房可能是 PACG 的危险因素。邯郸的调查同样发现 PAC、PACG 以及 PACS 的患者有较短的眼轴以及较浅的前房,但并没有发现 PAC 或 PACG 的患者前房较 PACS 更浅[21]。同时,前房深度可能也是 PACG 患病率在种族和地域上存在差异的解剖学基础。

(4)家族史:在长春市双阳区的调查中,有家族史的受检人群患病率为 10.0%,而家族史阴性的受检人群患病率为 2.3%[12],差异有统计学意义。新疆乌鲁木齐市的调查也得到类似结果,家族史阳性人群的患病率为 11.11%,明显高于家族史阴性人群的 1.83%[15]。孔祥梅等的研究发现,332 名 PAC 患者中,家族史阳性率达 25%,与对照组的比值比为 4.82,而 PAC 严重程度的比值比为 1.61[27]。这些结果均支持家族史作为 PACG 的一个危险因素。

2. POAG 的危险因素

(1)眼压:在哈尔滨宾县的调查、邯郸的青光眼流行病调查以及上海浦东新区的开角型青光眼流行病调查结果中,通过多因素的逻辑回归分析,均提示高眼压是 POAG 的独立危险因素[24-26]。汪宁等通过调查两组不同类型的人群资料进行病例对照研究,经逻辑回归分析后同样发现高眼压与 POAG 关系密切,眼压每升高 1mmHg,POAG 的患病危险性就增加 12.5%~52.9%[28]。

(2)高血压:在哈尔滨宾县的青光眼调查中,单因素逻辑回归分析($P=0.003$,OR=2.75)和多因素逻辑回归分析($P=0.018$,OR=2.45)均提示高血压为 POAG 的危险因素[25]。汪宁等的病例对照研究对两组资料的分析也一致表明高血压是 POAG 的危险因素。高血压患者的 POAG 患病危险性是正常人的 2.05~3.58 倍[28]。

(3)近视:李建军等调查了北京市南部 3 个自然村及 4 个城区社区 40 岁以上居民 4 451 例,发现近视者与无近视者的 POAG 患病率分别为 3.31%、1.43%(OR=2.16,$P=0.001$)。轻度近视者与中高度近视者 POAG 患病率分别为 2.46%、4.49%(OR=0.509,$P=0.074$)[29]。提示近视是 POAG 的重要危险因素,且近视度数越高,POAG 患病率越高。近视者 POAG 的患病率增高,可能是由于近视发生过程中,巩膜结构的重塑造成了后巩膜,尤其是筛板部位的薄弱,使视神经对眼压的耐受程度下降而易于出现青光眼性的视神经病变。

(4)家族史:孔祥梅等进行了一项前瞻性的病例对照研究,在113名POAG患者的531名一级亲属中,67人(12.62%)诊断患POAG,是对照组(1.52%)的8倍[30]。该研究者等同时在一项横断面研究中发现,228名POAG患者中,49名(21.49%)有阳性家族史(OR=8.38)[27]。事实上POAG有明显的遗传性,但由明确的单个致病基因引起的POAG比例不到10%[31],说明POAG的致病是多基因决定的。目前已经明确的POAG致病基因包括 *MYOC/TIGR*、*OPTN*、*WDR36* 以及 *CYP1B1*。

(李 妮 蒋善明)

参 考 文 献

1. Tham Y, Li X, Wong T Y, et al.Global Prevalence of Glaucoma and Projections of Glaucoma Burden through 2040.Ophthalmology,2014,121(11):2081-2090.

2. 徐亮.青光眼视神经损害的三要素及其盘沿丢失的识别.中华眼科杂志,2006,3:196-198.

3. Foster P J, Buhrmann R, Quigley H A, et al.The definition and classification of glaucoma in prevalence surveys.British Journal of Ophthalmology,2002,86(2):238-242.

4. 张秀兰,周民稳.再议原发性闭角型青光眼新分类.中华眼科杂志,2014,5:326-328.

5. 任泽钦.青光眼分类和定义之我见.中华眼科杂志,2008,44(5):388-390.

6. 中华医学会眼科学分会青光眼学组.原发性青光眼早期诊断的初步建议.中华眼科杂志,1987,23:127.

7. 陈翔宇,才瑜.原发性闭角型青光眼的流行病学研究及分类现状.中华眼科杂志,2011,47(10):949-952.

8. Chan E W, Li X, Tham Y, et al.Glaucoma in Asia:regional prevalence variations and future projections.British Journal of Ophthalmology,2016,100(1):78-85.

9. Cheng J, Zong Y, Zeng Y, et al.The Prevalence of Primary Angle Closure Glaucoma in Adult Asians:A Systematic Review and Meta-Analysis.PLOS ONE,2014,9(7)e103222.

10. 徐亮,张莉,夏翠然,等.北京农村及城市特定人群原发性闭角型青光眼的患病率及影响因素.中华眼科杂志,2005,41(1):8-14.

11. 陕西省农村人群青光眼的流行病学调查.国际眼科杂志,2005,5(5):1037-1042.

12. 原慧萍,于泓,肖铮,等.吉林省长春市双阳区齐家乡原发性闭角青光眼的患病率调查及影响因素.中华眼科杂志,2007,43(9):775-778.

13. 赵家良,睢瑞芳,贾丽君,等.北京市顺义县50岁及以上人群中青光眼患病率和正常眼眼压的调查.中华眼科杂志,2002,38(6):335-339.

14. 宋胜仿,张永烨,席翔鸽,等.重庆市永川地区50岁以上人群中青光眼患病率调查.中国实用眼科杂志,2009,27(2):168-172.

15. 赵慧,陈雪艺,李晋,等.新疆乌鲁木齐市体检人群青光眼患病情况及相关因素分析.国际眼科杂志,2008,8(10):2079-2081.

16. 谢婷玉,高亮,艾克,等.库车县40岁及以上维吾尔族农民青光眼患病情况流行病学调查.中华实验眼科志,2011,29(2):169-173.

17. Wang Y X, Xu L, Yang H, et al.Prevalence of Glaucoma in North China:The Beijing Eye Study.American Journal of Ophthalmology,2010,150(6):917-924.

18. He M, Foster P J, Ge J, et al.Prevalence and clinical characteristics of glaucoma in adult Chinese:a population-based study in Liwan District,Guangzhou.Investigative Ophthalmology&Visual Science,2006,47(7):2782-2788.

19. Qu W, Li Y, Song W, et al.Prevalence and risk factors for angle-closure disease in a rural Northeast China population:a population-based survey in Bin County,Harbin.Acta Ophthalmologica,2011,89(6)e515-e520.

20. Song W，Shan L，Cheng F，et al.Prevalence of Glaucoma in a Rural Northern China Adult Population. Ophthalmology，2011，118（10）：1982-1988.

21. Liang Y，Friedman D S，Zhou Q，et al.Prevalence and Characteristics of Primary Angle-Closure Diseases in a Rural Adult Chinese Population：The Handan Eye Study.Investigative Ophthalmology & Visual Science， 2011，52（12）：8672-8679.

22. Cheng J，Cheng S，Ma X，et al.The prevalence of primary glaucoma in mainland China：a systematic review and Meta-analysis.Journal of Glaucoma，2013，22（4）：301-306.

23. 徐亮，陈建华，李建军，等．北京农村及城市特定人群原发性开角型青光眼的患病率调查及其筛查方法评价．中华眼科杂志，2004，40（11）：726-732.

24. Liang Y B，Friedman D S，Zhou Q，et al.Prevalence of primary open angle glaucoma in a rural adult Chinese population：the Handan eye study.Investigative Ophthalmology & Visual Science，2011，52（11）：8250-8257.

25. Sun J，Zhou X，Kang Y，et al.Prevalence and risk factors for primary open-angle glaucoma in a rural northeast China population：a population-based survey in Bin County，Harbin.Eye，2012，26（2）：283-291.

26. He J，Zou H，Lee R K，et al.Prevalence and risk factors of primary open-angle glaucoma in a city of Eastern China：a population-based study in Pudong New District，Shanghai.BMC Ophthalmology，2015，15（1）：134.

27. Kong X，Chen Y，Chen X，et al.Influence of Family History as a Risk Factor on Primary Angle Closure and Primary Open Angle Glaucoma in a Chinese population.Ophthalmic Epidemiology，2011，18（5）：226-232.

28. 汪宁，彭智培，范宝剑，等．我国原发性开角型青光眼危险因素的病例对照研究．中华流行病学杂志，2002，23（4）：293-296.

29. 李建军，徐亮，张蓉秀，等．原发性开角型青光眼与近视的关系．眼科，2004，13（3）：168-171.

30. Kong X，Zhu W，Chen X，et al.Familial aggregation of primary open angle glaucoma in Shanghai，China. Molecular Vision，2013：1859-1865.

31. Abuamero K K，Kondkar A A，Chalam K V，et al.An Updated Review on the Genetics of Primary Open Angle Glaucoma.International Journal of Molecular Sciences，2015，16（12）：28886-28911.

第三节 开角型青光眼的激光治疗

青光眼作为世界上第二位致盲眼病，严重威胁着人类的视觉健康。随着人口老龄化，青光眼患病率不断增加，据统计，到 2020 年，全球青光眼患者将达到 7 960 万，而中国青光眼患者将达到 600 万[1]。降眼压是目前控制青光眼进展的唯一有效手段。目前，临床上常用的降眼压方式主要有 3 种，即药物、激光以及手术。一项 RCT 研究将 168 例原发性开角型青光眼患者随机分为小梁切除术、药物治疗和激光小梁成形术三组接受初始治疗，结果发现小梁切除术组在降眼压和保护视功能方面效果最好[2]。一些研究认为，激光小梁成形术可作为开角型青光眼的首先治疗。对于不能耐受青光眼药物治疗或药物控制不佳，并且暂时不考虑行手术治疗的患者，也可考虑选择激光治疗。激光治疗可通过增加房水引流而起到降眼压的作用，常用的有氩激光、倍频 Nd：YAG 激光[3]。

氩激光小梁成形术（argon laser trabeculoplasty，ALT）由 Wise 等于 1979 年提出，其作用原理为热能直接作用于小梁网组织，造成组织凝固型损伤[4]。GLT（Glaucoma Laser Trial Research Group）进行的一项多中心 RCT，比较 ALT 治疗组和药物治疗组的眼压、视野、视杯/视盘面积比，结果发现 ALT 组治疗效果至少同药物治疗组相当[5]。该研究组还发现，接受 ALT 初始治疗的青光眼患者，可减少药物用量[6]。AGIS（Advanced Glaucoma Intervention Study）研究组比较晚期青光眼患者，在药物治疗无效后接受 ALT- 小梁切除 - 小梁切除（ATT）

或小梁切除 -ALT- 小梁切除（TAT）治疗效果。结果发现尽管两组治疗均有降眼压作用。但从远期视功能结果来看,非裔患者先接受 ALT 治疗（ATT 组）的效果好,而白人患者先接受小梁切除术治疗（TAT）的效果好[7,8]。

选择性激光小梁成形术（selective laser trabeculoplasty,SLT）是利用 532nm Nd:YAG 激光选择性地作用于小梁网色素细胞而发挥降眼压作用,从而减少对小梁组织的热损伤[9,10]。然而目前的多项研究结果显示 SLT 同 ALT 降眼压效果相当[11~15]。一项 RCT 研究结果示 SLT 同药物治疗组（前列腺素类降眼压药）对开角型青光眼或高眼压患者的降眼压效果相当[16]。

美国眼科协会一项研究认为,激光小梁成形术可有效降低开角型青光眼患者眼压。接受 ALT 初始治疗的患者较药物治疗可获得满意的长期效果（Ⅰ级证据）。SLT 可有效低开角型青光眼患者眼压（Ⅱ级证据）。目前尚无证据表明何种激光治疗效果更好,现有研究也未能充分阐释其降眼压的作用原理。有必要对不同激光小梁成形术的差异、程序的可重复性及治疗技术等方面进一步研究[3]。

一、疾病案例

患者女,53 岁,因"双眼视物模糊 3 年余"就诊。3 年前曾诊断为"双眼原发性开角型青光眼"。半年前就诊于本院门诊,检查发现患者眼压控制欠佳,遂建议用卡替洛尔、布林佐胺及贝美前列腺素眼液控制眼压,患者因用药后眼红、眼部不适较重,未规律用药,且未按时复诊。此次就诊眼部检查:视力右眼 0.6,左眼 0.5。眼压:右眼 26mmHg,左眼 27mmHg。双眼角膜透明,前房深度可,瞳孔等大等圆,对光反射稍迟钝,晶状体轻度混浊,右眼视盘 C/D 约 0.7,左眼视盘 C/D 约 0.8,双眼视网膜平伏。视野示双眼上下方弓形暗点,向心性缩小。诊断:双眼原发性开角型青光眼。

二、提出问题

患者女,53 岁,诊断明确,药物眼压控制不佳且依从性差,视野上下方弓形暗点,向心性缩小,患者暂不想行手术治疗,建议其可行激光治疗。开角型青光眼激光治疗主要包括两种方式,即选择性激光小梁成形术及氩激光小梁成形术。但究竟哪一种激光可以起到更好的效果,并且带来更少的并发症呢? 为了回答这个问题,我们首先需要按循证眼科学的要求进行证据检索和评价,然后在此基础上进行临床决策。

三、证据检索和评价

（一）资料与方法

1. 一般资料

（1）检索文献的纳入标准:①研究类型:本研究纳入国内外期刊于 2016 年 3 月前公开发表的选择性激光小梁成形术与氩激光小梁成形术对比用于开角型青光眼的随机对照试验,无论是否采用盲法,研究文献为全文文献,不受语种限制;研究各治疗组失访率不超过 20%。②研究对象:纳入需要行激光治疗的青光眼患者,性别和年龄等不限。③干预措施:实验组应用选择性激光小梁成形术,对照组应用氩激光小梁成形术。④结局指标:主要指标为眼压;次要指标包括抗青光眼用药量的变化、并发症等。

（2）排除标准:①原始文献临床研究未采用随机对照设计或术前资料不全;②重复发表

的文献。

2. 方法

(1)文献检索:计算机检索 Cochrane Library,PubMed,EMBASE,中国知网数据库、万方数据库、维普中文期刊数据库。我们采用主题词与自由词相结合的检索方式。中文检索词包括:青光眼,氩激光小梁成形术,选择性激光小梁成形术,随机对照试验;英文检索词包括:glaucoma,argon laser trabeculoplasty(ALT),selective laser trabeculoplasty(SLT),randomized control trial(RCT)。

(2)文献筛查:由 2 位研究者独立筛查文献,并交叉核对,如果遇到分歧,则通过讨论解决或者请第三人仲裁。

(3)资料提取:提取数据主要内容包括:①一般资料,包括题目、作者姓名、发表日期和文献来源等;②研究特征,包括纳入对象的年龄、激光前最佳矫正视力、基线眼压、激光前抗青光眼药物数量、随访时间等;③结局指标,激光后眼压、激光后抗青光眼药物数量、并发症等。

(4)质量评价:按照 Cochrane 5.0.2 手册推荐的随机对照试验的质量评价标准进行。评价指标包括:随机序列的产生、分配隐藏、盲法、数据缺失、选择性报道结果、其他可能的偏倚。质量评价由 2 位研究者独立进行并交叉核对。如果遇到分歧,则通过讨论解决或者请第三人仲裁。

(5)统计分析:采用 RevMan5.3 软件进行 Meta 分析。计数资料采用比值比(odds ratio,OR)分析统计,计量资料则采用均数差(mean difference,MD)和标准化均数差(standardised mean difference,SMD)分析统计,显著性水准设计为 α=0.05,两者都取 95% 可信区间(confidence interval,CI)。采用 I^2 对异质分析性进行定量分析,若 I^2>50%,则认为存在异质性,选用随机效应模型;反之,则不存在,选用固定效应模型。

(二) 结果

1. 检索结果 初步检索获得文献 93 篇,去除重复文献,剩下 84 篇,阅读题目和摘要排除文献 63 篇,再通过详细阅读全文,最终纳入符合标准的 7 篇[11,12,14,17~20]随机对照试验,共纳入 590 只眼,其中选择性小梁成形组 301 只眼,氩激光小梁成形组 289 只眼(图 8-3-1)。

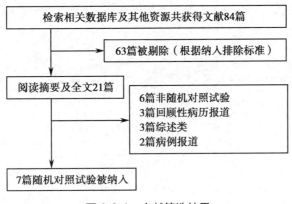

图 8-3-1 文献筛选结果

2. 纳入文献的基本特征 纳入文献的基本特征主要有:发表年份、国籍、随访时间、基线眼压、最佳矫正视力、样本量等,如表 8-3-1。

表 8-3-1　纳入研究的基线特征

研究作者	年份	研究地点	随访时间/月	干预措施	眼压/mmHg（标准差）	最佳矫正视力/logMAR（标准差）	年龄/岁（标准差）	样本量
Shefalee, et al [17]	2015	加拿大	6	SLT	23.1(4.22)	0.27(0.45)	72.9(9.86)	37
				ALT	25.2(4.87)	0.24(0.36)	73.0(8.09)	26
Liu, et al [20]	2012	加拿大	24	SLT	19.1(4.5)	—	48.7(9.4)	20
				ALT	21.9(4.4)	—	51.6(7.8)	22
Amy, et al [18]	2011	加拿大	60	SLT	23.8(4.9)	0.37(0.41)	69.7(10.52)	64
				ALT	23.5(4.2)	0.27(0.24)	69.5(11.84)	56
Catherine, et al [19]	2007	加拿大	12	SLT	22.9	—	64.0(13.9)	30
				ALT	22.0	—	70.0(10.8)	39
Karim, et al [12]	1999	加拿大	6	SLT	22.8(3.0)	—	69(9.9)	18
				ALT	22.5(3.6)	—	65(10.6)	18
Vincenzo, et al [11]	2009	意大利	12	SLT	22.7(1.2)	—	57.8(5.3)	43
				ALT	23(1.1)	—	59.1(3.2)	41
Damji, et al [14]	2006	加拿大	12	SLT	23.84(4.88)	0.37(0.41)	69.7(10.52)	89
				ALT	23.48(4.21)	0.27(0.24)	69.5(11.84)	87

3. Meta 分析结果

（1）眼压改变：7 篇[11,12,14,17~20]研究均报道了激光前后的眼压。Catherine 等研究发现 IOP 在 SLT 组从术前 22.9mmHg 降至 17.1mmHg，在 ALT 组从 22.0mmHg 降至 16.4mmHg，其余 6 个研究间具有均数（标准差）及相同单位，且各研究之间不存在统计学异质性（P=0.97，I^2=0）。应用固定效应模型进行 Meta 分析，结果显示 SLT 相比 ALT 组，差异无统计学意义［MD=0.09，95%CI:(-0.48,0.65)，P=0.76］，详见图 8-3-2。

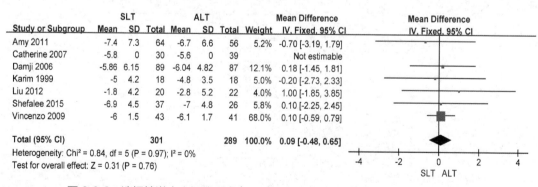

图 8-3-2　选择性激光小梁成形术（SLT）和氩激光小梁成形术（ALT）的眼压改变

(2)抗青光眼药物数量改变:其中 6 个[11,12,17-20]研究报道了激光前后的抗青光眼药物数量。Karim 等研究发现抗青光眼药物数量在 SLT 组从术前的 2.3 种增至 2.5 种,在 ALT 组从术前的 1.8 种增至 2.1 种,其余 5 个研究间具有均数(标准差)及相同单位,且各研究之间不存在统计学异质性($P=0.17$,$I^2=38\%$)。应用固定效应模型进行 Meta 分析,结果显示 SLT 相比 ALT 组,可减少抗青光眼药物的用量,差异有统计学意义[MD=-0.23,95%CI:(-0.44,-0.02),$P=0.03$],详见图 8-3-3。

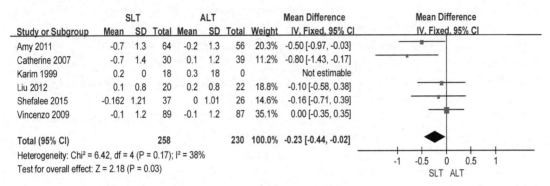

图 8-3-3　选择性激光小梁成形术(SLT)和氩激光小梁成形术(ALT)的抗青光眼药物数量改变

(3)激光后 1 小时眼压高峰发生率:其中[11,14,18]研究报道了激光后 1 小时内眼压高峰发生率。Meta 分析结果显示 SLT 相比 ALT 组,差异没有统计学意义[MD=1.01,95%CI:(0.46,2.24),$P=0.98$],详见图 8-3-4。

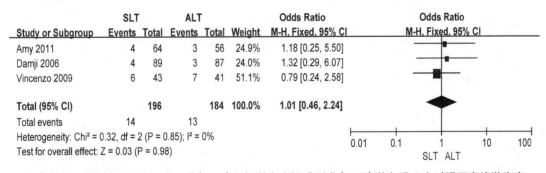

图 8-3-4　选择性激光小梁成形术(SLT)和氩激光小梁成形术(ALT)激光后 1 小时眼压高峰发生率

四、临床实践决策

本研究将公开发表的选择性激光小梁成形术与氩激光小梁成形术治疗开角型青光眼的随机对照研究进行 Meta 分析,共纳入 590 只眼。其中,选择性激光小梁成形组 301 只眼,氩激光小梁成形组 289 只眼。Meta 分析结果表明:基于当前研究结果,选择性激光小梁成形术与氩激光小梁成形术对比,在降低眼压、安全性方面两者无显著差异;但是,选择性激光小梁成形术可减少抗青光眼药物用量。因此,对于药物控制不佳或无法耐受药物而又暂时不考虑行传统小梁切除术的患者,可考虑使用选择性激光小梁成形术。

(李 妮　刘晓燕)

参 考 文 献

1. Quigley HA, Broman AT.The number of people with glaucoma worldwide in 2010 and 2020.Br J Ophthalmol, 2006,90(3):262-267.

2. Migdal C, Gregory W, Hitchings R.Long-term functional outcome after early surgery compared with laser and medicine in open-angle glaucoma.Ophthalmology,1994,101(10):1651-1656.

3. Samples JR, Singh K, Lin SC, et al.Laser trabeculoplasty for open-angle glaucoma:a report by the american academy of ophthalmology.Ophthalmology,2011,118(11):2296-2302.

4. Wise JB, Witter SL.Argon laser therapy for open-angle glaucoma.A pilot study.Arch Ophthalmol,1979,97(2):319-322.

5. The Glaucoma Laser Trial(GLT)and glaucoma laser trial follow-up study:7.Results.Glaucoma Laser Trial Research Group.Am J Ophthalmol,1995,120(6):718-731.

6. The Glaucoma Laser Trial(GLT).2.Results of argon laser trabeculoplasty versus topical medicines.The Glaucoma Laser Trial Research Group.Ophthalmology,1990,97(11):1403-1413.

7. Ederer F, Gaasterland DA, Dally LG, et al.The Advanced Glaucoma Intervention Study(AGIS):13.Comparison of treatment outcomes within race:10-year results.Ophthalmology,2004,111(4):651-664.

8. The Advanced Glaucoma Intervention Study(AGIS):7.The relationship between control of intraocular pressure and visual field deterioration.The AGIS Investigators.Am J Ophthalmol,2000,130(4):429-440.

9. Latina MA, Park C.Selective targeting of trabecular meshwork cells:in vitro studies of pulsed and CW laser interactions.Exp Eye Res,1995,60(4):359-371.

10. Kramer TR, Noecker RJ.Comparison of the morphologic changes after selective laser trabeculoplasty and argon laser trabeculoplasty in human eye bank eyes.Ophthalmology,2001,108(4):773-779.

11. Russo V, Barone A, Cosma A, et al.Selective laser trabeculoplasty versus argon laser trabeculoplasty in patients with uncontrolled open-angle glaucoma.Eur J Ophthalmol,2009,19(3):429-434.

12. Damji KF, Shah KC, Rock WJ, et al.Selective laser trabeculoplasty v argon laser trabeculoplasty:a prospective randomised clinical trial.Br J Ophthalmol,1999,83(6):718-722.

13. Martinez-de-la-Casa JM, Garcia-Feijoo J, Castillo A, et al.Selective vs argon laser trabeculoplasty:hypotensive efficacy, anterior chamber inflammation, and postoperative pain.Eye(Lond),2004,18(5):498-502.

14. Damji KF, Bovell AM, Hodge WG, et al.Selective laser trabeculoplasty versus argon laser trabeculoplasty:results from a 1-year randomised clinical trial.Br J Ophthalmol,2006,90(12):1490-1494.

15. Juzych MS, Chopra V, Banitt MR, et al.Comparison of long-term outcomes of selective laser trabeculoplasty versus argon laser trabeculoplasty in open-angle glaucoma.Ophthalmology,2004,111(10):1853-1859.

16. Katz LJ, Steinmann WC, Kabir A, et al.Selective laser trabeculoplasty versus medical therapy as initial treatment of glaucoma:a prospective, randomized trial.J Glaucoma,2012,21(7):460-468.

17. Kent SS, Hutnik CM, Birt CM, et al.A randomized clinical trial of selective laser trabeculoplasty versus argon laser trabeculoplasty in patients with pseudoexfoliation.J Glaucoma,2015,24(5):344-347.

18. Bovell AM, Damji KF, Hodge WG, et al.Long term effects on the lowering of intraocular pressure:selective laser or argon laser trabeculoplasty？Can J Ophthalmol,2011,46(5):408-413.

19. Birt CM.Selective laser trabeculoplasty retreatment after prior argon laser trabeculoplasty:1-year results.Can J Ophthalmol,2007,42(5):715-719.

20. Liu Y, Birt CM.Argon versus selective laser trabeculoplasty in younger patients:2-year results.J Glaucoma,2012,21(2):112-115.

第四节 选择性激光小梁成形术或药物治疗青光眼和高眼压症的 Meta 分析

青光眼是世界上第一位不可逆致盲眼病。预计到 2020 年,全球会有 760 万人罹患青光眼,到 2040 年,青光眼患者会增长至 1 118 万人[1]。目前,降眼压治疗仍然是延缓青光眼进展最有效的方法,根据青光眼类型有不同的治疗方式,包括药物、激光和手术[2,3]。药物是降眼压的传统方法之一。目前有许多降眼压的药物,然而药物治疗的副作用、多次用药、经济负担等,对患者的依从性和生活质量都产生了较大影响[4-7]。选择性激光小梁成形术(selective laser trabeculoplasty,SLT)通过激光点作用在小梁网上促进房水流出从而降低眼压,是非侵入性治疗青光眼的有效方式[5]。此前,SLT 主要被用于治疗开角型青光眼(open angle glaucoma,OAG)和高眼压症(ocular hypertension,OHT)[6]。近期有研究显示,SLT 对房角部分开放的闭角型青光眼(angle-closure glaucoma,ACG)患者也有降眼压的疗效[7,8]。

目前关于 SLT 与药物治疗青光眼或高眼压症有效性及安全性的临床随机对照研究,文献报道不多。我们采用 Meta 分析的方法就目前已发表的文献对两者进行比较,以期为临床治疗方法的选择提供较为可靠的证据。

一、疾病案例

患者男,47 岁,主诉为"体检发现杯盘比增大,为进一步检查来医院就诊"。既往:无特殊病史。临床检查:双眼最佳矫正视力 1.0,双眼角膜透明,前房深,瞳孔圆,晶状体透明,眼底:双眼乳头边色正常,右眼 C/D 0.7,颞下方盘沿变窄,伴盘沿出血,左眼 C/D0.8,亦可见下方盘沿切迹变窄,未见盘沿出血。压平眼压:双眼 18mmHg。24 小时眼压曲线(5am-7am-10am-2pm-6pm-10pm):右眼 14~20mmHg,左眼 13~20mmHg。立体眼底照相:双眼颞下神经纤维层楔形缺损。视野:双眼可见鼻上视野缺损。磁共振检查:未见异常。初步诊断:双眼正常眼压性青光眼。

二、提出问题

患者正常眼压性青光眼诊断较明确,为保护视神经,应选择降眼压药物控制眼压还是选择 SLT 呢? 为了回答这个问题,我们首先需要按照循证医学的要求进行证据检索和评价,然后在此基础上进行临床决策。

三、证据检索和评价

(一)方法

1. 文献检索 检索 PubMed、EMBASE、Cochrane Controlled Trials Register database、万方数据库在 2016 年 5 月之前的文献。检索词包括 glaucoma,selective laser trabeculoplasty,Nd:YAG laser trabeculoplasty,YAG laser trabeculoplasty,randomized controlled trial,randomized,placebo 及表 8-4-1 所示药物名称。中文检索词为:青光眼,激光,小梁成形术,药物。

表 8-4-1 检索所用药物名称列表

A:前列腺素类	B:β 阻滞剂	C:CAIs	D:α2 受体激动剂
Latanoprost	Timolol/Timopic	Dorzolamide	Brimonidine
Bimatoprost	TimXE	Brinzolamide	Clonidine
Travoprost	Levobunolo	Acetazolamide	Apraclonidine
E:β 受体阻滞剂 + CAIs	F:β 受体阻滞剂 +α2 受体激动剂	G:前列腺素类 +β 受体阻滞剂	H:胆碱能受体激动剂
Timolol/Dorzolamide	Timolol/Brimonidine	Timolol/Latanoprost Timolol/Bimatoprost Timolol/Travoprost	Pilocarpine Carbachol

CAI:carbonic anhydrase inhibitor,碳酸酐酶抑制剂

2. 研究选择

(1)纳入标准:研究对象为青光眼或高眼压症患者的研究,包括原发性和继发性;年龄、性别、国籍和种族不限;药物治疗者需经 >4 周洗脱期;随机对照研究。

(2)排除标准:既往曾行眼科手术或激光小梁成形或虹膜成形术;10° 范围内的晚期视野损害;原始数据不完整;将 SLT 作为预防性或辅助性的治疗措施。

3. 文献质量评价和数据提取 按照 Cochrane 干预措施系统评价手册的质量评价标准评价纳入研究质量。RCT 的质量评价标准包括:①随机方法是否正确;②是否做到分配隐藏;③是否对研究者、受试者采用盲法;④是否对测量者采用盲法;⑤有无失访或退出,如有失访或退出时,是否采用意向治疗分析(在临床研究中,对于患者入组后因各种原因未能完成试验的例数均应加以记录,并在结果分析中进行处理);⑥是否完整报告了结局指标;⑦其他偏倚。每项分为高风险(high risk),不清楚(unclear risk),低风险(low risk)。

通过文献叙述和间接计算提取数据。设计表格提取如下:①方法学内容:文献作者,样本量,试验类型,盲法,随访时间;②受试者特征:年龄,性别,国籍,青光眼类型,基线眼压;③干预方法:SLT 能量、范围,给药种类;④终点指标:眼压下降值,成功率,副作用;⑤其他:治疗依从性,失访人数及处理。以上数据均由 2 名作者独立完成并进行核对,任何数据提取方面的差异通过协商解决。

4. 统计学分析 采用 Cochrane 协作网 RevMan 5.3 软件进行 Meta 分析。观察项目包括:①眼压降低幅度:入选病例基线眼压的平均值与随访结束时眼压平均值的差值;②治疗成功率:在不需要补充其他治疗方式的前提下,治疗成功的眼数百分比。眼压下降幅度值为连续性变量,采用加权均数差值(weighted mean difference,WMD)及其 95% 置信区间(credibility interval,CI)。随访期间治疗成功率为二分类变量,采用比值比(odds ratio,OR)值及其 95%CI 分析。异质性检验分析选择 χ^2、P 值及 I^2 值,$0 \leqslant I^2 \leqslant 25\%$ 无异质性,$25\% < I^2 \leqslant 50\%$ 为轻度异质性,$50\% < I^2 \leqslant 75\%$ 为中度异质性,$75\% < I^2 \leqslant 100\%$ 为重度异质性[12]。当 $I^2 \leqslant 25\%$ 时,使用固定效应模型(fixed effect,FE),$I^2 > 25\%$ 时,使用随机效应模型(random effect,RE)分析[9]。$P < 0.05$ 认为有统计学意义。

5. 敏感性及发表偏倚分析 对有明显异质性的指标根据用药的不同进行亚组分析,并

通过移除单项研究来判断该研究的敏感性。通过漏斗图判断发表偏倚。使用 Grade 分级对该 5 项研究进行综合评价。

（二）结果

1. 文献检索和选择 根据 Prisma 检索流程[10]，通过检索数据库及其他来源共获得 200 篇文献，其中重复文献及不合格文献（综述、病例报告、病例对照研究、主题不相关）172 篇。对其他 28 篇文献进行全文筛选，23 篇文献被筛除（非随机对照研究、回顾性研究、研究 SLT 的辅助效果），最终纳入 2004—2015 年间 5 项临床随机对照研究[11,14~17]。文献检索流程见图 8-4-1。此 Meta 分析共纳入 340 例患者，共 560 只眼，其中 SLT 组 325 只眼，药物组 235 只眼。纳入研究的基本资料见表 8-4-2。其中 4 项研究开角型青光眼中 SLT 与药物的对比，1 项研究闭角型青光眼［激光周边虹膜切除（laser peripheral iridotomy，LPI）术后，房角开放 >180°］中 SLT 与药物的对比。3 项研究青光眼中 SLT 与多种药物的对比，2 项研究青光眼中 SLT 与前列腺素衍生物（prostaglandinanalogue，PGA）的对比。随访期在 4~60 个月。在这些研究中，SLT 多数选择 360°，能量设置在 0.2~1.77mJ 之间。眼压基线在 SLT 组中为 23.5~29.3mmHg，药物组为 22.4~29mmHg。这些研究对治疗成功的定义有不同，2 项研究定义为 IOP ≤ 21mmHg，2 项研究定义为 IOP 下降 ≥ 20%，一项研究定义为达到目标眼压，均是在不需要其他辅助治疗的前提下。表 8-4-3 为采用 Cochrane 风险偏倚评估工具对各项研究治疗进行评估的结果，其中高风险因素有 Narayanaswamy 等[11]和 Nagar（2005）等[13]研究两组的基线平均眼压有统计学差异。由于此为激光与药物的比较，对研究者及受试者均无法采用盲法。

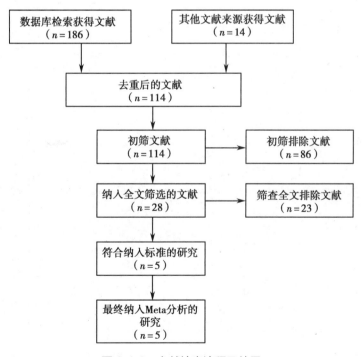

图 8-4-1 文献检索流程及结果

表 8-4-2 选择性激光小梁成形术或药物治疗青光眼和高眼压症 Meta 分析纳入研究的特征

作者年份	研究地点	研究类型	眼数(SLT/med)	随访时间/m	平均年龄/y	性别(M/F)	基线IOP	BCVA C/D	诊断	成功定义	SLT范围/平均能量	药物
Lai, et al, 2004	中国	单中心 RCT	29/29	60	51.9	13/16	26.8±5.6/ 26.2±4.2	0.1-1.0/ 0.2-1.0, 0.4±0.2/ 0.5±0.2	POAG OHT	IOP≤21mmHg	360/1.0±0.1mJ	β受体阻滞剂,毛果芸香碱,多佐胺,拉坦前列腺素,单用或联合
Nagar, et al, 2005	英国	多中心 RCT	128/39	12	62	67/90	29.3/29	NA	POAG OHT PDS PEX	IOPR% ≥ 20%	90,180,360/ 0.2~1.7mJ	拉坦前列腺素 0.005%
Nagar, et al, 2009	英国	多中心 RCT	20/20	4~6	66.4	21/19	26.1±4.0/ 22.8±4.5	NA	POAG, OHT	IOPR% ≥ 20%	360/0.2-1.4mJ	拉坦前列腺素 0.005%
Katz, et al, 2012	美国	多中心 RCT	67/60	9~12	54	NA	25.0±2.2/ 24.5±2.2	NA	POAG PEX OHT	达到目标眼压[a]	360+180/ 0.2~1.2mJ	PGA,β受体阻滞剂,溴莫尼定,CAI单用或合用
Narayan-aswamy, et al, 2015	亚洲	多中心 RCT	96/99	6	64.9/ 65.4	30/70	23.5±2.5/ 22.4±2.5	0.11±0.13/ 0.09±0.11, 0.59±0.17/ 0.55±0.22	PAC PACG	IOP≤21mmHg	90,180,360/ 0.77mJ	曲伏前列腺素 0.004%

注:SLT:选择性激光小梁成形术;med:药物;m:月;y:年;M/F:男性／女性;BCVA:最佳矫正视力;C/D:杯盘比;RCT:随机对照试验;NA:数据缺失;POAG:原发性开角型青光眼;OHT:高眼压症;PDS:色素播散综合征;PEX:假性剥脱综合征;PAC:原发性房角关闭;PACG:原发性闭角型青光眼;IOP:眼压;IOPR%:眼压下降百分比;PGA:前列腺素衍生物;CAI:碳酸酐酶抑制剂。a:目标眼压 target IOP= [1-(reference IOP+visual field score/100)]*reference IOP

表 8-4-3　Cochrane 风险偏倚评估工具

研究(年份)	随机序列产生	分配隐藏	实施偏倚	测量偏倚	随访偏倚	报告偏倚	其他偏倚
Katz(2012)	L	U	/	U	L	L	L
Lai(2004)	U	U	/	U	L	L	L
Nagar(2005)	L	L	/	U	U	H[a]	L
Nagar(2009)	L	L	/	L	L	L	L
Narayanaswamy(2015)	L	L	/	U	L	H[a]	L

注:L:low risk,低风险;U:unclear,风险不明;H:high risk,高风险;a:SLT 组与药物组基线平均眼压有统计学差异。

2. SLT 与药物治疗青光眼的疗效评价

(1)随访期间眼压下降幅度比较:此项分析纳入 4 项研究,共 393 只眼。Nagar(2005)等[17]研究中缺乏眼压下降的具体数据,未纳入。Meta 分析结果显示:药物组眼压下降值比 SLT 多 0.22mmHg,但该差值无明显统计学意义。各研究间异质性检验显示无统计学异质性,见图 8-4-2。[WMD=−0.22mmHg,95%CI 为(−0.34,−0.09),χ^2=2.71,P=0.39,I^2=0]。分为多药组与单药组进行亚组分析,成功率差异均无统计学意义[多药组 WMD=−0.66mmHg,95%CI 为(−1.53,0.2),χ^2=0.11,P=0.74,I^2=34%;单药组 WMD=−0.20mmHg,95%CI 为(−0.30,−0.11),χ^2=1.53,P=0.22,I^2=34%]。

(2)随访期间治疗成功率比较:此项分析纳入 5 项研究,560 只眼。在成功率方面,Meta 分析结果显示两组成功率差异无统计学意义。各研究间异质性检验轻度异质性,见图 8-4-3 [OR=0.58,95%CI 为(0.36~0.95),χ^2=5.55,P=0.23,I^2=28%]。分为单药组与多药组进行亚组分析,成功率差异无统计学意义,均无异质性[多药组 OR=0.73,95%CI 为(0.38~1.43),χ^2=0.41,P=0.52,I^2=0 ;单药组 OR=0.66,95%CI 为(0.38~1.14),χ^2=0.37,P=0.54,I^2=0]。

3. SLT 与药物治疗青光眼的安全性比较　Narayanaswamy 等[11]、Katz 等[14]、Lai 等[15]和 Nagar(2005)等[17]的四项研究提及不良反应的问题,但因原始数据不足及例数过少,无法进行 Meta 分析。其中 Katz 等[14]提及 PGA 组 1 例患者因为药物的副作用而转为 SLT 组,Narayanaswamy 等[7]提及 PGA 组 2 例患者因为药物副作用(1 例前葡萄膜炎,1 例过敏性结膜炎)退出研究。总体来说,SLT 副作用发生率较低。SLT 术后早期可出现一过性的眼压升高(≥ 5mmHg),经药物治疗后消失,其余严重的不良反应,比如持续性眼压升高、葡萄膜炎症、周边前段粘连角膜或黄斑水肿较为罕见。

4. 敏感性分析及发表偏倚　根据前述,眼压下降幅度无明显异质性。成功率的分析有轻度异质性,Nagar(2005)[17]研究分析结果与其余 4 项有较大差别,而且此项研究结果表明 SLT 和药物在成功率方面没有统计学差异,故通过剔除 Nagar(2005)[17]研究进行敏感性分析,结果显示异质性下降[OR=0.69,95%CI 为(0.45~1.05),χ^2=0.84,P=0.84,I^2=0]。因为纳入研究数量过少(<10),无法进行发表偏倚评价。表 8-4-4 为使用 Grade 分级对各项研究进行综合评价的结果。

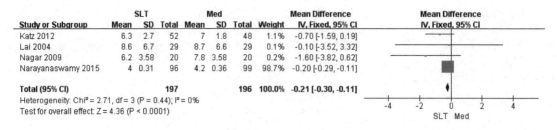

图 8-4-2 选择性激光小梁成形术（SLT）或药物（Med）治疗青光眼和
高眼压症患者降眼压幅度比较的 Meta 分析结果

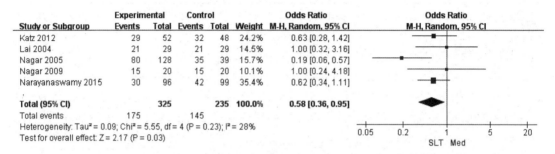

图 8-4-3 选择性激光小梁成形术或药物（Experimental）与对照组（Control）
相比治疗青光眼和高眼压症患者成功率的 Meta 分析结果

表 8-4-4 研究证据的 GRADE 分级

结果	受试眼数（研究）	SLT	Med	相对效应（95%CI）	推荐程度
IOPR	393（4）	197	196	0.21（0.11，0.3）	中等
成功率	560（5）	325	235	0.63（0.34，1.15）	高

注：SLT：选择性激光小梁成形术；med：药物；IOPR：眼压下降值。

四、临床实践决策

本研究将公开发表的药物与 SLT 对比治疗青光眼的研究文献进行了循证医学的系统评价，在比较眼压下降幅度方面，纳入的 4 项研究中 SLT 与药物对比均无明显差异，Meta 分析结果显示 SLT 与药物在降眼压方面也没有明显差异，与各项研究结果一致，这和此前的一项综述结论也一致[18]。

在比较 SLT 和药物治疗成功率方面，纳入的 5 项研究对治疗成功定义不同，具体见表8-4-2。此 5 项研究中 SLT 与药物对比在降压成功率方面均无明显差异，Meta 分析结果显示 SLT 与药物在降压成功率方面也没有明显差异，与各项研究结果一致。由于各项研究中成功定义不同，故此结果应谨慎对待。

总体来看，这项 Meta 分析提示 SLT 和药物治疗青光眼的疗效相当。但本文仅纳入 5 项随机对照研究，随访时间各不相同，而且无法完全排除发表偏倚，故此结果应谨慎对待。未来仍需进一步行大规模、多中心临床随机对照研究评估 SLT 和药物治疗青光眼的有效性、安全性和依从性。

根据以上 Meta 分析结果,本案例中患者年龄较轻(47 岁),与患者沟通后,患者选择了双眼 SLT 治疗,此后定期随访眼压,术后第 1 天,第 1 周,第 1 个月,此后 1 次 /1~2 个月,双眼眼压控制在 14~16mmHg。术后 1 年复查眼压日曲线:右眼 12~16mmHg,左眼 14~17mmHg。双眼眼底及视野均无明显进展。SLT 的副作用较小,多数可通过短期用药解决。一次性激光治疗可以获得中长期的效果,减少了多次用药的麻烦和药物带来的眼局部和(或)全身的不良反应。但 SLT 是否确实提高了青光眼患者的生活质量仍需进一步研究。

(才 瑜)

参 考 文 献

1. Tham YC,Li X,Wong TY,et al.Global prevalence of glaucoma and projections of glaucoma burden through 2040 :a systematic review and Meta-analysis.Ophthalmology,2014,121(11):2081-2090.

2. Panarelli JF,Banitt MR,Sidoti PA,et al.Clinical impact of 8 prospective,randomized multicenter glaucoma trials.J Glaucoma,2015,24(1):64-68.

3. Pisella PJ,Pouliquen P,Baudouin C.Prevalence of ocular symptoms and signs with preserved and preservative free glaucoma medication.Br J Ophthalmol,2002,86(4):418-423.

4. Orme M,Collins S,Dakin H,et al.Mixed treatment comparison and Meta-regression of the efficacy and safety of prostaglandin analogues and comparators for primary open-angle glaucoma and ocular hypertension.Curr Med Res Opin,2010,26(3):511-528.

5. Robin AL,Novack GD,Covert DW,et al.Adherence in Glaucoma:Objective Measurements of Once-Daily and Adjunctive Medication Use.Am J Ophthalmol,2007,144(4):533-540.

6. Cantor LB,Katz LJ,Cheng JW,et al.Economic evaluation of medication,laser trabeculoplasty and filtering surgeries in treating patients with glaucoma in the US.Curr Med Res Opin,2008,24(10):2905-2918.

7. Baudouin C.Detrimental effect of preservatives in eyedrops:implications for the treatment of glaucoma.Acta Ophthalmol,2008,86(7):716-726.

8. Samples JR,Singh K,Lin SC,et al.Laser trabeculoplasty for open-angle glaucoma:a report by the american academy of ophthalmology.Ophthalmology,2011,118(11):2296-2302.

9. Mandy Qi,Man Wong,Jacky Wai,et al.Systematic review and Meta-analysis on the efficacy of selective laser trabeculoplasty in open-angle glaucoma.Surv Ophthalmol,2015,60(1):36-50.

10. Ho CL,Lai JS,Aquino MV,et al.Selective laser trabeculoplasty for primary angle closure.with persistently elevated intraocular pressure after iridotomy.J Glaucoma,2009,18(7):563-566.

11. Narayanaswamy A,Leung CK,Istiantoro DV,et al.Efficacy of selective laser trabeculoplasty in primary angle-closure glaucoma:a randomized clinical trial.JAMA Ophthalmol,2015,133(2):206-212.

12. Higgins JP,Thompson SG,Deeks JJ,et al.Measuring inconsistency in Meta-analyses.BMJ,2003,7414(327):557-560.

13. Moher D,Liberati A,Tetzlaff J,et al.Preferred reporting items for systematic reviews and.Meta-analyses:the PRISMA statement.J Clin Epidemiol,2009,62(10):1006-1012.

14. Katz LJ,Steinmann WC,Kabir A,et al.Selective laser trabeculoplasty versus medical.therapy as initial treatment of glaucoma:a prospective,randomized trial.J Glaucoma,2012,21(7):460-468.

15. Lai JS,Chua JK,Tham CC.Five-year follow up of selective laser trabeculoplasty in.Chinese eyes.Clin Experiment Ophthalmol,2004,32(4):368-372.

16. Nagar M,Luhishi E,Shah N.Intraocular pressure control and fluctuation:the effect of treatment with

selective laser trabeculoplasty.Br J Ophthalmol,2009,93(4):497-501.

17. Nagar M,Ogunyomade A,O'Brart DP,et al.A randomised,prospective study comparing selective laser trabeculoplasty with latanoprost for the control of intraocular pressure in ocular hypertension and open angle glaucoma.Br J Ophthalmol,2005,89(11):1413-1417.

18. McAlinden C.Selective laser trabeculoplasty(SLT)vs other treatment modalities for.glaucoma:systematic review.Eye(Lond),2014,28(3):249-258.

第五节 非接触式眼压计与 Goldmann 压平眼压计测量眼压值一致性的 Meta 分析

目前各类文献所涉及的眼压测量工具众多。基于对眼压准确值的追求,临床医师在面对患者不同的病理生理状态下选择的测量工具也不尽相同。国际上以 Goldmann 压平眼压计(Goldmann applanation tonometer,GAT)作为"金标准"。其他眼压计包括动态轮廓眼压计(dynamic contour tonometer,DCT)、非接触式眼压计(non-contact tonometer,NCT),Icare 回弹式眼压计(Icare rebound tonometer,Icare RBT),眼反应分析仪(ocular response analyzer,ORA),Ocuton S 眼压计,Schiötz 眼压计、Perkins 眼压计、Diaton 眼睑式眼压计、Accu-pen 眼压计以及 Tono 笔式眼压计(tono-pentonometer,TPT)。在不同体位中眼压测量值受到巩膜壁系数的影响,不同眼压计在不同测量体位中的选择策略也不同。为此,本研究通过检索相关文献对临床实际问题进行系统性回顾,对相关问题进行统计学分析。

一、疾病案例

患者女,25 岁,以主诉"体检发现眼压高 1 周",来门诊要求青光眼排查。否认眼部手术史,有青光眼家族史(–)。临床资料:双眼最佳矫正视力 1.0,双眼随机气动眼压 21mmHg,传统方法 24 小时眼压监测[1,2][昼夜均坐位,昼夜均明光(500~1 000lx),测量时间为:"5:00、7:00、10:00、14:00、18:00、22:00";眼压计:10:00、14:00、18:00 使用 GAT;5:00、7:00 和 22:00 使用 NCT]:右眼峰值 22mmHg,左眼峰值 23mmHg,右眼 CCT 532μm,左眼 CCT 528μm,房角为宽角开放,眼底右眼 C/D 0.4,左眼 C/D 0.6。视野:右眼正常,左眼鼻侧阶梯,OCT 及眼底照相:右眼正常,左眼颞侧神经纤维层变薄,诊断:右眼高眼压症,左眼 POAG 早期。

二、提出问题

临床较常使用的 NCT 与 GAT 的测量值是否具有一致性? 影响其一致性的因素有哪些? 对于此患者应推荐哪种测量眼压值的方法呢? 为了回答这个问题,我们首先需要按照循证眼科学的要求进行证据检索和评价,然后在此基础上进行临床决策。

三、证据检索和评价

(一) 资料与方法

1. 一般资料

(1)检索文献的纳入标准:①国内外生物医学期刊于 2015 年 10 月前公开发表的青光眼 GAT 和其他各种眼压计测量值可信度的随机对照试验(randomized controlled trial,RCT),包括单中心和多中心的 RCT,或前瞻性研究;②观察项目至少包括下述指标:(眼压)测量值,可信区间。

(2)排除标准：①原始文献未对上述观察指标中任何一项进行评价；②原始文献临床研究未采用随机对照设计或术前资料不全；③文献发表的年限和使用语言非英语及中文；④重复发表的文献,只选择其中质量最好的或者样本量最大的。

2. 方法

(1)文献检索策略：检索数据库包括中文数据库和外文数据库。检索年限从各数据库建库至2015年10月。中文文献检索中国知网数据库、万方医学数据库、维普中文期刊数据库、中国生物医学文献数据库。外文文献检索 EMBASE 数据库、PubMed 数据库和 Cochrane 图书馆。中外文文献检索都采用了主题词和自由词结合的方式进行检索。中文检索词包括：青光眼,可疑青光眼,眼压,眼压计；英文检索词包括：glaucoma,suspected glaucoma,intraocular pressure,noncontact tonometer 和 Goldmann applanation tonometer。

将初步检索文献导入 EndNote X6 进行查重,通过阅读题目和摘要确定与研究的相关性,不能明确是否纳入者,则通过阅读全文来确定。文献检索、筛选以及数据提取工作由两位研究者独立完成,如果遇到分歧,则通过讨论解决或者请第三人仲裁。对确定纳入的文献按预先设计的表格提取资料,主要包括每项研究各组纳入眼数、受试者平均年龄、随访时间,眼内压(intraocular pressure,IOP)测量值,置信区间等。

(2)纳入、排除标准

1)纳入标准：①研究设计为临床研究,研究病例数≥10例；②研究对象为正常人、青光眼患者、可疑青光眼患者。不合并圆锥角膜、无角膜手术史。

2)排除标准：①剔除重复报告、质量差、报道信息过少、没有原始数据以及无法利用的文献；②病例数少于10例的文献；③以中文及英文以外的语言发表的文献。

(3)文献质量的评价：根据 Jadad 评分量表评价标准,本研究从随机序列的产生、随机化隐藏、盲法、撤出与退出四个方面评估文献质量,分数越高质量越好,最高为7分,1~3分视为低质量,4~7分视为高质量。

由两名研究者根据纳入和排除标准独立阅读、筛选文献,剔除样本量小、质量差、重复报道、无原始数据等的文献。提取时隐去了作者姓名以及论文发表的期刊名称、年份、国家。摘录内容包括研究目的、研究类型、队列人数、纳入人群特征、观察时间、文献评分。当意见不一致时,由本研究组成员讨论解决。

(4)统计学方法：采用 Cochrane 协作网提供的 Review Manager 5.3.0 软件。连续性变量资料指标采用加权均数差(WMD)及其95%CI,以 $P<0.05$ 为差异有统计学意义。采用 I^2 检验进行异质性检验,$P<0.10$ 为差异有统计学意义。若异质性检验的结果为 $P \geqslant 0.10$ 及 $I^2<50\%$ 时,认为多个独立研究具有同质性,可选择固定效应模型计算及合并统计量；若异质性检验的结果为 $P<0.10$ 及 $I^2 \geqslant 50\%$ 时,可认为多个研究存在异质性,此时可选择随机效应模型进行校正。

(二) 结果

1. 文献概况　根据检索策略通过电子检索和手工检索,初检出9篇文献。通过阅读标题、摘要和进一步阅读全文后,根据预先制定的纳入标准和排除标准进行筛选。有6篇文献纳入研究,共有469只眼纳入研究。文献筛选流程见图8-5-1,纳入研究的基本特征见表8-5-1。

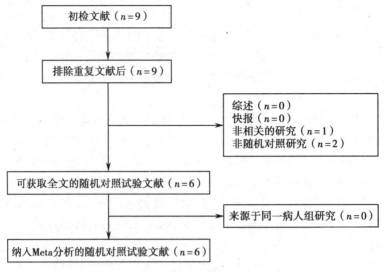

图 8-5-1 文献筛选流程图

表 8-5-1 纳入研究的基本特征

研究者及年代	研究类型	研究地点	疾病	样本量/眼	年龄/年	随访时间/月	Jadad文献评分
Cho P,1997[3]	RCT	中国香港	健康人群	22	21.9 ± 0.9	NA	3
Garzozi HJ,2001[4]	prospective case series study	美国	PRK 术前、术后	149	31.16 ± 8.24	12	5
Guller M,2014[5]	RCT	土耳其	健康人群	132	47.5 ± 10.5	NA	4
Hong J,2013[6]	prospective analysis	中国	36 名青光眼患者及 23 名健康对照者	59	47.8 ± 15.0	NA	4
Kyung E H,2013[7]	prospective analysis	韩国	26 例 LASEK 术前健康人群	26	25.9 ± 6.3	NA	5
Mohan S,2013[8]	non-interventional, cross sectional study	印度	37 名青光眼患者和 44 名健康对照者	81	49.9 ± 8.84	NA	4

RCT= 随机对照研究;PRK=photorefractive keratectomy 屈光性角膜切除术;NA= 未能获得数据。

2. 有效性分析 回顾评价了 GAT 与其他一种或者一种以上眼压计之间对比的研究进行系统回顾以及 Meta 分析。总共纳入 469 只观察眼,考察结果的一致性,可记录性以及可靠性。搜索符合条件的共 6 项临床研究,Meta 分析后发现两组在测量值无统计学差异(WMD=0.14,95%CI:−0.16~0.43;P=0.36)(图 8-5-2)。I^2=66%>50%,提示研究间具有中度异质性。选择随机效应模式进行校正(图 8-5-3)。此时不宜行 Meta 分析,此时最常用的方法为描述性系统评价或者使用亚组分析或 Meta 回归等探讨异质性来源。

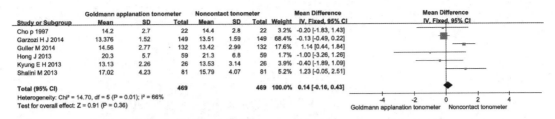

图 8-5-2　Goldmann 眼压计（Goldmann applanation tonometer）
与非接触式气动眼压计（Noncontact tonometer）测量值的比较

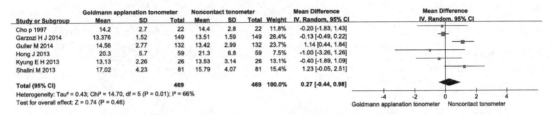

图 8-5-3　经随机效应模型校正后的 Goldmann 眼压计（Goldmann applanation tonometer）
与非接触式气动眼压计（Noncontact tonometer）测量值的比较

　　进一步分析其异质性原因，考虑系纳入者未区分角膜厚度影响，以及各研究结果的异质性较大，是本研究中异质性的主要来源。本研究中，漏斗图显示对称性差（图 8-5-4），存在文献发表偏倚。漏斗图横坐标为原研究的效应量，纵坐标为原研究的样本量，或标准误或精确度。发表偏倚的存在的原因，可能是阳性结果较阴性结果更容易发表。

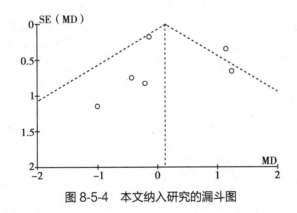

图 8-5-4　本文纳入研究的漏斗图

　　3. 研究证据及局限性　　本研究系统纳入的国内文献较国外文献少，且杂志等级、质量明显参差不齐，可能影响系统评价质量。另外，各个文献纳入人群不同，这对系统评价其结果可能也会有一些影响。本研究荟萃分析中，纳入前瞻性研究文献 4 篇和 RCT 文献 2 篇，其在病因学方面的推断上更具说服力。此外，本研究荟萃分析中纳入青光眼诊断标准存在某些差异，也可能增加测量偏倚与报告偏倚，导致本研究结果的局限性。

四、临床实践决策

　　本研究将公开发表的 GAT 与 NCT 以及其他一种以上眼压计之间对比的研究文献进行

了循证医学的系统评价,选取符合纳入标准的研究进行 Meta 分析,共纳入 6 篇文献(469 只眼)。Meta 分析结果表明:固定效应模型 Meta 分析结果显示,Goldmann 眼压计组与非接触式眼压计组测量眼压值差异不具有统计学意义[MD=0.14,95%CI:(−0.16,0.43),P=0.36]。结果表明,在一定条件下,NCT 的测量值与 GAT 测量值具有一致性。

GAT 测量根据 Imbert-Fick 原理,其数值依赖于角膜厚度(central corneal thickness,CCT)、角膜曲率等相关参数。NCT 的测量利用压缩空气流压平角膜的方式,一定程度上测量值也依赖于中央角膜厚度等参数影响。Ehler 等[9]研究表明,根据 Imbert-Fick 原理,GAT 被设计为在 CCT 为 520μm 且角膜曲率半径为 7.8 mm 时,GAT 测量值最接近真实值。另外,角膜曲率也对 GAT、NCT 有影响,Mark 等[10]报道,随角膜曲率的增加,NCT、GAT 测量值均减少,NCT 受影响减少更多。多位学者发现[11,12],随眼压的升高,NCT 测量值呈现出由低于 GAT 测量值到高于 GAT 测量值的变化趋势。因此,较为合适的结论是:在受试者 CCT 值为 520μm、角膜曲率为 7.8mm 的理想状态下时,GAT 的测量值最接近真实值,与 NCT 测量值无统计学差异,具有一致性。

本案例中患者双眼角膜厚度在正常范围内,未发生角膜水肿。已选择标准时间 5∶00、7∶00、10∶00、14∶00、18∶00、22∶00 这六个时间点行传统方法 24 小时眼压监测,6 次测量均在坐位及明光下进行。但 GAT 及 NCT 两种眼压计均无法在卧位时使用,卧位测量值受到巩膜壁系数的影响。有研究表明,平卧位下眼压较坐位升高 2~3mmHg,昼夜眼压波动大可能与青光眼视神经损害进展相关。目前国外眼压领域研究采用"习惯性体位 24 小时眼压测量"方法,相较于传统方法 24 小时眼压监测,前者反映了人体生理节律的眼压波动情况,但受限于测量次数频繁(每两小时测量 1 次,分别为 1∶30、3∶30、5∶30、7∶30、9∶30、11∶30、13∶30、15∶30、17∶30、19∶30、21∶30、23∶30)、眼压测量设备要求高(推荐使用电子压平眼压计,如 Tono-pen 眼压计、Accupen 眼压计等)的因素而在国内临床应用受限。另有学者[13]提出 72 小时眼压监测(每日 7∶30,10∶30,13∶30,16∶30 测 4 次眼压,连续测量 3 天)对于疑似青光眼患者的眼压波动差值以及双眼眼压不对称的检测效果优于 24 小时眼压监测方法。

综上,对此患者应考虑根据传统方法 24 小时眼压监测结果设定靶眼压范围,如若在有效规范的治疗下视功能进一步恶化,则考虑在降眼压药物洗脱期行习惯性体位 24 小时眼压监测,或者 72 小时眼压监测,测量患者角膜曲率值,重新估算矫正眼压值范围,重新设定靶眼压。

(王瑛)

参 考 文 献

1. 中华医学会眼科学分会青光眼学组. 我国原发性青光眼诊断和治疗专家共识(2014 年). 中华眼科杂志, 2014,50(5):382-383.

2. 北京医学会眼科学分会. 关于 24 小时眼压监测规范的探讨. 中华眼科杂志,2014,50(5):384-385.

3. Cho P,Lui T.Comparison of the performance of the Nidek NT-2000 non-contact pneumatic tonometer with the Keeler Pulsair 2000 and the Goldmann applanation tonometer.Optometry & Vision Science Official Publication of the American Academy of Optometry,1997,74(1):51-58.

4. Garzozi H J,Chung H S,Lang Y,et al.Intraocular pressure and photorefractive keratectomy:a comparison of three different tonometers.Cornea,2001,20(20):33-36.

5. Güler M,Bilak S,Bilgin B,et al.Comparison of Intraocular Pressure Measurements Obtained by Icare PRO Rebound Tonometer,Tomey FT-1000 Non-contact pneumatic tonometer,and Goldmann Applanation Tonometer in Healthy Subjects.Journal of Glaucoma,2015,24(8):613-618.

6. Jiaxu H,Jianjiang X,Anji W,et al.A new tonometer——the Corvis ST tonometer:clinical comparison with noncontact and Goldmann applanation tonometers.Investigative Ophthalmology & Visual Science,2013,54 (1):659-665.

7. Han K E,Kim H,Kim N R,et al.Comparison of intraocular pressures after myopic laser-assisted subepithelial keratectomy:Tonometry-pachymetry,Goldmann applanation tonometry,dynamic contour tonometry,and noncontact tonometry.Journal of Cataract & Refractive Surgery,2013,39(6):888-897.

8. Mohan S,Tiwari S,Jain A,et al.Clinical comparison of Pulsair non-contact tonometer and Goldmann applanation tonometer in Indian population.Journal of Optometry,2014,7(2):86-90.

9. Ehlers N,Bramsen T,Sperling S.Applanation tonometry and central corneal thickness.Acta Ophthalmol (Copenh),1975,53(1):34-43.

10. Mark H H.Corneal curvature in applanation tonometry.American Journal of Ophthalmology,1973,76(2): 223-224.

11. Tonnu P A,Ho T,Newson T,et al.The influence of central corneal thickness and age on intraocular pressure measured by pneumotonometry,non-contact tonometry,the Tono-Pen XL,and Goldmann applanation tonometry.British Journal of Ophthalmology,2005,89(7):851-854.

12. 张扬,赵家良,卞爱玲,等.中央角膜厚度、角膜曲率对 Goldmann 压平眼压计和非接触眼压计测量结果 的影响.中华眼科杂志,2009,45(8):713-718.

13. 杨咏.72 小时日间眼压检测对开角型青光眼疑似病例诊断的临床应用.沈阳:中国医科大学,2009.

第六节 超声生物显微镜与 A 超测量前房深度值 一致性的 Meta 分析

闭角型青光眼具有浅前房的特征。前房结构的量化,如前房深度、晶状体厚度等对于临床医师对闭角型青光眼患者病情判断具有十分重要的意义。既往测量方法主要有光学测量和超声测量两种方式,如前节相干断层扫描和 A 超。超声生物显微镜(ultrasound biomicroscope,UBM)的出现给了我们新的选择。A 超设备便宜、操作简单,可以获取大部分眼前节生物测量数据,且不受屈光介质混浊的影响。与 A 超相比,UBM 虽然需要安装接触性水浴装置,但探头不直接接触角膜、实时显示前房及晶状体结构,对于青光眼术前术后评估都具有重要意义。现国外文献中对比 UBM 与 A 超测量眼前节生物测量数据的报告较少,本研究通过比较 UBM 及 A 超在前房深度这一指标的一致性相关临床研究数据,探讨其在闭角型青光眼患者中的应用价值。

一、疾病案例

患者男性,62 岁,主诉为"右眼视力下降、眼红、眼痛 1 天"。临床检查:右眼角膜雾状水肿,周边前房 1/3CT,余结构窥不清;左眼前房深度 2.5CT,晶状体轻混,余无特殊。眼压检查:右眼 54mmHg,左眼 22mmHg。诊断:双眼闭角型性青光眼(右眼急性发作期,左眼临床前期),白内障。予以降眼压治疗后眼压控制,拟行右眼小梁切除手术,行术前检查。

二、提出问题

闭角型青光眼患者测量前房深度超声生物显微镜是否与 A 超结果具有一致性？为了回答这个问题，我们首先需要按照循证眼科学的要求进行证据检索和评价，然后在此基础上进行临床决策。

三、证据检索和评价

(一) 资料与方法

1. 一般资料

(1) 检索文献的纳入标准：①国内外生物医学期刊于 2015 年 10 月前公开发表的 UBM 与 A 超前房测量值可信度的研究；②观察项目至少包括下述指标：(前房深度) 测量值，可信区间。

(2) 排除标准：①原始文献未对上述观察指标中任何一项进行评价；②原始文献临床研究未采用随机对照设计或术前资料不全；③文献发表的年限和使用语言不是英语或中文；④重复发表的文献，只选择其中质量最好的或者样本量最大的。

2. 方法

(1) 文献检索：检索数据库包括中文数据库和外文数据库。检索年限从各数据库建库至 2015 年 10 月。中文文献检索中国知网数据库、万方数据库、维普中文期刊数据库。外文文献检索 EMBASE、PubMed 和 Cochrane 图书馆。中外文文献检索都采用了主题词和自由词结合的方式进行检索。中文检索词包括：随机对照实验；正常人群；近视；白内障手术；青光眼患者，超声生物显微镜；A 超；前房深度测量。英文检索词包括：randomized controlled trial，health people，myopia，cataract surgery，glaucoma patients，ultrasound biomicroscope，A scan biometry，anterior chamber depth。

将初步检索文献进行查重，通过阅读题目和摘要确定与研究的相关性，不能明确是否纳入者，则通过阅读全文来确定。文献检索、筛选以及数据提取工作由两位研究者独立完成，如果遇到分歧，则通过讨论解决或者请第三人仲裁。对确定纳入的文献按预先设计的表格提取资料，主要包括每项研究各组纳入眼数、人群特点、受试者平均年龄、随访时间，前房深度测量值，置信区间等。

(2) 统计学方法：采用 Cochrane 协作网提供的 Review Manager 5.3.0 软件。连续变量采用加权均数差 (WMD) 及其 95%CI，以 $P<0.05$ 为差异有统计学意义。采用 I^2 检验进行异质性检验，$P<0.10$ 为差异有统计学意义。若异质性检验的结果为 $P \geqslant 0.10$ 及 $I^2<50\%$ 时，认为研究之间具有同质性，可选择固定效应模型；若异质性检验的结果为 $P<0.10$ 及 $I^2 \geqslant 50\%$ 时，可认为多个研究存在异质性，可选择随机效应模型。

(二) 结果

1. 文献概况 根据检索策略，初检出 11 篇文献。通过阅读标题、摘要和进一步阅读全文后，根据纳入标准和排除标准进行筛选。有 5 篇横断面研究纳入研究，共有 854 只眼纳入研究。文献筛选流程见图 8-6-1，纳入研究的基本特征见表 8-6-1。

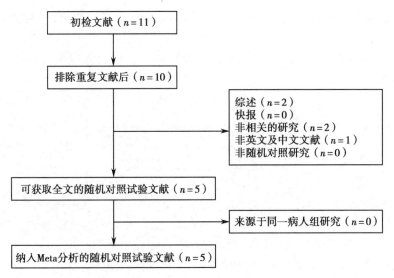

图 8-6-1　文献筛选流程图

表 8-6-1　纳入研究的基本特征

研究者及年代	研究类型	研究地点	疾病	样本量/眼	年龄/岁	随访时间/月	Jadad评分
Farhan, et al, 2014[1]	前瞻性研究	Kingdom of Saudi Arabia	健康人群	60	22 ± 2	N/A	4
徐唐, 等, 2013[2]	系列病例研究	中国	白内障患者	33	68.0 ± 8.3	N/A	4
李思珍, 等, 2008[3]	横断面研究	中国	闭角型青光眼	80	60.6 ± 8.6	N/A	4
谭烨, 等, 2007[4]	随机对照试验	中国	闭角型青光眼, 健康对照、高度近视人群	118	65.7 ± 10.2	N/A	4
陈军, 等, 2009[5]	横断面研究	中国	健康人群	107	55	N/A	3

PRK：photorefractive keratectomy 屈光性角膜切除术；N/A：未能获得数据。

2. 有效性分析　回顾评价了 UBM 以及 A 超之间对比的研究进行评价。总共纳入 854 只眼，考察结果的一致性，可记录性以及可靠性。搜索符合条件的共 5 项临床研究，Meta 分析后发现两组在测量值有显著统计学差异（WMD=0.09, 95%CI：0.04~0.13；$P<0.0001$（图 8-6-2）。I^2=0 小于 25%，提示研究间具有低度异质性。

本研究中，漏斗图显示对称性好（图 8-6-3），不存在文献发表偏倚。

3. 研究证据及局限性　本研究系统纳入的国内文献较国外文献度，但杂志等级参差不齐，可能影响系统评价质量。纳入前瞻性列研究文献 1 篇和 RCT 文献 1 篇，其在病因学方面的推断上更具说服力,但是纳入了2篇横断面研究可能增加了选择偏倚与回忆偏倚。另外,各个文献纳入人群特征不同,这对系统评价其结果可能也会有一些影响。此外,本研究荟萃分析中前房深度测量点的选取也可能增加测量偏倚,导致本研究结果的局限性。

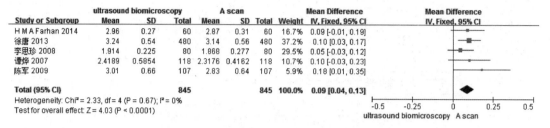

图 8-6-2　超声生物显微镜(ultrasound biomicroscopy)与
A超(A scan)测量前房深度结果的一致性分析

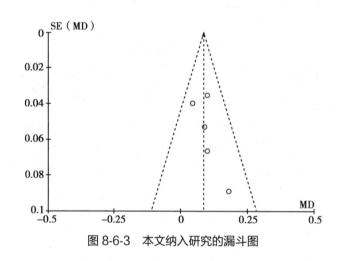

图 8-6-3　本文纳入研究的漏斗图

四、临床实践决策

本研究将公开发表的 UBM 和 A 超以及其他一种以上生物测量仪器之间眼前节测量值对比的研究文献进行了系统评价,共纳入 5 篇文献(854 只眼)。结果异质性呈低度。Meta分析结果表明:UBM 测量值较 A 超测量值具有显著统计学差异,前者测量前房深度值较后者大。

闭角型青光眼存在眼前节结构变化的特点,包括前房变浅、晶状体位置前移、房角变窄、房角粘连、瞳孔阻滞等。所以获得各项生物测量数据对患者的诊断及治疗方案的制订就尤为重要。现临床使用的生物测量设备包括:光学测量和超声测量。光学测量包括相干断层扫描,具有分辨率高、不接触角膜的优点,缺点为测量结构受屈光间质和反射影响。超声测量包括 UBM、A 超和 B 超等。A 超为超声测量中较为精确的测量设备,可以测算出晶状体度数,不受屈光介质混浊影响,曾在我国基层眼科普遍使用,有精确性高的优点,但测量时必须接触角膜,不适用于早期术后患眼检查。同时受限于超声频率低,图像分辨率低。UBM

同样采用超声测量原理,测量时不直接接触角膜,但需要放置水浴池,相较而言,技术要求高,同样也不适用于术后早期患眼检查,但可以对青光眼治疗后中长期瞳孔、虹膜、房角、睫状体及滤过泡等结构进行综合评估[6,7]。

本项研究中,UBM测量值较A超测量值具有显著统计学差异,前者测量前房深度值较后者大。可能原因为A超检查是直接接触角膜,角膜受压;同时,部分A超无法测得中央角膜厚度,综合上述两个因素可能是导致其测量值低于真实值的原因。

综上,本案例中患者为老年男性,右眼角膜水肿,前房窥不清,可行UBM测量前房深度,了解房角、睫状体位置情况,术后可行UBM检查评估患者滤过泡情况,可为术前病情判断、设计手术方式以及术后疗效分析提供参考依据。

(王 瑛 刘旭阳)

参 考 文 献

1. Farhan HMA.Agreement between Orbscan Ⅱ,VuMAX UBM and Artemis-2 very-high frequency ultrasound scanner for measurement of anterior chamber depth.Bmc Ophthalmology,2014,14(1):1-7.
2. 徐唐,李一壮,张司.A超与超声活体显微镜对白内障患眼前房深度测量的比较.中华眼科杂志,2013,49(2):130-133.
3. 李思珍,梁远波,王宁利,等.国产UBM测量闭角型青光眼前段结构的准确性.齐鲁医学杂志,2008,23(6):471-473.
4. 谭烨,张忆.超声生物显微镜与A超测量中央前房深度的对比.中国眼耳鼻喉科杂志,2007,7(4):240-241.
5. 陈军,张敏芳,孟晓红.超声生物显微镜与A超测量角膜中央厚度及前房深度的探讨.临床超声医学杂志,2009,11(10):712-713.
6. 王宁利,刘文,陈伟蓉,等.超声生物显微镜在我国眼科领域的应用研究.中华眼科杂志,2001,37(6):471-475.
7. 王晓贞,李松峰,吴葛玮,等.超声乳化白内障摘出术对抗青光术后白内障眼眼压及滤过泡的影响.眼科新进展,2010,30(6):551-554.

第七节 婴幼儿型青光眼中 ICARE 回弹式眼压计和 Schiötz 眼压计哪一种更具有适用性

眼压检查是青光眼排查中的一项基本检查。眼压检查设备的选择应根据患者角膜情况以及配合情况选择。Goldmann压平式眼压计(Goldmann applanation tonometer,GAT)是成年人群眼压测量的"金标准"。对于婴幼儿患者来说,选择测量设备需要考虑的因素较成年人多,包括安全性、麻醉方式、眼球解剖学特点、眼压参考值修订等。GAT受限于坐位下测量,角膜厚度变异等情况会影响眼压值的测定,则限制了其在婴幼儿群体中的应用。基于婴幼儿患者的特殊条件,理想的眼压测量工具应为可卧位测量的手持便携式设备。目前,国内外多使用手持压平式眼压计、ICARE回弹式眼压计(rebounder tonometer,RBT)、Tonopen眼压计[1]。国内由于受医疗条件所限,大部分临床医师采用Schiötz眼压计来测量,另一方面,回弹式眼压计(rebounder tonometer,RBT)在先天性青光眼患儿群体中的使用存在热烈讨论。

ICARE RBT 原理为以一超轻型探针以一定速度碰撞在角膜表面,数微秒的时间内探头反弹。探头的减速过程反弹速度与压强相关,精确记录这个减速过程可以推算出眼压。本研究通过比较回弹式眼压计眼压计和 Schiötz 眼压计相关临床研究数据,探讨其在先天性青光眼患者中的适用性。

一、疾病案例

患者男性,30 天,主诉为"家长发现患儿黑眼仁发白、畏光 20 多天"。临床检查:电筒下眼前节检查发现患儿双眼角膜雾状水肿,角膜直径约 12mm,其余结构窥不清。指测双眼眼压 T+1。诊断:双眼先天性青光眼待排查。

二、提出问题

婴幼儿先天性青光眼回弹式眼压计和 Schiötz 眼压计测量值是否有差异? 测量值的干扰因素有哪些? 为了回答这个问题,我们首先需要按照循证眼科学的要求进行证据检索和评价,然后在此基础上进行临床决策。

三、证据检索和评价

(一) 资料与方法

1. 一般资料

(1)检索文献的纳入标准:①国内外生物医学期刊于 2017 年 12 月前公开发表的青光眼 GAT 和其他各种眼压计测量值可信度的 RCTs,包括单中心和多中心的 RCTs;②观察项目至少包括下述指标:(眼压)测量值,可信区间。

(2)排除标准:①原始文献未对上述观察指标中任何一项进行评价;②原始文献临床研究未采用随机对照设计或术前资料不全;③文献发表的年限和使用语言非英语及中文;④重复发表的文献。

2. 方法

(1)文献检索:检索数据库包括中文数据库和外文数据库。检索年限从各数据库建库至 2015 年 10 月。中文文献检索中国知网数据库、万方数据库、维普中文期刊数据库。外文文献检索 EMBASE、PubMed 和 Cochrane 图书馆。中外文文献检索都采用了主题词和自由词结合的方式进行检索。中文检索词包括:眼内压,回弹式眼压计,Schiötz 眼压计;婴儿,新生儿;先天性青光眼;眼压测量;英文检索词包括:randomized controlled trial,intraocular pressure,rebounder tonometer,Schiötz,infant,newborn,congenital glaucoma,tonometry。

总检索式 Search(((rebounder tonometer [tw]OR Schiötz [tw]OR Tonometry [mh])) AND(Infant [mh]OR newborn [mh]OR congenital glaucoma [tw]))AND(randomized controlled trial [Pt]OR controlled clinical trial [Pt]OR randomized controlled trials [mh] OR random allocation [mh]OR double-blind method [mh]OR single-blind method [mh]OR clinical trial [Pt]OR clinical trials [mh])将初步检索文献查重,通过阅读题目和摘要确定与研究的相关性,不能明确是否纳入者,则通过阅读全文来确定。文献检索、筛选以及数据提取工作由两位研究者独立完成,如果遇到分歧,则通过讨论解决或者请第三人仲裁。对确定纳入的文献按预先设计的表格提取资料,主要包括每项研究各组纳入眼数、人群特点、受试

者平均年龄、随访时间、IOP 测量值和置信区间等。

（2）统计学方法：采用 Cochrane 协作网提供的 Review Manager 5.3.0 软件。连续变量采用加权均数差（WMD）及其 95%CI，以 $P<0.05$ 为差异有统计学意义。采用 I^2 检验进行异质性检验，$P<0.10$ 为差异有统计学意义。若异质性检验的结果为 $P \geqslant 0.10$ 及 $I^2<50\%$ 时，多个独立研究具有同质性，可选择固定效应模型；若异质性检验的结果为 $P<0.10$ 及 $I^2 \geqslant 50\%$ 时，多个研究存在异质性，可选择随机效应模型。

（二）结果

1. 文献概况　根据检索策略通过电子检索和手工检索，初检出 15 篇文献。通过阅读标题、摘要和进一步阅读全文后，根据预先制定的纳入标准和排除标准进行筛选。有 3 篇横断面研究纳入，共有 103 只眼纳入研究。文献筛选流程见图 8-7-1，纳入研究的基本特征见表 8-7-1，风险偏倚评价见表 8-7-2。

2. 有效性分析　回顾评价了回弹式眼压计以及 Schiötz 眼压计之间对比的研究进行系统回顾以及 Meta 分析。总共纳入 103 只观察眼，考察结果的一致性，可记录性以及可靠性。搜索符合条件的共 4 项临床研究，Meta 分析后发现两组在测量值无统计学差异（WMD=0.91，95%CI：−0.36~2.19；$P=0.47$）（图 8-7-2）。$I^2=0<50\%$，提示研究间没有异质性。

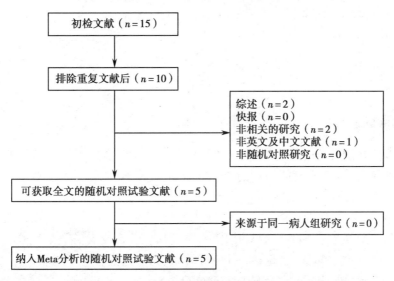

图 8-7-1　文献筛选流程图

表 8-7-1　纳入研究的基本特征

研究者及年代	研究类型	研究地点	疾病	样本量 / 眼	年龄 / 月
Krieglstein, et al, 1975[2]	横断面研究	德国	先天性青光眼	52	NA
甄毅，等，2012[3]	横断面研究	中国	先天性青光眼	29	12.0 ± 3.0
冯波，等，2011[4]	横断面研究	中国	先天性青光眼	22	7.3 ± 6.12

NA= 未能获得数据

表 8-7-2 纳入横截面研究的偏倚风险评价

纳入研究	研究人群选择				组间可比性		结果测量			
	暴露组的代表性	非暴露组的选择方法	暴露因素的确定方法	研究起始时是否确定结局指标	暴露组和非暴露组的可比性	研究对于结果的评价是否充分	随访时间是否足够长	随访是否足够充分	NOS总分
Krieglstein,et al,1975[2]	1	1	1	1	1	1	0	1	8
甄毅,等,2012[3]	1	1	1	1	1	1	0	1	8
冯波,等,2011[4]	1	1	1	1	1	1	0	1	7

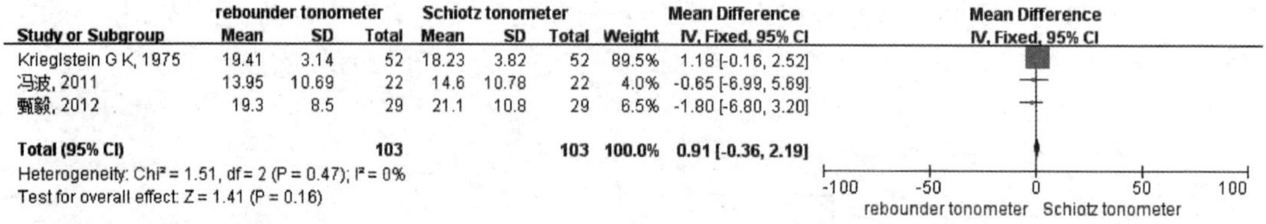

图 8-7-2 回弹式眼压计(rebounder tonometer)与 Schiötz 眼压计(Schiötz tonometer)在先天性青光眼患者群体中准确性比较

四、临床实践决策

本研究将公开发表的回弹式 RBT 以及 Schiötz 眼压计之间对比的研究文献进行了循证医学的系统评价,选取随机对照设计的 RCT 资料研究进行 Meta 分析,共纳入 3 篇 RCT 纳入研究,共有 103 只眼纳入。结果无异质性。Meta 分析结果表明:RBT 的测量值与 Schiötz 眼压计测量值不具有统计学差异。

Schiötz 眼压计曾在我国基层眼科使用,存在角膜损伤和交叉感染的风险。由于非接触式眼压计无法在卧位下测量,因此 Schiötz 眼压计仍为先天性青光眼患者的主要测量工具。先天性青光眼患者由于眼球扩张伴随巩膜壁硬度下降,所以 Schiötz 眼压计在先天性青光眼患儿群体中更易受巩膜壁硬度影响[5]。RBT 的设计最早由 Dekking 和 Coster 在 1967 年提出,主要原理为通过回归方程计算金属探针被角膜回弹后产生加速度大小,优点是测量时患者接受度高,无须麻醉。

Schiötz 眼压计测量时的注意事项为:①脚板稳定放置于角膜中央,不可压迫眼睑,尽量避免放置于巩膜表面;②避免眼压计左右倾斜,必要时(根据眼位情况)可以前后倾斜。ICARE 回弹式眼压计的测量方法:对于配合良好的成人,ICARE 回弹式眼压计测量前不点表麻眼药水。患者取坐位,注视正前方注视点,将额撑置于被测眼前额部,达到良好的支撑固定;同时使测量头处于水平位,并使测量头与角膜中央相距 4~8mm 且垂直于角膜。按下测量键,探针自测量头弹出,接触角膜后发出"嘀"响,眼压计自动显示出眼压数值,测量 6

次,眼压计自动给出 6 次的平均值。如果出现"P-X"(x 表示数值),表明标准差较大,需要重复测量。结果为"P X"时,记录测量结果。每位患者使用一枚一次性探针。对于患儿,我们尽量采取吸引注意力的方式争取患儿配合,患儿坐位,嘱患儿看护人或医护人员正前方逗引,医师进行测量,眼压计使用方法与成人相同。逗引方式仍不配合检查的患儿,于自然入睡或服药入睡后测量。由于患儿入睡后通常不能很好直立,可采取侧卧位测量。眼压计由直立状态向右或向左旋转90°,但须保证测量头处于水平位。测量时若额撑不能支撑于额部,检查者可将左手撑于患儿前额部,再将眼压计额撑支撑在检查者左手上,达到稳定的支撑固定。

本患儿有角膜水肿,可在清醒条件下行 RBT 眼压检查,也可用于日常监测,在医疗条件不允许的条件下,也可选用 Schiötz 眼压计测量来估算眼压实际值。

综上所述,从纳入研究的结果分析,回弹式眼压计可作为临床婴幼儿型青光眼排除的重要眼压测量工具。

(王 瑛)

参 考 文 献

1. Gharaei H,Kargozar A,Raygan F,et al.Comparison of Perkins,Tono-Pen and Schiøtz tonometers in paediatric patients under general anaesthesia.Eastern Mediterranean health journal,2008,14(6):1365-1371.
2. Krieglstein G K,Waller W K.Goldmann applanation versus hand-applanation and Schiötz indentation tonometry.Albrecht Von Graefes Arch Klin Exp Ophthalmol,1975,194(1):11-16.
3. 甄毅,王涛,王文欣,等.回弹式眼压计在先天性青光眼患者眼压测量中的临床评价.眼科,2012,21(4):278-281.
4. 冯波,张舒心,王文欣,等.ICARE 回弹式眼压计在婴幼儿青光眼的临床应用.中国实用眼科杂志,2011,29(8):785-788.
5. Schild A M,Rosentreter A,Hermann M M,et al.Comparison of Rebound tonometry versus Perkins tonometry in the supine glaucoma patient.Klin Monbl Augenheilkd,2011,228(2):125-129.

第八节　POAG 早期诊断中标准白 - 白色视野与蓝 / 黄视野检测哪个更有临床价值

视野检查是评价是青光眼损伤的"金标准",它对青光眼的早期诊断及病情监测均有决定性意义。然而,现已发现目前在临床上广泛应用的标准自动视野计(standard automated perimetry,SAP),即白 - 白视野计(white-on-white perimetry,W/W)在青光眼早期诊断方面仍有其局限性。因为这种视野计以白色光标投射在白色背景上,只有在青光眼发生较大范围的视神经改变后才能发现异常。Ouigley 等的一项研究证实,在临床检查出视野缺损之前,青光眼患者可能已有 40%~50% 视网膜神经纤维丧失,揭示一旦出现视野缺损,患者已不是青光眼早期。B/Y 视野检查法又称短波视野检查法(short wave length automated perimetry,SWAP),是 20 世纪 90 年代兴起的一种视野检查法,国外已有研究报道 SWAP 较 SAP 能更早地的检测出青光眼视功能损害。早在 1990 年 Sample 和 Weinreb 等[1]对正常人、高眼压症以及原发性开角型青光眼三组人群进行视野检查,发现短波视野检查法比白 - 白视野计测得的视野更早、在原发性开角型青光眼（POAG）众多的检查手段中,视野检查仍然是最常用和最重要的视功能检查方法。普通的白-白视野计尚不能发现最早期的青光眼视野损害。近年来新发现的一种蓝黄视野计（blue-on-yellow perimetry,B/Y）是以色觉检查和视野检查相结合的一种视野检查法。蓝黄视野计检查的光标为蓝色,背景光为黄色,黄色背景光使视杆细胞、长波、中波视锥细胞的光感受器失去敏感性,只有短波视锥细胞对光刺激敏感。正常情况下,构成短波（蓝）敏感通路的视网膜神经节细胞（retinal ganglion cells,RGCs）仅占 RGCs 总数的 6%,因此蓝黄视野计仅检测了 6% 的 RGCs 功能缺损状况;而传统的光觉功能检查通路包含短波敏感通路、中波敏感通路和长波敏感通路,其对应 RGCs 的数量及联系远较单一的短波敏感通路多和复杂。相同数量的 RGCs 功能缺损,对短波敏感通路的影响远较传统光觉检查通路的影响明显,同时视网膜中蓝色视锥细胞数量原本就相对少,而且在青光眼发病过程中被早期选择性损害。现就对临床上较多使用的白-白视野计与蓝黄视野计的检测效力做一对比。

一、疾病案例

患者女,25 岁,以主诉"体检发现眼压高 1 周",来门诊要求青光眼排查。青光眼家族史（-）。临床资料:双眼最佳矫正视力 1.0,24 小时压平眼压（右眼峰值 22mmHg,左眼峰值 23mmHg）,右眼 CCT 562μm,左眼 CCT 558μm,房角为宽角开放,眼底右眼 C/D 0.4 左眼 C/D 0.6。SAP 视野:右眼正常,左眼鼻侧阶梯,OCT 及眼底照相:右眼正常,左眼颞侧神经纤维层变薄,诊断:右眼高眼压症,左眼 POAG 早期。

二、提出问题

早期 POAG 诊断中临床较常使用的 SAP 视野计与 SWAP 视野计的一致性?哪个更具有敏感性?为了回答这个问题,我们首先需要按循证眼科学的要求进行证据检索和评价,然后在此基础上进行临床决策。

三、证据检索和评价

(一)资料与方法

1. 一般资料

(1)检索文献的纳入标准:①国内外生物医学期刊于 2015 年 10 月前公开发表的青光眼 GAT 和其他各种眼压计测量值可信度的 RCTs,包括单中心和多中心的 RCTs;②观察项目至少包括下述指标:(眼压)测量值,可信区间。

(2)排除标准:①原始文献未对上述观察指标中任何一项进行评价;②原始文献临床研究未采用随机对照设计或术前资料不全;③文献发表的年限和使用语言非英语及中文;④重复发表的文献,只选择其中质量最好的或者样本量最大的。

2. 方法

(1)文献检索:检索数据库包括中文数据库和外文数据库。检索年限从各数据库建库至 2015 年 10 月。中文文献检索中国知网数据库、万方数据库、维普中文期刊数据库。外文文献检索 EMBASE、PubMed 和 Cochrane 图书馆。中外文文献检索都采用了主题词和自由词结合的方式进行检索。中文检索词包括:青光眼,视野,视野计;英文检索词包括:glaucoma, visual field，white-on-white perimetry 和 blue-on-yellow perimetry。

总检索式:(((((randomized controlled trial［Pt］OR controlled clinical trial［Pt］OR randomized controlled trials［mh］OR random allocation［mh］OR double-blind method［mh］OR single-blind method［mh］OR clinical trial［Pt］OR clinical trials［mh］OR（"clinical trial"［tw］）OR（single*［tw］OR double*［tw］OR trebl*［tw］OR tripl*［tw］）AND（mask*［tw］OR blind*［tw］）OR comparative study［mh］OR evaluation studies［mh］OR Follow-up studies［mh］OR prospective studies［mh］OR control*［tw］OR ProsPectiv*［tw］OR volunteer*［tw］）NOT（animals［mh］NOT human［mh］）））AND "blue-on-yellow perimetry"［wt］）AND "white-on-white perimeter"［wt］））AND "visual field"［Mesh］

将初步检索文献导入 EndNote X6 进行查重，通过阅读题目和摘要确定与研究的相关性，不能明确是否纳入者，则通过阅读全文来确定。文献检索、筛选以及数据提取工作由两位研究者独立完成，如果遇到分歧，则通过讨论解决或者请第三人仲裁。对确定纳入的文献按预先设计的表格提取资料，主要包括每项研究各组纳入眼数、受试者平均年龄、随访时间，IOP 测量值，置信区间等。

(2)统计学方法:采用 Cochrane 协作网提供的 Review Manager 5.3.0 软件。连续性变量资料指标采用加权均数差（WMD）及其 95%CI，以 $P<0.05$ 为差异有统计学意义。采用 I^2 检验进行异质性检验，$P<0.10$ 为差异有统计学意义。若异质性检验的结果为 $P \geqslant 0.10$ 及 $I^2<50\%$ 时，认为多个独立研究具有同质性，可选择固定效应模型计算及合并统计量；若异质性检验的结果为 $P<0.10$ 及 $I^2 \geqslant 50\%$ 时，可认为多个研究存在异质性，此时可选择随机效应模型进行校正。

(二) 结果

1. 文献概况 根据检索策略通过电子检索和手工检索，初检出 7 篇文献。通过阅读标题、摘要和进一步阅读全文后，根据预先制定的纳入标准和排除标准进行筛选。有 5 篇纳入研究，共有 490 只眼纳入研究。文献筛选流程见图 8-8-1，纳入研究的基本特征见表 8-8-1。

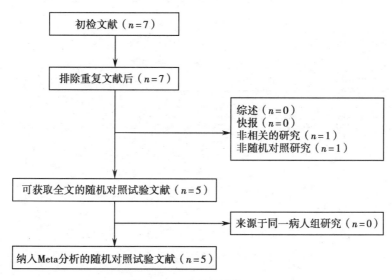

图 8-8-1 文献筛选流程图

表 8-8-1　纳入研究的基本特征

研究者及年代	研究类型	研究地点	疾病	样本量/眼	年龄/年	随访时间/月	Jadad评分
尹丽,等,2004[2]	RCT	中国	正常人群可疑青光眼开角型青光眼	108	46.9 ± 18.27	—	4
钟一声,等,2003[3]	RCT	中国	可疑青光眼早期开角型青光眼	42	53 ± 1.2	—	4
黄玲华,等,2009[4]	RCT	中国	可疑青光眼早期开角型青光眼	163	40.5	—	4
Johnson,et al, 1993[5]	RCT	美国	正常人群可疑青光眼早期开角型青光眼	156	55.4 ± 2.3	5	5
Casson,et al,1993[6]	RCT	美国	早期开角型青光眼可疑青光眼	21	52.3 ± 1.0	—	4

RCT:随机对照试验;NA= 未能获得数据。

2. 有效性分析　回顾评价了 SAP 与 SWAP 测量早期青光眼患者的全视网膜光敏感度均值(MS),光敏感度缺损均值(MD)之间对比的研究进行系统回顾以及 Meta 分析。总共纳入 490 只观察眼,考察结果的一致性,可记录性以及可靠性。搜索符合条件的共 5 项临床研究,Meta 分析后发现两组在 MS、MD 值有统计学差异($P<0.000\ 01$)。图 8-8-2 中两者 MD 值比较 $I^2=87\%>75\%$,提示研究间具有高度异质性。经随机效应模型校正后如图 8-8-3。此时

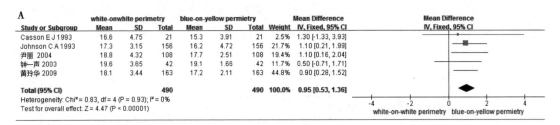

图 8-8-2　固定效应模型下白 - 白视野计(white-on-white perimetry)与蓝黄视野计(blue-on-yellow perimetry)之间全视网膜光敏感度均值(A)和缺损均值(B)对比

不宜行 Meta 分析,此时最常用的方法为描述性系统评价或者使用亚组分析或 Meta 回归等探讨异质性来源。

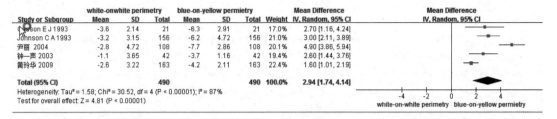

图 8-8-3　随机效应模型下白 - 白视野计(white-on-white perimetry)与蓝黄视野计(blue-on-yellow perimetry)之间的全视网膜光敏感度缺损均值对比

四、临床实践决策

本研究将公开发表的 SAP 与 SWAP 之间对比的研究文献进行了循证医学的系统评价,选取随机对照设计的资料研究进行 Meta 分析,共纳入 5 篇研究,共有 490 只眼纳入。Meta 分析结果表明:SWAP 视野检查在检测青光眼早期视野损害方面比 SAP 视野检查具有更高的敏感性,但其相关特异性和可重复性存在缺陷。

SWAP 较 SAP 能更早期地检测出青光眼的视功能缺损。研究发现它比 SAP 发现青光眼早期视野损害早 3~4 年,进一步研究还发现 SWAP 检查法更敏感,表现为早期青光眼异常检出率高,检测出的视野缺损范围更大。更明显、阳性率也更高。Samplen 与 Johnson[7,8]经过长期的研究得出短波长视野计:①能成功区分正常人眼与青光眼;②可作为高眼压患者可能发生早期视野损害的敏感指针;③ SWAP 测得的异常视野能有效预计青光眼视野缺损的进展情况;④其 SWAP 测得的视野缺损的进展率是 SAP 的两倍。

本病例患者 SAP 视野检查右眼未发现异常,可建议其行双眼 SWAP 视野检查。因 SWAP 视野检测出的视野缺损范围大而深,对于 SAP 视野未检查出异常的可疑青光眼患者可予以 SWAP 视野检查进行青光眼排查。

（王　瑛）

参 考 文 献

1. Sample P A,Weinreb R N.Progressive color visual field loss in glaucoma.Investigative Ophthalmology & Visual Science,1992,33(6):2068-2071.

2. 尹丽,张德秀.蓝 - 黄视野计与标准的白 - 白视野计对早期原发性开角型青光眼视野的对比研究.临床眼科杂志,2004,12(1):14-18.

3. 钟一声,项敏泓.蓝 / 黄视野检查法与白 / 白视野检查法阈值点间相关分析.眼科新进展,2003,23(6):423-425.

4. 黄玲华,曹小鹏,高晓唯,等.蓝 / 黄视野与白 / 白视野检查在慢性青光眼视野缺损诊断检查中的对比分析.新疆医科大学学报,2009,32(5):634-636.

5. Johnson C A,Adams A J,Casson E J,et al.Progression of early glaucomatous visual field loss as detected by

blue-on-yellow and standard white-on-white automated perimetry.Archives of Ophthalmology,1993,111(5):651-656.

6. Casson E J,Johnson C A,Shapiro L R.Longitudinal comparison of temporal-modulation perimetry with white-on-white and blue-on-yellow perimetry in ocular hypertension and early glaucoma.Journal of the Optical Society of America A,1993,10(8):1792-1806.

7. Sample P A,Weinreb R N.Progressive color visual field loss in glaucoma.Investigative Ophthalmology & Visual Science,1992,33(6):2068-2071.

8. Johnson C A,Adams A J,Casson E J,et al.Blue-on-Yellow Perimetry Can Predict the Development of Glaucomatous Visual Field Loss.Archives of Ophthalmology,1993,111(5):645-650.

第九节 LASIK 术后动态轮廓眼压计与非接触眼压计测量值是否具有一致性

目前临床上对正常人群测量眼压的"金标准"仪器是 Goldmann 压平眼压计,其设计原理是基于"Imbert-Fick 定律",假定角膜为硬度一定、前表面圆滑的理想球体,采用直径为 3.06mm、面积为 7.354mm² 的测量头,以可变的重量压平一定面积的角膜,根据所用重量来测量眼压[1]。该设计是根据角膜曲率半径 7.8mm、角膜中央厚度 520μm 拟定的,其准确性依赖于正常的角膜结构。然而,随着光学技术的发展及超声检测仪的广泛应用,可对中央角膜厚度进行更精确测量,发现生理状况下的角膜厚度在不同个体间存在较大差异,可引起角膜硬度的变化,影响眼压测量结果。Doughty 等学者[2]认为正常人群中央角膜厚度的分布范围较广,总体上呈正态分布趋势,其平均值为 $(544\pm34)\mu m$。

动态轮廓眼压计(dynamic contour tonometer,DCT)是一种非平面的接触型眼压计,测压头的半径稍大于人的平均角膜半径,曲率半径为 10.5mm,适合大多数角膜,可以得到准确的结果。一个直径 1.7mm 的压力感受器安置在测压头的外壳内。由于轮廓相匹配,理论上角膜每一方向的压力是均等的,集成压力感受器可不依赖角膜特性进行眼压测量[3]。对尸眼的 DCT 研究显示 DCT 比 GAT 和气眼压计有相对高的准确性。近年来随着准分子激光角膜手术的开展,眼压检查是准分子激光原位角膜磨镶术(laser in situ keratomileusis,LASIK)术前术后的一项重要检查。普遍发现术后眼压测量值较术前降低[4-6],LASIK 术后中央角膜厚度变薄、曲率变平坦,测量值与真实值之间差异增加。由于近视眼人群中隐藏着开角型青光眼患者。所以了解 LASIK 术后眼压的真实值就十分必要了。

一、疾病案例

患者女,31 岁,主诉为"双眼视力下降、眼胀 20 天"。既往:10 年前曾于外院行双眼 LASIK 近视激光矫正手术。术前双眼屈光度约 −6.00D。临床检查:裂隙灯眼前节检查无特殊,眼底 C/D 0.6(双眼),高度近视眼底改变。双眼气动眼压 21.0mmHg。拟诊断:双眼 LASIK 术后,双眼开角型青光眼?

二、提出问题

考虑到角膜厚度对眼压值的影响。LASIK术后患者DCT与NCT哪个测量值更为准确？为了回答这个问题,我们首先需要按照循证眼科学的要求进行证据检索和评价,然后在此基础上进行临床决策。

三、证据检索和评价

(一) 资料与方法

1. 一般资料

(1) 检索文献的纳入标准:①国内外生物医学期刊于2015年10月前公开发表的LASIK术后NCT和DCT测量值可信度的研究;②观察项目至少包括下述指标:眼压测量值,可信区间。

(2) 排除标准:①原始文献未对上述观察指标中任何一项进行评价;②原始文献临床研究未采用随机对照设计或术前资料不全;③文献发表的年限和使用语言非英语或中文;④重复发表的文献中质量较差或样本量较小的。

2. 方法

(1) 文献检索:检索数据库包括中文数据库和外文数据库。检索年限从各数据库建库至2015年10月。中文文献检索中国知网数据库、万方数据库、维普中文期刊数据库。外文文献检索EMBASE、PubMed和Cochrane图书馆。中外文文献检索都采用了主题词和自由词结合的方式进行检索。中文检索词包括:眼压测量法;准分子激光原位角膜磨镶术后,开角型青光眼;眼内压;动态轮廓眼压计、非接触式启动眼压计。英文检索词包括:intraocular pressure tonometry,laser in situ keratomileusis,open angle glaucoma,intraocular pressure dynamic contour,noncontact tonometer。

将初步检索文献导入EndNote X6进行查重,通过阅读题目和摘要确定与研究的相关性,不能明确是否纳入者,则通过阅读全文来确定。文献检索、筛选以及数据提取工作由两位研究者独立完成,如果遇到分歧,则通过讨论解决或者请第三人仲裁。纳入文献按预先设计的表格提取资料,主要包括每项研究各组纳入眼数、人群特点、受试者平均年龄、随访时间、IOP测量值和置信区间等。

(2) 统计学方法:采用Cochrane协作网提供的Review Manager 5.3.0软件。连续性变量资料指标采用加权均数差(WMD)及其95%CI,以$P<0.05$为差异有统计学意义。采用I^2检验进行异质性检验,$P<0.05$为差异有统计学意义。若异质性检验的结果为$P \geq 0.10$及$I^2<50\%$时,多个独立研究具有同质性,可选择固定效应模型计算及合并统计量;若异质性检验的结果为$P<0.10$及$I^2 \geq 50\%$时,多个研究存在异质性,可选择随机效应模型。

(二) 结果

1. 文献概况　通过电子检索和手工检索,初检出11篇文献。通过阅读标题、摘要和进一步阅读全文后,根据预先制定的纳入标准和排除标准进行筛选。有5项研究被纳入,共有825只眼。文献筛选流程见图8-9-1,纳入研究的基本特征见表8-9-1。

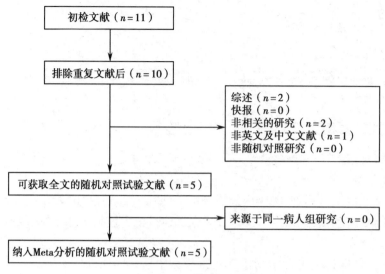

图 8-9-1　文献筛选流程图

表 8-9-1　纳入研究的基本特征

研究小组(年份)	研究类型	研究地点	疾病	样本量/眼	年龄/岁	随访时间/月	Jadad评分
赵剑,等,2011[7]	RCT	中国	LASIK 术后	286	26.58 ± 4.72	NA	4
罗晓阳,等,2008[8]	RCT	中国	LASIK 术后	105	26 ± 5	NA	4
王必灵,等,2007[9]	横断面研究	中国	LASIK 术后	54	25.87 ± 5.48	—	4
晏晓明,等,2005[10]	横断面研究	中国	LASIK 术后	86	24.88 ± 4.56	—	4
Burvenich,et al,2005[11]	RCT	比利时	LASIK 术后	294	26.5 ± 2.22	3	4

RCT:随机对照试验;NA= 未能获得数据。

2. 有效性分析　本文总共纳入 825 只眼,依据研究类型分组,发现两组测量值存在显著性差异(WMD=4.18,95%CI:3.95~4.42;$P<0.000\,01$)(图 8-9-2)。I^2=99%>75%,提示研究间具有高度异质性。采用随机效应模型进行校正,如图 8-9-3。

四、临床实践决策

本研究将公开发表的 DCT 与 NCT 之间对比的研究进行了系统评价,纳入 RCT3 篇和横断面研究 2 篇,共有 825 只眼。Meta 分析结果表明:DCT 的测量值与 NCT 测量值存在显著性差异,NCT 测量值较低。

LASIK 术后眼压与角膜厚度相关,已有学者根据术后眼压下降值与角膜切削深度推算出 LASIK 术后眼压矫正公式。同时,眼压也与角膜曲率相关。另外还有学者[12]

提出,LASIK 术后眼压下降与性别相关,由此可见,多因素导致 LASIK 术后眼压值下降。

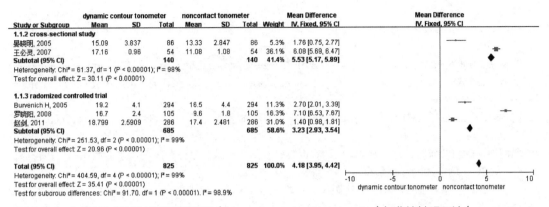

图 8-9-2　LASIK 术后动态轮廓眼压计（dynamic contour tonometer）与非接触眼压计（noncontact tonometer）测量结果的一致性分析

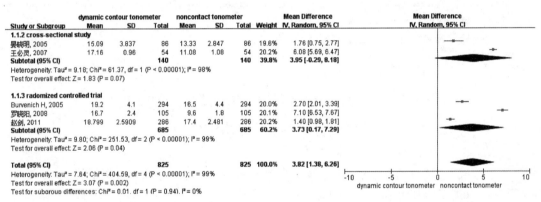

图 8-9-3　随机效应模型下校正后动态轮廓眼压计（dynamic contour tonometer）与非接触眼压计（noncontact tonometer）测量结果的一致性分析

综上所述,本案例中患者为青年女性,有双眼 LASIK 手术史,NCT 值 21mmHg。从以上 Meta 分析得出,NCT 在 LASIK 术后测量值偏低。由于 DCT 测量值不受中央角膜厚度的影响,为得到更准确的眼压值,建议选择 DCT 作为临床 LASIK 术后眼压测量工具。

（王 瑛　刘旭阳）

参 考 文 献

1. 赵家良.Goldmann 压平眼压计的使用.中国实用眼科杂志,1990,11：648-650.

2. Doughty M J,Jonuscheit S.The orbscan acoustic（correction）factor for central corneal thickness measures of normal human corneas.Eye & Contact Lens,2010,36（2）:106-115.

3. Herdener S,Pache M,Lautebach S,et al.Dynamic contour tonometry（DCT）versus Goldmann applanation

tonometry(GAT)-a comparison of agreement and reproducibility.Graefes Arch Clin Exp Ophthalmol,2007, 245(7):1027-1030.

4. 曾原,孙同,张晓光,等.PRK 及 LASIK 眼压读数修正值的研究.中国实用眼科杂志,1999,3: 168-171.

5. 孙时英,石淼,王莺歌,等.LASIK 前后角膜厚度对眼压测量的影响.国际眼科杂志,2004,4(3): 538-539.

6. Pepose J S,Feigenbaum S K,Qazi M A,et al.Changes in corneal biomechanics and intraocular pressure following LASIK using static,dynamic,and noncontact tonometry.American Journal of Ophthalmology, 2007,143(1):39-47.

7. 赵剑,孟觉天.三种眼压计与 Pentacam 眼压校正系统的应用比较.国际眼科杂志,2011,11(10):1726- 1729.

8. 罗晓阳,陆晓和,何明光,等.4 种眼压计对近视患者准分子激光原位角膜磨镶术后测压的应用价值比 较——附 53 例报告.新医学,2008,39(9):587-589.

9. 王必灵,雷澄,骆向阳,等.动态轮廓眼压计与非接触式眼压计的比较.临床眼科杂志,2007,15(5):411- 413.

10. 晏晓明,李海丽,王捷.三种眼压计在准分子激光原位角膜磨镶术后的应用比较.中国实用眼科杂志, 2005,23(6):612-615.

11. Burvenich H,Burvenich E,Vincent C.Dynamic contour tonometry(DCT)versus non-contact tonometry (NCT):a comparison study.Bull Soc Belge Ophtalmol,2005(298):63-69.

12. 蒋丽琼,唐仁泓,李蓉蓉,等.LASIK 术后眼压测量值的变化分析.中国实用眼科杂志,2004,22(12): 989-992.

第十节 Ahmed 引流阀和经典的小梁切除术 治疗难治性青光眼哪个好

青光眼是全球仅次于白内障的第二位致盲眼病,目前治疗主要是控制眼压,当药物 及激光难以控制眼压时需行青光眼滤过术。对于一些难治性青光眼,越来越多的医师选 择植入青光眼减压阀以控制顽固性高眼压,甚至有些医师会将减压阀植入术作为首选手 术。减压阀植入术虽然在控制眼压方面临床效果确切,但并发症也不可忽视。术后常见 的并发症包括:前房形成迟缓、前房积血、慢性炎症、持续性低眼压、引流管阻塞、引流盘 被机化包裹,甚至脱出,角膜内皮失代偿等,有些较棘手的并发症更需及时正确处理。减 压阀植入与传统小梁切除术相比,其疗效和安全性究竟如何? 对此进行循证医学评价很 有必要。

一、疾病案例

患者女,70 岁,左眼视物模糊 5 年,加重半年余。5 年前无明显诱因出现左眼渐进性视 物模糊,不伴有同侧头疼及恶心呕吐,近半年视物模糊加重。既往有糖尿病史 20 年,使用胰 岛素控制,有高血压病史 5 年,口服药物治疗。眼部检查:视力右眼 0.25,左眼手动 /20cm。 眼压:右眼 19mmHg,左眼 52mmHg。双眼结膜无充血及水肿,角膜透明、KP(-),前房轴深 2CT,房水清,周边前房 <1/4CT,虹膜色棕、纹理清,晶状体混浊,核性为主,小瞳下视网膜平 伏。右眼无前后粘连及新生血管,瞳孔圆,直径 3mm,对光反射灵敏,C/D=0.3 ;左眼下方虹

膜后粘连,瞳孔缘见新生血管,瞳孔欠圆,直径 4mm,对光反射(-),C/D=0.4。房角镜检查:双眼仅见 schwalbe 线,动静态一致,房角未见新生血管。诊断:双眼原发性慢性闭角型青光眼;双眼糖尿病性老年性白内障;左眼虹膜红变;右眼屈光不正;原发性高血压;糖尿病。入院后予以抗炎,降眼压处理。在表麻下行"左眼玻璃体腔注药术(雷珠单抗)",现拟进一步治疗方案。

二、提出问题

患者诊断明确,经"左眼玻璃体腔注射雷珠单抗"治疗后,虹膜新生血管消退。目前药物眼压控制不佳,视力手动 / 眼前,下一步治疗方案考虑选择 Ahmed 引流阀植入术还是传统小梁切除术? 为了回答这个问题,我们首先需要按循证医学的要求进行证据检索和评价,然后在此基础上进行临床决策。

三、证据检索和评价

(一) 资料与方法

1. 一般资料

(1)检索文献的纳入标准:①国内外生物医学期刊于 2016 年 5 月前公开发表的 Ahmed 引流阀植入术与传统的小梁切除术治疗青光眼的临床研究;②观察项目包括下述指标:眼压下降率(IOP%),成功率(不用降眼压药物眼压控制在 18mmHg 以下)、术后干预次数(如滤过泡针刺分离等)及并发症的发生率。

(2)排除标准:①原始文献未对上述观察指标中任何一项进行评价;②原始文献临床研究术前资料不全;③重复发表的文献。

2. 方法

(1)文献检索:本研究检索了 EMBASE、PubMed 和 Cochrane 图书馆数据库(2016 年 5 月前)。检索词包括:ahmed,glaucoma,refractive glaucoma,intraocular pressure,trabeculectomy。文献检索、筛选以及数据提取工作由两位研究者独立完成,如遇分歧,通过讨论解决或者请第三人仲裁。对确定纳入的文献按预先设计的表格提取资料,主要包括每项研究各组纳入眼数、受试者平均年龄、随访时间、IOP%、成功率、术后干预次数及并发症的发生率等。

(2)统计学方法:采用 Review Manager 软件,以 $P<0.05$ 为差异有统计学意义。采用 I^2 检验进行异质性检验,$P<0.10$ 为差异有统计学意义,若 $P \geqslant 0.10$ 及 $I^2<50\%$ 时,认为多个独立研究具有同质性,可选择固定效应模型计算;若异质性检验的结果为 $P<0.10$ 及 $I^2 \geqslant 50\%$ 时,认为多个研究存在异质性,可选择随机效应模型。

(二) 结果

1. 文献概况 通过电子检索和手工检索,初检出 161 篇文献。通过阅读标题、摘要和进一步阅读全文进行筛选。有 5 项研究被纳入,共有 200 例青光眼患者(215 只眼)。其中,Ahmed 组 110 只眼,小梁切除术组 105 只眼。文献筛选流程见图 8-10-1,纳入研究的基本特征见表 8-10-1。

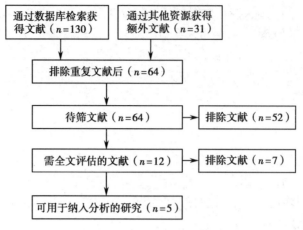

图 8-10-1　文献筛选流程图

表 8-10-1　纳入研究的基本特征

研究小组(年份)	研究类型	研究地点	随访时间 / 月	眼数	年龄 / 年
Wilson(2003)[1]	RCT	斯里兰卡	31	59/64	51.9/52.0
Pakravan(2007)[2]	RCT	伊朗	14	15/15	9.1/10.9
Lee(2008)[3]	Non-RCT	韩国	6~12	27/24	63.8/61.4
Tran(2009)[4]	Non-RCT	美国	30	94/94	69.6/69.9
Shen(2011)[5]	Non-RCT	美国	25	20/20	59.7/54.0

2. 有效性分析　共有 5 个研究 506 只眼比较了 Ahmed 引流阀植入术与传统的小梁切除术后 IOP 降低百分比(IOPR)和术后成功率,Meta 分析后发现两组在眼压控制以及术后成功率方面差异无统计学意义(OR=1.35,95%CI:0.90~2.03;P=0.15)(图 8-10-2)。

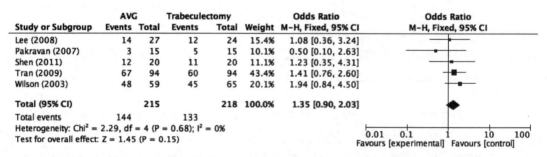

图 8-10-2　Ahmed 植入术(AVG)与小梁切除术(Trabeculectomy)
治疗原发性开角型青光眼术后眼压下降率比较

3. 安全性分析　并发症方面,在低眼压、出血、浅前房滤过泡渗漏等方面,Ahmed 引流阀植入术与传统的小梁切除术差异无明显统计学意义(表 8-10-2)。

表 8-10-2　Ahmed 植入术(AVG)与小梁切除术(Trab)治疗青光眼的术后并发症比较

| 不良事件 | 研究数量 | 粗率(n/N) | | RR(95%CI) | 异质性 | | 检验 |
		AGV	Trab		I^2	P	P
低眼压	2	41/141	61/155	0.87 [0.30,2.49]	60%	0.08	0.08
前房积血	5	43/234	42/243	1.10 [0.68,1.78]	79%	0.000 7	0.69
浅前房	4	15/135	17/144	0.98 [0.43,2.23]	9%	0.35	0.80
滤过泡渗漏	4	2/140	10/149	0.33 [0.10,1.06]	0%	1.0	0.06
角膜干燥/凹陷	2	17/153	7/158	2.40 [0.98,5.87]	5%	0.30	0.06
所有不良事件	6	120/249	164/258	0.90 [0.71,1.14]	0%	0.34	0.001

四、临床实践决策

本研究将 Ahmed 引流阀植入术与传统的小梁切除术治疗青光眼的文献进行了循证医学评价。Meta 分析结果表明:Ahmed 与小梁切除术眼压控制力相当,并发症发生率相当。综上所述,Ahmed 引流阀植入术可以作为药物难以控制的青光眼患者的手术方式,而且较传统的小梁切除术创伤小。

(郑 策)

参 考 文 献

1. Wilson MR,Mendis U,Paliwal A,et al.Long-term follow-up of primary glaucoma surgery with Ahmed glaucoma valve implant versus trabeculectomy.Am J Ophthalmol,2003,136(3):464-470.

2. Pakravan M,Homayoon N,Shahin Y,et al.Trabeculectomy with mitomycin C versus Ahmed glaucoma implant with mitomycin C for treatment of pediatric aphakic glaucoma.J Glaucoma,2007,16(7):631-636.

3. Lee E,Doyle E,Jenkins C.Trabeculectomy surgery augmented with intra-Tenon injection of mitomycin C.Acta Ophthalmol,2008,86(8):866-870.

4. Tran DH,Souza C,Ang MJ,et al.Comparison of long-term surgical success of Ahmed Valve implant versus trabeculectomy in open-angle glaucoma.Br J Ophthalmol,2009,93(11):1504-1509.

5. Shen CC,Salim S,Du H,Netland PA.Trabeculectomy versus Ahmed Glaucoma Valve implantation in neovascular glaucoma.Clin Ophthalmol,2011,5:281-286.

第十一节　超声乳化白内障摘除和超声乳化白内障摘除联合小梁切除术治疗合并有白内障的原发性闭角型青光眼哪个好

根据世界卫生组织数据,青光眼是全球仅次于白内障的第二位致盲眼病,到2020年,全球约有2000万原发性闭角型青光眼患者(primary angle-closure glaucoma, PACG),其中有530万患者因PACG致盲。既往研究显示,晶状体引起的瞳孔阻滞是导致PACG的主要原因之一。有很多研究显示摘除晶状体可以缓解瞳孔阻滞,促进房水外流并显著降低眼压。因此超声乳化白内障摘除和超声乳化白内障摘除联合小梁切除术已经被很多医师采纳作为合并有白内障的原发性闭角型青光眼的资料方案。但是哪种手术方式更有效果、更安全还缺乏相关循证医学结论,因此,进一步评价超声乳化白内障摘除和超声乳化白内障摘除联合小梁切除术治疗合并白内障的原发性闭角型青光眼的疗效及安全性很有必要。

一、疾病案例

患者女,61岁,左眼红痛,视力下降3天,伴有头疼,恶心呕吐等。于当地医院就诊,拟青光眼予以降低眼压治疗,效果不显,来院就诊。既往否认糖尿病,高血压病史。眼部检查:视力右眼0.25,左眼HM/20cm。眼压:右眼19mmHg,左眼52mmHg。右眼结膜无水肿,角膜透明,KP(−),前房深,瞳孔圆,3mm,对光灵敏,晶状体混浊,眼底网膜平伏,C/D=0.3。左眼角膜雾状水肿,前房深度越2CT,周边<1/4CT,瞳孔中等度散大,呈竖椭圆形,对光反射迟缓,晶状体混浊,C2N3P2,左眼视盘C/D约0.5。房角检查显示右眼房角狭窄,N2-N3,左眼全周房角关闭。视野检查:右眼:未见异常,左眼:具备暗点可疑。诊断:双眼原发性闭角型青光眼,双眼白内障。

二、提出问题

患者女,61岁,左眼红痛,视力下降3天入院,诊断明确,经予以甘露醇静脉点滴,抗青光眼药物治疗后,眼压下降为右眼12mmHg,左眼21mmHg。现在眼压控制良好,下一步治疗方案考虑选择单纯超声乳化白内障手术还是超声乳化白内障手术联合小梁切除术,其疗效和安全性如何。为了回答这个问题,我们首先需要按循证眼科学的要求进行证据检索和评价,然后在此基础上进行临床决策。

三、证据检索和评价

(一)资料与方法

1. 一般资料

(1)检索文献的纳入标准:①国内外生物医学期刊于2016年5月前公开发表的单纯超声乳化白内障手术还是超声乳化白内障手术联合小梁切除术治疗合并有白内障的PACG的RCTs,包括单中心和多中心的RCTs;②观察项目至少包括下述指标:眼压下降率(IOP%),成功率(不用降眼压药物眼压控制在18mmHg以下)、术后干预次数(如滤过泡针刺分离等)及并发症的发生率。

(2)排除标准:①原始文献未对上述观察指标中任何一项进行评价;②原始文献临床研究未采用随机对照设计或术前资料不全;③重复发表的文献。

2. 方法

(1)文献检索检索:本研究检索了 EMBASE、PubMed 和 Cochrane 图书馆数据库(2016 年 5 月前)。检索词包括:primary angle-closure glaucoma,phacoemulsification,cataract extraction,lens extraction,phacotrabeculectomy。

将初步检索文献导入 EndNote X6 进行查重,通过阅读题目和摘要确定与研究的相关性,不能明确是否纳入者,则通过阅读全文来确定。文献检索、筛选以及数据提取工作由两位研究者独立完成,如果遇到分歧,则通过讨论解决或者请第三人仲裁。对确定纳入的文献按预先设计的表格提取资料,主要包括每项研究各组纳入眼数、受试者平均年龄、随访时间。

(2)统计学方法:采用 Cochrane 协作网提供的 Review Manager 5.1.0 软件。分类变量资料采用优势比(OR)及 95% 可信区间(CI);连续性变量资料指标采用加权均数差(WMD)及其95%CI,以 $P<0.05$ 为差异有统计学意义。采用 I^2 检验进行异质性检验,$P<0.10$ 为差异有统计学意义。若异质性检验的结果为 $P \geq 0.10$ 及 $I^2<50\%$ 时,认为多个独立研究具有同质性,可选择固定效应模型计算及合并统计量;若异质性检验的结果为 $P<0.10$ 及 $I^2 \geq 50\%$ 时,可认为多个研究存在异质性,可选择随机效应模型。

(二) 结果

1. 文献概况 根据检索策略通过电子检索和手工检索,初检出 121 篇文献。通过阅读标题、摘要和进一步阅读全文后,根据预先制定的纳入标准和排除标准进行筛选。有 5 篇 RCT 纳入研究,共有 468 例 PACG 合并有白内障的患者(468 只眼)。其中,单纯超声乳化白内障组 238 只眼,超声乳化白内障摘除联合小梁切除术组 230 只眼。文献筛选流程见图 8-11-1,纳入研究的基本特征见表 8-11-1。

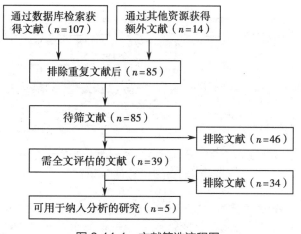

图 8-11-1 文献筛选流程图

2. 有效性分析 对 5 个研究 468 只眼进行 Meta 分析后发现,联合手术在眼压控制方面更好(WMD=1.37,95%CI,0.45~2.28 ;P=0.003)(图 8-11-2)。对 3 个研究 387 只眼进行

Meta 分析发现,联合手术在术后的抗青光眼药物使用率更小(OR=0.05,95%CI,0.02~0.18；*P*<0.01)(图 8-11-3)。

表 8-11-1 纳入研究的基本特征

研究者及年代	研究类型	研究地点	随访时间/月	眼数	年龄/年
Tham, et al, 2008[1]	RCT	中国香港	24	35/37	71.9/71.4
Tham, et al, 2009[2]	RCT	中国香港	24	27/24	70.3/70.4
Tham, et al, 2010[3]	RCT	中国香港	12	38/34	70.2/69.9
Rhiu, et al, 2010[4]	RCT	韩国	25	20/21	69.4/72.1
Paul, et al, 2013[5]	RCT	印度	24	118/114	50-75/55-80

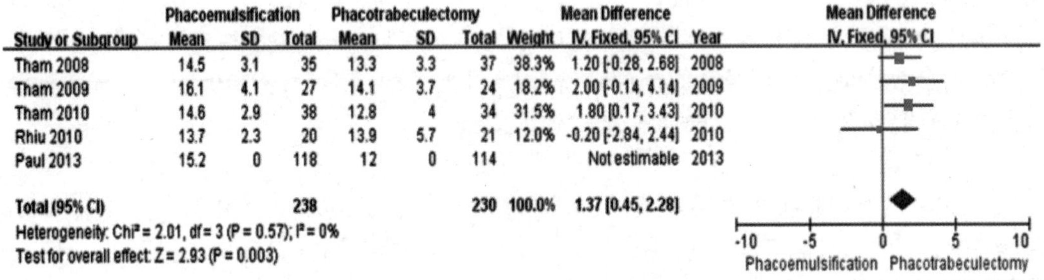

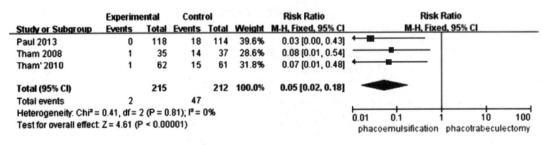

图 8-11-2 单纯超声乳化白内障手术(Phacoemulsification)和超声乳化白内障手术联合小梁切除术(Phacotrabeculectomy)术后的眼压比较

图 8-11-3 单纯超声乳化白内障手术(Control)和超声乳化白内障手术联合小梁切除术(Experimental)术后的抗青光眼药物使用率比较

3. 安全性分析 并发症方面,共有 4 个研究 427 只眼比较了单纯超声乳化白内障手术还是超声乳化白内障手术联合小梁切除术后并发症的发生的情况,Meta 分析后发现单纯超声乳化白内障手术的术后并发症更少(OR=0.04,95%CI:0.01~0.16；*P*<0.01)(图 8-11-4)。

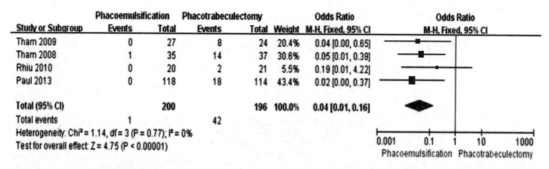

图 8-11-4　单纯超声乳化白内障手术（Phacoemulsification）和超声乳化白内障手术联合小梁切除术
（Phacotrabeculectomy）术后并发症比较

四、临床实践决策

本研究将公开发表的单纯超声乳化白内障手术还是超声乳化白内障手术联合小梁切除术治疗合并有白内障的 PACG 的 RCTs，包括单中心和多中心的 RCTs 资料研究进行 Meta 分析，共有 468 例 PACG 合并有白内障的患者（468 只眼）。其中，单纯超声乳化白内障组 238 只眼，超声乳化白内障摘除联合小梁切除术组 230 只眼。Meta 分析结果表明：对于合并有白内障的 PACG 的患者，超声乳化白内障手术联合小梁切除术在术后眼压控制方面更优，术后的抗青光眼药物运用更少。但超声乳化白内障手术联合小梁切除术后并发症也更多。

综上所述，从纳入研究的结果分析，单纯超声乳化白内障手术还是超声乳化白内障手术联合小梁切除术治疗合并有白内障的 PACG 发面各有各自的优势，临床上还需要根据患者个性化的疾病特征确定个性化的治疗方案，本文开始提及的患者在接受单纯白内障超声乳化摘除手术后，视力左眼 0.3。眼压 16mmHg。获得了较好的治疗成果。

（郑　策）

参 考 文 献

1. Tham CC, Kwong YY, Leung DY, et al.Phacoemulsification versus combined phacotrabeculectomy in medically controlled chronic angle closure glaucoma with cataract.Ophthalmology, 2008, 115(12):2167-2173. e2.

2. Tham CC, Kwong YY, Leung DY, et al.Phacoemulsification versus combined phacotrabeculectomy in medically uncontrolled chronic angle closure glaucoma with cataracts.Ophthalmology, 2009, 116(4):725-731.

3. Tham CC, Leung DY, Kwong YY, et al.Effects of phacoemulsification versus combined phaco-trabeculectomy on drainage angle status in primary angle closure glaucoma(PACG).J Glaucoma, 2010, 19(2):119-123.

4. Rhiu S, Hong S, Seong GJ, et al.Phacoemulsification alone versus phacoemulsification combined with trabeculectomy for primary angle-closure glaucoma.Yonsei Med J, 2010, 51(5):781-783.

5. Paul C, Sengupta S, Paul A.Complications of phacoemulsification vs phacotrabeculectomy in the treatment of chronic angle closure glaucoma with concomitant cataract.International Journal of Innovative Research & Development, 2013, 9(2):58-66.

第九章

视 网 膜 病

第一节　视网膜病总论

视网膜是眼球壁的最内层,结构和功能非常复杂精细,其病变表现亦多样而复杂。视网膜既是光的接收器也是光的传导器,通过视网膜光感受器的视锥细胞、视杆细胞,将所接受的光刺激转变成神经冲动,最终传递到枕叶皮质,经大脑加工,翻译成视觉。

视网膜由于视网膜屏障受到破坏、视网膜增生性病变、视网膜脱离以及视网膜变性等形成一系列疾病。视网膜疾病比较多发且可引起不可逆性致盲的包括:年龄相关性黄斑变性(age related macular degeneration,AMD)[1],糖尿病视网膜病变(diabetic retinopathy,DR)[2],黄斑水肿(macular edema)[3],病理性近视(pathological myopia,PM)[4],以及黄斑裂孔(macular hole,MH)[5]。DR 是糖尿病微血管病变中最严重的并发症之一,在发达国家已经成为成年盲人重要致盲原因[2]。AMD 是一种退行性致盲性眼底疾病,AMD 根据临床表现可以分为两种不同的类型:萎缩性(干性)AMD 和新生血管性(湿性)AMD,其中新生血管性 AMD 是致盲的主要类型[6]。新生血管性 AMD 致盲的主要病理机制为脉络膜新生血管(choroidal neovascularization,CNV)的形成。MH 是指发生于黄斑区的视网膜裂孔,患者大多需要玻璃体切割治疗,然而对玻璃体切割治疗是否需要联合内界膜剥除尚需要循证证据支持。ME 并非独立眼病,引起 ME 的原因很多,如 DR、葡萄膜炎、外伤、视网膜静脉阻塞等[7~10]。

随着新的治疗方式、新的药物的不断出现,眼底疾病的治疗方式也在日新月异地发展。例如 AMD,回顾它的治疗发展历史,每次新的治疗手段出现,都推动了 AMD 治疗新的进展。从早期的眼底激光光凝治疗、光动力治疗(photodynamic therapy,PDT),到醋酸阿奈可他、皮质类固醇等抗炎治疗,再到当下以抗血管内皮生长因子(vascular endothelial growth factor,VEGF)药物(包括雷珠单抗、阿柏西普以及康柏西普)为核心的治疗模式[11]。然而,验证这些治疗方式优劣可靠的手段便是临床试验,尤其是高质量的随机对照研究(randomized controlled trial,RCT)。随着许多高质量的 RCT 研究结果发布,为广大临床工作者选择治疗 AMD 的方案提供了有力的循证证据。比如:age-related macular degeneration treatments trials (CATT)研究证实了抗 VEGF 药物贝伐单抗与雷珠单抗治疗 AMD 疗效相当[12],可供临床工作者治疗 AMD 选择方案提供参考依据。

　　由于眼底疾病的治疗手段不断发展,因此聚焦在此领域相关的多中心的研究结果相继发布。迄今为止,研究眼底疾病领域中全球著名的 RCT 研究有 65 项,均为治疗性临床试验。由于不同抗 VEGF 药物不断研发、上市,因此大多数 RCT 均为有关抗 VEGF 药物治疗眼底病的研究。而流行病学方面,眼底病的队列研究总共有 61 项,主要聚焦在 AMD 疾病。为了方便临床工作者了解该领域的研究动态,将 RCT 以及队列研究的具体信息归纳于表 9-1-1 与表 9-1-2。并给出视网膜疾病领域一些经典临床试验的案例,做一简要分析,供读者参考。

表 9-1-1　眼底疾病领域中全球著名的 RCT 研究

研究作者	英文缩写	研究类型	样本量	研究地点	GRADE证据分级	GRADE推荐强度	治疗疾病
Bressler SB, et al[13]	DRCR.NET	RCT	828	美国	A	1	DME
Wells JA, et al[14]	DRCR.NET	RCT	660	美国	A	1	DME
Elman MJ, et al[15]	DRCR.NET	RCT	361	美国	A	1	DME
Elman MJ, et al[16]	DRCR.NET	RCT	691	美国	A	1	DME
Beck RW, et al[17]	DRCR.NET	RCT	306	美国	A	1	DME
Elman MJ, et al[18]	DRCR.NET	RCT	306	美国	A	1	DME
Bressler NM, et al[19]	RIDE	RCT	382	美国	A	1	DME
Bressler NM, et al[19]	RISE	RCT	377	美国	A	1	DME
Massin P, et al[20]	RESOLVE	RCT	151	欧洲	A	1	DME
Nguyen QD, et al[21]	READ-2	RCT	126	美国	A	1	DME
Mitchell P, et al[22]	RESTORE	RCT	345	澳大利亚	A	1	DME
Schmidt-Erfurth U[23]	RESTORE extention study	RCT	240	澳大利亚	A	1	DME
Comyn O, et al[24]	LUCIDATE	RCT	33	英国	B	2	DME
Ishibashi T, et al[25]	REVEAL	RCT	396	东亚	A	1	DME
Gross JG, et al[26]	DRCR.NET	RCT	305	美国	A	1	PDR
Prünte C, et al[27]	RETAIN	RCT	372	欧洲	A	1	DME
Korobelnik JF, et al[28]	VISTA	RCT	459	美国	A	1	DME
Korobelnik JF, et al[28]	VIVID	RCT	403	欧洲,日本,澳大利亚	A	1	DME
Do DV, et al[29]	DA VINCI	RCT	219	北美,澳大利亚	A	1	DME
Lim LL, et al[30]	DiMECat	RCT	41	澳大利亚	B	2	DME

续表

研究作者	英文缩写	研究类型	样本量	研究地点	GRADE证据分级	GRADE推荐强度	治疗疾病
Scott IU, et al[31]	DRCR.net	RCT	121	美国	A	1	DME
Michaelides M, et al[32]	BOLT study	RCT	80	英国	B	2	DME
Boyer DS, et al[33]	Ozurdex MEAD Study	RCT	1 048	美国	A	2	DME
Campochiaro PA, et al[34]	FAME Study	RCT	953	美国	A	2	DME
Sultan MB, et al[35]	Macugen 1013 Study	RCT	260	美国	A	1	DME
ETDRS group[36]	ETDRS	RCT	2 244	美国	A	2	DME
Campochiaro PA, et al[37]	FAME Study	RCT	953	美国	A	2	DME
Maturi RK, et al[38]	DRCR.net	RCT	261	美国	A	1	PDR
Googe J, et al[39]	DRCR.net	RCT	345	美国	A	1	DME
Varma R, et al[40]	CRUISE	RCT	392	美国	A	1	ME second to CRVO
Kinge B, et al[41]	ROCC	RCT	32	挪威	B	2	ME second to CRVO
Varma R, et al[40]	BRAVO	RCT	397	美国	A	1	ME second to BRVO
Campochiaro PA, et al[42]	VIBRANT	RCT	183	北美和日本	A	1	ME second to BRVO
Korobelnik JF, et al[43]	GALILEO	RCT	177	欧洲,亚洲	A	1	ME second to CRVO
Boyer D, et al[44]	COPERNICUS	RCT	170	美国,加拿大,哥伦毕业,印度,以色列	A	1	ME second to CRVO
Wroblewski JJ, et al[45]	—	RCT	98	欧洲,美国,澳大利亚	A	1	ME second to CRVO
Haller JA, et al[46]	OZURDEX GENEVA Study	RCT	1 267	北美,欧洲	A	2	ME second to RVO
Ip MS, et al[47]	SCORE study	RCT	271	全球	A	2	ME second to RVO
Ikuno Y, et al[48]	MYRROR	RCT	122	亚洲	A	1	CNV second to myopia
Wolf S, et al[49]	RADIANCE	RCT	277	欧洲,亚洲	A	1	CNV second to myopia

续表

研究作者	英文缩写	研究类型	样本量	研究地点	GRADE证据分级	GRADE推荐强度	治疗疾病
VIP study group, et al[50]	VIP	RCT	120	北美,欧洲	A	1	CNV second to myopia
Heier JS, et al[51]	VIEW1	RCT	1 210	北美	A	1	AMD
Heier JS, et al[51]	VIEW2	RCT	1 202	欧洲,中东,远东	A	1	AMD
Li X, et al[52]	AURORA	RCT	122	中国	A	1	AMD
Chakravarthy U, et al[53]	IVAN	RCT	628	美国	A	1	AMD
Busbee BG, et al[54]	HARBOR	RCT	1 098	美国	A	1	AMD
Heier JS, et al[55]	CLEAR-IT 2	RCT	159	美国	A	1	AMD
Kodjikian L, et al[56]	GEFAL	RCT	248	法国	A	1	AMD
Brown DM, et al[57]	ANCHOR	RCT	423	美国	A	2	AMD
Rosenfeld PJ, et al[58]	MARINA	RCT	716	美国	A	1	AMD
Schmidt-Erfurth U, et al[59]	EXCITE	RCT	353	澳大利亚	A	1	AMD
Bressler NM, et al[60]	SST	RCT	336	美国	A	2	AMD
TAP Study group[61]	TAP	RCT	609	北美,欧洲	A	2	AMD
Azab M, et al[62]	VIM	RCT	117	北美,欧洲	A	2	AMD
Kaiser PK, et al[63]	VIO	RCT	364	美国	A	2	AMD
Chew EY, et al[64]	AREDS2	RCT	4 203	美国	A	2	AMD
Souied EH, et al[65]	NAT2	RCT	263	法国	A	2	AMD
Age-related Eye Disease Study Research group[66]	AREDS	RCT	3 640	美国	A	1	AMD
STOP-ROP study group[67]	STOP-ROP	RCT	649	美国	A	2	ROP
Aggermann T[68]	ROVO	RCT	90	澳大利亚	B	2	CRVO

注:RCT:随机对照试验;DME:糖尿病性黄斑水肿;PDR:增生性糖尿病视网膜病变;ME:黄斑水肿;CRVO:视网膜中央静脉阻塞;BRVO:视网膜分枝静脉阻塞;CNV:脉络膜新生血管;AMD:年龄相关性黄斑变性;ROP:早产儿视网膜病变;VMT:玻璃体黄斑牵拉。

表 9-1-2　眼底疾病领域中全球著名的队列研究

研究作者	英文缩写	研究类型	样本量	研究地点	GRADE证据分级	GRADE推荐强度	相关疾病
Fernandez AB, et al[69]	MESA	队列研究	3 811	美国,新加坡	A	2	AMD
Finger RP, et al[70]	MCCS	队列研究	21 130	澳大利亚	B	2	AMD
Chew EY, et al[71]	AREDS	队列研究	4 757	美国	C	2	AMD
Joachim N, et al[72]	BMES	队列研究	3 654	澳大利亚	B	2	AMD
Cheung CMG, et al[73]	The Singapore Malay Eye Study	队列研究	1 809	新加坡	C	2	AMD
Biarnés M, et al[74]	The GAIN Study	队列研究	211	西班牙	C	2	AMD
Chaker L, et al[75]	The Rotterdam Study	队列研究	5 573	荷兰	B	2	AMD
Robman LD, et al[76]	MCCS	队列研究	21 132	澳大利亚	B	2	AMD
Jonasson F, et al[77]	The age, gene/ environment susceptibility study	队列研究	2 868	美国	C	2	AMD
Amirul Islam FM, et al[78]	MCCS	队列研究	41 514	澳大利亚	B	2	AMD
Klein R, et al[79]	BDES	队列研究	3 917	美国	C	2	AMD
Knudtson MD, et al[80]	BDES	队列研究	3 874	美国	B	2	AMD
Joachim N, et al[81]	BMES	队列研究	3 654	澳大利亚	B	2	GA
Klein R, et al[82]	BDES	队列研究	1 700	美国	C	2	AMD
Klein R, et al[83]	BDES	队列研究	4 926	美国	B	2	AMD
Adams MK, et al[84]	MCCS	队列研究	20 963	澳大利亚	B	2	AMD
Peeters A, et al[85]	ARIC study	队列研究	12 215	新加坡	B	2	AMD
Choudhury F, et al[86]	LALES	队列研究	4 876	美国	B	2	AMD
Ngai LY, et al[87]	The Speedwell eye study	队列研究	2 348	英国	C	2	AMD
Chew EY, et al[88]	AREDS	队列研究	4 757	美国	B	2	AMD
Varma R, et al[89]	LALES	队列研究	4 658	美国	B	2	AMD

续表

研究作者	英文缩写	研究类型	样本量	研究地点	GRADE证据分级	GRADE推荐强度	相关疾病
Sangiovanni JP, et al[90]	AREDS	队列研究	1 837	美国	C	2	AMD
Coleman AL, et al[91]	SOF	队列研究	1 958	美国	C	2	AMD
Yasuda M, et al[92]	The Hisayama study	队列研究	1 401	日本	C	2	AMD
Sun C, et al[93]	CHS	队列研究	1 786	澳大利亚	C	2	AMD
Joachim N, et al[94]	BMES	队列研究	3 654	澳大利亚	B	2	AMD
Wong TY, et al[95]	ARCS	队列研究	12 536	澳大利亚	B	2	AMD
Klein R, et al[96]	BDES	队列研究	4 926	美国	B	2	AMD
Robman L, et al[97]	BMES	队列研究	3 654	澳大利亚	B	2	AMD
Tan JS, et al[98]	BMES	队列研究	3 654	澳大利亚	B	2	AMD
Tan JS, et al[99]	BMES	队列研究	3 654	澳大利亚	B	2	AMD
Tan JS, et al[100]	BMES	队列研究	3 654	澳大利亚	B	2	AMD
Tan JS, et al[101]	BMES	队列研究	3 654	澳大利亚	B	2	AMD
Klein R, et al[102]	BDES	队列研究	9 676	美国	B	2	AMD
Wang JJ, et al[103]	BMES	队列研究	2 335	澳大利亚	B	2	AMD
Arnarsson A, et al[104]	The Reykjavik Eye Study	队列研究	1 045	冰岛	C	2	AMD
You QS, et al[105]	Beijing eye study	队列研究	4 439	中国	B	2	ARM
Leske MC, et al[106]	BES	队列研究	2 793	美国	C	2	AMD
Buch H, et al[107]	CCES	队列研究	946	丹麦	C	2	ARM
Miyazaki M, et al[108]	The Hisayama study	队列研究	1 482	日本	C	2	ARM
Gunnlaugsdottir E, et al[109]	AGES-RS	队列研究	4 994	美国,冰岛	B	2	DR
Ponto KA, et al[110]	GHS	队列研究	15 010	欧洲	B	2	DR
Hautala N, et al[111]	The Oulu cohort study	队列研究	216	芬兰	C	2	DR

续表

研究作者	英文缩写	研究类型	样本量	研究地点	GRADE证据分级	GRADE推荐强度	相关疾病
Lamparter J, et al[112]	GHS	队列研究	5 000	德国	B	2	DR
Salinero-Fort MÁ, et al[113]	MADIABETES Study	队列研究	3 443	西班牙	B	2	DR
Landers J, et al[114]	The Central Australian Ocular Health Study	队列研究	1 884	澳大利亚	C	2	DR
Leske MC, et al[115]	BES	队列研究	436	美国	C	2	DR
Leske MC, et al[116]	BES	队列研究	410	美国	C	2	DR
Ponto KA, et al[117]	GHS	队列研究	15 010	德国	C	4	RVO
Stem MS, et al[118]	A longitudinal analysis of risk factors associated with CRVO	队列研究	494 165	美国	B	2	CRVO
Arakawa S, et al[119]	The Hisayama study	队列研究	1 775	日本	C	2	RVO

注:AMD:年龄相关性黄斑变性;GA:地图样萎缩;ARM:年龄相关性黄斑病变;DR:糖尿病视网膜病变;RVO:视网膜静脉阻塞;CRVO:视网膜中央静脉阻塞。

【临床试验经典案例】

一、视网膜血管疾病研究

(一) 研究目的

视网膜分支静脉阻塞会带来的眼科疾病包括黄斑囊样水肿、黄斑缺血以及后期的玻璃体积血。如果病程长,即使解决了分支静阻的问题,黄斑水肿会对中心凹造成永久性的结构破坏。在本研究之前,尚未有研究提出视网膜分支静脉阻塞(branch retinal vein occlusion,BRVO)继发黄斑水肿的有效治疗方法。

(二) 关键问题

目前存在的问题有:

1. 当视网膜分支静脉阻塞继发黄斑水肿时,黄斑格栅样氩离子光凝治疗与对照组相比,能否提高视力?

2. 在预防新生血管以及玻璃体积血方面,全视网膜氩离子光凝和对照组相比效果如何?

(三) 研究方法

为多中心前瞻性随机对照试验。受试者需要满足以下条件:

1. 黄斑囊样水肿组 最佳矫正视力小于 20/40;血管造影证实黄斑水肿累及中心凹;视网膜分支静阻病程在 3~18 个月。

2. 全视网膜氩离子光凝组 视网膜分支静阻病程在 3~18 个月;或者视网膜出血的 5 个视盘面积内无新生血管,或不伴有任何面积新生血管的视网膜分支静阻。有下列情况的排除:没有其他威胁视力的眼部疾病;用全身抗凝药的患者。

(四) 分组

纳入的受试者分为三组:第一组为因黄斑水肿有视力丧失风险(139 只眼),第二组为有发生新生血管风险的,第三组为已有新生血管可能进展为玻璃体积血的(共 401 只眼)。如果患者两组标准都满足,可以同时加入全视网膜氩离子光凝和黄斑囊样水肿组。本研究中,每组随机接受积极治疗(全视网膜氩离子光凝或黄斑格栅样光凝)或对照组治疗。

再治疗标准:初次治疗 4 个月后,两次荧光素眼底血管造影(FFA)证实有渗漏的黄斑囊样水肿患者需接受二次治疗。

(五) 观察指标

视力;发展出新生血管的百分比、或已有新生血管发展到玻璃体积血的百分比。

(六) 随访

黄斑囊样水肿试验的平均随访时间为 3 年,而全视网膜氩离子光凝平均随访时间为 3.7 年。

(七) 结果

1. 取得主要结果的百分比 治疗组中两次随访中视力提高两行以上达到 65%,对照组为 37%。治疗组中,2 年随访视力达到 20/40 以上的达到 60%,而对照组为 34%。以上结果均在 5% 水平具有统计学意义。

2. 取得主要结果的百分比 治疗组中,19/160(12%)发展为新生血管,对照组中有 35/159(22%)发展为新生血管。在随机化分组之前,已经有新生血管的治疗组患者有 12/41 (29%)发展为玻璃体积血,而已有新生血管的对照组患者有 25/41(61%)发展为玻璃体积血。以上结果均在 5% 水平具有统计学意义。

(八) 研究的不足之处

本研究未对黄斑囊样水肿的治疗时机进行研究。视力 >20/40 的患者没有纳入本研究,因此本研究结果不能作为这类患者的诊治依据。本研究也不能对为预防新生血管或玻璃体积血而进行氩离子光凝的患者评估视力。

(九) 关键信息

1. 黄斑格栅样光凝在视网膜静脉阻塞继发黄斑囊样水肿的患者提高视力方面是有效的。

2. 作者建议视网膜静脉阻塞的患者前 3 个月先观察,因为部分患者的黄斑囊样水肿可能同时进展。

3. 全视网膜氩离子光凝是视网膜静脉阻塞患者预防新生血管/玻璃体积血的"金标准"。

4. 尽管已证实氩离子光凝在预防新生血管方面是有效的,但作者建议当新生血管已被证实时再采用氩离子光凝。

二、黄斑疾病研究

雷珠单抗对贝伐单抗在新生血管型年龄相关性黄斑变性中的效果,治疗年龄相关性黄斑变性的临床试验研究（CATT）。

（一）研究目的

每月玻璃体腔内注射雷珠单抗已被证实能明显改善新生血管型年龄相关性黄斑变性的预后（ANCHOR，MARINA），但对于大多数情况来说，该治疗方案过于昂贵且频繁。而贝伐单抗节约大量成本，并且不需要每月注射。本研究和抗 VEGF 在年龄相关性新生血管（IVAN）中的作用研究同期进行，探索雷珠单抗和贝伐单抗的相对有效性和安全性，以及需要时再进行玻璃体腔内注射和每月注射能否有同样的远期视力。

（二）关键问题

1. 在治疗新生血管型年龄相关性黄斑变性中，贝伐单抗的效果是否和雷珠单抗相当？

2. 定期复查和需要时再进行玻璃体腔内注射是否能带来相同的疗效？

（三）研究方法

多中心前瞻性随机对照试验。在美国的 44 个中心共纳入 1 208 位受试者。考虑到方案偏移，来自某中心的所有受试者（23 名）均被排除。受试者需要满足以下条件：年龄大于等于 50 岁；受试眼之前为未经过治疗的新生血管型年龄相关性黄斑变性（由血管造影证实，FA）；受试眼视力在 20/25~20/320 之间；中心凹下新生血管、视网膜下液及网膜下出血及浆液性色素上皮脱离。

（四）分组

药物分配情况被掩盖。受试者随机分成四组：每月注射雷珠单抗 0.5mg，需要时注射雷珠单抗 0.5mg，每月注射 1.25mg 贝伐单抗以及需要时注射 1.25mg。12 个月之后，每月注射组的患者随机分为第二年每月注射组或需要时注射组。所有受试者每个月都会进行相干光断层扫描（OCT）检查。每月注射组意味着每个月都进行玻璃体腔内注药，需要时注射意味着出现视网膜下液、视网膜内液、新生或持续血管、视力下降、血管造影证实渗漏或缺损进展时进行玻璃体腔内注药。

（五）观察指标

视力，不良事件，生活质量，结构测量，其他。

（六）随访

2 年。

（七）结果

1. 治疗　共 1 185 名受试者接受了治疗，1 030 名完成了 2 年随访。OCT 读片中心比眼科医生发现更多的视网膜下液，导致一些患者未接受治疗。

2. 视力　2 年接受相同检查的患者，最终视力结果接近。视力在每月注射组提高更明显：每月注射雷珠单抗组（提高了 8.8 个字母），每月注射贝伐单抗组（提高了 7.8 个字母），按需要注射雷珠单抗组（提高了 6.7 个字母），按需要注射贝伐单抗组（提高了 5 个字母）。（雷珠单抗相对贝伐单抗提高了 1.4 个字母，$P=0.21$，每月注射组相对按需注射组提高了 2.4 个字母，$P=0.046$。）在第一年结束后由每月注射转为按需注射的患者在两年随访结束时预后情况居中。视力预后好并且提高三行的百分比在各组之间无明显差异。

3. 结构预后　在每月注射组，视网膜厚度及血管造影上的渗漏更少。每月注射雷珠单抗组的缺损面积及持续的视网膜下液更少。但另一方面，地图状萎缩在每月注射组发生率更高。

4. 安全性分析 在雷珠单抗组出现 4 例(0.7%)严重眼部炎症(假定眼内炎),贝伐单抗组出现 7 例(1.2%),而其中 10 例均是每月注射组。死亡率及视网膜动脉栓塞在各组间无差异,但在贝伐单抗组全身不良事件的发生率明显升高(39.9% c.f. 雷珠单抗组为 31.7%,P=0.004)。排除所有已知的与抗 VEGF 相关的不良事件后,这种差异仍然存在。

5. 其他结果 按需要注射雷珠单抗组平均共注射 12.6 次,而贝伐单抗平均注射 14.1 次,每月注射组共注射 26 次。每个患者的费用从按需要注射贝伐单抗共花费 4 850 元至每月注射雷珠单抗共花费 308 224 元不等。

(八) 研究的不足之处

地图样萎缩的评估是通过彩色眼底照相及血管造影完成。而如今,眼底自发荧光及频谱相干光断层扫描是最理想的技术。因此,可能造成由于其他病变因素带来的混淆。

(九) 关键信息

1. 在治疗新生血管型年龄相关性黄斑变性中,贝伐单抗的效果和雷珠单抗相当。

2. 按需要注射,每月复查的患者在结构和功能的预后上相对每月注射组差。

3. 每月注射方案和地图状萎缩的发展有相关性。

4. 综上,组间的安全性并无差异。但贝伐单抗组呈现出无法解释的严重的全身不良事件的增加。

三、糖尿病眼病研究

(一) 研究目的

UKPDS 是一个多中心的随机对照研究,通过对比传统方式控制血糖和严格监控血糖,严格监控血压和适度监控血压,来研究以上措施对 2 型糖尿病患者微血管和大血管病变的影响。

(二) 研究方法

全英国 23 个中心的 3 867 名患者参与了这项研究,其中平均年龄为 54 岁,男性占 58%,81% 的患者为白种人。

(三) 观察指标

1. 一级终点 因糖尿病或者其他原因造成死亡。

2. 二级终点 出现糖尿病引起的微血管和大血管并发症;糖尿病视网膜病变研究止点包括玻璃体积血、病变发展到需要视网膜光凝治疗,一眼失明(<6/60),或者白内障摘除。

(四) 随访

随访时间中位数为 10 年。

(五) 结果

1. 早期视网膜病变的影响 基线数据中,39% 的男性患者和 35% 的女性患者患有糖尿病视网膜病变,这些患者有 97% 的人具有最低程度的视网膜病变体征(<4 个微血管瘤)。基线数据中有 8% 的男性和 4% 的女性患者有明显糖尿病视网膜病变体征(棉绒斑或视网膜内异常微血管)。那些刚纳入研究时单眼眼底就有 >5 个微血管瘤的患者,在 12 年后有 40% 的患者需要行视网膜激光光凝或者伴有严重玻璃体积血。

2. 血压监控的影响 严格监控组的平均血压为 144/82mmHg,适度监控组的平均血压为 154/87mmHg。随访至 7.5 年时,严格监控组较适度监控组其眼部微血管瘤、棉绒斑和硬性渗出明显减少,接受眼底激光治疗的人数也较适度监控组要少,尤其是在需要激光治疗黄斑水肿方面(RR=0.58)。随访至 4.5 年的时候,严格监控组较适度组其糖尿病视网膜病变进展程度明显减缓,因该病致盲的人数也更加少。

3. 血糖监控的影响　经过 10 年,严格监控组的糖化血红单板为 7.0%,而传统通过饮食控制组为 7.9%。并且严格监控组比传统控制组因微血管病变而研究终止的风险降低了 25%。每 1% 糖化血红蛋白的降低对应 37% 因微血管病变终止研究风险的降低。并且严格监控组在随访至 12 年时,需要进行视网膜激光光凝的人数也降低 25%。

(六) 关键信息

1. 严格监控血压和血糖是减少糖尿病视网膜病变进展的重要因素。
2. 糖化血红蛋白的降低与糖尿病视网膜病变风险的降低呈明显正相关。
3. 在 3 年内并没有明显的证据表明严格控制血压可以影响糖尿病视网膜病变的发展。
4. 早期患者眼底微血管瘤的数量与远期糖尿病视网膜病变并发症成正相关。

四、玻璃体腔内注射微纤溶酶——牵拉释放的非手术方法

(一) 研究目的

奥克纤溶酶是一种重组蛋白质,它可以降解玻璃体视网膜界面的纤维连接蛋白和层粘连蛋白。本研究的目的在于验证奥克纤溶酶是否能作为诱导玻璃体后脱离(posterior vitreous detachment,PVD)的非手术替代方案,此外,是否能治疗玻璃体黄斑牵拉(vitreo-macular traction,VMT)和黄斑裂孔(macular hole,MH)。

(二) 关键问题

1. 玻璃体腔注射奥克纤溶酶会引起玻璃体后脱离吗?
2. 玻璃体腔注射奥克纤溶酶能治疗玻璃体黄斑牵拉和黄斑裂孔吗?
3. 奥克纤溶酶的副作用是什么?

(三) 研究方法

2 个多中心、双盲、随机、安慰剂对照实验。

1. 入选标准　年龄 >18 岁;经 OCT 证实的附着于黄斑中心 6mm 的玻璃体出现了视网膜局灶性升高;研究眼的最佳矫正视力(BCVA)≤ 20/25;另一眼的最佳矫正视力 ≥ 20/800。

2. 排除标准　包括如下临床状况:增生性糖尿病视网膜病变,伴有新生血管的年龄相关性黄斑变性(nAMD),视网膜血管闭塞(RVO),无晶状体眼,<−8.0D 的近视眼,青光眼失控,黄斑裂孔直径 >400μm,玻璃体混浊,晶状体或悬韧带不稳定或有视网膜脱离病史;前玻璃体切除术,黄斑激光光凝术;3 个月内行眼部手术,玻璃体腔注射或视网膜激光光凝术。

(四) 分组

652 名患者随机分配到注射奥克纤溶酶(125μg/0.1ml)的实验组或 0.1ml 盐水的对照组中。

(五) 观察指标

1. 28 天后玻璃体黄斑牵拉(VMT)的治疗率(经 OCT 确定)。

2. 28 天后引起玻璃体后脱离(PVD)的百分比(经 B 超确定),需要行玻璃体切除手术的患者数量,最佳矫正视力基线改变量以及黄斑裂孔的闭合。

(六) 研究结果

1. VMT 治疗率　28 天后,实验组患者的 VMT 治疗率为 26.5%,而安慰剂组患者为 10.1%,两组之间的差异具有统计学意义($P<0.001$)。

2. PVD 发生率　28 天后,实验组患者的 PVD 发生率为 13.4%,而安慰剂组患者为 3.7%,两组之间的差异具有统计学意义($P<0.001$)。

3. MH 闭合　28 天后,实验组患者的 MH 闭合为 40.6%,而安慰剂组患者为 10.6%,两组之间的差异具有统计学意义($P<0.001$)。

4. BCVA　6 个月后,实验组患者的最佳矫正视力提高至少 3 行的比例为 12.3%,而安慰剂组患者为 6.4%,两组之间的差异具有统计学意义($P<0.001$)。

5. 睫状体平坦部玻璃体切除术　6 个月后,实验组患者需要行睫状体平坦部玻璃体切除术的比例为 17.7%,而安慰剂组患者为 26.6%,两组之间的差异具有统计学意义($P =0.02$)。

6. 视网膜外层　在存在或缺失视网膜外层的亚组分析中,缺失视网膜外层组的 VMT 治疗率:实验组(37.4%):对照组(14.3%),存在视网膜外层组的 VMT 治疗率:实验组(8.7%):对照组(1.5%)。

(七) 研究的不足之处

本研究说明奥克纤溶酶在治疗玻璃体黄斑界面的疾病优于盐水。缺点是没有用手术作为对照组,而是用盐水作为对照组。

单次盐水注射能治疗 10% 的 VMT 提示重复注射盐水能提高"安慰剂效应"的可能性。

(八) 关键信息

1. 奥克纤溶酶被证实与安慰剂相比,有更高的 VMT 及 MH 的治疗率和 PVD 发生率。

2. 两组均需要进一步行玻璃体切除术,但安慰剂组更高。

3. 视网膜外层的存在可能降低了玻璃体腔注射对玻璃体黄斑牵拉的治疗效果。

五、早产儿视网膜病变的早期治疗(ETROP)

(一) 研究目的

在 CRYOROP 研究中,采取冷冻疗法治疗的婴儿与对照组相比有更好的效果。然而不利结果的普遍性仍然很显著,如果降低治疗的阈值,结果会不会有所改善? 视网膜剥离的危险性达到 50% 为早先定义的阈值。

(二) 关键问题

1. 早期治疗早产儿视网膜病变高危眼能够提升视力和解剖结果吗?

2. 视网膜病变的哪一级可以获得更好的早期治疗效果?

(三) 研究方法

从 26 个研究中心前瞻性地筛选了在 2000 年 10 月到 2002 年 9 月之间出生且出生体重低于 1 251g 的婴儿。纳入了从 4~6 周开始每 2 周做 1 次产检的妊娠妇女生产的婴儿。

早产儿视网膜疾病阈值前定义为:

1. 任何阶段(小于阈值)。

2. 第二阶段伴随其他一种疾病。

3. 第三阶段(小于阈值)。排除了在随机化之前,早产儿视网膜病变达到阈值水平。

(四)分组

有 828 个婴儿被认为是阈值前 ROP,基于"达到不利结果的危险度是否大于 15%"原理的"RM-ROP2 危险模型"将婴儿分成高危组和低危组。阈值前婴儿有 60% 被此模型分到了高危组并且随机地接受周边视网膜消融术或者观察。双眼 ROP 的高危组阈值前婴儿,随机选择其中一只眼进行治疗,另一只眼被观察。

(五)观察指标

结构和功能结果。

(六)随访

6 个月、9 个月、2 年、6 年。

(七)结果

1. 功能结果　视力结果被分为正常(VA ≥ 20/40)、正常以下(20/200<VA<20/40)、较差(VA ≤ 20/200)和盲眼(在任何距离只能看到测试卡片或者更差)。在 6 年的不利视觉结果分析中早期治疗组和对照组之间没有显著差异(24.6% 和 29%,$P=0.15$)。

2. 解剖结果　在整个随访期间,眼底照片由蒙面观察员评分。不利的解剖结果被定义为:

(1)视网膜皱褶或涉及黄斑的脱离。

(2)晶状体肿块或组织堵塞眼底充分的视野。

(3)以前的玻璃体切割术或屈光手术。

(4)在两年时,治疗眼有 9.1% 出现了不利结果,而常规管理的眼睛为 15.4%($P=0.002$)。

经过校正的治疗适应证:在发现与传统治疗相比早期治疗没有显著提高视力结果的基础上,适应证被修改为以下几点:

(1)第一类型 ROP

1)区域一:伴随一种其他疾病的任何阶段。

2)区域二:第三阶段不伴随其他疾病。

3)区域三:第二或者第三阶段伴随一种其他疾病。

(2)第二类型 ROP

1)区域一:第一或者第二阶段不伴有其他疾病。

2)区域二:第三阶段不伴随其他疾病。

在第六年时,第一种类型的眼睛早期治疗出现不利结果的比例为 25.1%,而传统方法治疗的眼睛的比例为 32.8%($P<0.001$)。第二种类型的眼睛早期治疗出现不利结果的比例为23.6%,而传统方法治疗的眼睛的比例为 19.4%($P=0.18$)。

(八)研究的不足之处

本研究中的大部分患者是经瞳孔氩激光治疗,但是冷冻治疗仍然是被允许的,导致异质的治疗。新的标准因为没有考虑到疾病的"钟点数"而被批评。

(孙晓东　周民稳　王一鹏　甘嘉禾　梁新童　杜佳灵)

参 考 文 献

1. Friedman D S,O'Colmain B J,Munoz B,et al.Prevalence of age-related macular degeneration in the United States.Arch Ophthalmol,2004,122（4）：564-572.

2. Cheung N,Mitchell P,Wong T Y.Diabetic retinopathy.Lancet,2010,9735（376）：124-136.

3. Antonetti D A,Klein R,Gardner T W.Diabetic retinopathy.N Engl J Med,2012,366（13）：1227-1239.

4. You Q S,Xu L,Yang H,et al.Five-year incidence of visual impairment and blindness in adult Chinese the Beijing Eye Study.Ophthalmology,2011,118（6）：1069-1075.

5. Mccannel C A,Ensminger J L,Diehl N N,et al.Population-based incidence of macular holes.Ophthalmology,2009,116（7）：1366-1369.

6. Clemons T E,Milton R C,Klein R,et al.Risk factors for the incidence of Advanced Age-Related Macular Degeneration in the Age-Related Eye Disease Study（AREDS）AREDS report no.19.Ophthalmology,2005,112（4）：533-539.

7. Goldhardt R,Rosen B S.Uveitic Macular Edema：Treatment Update.Curr Ophthalmol Rep,2016,4（1）：30-37.

8. Nozaki M.Diabetic macular edema—pathogenesis,diagnosis and treatment.Nihon Rinsho,2016,74 Suppl 2：140-147.

9. Fardeau C,Champion E,Massamba N,et al.Uveitic macular edema.Eye（Lond),2016.

10. Sawada O,Ohji M.Retinal Vein Occlusion.Dev Ophthalmol,2016,55：147-153.

11. Barak Y,Heroman W J,Tezel T H.The past,present,and future of exudative age-related macular degeneration treatment.Middle East Afr J Ophthalmol,2012,19（1）：43-51.

12. Martin D F,Maguire M G,Fine S L,et al.Ranibizumab and bevacizumab for treatment of neovascular age-related macular degeneration：two-year results.Ophthalmology,2012,119（7）：1388-1398.

13. Bressler S B,Glassman A R,Almukhtar T,et al.Five-Year Outcomes of Ranibizumab With Prompt or Deferred Laser Versus Laser or Triamcinolone Plus Deferred Ranibizumab for Diabetic Macular Edema.Am J Ophthalmol,2016,164：57-68.

14. Wells J A,Glassman A R,Ayala A R,et al.Aflibercept,bevacizumab,or ranibizumab for diabetic macular edema.N Engl J Med,2015,372（13）：1193-1203.

15. Elman M J,Qin H,Aiello L P,et al.Intravitreal ranibizumab for diabetic macular edema with prompt versus deferred laser treatment：three-year randomized trial results.Ophthalmology,2012,119（11）：2312-2318.

16. Elman M J,Aiello L P,Beck R W,et al.Randomized trial evaluating ranibizumab plus prompt or deferred laser or triamcinolone plus prompt laser for diabetic macular edema.Ophthalmology,2010,117（6）：1064-1077.

17. Beck R W,Edwards A R,Aiello L P,et al.Three-year follow-up of a randomized trial comparing focal/grid photocoagulation and intravitreal triamcinolone for diabetic macular edema.Arch Ophthalmol,2009,127（3）：245-251.

18. Diabetic Retinopathy Clinical Research Network.A randomized trial comparing intravitreal triamcinolone acetonide and focal/grid photocoagulation for diabetic macular edema.Ophthalmology,2008,115（9）：1447-1449,1449 e1441-1410.

19. Bressler N M,Varma R,Suner I J,et al.Vision-related function after ranibizumab treatment for diabetic macular edema：results from RIDE and RISE.Ophthalmology,2014,121（12）：2461-2472.

20. Massin P,Bandello F,Garweg J G,et al.Safety and efficacy of ranibizumab in diabetic macular edema（RESOLVE Study)：a 12-month,randomized,controlled,double-masked,multicenter phase Ⅱ study.Diabetes Care,2010,33（11）：2399-2405.

21. Nguyen Q D,Shah S M,Khwaja A A,et al.Two-year outcomes of the ranibizumab for edema of the mAcula in diabetes(READ-2)study.Ophthalmology,2010,117(11):2146-2151.

22. Mitchell P,Bandello F,Schmidt-Erfurth U,et al.The RESTORE study:ranibizumab monotherapy or combined with laser versus laser monotherapy for diabetic macular edema.Ophthalmology,2011,118(4): 615-625.

23. Schmidt-Erfurth U,Lang G E,Holz F G,et al.Three-year outcomes of individualized ranibizumab treatment in patients with diabetic macular edema:the RESTORE extension study.Ophthalmology,2014,121(5):1045-1053.

24. Comyn O,Sivaprasad S,Peto T,et al.A randomized trial to assess functional and structural effects of ranibizumab versus laser in diabetic macular edema(the LUCIDATE study).Am J Ophthalmol,2014,157(5): 960-970.

25. Ishibashi T,Li X,Koh A,et al.The REVEAL Study:Ranibizumab Monotherapy or Combined with Laser versus Laser Monotherapy in Asian Patients with Diabetic Macular Edema.Ophthalmology,2015,122(7): 1402-1415.

26. Gross J G,Glassman A R,Jampol L M,et al.Panretinal Photocoagulation vs Intravitreous Ranibizumab for Proliferative Diabetic Retinopathy:A Randomized Clinical Trial.JAMA,2015,314(20):2137-2146.

27. Prunte C,Fajnkuchen F,Mahmood S,et al.Ranibizumab 0.5mg treat-and-extend regimen for diabetic macular oedema:the RETAIN study.Br J Ophthalmol,2016,100(6):787-795.

28. Korobelnik J F,Do D V,Schmidt-Erfurth U,et al.Intravitreal aflibercept for diabetic macular edema. Ophthalmology,2014,121(11):2247-2254.

29. Do D V,Schmidt-Erfurth U,Gonzalez V H,et al.The DA VINCI Study:phase 2 primary results of VEGF Trap-Eye in patients with diabetic macular edema.Ophthalmology,2011,118(9):1819-1826.

30. Lim L L,Morrison J L,Constantinou M,et al.Diabetic Macular Edema at the time of Cataract Surgery trial: a prospective,randomized clinical trial of intravitreous bevacizumab versus triamcinolone in patients with diabetic macular oedema at the time of cataract surgery-preliminary 6 month results.Clin Exp Ophthalmol, 2016,44(4):233-242.

31. Scott I U,Edwards A R,Beck R W,et al.A phase II randomized clinical trial of intravitreal bevacizumab for diabetic macular edema.Ophthalmology,2007,114(10):1860-1867.

32. Michaelides M,Kaines A,Hamilton R D,et al.A prospective randomized trial of intravitreal bevacizumab or laser therapy in the management of diabetic macular edema(BOLT study)12-month data:report 2.Ophthalmology,2010,117(6):1078-1086.

33. Boyer D S,Yoon Y H,Belfort R J,et al.Three-year,randomized,sham-controlled trial of dexamethasone intravitreal implant in patients with diabetic macular edema.Ophthalmology,2014,121(10):1904-1914.

34. Campochiaro P A,Brown D M,Pearson A,et al.Long-term benefit of sustained-delivery fluocinolone acetonide vitreous inserts for diabetic macular edema.Ophthalmology,2011,118(4):626-635.

35. Sultan M B,Zhou D,Loftus J,et al.A phase 2/3,multicenter,randomized,double-masked,2-year trial of pegaptanib sodium for the treatment of diabetic macular edema.Ophthalmology,2011,118(6):1107-1118.

36. Photocoagulation for diabetic macular edema.Early Treatment Diabetic Retinopathy Study report number 1.Early Treatment Diabetic Retinopathy Study research group.Arch Ophthalmol,1985,103(12): 1796-1806.

37. Campochiaro P A,Brown D M,Pearson A,et al.Long-term benefit of sustained-delivery fluocinolone acetonide vitreous inserts for diabetic macular edema.Ophthalmology,2011,118(4):626-635.

38. Diabetic Retinopathy Clinical Research Network.Randomized clinical trial evaluating intravitreal ranibizumab or saline for vitreous hemorrhage from proliferative diabetic retinopathy.JAMA Ophthalmol,

2013,131(3):283-293.

39. Googe J,Brucker A J,Bressler N M,et al.Randomized trial evaluating short-term effects of intravitreal ranibizumab or triamcinolone acetonide on macular edema after focal/grid laser for diabetic macular edema in eyes also receiving panretinal photocoagulation.Retina,2011,31(6):1009-1027.

40. Varma R,Bressler N M,Suner I,et al.Improved vision-related function after ranibizumab for macular edema after retinal vein occlusion:results from the BRAVO and CRUISE trials.Ophthalmology,2012,119(10):2108-2118.

41. Kinge B,Stordahl P B,Forsaa V,et al.Efficacy of ranibizumab in patients with macular edema secondary to central retinal vein occlusion:results from the sham-controlled ROCC study.Am J Ophthalmol,2010,150(3):310-314.

42. Campochiaro P A,Clark W L,Boyer D S,et al.Intravitreal aflibercept for macular edema following branch retinal vein occlusion:the 24-week results of the VIBRANT study.Ophthalmology,2015,122(3):538-544.

43. Korobelnik J F,Holz F G,Roider J,et al.Intravitreal Aflibercept Injection for Macular Edema Resulting from Central Retinal Vein Occlusion:One-Year Results of the Phase 3 GALILEO Study.Ophthalmology,2014,121(1):202-208.

44. Boyer D,Heier J,Brown D M,et al.Vascular endothelial growth factor Trap-Eye for macular edema secondary to central retinal vein occlusion:six-month results of the phase 3 COPERNICUS study. Ophthalmology,2012,119(5):1024-1032.

45. Wroblewski J J,Wells J R,Adamis A P,et al.Pegaptanib sodium for macular edema secondary to central retinal vein occlusion.Arch Ophthalmol,2009,127(4):374-380.

46. Haller J A,Bandello F,Belfort R J,et al.Randomized,sham-controlled trial of dexamethasone intravitreal implant in patients with macular edema due to retinal vein occlusion.Ophthalmology,2010,117(6):1134-1146.

47. Ip M S,Scott I U,Vanveldhuisen P C,et al.A randomized trial comparing the efficacy and safety of intravitreal triamcinolone with observation to treat vision loss associated with macular edema secondary to central retinal vein occlusion:the Standard Care vs Corticosteroid for Retinal Vein Occlusion(SCORE)study report 5.Arch Ophthalmol,2009,127(9):1101-1114.

48. Ikuno Y,Ohno-Matsui K,Wong T Y,et al.Intravitreal Aflibercept Injection in Patients with Myopic Choroidal Neovascularization:The MYRROR Study.Ophthalmology,2015,122(6):1220-1227.

49. Wolf S,Balciuniene V J,Laganovska G,et al.RADIANCE:a randomized controlled study of ranibizumab in patients with choroidal neovascularization secondary to pathologic myopia.Ophthalmology,2014,121(3):682-692.

50. Verteporfin in Photodynamic Therapy Study Group.Photodynamic therapy of subfoveal choroidal neovascularization in pathologic myopia with verteporfin.1-year results of a randomized clinical trial—VIP report no.1.Ophthalmology,2001,108(5):841-852.

51. Heier J S,Brown D M,Chong V,et al.Intravitreal aflibercept(VEGF trap-eye)in wet age-related macular degeneration.Ophthalmology,2012,119(12):2537-2548.

52. Li X,Xu G,Wang Y,et al.Safety and efficacy of conbercept in neovascular age-related macular degeneration:results from a 12-month randomized phase 2 study:AURORA study.Ophthalmology,2014,121(9):1740-1747.

53. Chakravarthy U,Harding S P,Rogers C A,et al.Ranibizumab versus bevacizumab to treat neovascular age-related macular degeneration:one-year findings from the IVAN randomized trial.Ophthalmology,2012,119(7):1399-1411.

54. Busbee B G,Ho A C,Brown D M,et al.Twelve-month efficacy and safety of 0.5mg or 2.0mg ranibizumab in patients with subfoveal neovascular age-related macular degeneration.Ophthalmology,2013,120(5):1046-

1056.

55. Heier J S,Boyer D,Nguyen Q D,et al.The 1-year results of CLEAR-IT 2,a phase 2 study of vascular endothelial growth factor trap-eye dosed as-needed after 12-week fixed dosing.Ophthalmology,2011,118(6): 1098-1106.

56. Kodjikian L,Souied E H,Mimoun G,et al.Ranibizumab versus Bevacizumab for Neovascular Age-related Macular Degeneration:Results from the GEFAL Noninferiority Randomized Trial.Ophthalmology,2013,120 (11):2300-2309.

57. Brown D M,Kaiser P K,Michels M,et al.Ranibizumab versus verteporfin for neovascular age-related macular degeneration.N Engl J Med,2006,355(14):1432-1444.

58. Rosenfeld P J,Brown D M,Heier J S,et al.Ranibizumab for neovascular age-related macular degeneration.N Engl J Med,2006,355(14):1419-1431.

59. Schmidt-Erfurth U,Eldem B,Guymer R,et al.Efficacy and safety of monthly versus quarterly ranibizumab treatment in neovascular age-related macular degeneration:the EXCITE study.Ophthalmology,2011,118(5): 831-839.

60. Bressler N M,Bressler S B,Hawkins B S,et al.Submacular surgery trials randomized pilot trial of laser photocoagulation versus surgery for recurrent choroidal neovascularization secondary to age-related macular degeneration:I.Ophthalmic outcomes submacular surgery trials pilot study report number 1.Am J Ophthalmol,2000,130(4):387-407.

61. Photodynamic therapy of subfoveal choroidal neovascularization in age-related macular degeneration with verteporfin:one-year results of 2 randomized clinical trials—TAP report.Treatment of age-related macular degeneration with photodynamic therapy(TAP)Study Group.Arch Ophthalmol,1999,117(10): 1329-1345.

62. Azab M,Boyer D S,Bressler N M,et al.Verteporfin therapy of subfoveal minimally classic choroidal neovascularization in age-related macular degeneration:2-year results of a randomized clinical trial.Arch Ophthalmol,2005,123(4):448-457.

63. Kaiser P K.Verteporfin PDT for subfoveal occult CNV in AMD:two-year results of a randomized trial.Curr Med Res Opin,2009,25(8):1853-1860.

64. Age-Related Eye Disease Study 2 Research Group.Lutein + zeaxanthin and omega-3 fatty acids for age-related macular degeneration:the Age-Related Eye Disease Study 2(AREDS2)randomized clinical trial. JAMA,2013,309(19):2005-2015.

65. Souied E H,Delcourt C,Querques G,et al.Oral docosahexaenoic acid in the prevention of exudative age-related macular degeneration:the Nutritional AMD Treatment 2 study.Ophthalmology,2013,120(8):1619-1631.

66. Age-Related Eye Disease Study Research Group A randomized,placebo-controlled,clinical trial of high-dose supplementation with vitamins C and E,beta carotene,and zinc for age-related macular degeneration and vision loss:AREDS report no.8.Arch Ophthalmol,2001,119(10):1417-1436.

67. Supplemental Therapeutic Oxygen for Prethreshold Retinopathy Of Prematurity(STOP-ROP),a randomized, controlled trial.I:primary outcomes.Pediatrics,2000,105(2):295-310.

68. Aggermann T,Brunner S,Krebs I,et al.A prospective,randomised,multicenter trial for surgical treatment of central retinal vein occlusion:results of the Radial Optic Neurotomy for Central Vein Occlusion(ROVO) study group.Graefes Arch Clin Exp Ophthalmol,2013,251(4):1065-1072.

69. Fernandez A B,Wong T Y,Klein R,et al.Age-related macular degeneration and incident cardiovascular disease:the Multi-Ethnic Study of Atherosclerosis.Ophthalmology,2012,119(4):765-770.

70. Finger R P,Chong E,Mcguinness M B,et al.Reticular Pseudodrusen and Their Association with Age-Related Macular Degeneration:The Melbourne Collaborative Cohort Study.Ophthalmology,2016,123

（3）：599-608.

71. Chew E Y，Clemons T E，Agron E，et al.Ten-year follow-up of age-related macular degeneration in the age-related eye disease study：AREDS report no.36.JAMA Ophthalmol，2014，132（3）：272-277.

72. Joachim N，Mitchell P，Burlutsky G，et al.The Incidence and Progression of Age-Related Macular Degeneration over 15 Years：The Blue Mountains Eye Study.Ophthalmology，2015，122（12）：2482-2489.

73. Cheung C，Ong P G，Neelam K，et al.Six-Year Incidence of Age-Related Macular Degeneration in Asian Malays：The Singapore Malay Eye Study.Ophthalmology，2017，124（9）：1305-1313.

74. Biarnes M，Arias L，Alonso J，et al.Increased Fundus Autofluorescence and Progression of Geographic Atrophy Secondary to Age-Related Macular Degeneration：The GAIN Study.Am J Ophthalmol，2015，160（2）：345-353.

75. Chaker L，Buitendijk G H，Dehghan A，et al.Thyroid function and age-related macular degeneration：a prospective population-based cohort study—the Rotterdam Study.BMC Med，2015，13 ：94.

76. Robman L D，Islam F M，Chong E W，et al.Age-related macular degeneration in ethnically diverse Australia：Melbourne Collaborative Cohort Study.Ophthalmic Epidemiol，2015，22（2）：75-84.

77. Jonasson F，Fisher D E，Eiriksdottir G，et al.Five-year incidence，progression，and risk factors for age-related macular degeneration：the age，gene/environment susceptibility study.Ophthalmology，2014，121（9）：1766-1772.

78. Amirul I F，Chong E W，Hodge A M，et al.Dietary patterns and their associations with age-related macular degeneration：the Melbourne collaborative cohort study.Ophthalmology，2014，121（7）：1428-1434.

79. Klein R，Klein B E，Knudtson M D，et al.Fifteen-year cumulative incidence of age-related macular degeneration：the Beaver Dam Eye Study.Ophthalmology，2007，114（2）：253-262.

80. Knudtson M D，Klein R，Klein B E.Physical activity and the 15-year cumulative incidence of age-related macular degeneration：the Beaver Dam Eye Study.Br J Ophthalmol，2006，90（12）：1461-1463.

81. Joachim N，Mitchell P，Kifley A，et al.Incidence and progression of geographic atrophy：observations from a population-based cohort.Ophthalmology，2013，120（10）：2042-2050.

82. Klein R，Cruickshanks K J，Myers C E，et al.The relationship of atherosclerosis to the 10-year cumulative incidence of age-related macular degeneration：the Beaver Dam studies.Ophthalmology，2013，120（5）：1012-1019.

83. Klein R，Lee K E，Gangnon R E，et al.Incidence of visual impairment over a 20-year period：the Beaver Dam Eye Study.Ophthalmology，2013，120（6）：1210-1219.

84. Adams M K，Chong E W，Williamson E，et al.20/20—Alcohol and age-related macular degeneration：the Melbourne Collaborative Cohort Study.Am J Epidemiol，2012，176（4）：289-298.

85. Peeters A，Magliano D J，Stevens J，et al.Changes in abdominal obesity and age-related macular degeneration：the Atherosclerosis Risk in Communities Study.Arch Ophthalmol，2008，126（11）：1554-1560.

86. Choudhury F，Varma R，Mckean-Cowdin R，et al.Risk factors for four-year incidence and progression of age-related macular degeneration：the los angeles latino eye study.Am J Ophthalmol，2011，152（3）：385-395.

87. Ngai L Y，Stocks N，Sparrow J M，et al.The prevalence and analysis of risk factors for age-related macular degeneration：18-year follow-up data from the Speedwell eye study，United Kingdom.Eye（Lond），2011，25（6）：784-793.

88. Chew E Y，Clemons T E，Agron E，et al.Ten-year follow-up of age-related macular degeneration in the age-related eye disease study：AREDS report no.36.JAMA Ophthalmol，2014，132（3）：272-277.

89. Varma R，Foong A W，Lai M Y，et al.Four-year incidence and progression of age-related macular degeneration：the Los Angeles Latino Eye Study.Am J Ophthalmol，2010，149（5）：741-751.

90. Sangiovanni J P, Agron E, Meleth A D, et al.{omega}-3 Long-chain polyunsaturated fatty acid intake and 12-y incidence of neovascular age-related macular degeneration and central geographic atrophy: AREDS report 30, a prospective cohort study from the Age-Related Eye Disease Study.Am J Clin Nutr, 2009, 90 (6): 1601-1607.

91. Coleman A L, Seitzman R L, Cummings S R, et al.The association of smoking and alcohol use with age-related macular degeneration in the oldest old: the Study of Osteoporotic Fractures.Am J Ophthalmol, 2010, 149 (1): 160-169.

92. Yasuda M, Kiyohara Y, Hata Y, et al.Nine-year incidence and risk factors for age-related macular degeneration in a defined Japanese population the Hisayama study.Ophthalmology, 2009, 116 (11): 2135-2140.

93. Sun C, Klein R, Wong T Y.Age-related macular degeneration and risk of coronary heart disease and stroke: the Cardiovascular Health Study.Ophthalmology, 2009, 116 (10): 1913-1919.

94. Joachim N, Mitchell P, Burlutsky G, et al.The Incidence and Progression of Age-Related Macular Degeneration over 15 Years: The Blue Mountains Eye Study.Ophthalmology, 2015, 122 (12): 2482-2489.

95. Wong T Y, Tikellis G, Sun C, et al.Age-related macular degeneration and risk of coronary heart disease: the Atherosclerosis Risk in Communities Study.Ophthalmology, 2007, 114 (1): 86-91.

96. Klein R, Knudtson M D, Lee K E, et al.Serum cystatin C level, kidney disease markers, and incidence of age-related macular degeneration: the Beaver Dam Eye Study.Arch Ophthalmol, 2009, 127 (2): 193-199.

97. Robman L, Mahdi O S, Wang J J, et al.Exposure to Chlamydia pneumoniae infection and age-related macular degeneration: the Blue Mountains Eye Study.Invest Ophthalmol Vis Sci, 2007, 48 (9): 4007-4011.

98. Tan J S, Mitchell P, Kifley A, et al.Smoking and the long-term incidence of age-related macular degeneration: the Blue Mountains Eye Study.Arch Ophthalmol, 2007, 125 (8): 1089-1095.

99. Tan J S, Wang J J, Flood V, et al.Dietary antioxidants and the long-term incidence of age-related macular degeneration: the Blue Mountains Eye Study.Ophthalmology, 2008, 115 (2): 334-341.

100. Tan J S, Mitchell P, Rochtchina E, et al.Statins and the long-term risk of incident age-related macular degeneration: the Blue Mountains Eye Study.Am J Ophthalmol, 2007, 143 (4): 685-687.

101. Tan J S, Mitchell P, Smith W, et al.Cardiovascular risk factors and the long-term incidence of age-related macular degeneration: the Blue Mountains Eye Study.Ophthalmology, 2007, 114 (6): 1143-1150.

102. Klein R, Myers C E, Klein B E.Vasodilators, blood pressure-lowering medications, and age-related macular degeneration: the Beaver Dam Eye Study.Ophthalmology, 2014, 121 (8): 1604-1611.

103. Wang J J, Rochtchina E, Lee A J, et al.Ten-year incidence and progression of age-related maculopathy: the blue Mountains Eye Study.Ophthalmology, 2007, 114 (1): 92-98.

104. Arnarsson A, Sverrisson T, Stefansson E, et al.Risk factors for five-year incident age-related macular degeneration: the Reykjavik Eye Study.Am J Ophthalmol, 2006, 142 (3): 419-428.

105. You Q S, Xu L, Yang H, et al.Five-year incidence of age-related macular degeneration: the Beijing Eye Study.Ophthalmology, 2012, 119 (12): 2519-2525.

106. Leske M C, Wu S Y, Hennis A, et al.Nine-year incidence of age-related macular degeneration in the Barbados Eye Studies.Ophthalmology, 2006, 113 (1): 29-35.

107. Buch H, Nielsen N V, Vinding T, et al.14-year incidence, progression, and visual morbidity of age-related maculopathy: the Copenhagen City Eye Study.Ophthalmology, 2005, 112 (5): 787-798.

108. Miyazaki M, Kiyohara Y, Yoshida A, et al.The 5-year incidence and risk factors for age-related maculopathy in a general Japanese population: the Hisayama study.Invest Ophthalmol Vis Sci, 2005, 46 (6): 1907-1910.

109. Gunnlaugsdottir E, Halldorsdottir S, Klein R, et al.Retinopathy in old persons with and without diabetes mellitus: the Age, Gene/Environment Susceptibility—Reykjavik Study (AGES-R).Diabetologia, 2012, 55(3):

671-680.

110. Ponto K A, Koenig J, Peto T, et al.Prevalence of diabetic retinopathy in screening-detected diabetes mellitus：results from the Gutenberg Health Study(GHS).Diabetologia,2016,59(9)：1913-1919.

111. Hautala N, Hannula V, Palosaari T, et al.Prevalence of diabetic retinopathy in young adults with type 1 diabetes since childhood：the Oulu cohort study of diabetic retinopathy.Acta Ophthalmol,2014,92(8)：749-752.

112. Lamparter J, Raum P, Pfeiffer N, et al.Prevalence and associations of diabetic retinopathy in a large cohort of prediabetic subjects：the Gutenberg Health Study.J Diabetes Complications,2014,28(4)：482-487.

113. Salinero-Fort M A, San A F, de Burgos-Lunar C, et al.Four-year incidence of diabetic retinopathy in a Spanish cohort：the MADIABETES study.PLoS One,2013,10(8)：e76417.

114. Landers J, Henderson T, Abhary S, et al.Incidence of diabetic retinopathy in indigenous Australians within Central Australia：the Central Australian Ocular Health Study.Clin Exp Ophthalmol,2012,40(1)：83-87.

115. Leske M C, Wu S Y, Hennis A, et al.Nine-year incidence of diabetic retinopathy in the Barbados Eye Studies.Arch Ophthalmol,2006,124(2)：250-255.

116. Leske M C, Wu S Y, Hennis A, et al.Incidence of diabetic retinopathy in the Barbados Eye Studies. Ophthalmology,2003,110(5)：941-947.

117. Ponto K A, Elbaz H, Peto T, et al.Prevalence and risk factors of retinal vein occlusion：the Gutenberg Health Study.J Thromb Haemost,2015,13(7)：1254-1263.

118. Stem M S, Talwar N, Comer G M, et al.A longitudinal analysis of risk factors associated with central retinal vein occlusion.Ophthalmology,2013,120(2)：362-370.

119. Arakawa S, Yasuda M, Nagata M, et al.Nine-year incidence and risk factors for retinal vein occlusion in a general Japanese population：the Hisayama Study.Invest Ophthalmol Vis Sci,2011,52(8)：5905-5909.

第二节　抗 VEGF 辅助和单纯 PRP 或 PPV 治疗糖尿病性视网膜病哪个好

糖尿病性视网膜(diabetic retinopathy,DR)病变是导致工业国家劳动者视力丧失的主要原因之一；尽管新的治疗方式不断涌现,这一疾病仍是一个主要的经济及健康负担。过去十年中,抗血管内皮生长因子(vascular endothelial growth factor,VEGF)成为重要的治疗视网膜血管类疾病的方法[1,2]。虽然目前采用抗 VEGF 辅助治疗增生性糖尿病性视网膜病变(proliferative diabetic retinopathy,PDR)很常见,但仍未有大规模的随机对照试验(randomized controlled trial,RCT)确定其治疗的有效性[3]。有一些小型及中型样本量的 RCT 研究了抗 VEGF 药物单独或辅助激光或玻璃体切除手术治疗 PDR 的效果。本研究力求全面检索国内外抗 VEGF 治疗 PDR 的 RCT 资料,运用 Meta 分析的方法对其疗效及作用进行客观、系统评价。

一、疾病案例

患者女,50 岁,因双眼无痛性视力明显下降伴视物变形 6 个月,右眼视力突然下降 3 天,今至本院门诊就诊。既往双眼健康,有糖尿病 15 年,使用胰岛素及药物治疗,目前血糖控制可。无高血压等系统性疾病史。眼部检查：Vod= 手动 / 眼前,Vos=0.2,矫正均不增加,眼压正常,双眼晶状体轻混,双眼视盘边界清楚,右眼眼底窥不清,左眼眼底见散在微血管瘤及片状出血,黄斑区见囊样水肿,经 FFA、ICGA 及 OCT 检查证实为双眼糖尿病性视网膜病变,右眼玻璃体积血。

二、提出问题

该患者诊断明确,目前治疗方案为左眼观察随访待血吸收,右眼拟行全视网膜光凝(panretinal photocoagulation,PRP)。已有研究发现抗 VEGF 药物如贝伐单抗和雷珠单等对 DR 患者视力提高有帮助,但仍属于适应证外用药,其辅助全视网膜光凝效果如何? 同时,如果患者左眼玻璃体积血持续不吸收,考虑行玻璃体切除术(pars plana vitrectomy,PPV),术前是否要使用抗 VEGF 治疗? 为了回答这个问题,我们首先需要进行证据的检索和评价,然后在此基础上进行临床决策。

三、证据检索和评价

(一) 资料与方法

1. 一般资料

(1)检索文献的纳入标准:①国外生物医学期刊于 2014 年 8 月前公开发表的玻璃体腔注射抗 VEGF 辅助和单纯 PRP 或 PPV 治疗 DR 的 RCTs,包括单中心和多中心的 RCTs;②观察项目至少包括下述指标:治疗前后患者最佳矫正视力和黄斑区视网膜厚度;③研究各组样本数均 ≥ 10 只眼。

(2)排除标准:①原始文献未对上述观察指标中任何一项进行评价;②原始文献临床研究未采用随机对照设计及术前资料不全;③贝伐单抗或雷珠单抗联合其他治疗方法(如激光等);④重复发表的文献。

2. 方法

(1)文献检索:检索数据库包括外文数据库。检索年限从各数据库建库至 2014 年 8 月。外文文献检索 EMBASE、PubMed 和 Cochrane 图书馆。外文文献检索都采用了主题词和自由词结合的方式进行检索。英文检索词包括:proliferative diabetic retinopathy,anti-VEGF,bevacizumab,ranibizumab,pegaptanib,aflibercept。将初步检索文献导入 EndNote X6 进行查重,通过阅读题目和摘要确定与研究的相关性,不能明确是否纳入者,则通过阅读全文来确定。文献检索、筛选以及数据提取工作由两位研究者独立完成,如果遇到分歧,则通过讨论解决或者请第三人仲裁。对确定纳入的文献按预先设计的表格提取资料。辅助 PRP 方面,主要包括每项研究各组纳入病例数、受试者平均年龄、随访时间、治疗前后患者最佳矫正视力和黄斑区视网膜厚度等。辅助 PPV 方面,主要包括每项研究各组纳入病例数、受试者平均年龄、手术时间,术后早期(≤ 1 个月)及晚期(大于 1 个月)出血,术后最佳矫正视力,术中出血,及术中视网膜裂孔术等。

(2)统计学方法:采用 Cochrane 协作网提供的 Review Manager 5 软件。分类变量采用优势比(odds ratio,OR)及 95% 可信区间(confidence interval,CI);连续变量采用均数差(mean difference,MD)及其 95%CI,以 $P<0.05$ 为差异有显著性。采用 I^2 检验进行异质性检验,$P<0.10$ 为差异有显著性。若异质性检验的结果为 $P \geqslant 0.10$ 及 $I^2<50\%$ 时,多个独立研究具有同质性,可选择固定效应模型;若异质性检验的结果为 $P<0.10$ 及 $I^2 \geqslant 50\%$ 时,多个研究存在异质性,可选择随机效应模型。

（二）结果

1. 文献概况　根据检索策略通过电子检索和手工检索,初检出 370 篇文献。通过阅读标题、摘要和进一步阅读全文后,根据预先制定的纳入标准和排除标准进行筛选。最终纳入 22 篇文献进行 Meta 分析,共纳入 1 397 只患眼。纳入研究的基本特征见表 9-2-1。

表 9-2-1　纳入研究的基本特征

研究小组	研究类型	眼数	治疗方案	对照组	随访时间	评分 *
DRCRnet[4]	RCT	261	IVB	生理盐水	16 周	9
Gonzalez[5]	RCT	20	IVR	PRP	36 周	4
Ernst[6]	RCT	30	IVB	PRP	1 年	5
Filho[7]	RCT	29	IVR	PRP	48 周	6
Messias[8]	RCT	20	IVR+PRP	PRP	48 周	6
Googe[9]	RCT	240	IVR+PRP	PRP	14 周	9
Cho[10]	RCT	41	IVB+PRP	PRP	3 个月	5
Mirshahi[11]	RCT	80	IVB+PRP	PRP	16 周	8
Tonello[12]	RCT	30	IVB+PRP	PRP	16 周	5
Preti[1]	RCT	84	IVB+PRP	PRP	6 个月	5
Preti[13]	RCT	84	IVB+PRP	PRP	6 个月	6
Rizzo[14]	RCT	22	IVB+PPV	PPV	6 个月	5
Lucena[15]	RCT	20	IVB+PPV	PPV	3 周	6
Modarres[16]	RCT	40	IVB+PPV	PPV	7 个月	6
Faravhash[17]	RCT	35	IVB+PPV	PPV	8. 1 个月	7
Hernandez-DaMota[18]	RCT	40	IVB+PPV	PPV	6 个月	5
diLauro[19]	RCT	72	IVB+PPV	空白 /PPV	6 个月	7
Ahmadieh[20]	RCT	68	IVB+PPV	空白 /PPV	1 个月	9
Ahn[21]	RCT	107	IVB+PPV	PPV	6 个月	5
Sohn[22]	RCT	20	IVB+PPV	空白 /PPV	3 个月	9
Han[2]	RCT	24	IVB+PPV	空白 /PPV	NA	7
El-Batarny[23]	RCT	30	IVB+PPV	PPV	大于 6 个月	5

　*评分采用 Delphi 清单质量评价;RCT= 随机对照试验;IVB= 玻璃体腔注射贝伐单抗;IVR= 玻璃体腔内注射雷珠单抗;PPV= 玻璃体切除术;PRP= 全视网膜光凝。

2. Meta 分析

(1)抗 VEGF 药物 /PRP 与 PRP 比较：其中 2 篇文献对单纯 PRP 及雷珠单抗辅助 PRP 治疗后最佳矫正视力（BCVA）进行了比较。文献之间无明显异质性（I^2<50%），采用随机效应模型进行合并。Meta 分析结果显示，雷珠单抗联合 PRP 对治疗均有助于 PDR 患者视力的恢复（WMD=0.10 logMAR，95%CI：0.04~0.16；P=0.002）（图 9-2-1）。

	IVB/PRP			PRP				Mean Difference
Study or Subgroup	Mean	SD	Total	Mean	SD	Total	Weight	IV, Random, 95% CI
Filho et al.	0	0.13	20	−0.06	0.4	20	10.4%	0.06 [−0.12, 0.24]
Filho et al.	0.02	0.21	113	−0.08	0.28	123	89.6%	0.10 [0.04, 0.16]
Total (95% CI)			**133**			**143**	**100.0%**	**0.10 [0.04, 0.16]**

Heterogeneity: Tau^2 = 0.00; Chi^2 = 0.16, df = 1 (P = 0.69); I^2 = 0%

Test for overall effect: Z = 3.16 (P = 0.002)

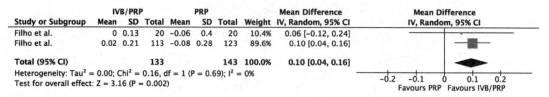

图 9-2-1 雷珠单抗辅助全视网膜光凝（IVR/PRP）和单独全视网膜光凝（PRP）治疗 1 个月最佳矫正视力的比较

(2)抗 VEGF 药物 /PPV 与 PPV 比较：6 篇文献对两种治疗方式中，术中玻切术中裂孔数进行了比较。采用随机效应模型进行合并。Meta 分析结果显示，贝伐单抗联合 PPV 术中裂孔较少（OR=0.35，95%CI：0.16~0.79；P=0.01）（图 9-2-2）。

	IVB/PPV		PPV			Odds Ratio
Study or Subgroup	Events	Total	Events	Total	Weight	M-H, Random, 95% CI
Ahmadieh et al.	2	35	1	33	10.5%	1.94 [0.17, 22.46]
di Lauro et al.	1	48	4	24	12.3%	0.11 [0.01, 1.01]
El-Batarny	3	15	6	15	23.2%	0.38 [0.07, 1.92]
Farahvash et al.	4	18	5	17	26.5%	0.69 [0.15, 3.15]
Hernandez et al.	2	20	7	20	20.8%	0.21 [0.04, 1.16]
Rizzo et al.	0	11	4	11	6.7%	0.07 [0.00, 1.55]
Total (95% CI)		**147**		**120**	**100.0%**	**0.35 [0.16, 0.79]**
Total events	12		27			

Heterogeneity: Tau^2 = 0.02; Chi^2 = 5.10, df = 5 (P = 0.40); I^2 = 2%

Test for overall effect: Z = 2.55 (P = 0.01)

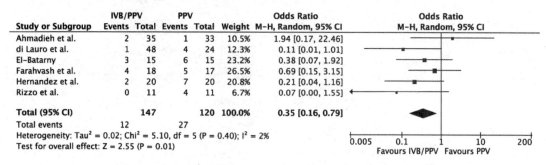

图 9-2-2 贝伐单抗联合玻璃体切除术（IVB/PPV）与单纯玻璃体切除术（PPV）术中裂孔数比较

(3)抗 VEGF 药物 /PPV 与 PPV 术后出血的比较：5 篇文献报道了两组术后早期出血（术后 4 周内）发生率的比较，采用随机效应模型进行合并。Meta 分析结果显示，术前联合 IVB 可以降低术后早期出血的发生率（OR=0.34；95%CI：0.18~0.67；P=0.002），但不改变术后晚期的发生率（OR=0.63；95%CI：0.27~1.45；P=0.28）（图 9-2-3）。

	IVB/PPV		PPV			Odds Ratio
Study or Subgroup	Events	Total	Events	Total	Weight	M-H, Random, 95% CI
Ahmadieh et al.	4	35	13	33	28.5%	0.20 [0.06, 0.70]
Ahn.et al.	8	36	11	34	39.6%	0.60 [0.21, 1.73]
El-Batarny	0	15	3	15	4.8%	0.12 [0.01, 2.45]
Farahvash et al.	0	18	2	17	4.6%	0.17 [0.01, 3.76]
Hernandez et al.	4	20	8	20	22.4%	0.38 [0.09, 1.54]
Total (95% CI)		**124**		**119**	**100.0%**	**0.34 [0.18, 0.67]**
Total events	16		37			

Heterogeneity: Tau^2 = 0.00; Chi^2 = 2.50, df = 4 (P = 0.65); I^2 = 0%

Test for overall effect: Z = 3.14 (P = 0.002)

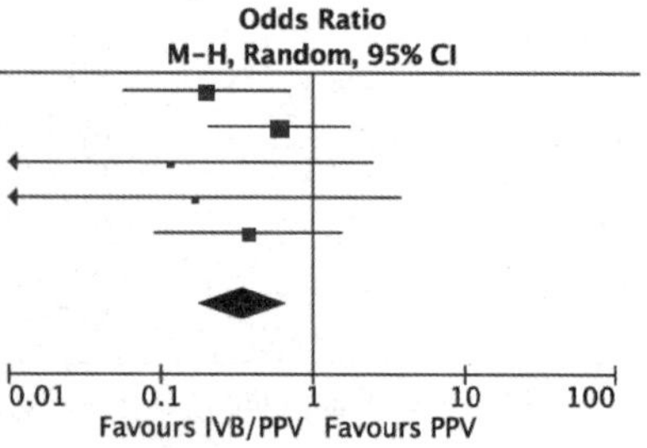

图 9-2-3 贝伐单抗联合玻璃体切除术（IVB/PPV）与单纯玻璃体切除术（PPV）术后出血情况比较

四、临床实践决策

本研究将公开发表的使用抗 VEGF 治疗 PDR 的文献进行了循证医学的系统评价,选取随机对照设计的 RCT 资料研究进行 Meta 分析,共纳入患者 1 397 例,其中 1 项研究比较了雷珠单抗与生理盐水,1 项研究比较了哌加他尼钠与 PRP,1 项研究了贝伐单抗与 PRP,3 项研究比较了雷珠单抗联合 PRP 与单纯 PRP,5 项研究比较了贝伐单抗联合 PRP 与单纯 PRP,11 项研究比较了贝伐联合 PPV 与单纯 PPV。当抗 VEGF 用于辅助治疗 PRP 时,雷珠单抗联合 PRP 治疗对于 3~4 个月时间点视力提高及视网膜厚度减少有显著作用。PPV 术前联合贝伐单抗有助于减少术中视网膜裂孔产生及术后早期玻璃体积血,差异有统计学意义。

综上所述,PDR 患者抗 VEGF 治疗作为 PRP 及 PPV 的辅助治疗方式有助于视力的提高及减少医源性手术裂孔的产生。

(孙晓东 黄珮戎)

参 考 文 献

1. Preti RC, Vasquez Ramirez LM, Ribeiro Monteiro ML, et al.Structural and functional assessment of macula in patients with high-risk proliferative diabetic retinopathy submitted to panretinal photocoagulation and associated intravitreal bevacizumab injections:a comparative,randomised,controlled trial.Ophthalmologica, 2013,230(1):1-8.

2. Han XX,Guo CM,Li Y,et al.Effects of bevacizumab on the neovascular membrane of proliferative diabetic retinopathy:reduction of endothelial cells and expressions of VEGF and HIF-1alpha.Mol Vis, 2012,18:1-9.

3. Simunovic MP,Maberley DA.ANTI-VASCULAR ENDOTHELIAL GROWTH FACTOR THERAPY FOR PROLIFERATIVE DIABETIC RETINOPATHY:A Systematic Review and Meta-Analysis.Retina,2015,35 (10):1931-1942.

4. Diabetic Retinopathy Clinical Research N.Randomized clinical trial evaluating intravitreal ranibizumab or saline for vitreous hemorrhage from proliferative diabetic retinopathy.JAMA Ophthalmol,2013,131(3):283-293.

5. Gonzalez VH,Giuliari GP,Banda RM,et al.Intravitreal injection of pegaptanib sodium for proliferative diabetic retinopathy.Br J Ophthalmol,2009,93(11):1474-1478.

6. Ernst BJ,Garcia-Aguirre G,Oliver SC,et al.Intravitreal bevacizumab versus panretinal photocoagulation for treatment-naive proliferative and severe nonproliferative diabetic retinopathy.Acta Ophthalmol,2012,90(7): e573-574.

7. Filho JA,Messias A,Almeida FP,et al.Panretinal photocoagulation(PRP) versus PRP plus intravitreal ranibizumab for high-risk proliferative diabetic retinopathy.Acta Ophthalmol,2011,89 (7):e567-572.

8. Messias A,Ramos Filho JA,Messias K,et al.Electroretinographic findings associated with panretinal photocoagulation(PRP) versus PRP plus intravitreal ranibizumab treatment for high-risk proliferative diabetic retinopathy.Doc Ophthalmol,2012,124(3):225-236.

9. Diabetic Retinopathy Clinical Research N,Googe J,Brucker AJ,et al.Randomized trial evaluating short-term effects of intravitreal ranibizumab or triamcinolone acetonide on macular edema after focal/grid

laser for diabetic macular edema in eyes also receiving panretinal photocoagulation.Retina,2011,31(6):
1009-1027.

10. Cho WB,Oh SB,Moon JW,et al.Panretinal photocoagulation combined with intravitreal bevacizumab in high-risk proliferative diabetic retinopathy.Retina,2009,29(4):516-522.

11. Mirshahi A,Roohipoor R,Lashay A,et al.Bevacizumab-augmented retinal laser photocoagulation in proliferative diabetic retinopathy:a randomized double-masked clinical trial.Eur J Ophthalmol,2008,18(2): 263-269.

12. Tonello M,Costa RA,Almeida FP,et al.Panretinal photocoagulation versus PRP plus intravitreal bevacizumab for high-risk proliferative diabetic retinopathy(IBeHi study).Acta Ophthalmol,2008,86(4): 385-389.

13. Preti RC,Ramirez LM,Monteiro ML,et al.Contrast sensitivity evaluation in high risk proliferative diabetic retinopathy treated with panretinal photocoagulation associated or not with intravitreal bevacizumab injections:a randomised clinical trial.Br J Ophthalmol,2013,97(7):885-889.

14. Rizzo S,Genovesi-Ebert F,Di Bartolo E,et al.Injection of intravitreal bevacizumab(Avastin)as a preoperative adjunct before vitrectomy surgery in the treatment of severe proliferative diabetic retinopathy (PDR).Graefes Arch Clin Exp Ophthalmol,2008,246(6):837-842.

15. da RLD,Ribeiro JA,Costa RA,et al.Intraoperative bleeding during vitrectomy for diabetic tractional retinal detachment with versus without preoperative intravitreal bevacizumab(IBeTra study).Br J Ophthalmol, 2009,93(5):688-691.

16. Modarres M,Nazari H,Falavarjani KG,et al.Intravitreal injection of bevacizumab before vitrectomy for proliferative diabetic retinopathy.Eur J Ophthalmol,2009,19(5):848-852.

17. Farahvash MS,Majidi AR,Roohipoor R,et al.Preoperative injection of intravitreal bevacizumab in dense diabetic vitreous hemorrhage.Retina,2011,31(7):1254-1260.

18. Hernandez-Da Mota SE,Nunez-Solorio SM.Experience with intravitreal bevacizumab as a preoperative adjunct in 23-G vitrectomy for advanced proliferative diabetic retinopathy.Eur J Ophthalmol,2010,20(6): 1047-1052.

19. di Lauro R,De Ruggiero P,di Lauro R,et al.Intravitreal bevacizumab for surgical treatment of severe proliferative diabetic retinopathy.Graefes Arch Clin Exp Ophthalmol,2010,248(6):785-791.

20. Ahmadieh H,Shoeibi N,Entezari M,et al.Intravitreal bevacizumab for prevention of early postvitrectomy hemorrhage in diabetic patients:a randomized clinical trial.Ophthalmology,2009,116 (10):1943-1948.

21. Ahn J,Woo SJ,Chung H,et al.The effect of adjunctive intravitreal bevacizumab for preventing postvitrectomy hemorrhage in proliferative diabetic retinopathy.Ophthalmology,2011,118(11): 2218-2226.

22. Sohn EH,He S,Kim LA,et al.Angiofibrotic response to vascular endothelial growth factor inhibition in diabetic retinal detachment:report no.1.Arch Ophthalmol,2012,130(9):1127-1134.

23. El-Batarny AM.Intravitreal bevacizumab as an adjunctive therapy before diabetic vitrectomy.Clin Ophthalmol,2008,4(2):709-716.

第三节　雷珠单抗单独或联合 PDT 治疗 PCV 哪种好

息肉状脉络膜血管病变(polypoidal choroidal vasculopathy,PCV)以脉络膜血管网息肉瘤样扩张及 ICGA 早期典型的强荧光结节为特征。其他特征包括视网膜下出血及积液,持续渗漏,浆液性色素上皮脱离,视网膜色素上皮萎缩及视网膜下纤维化等[1]。PCV 能造成严重的视力损伤,在亚洲人群中高发,在未诊断明确的渗出性黄斑变性中达54%。目前,光动力治疗(verteporfin photodynamic therapy,PDT)被认为是最有效的治疗方式,能够有效使息肉瘤样扩张消退,但它不能使分支血管网消退[2]。同时,有研究发现PDT治疗2年后,患者视力逐渐下降。近期研究发现,PDT治疗后患者眼内血管内皮生长因子(vascular endothelial growth factor,VEGF)增高,可能是PCV复发的原因之一。因此,为了更好地研究PCV的治疗方案,本研究力求全面检索国内外相关随机对照试验(randomized controlled trial,RCT)资料,运用Meta分析的方法对单纯PDT治疗及PDT联合玻璃体腔内注射雷珠单抗两者疗效进行客观、系统评价。

一、疾病案例

患者女,55岁,因右眼无痛性视力明显下降伴视物变形1个月余,今至我院门诊就诊。患者于2年前因双眼年龄相关性白内障在其他医院行手术治疗,手术后裸眼视力0.6左右,一直保持到3个月前。既往双眼健康,无糖尿病、高血压等系统性疾病史。眼部检查:Vod=0.3,Vos=1.0,右眼视力矫正不增加,眼压正常,右眼黄斑鼻侧1个视盘距离见0.3PD大小橘红色息肉状病灶,周围有硬性渗出,经ICGA检查证实有早期内层脉络膜伞样分支状血管网,末端呈息肉状或动脉瘤样簇状强荧光。诊断为PCV。

二、提出问题

该患者诊断明确,治疗方面需要使用抗PDT等,目前有研究发现抗VEGF治疗可以提高PCV患者视力,但雷珠单抗治疗PCV属于适应证外用药,对于我们治疗方案的制订存在疑问。在不考虑经济因素的基础上,单独使用PDT,玻璃体腔内注射雷珠单抗(intravitreal injection of ranibizumab,IVR)及联合使用哪种方式可以最大可能提高视力,减少polyps,减少视网膜水肿? 为了回答这个问题,我们首先需要按循证医学的要求进行证据的检索和评价,然后在此基础上进行临床决策。

三、证据检索和评价

(一) 资料与方法

1. 一般资料

(1)检索文献的纳入标准:①国内外生物医学期刊于2014年6月前公开发表的玻璃体腔注射雷珠单抗联合PDT或单纯PDT治疗PCV的对比研究;②治疗方式标准:维替泊芬(6mg/m²),PDT(50J/cm²)及标准的IVR(0.5mg/0.05ml);③观察项目至少包括下述指标:PCV治疗前后患者最佳矫正视力(best corrected visual acuity,BCVA),黄斑区视网膜厚度,局部及全身副作用。

(2)排除标准:①PCV患者之前接受过治疗;②原始文献未对上述观察指标中任何一项进行评价;③原始文献临床研究未采用随机对照设计及术前资料不全;④重复发表的文献。

2. 方法

(1)文献检索:检索数据库包括外文数据库。检索年限从各数据库建库至2014年6月。外文文献检索PubMed,EMBASE,Cochrane Library以及Web of Science。外文文献检索都采用了主题词和自由词结合的方式进行检索。英文检索词包括:① polypoidal choroidal vasculopathy 或相同词(choroidal vasculopathy,PCV);② ranibizumab 或 lucentis;③ photodynamic therapy 或相同词(PDT,photodynamic treatment,photochemotherapy)等。将初步检索文献导入 EndNote X6 进行查重,通过阅读题目和摘要确定与研究的相关性,不能明确是否纳入者,则通过阅读全文来确定。文献检索、筛选以及数据提取工作由两位研究者独立完成,如果遇到分歧,则通过讨论解决或者请第三人仲裁。对确定纳入的文献按预先设计的表格提取资料,主要包括每项研究各组纳入病例数、受试者平均年龄、随访时间、治疗前后患者 BCVA 和黄斑区视网膜厚度等。

(2)统计学方法:采用 Cochrane 协作网提供的 Review Manager 5.2.7 软件。分类变量资料采用优势比(odds ratio,OR)及 95% 可信区间(confidence interval,CI);连续性变量资料指标采用加权均数差(weighted mean difference,WMD)及其 95%CI,以 $P<0.05$ 为差异有统计学意义。采用 I^2 检验进行异质性检验,$P<0.10$ 为差异有统计学意义。若异质性检验的结果为 $P \geqslant 0.10$ 及 $I^2<50\%$ 时,认为多个独立研究具有同质性,可选择固定效应模型计算及合并统计量;若异质性检验的结果为 $P<0.10$ 及 $I^2 \geqslant 50\%$ 时,可认为多个研究存在异质性,此时可选择随机效应模型进行校正。

(二)结果

1. 文献概况 根据检索策略通过电子检索和手工检索,初检出 144 篇文献。通过阅读标题、摘要和进一步阅读全文后,根据预先制定的纳入标准和排除标准进行筛选。最终纳入 9 篇文献进行 Meta 分析,其中,3 篇为 RCT,6 篇为回顾性研究。这些文章发表于 2011—2013 年。其中 8 篇来自亚洲,另一篇来自希腊。样本量为 20~93 不等。所有患者年龄均大于 50 岁。所有研究基线中两组无显著差异。纳入研究的基本特征见表 9-3-1。

表 9-3-1 纳入研究的基本特征

研究者及年代	研究地点	平均年龄/岁	研究眼数	治疗方案	随访时间/月	评分
Koh, et al, 2012[2]	新加坡	G1 :63.8 ± 8.30 G2 :62.2 ± 9.77 G3 :69.3 ± 8.27	G1 :n=19 G2 :n=21 G3 :n=21	G1 :PDT(50J/cm², PRN)+IVR (0.5mg, 3+PRN) G2 :PDT(50J/cm², PRN)+sham injection G3 :IVR(0.5mg, 3+PRN)+sham PDT	6	9
Lee, et al, 2013[3]	韩国	G1 :63.68 ± 8.78 G2 :66.33 ± 7.85	G1 :n=12 G2 :n=8	G1 :PDT(50J/cm²)+IVR(0.5mg) G2 :PDT(50J/cm²)	3	8
Oishi, et al, 2013[4]	日本	G1 :75.0 ± 8.0 G2 :75.4 ± 6.9	G1 :n=47 G2 :n=46	G1 :PDT(50J/cm², PRN) G2 :IVR(0.5mg, 3+PRN)	24	9
Inoue, et al, 2013[5]	日本	G1 :73.2 ± 7.5 G2 :71.0 ± 7.8	G1 :n=33 G2 :n=44	G1 :IVR(0.5mg, 3+PRN) G2 :PDT(50J/cm², PRN)	24	6

续表

研究者及年代	研究地点	平均年龄/岁	研究眼数	治疗方案	随访时间/月	评分
Kang, et al, 2014[6]	韩国	G1 : 66.21 ± 9.0 G2 : 68.05 ± 8.12	G1 : n=19 G2 : n=23	G1 : PDT (50J/cm², PRN) G2 : IVR (0.5mg, 3+PRN)	24	5
Maruko, et al, 2011[7]	日本	G1 : 71.8 G2 : 71.0	G1 : n=16 G2 : n=11	G1 : PDT (50J/cm², PRN)2 G2 : PDT (50J/cm, PRN)+IVR (0.5mg, 3+PRN)	6	6
Rouvas, et al, 2011[8]	希腊	G1 : 62.9 G2 : 66.5 G3 : 64.67	G1 : n=11 G2 : n=10 G3 : n=9	G1 : PDT (50J/cm², PRN) G2 : IVR (0.5mg, 3+PRN) G3 : PDT (50J/cm², PRN)+IVR (0.5mg, 3+PRN)	12	5
Saito, et al, 2013[9]	日本	G1 : 74.0 ± 8.6 G2 : 75.0 ± 6.5	G1 : n=25 G2 : n=32	G1 : PDT (50J/cm², PRN)+IVR (0.5mg, 3+PRN) G2 : PDT (50J/cm², PRN)6	24	6
Sakurada, et al, 2013[10]	日本	G1 : 70.1 ± 7.1 G2 : 73.2 ± 7.4	G1 : n=34 G2 : n=24	G1 : PDT (50J/cm², PRN) G2 : PDT (50J/cm², PRN)+IVR (0.5mg, 3+PRN)	24	6

PDT= 光动力疗法；IVR= 玻璃体腔内注射雷珠单抗；PRN= 必要时。

2. Meta 分析

（1）PDT 与 IVR 疗效比较：Meta 分析结果显示，PDT 组与 IVR 组治疗后 3 个月、6 个月、12 个月、24 个月时间点两者 BCVA 改变无显著差异。同时，两项高质量 RCT 结果显示 3 个月、6 个月视力无明显改变，然而在 12 个月 IVR 组视力提高较 PDT 组高（图 9-3-1）。

（2）PDT 联合雷珠单抗和单独 PDT 治疗疗效比较：共有 6 项研究（包括 2 项 RCT 及 4 项回顾性研究）分析了联合治疗与单独 PDT 治疗 PCV 的效果差异。Meta 分析结果显示，两种治疗方式在 polyps 完全消退方面没有显著差异。在提高视力方面，联合治疗较单独 PDT 治疗分别在 3 个月，6 个月，24 个月提高视力更多（图 9-3-2）（分别为 WMD=−0.07；95%CI：−0.12~−0.01，P=0.02；WMD=−0.07；95%CI：−0.13~−0.01；P=0.03 及 WMD=−0.30；95%CI：−0.41~−0.20，P<0.000 01）。在 12 个月时，两者无显著差异。然而，Rouvas 的研究基线时联合治疗的视力显著低于其他研究，具有显著的临床差异，在排除该研究后，联合治疗体现出优势（WMD=−0.14；95%CI：−0.23~−0.04；P=0.005）（图 9-3-3）。

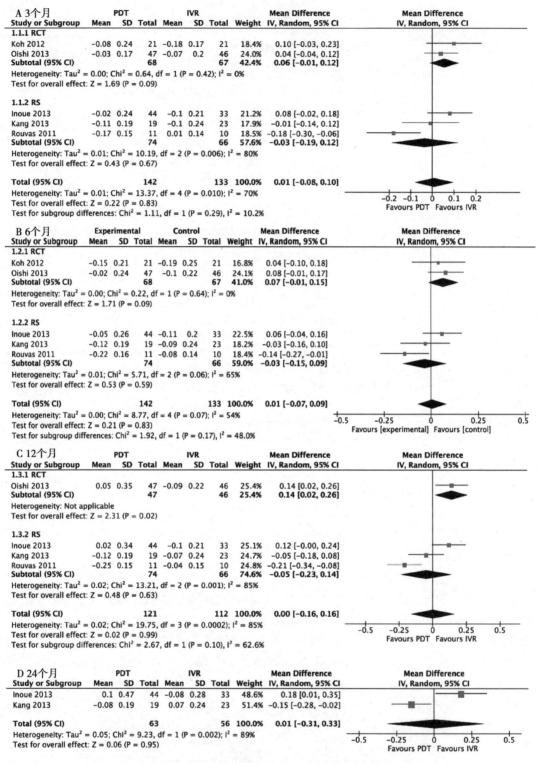

图 9-3-1　光动力治疗（PDT）和玻璃体腔注射雷珠单抗（IVR）治疗 3 个月，
6 个月，12 个月年及 24 个月年及 2 年后最佳矫正视力比较

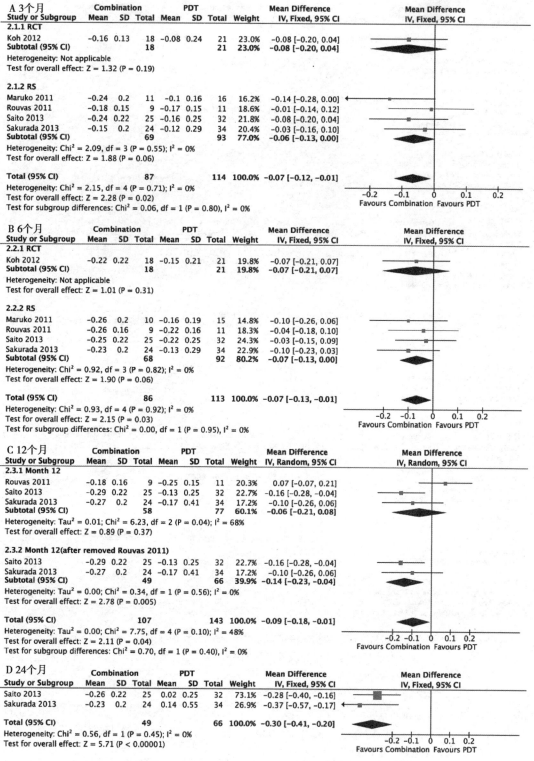

图 9-3-2 光动力治疗联合雷珠单抗（Combination）和单独光动力治疗（PDT）
治疗 3 个月、6 个月、12 个月及 24 个月后最佳矫正视力的比较

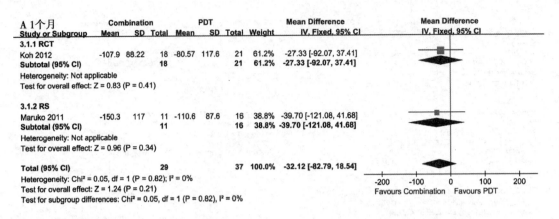

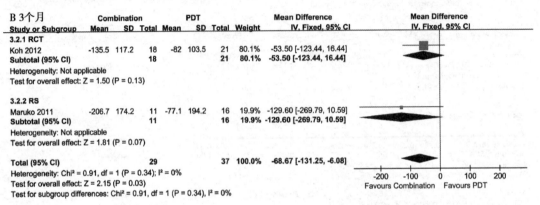

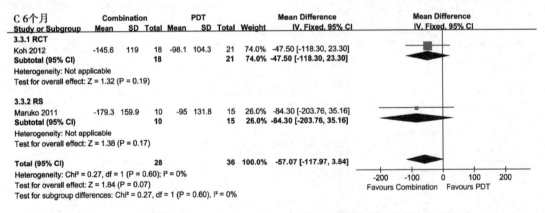

图 9-3-3 光动力治疗联合雷珠单抗（Combination）和单独光动力治疗（PDT）
治疗 1 个月、3 个月及 6 个月时中央视网膜厚度的比较

中央视网膜厚度（central retinal thickness，CRT）是另一个评价治疗后解剖学改变的标准。Meta 分析结果显示，联合治疗对于减少 CRT 在 3 个月时效果显著优于 PDT 单独治疗（WMD=-68.67；95%CI：-131.25~-6.08；P=0.03）。尽管在 1 个月、6 个月时不显著，但联合治疗仍较单独治疗减少的 CRT 较多。

四、临床实践决策

本研究将公开发表的使用雷珠单抗单独或联合 PDT 和单独 PDT 治疗 PCV 的文献进行了系统评价,共纳入 3 项 RCT 及 6 项回顾性研究,并做了亚组分析。结果表明:单独使用 PDT 治疗比雷珠单抗治疗患者中在 3 个月、6 个月及 12 个月时间点 polyps 消退比例更高(均 $P \leqslant 0.01$),然而,RCT 结果显示 IVR 对视力提高更有效。PDT 组与雷珠单抗治疗组的视力改善差异无显著性差异;黄斑中心凹厚度降低的差异也无显著性差异。PDT 联合 IVR 治疗与单独 PDT 相比,polyps 消退无统计学差异,但在 3 个月、6 个月及 24 个月 BCVA 提高较多,且在排除一项异质性较大的研究后,12 个月时仍有此结论。

综上,从纳入研究的结果分析,一方面,尽管 IVR 几乎不能使 polyps 消退,但在稳定及提高视力方面不比单独 PDT 治疗差;另一方面,PDT 联合 IVR 治疗能产生协同作用使 polyps 消退,同时稳定及提高视力,可作为 PCV 治疗的一线方案。

(孙晓东 黄珮戎)

参 考 文 献

1. Tang K, Si JK, Guo DD, et al. Ranibizumab alone or in combination with photodynamic therapy vs photodynamic therapy for polypoidal choroidal vasculopathy: a systematic review and Meta-analysis. Int J Ophthalmol, 2015, 8(5): 1056-1066.

2. Koh A, Lee WK, Chen LJ, et al. EVEREST study: efficacy and safety of verteporfin photodynamic therapy in combination with ranibizumab or alone versus ranibizumab monotherapy in patients with symptomatic macular polypoidal choroidal vasculopathy. Retina, 2012, 32(8): 1453-1464.

3. Lee MY, Lee WK, Baek J, et al. Photodynamic therapy versus combination therapy in polypoidal choroidal vasculopathy: changes of aqueous vascular endothelial growth factor. Am J Ophthalmol, 2013, 156(2): 343-348.

4. Oishi A, Kojima H, Mandai M, et al. Comparison of the effect of ranibizumab and verteporfin for polypoidal choroidal vasculopathy: 12-month LAPTOP study results. Am J Ophthalmol, 2013, 156(4): 644-651.

5. Inoue M, Arakawa A, Yamane S, et al. Long-term outcome of intravitreal ranibizumab treatment, compared with photodynamic therapy, in patients with polypoidal choroidal vasculopathy. Eye (Lond), 2013, 27(9): 1013-1020.

6. Kang HM, Koh HJ. Two-year outcome after combination therapy for polypoidal choroidal vasculopathy: comparison with photodynamic monotherapy and anti-vascular endothelial growth factor monotherapy. Ophthalmologica, 2014, 231(2): 86-93.

7. Maruko I, Iida T, Sugano Y, et al. Subfoveal retinal and choroidal thickness after verteporfin photodynamic therapy for polypoidal choroidal vasculopathy. Am J Ophthalmol, 2011, 151(4): 594-603 e591.

8. Rouvas AA, Papakostas TD, Ntouraki A, et al. Photodynamic therapy, ranibizumab, and ranibizumab with photodynamic therapy for the treatment of polypoidal choroidal vasculopathy. Retina, 2011, 31(3): 464-474.

9. Saito M, Iida T, Kano M, Itagaki K. Two-year results of combined intravitreal ranibizumab and photodynamic therapy for polypoidal choroidal vasculopathy. Graefes Arch Clin Exp Ophthalmol, 2013,

251(9):2099-2110.

10. Sasaki S,Miyazaki D,Miyake K,et al.Associations of IL-23 with polypoidal choroidal vasculopathy.Invest Ophthalmol Vis Sci,2012,53(7):3424-3430.

第四节　球内注射抗 VEGF 治疗继发于病理性近视的脉络膜新生血管

脉络膜新生血管(choroidal neovascularization,CNV)是病理性近视视力下降的重要原因之一。在 50 岁以下 CNV 患者中,病理性近视占据 62%[1]。虽然激光治疗可以有效阻止视力下降,但不适用于黄斑中心凹处。光动力治疗(photodynamic therapy,PDT)在 1 年时有效,但当随访至 2 年时可能无效。抗血管内皮生长因子(vascular endothelial growth factor,VEGF)治疗 CNV,包括病理性近视继发的 CNV 显示出巨大效果[2]。但仍存在许多未知:①在 2 年后抗 VEGF 疗效是否优于其他治疗方式? ②单独 VEGF/ 治疗和 VEGF 联合 PDT 治疗哪种更好? ③初始剂量多少? ④贝伐单抗与雷珠单抗哪种更好? ⑤不同研究中视力提高,视网膜厚度减退,打针次数存在差异。⑥抗 VEGF 治疗的安全性。因此,本研究力求全面检索国内外贝伐单抗和雷珠单抗治疗病理近视 CNV 的随机对照研究(randomized controlled trial,RCT)资料,运用 Meta 分析的方法解答部分以上疑问。

一、疾病案例

患者男,35 岁,因右眼无痛性视力明显下降伴视物变形 1 周到我院门诊就诊。患者双眼高度近视(双眼约 −14.00D)。无糖尿病、高血压等系统性疾病史。眼部检查:Vod=0.05 眼压正常,双眼视盘边界清楚,眼底豹纹样,视盘颞侧弧形斑,黄斑部区见出血及渗出;Vos=0.8(−14.00D),豹纹状眼底,视盘颞侧弧形斑,其他无异常,经 FFA、ICGA 及 OCT 检查确诊为高度近视性 CNV。

二、提出问题

该患者诊断明确,治疗方面可使用 PDT 或抗 VEGF 药物如贝伐单抗和雷珠单抗,两者应该如何选择? 虽然贝伐单抗治疗高度近视 CNV 属于适应证外用药,但是由于贝伐单抗与雷珠单抗的价格相差 15 倍,除了价格因素以外,我们选择的关键是两者的效果和安全性如何? 为了回答这个问题,我们首先需要按循证眼科学的要求进行证据的检索和评价,然后在此基础上进行临床决策。

三、证据检索和评价

(一) 资料与方法

1. 一般资料

(1)检索文献的纳入标准:①国内外生物医学期刊于 2012 年 9 月前公开发表的玻璃体腔注射抗 VEGF 药物(包括 ranibizumab,bevacizumab,pegaptanib,or aflibercept)治疗继发于高度近视的 CNV,包括 RCTs 及非 RCTs;②观察项目至少包括下述指标:治疗前后患者最佳矫正视力（best corrected visual acuity，BCVA），BCVA 改变 ≥ 3 行人数，脉络膜萎缩及全身疾病。

（2）排除标准：①会议摘要，未发表文献；②重复发表的文献。

2. 方法

(1) 文献检索：检索年限从各数据库建库至 2012 年 9 月。外文文献检索 PubMed，EMBASE，Cochrane Library 以及 Biosis Preview。英文检索词包括：anti-VEGF or 相等词（比如 ranibizumab，bevacizumab）；myopia 或相同词（比如 myopic）；CNV 或相等词（比如 retinal neovascularization）。将初检文献查重，通过阅读题目和摘要确定相关性，不能明确者，通过阅读全文来确定。文献检索、筛选以及数据提取由两位研究者独立完成，如果遇到分歧，则通过讨论解决或者请第三人仲裁。对确定纳入的文献按预先设计的表格提取资料，主要包括每项研究各组纳入病例数、受试者平均年龄、随访时间、治疗前后患者 BCVA 和黄斑区视网膜厚度等。

（2）统计学方法：采用 Cochrane 协作网提供的 Review Manager 5.1.0 软件。分类变量采用优势比（odds ratio，OR）及 95% 可信区间（confidence interval，CI）；连续变量采用加权均数差（weighted mean difference，WMD）及其 95%CI，以 $P<0.05$ 为差异有显著性。采用 I^2 检验进行异质性检验，$P<0.10$ 为差异有显著性。若异质性检验结果为 $P \geq 0.10$ 及 $I^2<50\%$ 时，多个独立研究具有同质性，可选择固定效应模型；若异质性检验的结果为 $P<0.10$ 及 $I^2 \geq 50\%$ 时，多个研究存在异质性，可选择随机效应模型。

（二）结果

1. 文献概况　根据检索策略，初检出 580 篇文献。通过阅读标题、摘要和进一步阅读全文后，最终纳入 5 篇 RCT，13 篇非 RCT 病例比较性研究进行 Meta 分析，本文中仅展示 RCT 相关内容。文献筛选流程见图 9-4-1，纳入研究的基本特征见表 9-4-1。

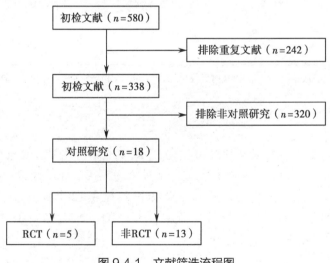

图 9-4-1　文献筛选流程图

表 9-4-1　纳入研究的基本特征

研究者及年代	研究类型	随访时间/月	研究地点	眼数	治疗及剂量	治疗方案	评分
Gharbiya,et al,2010[3]	RCT	6	意大利	16	IVB(1.25mg)	1+PRN	2
				16	IVR(0.5mg)	1+PRN	
Parodi,et al,2010[4]	RCT	24	意大利	19	IVB(1.25mg)	1+PRN	3
				18	PDT	1+PRN	
				17	光凝	1+PRN	
Heier,et al,2011[5]	RCT	6	美国	6	IVR(0.5mg)	3+PRN	2
				8	IVR(0.5mg)	12 monthly	
Ruiz-Moreno,et al,2011[6]	RCT	12	西班牙	27	IVB(1.25mg)	3+PRN	5
				28	PDT	1+PRN	
Iacono,et al,2012[2]	RCT	18	意大利	23	IVB(0.5mg)	1+PRN	0
				25	IVB(1.25mg)	1+PRN	

　　RCT= 随机对照试验;IVB= 玻璃体腔内注射贝伐单抗;IVR= 玻璃体腔内注射雷珠单抗;PDT= 光动力疗法;PRN= 必要时

　　2. Meta 分析

　　(1)抗 VEGF 与 PDT 治疗效果比较:其中 2 篇 RCT 文献对抗 VEGF 与 PDT 治疗 3 个月、6 个月、12 个月、24 个月后 BCVA 进行比较。文献之间无明显异质性(I^2<50%),故采用固定效应模型进行合并。Meta 分析结果显示,抗 VEGF 治疗在 12 个月,24 个月有助于 PDT 高度近视 CNV 患者视力的恢复,有统计学意义(1 年:MD=-0.24,95%CI:-0.38~-0.11;2 年:MD=-0.30,95%CI:-0.50~0.10)(图 9-4-2)。

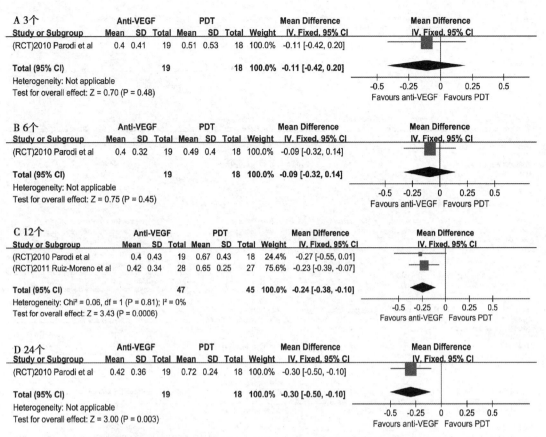

图9-4-2 抗血管内皮生长因子(Anti-VEGF)和光动力治疗(PDT)
治疗后3个月、6个月、12个月和24个月后的最佳矫正视力比较

(2)贝伐单抗和雷珠单疗效比较：其中2篇文献对贝伐单抗和雷珠单抗治疗后1个月、3个月、6个月、12个月、18个月后BCVA进行了比较,文献之间无明显异质性(I^2<50%),故采用固定效应模型进行合并。Meta分析结果显示,贝伐单抗和雷珠单抗治疗均有助于高度近视CNV患者的视力及黄斑视网膜厚度减少,但两组之间差异无统计学意义。其中,6个月时平均打针次数分别为2.4次及2.8次,两者没有统计学差异。但是在18个月随访点,贝伐单抗治疗次数明显高于雷珠单抗[(4.7±2.2):(2.6±1.6)](图9-4-3)。

四、临床实践决策

本研究将公开发表的使用抗VEGF药物治疗高度近视CNV患者文献进行了循证医学的系统评价,选取随机对照设计的RCT资料研究进行Meta分析。对贝伐单抗治疗组和雷珠单抗治疗组2年的治疗结果进行Meta分析结果表明：抗VEGF治疗组的视力改善优于PDT治疗；贝伐单抗和雷珠单抗治疗效果无统计学意义。所报道的副作用较低。综上所述,抗VEGF治疗可以推荐成为治疗高度近视脉络膜新生血管疾病的一线治疗方式。

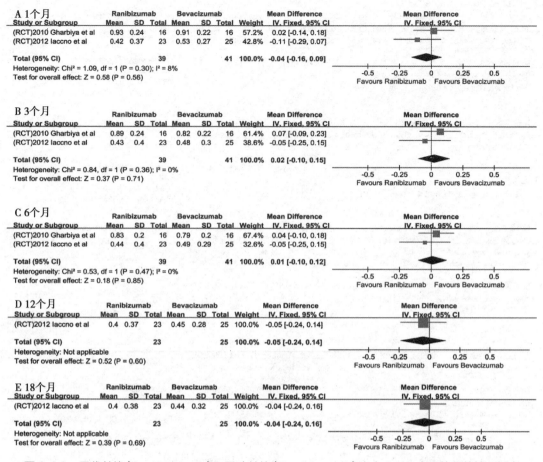

图 9-4-3 贝伐单抗(Bevacizumab)和雷珠单抗(Ranibizumab)治疗 1~18 个月的最佳矫正视力

（孙晓东 黄珮戎）

参 考 文 献

1. Wang E, Chen Y.Intravitreal anti-vascular endothelial growth factor for choroidal neovascularization secondary to pathologic myopia：systematic review and Meta-analysis.Retina,2013,33(7)：1375-1392.

2. Iacono P, Parodi MB, Papayannis A, et al.Intravitreal ranibizumab versus bevacizumab for treatment of myopic choroidal neovascularization.Retina,2012,32(8)：1539-1546.

3. Gharbiya M, Giustolisi R, Allievi F, et al.Choroidal neovascularization in pathologic myopia：intravitreal ranibizumab versus bevacizumab—a randomized controlled trial.Am J Ophthalmol,2010,149(3)：458-464 e451.

4. Parodi MB, Iacono P, Papayannis A, et al.Laser photocoagulation, photodynamic therapy, and intravitreal bevacizumab for the treatment of juxtafoveal choroidal neovascularization secondary to pathologic myopia. Arch Ophthalmol,2010,128(4)：437-442.

5. Heier JS, Brown D, Ciulla T, et al.Ranibizumab for choroidal neovascularization secondary to causes other than age-related macular degeneration：a phase I clinical trial.Ophthalmology,2011,118(1)：111-118.

6. Ruiz-Moreno JM, Lopez-Galvez MI, Donate J, et al.Myopic choroidal neovascularization.Ophthalmology, 2011, 118 (12): 2521-2523.

第五节 玻璃体切割术治疗特发性黄斑裂孔术后俯卧位是否有助于裂孔闭合

黄斑裂孔 (macular hole, MH) 是指黄斑部视网膜内界膜至感光细胞层发生的组织缺损, 严重损害患者的中心视力。该病的患病率约为 3.3‰[1], 其中以不明原因的特发性黄斑裂孔 (idiopathic macular hole, IMH) 最为多见 (大约 83%), 常发生于 50 岁以上的健康女性 (平均年龄 65 岁, 女:男 =2:1), 双眼患病者占 6%~28%[2]。玻璃体切割术合并惰性气体填充是治疗 IMH 的有效手段之一, 术后患者俯卧位有助于玻璃体腔内气体顶压黄斑部视网膜, 但在其对于裂孔闭合的影响及效果等问题上尚未达成共识[3]。因此, 评价玻璃体切割术联合惰性气体填充后俯卧位是否有助于 IMH 裂孔闭合很有必要。近几年新发表了多篇高质量的随机对照试验 (randomized controlled trial, RCT) 结果, 为回答该问题提供了循证医学证据。

一、疾病案例

患者女, 55 岁, 因右眼无痛性视力下降伴随视物变形、眼前黑影 1 年, 近日到我院门诊就诊。无其他系统性疾病史。眼部检查: 裸眼视力: Vod=0.08, Vos=1.0, 矫正均不增加, 眼压正常, 双眼晶状体轻度混浊, 右眼黄斑部可见圆形裂孔, 视网膜尚平。经眼底照相及 OCT 检查证实黄斑区视网膜神经上皮层局限性全层缺损, 诊断为 IMH。该患者入院后行右眼玻璃体切割术联合惰性气体填充治疗。

二、提出问题

该患者诊断明确, 已行右眼玻璃体切割术联合惰性气体填充治疗, 术后是否需要保持俯卧位? 该方法对于黄斑裂孔闭合的疗效及安全性怎么样? 为了回答这个问题, 我们首先需要按循证医学的要求进行证据的检索和评价, 然后在此基础上进行临床决策。

三、证据检索和评价

(一) 资料与方法

1. 一般资料

(1) 检索文献的纳入标准: ①国内外生物医学期刊于 2016 年 3 月前公开发表的玻璃体切割术治疗 IMH 的 RCTs, 包括单中心和多中心的 RCTs; ②术中联合惰性气体填充玻璃体腔, 将术后俯卧位作为实验组, 与其他体位进行比较; ③观察项目至少包括下述指标: 治疗后患者裂孔愈合率; ④研究各组样本数均 ≥ 10 只眼。

(2) 排除标准: ①原始文献未对上述观察指标中任何一项进行评价; ②原始文献临床研究未采用随机对照设计或术前资料不全; ③重复发表的文献。

2. 方法

(1) 文献检索：检索数据库包括中文数据库和外文数据库。检索年限从各数据库建库至2016 年 3 月。中文文献检索中国知网数据库、万方数据库、维普中文期刊数据库。外文文献检索 PubMed, ClinicalTrials.gov 及 Cochrane 图书馆。中外文文献检索都采用了主题词和自由词结合的方式进行检索。中文检索词包括：特发性黄斑裂孔、玻璃体切割术、俯卧位等；英文检索词包括：macular hole, vitrectomy, face-down posturing 等。将初步检索文献进行查重，通过阅读题目和摘要确定与研究的相关性，不能明确是否纳入者，则通过阅读全文来确定。文献检索、筛选以及数据提取工作由两位研究者独立完成，如果遇到分歧，则通过讨论解决或者请第三人仲裁。对确定纳入的文献按预先设计的表格提取资料，主要包括每项研究各组纳入病例数、受试者性别、平均年龄、随访时间、治疗前后患者最佳矫正视力和裂孔愈合率等。

(2) 统计学方法：采用 Cochrane 协作网提供的 Review Manager 5.1.0 软件。分类变量资料相对危险度（relative risk, RR）及 95% 可信区间（confidence interval, CI），以 $P<0.05$ 为差异有统计学意义。采用 I^2 检验进行异质性检验，$P<0.10$ 为差异有统计学意义。若异质性检验的结果为 $P \geqslant 0.10$ 及 $I^2<50\%$ 时，认为多个独立研究具有同质性，可选择固定效应模型计算及合并统计量；若异质性检验的结果为 $P<0.10$ 及 $I^2 \geqslant 50\%$ 时，可认为多个研究存在异质性，此时可选择随机效应模型进行校正。

（二）结果

1. 文献概况　根据检索策略通过电子检索和手工检索，初检出 692 篇文献。通过阅读标题、摘要和进一步阅读全文后，根据预先制定的纳入标准和排除标准进行筛选。最终纳入 4 篇文献进行 Meta 分析[4~7]，共纳入 IMH 患者 251 例，其中玻璃体切割术后俯卧位组 117 例 117 只眼，不俯卧位组 134 例 134 只眼。文献筛选流程见图 9-5-1，纳入研究的基本特征见表 9-5-1。

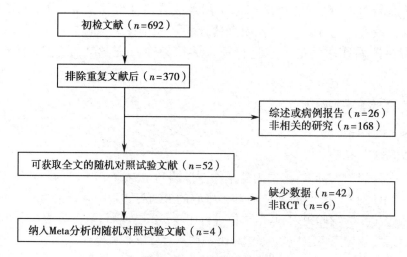

图 9-5-1　文献筛选流程图

表 9-5-1 纳入研究的基本特征

研究作者 年代	研究 类型	研究 地点	随访时间/ 月	俯卧位 时间	黄斑裂孔 大小	患者数	填充气体
Tranos, et al, 2007[4]	RCT	英国	4	10 天	NA	41	16%C₃F₈
Guillaubey, et al, 2008[6]	RCT	法国	6	5 天 8 小时/天	<400μm ≥ 400μm	70 80	14%C₃F₈
Lange, et al, 2012[5]	RCT	英国	2	10 天 50 分钟/小时	<400μm ≥ 400μm	9 21	14%C₃F₈
Yorston, et al, 2012[7]	RCT	法国	6	10 天 50 分钟/小时	<400μm ≥ 400μm	19 11	14%C₃F₈

RCT= 随机对照试验;NA= 不可用

2. 治疗后总裂孔闭合率 在初次裂孔闭合方面,共有 4 篇文献 251 例患者。Meta 分析结果显示,玻璃体切割术后,患者无论是否采取俯卧位,均有相当大比例的黄斑裂孔能够闭合。玻璃体切割术后采取俯卧位组与不采取俯卧位组相比,裂孔闭合率更高,差异有显著统计学意义[RR=0.9,95%CI(0.83,0.98),P =0.02](图 9-5-2)。

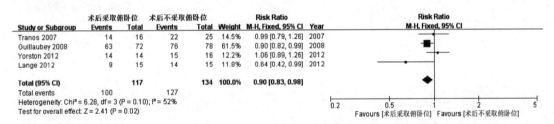

图 9-5-2 治疗后总裂孔闭合率的比较

3. 治疗后不同大小裂孔闭合率 在裂孔大小 <400μm 的患者裂孔闭合率方面,共有 3 篇文献 97 例患者。Meta 分析结果显示,对于裂孔 <400μm 患者来说,玻璃体切割术后两组都有较高的裂孔闭合率,两组相比差异无显著统计学意义[RR=0.98,95%CI(0.90,1.06),P=0.58](图 9-5-3A)。

在裂孔大小 ≥ 400μm 的患者治疗后裂孔闭合率方面,共有 3 篇文献 112 例患者。Meta 分析结果显示,对于黄斑裂孔 ≥ 400μm 患者,玻璃体切割术后采取俯卧位组,相比不采取俯卧位组,裂孔闭合率更高,差异有显著统计学意义[RR=0.80,95%CI(0.67,0.95),P=0.01](图 9-5-3B)。

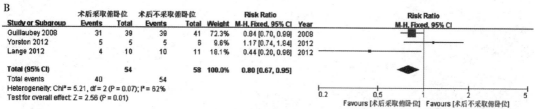

图 9-5-3　治疗后不同大小裂孔闭合率的比较

A. 黄斑裂孔 <400μm；B. 黄斑裂孔 ≥ 400μm

四、临床实践决策

本研究选择公开发表的比较玻璃体切割术治疗 IMH 的患者术后采取俯卧位或不采取俯卧位的文献进行了循证医学的系统评价，选取 RCT 资料研究进行 Meta 分析，包括 IMH 患者共 251 例，其中玻璃体切割术后俯卧位组 117 例，不俯卧位组 134 例。Meta 分析结果表明：对于 IMH 患者，尤其是黄斑裂孔大小 ≥ 400μm 的患者，玻璃体切割术后采取俯卧位，其黄斑裂孔闭合率更高，差异有统计学意义。对于黄斑裂孔大小 <400μm 的患者，术后是否俯卧位并不会对裂孔闭合率产生影响。

综上所述，从纳入研究的结果分析，对于 IMH 尤其是黄斑裂孔大小 ≥ 400μm 的患者，在玻璃体切割术后，应当建议其采取俯卧位，有助于裂孔愈合。

（孙晓东　刘文佳）

参 考 文 献

1. Rahmani B，Tielsch JM，Katz J，et al.The cause-specific prevalence of visual impairment in an urban population.The Baltimore Eye Survey.Ophthalmology，1996，103（11）：1721-1726.

2. McCannel CA，Ensminger JL，Diehl NN，et al.Population-based incidence of macular holes.Ophthalmology，2009，116（7）：1366-1369.

3. Tadayoni R，Vicaut E，Devin F，et al.A randomized controlled trial of alleviated positioning after small macular hole surgery.Ophthalmology，2011，118（1）：150-155.

4. Tranos PG，Peter NM，Nath R，et al.Macular hole surgery without prone positioning.Eye（Lond），2007，21（6）：802-806.

5. Lange CA，Membrey L，Ahmad N，et al.Pilot randomised controlled trial of face-down positioning following macular hole surgery.Eye（Lond），2012，26（2）：272-277.

6. Guillaubey A，Malvitte L，Lafontaine PO，et al.Comparison of face-down and seated position after idiopathic macular hole surgery：a randomized clinical trial.Am J Ophthalmol，2008，146（1）：128-134.

7. Yorston D，Siddiqui MA，Awan MA，et al.Pilot randomised controlled trial of face-down posturing following phacovitrectomy for macular hole.Eye（Lond），2012，26（2）：267-271.

第六节 曲安奈德玻璃体腔注射或结膜下注射治疗糖尿病黄斑水肿哪种好

糖尿病视网膜病变(diabetic retinopathy,DR)是糖尿病导致的视网膜血管损害所引起的一系列典型病变,是一种影响视力甚至致盲的慢性进行性疾病,是糖尿病患者的常见并发症[1]。糖尿病黄斑水肿(diabetic macular edema,DME)是指糖尿病黄斑区内毛细血管渗漏致黄斑中心 1 个视盘直径内视网膜增厚,是 DR 患者视力下降的主要原因[1,2]。DR 是世界范围内工作年龄组人群失明的主要原因,40 岁以上成年 DR 的患病率为 3.4%,继发于糖尿病的 DME 发病率为 1%~3%,而糖尿病病程长达 20 年的患者中,DME 患病率可达 28%~29%[2,3]。随着对 DME 不断认识,研究发现激素类药物有减轻 DME 的作用,曲安奈德是常用的药物之一[4],而由于此类药物全身应用的副作用大,常用的给药方式为眼局部使用,包括结膜下注射和玻璃体腔注射等。近几年新发表的多篇高质量的随机对照研究(randomized controlled trial,RCT)研究结果,为我们评价曲安奈德的不同给药方式对于 DME 的疗效及安全性提供了循证医学证据。

一、疾病案例

患者男,65 岁,因双眼无痛性视力下降 6 个月余,于近日至我院门诊就诊。既往有糖尿病 13 年,目前胰岛素治疗控制血糖;高血压 3 年,口服缬沙坦控制血压,无其他系统性疾病史。眼部检查:裸眼视力:Vod=0.06,Vos=0.08,矫正均不增加,眼压正常,双眼晶状体轻度混浊,双眼视网膜可见广泛微血管瘤,黄斑部视网膜见渗出及视网膜水肿。经视网膜血管荧光造影及光学断层扫描检查证实为 DME。

二、提出问题

该患者 DME 诊断明确,如果选择曲安奈德药物治疗,是结膜下注射还是玻璃体腔注射? 哪种给药方式的疗效及安全性更好? 为了回答这个问题,我们首先需要按循证眼科学的要求进行证据的检索和评价,然后在此基础上进行临床决策。

三、证据检索和评价

(一) 资料与方法

1. 一般资料

(1)检索文献的纳入标准:①国内外期刊于 2016 年 3 月前公开发表的曲安奈德药物治疗 DME 的 RCTs;②对比玻璃体腔注射和结膜下注射两种给药方式;③观察项目至少包括下述指标:治疗前后患者最佳矫正视力和黄斑区视网膜厚度,及术后眼压;④研究各组样本数均≥ 10 只眼。

(2)排除标准:①原始文献未对上述观察指标中任何一项进行评价;②原始文献临床研究未采用随机对照设计或资料不全;③重复发表的文献;④仅有摘要的会议或快报。

2. 方法 文献检索:检索数据库包括中文数据库和外文数据库。检索年限从各数据库建库至 2016 年 3 月。中文文献检索中国知网数据库、万方数据库、维普中文期刊数据库。

外文文献检索 PubMed、ClinicalTrials.gov 及 Cochrane 图书馆。中外文文献检索都采用了主题词和自由词结合的方式进行检索。中文检索词包括:糖尿病黄斑水肿,曲安奈德,玻璃体腔注射,结膜下注射等;英文检索词包括:diabetic macular edema,triamcinolone acetonide,intravitreal injection,subtenon injection 等。将初步检索文献进行查重,通过阅读题目和摘要确定与研究的相关性,不能明确是否纳入者,则通过阅读全文来确定。文献检索、筛选以及数据提取工作由两位研究者独立完成,如果遇到分歧,则通过讨论解决或者请第三人仲裁。对确定纳入的文献按预先设计的表格提取资料,主要包括每项研究各组纳入病例数、受试者平均年龄、随访时间、治疗前后患者最佳矫正视力和黄斑区视网膜厚度,及术后眼压等。

3. 统计学方法 采用 Cochrane 协作网提供的 Review Manager 5.1.0 软件。分类变量资料相对危险度(relative risk,RR)及 95% 可信区间(confidence interval,CI);连续性变量资料指标采用均数差(mean difference,MD)及其 95%CI,以 $P<0.05$ 为差异有统计学意义。采用 I^2 检验进行异质性检验,$P<0.10$ 为差异有统计学意义。若异质性检验的结果为 $P \geqslant 0.10$ 及 $I^2<50\%$ 时,认为多个独立研究具有同质性,可选择固定效应模型计算及合并统计量;若异质性检验的结果为 $P<0.10$ 及 $I^2 \geqslant 50\%$ 时,可认为多个研究存在异质性,此时可选择随机效应模型进行校正。

(二) 结果

1. 文献概况 根据检索策略通过电子检索和手工检索,初检出 391 篇文献。通过阅读标题、摘要和进一步阅读全文后,根据预先制定的纳入标准和排除标准进行筛选。最终纳入 5 篇文献进行 Meta 分析[5~9],共纳入 DME 患者 172 例,其中玻璃体腔注射组(IVTA)86 例,结膜下注射组(STTA)86 例。文献筛选流程见图 9-6-1,纳入研究的基本特征见表 9-6-1。

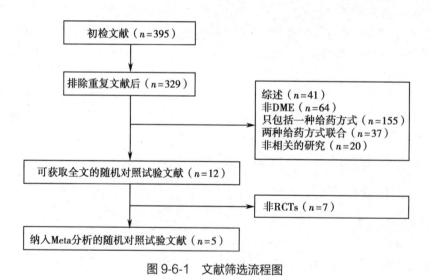

图 9-6-1 文献筛选流程图

表 9-6-1 纳入研究的基本特征

研究者及年代	研究类型	研究地点	平均年龄/岁	随访时间/月	治疗方案	患者数
Bonini-Filbo,et al,2005[5]	RCT	巴西	62.1	6	IVTA 4mg	18
					STTA 40mg	18

续表

研究者及年代	研究类型	研究地点	平均年龄/岁	随访时间/月	治疗方案	患者数
Cardillo,et al,2005[6]	RCT	巴西	59	6	IVTA 4mg	12
					STTA 40mg	12
Choi,et al,2006[7]	RCT	韩国	60.69	3	IVTA 4mg	30
					STTA 40mg	30
Takata,et al,2010[8]	RCT	中国	63.75	6	IVTA 4mg	12
					STTA 40mg	12
Yalcinbayi,et al,2011[9]	RCT	土耳其	59.6	6	IVTA 4mg	14
					STTA 40mg	14

RCT= 随机对照试验；IVTA= 玻璃体腔注射曲安奈德；STTA= 结膜下注射曲安奈德

2. 治疗后患者视力　在最佳矫正视力变化方面,共有 4 篇文献 148 例患者比较了曲安奈德结膜下注射与玻璃体腔注射治疗。Meta 分析表明:两种方式给药治疗均能提高视力,其中,在治疗后 1 个月和 3 个月时,IVTA 组视力改善优于 STTA 组,差异有显著统计学意义[MD=−0.14,95%CI:(−0.16,−0.13),$P<0.000\ 01$],[MD=−0.07,95%CI:(−0.09,−0.05),$P<0.000\ 01$](图 9-6-2A 和图 9-6-2B)。在治疗后 6 个月,IVTA 组患者视力略高于 STTA 组,差异无明显统计学意义[MD=−0.02,95%CI:(−0.04,0.01),$P=0.15$](图 9-6-2C)。

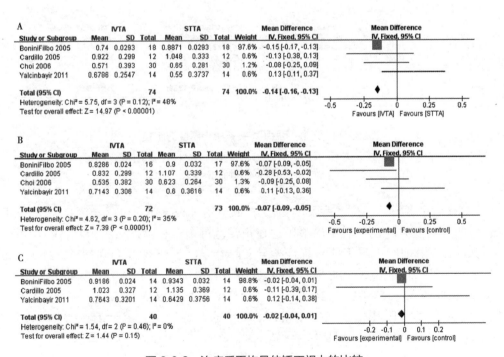

图 9-6-2　治疗后平均最佳矫正视力的比较

A. 治疗后 1 个月；B. 治疗后 3 个月；C. 治疗后 6 个月（IVTA= 玻璃体腔注射曲安奈德；STTA= 结膜下注射曲安奈德）

3. 治疗后患者黄斑中心凹厚度　在黄斑中心凹厚度变化方面,共有 4 篇文献 139 例患者。Meta 分析结果显示,两种给药方式治疗后黄斑中心凹厚度均有下降。两组相比,在治疗后 1 个月和 3 个月时,IVTA 组黄斑中心凹厚度下降程度优于 STTA 组,差异有显著统计学意义[MD=-174.02,95%CI:(-249.97,-98.08),P<0.000 01],[MD=-119.46,95%CI:(-176.55,-62.36),P<0.000 01](图 9-6-3A 和图 9-6-3B)。在治疗后 6 个月,IVTA 组患者黄斑中心凹厚度下降程度略好于 STTA 组,但差异无明显统计学意义[MD=-78.95,95%CI:(-170.49,12.58),P=0.09](图 9-6-3C)。

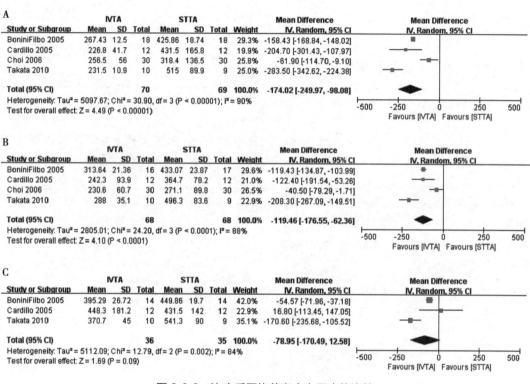

图 9-6-3　治疗后平均黄斑中心厚度的比较

A. 治疗后 1 个月;B. 治疗后 3 个月;C. 治疗后 6 个月(IVTA= 玻璃体腔注射曲安奈德;
STTA= 结膜下注射曲安奈德)

4. 治疗后患者眼压　在术后眼压变化方面,共有 4 篇文献 139 例患者。Meta 分析结果显示,两种给药方式治疗后平均眼压均在正常范围内。在治疗后 1 个月,IVTA 组患者眼压与 STTA 组相比,差异无明显统计学意义[MD=0.02,95%CI:(-0.28,0.32),P=0.89](图 9-6-4A)。在治疗后 3 个月时,IVTA 组患者眼压高于 STTA 组,差异有显著统计学意义[MD=0.55,95%CI:(0.24,0.87),P=0.000 6](图 9-6-4B)。而在治疗后 6 个月时,IVTA 组患者眼压低于 STTA 组,差异有显著统计学意义[MD=-0.86,95%CI:(-1.21,-0.52),P<0.000 01](图 9-6-4C)。

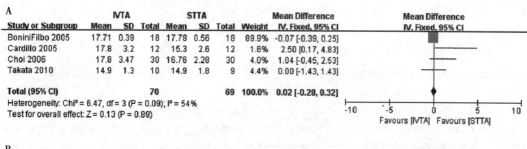

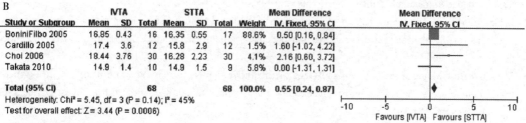

图 9-6-4 治疗后平均眼压比较

A. 治疗后 1 个月；B. 治疗后 3 个月；C. 治疗后 6 个月（IVTA= 玻璃体腔注射曲安奈德；
STTA= 结膜下注射曲安奈德）

四、临床实践决策

本研究将公开发表的使用曲安奈德玻璃体腔注射或结膜下注射治疗 DME 的文献进行了循证医学的系统评价，选取 RCT 资料研究进行 Meta 分析，DME 患者 172 例，其中 IVTA 组 86 例，STTA 组 86 例。Meta 分析结果表明：曲安奈德玻璃体腔注射或结膜下注射均能显著提高视力及显著减轻黄斑水肿，在治疗后 1 个月和 3 个月时，玻璃体腔注射优于结膜下注射，在治疗后 6 个月时，两种给药方式的疗效相当。两种给药方式的术后眼压均保持在正常范围内，在眼压变化方面，两种给药方式的安全性没有差异。

综上所述，从纳入研究的结果分析，对于 DME 的治疗，使用曲安奈德玻璃体腔注射或结膜下注射，这两种给药方式均有较好的疗效和安全性。在治疗后短期 1~3 个月中，玻璃体腔注射的效果优于结膜下注射，但 6 个月后两种给药方式的疗效没有明显差异。长期的疗效评估需要更多的随机对照实验结果和循证医学证据。

（孙晓东　刘文佳）

参 考 文 献

1. 中华医学会眼科学会眼底病学组.我国糖尿病视网膜病变临床诊疗指南(2014年).中华眼科杂志,2014,50(11):851-865.

2. Bandello F,Battaglia Parodi M,Lanzetta P,et al.Diabetic macular edema.Dev Ophthalmol,2010,47：73-110.

3. Klein R,Klein BE,Moss SE,et al.The Wisconsin Epidemiologic Study of Diabetic Retinopathy.XV.The long-term incidence of macular edema.Ophthalmology,1995,102(1):7-16.

4. Isaac DL,Abud MB,Frantz KA,et al.Comparing intravitreal triamcinolone acetonide and bevacizumab injections for the treatment of diabetic macular oedema：a randomized double-blind study.Acta Ophthalmol,2012,90(1):56-60.

5. Bonini-Filho MA,Jorge R,Barbosa JC,et al.Intravitreal injection versus sub-Tenon's infusion of triamcinolone acetonide for refractory diabetic macular edema：a randomized clinical trial.Invest Ophthalmol Vis Sci,2005,46(10):3845-3849.

6. Cardillo JA,Melo LA,Jr.,Costa RA,et al.Comparison of intravitreal versus posterior sub-Tenon's capsule injection of triamcinolone acetonide for diffuse diabetic macular edema.Ophthalmology,2005,112(9):1557-1563.

7. Choi YJ,Oh IK,Oh JR,Huh K.Intravitreal versus posterior subtenon injection of triamcinolone acetonide for diabetic macular edema.Korean J Ophthalmol,2006,20(4):205-209.

8. Takata C,Messias A,Folgosa MS,et al.Intravitreal injection versus subtenon infusion of triamcinolone acetonide during cataract surgery in patients with refractory diabetic macular edema.Retina,2010,30(4):562-569.

9. Yalcinbayir O,Gelisken O,Kaderli B,et al.Intravitreal versus sub-tenon posterior triamcinolone injection in bilateral diffuse diabetic macular edema.Ophthalmologica,2011,225(4):222-227.

第七节　视网膜内界膜剥除治疗特发性黄斑裂孔是否有助于改善视力

　　黄斑裂孔(macular hole,MH)是指黄斑部视网膜内界膜至感光细胞层发生的组织缺损,严重损害患者的中心视力。该病的患病率约为 3.3‰[1],其中以不明原因的特发性黄斑裂孔(idiopathic macular hole,IMH)最常见(约83%),常发生于50岁以上的健康女性(平均65岁,女：男 =2：1)[2]。玻璃体切割术联合视网膜内界膜剥除(inner limiting membrane peeling,ILMP)是治疗IMH的有效手段之一[3],但在其对改善视功能的作用及远期预后等问题上,国内外尚未达成共识。随着近几年新发表的高质量随机对照试验(randomized controlled trial,RCT),根据循证医学的要求评价ILMP治疗IMH的疗效及安全性很有必要。

一、疾病案例

　　患者女,60岁,因右眼无痛性视力下降伴随视物变形、眼前黑影1年,近日到我院门诊就诊。无其他系统性疾病史。眼部检查：Vod=0.06,Vos=1.0,矫正均不增加,眼压正常,双眼晶状体轻度混浊,右眼黄斑部视网膜可见圆形裂孔一枚,网膜尚平。经眼底照相及OCT检查证实 IMH 诊断。

二、提出问题

该患者诊断明确,是选择单纯行玻璃体切割术,还是术中联合视网膜内界膜剥除治疗? 两种方法对于裂孔的闭合率及视力提高有何影响? 为了回答这个问题,我们首先需要按眼科循证医学的要求进行证据的检索和评价,然后在此基础上进行临床决策。

三、证据检索和评价

(一) 资料与方法

1. 一般资料

(1) 检索文献的纳入标准:①国内外生物医学期刊于 2016 年 3 月前公开发表的玻璃体切割术联合或不联合视网膜内界膜剥除治疗 IMH 的 RCTs,包括单中心和多中心的 RCTs;②观察项目至少包括下述指标:治疗前后患者最佳矫正视力和裂孔愈合率;③研究各组样本数均 ≥ 10 只眼。

(2) 排除标准:①原始文献未对上述观察指标中任何一项进行评价;②原始文献临床研究未采用随机对照设计或术前资料不全;③重复发表的文献。

2. 方法

(1) 文献检索:检索数据库包括中文数据库和外文数据库。检索年限从各数据库建库至 2016 年 3 月。中文文献检索中国知网数据库、万方数据库、维普中文期刊数据库。外文文献检索 PubMed,ClinicalTrials.gov 及 Cochrane 图书馆。中外文文献检索都采用了主题词和自由词结合的方式进行检索。中文检索词包括:特发性黄斑裂孔、内界膜剥除、玻璃体切割术等;英文检索词包括:idiopathic macular hole,internal limiting membrane peeling 和 vitrectomy。

将初步检索文献查重,通过阅读题目和摘要确定与研究的相关性,不能明确是否纳入者,则通过阅读全文来确定。文献检索、筛选以及数据提取工作由两位研究者独立完成,如果遇到分歧,则通过讨论解决或者请第三人仲裁。对确定纳入的文献按预先设计的表格提取资料,主要包括每项研究各组纳入病例数、受试者性别、平均年龄、随访时间、治疗前后患者最佳矫正视力和裂孔愈合率等。

(2) 统计学方法:采用 Cochrane 协作网提供的 Review Manager 5.1.0 软件。分类变量资料相对危险度(relative risk,RR)及 95% 可信区间(confidence interval,CI);连续性变量资料指标采用加权均数差(weighted mean difference,WMD)及其 95%CI,以 $P<0.05$ 为差异有统计学意义。采用 I^2 检验进行异质性检验,$P<0.10$ 为差异有统计学意义。若异质性检验的结果为 $P \geq 0.10$ 及 $I^2<50\%$ 时,认为多个独立研究具有同质性,可选择固定效应模型计算及合并统计量;若异质性检验的结果为 $P<0.10$ 及 $I^2 \geq 50\%$ 时,可认为多个研究存在异质性,可选择随机效应模型。

(二) 结果

1. 文献概况　根据检索策略通过电子检索和手工检索,初检出 495 篇文献。通过阅读标题、摘要和进一步阅读全文后,根据预先制定的纳入标准和排除标准进行筛选。最终纳入

4篇文献进行Meta分析[4-7],共纳入IMH患者1 749例,其中玻璃体切割术中联合内界膜剥除组394例,内界膜不剥除组642例。文献筛选流程见图9-7-1,纳入研究的基本特征见表9-7-1。

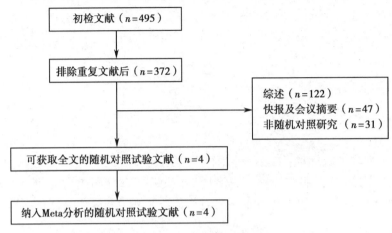

图 9-7-1　文献筛选流程图

表 9-7-1　纳入研究的基本特征

研究者及年代	研究类型	研究地点	随访时间/月	黄斑裂孔分期	治疗方案	患者数	年龄/岁
Kwok, et al, 2005[6]	RCT	中国香港	12	Ⅱ～Ⅳ	内界膜剥除/	187	63.1
					内界膜不剥除	293	63.6
Christensen, et al, 2009[4]	RCT	丹麦	12	Ⅱ～Ⅲ	内界膜剥除/	22	67.6
					内界膜不剥除	11	66.9
Tadayoni, et al, 2009[7]	RCT	法国	6	Ⅱ～Ⅲ	内界膜剥除/	42	N/A
					内界膜不剥除	42	N/A
Lois, et al, 2011[5]	RCT	英国	6	Ⅱ～Ⅲ	内界膜剥除/	85	70.3
					内界膜不剥除	43	70.58

RCT=随机对照试验

2. 治疗后患者视力　在手术前后最佳矫正视力变化方面,共有2篇文献178例患者。Meta分析表明:在术后3个月时,玻璃体切割术联合内界膜剥除组的术后视力提高更多,差异有统计学意义(MD=-0.09,95%CI:-0.17~-0.02,P=0.22)(图9-7-2),而在术后6个月时，内界膜剥除组视力改善稍高于内界膜不剥除组，但两组差异无统计学意义（MD=–0.04，95%CI：–0.12~0.03，P=0.27）（图 9-7-3）。

Study or Subgroup	剥除内界膜 Mean	SD	Total	不剥除内界膜 Mean	SD	Total	Weight	Mean Difference IV, Fixed, 95% CI	Year
Christensen 2009	0.33	0.12	26	0.45	0.2	21	60.7%	-0.12 [-0.22, -0.02]	2009
Lois 2011	0.52	0.31	66	0.57	0.39	65	39.3%	-0.05 [-0.17, 0.07]	2011
Total (95% CI)			**92**			**86**	**100.0%**	**-0.09 [-0.17, -0.02]**	

Heterogeneity: Chi² = 0.78, df = 1 (P = 0.38); I² = 0%
Test for overall effect: Z = 2.39 (P = 0.02)

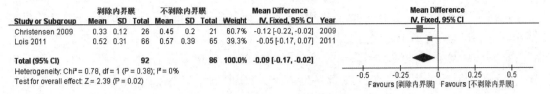

图 9-7-2 治疗后 3 个月最佳矫正视力的比较

Study or Subgroup	剥除内界膜 Mean	SD	Total	不剥除内界膜 Mean	SD	Total	Weight	Mean Difference IV, Fixed, 95% CI	Year
Christensen 2009	0.32	0.17	25	0.36	0.19	21	55.8%	-0.04 [-0.15, 0.07]	2009
Lois 2011	0.47	0.29	65	0.52	0.38	62	44.2%	-0.05 [-0.17, 0.07]	2011
Total (95% CI)			**90**			**83**	**100.0%**	**-0.04 [-0.12, 0.03]**	

Heterogeneity: Chi² = 0.02, df = 1 (P = 0.90); I² = 0%
Test for overall effect: Z = 1.11 (P = 0.27)

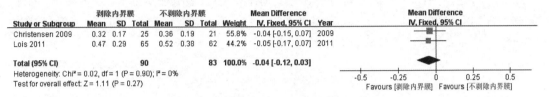

图 9-7-3 治疗后 6 个月最佳矫正视力的比较

3. 治疗后初次裂孔闭合率 在初次裂孔闭合方面，共有 4 篇文献 307 例患者。结果显示，两种治疗均有助于裂孔闭合。玻璃体切割术联合内界膜剥除组较内界膜不剥除组，初次裂孔闭合率更高，差异有显著性（RR=1.89，95%CI：1.25~2.86，P=0.002）（图 9-7-4）。

Study or Subgroup	剥除内界膜 Events	Total	不剥除内界膜 Events	Total	Weight	Risk Ratio M-H, Random, 95% CI	Year
Kwok 2005	23	26	4	23	13.1%	5.09 [2.07, 12.53]	2005
Tadayoni 2009	37	39	30	41	32.0%	1.30 [1.06, 1.58]	2009
Christensen 2009	26	26	10	21	24.8%	2.06 [1.32, 3.19]	2009
Lois 2011	56	67	31	64	30.0%	1.73 [1.31, 2.27]	2011
Total (95% CI)		**158**		**149**	**100.0%**	**1.89 [1.25, 2.86]**	
Total events	142		75				

Heterogeneity: Tau² = 0.13; Chi² = 15.90, df = 3 (P = 0.001); I² = 81%
Test for overall effect: Z = 3.03 (P = 0.002)

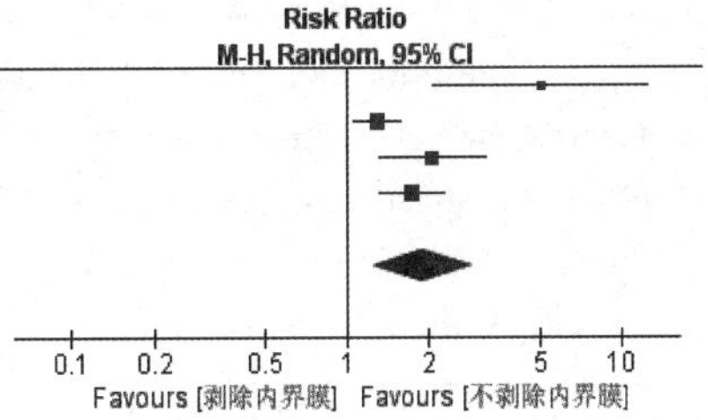

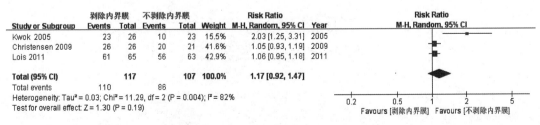

图 9-7-4 治疗后初次裂孔闭合率的比较

4. 治疗后最终裂孔闭合率 在最终裂孔闭合方面，共有 3 篇文献 224 例患者。Meta 分析结果显示，两种治疗均有助于裂孔闭合。玻璃体切割术联合内界膜剥除组与内界膜不剥除组相比，内界膜剥除组的最终裂孔闭合率略高，但差异无统计学意义（RR=1.17，95%CI：0.92~1.47，P=0.19）（图 9-7-5）。

Study or Subgroup	剥除内界膜 Events	Total	不剥除内界膜 Events	Total	Weight	Risk Ratio M-H, Random, 95% CI	Year
Kwok 2005	23	26	10	23	15.5%	2.03 [1.25, 3.31]	2005
Christensen 2009	26	26	20	21	41.6%	1.05 [0.93, 1.19]	2009
Lois 2011	61	65	56	63	42.9%	1.06 [0.95, 1.18]	2011
Total (95% CI)		**117**		**107**	**100.0%**	**1.17 [0.92, 1.47]**	
Total events	110		86				

Heterogeneity: Tau² = 0.03; Chi² = 11.29, df = 2 (P = 0.004); I² = 82%
Test for overall effect: Z = 1.30 (P = 0.19)

图 9-7-5 治疗后最终裂孔闭合率的比较

四、临床实践决策

本研究将公开发表的使用玻璃体切割术联合视网膜内界膜剥除或不剥除治疗 IMH 的文献进行了循证医学的系统评价,选取 RCT 资料研究进行 Meta 分析,共纳入 IMH 患者 307例,其中内界膜剥除组 158 例,内界膜不剥除组 149 例。Meta 分析结果表明:玻璃体切割术联合视网膜内界膜剥除或不剥除治疗均能显著提高 IMH 患者视力,促进裂孔愈合。两组相比,内界膜剥除组在术后 3 个月视力、初次裂孔闭合率方面均高于内界膜不剥除组,差异有统计学意义,但在术后 6 个月视力改善和最终裂孔闭合率方面,两组效果相当,差异无统计学意义。

综上所述,从纳入研究的结果分析,对于 IMH 的治疗,玻璃体切割术联合视网膜内界膜剥除治疗组有更好的短期治疗效果,但长期治疗效果评价缺乏大样本量的 RCT 资料,在治疗过程中也应充分考虑患者的眼底情况。

(孙晓东 刘文佳)

参 考 文 献

1. Rahmani B,Tielsch JM,Katz J.The cause-specific prevalence of visual impairment in an urban population.The Baltimore Eye Survey.Ophthalmology,1996,103(11):1721-1726.

2. Mccannel CA,Ensminger JL,Diehl N.Population-based incidence of macular holes.Ophthalmology,2009,116(7):1366-1369.

3. Spiteri CK,Lois N,Scott NW.Vitrectomy with internal limiting membrane peeling versus no peeling for idiopathic full-thickness macular hole.Ophthalmology,2014,121(3):649-655.

4. Christensen UC,Kroyer K,Sander B.Value of internal limiting membrane peeling in surgery for idiopathic macular hole stage 2 and 3:a randomised clinical trial.Br J Ophthalmol,2009,93(8):1005-1015.

5. Lois N,Burr J,Norrie J.Internal limiting membrane peeling versus no peeling for idiopathic full-thickness macular hole:a pragmatic randomized controlled trial.Invest Ophthalmol Vis Sci,2011,52(3):1586-1592.

6. Kwok AK,Lai TY,Wong VW.Idiopathic macular hole surgery in Chinese patients:a randomised study to compare indocyanine green-assisted internal limiting membrane peeling with no internal limiting membrane peeling.Hong Kong Med J,2005,11(4):259-266.

7. Tadayoni R,Creuzot-Garcher C,Korobelnik J-F,et al.,Internal limiting membrane peeling for large macular holes:a randomized,multicentric,and controlled clinical trial.Investigative Ophthalmology&Visual Science,2009,50(13):5206-5206.

第八节 孔源性视网膜脱离手术后有必要联合应用糖皮质激素吗

孔源性视网膜脱离(rhegmatogenous retinal detachment,RRD)是指在视网膜裂孔的基础上,液化的玻璃体通过视网膜裂孔进入视网膜神经上皮下,使视网膜神经上皮层与色素上皮层分离而形成视网膜脱离。RRD 是严重致盲性眼病,发生率为(7.98~14)/100 000[1]。目前,治疗 RRD 的手术方式主要有巩膜扣带术(scleral buckling,SB)和玻璃体切割术(pars plana vitrectomy,PPV)。这两种手术方式术后都有可能形成增生性玻璃体视网膜病变(proliferative vitreoretinopathy,PVR),发生率为 5%~10%[2]。PVR 形成是导致手术失败,发生复发性视网膜脱离的主要原因[2]。自 20 世纪 50 年代以来,糖皮质激素就被应用于眼科领域减轻炎症反应[3]。研究发现,它还可通过抑制细胞的增生以及减轻眼内炎症反应而抑制视网膜手术后 PVR 的形成[4,5]。然而孔源性视网膜脱离手术后是否有必要联合应用糖皮质激素治疗,各研究给出的结论并不完全一致。近几年该领域新发表了高质量的随机对照研究(randomized controlled trial,RCT)的结果。因此,评价 RRD 手术后联合全身或局部应用糖皮质激素来评价术后 PVR 发生率很有必要。

一、疾病案例

患者男,58 岁,右眼视力突然下降 1 个月。1 个月前无明显诱因出现眼前黑影遮挡,黑影面积逐步扩大,继而出现视力明显下降至眼前指数。既往无糖尿病、高血压等系统性疾病史。眼部检查:双外眼无特殊,右眼晶状体尚透明,右眼底视网膜灰白色全隆起,黄斑部也脱离,上方可见一个马蹄形裂孔,可见增生膜。左眼底未见明显异常。诊断:右眼孔源性视网膜脱离。

二、提出问题

患者男,65 岁,诊断明确,手术是治疗该患者的唯一选择,考虑到患者视网膜脱离的时间以及视网膜增生,考虑行 PPV 治疗视网膜脱离。但是术后为了减少 PVR 发生率,到底要不要全身或者局部应用糖皮质激素呢?为了回答这个问题,我们需要按循证医学要求进行证据检索和评价,然后在此基础上进行临床决策。

三、证据检索和评价

(一)材料与方法

1. 文献纳入与排除标准

(1)文献纳入标准:①试验设计:RCT;②研究对象:纳入所有 RRD 患者(眼外伤史、合并眼内其他疾病、除白内障手术外有其他手术史的患者除外);③干预措施:纳入比较 PPV 或者巩膜扣带术联合术后全身或局部使用糖皮质激素与不使用糖皮质激素的 RCT;④随访时间:至少 6 个月;⑤测量指标:主要指标为最佳矫正视力(best corrected visual acuity,BCVA)及术后 PVR 发生率。

(2)文献排除标准:①非 RCT 文献;②随访时间少于 6 个月,主要指标记录不详的;③发表语言为英文及中文以外的语种。

2. 文献检索 计算机检索 Cochrane 图书馆、Medline、EMBASE、中国期刊全文数据库(CNKI)、中国生物医学文献数据库(CBM disc)以及通过手工检索纳入所有比较 PPV 或者巩膜扣带术联合术后全身或局部使用糖皮质激素与不使用糖皮质激素的 RCT。英文检索词:retinal detachment,RD,proliferative vitreoretinopathy,steroids,dexamethasone,triamcinolone acetonide,corticosteroids,prednisolone。中文检索词:视网膜脱离(或视网膜脱落),增生性玻璃体视网膜病变,地塞米松,曲安奈德,糖皮质激素(或类固醇),泼尼龙(或强的松龙)。检索年限从各数据库建库至2016年2月。

3. 质量评估及数据提取 方法学质量评价由2名评价员独立完成,如果遇到分歧,则通过讨论解决或者请第三人仲裁。2名作者独立完成数据提取,如果遇到分歧,则通过讨论解决或者请第三人仲裁。数据提取的内容包括:文献作者、试验设计类型、样本量、随访时间、患者的平均年龄、LogMAR最佳矫正视力、PVR发生率等。

4. 统计学方法 采用Cochrane协作网提供的Review Manager 5.1.0软件。分类变量采用相对危险度(relative risk,RR)及95%可信区间(confidence interval,CI);连续变量采用加权均数差(weighted mean difference,WMD)及其95%CI,以 $P<0.05$ 为差异有显著性。采用卡方检验进行异质性检验, $P<0.10$ 为差异有显著性。定量衡量异质性的统计量是异质指数 (I^2) , $I^2=[(Q-df)/Q]\times100\%$ 。此处的Q是 χ^2 检验的统计值,df是其自由度(即研究总数减去1)。若异质性检验的结果为 $P\geqslant0.10$ 及 $I^2<50\%$ 时,认为多个独立研究具有同质性,可选择固定效应模型;若异质性检验的结果为 $P<0.10$ 及 $I^2\geqslant50\%$ 时,可认为多个研究存在异质性,可选择随机效应模型。

(二) 结果

1. 文献纳入及质量评价 根据检索策略通过电子检索和手工检索,初检出79篇文献。通过阅读标题、摘要和进一步阅读全文后,根据预先制定的纳入标准和排除标准进行筛选。最终纳入3篇英文文献进行Meta分析,无中文文献。纳入和排除文献的流程图见图9-8-1。所有纳入的3篇研究均为RCT[6~8],研究资料完整性较好,研究结果具有一定的临床借鉴意义。共纳入RRD行手术治疗的患者347例,其中联合糖皮质激素治疗组173例,不联合糖皮质激素治疗组174例。纳入文献患者的基本情况见表9-8-1。

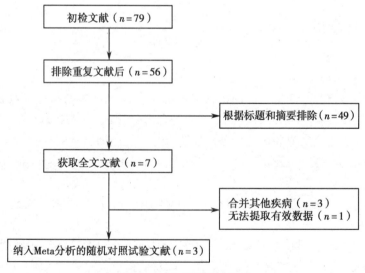

图 9-8-1 文献检索流程图

表 9-8-1　纳入研究的基本特征

研究者及年代	研究类型	研究地点	干预措施	随访时间/月	眼数*	年龄*	术前 LogMAR BCVA
Ahmadieh, et al,2008[8]	RCT	伊朗	口服泼尼松 1mg/kg 10 天	6	38	54.5	2.1 ± 0.7
			对照		37	45.7	2.4 ± 0.6
Dehghan, et al,2009[7]	RCT	伊朗	口服泼尼松 100mg 6 天再逐渐减量	6	25	48	1.47 ± 0.81
			对照		27	42	1.44 ± 0.82
Koerner, et al,2012[6]	RCT	瑞士	手术结束时 4mg 曲安奈德玻璃体腔注射	6	110	54.5	0.36
			对照		110	54.1	0.43

* 联合糖皮质激素治疗组 / 未联合糖皮质激素治疗组；RCT= 随机对照试验

2. 主要指标结果分析　所有纳入的文献均比较了联合或不联合使用糖皮质激素 PVR 发生率。联合使用糖皮质激素组共有 38 例患者术后发生 PVR,而未联合使用糖皮质激素组总共有 64 例患者发生 PVR。文献之间无明显异质性(I^2<50%),故采用固定效应模型进行合并。经 Meta 分析,联合使用糖皮质激素组 PVR 发生率明显低于未联合使用糖皮质激素组,两组间差异有统计学意义(RR=0.56；95%CI:0.40~0.77；*P*=0.000 5)(图 9-8-2)。

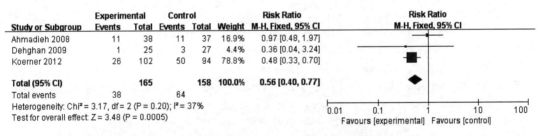

图 9-8-2　孔源性视网膜脱离手术后联合应用糖皮质激素应用(Experimental)与未联合糖皮质激素应用(Control)PVR 发生率比较

3. 术后视力　3 篇文献对术后联合使用糖皮质激素和未联合使用糖皮质激素治疗 RRD 后 6 个月患眼视力进行了比较。文献之间无明显异质性(I^2<50%),故采用固定效应模型进行合并。Meta 分析结果显示,联合或不联合使用糖皮质激素手术治疗均有助于 RRD 患者视力的恢复;两组之间比较联合使用糖皮质激素组视力优于未联合使用糖皮质激素组,但差异无统计学意义(WMD=-0.40,95%CI:-1.48~0.69,*P*=0.39)。

四、临床实践决策

本研究将公开发表的 RRD 手术后联合全身或局部应用糖皮质激素来评价术后 PVR 发生率的文献进行了循证医学的系统评价,选取随机对照试验进行 Meta 分析。本研究纳入了 3 个 RCTs,共有 RRD 患者 347 例,其中术后联合糖皮质激素治疗组 173 例,术后不联合糖皮质激素治疗组 174 例。经 Meta 分析,联合使用糖皮质激素的患者术后 PVR 发生率明显低于未联合使用糖皮质激素的患者,差异有统计学意义。联合使用糖皮质激素组术后视力的恢复方面与未联合使用糖皮质激素组相当。安全性方面,作评价的文献不够,因而未做安全性方面数据的分析。

鉴于 RRD 手术后联合全身或局部应用糖皮质激素使 PVR 发生率更低。因此我们建议 RRD 患者 PPV 或者巩膜扣带术后使用糖皮质激素辅助治疗,但需要考虑糖皮质激素可能带来副作用的问题。对于临床医师最终采用何种治疗方式,需综合考虑手术费用、手术经验及手术设备等诸多因素才能做好最佳决断。

(孙晓东　周民稳)

参 考 文 献

1. Haimann MH,Burton TC,Brown CK.Epidemiology of retinal detachment.Arch Ophthalmol,1982,100(2):289-292.

2. Charteris DG,Sethi CS,Lewis GP.Proliferative vitreoretinopathy-developments in adjunctive treatment and retinal pathology.Eye(Lond),2002,16(4):369-374.

3. Howard JE,Harvey AM,Carey RA.Effects of pituitary adrenocorticotropic hormone(ACTH)on the hypersensitive state.J Am Med Assoc,1950,144(16):1347-1349.

4. Shen L,You Y,Sun S.Intraocular and systemic pharmacokinetics of triamcinolone acetonide after a single 40-mg posterior subtenon application.Ophthalmology,2010,117(12):2365-2371.

5. Weller M,Wiedemann P,Heimann K.Proliferative vitreoretinopathy—is it anything more than wound healing at the wrong place? Int Ophthalmol,1990,14(2):105-117.

6. Koerner F,Koerner-Stiefbold U,Garweg JG.Systemic corticosteroids reduce the risk of cellophane membranes after retinal detachment surgery:a prospective randomized placebo-controlled double-blind clinical trial. Graefes Arch Clin Exp Ophthalmol,2012,250(7):981-987.

7. Dehghan MH,Ahmadieh H,Soheilian M.Effect of oral prednisolone on visual outcomes and complications after scleral buckling.Eur J Ophthalmol,2010,20(2):419-423.

8. Ahmadieh H,Feghhi M,Tabatabaei H.Triamcinolone acetonide in silicone-filled eyes as adjunctive treatment for proliferative vitreoretinopathy:a randomized clinical trial.Ophthalmology,2008,115(11):1938-1943.

第九节　贝伐单抗联合与不联合曲安奈德治疗糖尿病性黄斑水肿哪个好

糖尿病视网膜病变(diabetic retinopathy,DR)是糖尿病最常见的并发症之一,严重损害患者的中心视力。而糖尿病黄斑水肿(diabetic macular edema,DME)是常见的 DR 并发症,可进一步影响患者的视力。流行病学研究发现,病程超过 20 年的糖尿病患者高达 29% 会发生 DME 并发症[1]。近年来,DME 的治疗取得了长足的进展,治疗的方式包括激光光凝[2],玻璃体腔内注射长效糖皮质激素[3]以及玻璃体腔内注射抗 VEGF 治疗[4]。20 世纪 80 年代以来黄斑格栅样光凝曾经成为治疗 DME 的"金标准",然而该治疗 DME 患者视力提高有限[2]。因此寻求更好的治疗 DME 的方法成为必然。抗 VEGF 治疗 DME 是近年热点,贝伐单抗于 2004 年被 FDA 批准用于结直肠癌的治疗,后来它的适应证扩大,可用来治疗年龄相关性黄斑变性(age-related macular degeneration,AMD)以及 DME 等眼底疾病[4,5]。玻璃体腔内注射糖皮质激素治疗亦可缓解甚至消除 DME[6],更有研究认为它与抗 VEGF(vascular endothelial growth factor,VEGF)联合治疗可消除抗 VEGF 带来的炎症反应因而提倡联合疗法[7]。因此本研究力求全面检索国内外贝伐单抗联合或不联合曲安奈德治疗糖尿病性黄斑水肿的随机对照试验(randomized controlled trial,RCT),对联合治疗疗效及安全性进行系统评价。

一、疾病案例

患者女,64 岁,因双眼无痛性视力明显下降 1 年余,今到我院门诊就诊。既往糖尿病病史 15 年。眼部检查:Vod=0.1,Vos=0.15,矫正均不增加,眼压正常,双眼晶状体轻混浊,双眼视盘边界清楚,可见视网膜出血点,硬性渗出,微血管瘤,黄斑水肿,经 FFA 及 OCT 检查证实为 DR、DME。

二、提出问题

该患者诊断明确,治疗方面有多种选择,可黄斑区格栅样光凝,可玻璃体腔内注射抗 VEGF 药物如贝伐单抗和雷珠单抗等,可玻璃体腔内注射曲安奈德,也可进行各种联合治疗方式。我们选择的关键是治疗方式的效果和安全性如何? 为了回答这个问题,我们首先需要按循证眼科学的要求进行证据的检索和评价,然后在此基础上进行临床决策。

三、证据检索和评价

(一) 资料与方法

1. 一般资料

(1)检索文献的纳入标准:①国内外生物医学期刊于 2016 年 2 月前公开发表的贝伐单抗联合或不联合曲安奈德治疗 DME 的 RCTs,包括单中心和多中心的 RCTs;②观察项目至少包括下述指标:治疗前后患者最佳矫正视力和黄斑中央凹厚度;③研究各组样本数均 ≥ 10 只眼;④随访时间不少于 3 个月;⑤玻璃体腔内只注射一次曲安奈德治疗。

(2)排除标准:①原始文献未对上述观察指标中任何一项进行评价;②原始文献临床研究未采用随机对照设计及术前资料不全;③重复发表的文献;④其他类型的黄斑水肿。

2. 方法

(1)文献检索:检索数据库包括中文数据库和外文数据库。检索年限从各数据库建库至 2016 年 2 月。中文文献检索中国知网数据库、万方数据库、维普中文期刊数据库。外文文献检索 EMBASE、PubMed 以及 Cochrane 图书馆。中外文文献检索都采用了主题词和自由词结合的方式进行检索。中文检索词包括:糖尿病性黄斑水肿,贝伐单抗,曲安奈德等;英文检索词包括:diabetic macular edema,DME,bevacizumab,Avastin,triamcinolone acetonide,RCT 等。

将初步检索文献查重,通过阅读题目和摘要确定相关性,不能明确是否纳入者,则通过阅读全文来确定。文献检索、筛选以及数据提取工作由两位研究者独立完成,如果遇到分歧,则通过讨论解决或者请第三人仲裁。对确定纳入的文献按预先设计的表格提取资料,主要包括每项研究各组纳入病例数、受试者平均年龄、随访时间、治疗前后患者最佳矫正视力和黄斑中央凹厚度等。

(2)统计学方法:采用 Cochrane 协作网提供的 Review Manager 5.1.0 软件。分类变量采用相对危险度(relative risk,RR)及 95% 可信区间(confidence interval,CI);连续变量采用加权均数差(weighted mean difference,WMD)及其 95%CI,以 $P<0.05$ 为差异有显著性。采用 I^2 检验进行异质性检验,$P<0.10$ 为差异有显著性。若异质性检验的结果为 $P \geqslant 0.10$ 及 $I^2<50\%$ 时,认为多个研究间具有同质性,可选择固定效应模型;若 $P<0.10$ 及 $I^2 \geqslant 50\%$ 时,可认为多个研究存在异质性,可选择随机效应模型。

(二)结果

1. 文献概况 根据检索策略通过电子检索和手工检索,初检出 238 篇文献。通过阅读标题、摘要和进一步阅读全文后,根据预先制定的纳入标准和排除标准进行筛选。最终纳入 8 篇文献[7~14],共纳入 DME 患者 565 例,其中贝伐单抗治疗组 289 例,联合治疗组 276 例。文献筛选流程见图 9-9-1,纳入研究的基本特征见表 9-9-1。

2. Meta 分析

(1)治疗后患者视力:所有 8 篇文献均报道了术后 3 个月患者的最佳矫正视力(视力用 logMAR 视力表示),4 篇文献对治疗后 6 个月的最佳矫正视力进行了比较。文献之间由于存在明显异质性($I^2>50\%$),故采用随机效应模型进行合并。结果显示,贝伐单抗单一治疗和贝伐单抗联合曲安奈德治疗均有助于 DME 患者视力的恢复。在治疗早期(3 个月),联合治疗的最佳矫正视力效果明显高于贝伐单抗单一治疗方案(WMD=−0.07,95%CI:−0.13~−0.01,P=0.03);而治疗后中期(6 个月),两种治疗方案差异无显著性(WMD=0.01,95%CI:−0.09~−0.11,P=0.87)(图 9-9-2,图 9-9-3)。

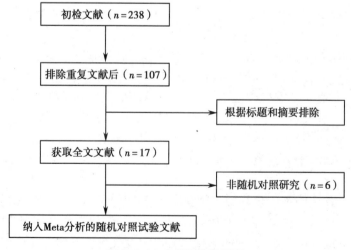

图 9-9-1 文献筛选流程图

表 9-9-1 纳入研究的基本特征

研究者及年代	研究类型	研究地点	治疗方案	随访时间/周	眼数	年龄	Jadad评分
Shoeibi, et al, 2013 [12]	RCT	伊朗	IVB 1.25mg	12	37	60.9	5
			IVB/IVT 1.25mg/2.5mg		33	63.6	
Faghihi, et al, 2008 [7]	RCT	伊朗	IVB 1.25mg	16	42	59	3
			IVB/IVT 1.25mg/2.5mg		41	56	
Ahmadieh, et al, 2008 [14]	RCT	伊朗	IVB 1.25mg	24	41	59.7	5
			IVB/IVT 1.25mg/2.5mg		37		
Soheilian, et al, 2012 [11]	RCT	伊朗	IVB 1.25mg	36	50	60.5	5
			IVB/IVT 1.25mg/2.5mg		50	62.3	
Synek et al, 2011 [13]	RCT	捷克	IVB 1.25mg	24	30	59.7	3
			IVB/IVT 1.25mg/2.5mg		30		
Marey, et al, 2011 [8]	RCT	埃及	IVB 1.25mg	12	30	57	1
			IVB/IVT 1.25mg/2.5mg		30	57	
Wang, et al, 2011 [9]	RCT	中国	IVB 1.25mg	12	21	54.19	1
			IVB/IVT 1.25mg/2.5mg		19	52.11	
Lim, et al, 2012 [10]	RCT	韩国	IVB 1.25mg	48	38	61.4	5
			IVB/IVT 1.25mg/2.5mg		36	58.4	

RCT= 随机对照试验;IVB= 玻璃体腔注射贝伐单抗;IVT= 玻璃体腔注射曲安奈德

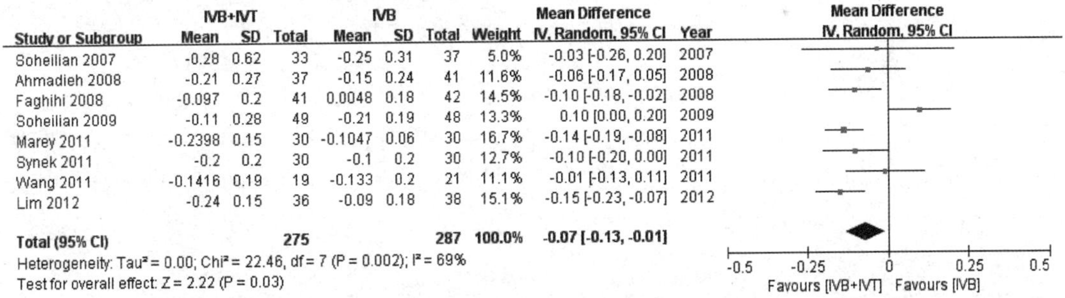

图 9-9-2 贝伐单抗联合曲安奈德治疗(IVB+IVT)和贝伐单抗单一治疗(IVB)
3 个月后最佳矫正视力的比较

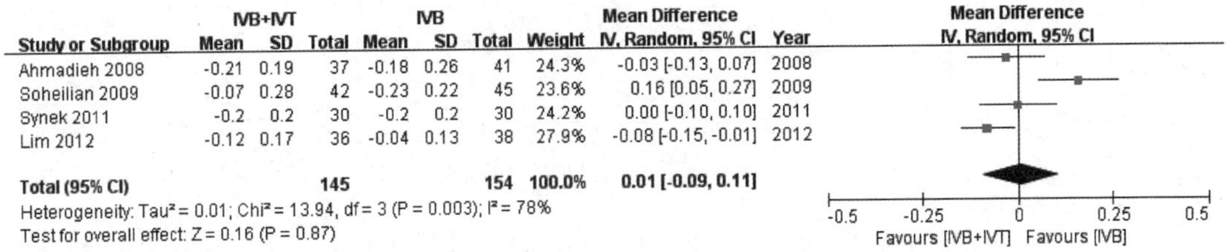

图 9-9-3 贝伐单抗联合曲安奈德治疗(IVB+IVT)和贝伐单抗单一治疗(IVB)
6 个月后最佳矫正视力的比较

（2）治疗后患者黄斑中心凹厚度：所有 8 篇文献均报道了术后 3 个月两组不同治疗方案的患者的黄斑中央凹厚度，文献之间无明显异质性（I^2<50%），故采用固定效应模型进行合并。Meta 分析结果显示，两种治疗方案均有助于 DME 患者黄斑结构恢复，但在术后 3 个月，联合治疗组黄斑中心凹厚度较贝伐单抗单一治疗组降低明显，差异有统计学意义（WMD=－49.58,95%CI:－65.69~－33.48,P<0.001）。而两组之间术后 6 个月降低黄斑中心凹厚度值的差异无统计学意义（WMD=－0.47,95%CI:－25.04~24.11,P=0.97）（图 9-9-4，图 9-9-5）。

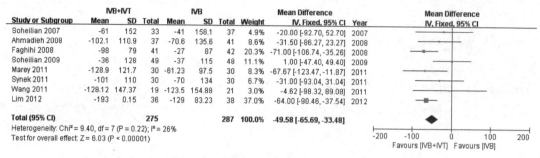

Study or Subgroup	IVB+IVT Mean	SD	Total	IVB Mean	SD	Total	Weight	Mean Difference IV, Fixed, 95% CI	Year
Soheilian 2007	-61	152	33	-41	158.1	37	4.9%	-20.00 [-92.70, 52.70]	2007
Ahmadieh 2008	-102.1	110.9	37	-70.6	135.6	41	8.6%	-31.50 [-86.27, 23.27]	2008
Faghihi 2008	-98	79	41	-27	87	42	20.3%	-71.00 [-106.74, -35.26]	2008
Soheilian 2009	-36	128	49	-37	115	48	11.1%	1.00 [-47.40, 49.40]	2009
Marey 2011	-128.9	121.7	30	-61.23	97.5	30	8.3%	-67.67 [-123.47, -11.87]	2011
Synek 2011	-101	110	30	-70	134	30	6.7%	-31.00 [-93.04, 31.04]	2011
Wang 2011	-128.12	147.37	19	-123.5	154.88	21	3.0%	-4.62 [-98.32, 89.08]	2011
Lim 2012	-193	0.15	36	-129	83.23	38	37.0%	-64.00 [-90.46, -37.54]	2012
Total (95% CI)			275			287	100.0%	-49.58 [-65.69, -33.48]	

Heterogeneity: Chi²= 9.40, df = 7 (P = 0.22); I²= 26%
Test for overall effect: Z = 6.03 (P < 0.00001)

图 9-9-4 贝伐单抗联合曲安奈德治疗（IVB+IVT）和贝伐单抗单一治疗（IVB）
后 3 个月后黄斑中心凹厚度的比较

Study or Subgroup	IVB+IVT Mean	SD	Total	IVB Mean	SD	Total	Weight	Mean Difference IV, Fixed, 95% CI	Year
Ahmadieh 2008	-92.1	125.3	37	-95.7	172.5	41	13.7%	3.60 [-62.87, 70.07]	2008
Soheilian 2009	-14	102	42	-24	103	45	32.5%	10.00 [-33.10, 53.10]	2009
Synek 2011	-93	124	30	-94	170	30	10.7%	1.00 [-74.30, 76.30]	2011
Lim 2012	-100	78.94	36	-90	85.2	38	43.2%	-10.00 [-47.40, 27.40]	2012
Total (95% CI)			145			154	100.0%	-0.47 [-25.04, 24.11]	

Heterogeneity: Chi²= 0.49, df = 3 (P = 0.92); I²= 0%
Test for overall effect: Z = 0.04 (P = 0.97)

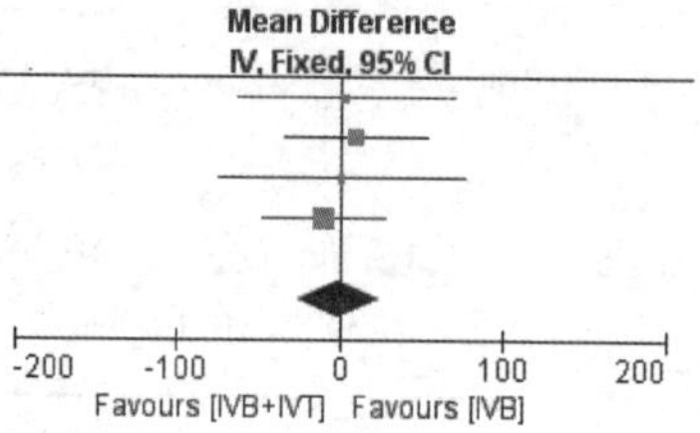

图 9-9-5 贝伐单抗联合曲安奈德治疗（IVB+IVT）和贝伐单抗单一治疗（IVB）
后 6 个月后黄斑中心凹厚度的比较

（3）安全性分析：由于玻璃体腔内注射曲安奈德最常发生眼压升高。随访结束时贝伐单抗单一治疗和联合曲安奈德治疗后眼压升高的发生率的分析结果如图 9-9-6。贝伐单抗联合曲安奈德治疗 DME 高眼压的发生率明显高于贝伐单抗单一治疗组，两组之间差异有统计学差异（RR=7.62,95%CI:2.52~23.08,P=0.000 3）。

Study or Subgroup	IVB+IVT Events	Total	IVB Events	Total	Weight	Risk Ratio M-H, Fixed, 95% CI
Ahmadieh 2008	3	37	0	41	13.9%	7.74 [0.41, 144.97]
Faghihi 2008	2	41	0	42	14.5%	5.12 [0.25, 103.48]
Lim 2012	3	36	0	38	14.3%	7.38 [0.39, 138.02]
Soheilian 2007	3	33	0	37	13.9%	7.82 [0.42, 146.05]
Soheilian 2009	8	49	0	48	14.8%	16.66 [0.99, 280.85]
Synek 2011	2	30	0	30	14.7%	5.00 [0.25, 99.95]
Wang 2011	1	19	0	21	14.0%	3.30 [0.14, 76.46]
Total (95% CI)		245		257	100.0%	7.62 [2.52, 23.08]
Total events	22		0			

Heterogeneity: Chi²= 0.71, df = 6 (P = 0.99); I²= 0%
Test for overall effect: Z = 3.59 (P = 0.0003)

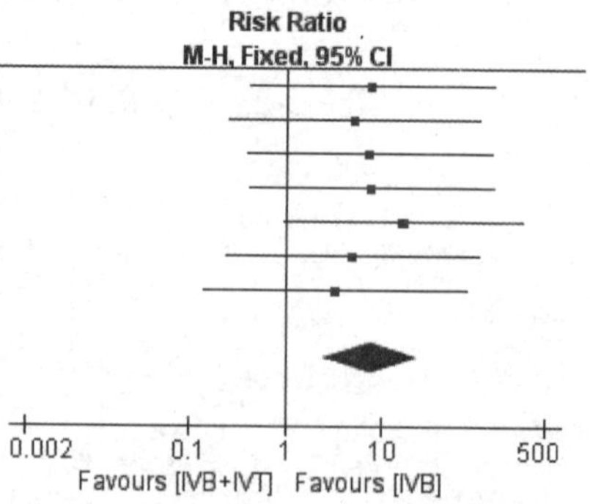

图 9-9-6 随访结束时贝伐单抗单一治疗（IVB）和联合曲安奈德治疗
（IVB+IVT）后眼压升高的发生率

四、临床实践决策

本研究将公开发表的使用贝伐单抗单一治疗和贝伐单抗联合曲安奈德治疗 DME 的文献进行了系统评价，选取 RCT 资料进行 Meta 分析，共纳入 DME 患者 565 例，其中贝伐单抗治疗组 289 例，联合治疗组 276 例。对两种治疗方式进行最佳矫正视力以及黄斑中央凹厚度以及高眼压的发生率等结局指标进行评价。结果表明：在治疗后的早期（3 个月），无论是最佳矫正视力还是黄斑中央凹厚度的疗效，都是联合治疗组优于单一治疗组，然而到了治疗后的中期，联合治疗的优越性则无法体现，而且到随访结束时，联合治疗方案中出现高眼压的患者数明显多于贝伐单抗单一治疗方案，差异有统计学意义。

综上所述，在治疗的中期，联合组并未取得明显优于贝伐单抗单一治疗的疗效。联合治疗还有可能升高患者眼压甚至发生继发性青光眼的风险。此外联合治疗还增加患者的经济承受能力，我们不主张使用贝伐单抗联合使用糖皮质激素（曲安奈德）治疗 DME。

（孙晓东　周民稳）

参 考 文 献

1. Klein R, Klein BE, Moss SE.The Wisconsin Epidemiologic Study of Diabetic Retinopathy.XV.The long-term incidence of macular edema.Ophthalmology, 1995, 102 (1): 7-16.

2. Photocoagulation for diabetic macular edema.Early Treatment Diabetic Retinopathy Study report number 1.Early Treatment Diabetic Retinopathy Study research group.Arch Ophthalmol, 1985, 103 (12): 1796-1806.

3. Paccola L, Costa RA, Folgosa MS.Intravitreal triamcinolone versus bevacizumab for treatment of refractory diabetic macular oedema (IBEME study).Br J Ophthalmol, 2008, 92 (1): 76-80.

4. Maguire MG, Martin DF, Ying GS.Five-Year Outcomes with Anti-Vascular Endothelial Growth Factor Treatment of Neovascular Age-Related Macular Degeneration: The Comparison of Age-Related Macular Degeneration Treatments Trials.Ophthalmology, 2016, 123 (8): 1751-1761.

5. Seo JW, Park IW.Intravitreal bevacizumab for treatment of diabetic macular edema.Korean J Ophthalmol, 2009, 23 (1): 17-22.

6. Isaac DL, Abud MB, Frantz KA.Comparing intravitreal triamcinolone acetonide and bevacizumab injections for the treatment of diabetic macular oedema: a randomized double-blind study.Acta Ophthalmol, 2012, 90(1): 56-60.

7. Faghihi H, Roohipoor R, Mohammadi SF.Intravitreal bevacizumab versus combined bevacizumab-triamcinolone versus macular laser photocoagulation in diabetic macular edema.Eur J Ophthalmol, 2008, 18(6): 941-948.

8. Marey HM, Ellakwa AF.Intravitreal bevacizumab alone or combined with triamcinolone acetonide as the primary treatment for diabetic macular edema.Clin Ophthalmol, 2011, 5: 1011-1016.

9. Wang LL, Zhang W, Li Lj.Comparison of efficacy and safety between intraocular bevacizumab and triamcinolone for diabetic macualr edema.Chin J Exp Ophthalmol, 2011, 29: 559-563.

10. Lim JW, Lee HK, Shin MC.Comparison of intravitreal bevacizumab alone or combined with triamcinolone versus triamcinolone in diabetic macular edema: a randomized clinical trial.Ophthalmologica, 2012, 227(2):

100-106.

11. Soheilian M, Garfami KH, Ramezani A. Two-year results of a randomized trial of intravitreal bevacizumab alone or combined with triamcinolone versus laser in diabetic macular edema. Retina, 2012, 32(2):314-321.

12. Shoeibi N, Ahmadieh H, Entezari M. Intravitreal Bevacizumab with or without Triamcinolone for Refractory Diabetic Macular Edema: Long-term Results of a Clinical Trial. J Ophthalmic Vis Res, 2013, 8(2):99-106.

13. Synek S, Vesely P. Intravitreal Bevacizumab with or without triamcinolone for refractory diabetic macular oedema. Coll Antropol, 2011, 35(3):841-845.

14. Ahmadieh H, Ramezani A, Shoeibi N. Intravitreal bevacizumab with or without triamcinolone for refractory diabetic macular edema: a placebo-controlled, randomized clinical trial. Graefes Arch Clin Exp Ophthalmol, 2008, 246(4):483-489.

第十节　贝伐单抗与激光光凝治疗糖尿病性黄斑水肿哪个好

随着生活水平的提高，近年来糖尿病患病率节节攀升。据流行病学调查资料推测，到 2030 年，全世界范围约有 3.6 亿糖尿病患者[1]。糖尿病患者常常合并有糖尿病视网膜病变（diabetic retinopathy，DR），糖尿病肾病等并发症。糖尿病性黄斑水肿（diabetic macular edema，DME）是常见的 DR 并发症之一，威胁到视功能甚至致盲[1]。在过去的几十年里，局部 / 格栅样光凝治疗 DME 可有效减轻 DME 水肿程度以及防止视力进一步下降，因此曾经成为治疗 DME 的"金标准"[2]。在糖尿病患者眼内，由于血管内皮生长因子（vascular endothelial growth factor，VEGF）集聚可破坏血 - 视网膜屏障，并且可增加视网膜血管的通透性因而导致 DME 的发生[3]。因此抗 VEGF 治疗成为治疗 DME 的有效手段，并在临床上得到证实[4]。贝伐单抗是抗 VEGF 药物其中的一种，可有效治疗 DME[4]。但是相对局部 / 格栅样光凝治疗，它的有效性及安全性又如何呢？因此本研究力求全面检索国内外激光光凝对比贝伐单抗治疗 DME 的随机对照研究（randomized controlled trial，RCT）文献，运用 Meta 分析的方法对两种治疗方法的疗效及安全性进行客观、系统的评价。

一、疾病案例

患者女，59 岁，因双眼无痛性视力明显下降半年，今到我院门诊就诊。既往糖尿病病史 16 年，目前胰岛素治疗控制血糖；高血压病病史 4 年，无其他系统性疾病史。眼部检查：Vod=0.1，Vos=0.08，矫正均不提高，眼压正常，双眼晶状体轻度混浊，双眼视网膜广泛出血点，微血管瘤，黄斑部视网膜见硬性渗出，水肿。经 FFA 及 OCT 检查证实 DME。

二、提出问题

该患者诊断明确，治疗方面有多种选择，是采用局部 / 格栅样光凝，还是贝伐单抗玻璃体腔内注射？为了回答这个问题，我们首先需要按循证眼科学的要求进行证据的检索和评价，然后在此基础上进行临床决策。

三、证据检索和评价

(一)资料与方法

1. 一般资料

(1)检索文献的纳入标准:①国内外生物医学期刊于 2016 年 2 月前公开发表的贝伐单抗对激光光凝治疗 DME 的 RCTs,包括单中心和多中心的 RCTs;②观察项目至少包括下述指标:治疗前后患者最佳矫正视力(best corrected visual acuity,BCVA)和黄斑区视网膜厚度,视力提高或下降大于 15 个字母的患者数及术后心脑血管事件;③研究各组样本数均 ≥ 10 只眼;④随访时间不少于 3 个月。

(2)排除标准:①原始文献未对上述观察指标中任何一项进行评价;②原始文献临床研究未采用随机对照设计及术前资料不全;③重复发表的文献;④其他类型的黄斑水肿。

2. 方法

(1)文献检索:检索数据库包括中文数据库和外文数据库。检索年限从各数据库建库至 2016 年 2 月。中文文献检索中国知网数据库、万方数据库、维普中文期刊数据库。外文文献检索 EMBASE,PubMed 和 Cochrane 图书馆。中外文文献检索都采用了主题词和自由词结合的方式进行检索。中文检索词包括:糖尿病性黄斑水肿,贝伐单抗,光凝等;英文检索词包括:Diabetic macular edema,DME,bevacizumab,Avastin,photocoagulation,laser,RCT 等。

将初步检索文献查重,通过阅读题目和摘要确定与研究的相关性,不能明确是否纳入者,则通过阅读全文来确定。文献检索、筛选以及数据提取工作由两位研究者独立完成,如果遇到分歧,则通过讨论解决或者请第三人仲裁。对确定纳入的文献按预先设计的表格提取资料,主要包括每项研究各组纳入病例数、受试者平均年龄、随访时间、治疗前后患者 BCVA 和黄斑区视网膜厚度等。

(2)统计学方法:采用 Cochrane 协作网提供的 Review Manager 5.1.0 软件。连续变量采用加权均数差(weighted mean difference,WMD)及其 95%(confidence interval,CI),以 $P<0.05$ 为差异有统计学意义。采用 I^2 检验进行异质性检验,$P<0.10$ 为差异有统计学意义。若异质性检验的结果为 $P \geqslant 0.10$ 及 $I^2<50\%$ 时,认为多个独立研究具有同质性,可选择固定效应模型计算及合并统计量;若异质性检验的结果为 $P<0.10$ 及 $I^2 \geqslant 50\%$ 时,可认为多个研究存在异质性,可选择随机效应模型进。

(二)结果

1. 文献概况 根据检索策略通过电子检索和手工检索,初检出 187 篇文献。通过阅读标题、摘要和进一步阅读全文后,根据预先制定的纳入标准和排除标准进行筛选。最终纳入 5 篇文献[5~9],共纳入 DME 患者 349 例,其中贝伐单抗治疗组 175 例,激光光凝治疗组 174 例。文献筛选流程见图 9-10-1,纳入研究的基本特征见表 9-10-1。

2. Meta 分析

治疗后患者视力:其中 3 篇文献对贝伐单抗和激光光凝治疗 DME 1 个月后患眼最佳矫正视力 BCVA 进行了比较(视力用 logMAR 视力表示),2 篇文献对治疗 3 个月后的 BCVA 进行了比较,2 篇文献对治疗 6 个月后的 BCVA 进行了比较。文献之间由于存在明显异质性($I^2 >50\%$),

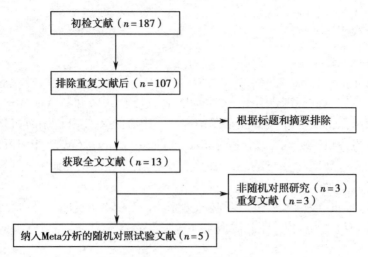

图 9-10-1 文献筛选流程图

表 9-10-1 纳入研究的基本特征

研究者及年代	研究类型	研究地点	随访时间/月	眼数*	年龄*	Jadad评分
Faghihi, et al, 2008[5]	RCT	伊朗	4	42/47	59/56	3
Solaiman, et al, 2010[6]	RCT	埃及	6	21/19	57/56	2
Azad, et al, 2012[7]	RCT	印度	6	20/20	53.6/56.4	3
Rajendram, et al, 2012[8]	RCT	英国	24	42/38	64.9/63.5	5
Soheilian, et al, 2012[9]	RCT	伊朗	24	50/50	60.5/61.0	5

* 贝伐单抗组/光凝组；RCT= 随机对照试验

故采用随机效应模型进行合并。Meta 分析结果显示,贝伐单抗与激光光凝治疗均有助于 DME 患者视力的恢复。在术后 1 个月,注射贝伐单抗的疗效优于光凝(WMD=0.17,95%CI: 0.03~0.31,P=0.02)。而术后 3 个月,6 个月两种治疗方案疗效相当,差异无统计学意义(3 个月: WMD=0.04,95%CI:−0.05~0.12,P=0.40;6 个月:WMD=0.07,95%CI:−0.05~0.51,P=0.20) (图 9-10-2~ 图 9-10-4)。

3. 治疗后患者黄斑中心凹厚度 其中 3 篇文献对贝伐单抗和激光光凝治疗后 1 个月黄斑中央凹厚度变化进行了比较,3 篇文献对治疗后 3 个月的黄斑中央凹厚度变化进行了比较,3 篇文献对治疗后 6 个月黄斑中央凹厚度变化进行了比较。Meta 分析结果显示,两种治疗方案均有助于 DME 患者黄斑结构恢复,术后每个随访时间点,两组治疗方案的黄斑中央凹厚度变化相当,差异没有统计学意义(1 个月:WMD=50.57,95%CI:−2.47~130.60, P=0.06;3 个月:WMD=−4.00,95%CI:−23.48~15.48,P=0.69;6 个月:WMD=−3.83, 95%CI:−57.68~50.01,P=0.89)(图 9-10-5~ 图 9-10-7)。

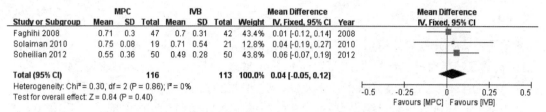

Study or Subgroup	MPC Mean	SD	Total	IVB Mean	SD	Total	Weight	Mean Difference IV, Random, 95% CI	Year
Faghihi 2008	0.73	0.3	47	0.57	0.27	42	33.1%	0.16 [0.04, 0.28]	2008
Solaiman 2010	0.83	0.19	19	0.52	0.23	21	31.6%	0.31 [0.18, 0.44]	2010
Soheilian 2012	0.6	0.26	50	0.54	0.26	50	35.3%	0.06 [-0.04, 0.16]	2012
Total (95% CI)			116			113	100.0%	0.17 [0.03, 0.31]	

Heterogeneity: Tau² = 0.01; Chi² = 8.78, df = 2 (P = 0.01); I² = 77%
Test for overall effect: Z = 2.39 (P = 0.02)

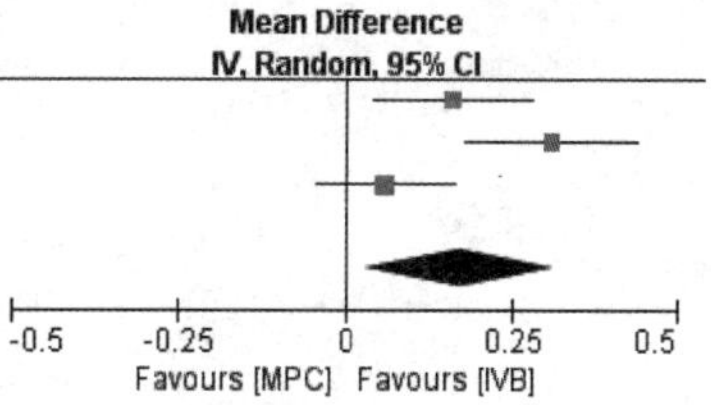

图 9-10-2　贝伐单抗和激光光凝治疗 DME 1 个月后最佳矫正视力的比较
（IVB= 玻璃体腔内注射贝伐单抗；MPC= 黄斑光凝）

Study or Subgroup	MPC Mean	SD	Total	IVB Mean	SD	Total	Weight	Mean Difference IV, Fixed, 95% CI	Year
Faghihi 2008	0.71	0.3	47	0.7	0.31	42	43.4%	0.01 [-0.12, 0.14]	2008
Solaiman 2010	0.75	0.08	19	0.71	0.54	21	12.8%	0.04 [-0.19, 0.27]	2010
Soheilian 2012	0.55	0.36	50	0.49	0.28	50	43.8%	0.06 [-0.07, 0.19]	2012
Total (95% CI)			116			113	100.0%	0.04 [-0.05, 0.12]	

Heterogeneity: Chi² = 0.30, df = 2 (P = 0.86); I² = 0%
Test for overall effect: Z = 0.84 (P = 0.40)

图 9-10-3　贝伐单抗和激光光凝治疗 DME 3 个月后最佳矫正视力的比较
（IVB= 玻璃体腔内注射贝伐单抗；MPC= 黄斑光凝）

Study or Subgroup	MPC Mean	SD	Total	IVB Mean	SD	Total	Weight	Mean Difference IV, Fixed, 95% CI	Year
Solaiman 2010	0.85	0.79	19	0.82	0.13	21	12.0%	0.03 [-0.33, 0.39]	2010
Soheilian 2012	0.57	0.39	50	0.49	0.28	50	88.0%	0.08 [-0.05, 0.21]	2012
Total (95% CI)			69			71	100.0%	0.07 [-0.05, 0.20]	

Heterogeneity: Chi² = 0.07, df = 1 (P = 0.80); I² = 0%
Test for overall effect: Z = 1.16 (P = 0.25)

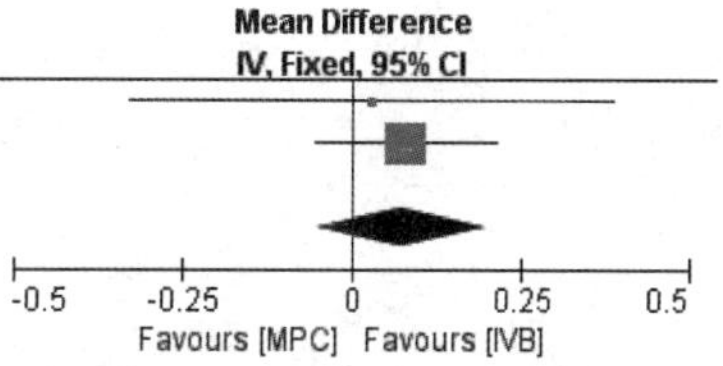

图 9-10-4　贝伐单抗和激光光凝治疗 DME 6 个月后最佳矫正视力的比较
（IVB= 玻璃体腔内注射贝伐单抗；MPC= 黄斑光凝）

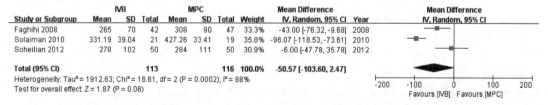

Study or Subgroup	IVB Mean	SD	Total	MPC Mean	SD	Total	Weight	Mean Difference IV, Random, 95% CI	Year
Faghihi 2008	265	70	42	308	90	47	33.3%	-43.00 [-76.32, -9.68]	2008
Solaiman 2010	331.19	39.04	21	427.26	33.41	19	35.8%	-96.07 [-118.53, -73.61]	2010
Soheilian 2012	278	102	50	284	111	50	30.9%	-6.00 [-47.78, 35.78]	2012
Total (95% CI)			113			116	100.0%	-50.57 [-103.60, 2.47]	

Heterogeneity: Tau² = 1912.63; Chi² = 16.61, df = 2 (P = 0.0002); I² = 88%
Test for overall effect: Z = 1.87 (P = 0.06)

图 9-10-5　贝伐单抗和激光光凝治疗 DME 1 个月后黄斑中心凹厚度变化的比较
（IVB= 玻璃体腔内注射贝伐单抗；MPC= 黄斑光凝）

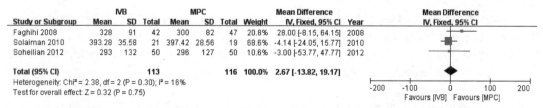

Study or Subgroup	IVB Mean	SD	Total	MPC Mean	SD	Total	Weight	Mean Difference IV, Fixed, 95% CI	Year
Faghihi 2008	328	91	42	300	82	47	20.8%	28.00 [-8.15, 64.15]	2008
Solaiman 2010	393.28	35.58	21	397.42	28.56	19	68.6%	-4.14 [-24.05, 15.77]	2010
Soheilian 2012	293	132	50	296	127	50	10.6%	-3.00 [-53.77, 47.77]	2012
Total (95% CI)			113			116	100.0%	2.67 [-13.82, 19.17]	

Heterogeneity: Chi² = 2.38, df = 2 (P = 0.30); I² = 16%
Test for overall effect: Z = 0.32 (P = 0.75)

图 9-10-6　贝伐单抗和激光光凝治疗 DME 3 个月后黄斑中心凹厚度变化的比较
（IVB= 玻璃体腔内注射贝伐单抗；MPC= 黄斑光凝）

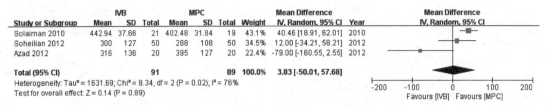

图 9-10-7 贝伐单抗和激光光凝治疗 DME 6 个月后黄斑中心凹厚度变化的比较
（IVB= 玻璃体腔内注射贝伐单抗；MPC= 黄斑光凝）

四、临床实践决策

本研究将公开发表的使用贝伐单抗和激光光凝治疗 DME 的文献进行了循证医学的系统评价，选取随机对照设计的 RCT 资料研究进行 Meta 分析，共纳入 DME 患者 349 例，其中贝伐单抗治疗 175 例，激光光凝治疗 174 例。对两种治疗方式进行 BCVA 以及黄斑中央凹厚度等结局指标进行评价。结果表明：在治疗后的早期（1 个月），贝伐单抗治疗组 BCVA 优于光凝治疗组，然而其他随访时间点，两种治疗方案的患者 BCVA 相当，差异无统计学意义。黄斑中央凹厚度降低方面，两种治疗方案相当。

综上所述，从纳入研究的结果分析，对于 DME 的治疗，贝伐单抗组较光凝治疗组在早期有更好的治疗效果，但差别不是很明显，可在治疗过程中也应充分考虑患者的经济承受能力。

（孙晓东　周民稳）

参 考 文 献

1. Habib S L，Rojna M.Diabetes and risk of cancer.ISRN Oncol，2013，2013：583786.

2. Photocoagulation for diabetic macular edema.Early Treatment Diabetic Retinopathy Study report number 1.Early Treatment Diabetic Retinopathy Study research group.Arch Ophthalmol，1985，103（12）：1796-1806.

3. Tripathi R C，Li J，Tripathi B J.Increased level of vascular endothelial growth factor in aqueous humor of patients with neovascular glaucoma.Ophthalmology，1998，105（2）：232-237.

4. Seo J W，Park I W.Intravitreal bevacizumab for treatment of diabetic macular edema.Korean J Ophthalmol，2009，23（1）：17-22.

5. Faghihi H，Roohipoor R，Mohammadi S F.Intravitreal bevacizumab versus combined bevacizumab-triamcinolone versus macular laser photocoagulation in diabetic macular edema.Eur J Ophthalmol，2008，18（6）：941-948.

6. Solaiman K A，Diab M M，Abo-Elenin M.Intravitreal bevacizumab and/or macular photocoagulation as a primary treatment for diffuse diabetic macular edema.Retina，2010，30（10）：1638-1645.

7. Azad R，Sain S，Sharma Y R.Comparison of intravitreal bevacizumab，intravitreal triamcinolone acetonide，and macular grid augmentation in refractory diffuse diabetic macular edema：A prospective，randomized study.Oman J Ophthalmol，2012，5（3）：166-170.

8. Rajendram R，Fraser-Bell S，Kaines A.A 2-year prospective randomized controlled trial of intravitreal bevacizumab or laser therapy（BOLT）in the management of diabetic macular edema：24-month data：report 3.Arch Ophthalmol，2012，130（8）：972-979.

9. Soheilian M, Garfami K H, Ramezani A. Two-year results of a randomized trial of intravitreal bevacizumab alone or combined with triamcinolone versus laser in diabetic macular edema. Retina, 2012, 32(2):314-321.

第十一节　贝伐单抗与曲安奈德治疗糖尿病黄斑水肿哪个好

糖尿病视网膜病变(diabetic retinopathy, DR)是糖尿病患者最常见的并发症之一。糖尿病黄斑水肿(diabetic macular edema, DME)是糖尿病视网膜病变视力下降的主要原因[1]。研究结果显示:当糖尿病病程超过 20 年,高达 29% 的患者会发生 DME 并发症[2]。自 20 世纪 80 年代以来,局部/格栅样光凝一直是治疗 DME 的"金标准"[3],然而局部/格栅样光凝只是对部分患者有效。随着对 DME 发病机制的认识不断加深,发现抗新生血管药物治疗 DME,可明显消退黄斑水肿。贝伐单抗是抗新生血管药物之一,可用来治疗年龄相关性黄斑变性(age-related macular degeneration, AMD)以及 DME 等眼底疾病[4,5]。曲安奈德是一种长效糖皮质激素,目前认为它至少有三种作用,即减少血管内皮生长因子(vascular endothelial growth factor, VEGF)的表达、减少视网膜内液体的积聚以及减少炎症因子的表达等有利于减轻 DME[6]。近年来关于贝伐单抗与曲安奈德治疗 DME 的疗效对比发表了数篇高质量的随机对照研究(randomized controlled trial, RCT)。因此,系统评价贝伐单抗与曲安奈德治疗 DME 的疗效及安全性很有必要。

一、疾病案例

患者男,67 岁,因双眼无痛性视力下降 2 个月余,今到我院门诊就诊。既往糖尿病病史 15 年。眼部检查:Vod=0.05,Vos=0.15,矫正均不增加,眼压正常,双眼晶状体轻混浊,双眼视盘边界清楚,可见视网膜出血点,硬性渗出,微血管瘤,黄斑水肿,经 FFA 及 OCT 检查证实为 DR、DME。

二、提出问题

该患者诊断明确,治疗方面有多种选择,可玻璃体腔内注射抗 VEGF 药物如贝伐单抗,可玻璃体腔内注射曲安奈德。我们选择的关键是治疗方式的效果和安全性如何? 为了回答这个问题,我们首先需要按循证眼科学的要求进行证据的检索和评价,然后在此基础上进行临床决策。

三、证据检索和评价

(一)资料与方法

1. 一般资料

(1)检索文献的纳入标准:①国内外生物医学期刊于 2016 年 2 月前公开发表的贝伐单抗对比曲安奈德治疗 DME 的 RCTs,包括单中心和多中心的 RCTs;②观察项目至少包括下述指标:治疗前后患者最佳矫正视力和黄斑中央凹厚度;③研究各组样本数均≥10 只眼。

(2)排除标准:①原始文献未对上述观察指标中任何一项进行评价;②原始文献临

床研究未采用随机对照设计及术前资料不全;③重复发表的文献;④其他类型的黄斑水肿。

2. 方法

(1) 文献检索:检索数据库包括中文数据库和外文数据库。检索年限从各数据库建库至2016年2月。中文文献检索中国知网数据库、万方数据库、维普中文期刊数据库。外文文献检索 EMBASE,PubMed 和 Cochrane 图书馆等数据库。中外文文献检索都采用了主题词和自由词结合的方式进行检索。中文检索词包括:糖尿病性黄斑水肿,贝伐单抗,曲安奈德等;英文检索词包括:Diabetic macular edema,DME,bevacizumab,Avastin,triamcinolone acetonide,TA,RCT 等。

将初步检索文献查重,通过阅读题目和摘要确定与研究的相关性,不能明确是否纳入者,则通过阅读全文来确定。文献检索、筛选以及数据提取工作由两位研究者独立完成,如果遇到分歧,则通过讨论解决或者请第三人仲裁。对确定纳入的文献按预先设计的表格提取资料,主要包括每项研究各组纳入病例数、受试者平均年龄、随访时间、治疗前后患者最佳矫正视力和黄斑中央凹厚度等。

(2) 统计学方法:采用 Cochrane 协作网提供的 Review Manager 5.1.0 软件。连续变量采用加权均数差(weighted mean difference,WMD)及其95%置信区间(confidence interval,CI),以 $P<0.05$ 为差异有显著性。采用 I^2 检验进行异质性检验,$P<0.10$ 为差异有显著性。若异质性检验的结果为 $P \geq 0.10$ 及 $I^2<50\%$ 时,认为多个独立研究具有同质性,可选择固定效应模型;若 $P<0.10$ 及 $I^2 \geq 50\%$ 时,可认为多个研究存在异质性,可选择随机效应模型。

(二) 结果

1. 文献概况　根据检索策略检索,初检出78篇文献。通过阅读标题与摘要和进一步阅读全文后,根据预先制定的纳入标准和排除标准进行筛选。最终纳入7篇文献进行 Meta 分析[7~13],共纳入 DME 患者427例,其中曲安奈德治疗组213例,贝伐单抗治疗组214例。文献筛选流程见图9-11-1,纳入的研究的基本特征见表9-11-1。

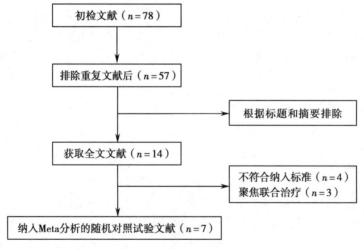

图 9-11-1　文献筛选流程图

表 9-11-1　纳入研究的基本特征

研究者及年代	研究类型	研究地点	药物剂量[*]	随访时间/月	眼数[*]	年龄[*]	Jadad评分
Paccola, et al, 2008[7]	RCT	巴西	4mg/1.5mg	6	13/13	67.08/65.58	3
Wang, et al, 2011[13]	RCT	中国	4mg/1.25mg	6	49/49	57.87/58.75	2
Marey, et al, 2011[11]	RCT	埃及	4mg/1.25mg	3	30/30	57.67/57.60	1
Isaac, et al, 2012[8]	RCT	巴西	4mg/1.25mg	6	49/49	64.6/64.6	3
Lim, et al, 2012[9]	RCT	韩国	4mg/1.25mg	12	37/38	59.8/61.4	5
Azad, et al, 2012[12]	RCT	印度	4mg/1.25mg	6	20/20	53.6/56.4	3
Kriechbaum, et al, 2014[10]	RCT	澳大利亚	8mg/2.5mg	12	15/15	NA	2

*曲安奈德组/贝伐单抗组；RCT=随机对照试验

2. Meta 分析

（1）治疗后患者视力：有 3 篇文献均报道了术后 1 个月两组不同治疗方案的患者的最佳矫正视力（视力用 logMAR 视力表示），4 篇文献对治疗后 3 个月的最佳矫正视力进行了比较，5 篇文献报道了术后 6 个月两组不同治疗方案的患者的最佳矫正视力。文献之间无明显异质性（$I^2 > 50\%$），采用固定效应模型进行合并。Meta 分析结果显示，曲安奈德治疗和贝伐单抗治疗均有助于 DME 患者视力的恢复。在治疗后 1 个月，3 个月以及 6 个月曲安奈德治疗 DME 的效果均明显高于贝伐单抗治疗方案（1 个月：WMD=0.08，95%CI：0.03~0.12，P=0.000 8；3 个月 WMD=0.11，95%CI：0.07~0.16，P<0.000 001；6 个月：WMD=0.06，95%CI：0.01~0.10，P=0.01）（图 9-11-2~ 图 9-11-4）。

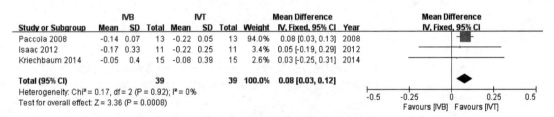

图 9-11-2　曲安奈德治疗与贝伐单抗治疗 DME1 个月后最佳矫正视力的比较
（IVB：玻璃体腔内注射贝伐单抗，IVT：玻璃体腔内注射曲安奈德）

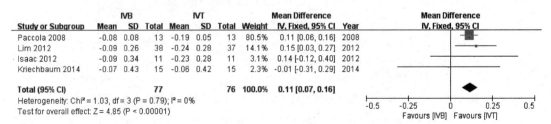

图 9-11-3　曲安奈德治疗与贝伐单抗治疗 DME3 个月后最佳矫正视力的比较
（IVB：玻璃体腔内注射贝伐单抗，IVT：玻璃体腔内注射曲安奈德）

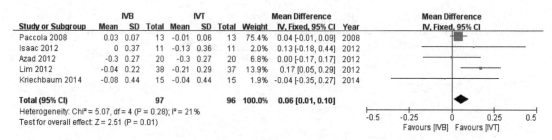

图 9-11-4 曲安奈德治疗与贝伐单抗治疗 DME6 个月后最佳矫正视力的比较

（IVB：玻璃体腔内注射贝伐单抗，IVT：玻璃体腔内注射曲安奈德）

（2）治疗后患者黄斑中心凹厚度：有 4 篇文献报道了术后 1 个月两种不同治疗方案的患者的黄斑中央凹厚度变化，6 篇文献对治疗后 3 个月的黄斑中央凹厚度变化进行了比较，5 篇文献报道了术后 6 个月两种不同治疗方案的患者的黄斑中央凹厚度变化。文献之间无明显异质性（$I^2 < 50\%$），故采用固定效应模型进行合并。Meta 分析结果显示，两种治疗方案均有助于 DME 患者黄斑结构恢复，注射曲安奈德和贝伐单抗 1 个月，3 个月后降低黄斑中心凹厚度值的统计分析结果显示，两种治疗方法的差异无统计学意义（1 个月：WMD=36.33，95%CI：−9.23~81.88，$P=0.12$；3 个月 WMD=24.68，95%CI：−22.45~71.80，$P=0.30$）。6 个月时，注射曲安奈德降低黄斑中央凹厚度更明显，差异有统计学意义（WMD=24.51，95%CI：2.75~46.27，$P=0.03$）（图 9-11-5~ 图 9-11-7）。

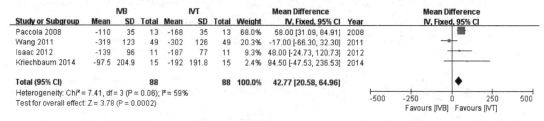

图 9-11-5 曲安奈德和贝伐单抗治疗 DME1 个月后黄斑中心凹厚度变化的比较

（IVB：玻璃体腔内注射贝伐单抗，IVT：玻璃体腔内注射曲安奈德）

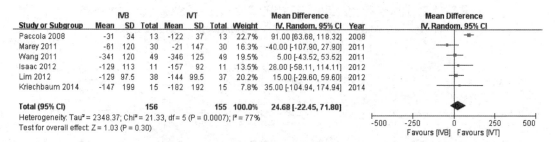

图 9-11-6 曲安奈德和贝伐单抗治疗 DME3 个月后黄斑中心凹厚度变化的比较

（IVB：玻璃体腔内注射贝伐单抗，IVT：玻璃体腔内注射曲安奈德）

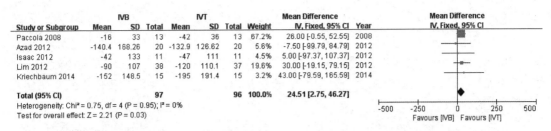

图 9-11-7　曲安奈德和贝伐单抗治疗 DME6 个月后黄斑中心凹厚度变化的比较
（IVB：玻璃体腔内注射贝伐单抗，IVT：玻璃体腔内注射曲安奈德）

（3）安全性分析：由于玻璃体腔内注射曲安奈德最常见的并发症为继发性眼压升高。有 3 篇文献报道了术后 1 个月两种不同治疗方案的患者的眼压变化，4 篇文献报道了术后 3 个月两种不同治疗方案的患者的眼压变化。1 个月时曲安奈德组眼压明显高于贝伐单抗组，差异有统计学意义（WMD=-1.72，95%CI：-2.66~-0.77）。而 3 个月时曲安奈德组眼压同样高于贝伐单抗组，但差异无统计学意义（WMD=-1.19，95%CI：-2.39~0.00，P=0.05）（图 9-11-8，图 9-11-9）。

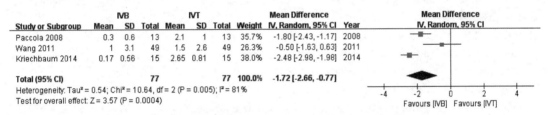

图 9-11-8　曲安奈德和贝伐单抗治疗 DME1 个月后眼压变化
（IVB：玻璃体腔内注射贝伐单抗，IVT：玻璃体腔内注射曲安奈德）

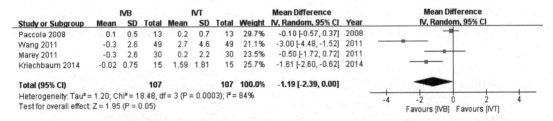

图 9-11-9　曲安奈德和贝伐单抗治疗 DME3 个月后眼压变化
（IVB：玻璃体腔内注射贝伐单抗，IVT：玻璃体腔内注射曲安奈德）

四、临床实践决策

本研究将公开发表的曲安奈德与贝伐单抗治疗 DME 的文献进行了循证医学的系统评价，选取随机对照设计的 RCT 资料研究进行 Meta 分析，共纳入 DME 患者 427 例，其中曲安奈德治疗组 213 例，贝伐单抗治疗组 214 例。对两种治疗方式进行最佳矫正视力，黄斑中央凹厚度以及高眼压的发生率等结局指标进行评价。结果表明：曲安奈德治疗组的视力改善优于贝伐单抗组，差异有统计学意义；黄斑中心凹厚度降低的差异两者相当。安全性方面：曲安奈德治疗组术后 1 个月眼压明显高于贝伐单抗组，差异有统计学意义。3 个月也高于贝伐单抗组。

综上所述,从纳入研究的结果分析,虽然曲安奈德治疗 DME 视力提升效果更明显,但是两种治疗方案均可有效提高患者视力,均可降低黄斑中央凹厚度。而且曲安奈德治疗后眼压明显高于贝伐单抗治疗,有增加患者发生继发性青光眼的风险。因此我们仍然主张使用贝伐单抗治疗 DME。

(孙晓东　周民稳)

参 考 文 献

1. Bandello F, Battaglia PM, Lanzetta P.Diabetic macular edema.Dev Ophthalmol, 2010, 47：73-110.

2. Klein R, Klein B E, Moss S E.The Wisconsin Epidemiologic Study of Diabetic Retinopathy.XV.The long-term incidence of macular edema.Ophthalmology, 1995, 102 (1)：7-16.

3. Photocoagulation for diabetic macular edema.Early Treatment Diabetic Retinopathy Study report number 1.Early Treatment Diabetic Retinopathy Study research group.Arch Ophthalmol, 1985, 103 (12)：1796-1806.

4. Seo JW, Park IW.Intravitreal bevacizumab for treatment of diabetic macular edema.Korean J Ophthalmol, 2009, 23 (1)：17-22.

5. Maguire MG, Martin DF, Ying GS.Five-Year Outcomes with Anti-Vascular Endothelial Growth Factor Treatment of Neovascular Age-Related Macular Degeneration：The Comparison of Age-Related Macular Degeneration Treatments Trials.Ophthalmology, 2016, 123 (8)：1751-1761.

6. Nauck M, Karakiulakis G, Perruchoud AP.Corticosteroids inhibit the expression of the vascular endothelial growth factor gene in human vascular smooth muscle cells.Eur J Pharmacol, 1998, 341 (2-3)：309-315.

7. Paccola L, Costa RA, Folgosa MS.Intravitreal triamcinolone versus bevacizumab for treatment of refractory diabetic macular oedema (IBEME study).Br J Ophthalmol, 2008, 92 (1)：76-80.

8. Isaac DL, Abud MB, Frantz KA.Comparing intravitreal triamcinolone acetonide and bevacizumab injections for the treatment of diabetic macular oedema：a randomized double-blind study.Acta Ophthalmol, 2012, 90 (1)：56-60.

9. Lim LL, Morrison JL, Constantinou M.Diabetic Macular Edema at the time of Cataract Surgery trial：a prospective, randomized clinical trial of intravitreous bevacizumab versus triamcinolone in patients with diabetic macular oedema at the time of cataract surgery-preliminary 6 month results.Clin Exp Ophthalmol, 2016, 44 (4)：233-242.

10. Kriechbaum K, Prager S, Mylonas G.Intravitreal bevacizumab (Avastin) versus triamcinolone (Volon A) for treatment of diabetic macular edema：one-year results.Eye (Lond), 2014, 28 (1)：9-15, 16.

11. Marey HM, Ellakwa AF.Intravitreal bevacizumab alone or combined with triamcinolone acetonide as the primary treatment for diabetic macular edema.Clin Ophthalmol, 2011, 5：1011-1016.

12. Azad R, Sain S, Sharma Y R.Comparison of intravitreal bevacizumab, intravitreal triamcinolone acetonide, and macular grid augmentation in refractory diffuse diabetic macular edema：A prospective, randomized study.Oman J Ophthalmol, 2012, 5 (3)：166-170.

13. Wang LL, Zhang W, Li Lj.Comparison of efficacy and safety between intraocular bevacizumab and triamcinolone for diabetic macualr edema.Chin J Exp Ophthalmol, 2011, 29：559-563.

第十二节　不同剂量糖皮质激素眼内缓释剂治疗 黄斑水肿的有效性及安全性分析

黄斑水肿是糖尿病视网膜病变（diabetic retinopathy，DR）、视网膜静脉阻塞（retinal vein occlusion，RVO）、葡萄膜炎等疾病引起视力下降的重要原因[1-3]。目前认为炎症介质、增加血管通透性的各种因子会导致血-视网膜屏障的破坏，进而引起黄斑水肿[4]。黄斑水肿会引起视细胞凋亡、视网膜纤维化而导致永久性视力丧失。以往黄斑水肿的治疗方法主要是黄斑部格栅样激光光凝[5]，但对黄斑中心凹旁毛细血管闭塞、严重的黄斑水肿、黄斑部长期硬性渗出、囊样水肿等病变激光治疗效果欠佳。近来发现抗炎或者抗新生血管药物可有效减轻对血-视网膜屏障的破坏进而减轻黄斑水肿，提升视力[6]。糖皮质激素可以通过抑制花生四烯酸的途径减少前列腺素的释放并且可以下调血管内皮生长因子（vascular endothelial growth factor，VEGF）的表达，因而可以稳定血-视网膜屏障，成为治疗黄斑水肿可选择的药物之一[7]。玻璃体腔内注射糖皮质激素已被证明可有效治疗黄斑水肿，然而它因为需要重复注射，增加了眼内炎、玻璃体腔出血等并发症发生的风险。糖皮质激素眼内缓释剂植入眼内后可缓慢释放糖皮质激素而达到持续抗炎的目的[8]。然而发生继发性青光眼以及并发性白内障是眼内注射糖皮质激素始终无法回避的问题，因此眼内植入糖皮质激素缓释剂找到一个合适的剂量，既能有效治疗黄斑水肿，又能减少并发症的发生，可能非常有必要。因此本研究力求全面检索国内外不同剂量糖皮质激素眼内缓释剂治疗黄斑水肿的随机对照试验（randomized controlled trial，RCT）资料，运用 Meta 分析的方法对不同剂量糖皮质激素眼内缓释剂治疗黄斑水肿的有效性及安全性进行客观、系统评价。

一、疾病案例

患者男，56 岁，因右眼无痛性视力明显下降 1 个月余，今到我院门诊就诊。既往高血压病史 5 年。眼部检查：Vod=0.1，Vos=0.8，右眼矫正均不增加，眼压正常，右眼晶状体尚透明，视盘边界清楚，右眼眼底可见大量火焰状出血，血管扭曲扩张，可见硬性渗出，视网膜水肿。左眼未见明显异常。经 FFA 及 OCT 检查证实为右眼视网膜中央静脉阻塞，右眼黄斑水肿。

二、提出问题

该患者诊断明确，治疗方面有多种选择，可考虑眼内植入糖皮质激素缓释剂，目前可供选择的缓释剂有大剂量（Ozurdex 0.7mg，retisert 0.5μg）以及小剂量（Ozurdex 0.35mg，retisert 0.2μg）之分，我们选择的关键是观察两种不同剂量的糖皮质激素缓释剂治疗黄斑水肿的效果和安全性如何？为了回答这个问题，我们首先需要按循证眼科学的要求进行证据的检索和评价，然后在此基础上进行临床决策。

三、证据检索和评价

(一)资料与方法

1. 一般资料

(1)检索文献的纳入标准:①国内外生物医学期刊于 2016 年 2 月前公开发表的不同剂量糖皮质激素缓释剂治疗的任何原因引起的黄斑水肿的 RCTs,包括单中心和多中心的 RCTs;②观察项目至少包括下述指标:治疗前后患者最佳矫正视力和黄斑中央凹厚度;③研究各组样本数均 ≥ 10 只眼;④随访时间不少于 3 个月。

(2)排除标准:①原始文献未对上述观察指标中任何一项进行评价;②原始文献临床研究未采用随机对照设计及术前资料不全;③重复发表的文献。

2. 方法

(1)文献检索:检索年限从各数据库建库至 2016 年 2 月。中文文献检索中国知网数据库、万方数据库、维普中文期刊数据库。外文文献检索 EMBASE,PubMed 以及 Cochrane 图书馆。中外文文献检索都采用了主题词和自由词结合的方式进行检索。中文检索词包括:黄斑水肿,糖皮质激素缓释剂,类固醇植入物等;英文检索词包括:macular edema,ME,corticosteroid intravitreal implants,intravitreal dexamethasone drug delivery system,steroid implants,dexamethasone insert,Ozurdex,fluocinolone acetonide insert,Retisert,Iluvien,RCT 等。

将初步检索文献查重,通过阅读题目和摘要确定与研究的相关性,不能明确是否纳入者,则通过阅读全文来确定。文献检索、筛选以及数据提取工作由两位研究者独立完成,如果遇到分歧,则通过讨论解决或者请第三人仲裁。对确定纳入的文献按预先设计的表格提取资料,主要包括每项研究各组纳入病例数、受试者平均年龄、随访时间、治疗前后患者最佳矫正视力和黄斑中央凹厚度等。

(2)统计学方法:采用 Cochrane 协作网提供的 Review Manager 5.1.0 软件。分类变量采用相对危险度(relative risk,RR)及 95% 可信区间(confidence interval,CI);连续变量采用加权均数差(weighted mean difference,WMD)及其 95%CI,$P<0.05$ 为差异有显著性。采用 I^2 检验进行异质性检验,$P<0.10$ 为差异有显著性。若异质性检验的结果为 $P \geqslant 0.10$ 及 $I^2<50\%$ 时,认为多个独立研究具有同质性,可选择固定效应模型;若 $P<0.10$ 及 $I^2 \geqslant 50\%$ 时,可认为多个研究存在异质性,可选择随机效应模型正。

(二)结果

1. 文献概况 根据检索策略通过电子检索和手工检索,初检出 241 篇文献。通过阅读标题、摘要和进一步阅读全文后,根据预先制定的纳入标准和排除标准进行筛选。最终纳入 4 篇文献进行 Meta 分析[9~12],其中三篇文献所用糖皮质激素缓释剂为 Ozurdex,一篇文献糖皮质激素缓释剂为 retisert。共纳入黄斑水肿患者 3 583 例,其中大剂量治疗组 1 276 例,小剂量组 1 241 例,假注射组 1 066 例。文献筛选流程见图 9-12-1,纳入研究的基本特征见表 9-12-1。

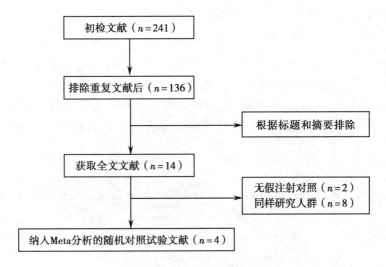

图 9-12-1　文献筛选流程图

表 9-12-1　纳入研究的基本特征

研究者及年代	研究类型	研究地点	原发病	随访时间/月	干预措施	眼数	年龄	Jadad评分
Kuppermann, et al, 2007[9]	RCT	巴西	DR, CRVO, BRVO, 葡萄膜炎	6	Ozurdex 0.7mg	105	66.3	3
					Ozurdex 0.35mg	105	65.4	
					Observation	105	65.3	
Haller, et al, 2010[10]	RCT	美国	CRVO, BRVO	36	Ozurdex 0.7mg	427	64.7	5
					Ozurdex 0.35mg	414	64.9	
					Sham	426	63.9	
Campochiaro, et al, 2011[12]	RCT	埃及	DR	24	retisert 0.5μg	393	62.2	5
					retisert 0.2μg	375	63	
					sham	185	61.9	
Boyer, et al, 2014[11]	RCT	巴西	DR	6	Ozurdex 0.7mg	351	62.5	5
					Ozurdex 0.35mg	347	62.3	
					Sham	350	62.5	

RCT= 随机对照试验;DR= 糖尿病视网膜病变;CRVO= 视网膜中央静脉阻塞;BRVO= 视网膜分支静脉阻塞

2. Meta 分析

（1）治疗后患者视力：所有纳入的文献均对不同干预措施治疗糖尿病水肿后视力提高超过 15 个字母的患者数进行了比较。Meta 分析结果显示，治疗后提高 15 个字母以上的患者数大剂量糖皮质激素缓释剂治疗组或小剂量糖皮质激素缓释剂治疗组均高于假注射组（RR=1.69,95%CI:1.25~2.28,P=0.000 7 和 RR=1.49,95%CI:1.07~2.08,P=0.02）（图 9-12-2，图 9-12-3）。而大剂量组与小剂量组比较，差异无统计学意义（RR=1.11,95%CI:0.96~1.29，P=0.15）（图 9-12-4）。

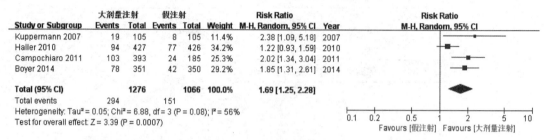

图 9-12-2　治疗后提高大于 15 个字母的患者数比较：大剂量组比假注射组

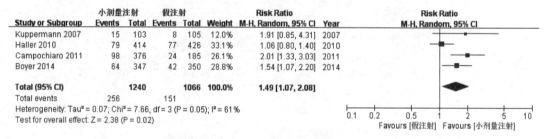

图 9-12-3　治疗后提高大于 15 个字母的患者数比较：小剂量组比假注射组

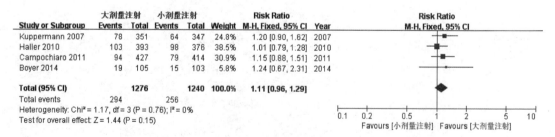

图 9-12-4　治疗后提高大于 15 个字母的患者数比较：大剂量组比小剂量组

（2）治疗后患者黄斑中心凹厚度：在黄斑中心凹厚度变化方面，共有 3 篇文献比较不同剂量糖皮质激素缓释剂治疗糖尿病水肿。Meta 分析结果显示，大剂量糖皮质激素及小剂量糖皮质激素治疗均有助于黄斑水肿患者黄斑结构恢复，显著减轻黄斑水肿（WMD=-75.46,95%CI:-90.29~-60.63,P<0.000 01 和 WMD=-46.47,95%CI:-92.08~-0.86,P=0.05）（图 9-12-5 和图 9-12-6）。大剂量糖皮质激素治疗组比小剂量糖皮质激

素治疗组黄斑中心凹厚度变化更大，但是差异无统计学意义（WMD=−42.49，95%CI，−99.01~14.04，P=0.14）（图 9-12-7）。

Study or Subgroup	high dose Mean	SD	Total	sham Mean	SD	Total	Weight	Mean Difference IV, Fixed, 95% CI
Boyer 2014	-111.6	134.1	351	-41.9	116	350	63.8%	-69.70 [-88.26, -51.14]
Haller 2010	-199	203	427	-119	188	426	31.9%	-80.00 [-106.26, -53.74]
Kuppermann 2007	-106.57	156.5	23	20.67	89.2	30	4.3%	-127.24 [-198.72, -55.76]
Total (95% CI)			**801**			**806**	**100.0%**	**-75.46 [-90.29, -60.63]**

Heterogeneity: Chi² = 2.50, df = 2 (P = 0.29); I² = 20%
Test for overall effect: Z = 9.98 (P < 0.00001)

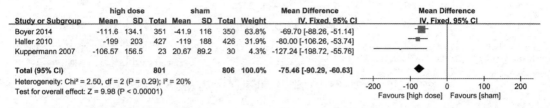

图 9-12-5　大剂量糖皮质激素和假注射（low dose：sham）治疗后黄斑中心凹厚度变化的比较

Study or Subgroup	low dose Mean	SD	Total	sham Mean	SD	Total	Weight	Mean Difference IV, Random, 95% CI
Boyer 2014	-107.9	135.8	347	-41.9	116	350	37.4%	-66.00 [-84.76, -47.24]
Haller 2010	-123	212	414	-119	188	426	35.0%	-4.00 [-31.12, 23.12]
Kuppermann 2007	-53.19	96.1	27	20.67	89.2	30	27.6%	-73.86 [-122.16, -25.56]
Total (95% CI)			**788**			**806**	**100.0%**	**-46.47 [-92.08, -0.86]**

Heterogeneity: Tau² = 1355.72; Chi² = 14.74, df = 2 (P = 0.0006); I² = 86%
Test for overall effect: Z = 2.00 (P = 0.05)

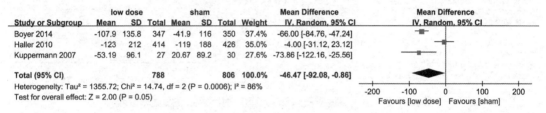

图 9-12-6　小剂量糖皮质激素和假注射（low dose：sham）治疗后黄斑中心凹厚度变化的比较

Study or Subgroup	high dose Mean	SD	Total	low dose Mean	SD	Total	Weight	Mean Difference IV, Random, 95% CI
Boyer 2014	-111.6	134.1	351	-107.9	135.8	347	38.8%	-3.70 [-23.72, 16.32]
Haller 2010	-199	203	427	-123	212	414	37.1%	-76.00 [-104.07, -47.93]
Kuppermann 2007	-106.57	156.5	23	-53.19	96.1	27	24.1%	-53.38 [-126.90, 20.14]
Total (95% CI)			**801**			**788**	**100.0%**	**-42.49 [-99.01, 14.04]**

Heterogeneity: Tau² = 2039.30; Chi² = 17.33, df = 2 (P = 0.0002); I² = 88%
Test for overall effect: Z = 1.47 (P = 0.14)

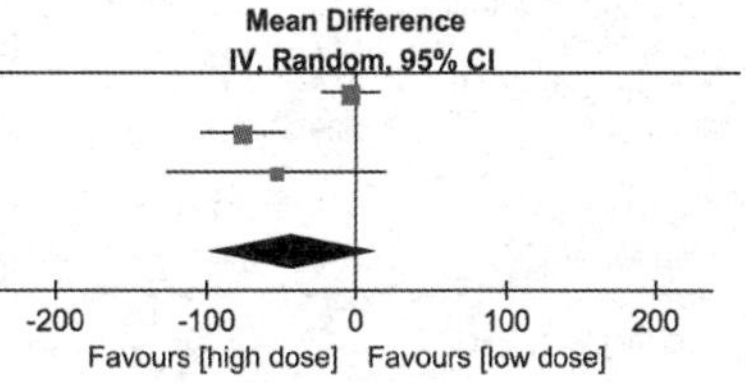

图 9-12-7　大剂量糖皮质激素和小剂量糖皮质激素（high dose：low dose）
治疗后黄斑中心凹厚度变化的比较

（3）安全性分析：由于玻璃体腔内糖皮质激素常发生眼压升高。4 个研究均报道了眼压升高发生率。随访结束时大剂量糖皮质激素治疗和小剂量糖皮质激素治疗组眼压升高的发生率均明显高于假注射组，差异有显著性（RR=8.41，95%CI：5.48~12.91，P<0.000 01；RR=7.74，95%CI：5.05~11.85，P<0.000 01）（图 9-12-8，图 9-12-9）。大剂量糖皮质激素治疗黄斑水肿高眼压的发生率高于小剂量糖皮质激素治疗组，但两组之间无显著性差异（RR=1.12，95%CI：0.94~1.32，P=0.20）（图 9-12-10）。3 个研究报道了白内障发生率。结果显示，大剂量糖皮质激素治疗和小剂量糖皮质激素治疗组白内障的发生率均明显高于假注射组，差异有显著性（RR=3.00，95%CI：2.12~4.24，P<0.000 01；RR=2.27，95%CI：1.39~3.71，P=0.001）（图 9-12-11，图 9-12-12）。大剂量糖皮质激素治疗组白内障的发生率明显高于小剂量糖皮质激素治疗组，差异有显著性（RR=1.19，95%CI：1.11~1.28，P<0.000 01）（图 9-12-13）。

Study or Subgroup	大剂量注射 Events	Total	假注射 Events	Total	Weight	Risk Ratio M-H, Fixed, 95% CI	Year
Kuppermann 2007	13	101	0	105	2.1%	28.06 [1.69, 465.84]	2007
Haller 2010	17	421	3	423	12.9%	5.69 [1.68, 19.28]	2010
Campochiaro 2011	55	393	2	185	11.8%	12.95 [3.19, 52.50]	2011
Boyer 2014	128	347	17	350	73.2%	7.59 [4.68, 12.32]	2014
Total (95% CI)		**1262**		**1063**	**100.0%**	**8.41 [5.48, 12.91]**	
Total events	213		22				

Heterogeneity: Chi² = 1.64, df = 3 (P = 0.65); I² = 0%
Test for overall effect: Z = 9.74 (P < 0.00001)

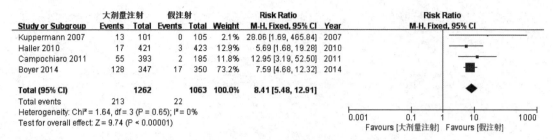

图 9-12-8 大剂量糖皮质激素组和假注射组高眼压发生率比较

Study or Subgroup	小剂量注射 Events	Total	假注射 Events	Total	Weight	Risk Ratio M-H, Fixed, 95% CI	Year
Kuppermann 2007	17	101	0	105	2.1%	36.37 [2.22, 596.91]	2007
Haller 2010	16	412	3	423	12.9%	5.48 [1.61, 18.65]	2010
Campochiaro 2011	34	376	2	185	11.7%	8.36 [2.03, 34.44]	2011
Boyer 2014	120	343	17	350	73.3%	7.20 [4.43, 11.71]	2014
Total (95% CI)		**1232**		**1063**	**100.0%**	**7.74 [5.05, 11.85]**	
Total events	187		22				

Heterogeneity: Chi² = 1.58, df = 3 (P = 0.66); I² = 0%
Test for overall effect: Z = 9.40 (P < 0.00001)

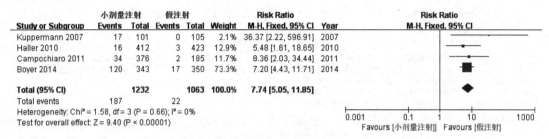

图 9-12-9 小剂量糖皮质激素组和假注射组高眼压发生率比较

Study or Subgroup	大剂量注射 Events	Total	小剂量注射 Events	Total	Weight	Risk Ratio M-H, Fixed, 95% CI	Year
Kuppermann 2007	13	101	17	101	9.0%	0.76 [0.39, 1.49]	2007
Haller 2010	17	421	16	412	8.6%	1.04 [0.53, 2.03]	2010
Campochiaro 2011	55	393	34	376	18.4%	1.55 [1.03, 2.32]	2011
Boyer 2014	128	347	120	343	64.0%	1.05 [0.86, 1.29]	2014
Total (95% CI)		**1262**		**1232**	**100.0%**	**1.12 [0.94, 1.32]**	
Total events	213		187				

Heterogeneity: Chi² = 4.12, df = 3 (P = 0.25); I² = 27%
Test for overall effect: Z = 1.29 (P = 0.20)

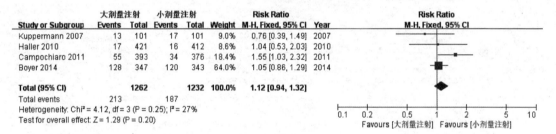

图 9-12-10 大剂量糖皮质激素组和小剂量糖皮质激素组高眼压发生率比较

Study or Subgroup	大剂量注射 Events	Total	假注射 Events	Total	Weight	Risk Ratio M-H, Random, 95% CI	Year
Haller 2010	31	421	19	423	21.8%	1.64 [0.94, 2.86]	2010
Campochiaro 2011	332	393	43	185	38.4%	3.63 [2.79, 4.74]	2011
Boyer 2014	210	347	61	350	39.8%	3.47 [2.72, 4.43]	2014
Total (95% CI)		**1161**		**958**	**100.0%**	**3.00 [2.12, 4.24]**	
Total events	573		123				

Heterogeneity: Tau² = 0.06; Chi² = 6.78, df = 2 (P = 0.03); I² = 71%
Test for overall effect: Z = 6.23 (P < 0.00001)

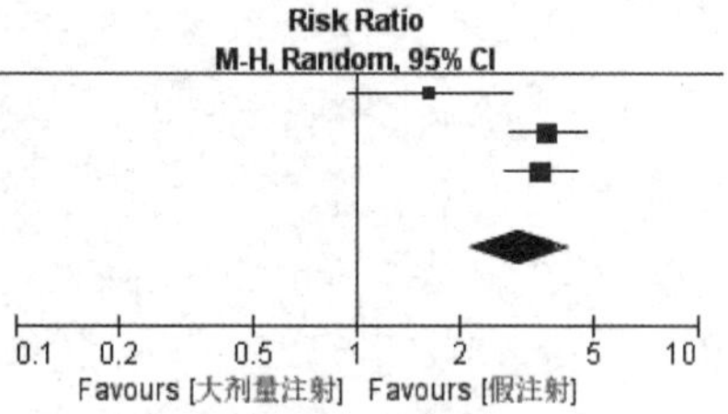

图 9-12-11 大剂量糖皮质激素组和假注射组白内障发生率比较

Study or Subgroup	小剂量注射 Events	Total	假注射 Events	Total	Weight	Risk Ratio M-H, Random, 95% CI	Year
Haller 2010	17	412	19	423	24.6%	0.92 [0.48, 1.74]	2010
Campochiaro 2011	282	393	43	185	37.4%	3.09 [2.36, 4.04]	2011
Boyer 2014	180	343	61	350	38.0%	3.01 [2.35, 3.86]	2014
Total (95% CI)		**1148**		**958**	**100.0%**	**2.27 [1.39, 3.71]**	
Total events	479		123				

Heterogeneity: Tau² = 0.15; Chi² = 12.48, df = 2 (P = 0.002); I² = 84%
Test for overall effect: Z = 3.27 (P = 0.001)

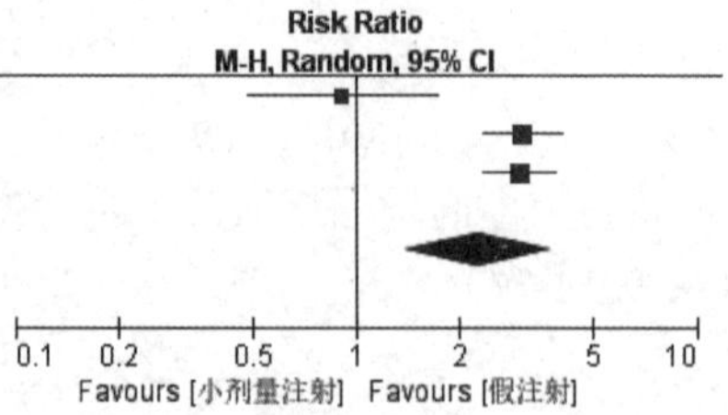

图 9-12-12 小剂量糖皮质激素组和假注射组白内障发生率比较

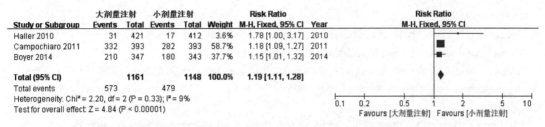

图 9-12-13　大剂量糖皮质激素组和小剂量糖皮质激素组高眼压发生率比较

四、临床实践决策

本研究将公开发表的使用大剂量糖皮质激素缓释剂眼内植入（Ozurdex 0.7mg，retisert 0.5μg）以及小剂量糖皮质激素缓释剂眼内植入（Ozurdex 0.35mg，retisert 0.2μg 治疗黄斑水肿的文献进行了循证医学的系统评价，选取 RCT 资料研究进行 Meta 分析。共纳入黄斑水肿患者 3 583 例，其中大剂量治疗组 1 276 例，小剂量组 1 241 例，假注射组 1 066 例。Meta 分析结果表明：不管是大剂量还是小剂量治疗黄斑水肿都能明显提高患者视力，都能有效降低黄斑中央凹厚度。但是他们都能增加患者眼压升高以及患并发性白内障的风险。但是大剂量和小剂量之间比较，2 种治疗方案在视力提高，减轻黄斑水肿以及增加眼压增高的风险方面相当。可是大剂量糖皮质激素缓释剂眼内植入发生并发性白内障的风险高于小剂量糖皮质激素缓释剂眼内植入。

综上所述，从纳入研究的结果分析，糖皮质激素缓释剂眼内植入治疗黄斑水肿有效，但是安全性的问题广大临床医师必须要考虑，如果要用到糖皮质激素缓释剂眼内植入治疗黄斑水肿，综合有效性及安全性考虑，我们主张使用小剂量的糖皮质激素缓释剂眼内植入。

（孙晓东　周民稳）

参 考 文 献

1. Goldhardt R，Rosen BS.Uveitic Macular Edema：Treatment Update.Curr Ophthalmol Rep，2016，4（1）：30-37.

2. Nozaki M.［Diabetic macular edema—pathogenesis，diagnosis and treatment］.Nihon Rinsho，2016，74 Suppl 2：140-147.

3. Sawada O，Ohji M.Retinal Vein Occlusion.Dev Ophthalmol，2016，55：147-153.

4. Antonetti DA，Barber AJ，Khin S.Vascular permeability in experimental diabetes is associated with reduced endothelial occludin content：vascular endothelial growth factor decreases occludin in retinal endothelial cells. Penn State Retina Research Group.Diabetes，1998，47（12）：1953-1959.

5. Photocoagulation for diabetic macular edema.Early Treatment Diabetic Retinopathy Study report number 1.Early Treatment Diabetic Retinopathy Study research group.Arch Ophthalmol，1985，103（12）：1796-1806.

6. Sarao V，Veritti D，Boscia F.Intravitreal steroids for the treatment of retinal diseases.ScientificWorldJournal，2014，2014：989501.

7. Gillies MC，Sutter FK，Simpson JM.Intravitreal triamcinolone for refractory diabetic macular edema：two-year results of a double-masked，placebo-controlled，randomized clinical trial.Ophthalmology，2006，113（9）：1533-

1538.

8. Comyn O, Lightman SL, Hykin PG.Corticosteroid intravitreal implants vs.ranibizumab for the treatment of vitreoretinal disease.Curr Opin Ophthalmol,2013,24(3):248-254.

9. Kuppermann BD,Blumenkranz MS,Haller JA.Randomized controlled study of an intravitreous dexamethasone drug delivery system in patients with persistent macular edema.Arch Ophthalmol,2007,125 (3):309-317.

10. Haller JA,Bandello F,Belfort RJ.Randomized,sham-controlled trial of dexamethasone intravitreal implant in patients with macular edema due to retinal vein occlusion.Ophthalmology,2010,117(6): 1134-1146.

11. Boyer DS,Yoon YH,Belfort RJ.Three-year,randomized,sham-controlled trial of dexamethasone intravitreal implant in patients with diabetic macular edema.Ophthalmology,2014,121(10):1904-1914.

12. Campochiaro PA,Brown DM,Pearson A.Long-term benefit of sustained-delivery fluocinolone acetonide vitreous inserts for diabetic macular edema.Ophthalmology,2011,118(4):626-635.

第十三节　阈值下微脉冲激光及常规激光治疗糖尿病黄斑水肿哪个好

　　糖尿病视网膜病变是糖尿病患者主要的并发症,糖尿病黄斑水肿(diabetic macular edema,DME)是糖尿病视网膜病变视力下降的主要原因。初诊的糖尿病患者 DME 发病率为 0~3%,而糖尿病病程长达 20 年的患者其发病率可达 28%~29%。自 1985 年,局部/格栅样光凝常规使用氩激光(514nm)或 532 激光,一直是 DME 的标准治疗。然而,常规激光可损伤光感受器,激光斑扩大,形成新生血管,甚至黄斑瘢痕萎缩。阈值下微脉冲激光使用 810nm 激光,采用 100~300ms 释放能量,1 700~1 900ms 无能量释放的模式,使能量局限于视网膜色素上皮层,在治疗过程中无可见激光斑。所以阈值下微脉冲激光对视网膜损伤小,但其治疗效果如何未达成共识。随着近几年内新发表了高质量的临床试验研究结果,因此,评价阈值下微脉冲激光及常规激光治疗 DME 的疗效很有必要。

一、疾病案例

　　患者男,63 岁,因双眼无痛性视力明显下降 3 个月余,今到我院门诊就诊。既往糖尿病 10 年,目前胰岛素治疗控制血糖;无其他系统性疾病史。眼部检查:Vod=0.08,Vos=0.1,矫正均不增加,眼压正常,双眼晶状体轻度混浊,双眼视网膜广泛出血点,黄斑部视网膜见渗出,视网膜水肿。经 FFA 及 OCT 检查证实 DME。

二、提出问题

　　该患者诊断明确,患者经济状况不佳,暂不考虑雷珠单抗治疗,希望采用激光治疗。目前有常规 532 激光和阈值下微脉冲激光,那么选择何种激光比较合适？为了回答这个问题,我们首先需要按循证眼科学的要求进行证据的检索和评价,然后在此基础上进行临床决策。

三、证据检索和评价

（一）资料与方法

1. 一般资料

（1）文献纳入标准：①国内外生物医学期刊于 2015 年 10 月前公开发表的阈值下微脉冲激光与常规激光治疗 DME 的随机对照试验（randomized controlled trial，RCT），包括单中心和多中心的 RCT；②观察项目至少包括下述指标：治疗前后患者最佳矫正视力和黄斑区视网膜厚度；③研究各组样本数均 ≥ 10 只眼。

（2）排除标准：①原始文献未对上述观察指标中任何一项进行评价；②原始文献临床研究未采用随机对照设计或资料不全；③重复发表的文献。

2. 方法

（1）文献检索：检索数据库包括中文数据库和外文数据库。检索年限从各数据库建库至 2015 年 10 月。中文文献检索中国知网数据库、万方数据库、维普中文期刊数据库。外文文献检索 PubMed，ClinicalTrials.gov 及 Cochrane 图书馆。中外文文献检索都采用了主题词和自由词结合的方式进行检索。中文检索词包括：糖尿病黄斑水肿，阈值下微脉冲激光等；英文检索词包括：diabetic macular edema 和 subthreshold micropulse diode laser。

将初步检索文献查重，通过阅读题目和摘要确定与研究的相关性，不能明确是否纳入者，则通过阅读全文来确定。文献检索、筛选以及数据提取工作由两位研究者独立完成，如果遇到分歧，则通过讨论解决或者请第三人仲裁。对确定纳入的文献按预先设计的表格提取资料，主要包括每项研究各组纳入病例数、受试者平均年龄、随访时间、治疗前后患者最佳矫正视力和黄斑区视网膜厚度等。

（2）统计学方法：采用 Cochrane 协作网提供的 Review Manager 5.1.0 软件。分类变量采用相对危险度（relative risk，RR）及 95% 可信区间（confidence interval，CI）；连续变量采用加权均数差（weighted mean difference，WMD）及其 95%CI，以 $P<0.05$ 为差异有显著性。采用 I^2 检验进行异质性检验，$P<0.10$ 为差异有统计学意义。若异质性检验的结果为 $P \geq 0.10$ 及 $I^2<50\%$ 时，认为多个独立研究具有同质性，可选择固定效应模型；若 $P<0.10$ 及 $I^2 \geq 50\%$ 时，多个研究存在异质性，可选择随机效应模型。

（二）结果

1. 文献概况　根据检索策略，初检出 48 篇文献。通过阅读标题、摘要和进一步阅读全文后，根据预先制定的纳入标准和排除标准进行筛选。最终纳入 6 篇文献进行 Meta 分析，共纳入 DME 眼数 398 只，其中阈值下微脉冲激光组 203 例，常规激光组 195 例。文献筛选流程见图 9-13-1，纳入研究的基本特征见表 9-13-1。

2. 治疗后患者视力　其中 4 篇文献对阈值下微脉冲激光与常规激光治疗后 3 个月及 6 个月患眼视力进行了比较，2 篇文献对治疗后 9 个月及 12 个月的视力进行了比较。Meta 分析结果显示，阈值下微脉冲激光与常规激光治疗均有助于 DME 患者视力的恢复。阈值下微脉冲激光在 3 个月，9 个月及 12 个月均优于常规激光，差异有统计学意义（WMD=-0.06，95%CI：-0.12~-0.01，$P=0.02$；WMD=-0.09，95%CI：-0.17~0.00，$P=0.04$ 和 WMD=-0.10，95%CI：-0.19~-0.01，$P=0.03$）。在 6 个月仍有这一趋势，但无统计学差异（WMD=-0.06，95%CI：-0.12~0.00，$P=0.05$）（图 9-13-2）。

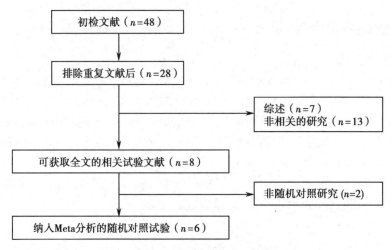

图 9-13-1　文献筛选流程图

表 9-13-1　纳入研究的基本特征

研究者及年代	研究类型	研究地点	随访时间 / 月	激光波长 / nm	眼数	年龄 / 岁	文献评分
Figueira,et al,2009[1]	RCT	葡萄牙和英国	12	810/514	44/40	59.8/61.1	5
Laursen,et al,2004[2]	RCT	荷兰	6	810/514	12/11	61/61	3
Lavinsky,et al,2011[3]	RCT	巴西	12	810/532	42/42	61.9/61.8	5
Venkatesh,et al,2011[4]	RCT	印度	6	810/532	23/23	NA	3
Vujosevic,et al,2010[5]	RCT	意大利	12	810/514	32/30	62.8/62.1	3
Xie,et al,2013[6]	RCT	中国	6	810/514	50/49	58/56	3

RCT= 随机对照试验；NA= 未能获取数据

3. 治疗后患者黄斑中心凹厚度　其中 4 篇文献对阈值下微脉冲激光与常规激光治疗后 3 个月黄斑中心凹厚度进行了比较,5 篇文献对治疗后 6 个月,2 篇文献对治疗后 9 个月及 3 篇文献对治疗后 12 个月的视力进行了比较。Meta 分析结果显示,阈值下微脉冲激光与常规激光治疗均有助于 DME 患者黄斑结构恢复,两种治疗方法在各随访期间均无统计学差异(WMD=−2.52,95%CI:−21.57~16.52,P=0.80;WMD=−7.68,95%CI:−19.34~3.98,P=0.20;WMD=−2.60,95%CI:−37.55~32.36,P=0.88 和 WMD=−2.49,95%CI:−30.44~25.46,P=0.86)(图 9-13-3)。

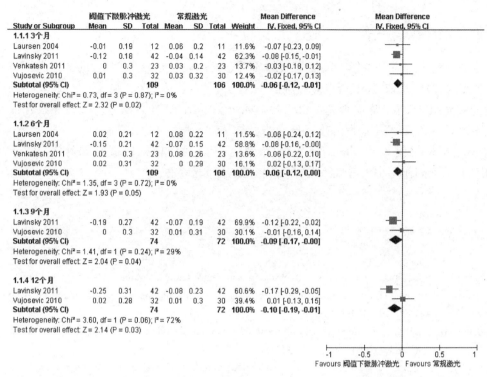

图 9-13-2　阈值下微脉冲激光与常规激光治疗 3~12 个月后最佳矫正视力（LogMAR）的比较

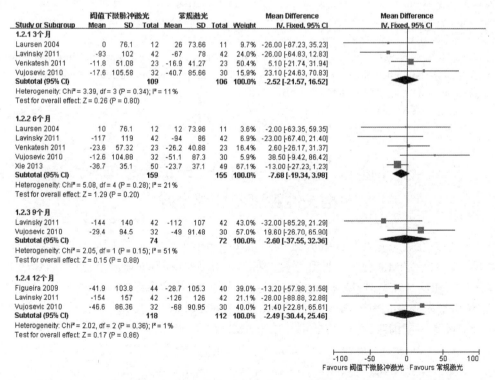

图 9-13-3　阈值下微脉冲激光与常规激光治疗 3~12 个月后黄斑视网膜厚度的比较

四、临床实践决策

本研究将公开发表的使用阈值下微脉冲激光与常规激光治疗 DME 的文献进行了循证医学的系统评价,选取 RCT 资料研究进行 Meta 分析,共纳入 DME 眼数 398 只,其中阈值下微脉冲激光组 203 例,常规激光组 195 例。Meta 分析结果表明:阈值下微脉冲激光视力改善优于常规激光,黄斑中心凹厚度降低无明显差异。

综上所述,从纳入研究的结果分析,条件允许下,可考虑采用阈值下微脉冲激光治疗 DME。其治疗副作用小于常规激光,而疗效较常规激光略有优势。

(李文生)

参 考 文 献

1. Figueira J, Khan J, Nunes S, et al.Prospective randomised controlled trial comparing sub-threshold micropulse diode laser photocoagulation and conventional green laser for clinically significant diabetic macular oedema. Br J Ophthalmol, 2009, 93 (10): 1341-1344.

2. Laursen ML, Moeller F, Sander B, et al.Subthreshold micropulse diode laser treatment in diabetic macular oedema.Br J Ophthalmol, 2004, 88 (9): 1173-1179.

3. Lavinsky D, Cardillo JA, Melo LA, Jr., et al.Randomized clinical trial evaluating mETDRS versus normal or high-density micropulse photocoagulation for diabetic macular edema.Invest Ophthalmol Vis Sci, 2011, 52(7): 4314-4323.

4. Venkatesh P, Ramanjulu R, Azad R, et al.Subthreshold micropulse diode laser and double frequency neodymium: YAG laser in treatment of diabetic macular edema: a prospective, randomized study using multifocal electroretinography.Photomed Laser Surg, 2011, 29 (11): 727-733.

5. Vujosevic S, Bottega E, Casciano M, et al.Microperimetry and fundus autofluorescence in diabetic macular edema: subthreshold micropulse diode laser versus modified early treatment diabetic retinopathy study laser photocoagulation.Retina, 2010, 30 (6): 908-916.

6. Xie TY, Guo QQ, Wang Y, et al.Randomized, controlled clinical trial comparison of SDM laser versus argon ion laser in diabetic macular edema.Int.Eye Sci, 2013, 13 (12): 2370-2372.

第十四节　贝伐单抗和雷珠单抗治疗年龄
相关性黄斑变性哪个好

年龄相关性黄斑变性(age-related macular degeneration, AMD)是西方国家老年人致盲的主要原因之一,AMD 分为干性和湿性两种。湿性 AMD 的病理变化有脉络膜新生血管、黄斑区渗漏和反复性出血,最终导致纤维瘢痕形成,严重损害患者的中心视力。大量研究结果表明,血管内皮生长因子(vascular endothelial growth factor, VEGF)是促进眼内病理性新生血管形成的关键细胞因子。近年来,湿性 AMD 的抗 VEGF 治疗是眼底病领域的一个热点问题,抗 VEGF 药物如贝伐单抗和雷珠单抗在临床上的广泛使用,大大提高了湿性 AMD 的治疗效果。雷珠单抗于 2006 年获 FDA 批准用于 AMD 的临床治疗,贝伐单抗则于 2004 年被 FDA 批准用于结直肠癌的治疗。但由于贝伐单抗与雷珠单抗发挥作用的机制相似,而且贝伐单抗治疗湿性 AMD 的费用远低于雷珠单抗。因此,在国外贝伐单抗被"超范围使用"治疗湿性 AMD。本研究力求全面检索国内外贝伐单抗和雷珠单抗治疗新生血管性眼病的随机对照试验(randomized controlled trial,RCT)资料,运用 Meta 分析的方法对两者疗效及安全性进行客观、系统评价。

一、疾病案例

患者男,80 岁,因双眼无痛性视力明显下降伴视物变性 3 个月余,今到我院门诊就诊。患者于 2 年前因双眼年龄相关性白内障在其他医院行手术治疗,手术后裸眼视力 0.6 左右,一直保持到 3 个月前。既往双眼健康,无糖尿病、高血压等系统性疾病史。眼部检查:Vod=0.05,Vos=0.1,矫正均不提高,眼压正常,双眼人工晶状体位置正常,双眼视盘边界清楚,双眼黄斑部区见出血及渗出,经 FFA、ICGA 及 OCT 检查证实为湿性 AMD。

二、提出问题

该患者诊断明确,治疗方面需要使用抗 VEGF 药物如贝伐单抗和雷珠单抗等,虽然贝伐单抗治疗湿性 AMD 属于适应证外用药,但是由于贝伐单抗与雷珠单抗的价格相差 15 倍,除了价格因素以外,我们选择的关键是两者的效果和安全性如何? 为了回答这个问题,我们需要进行证据检索和评价,在此基础上进行临床决策。

三、证据检索和评价

(一)资料与方法

1. 一般资料

(1)检索文献的纳入标准:①国内外生物医学期刊于 2013 年 11 月前公开发表的玻璃体腔注射贝伐单抗或雷珠单抗治疗湿性 AMD 的 RCT,包括单中心和多中心的 RCT;②观察项目至少包括下述指标:治疗前后患者最佳矫正视力和黄斑区视网膜厚度;③研究各组样本数均≥10 只眼。

(2)排除标准:①原始文献未对上述观察指标中任何一项进行评价;②原始文献临床研究未采用随机对照设计及术前资料不全;③贝伐单抗或雷珠单抗联合其他治疗方法(如激光等);④重复发表的文献。

2. 方法

(1)文献检索:检索数据库包括中文数据库和外文数据库。检索年限从各数据库建库至 2013 年 11 月。中文文献检索中国知网数据库、万方数据库、维普中文期刊数据库。外文文献检索 EMBASE,PubMed 和 Cochrane 图书馆。中外文文献检索都采用了主题词和自由词结合的方式进行检索。中文检索词包括:年龄相关性黄斑变性,贝伐单抗,雷珠单抗等;英文检索词包括:age-related macular degeneration,AMD,bevacizumab,ranibizumab,RCT 等。

将初步检索文献查重,通过阅读题目和摘要确定与研究的相关性,不能明确是否纳入者,则通过阅读全文来确定。文献检索、筛选以及数据提取工作由两位研究者独立完成,如果遇到分歧,则通过讨论解决或者请第三人仲裁。对确定纳入的文献按预先设计的表格提取资料,主要包括每项研究各组纳入病例数、受试者平均年龄、随访时间、治疗前后患者最佳矫正视力和黄斑区视网膜厚度等。

(2)统计学方法:采用 Cochrane 协作网提供的 Review Manager 5.1.0 软件。分类变量采用优势比(odds ratio,OR)及95%可信区间(confidence interval,CI);连续变量采用加权均数差(weighted mean difference,WMD)及其95%CI,以 $P<0.05$ 为差异有统计学意义。采用 I^2 检验进行异质性检验,$P<0.10$ 为差异显著性。若异质性检验的结果为 $P \geqslant 0.10$ 及 $I^2<50\%$ 时,认为多个独立研究具有同质性,可选择固定效应模型;若 $P<0.10$ 及 $I^2 \geqslant 50\%$ 时,可认为多个研究存在异质性,可选择随机效应模型。

(二)结果

1. 文献概况　根据检索策略初检出 510 篇文献。通过阅读标题、摘要和进一步阅读全文后,根据预先制定的纳入标准和排除标准进行筛选。最终纳入 6 篇文献进行 Meta 分析,共纳入湿性 AMD 患者 2 612 例,其中贝伐单抗治疗组 1 292 例,雷珠单抗治疗组 1 320 例。文献筛选流程见图 9-14-1,纳入研究的基本特征见表 9-14-1。

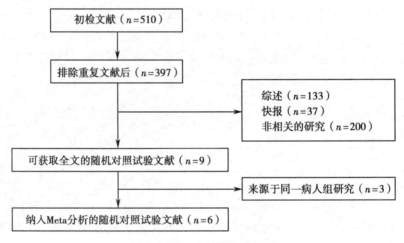

图 9-14-1　文献筛选流程图

表 9-14-1　纳入研究的基本特征

研究小组 (年份)	Jadad 评分	研究 类型	研究 地点	随访时间 /月	患者数 *	年龄/岁 *
Biswas(2011)[1]	4	RCT	印度	18	50/54	64.4/63.5
CATT(2012)[2]	5	RCT	美国	24	586/599	79.7/78.8
GEFAL(2013)[3]	5	RCT	法国	12	191/183	79.6/78.7
IVAN(2013)[4]	5	RCT	美国	24	296/314	77.8/77.7
MANTA(2013)[5]	5	RCT	澳大利亚	12	154/163	76.7/77.6
Subramanian(2010)[6]	4	RCT	美国	12	15/7	77.0/80.0

*贝伐单抗组/雷珠单抗组;RCT=随机对照试验

2. Meta 分析

(1)治疗后患者视力:其中 6 篇文献对贝伐单抗和雷珠单抗治疗后 1 年患眼视力进行了比较,2 篇文献对治疗后 2 年的视力进行了比较。文献之间无明显异质性($I^2<50\%$),故采用固定效应模型进行合并。Meta 分析结果显示,贝伐单抗和雷珠单抗治疗均有助于湿性 AMD 患者视力的恢复,但在注射贝伐单抗和雷珠单抗 1 年及 2 年后的视力变化统计分析的结果显示,两种治疗方法的差异并无统计学意义(1 年:WMD=−0.40,95%CI:−1.48~0.69,P=0.39;2 年:WMD=−1.16,95%CI:−2.82~0.51,P=0.70)(图 9-14-2)。

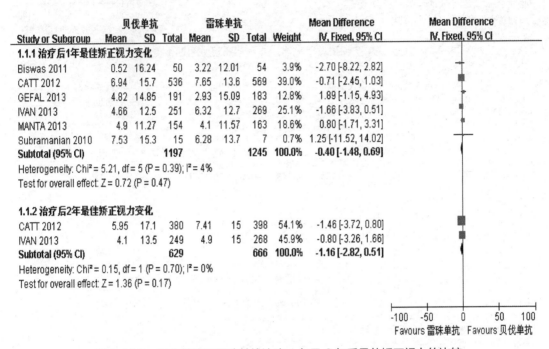

图 9-14-2　贝伐单抗和雷珠单抗治疗 1 年及 2 年后最佳矫正视力的比较

(2)治疗后患者黄斑中心凹厚度:其中 5 篇文献对贝伐单抗和雷珠单抗治疗后患眼黄斑中心凹厚度进行了比较,文献之间无明显异质性($I^2<50\%$),故采用固定效应模型进行合并。Meta 分析结果显示,贝伐单抗和雷珠单抗治疗均有助于湿性 AMD 患者黄斑结构恢复,但在注射贝伐单抗和雷珠单抗 1 年后降低黄斑中心凹厚度值的统计分析结果显示,两种治疗方法的差异有统计学意义(WMD=4.35,95%CI:0.92~7.78,P=0.01)(图 9-14-3)。

3. 安全性分析　贝伐单抗和雷珠单抗治疗后严重的全身性不良事件的分析结果如图 9-14-4 及图 9-14-5 所示。死亡率及动脉血栓不良事件发生率两组间无统计学差异(1 年:OR=1.28,95%CI:0.72~2.30,P=0.40;2 年:OR=1.12,95%CI:0.76~1.65,P=0.56 及 1 年:OR=0.94,95%CI:0.52~1.69,P=0.84;2 年:OR=0.98,95%CI:0.64~1.51,P=0.94)。静脉血栓不良事件发生率贝伐单抗治疗组高于雷珠单抗治疗组,但差异无统计学意义(1 年:OR=3.06,95%CI:0.83~11.25,P=0.09;2 年:OR=2.42,95%CI:0.93~6.28,P=0.07)贝伐单抗组严重的全身性不良事件发生率高于雷珠单抗组,差异有统计学意义(1 年:OR=1.24,95%CI:1.04~1.48,P=0.02;2 年:OR=1.20,95%CI:1.05~1.37,P=0.008)。

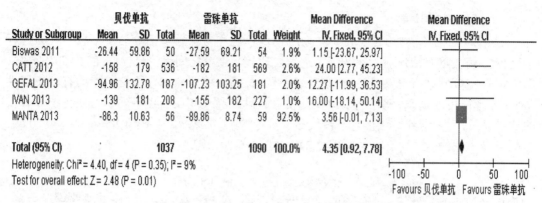

图 9-14-3　贝伐单抗和雷珠单抗治疗 1 年后黄斑中心凹厚度变化的比较

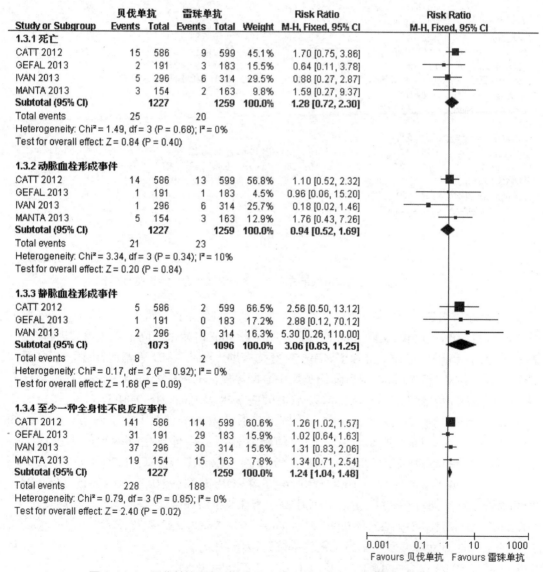

图 9-14-4　贝伐单抗和雷珠单抗治疗后 1 年严重的全身性不良事件比较

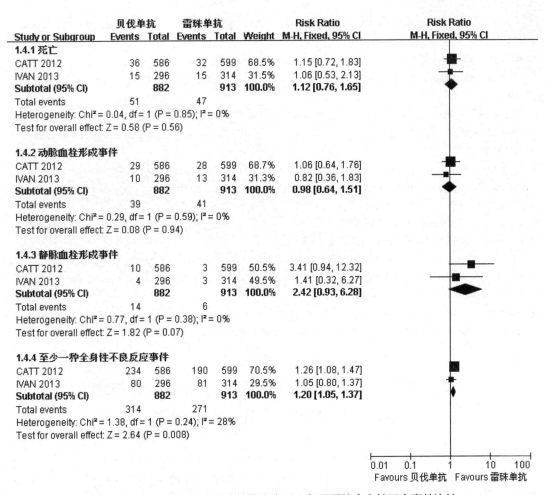

图 9-14-5　贝伐单抗和雷珠单抗治疗后 2 年严重的全身性不良事件比较

四、临床实践决策

本研究将公开发表的使用贝伐单抗和雷珠单抗治疗湿性 AMD 的文献进行了循证医学的系统评价,选取随机对照设计的RCT资料研究进行Meta分析,共纳入湿性 AMD 患者 2 612 例,其中贝伐单抗治疗组 1 292 例,雷珠单抗治疗组 1 320 例。对贝伐单抗治疗组和雷珠单抗治疗组 1 年及 2 年的治疗结果进行 Meta 分析结果表明:贝伐单抗治疗组与雷珠单抗治疗组的视力改善差异无统计学意义;黄斑中心凹厚度降低的差异也无统计学意义。在安全性方面,不管是在 1 年还是 2 年时间点,两组间死亡率及动脉血栓不良事件发生率无统计学差异;静脉血栓不良事件发生率贝伐单抗治疗组高于雷珠单抗治疗组,但差异无统计学意义;观察 1 年时贝伐单抗组严重的全身性不良事件发生率高于雷珠单抗组,差异有统计学意义。

综上所述,从纳入研究的结果分析,一方面,玻璃体腔注射贝伐单抗治疗湿性 AMD 具有与雷珠单抗相似的疗效;而且具有明显的价格优势;另一方面,考虑到患者的经济承受能力,我们给患者建议使用贝伐单抗治疗其眼疾。

(李文生)

参 考 文 献

1. Biswas P, Sengupta S, Choudhary R, et al. Comparative role of intravitreal ranibizumab versus bevacizumab in choroidal neovascular membrane in age-related macular degeneration. Indian J Ophthalmol, 2011, 59(3): 191-196.

2. Yeh S, Albini TA, Moshfeghi AA, et al. Uveitis, the Comparison of Age-Related Macular Degeneration Treatments Trials (CATT), and intravitreal biologics for ocular inflammation. Am J Ophthalmol, 2012, 154(3): 429-435 e422.

3. Kodjikian L, Souied EH, Mimoun G, et al. Ranibizumab versus Bevacizumab for Neovascular Age-related Macular Degeneration: Results from the GEFAL Noninferiority Randomized Trial. Ophthalmology, 2013, 120(11): 2300-2309.

4. Fong AH, Lai TY. Long-term effectiveness of ranibizumab for age-related macular degeneration and diabetic macular edema. Clin Interv Aging, 2013, 8: 467-483.

5. Krebs I, Schmetterer L, Boltz A, et al. A randomised double-masked trial comparing the visual outcome after treatment with ranibizumab or bevacizumab in patients with neovascular age-related macular degeneration. Br J Ophthalmol, 2013, 97(3): 266-271.

6. Subramanian ML, Abedi G, Ness S, et al. Bevacizumab vs ranibizumab for age-related macular degeneration: 1-year outcomes of a prospective, double-masked randomised clinical trial. Eye (Lond), 2010, 24(11): 1708-1715.

第十五节 基因多态性是否对抗新生血管药物治疗年龄相关性黄斑变性有影响

年龄相关性黄斑变性（age-related macular degeneration, AMD）是西方国家老年人致盲的主要原因之一，AMD 分为干性和湿性两种。湿性 AMD 的病理变化有脉络膜新生血管，黄斑区渗漏和反复性出血，最终导致纤维瘢痕形成，严重损害患者的中心视力。大量研究结果表明，血管内皮生长因子（vascular endothelial growth factor, VEGF）是促进眼内病理性新生血管形成的关键细胞因子。近年来，湿性 AMD 的抗 VEGF 治疗是眼底病领域的一个热点问题，抗 VEGF 药物如贝伐单抗和雷珠单抗在临床上的广泛使用，大大提高了湿性 AMD 的治疗效果，但少部分患者对该药物不应答，治疗效果不佳。是否存在基因多态性影响药物作用，并未达成共识。AMD 最主要的一个基因多态性是 CFH Y402H，因此评价 CFH Y402H 基因多态性是否存在抗 VEGF 治疗药效很有必要。

一、疾病案例

患者男，65 岁，因双眼无痛性视力明显下降伴视物变性 2 年余。2 年前曾诊断为"双湿性 AMD"，已行玻璃体腔注射贝伐单抗 10 次，今来我院就诊。既往双眼健康，无糖尿病、高血压等系统性疾病史。眼部检查：Vod=0.06，Vos=0.08，矫正均不增加，眼压正常，双眼晶状体轻度混浊，双眼视盘边界清楚，双眼黄斑区见出血及渗出，经 FFA、ICGA 及 OCT 检查证实为湿性 AMD。

二、提出问题

患者男,65 岁,诊断明确,已多次行贝伐单抗治疗,视力改善不佳,黄斑区仍有渗出。测得 *CFH Y402H* 基因型为纯合突变型 CC 基因型。是否存在 CFH Y402H 基因多态性影响抗 VEGF 药物疗效。为了回答这个问题,我们首先需要按循证眼科学的要求进行证据检索和评价,然后在此基础上进行临床决策。

三、证据检索和评价

(一) 资料与方法

1. 一般资料

(1)检索文献的纳入标准:①国内外生物医学期刊于 2015 年 1 月前公开发表的关于 CFH Y402H 基因多态性与抗 VEGF 治疗湿性 AMD 疗效的回顾性或前瞻性研究;②能提取出疗效好坏各组基因型的人数。

(2)排除标准:①提取不了所要数据;②重复发表的文献。

2. 方法

(1)文献检索:检索数据库包括中文数据库和外文数据库。检索年限从各数据库建库至 2015 年 1 月。中文文献检索中国知网数据库、万方数据库、维普中文期刊数据库。外文文献检索 EMBASE、PubMed。中外文文献检索都采用了主题词和自由词结合的方式进行检索。中文检索词包括:补体因子 H 和老年性黄斑变性。英文检索词包括:complement factor H 和 age-related macular degeneration。

将初步检索文献导入 EndNote X6 进行查重,通过阅读题目和摘要确定与研究的相关性,不能明确是否纳入者,则通过阅读全文来确定。文献检索、筛选以及数据提取工作由两位研究者独立完成,如果遇到分歧,则通过讨论解决或者请第三人仲裁。对确定纳入的文献按预先设计的表格提取资料,主要包括每项研究纳入眼数、受试者平均年龄、随访时间等。

(2)统计学方法:采用 Cochrane 协作网提供的 Review Manager 5.1.0 软件。分类变量资料采用优势比(odds ratio,OR)及 95% 可信区间(confidence interval,CI)。采用 I^2 检验进行异质性检验,$P<0.05$ 为差异有统计学意义。若异质性检验的结果为 $P \geqslant 0.10$ 及 $I^2<50\%$ 时,认为多个独立研究具有同质性,可选择固定效应模型计算及合并统计量;若异质性检验的结果为 $P<0.10$ 及 $I^2 \geqslant 50\%$ 时,可认为多个研究存在异质性,此时可选择随机效应模型进行校正。

(二) 结果

1. 文献概况　根据检索策略通过电子检索和手工检索,初检出 658 篇文献。通过阅读标题、摘要和进一步阅读全文后,根据预先制定的纳入标准和排除标准进行筛选。有 13 篇文献纳入研究,其中 9 个为白种人,2 个为东亚人种,其余 2 个人种不详。共纳入湿性 AMD 患者 2 704 例,纯合突变型(CC)712 例,杂合型(CT)1 216 例,野生型(TT)776 例。文献筛选流程见图 9-15-1,纳入研究的基本特征见表 9-15-1。

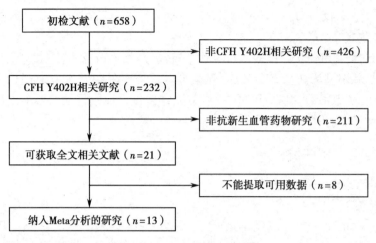

图 9-15-1　文献筛选流程图

表 9-15-1　纳入研究的基本特征

研究者及年代	研究类型	研究地点	种族	治疗药物	患者数	年龄/岁	随访时间/月	文献评分
Brantley, et al, 2007[1]	回顾性	美国	白种人	贝伐单抗	86	79.8	6	6
Dikmetas, et al, 2013[2]	前瞻性	土耳其	不清楚	雷珠单抗	193	71	6	8
Hagstrom, et al, 2013[3]	前瞻性	美国	白种人	贝伐单抗或雷珠单抗	834	78.5	12	7
Hautamäki, et al, 2013[4]	前瞻性	芬兰	白种人	贝伐单抗	96	78	3.5	7
Kitchens, et al, 2013[5]	回顾性	美国	白种人	贝伐单抗或雷珠单抗	97	80	4	8
Kloeckener-Gruissem, et al, 2011[6]	回顾性	瑞士	白种人	雷珠单抗	122	78.9	12	7
McKibbin, et al, 2012[7]	前瞻性	英国	白种人	雷珠单抗	104	81.5	6	7
Menghini, et al, 2012[8]	回顾性	瑞士	白种人	雷珠单抗	98	79.3	24	7
Nischler, et al, 2011[9]	前瞻性	奥地利	白种人	雷珠单抗	197	76.9	11.3	8
Orlin, et al, 2012[10]	回顾性	美国,韩国	不清楚	贝伐单抗或雷珠单抗	143	80.6	24	7
Park, et al, 2013[11]	前瞻性	韩国	东亚	雷珠单抗	269	69.5	5	8
van Asten, et al, 2014[12]	前瞻性	新西兰,德国,加拿大	白种人	雷珠单抗	391	N/A	3	7
Yamashiro, et al, 2012[13]	回顾性	日本	东亚	雷珠单抗	74	75	12	6

2. 各基因型比较 对于 CFHY402H 基因多态性,纯合突变型 CC 基因型抗 VEGF 药物治疗效果较差(CC 比 TT:OR=0.55,95%CI:0.31~0.95,P=0.03 和 CC 比 CT:OR=0.60,95%CI:0.40~0.91,P=0.02)。杂合型 CT 基因型对药效无明显影响(CT 比 TT:OR=0.93,95%CI,0.68~1.28,P=0.65)。基因种族亚组分析:白种人仍显示 CC 基因型抗 VEGF 药物治疗效果较差(CC 比 TT:OR=0.68,95%CI:0.51~0.90,P=0.008 和 CC 比 CT:OR=0.61,95%CI:0.38~0.96,P=0.03),但东亚人种无明显差异(CC 比 TT:OR=0.90,95%CI:0.18~4.55,P=0.90 和 CC 比 CT:OR=1.23,95%CI:0.24~6.16,P=0.80)(表 9-15-2)。

表 9-15-2 CFH Y402H 各基因型抗新生血管药物治疗有效性比较

基因型	种族(n)	优势比	95% 可信区间	P 值	模型	异质性检验
CC versus TT	总(13)	0.55	0.31~0.95	0.03	随机效应模型	0.000 4
	白种人(9)	0.68	0.51~0.90	0.008	固定效应模型	0.19
	东亚人(2)	0.90	0.18~4.55	0.90	固定效应模型	0.18
CT versus TT	总(13)	0.93	0.68~1.28	0.65	随机效应模型	0.06
	白种人(9)	0.99	0.77~1.28	0.96	固定效应模型	0.50
	东亚人(2)	0.80	0.47~1.37	0.42	固定效应模型	0.51
CC versus CT	总(13)	0.60	0.40~0.91	0.02	随机效应模型	0.002
	白种人(9)	0.61	0.38~0.96	0.03	随机效应模型	0.009
	东亚人(2)	1.23	0.24~6.16	0.80	固定效应模型	0.13

3. 基因模型比较 因 CC 比 CT 及 CC 比 TT 均有差异,而 CT 比 TT 无明显差异。其基因模型更倾向于隐性模型,即 CC 比 CT+TT。显示 CC 基因型抗 VEGF 药物治疗效果较差(OR=0.59,95%CI:0.38~0.90,P=0.02)。种族亚组分析:白种人仍显示 CC 基因型抗 VEGF 药物治疗效果较差(OR=0.63,95%CI:0.42~0.95,P=0.03)。东亚人种无明显差异(OR=1.00,95%CI:0.20~4.92,P=1.00)(图 9-15-2)。

四、临床实践决策

本研究将公开发表的关于 CFH Y402H 基因多态性与抗 VEGF 治疗湿性 AMD 疗效的文献进行了 Meta 分析,共纳入湿性 AMD 患者 2 704 例。Meta 分析表明:纯合突变型 CC 基因型抗 VEGF 药物治疗效果较差,尤其是白种人。东亚人种因病例数少,暂未发现明显差异。

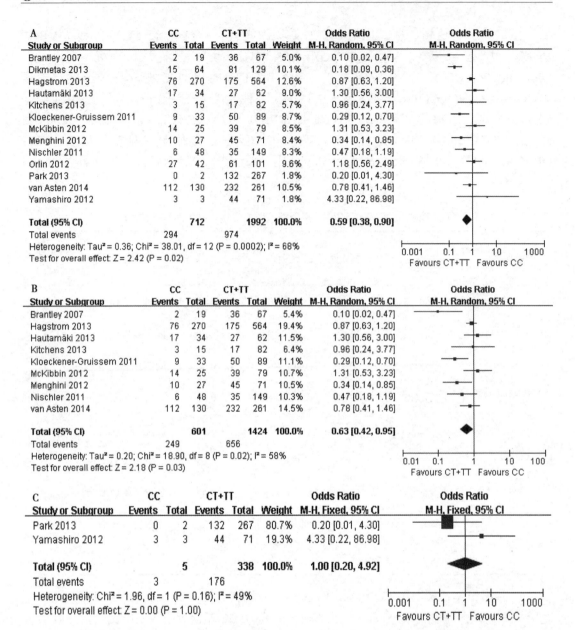

图 9-15-2 CFH Y402H 隐性模型抗新生血管药物治疗湿性 AMD 有效性比较

A. 总数;B. 白种人;C. 东亚人

综上所述,从纳入研究的结果分析,对于 CFH Y402H,纯合突变型 CC 基因型患者可能影响抗 VEGF 疗效。对于我国患者,CC 基因型并不多见,是否会影响抗 VEGF 药物的药效还需大样本资料证实。是否存在其他基因多态性影响,如 ARMS2 和 VEGF-A 等,需要进一步验证。

(李文生)

参 考 文 献

1. Brantley MA,Jr.,Edelstein SL,King JM,et al.Clinical phenotypes associated with the complement factor H Y402H variant in age-related macular degeneration.Am J Ophthalmol,2007,144(3):404-408.

2. Dikmetas O,Kadayifcilar S,Eldem B.The effect of CFH polymorphisms on the response to the treatment of age-related macular degeneration(AMD)with intravitreal ranibizumab.Mol Vis,2013, 19:2571-2578.

3. Hagstrom SA,Ying GS,Pauer GJ,et al.Pharmacogenetics for genes associated with age-related macular degeneration in the Comparison of AMD Treatments Trials(CATT).Ophthalmology,2013,120(3):593-599.

4. Hautamaki A,Seitsonen S,Holopainen JM,et al.The genetic variant rs4073 A-->T of the Interleukin-8 promoter region is associated with the earlier onset of exudative age-related macular degeneration.Acta Ophthalmol,2015,93(8):726-733.

5. Kitchens JW,Kassem N,Wood W,et al.A pharmacogenetics study to predict outcome in patients receiving anti-VEGF therapy in age related macular degeneration.Clin Ophthalmol,2013,7:1987-1993.

6. Kloeckener-Gruissem B,Barthelmes D,Labs S,et al.Genetic association with response to intravitreal ranibizumab in patients with neovascular AMD.Invest Ophthalmol Vis Sci,2011,52(7):4694-4702.

7. McKibbin M,Ali M,Bansal S,et al.CFH,VEGF and HTRA1 promoter genotype may influence the response to intravitreal ranibizumab therapy for neovascular age-related macular degeneration.Br J Ophthalmol,2012, 96(2):208-212.

8. Menghini M,Kloeckener-Gruissem B,Fleischhauer J,et al.Impact of loading phase,initial response and CFH genotype on the long-term outcome of treatment for neovascular age-related macular degeneration.PLoS One, 2012,7(7):e42014.

9. Nischler C,Oberkofler H,Ortner C,et al.Complement factor H Y402H gene polymorphism and response to intravitreal bevacizumab in exudative age-related macular degeneration.Acta Ophthalmol,2011,89(4):e344-349.

10. Orlin A,Hadley D,Chang W,et al.Association between high-risk disease loci and response to anti-vascular endothelial growth factor treatment for wet age-related macular degeneration.Retina,2012,32(1):4-9.

11. Kim YH,Kim HS,Mok JW,et al.Gene-gene interactions of CFH and LOC387715/ARMS2 with Korean exudative age-related macular degeneration patients.Ophthalmic Genet,2013,34(3):151-159.

12. van Asten F,Rovers MM,Lechanteur YT,et al.Predicting non-response to ranibizumab in patients with neovascular age-related macular degeneration.Ophthalmic Epidemiol,2014,21(6):347-355.

13. Yamashiro K,Tomita K,Tsujikawa A,et al.Factors associated with the response of age-related macular degeneration to intravitreal ranibizumab treatment.Am J Ophthalmol,2012,154(1):125-136.

第十六节　雷珠单抗或联合激光与激光治疗
糖尿病黄斑水肿哪种好

　　糖尿病视网膜病变是糖尿病患者主要的并发症,糖尿病黄斑水肿(diabetic macular edema,DME)是糖尿病视网膜病变视力下降的主要原因。初诊的糖尿病患者 DME 发病率为 0~3%,而糖尿病病程长达 20 年的患者其发病率可达 28%~29%。自 1985 年,局部 / 格栅样光凝一直是 DME 的标准治疗。随着对 DME 不断认识,发现抗新生血管药物有减轻 DME 的作用,雷珠单抗是最常用的抗新生血管药物。随着近几年内新发表了高质量的 RCT 研究结果,因此,评价雷珠单抗或联合激光与激光治疗 DME 的疗效及安全性很有必要。

一、疾病案例

患者男,65 岁,因双眼无痛性视力明显下降 3 个月余,今到我院门诊就诊。既往糖尿病 13 年,目前胰岛素治疗控制血糖;高血压 3 年,口服缬沙坦控制血压,无其他系统性疾病史。眼部检查:Vod=0.06,Vos=0.08,矫正均不增加,眼压正常,双眼晶状体轻度混浊,双眼视网膜广泛出血点,黄斑部视网膜见渗出,网膜水肿。经 FFA 及 OCT 检查证实 DME。

二、提出问题

该患者诊断明确,是单纯采用激光,还是联合雷珠单抗或单纯雷珠单抗治疗及雷珠单抗的疗效及安全性怎么样? 为了回答这个问题,我们首先需要按循证眼科学的要求进行证据的检索和评价,然后在此基础上进行临床决策。

三、证据检索和评价

(一) 资料与方法

1. 一般资料

(1)检索文献的纳入标准:①国内外生物医学期刊于 2014 年 6 月前公开发表的雷珠单抗或联合激光与激光治疗 DME 的 RCTs,包括单中心和多中心的 RCTs;②观察项目至少包括下述指标:治疗前后患者最佳矫正视力和黄斑区视网膜厚度,视力提高或下降大于 15 个字母的患者数及术后心脑血管事件;③研究各组样本数均 ≥ 10 只眼。

(2)排除标准:①原始文献未对上述观察指标中任何一项进行评价;②原始文献临床研究未采用随机对照设计或术前资料不全;③重复发表的文献。

2. 方法

(1)文献检索:检索年限从各数据库建库至 2014 年 6 月。中文文献检索中国知网数据库、万方数据库、维普中文期刊数据库。外文文献检索 PubMed,ClinicalTrials.gov 及 Cochrane 图书馆。中外文文献检索都采用了主题词和自由词结合的方式进行检索。中文检索词包括:糖尿病黄斑水肿,雷珠单抗,激光等;英文检索词包括:diabetic macular edema,ranibizumab 和 laser。

将初步检索文献查重,通过阅读题目和摘要确定与研究的相关性,不能明确是否纳入者,则通过阅读全文来确定。文献检索、筛选以及数据提取工作由两位研究者独立完成,如果遇到分歧,则通过讨论解决或者请第三人仲裁。对确定纳入的文献按预先设计的表格提取资料,主要包括每项研究各组纳入病例数、受试者平均年龄、随访时间、治疗前后患者最佳矫正视力和黄斑区视网膜厚度、视力提高或下降大于 15 个字母的患者数及术后心脑血管事件等。

(2)统计学方法:采用 Cochrane 协作网提供的 Review Manager 5.1.0 软件。分类变量资料相对危险度(relative risk,RR)及 95% 可信区间(CI);连续性变量资料指标采用加权均数差(WMD)及其 95%CI,以 $P<0.05$ 为差异有统计学意义。采用 I^2 检验进行异质性检验,$P<0.10$ 为差异有统计学意义。若异质性检验的结果为 $P \geqslant 0.10$ 及 $I^2<50\%$ 时,认为多个独立研究具有同质性,可选择固定效应模型;若 $P<0.10$ 及 $I^2 \geqslant 50\%$ 时,可认为多个研究存在异质性,可选择随机效应模型。

(二)结果

1. 文献概况 根据检索策略通过电子检索和手工检索,初检出 297 篇文献。通过阅读标题、摘要和进一步阅读全文后,根据预先制定的纳入标准和排除标准进行筛选。最终纳入 7 篇文献进行 Meta 分析,共纳入 DME 患者 1 749 例,其中雷珠单抗组 394 例,联合治疗组 642 例,激光治疗组 713 例。文献筛选流程见图 9-16-1,纳入研究的基本特征见表 9-16-1。

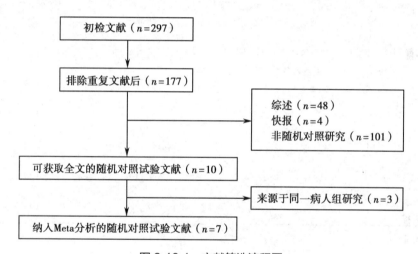

图 9-16-1 文献筛选流程图

表 9-16-1 纳入研究的基本特征

研究者及年代	研究类型	研究地点	随访时间/月	治疗方案	患者数	年龄/岁
DRCR.net,2011[1]	RCT	美国	24	雷珠单抗 + 激光	187	62
				激光	293	63
LUCIDATE,2014[2]	RCT	英国	12	雷珠单抗	22	64.9
				激光	11	67.4

续表

研究者及年代	研究类型	研究地点	随访时间/月	治疗方案	患者数	年龄/岁
READ-2,2013[3]	RCT	美国	36	雷珠单抗	42	62
				雷珠单抗+激光	42	62
				激光	42	62
RELATION,2012[4]	RCT	德国	12	雷珠单抗+激光	85	63.5
				激光	43	63.5
RESPOND,2013[5]	RCT	加拿大	12	雷珠单抗	81	62
				雷珠单抗+激光	78	62
				激光	82	62
RESTORE,2011[6]	RCT	欧洲,土耳其,加拿大及澳大利亚	12	雷珠单抗	116	62.9
				雷珠单抗+激光	118	64
				激光	111	63.5
REVEAL,2012[7]	RCT	东亚	12	雷珠单抗	133	60.7
				雷珠单抗+激光	132	61.2
				激光	131	61.5

RCT= 随机对照试验

2. 治疗后患者视力　在最佳矫正视力变化方面,共有 5 篇文献 746 例患者比较雷珠单抗与激光治疗,5 篇文献 1 101 例患者比较联合治疗与激光治疗及 4 篇文献 729 例患者比较联合治疗与雷珠单抗治疗。Meta 分析表明:雷珠单抗或联合激光治疗均较激光治疗显著提高视力(WMD=5.65,95%CI:4.44~6.87,$P<0.000\ 01$ 和 WMD=5.02,95%CI:3.83~6.20,$P<0.000\ 01$)(图 9-16-2A 和图 9-16-2B),雷珠单抗与联合治疗无明显统计学差异(WMD=−0.96,95%CI:−2.09~0.17,$P=0.10$)(图 9-16-2C)。

3. 治疗后患者黄斑中心凹厚度　在黄斑中心凹厚度变化方面,共有 4 篇文献 630 例患者比较雷珠单抗与激光治疗,4 篇文献 944 例患者比较联合治疗与激光治疗及 3 篇文献 614 例患者比较联合治疗与雷珠单抗。结果显示,所有治疗均有助于湿性 AMD 患者黄斑结构恢复。雷珠单抗或联合激光治疗均较激光治疗显著减轻黄斑水肿(WMD=−57.91,95%CI:−77.62~−38.20,$P<0.000\ 01$ 和 WMD=−56.63,95%CI:−104.81~−8.44,$P=0.02$)(图 9-16-3A 和图 9-16-3B)。雷珠单抗较联合治疗减轻黄斑水肿,但差异无统计学差异(WMD=−18.11,95%CI:−38.91~2.69,$P=0.09$)(图 9-16-3C)。

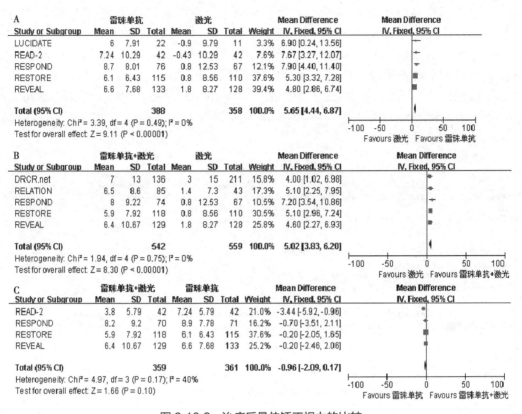

图 9-16-2 治疗后最佳矫正视力的比较

A. 雷珠单抗比激光;B. 联合治疗比激光;C. 联合治疗比雷珠单抗

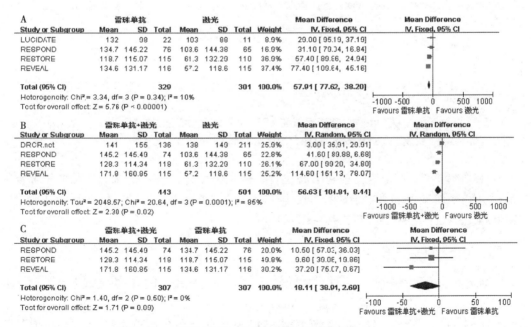

图 9-16-3 治疗后黄斑厚度的比较

A. 雷珠单抗比激光;B. 联合治疗比激光;C. 联合治疗比雷珠单抗

4. 治疗后提高或下降 15 个字母以上的患者数 治疗后提高 15 个字母以上的发生率雷珠单抗或联合激光治疗均高于激光治疗（RR=2.94,95%CI:1.82~4.77,P<0.000 01 和 RR=2.04,95%CI:1.50~2.78,P<0.000 01）（图 9-16-4A 和图 9-16-4B）。治疗后下降 15 个字母以上的发生率雷珠单抗或联合激光治疗均低于激光治疗（RR=0.21,95%CI:0.06~0.71,P=0.01 和 RR=0.52,95%CI:0.29~0.95,P=0.03）（图 9-16-5A 和图 9-16-5B）。雷珠单抗与联合治疗无明显统计学差异（RR=0.89,95%CI:0.64~1.24,P=0.50 和 RR=3.03,95%CI:0.83~11.06,P=0.09）（图 9-16-4C 和图 9-16-5C）。

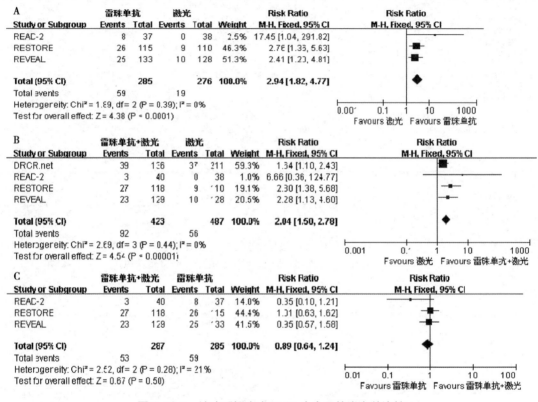

图 9-16-4 治疗后提高大于 15 个字母的患者数比较
A. 雷珠单抗比激光；B. 联合治疗比激光；C. 联合治疗比雷珠单抗

5. 心血管事件 6 个研究报道了心血管事件发生率,共有 28 例(2.6%)发生在雷珠单抗治疗组（单用雷珠单抗和联合治疗),16 例(3.4%)发生在激光治疗组。无明显统计学差异（RR=0.94,95%CI:0.25~3.50,P=0.92）（图 9-16-6）。

四、临床实践决策

本研究将公开发表的使用雷珠单抗或联合激光与激光治疗 DME 的文献进行了循证医学的系统评价,选取 RCT 资料研究进行 Meta 分析,共纳入 DME 患者 1 749 例,其中雷珠单抗组 394 例,联合治疗组 642 例,激光治疗组 713 例。Meta 分析结果表明:雷珠单抗或联合激光治疗均较激光治疗显著提高视力及显著减轻黄斑水肿。治疗后提高 15 个字母以上的

A

Study or Subgroup	雷珠单抗 Events	雷珠单抗 Total	激光 Events	激光 Total	Weight	Risk Ratio M-H, Fixed, 95% CI
RESTORE	1	115	9	110	64.4%	0.11 [0.01, 0.83]
REVEAL	2	133	5	128	35.6%	0.38 [0.08, 1.95]
Total (95% CI)		**248**		**238**	**100.0%**	**0.21 [0.06, 0.71]**
Total events	3		14			

Heterogeneity: Chi² = 0.97, df = 1 (P = 0.32); I² = 0%
Test for overall effect: Z = 2.51 (P = 0.01)

B

Study or Subgroup	雷珠单抗+激光 Events	雷珠单抗+激光 Total	激光 Events	激光 Total	Weight	Risk Ratio M-H, Fixed, 95% CI
DRCR.net	6	136	21	211	53.5%	0.44 [0.18, 1.07]
RESTORE	4	118	9	110	30.2%	0.41 [0.13, 1.31]
REVEAL	5	129	5	128	16.3%	0.99 [0.29, 3.34]
Total (95% CI)		**383**		**449**	**100.0%**	**0.52 [0.29, 0.95]**
Total events	15		35			

Heterogeneity: Chi² = 1.36, df = 2 (P = 0.51); I² = 0%
Test for overall effect: Z = 2.12 (P = 0.03)

C

Study or Subgroup	雷珠单抗+激光 Events	雷珠单抗+激光 Total	雷珠单抗 Events	雷珠单抗 Total	Weight	Risk Ratio M-H, Fixed, 95% CI
RESTORE	4	118	1	115	34.0%	3.90 [0.44, 34.35]
REVEAL	5	129	2	133	66.0%	2.58 [0.51, 13.05]
Total (95% CI)		**247**		**248**	**100.0%**	**3.03 [0.83, 11.06]**
Total events	9		3			

Heterogeneity: Chi² = 0.09, df = 1 (P = 0.76); I² = 0%
Test for overall effect: Z = 1.67 (P = 0.09)

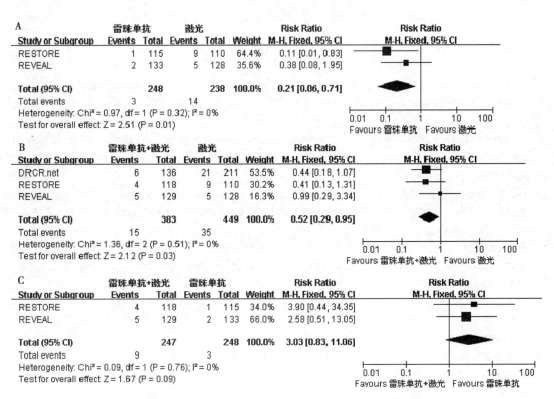

图 9-16-5 治疗后字母丢失大于 15 个字母的患者数比较

A. 雷珠单抗比激光；B. 联合治疗比激光；C. 联合治疗比雷珠单抗

Study or Subgroup	雷珠单抗治疗组 Events	雷珠单抗治疗组 Total	激光治疗组 Events	激光治疗组 Total	Weight	Risk Ratio M-H, Random, 95% CI
DRCR.net	11	375	12	130	32.7%	0.32 [0.14, 0.70]
LUCIDATE	0	22	0	11		Not estimable
READ-2	1	84	0	42	11.8%	1.52 [0.06, 36.48]
RELATION	1	85	2	43	16.9%	0.25 [0.02, 2.71]
RESTORE	7	235	1	110	19.3%	3.28 [0.41, 26.31]
REVEAL	8	265	1	128	19.4%	3.86 [0.49, 30.57]
Total (95% CI)		**1066**		**464**	**100.0%**	**0.94 [0.25, 3.50]**
Total events	28		16			

Heterogeneity: Tau² = 1.22; Chi² = 9.56, df = 4 (P = 0.05); I² = 58%
Test for overall effect: Z = 0.10 (P = 0.92)

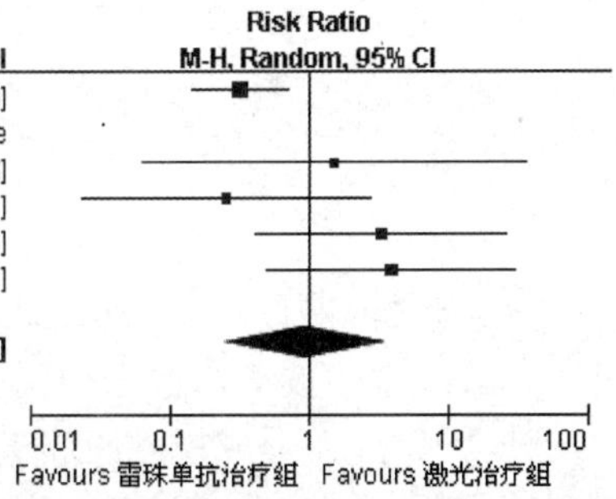

图 9-16-6 雷珠单抗治疗组与激光治疗组心血管事件发生率比较

发生率及下降 15 个字母以上的发生率也同样表明雷珠单抗或联合激光治疗优于激光治疗。在心血管事件发生率方面没有显著差异。单纯雷珠单抗与联合治疗无明显统计学差异，而联合治疗可能有利于减少雷珠单抗注射次数（RESTORE 1 年研究期间注射次数 6.8∶7.0 和 READ-2 3 年研究期间注射次数 3.3∶5.4）。

综上所述，从纳入研究的结果分析，对于 DME 的治疗，雷珠单抗及联合治疗组较激光治疗组有更好的治疗效果，联合治疗与雷珠单抗治疗疗效相当，但在治疗过程中也应充分考虑患者的经济承受能力。

（李文生）

参 考 文 献

1. Diabetic Retinopathy Clinical Research N,Writing C,Aiello LP,et al.Rationale for the diabetic retinopathy clinical research network treatment protocol for center-involved diabetic macular edema.Ophthalmology, 2011,118(12):5-14.

2. Comyn O,Sivaprasad S,Peto T,et al.A randomized trial to assess functional and structural effects of ranibizumab versus laser in diabetic macular edema(the LUCIDATE study).Am J Ophthalmol,2014,157(5): 960-970.

3. Do DV,Nguyen QD,Khwaja AA,et al.Ranibizumab for edema of the macula in diabetes study: 3-year outcomes and the need for prolonged frequent treatment.JAMA Ophthalmol,2013,131(2): 139-145.

4. Soheilian M,Garfami KH,Ramezani A,et al.Two-year results of a randomized trial of intravitreal bevacizumab alone or combined with triamcinolone versus laser in diabetic macular edema.Retina,2012,32(2): 314-321.

5. Berger A,Sheidow T,Li R,et al.A canadian 12-month,phiiib study of ranibizumab combination or monotherapy in visual impairment due to diabetic macular edema:Preliminary analysis("respond").Canadian Journal of Diabetes[Internet],2013;37:[S48 p.].2013.

6. Mitchell P,Bandello F,Schmidt-Erfurth U,et al.The RESTORE study:ranibizumab monotherapy or combined with laser versus laser monotherapy for diabetic macular edema.Ophthalmology,2011,118(4): 615-625.

7. Doi N,Sakamoto T,Sonoda Y,et al.Comparative study of vitrectomy versus intravitreous triamcinolone for diabetic macular edema on randomized paired-eyes.Graefes Arch Clin Exp Ophthalmol,2012,250(1): 71-78.

第十七节 白内障术后单纯性视网膜脱离
手术治疗方式选择

孔源性视网膜脱离(rhegmatogenous retinal detachment,RRD)是指在视网膜裂孔的基础上,液化的玻璃体通过视网膜裂孔进入视网膜神经上皮下,使视网膜神经上皮层与色素上皮层分离而形成视网膜脱离。RRD 是严重致盲性眼病,发生率为(7.98~14)/100 000。随着人口老龄化,白内障手术量的增多,RRD 的发病率也有上升趋势,0.32%~1% 白内障患者术后发生 RRD。目前,治疗 RRD 的手术方式主要有巩膜扣带术(scleral buckling, SB)和玻璃体切割术(pars plana vitrectomy,PPV)。对于采用何种手术方式治疗白内障术后单纯性 RRD,临床医师仍未达成共识。Arya 等在 2006 年发表的系统评价比较了 PPV 与 SB 治疗白内障术后人工晶状体眼单纯性 RRD 的疗效,但当时尚缺乏随机对照试验 RCT,只对既往研究作了回顾性的系统评价[1]。随着近几年内新发表了高质量的临床试验研究结果,因此,进一步评价 PPV 与 SB 治疗白内障术后单纯性 RRD 的疗效及安全性很有必要。

一、疾病案例

患者男,65岁,右眼白内障超声乳化加人工晶状体植入手术2年后视力突然下降2周。患者于2年前因右眼年龄相关性白内障在本院行手术治疗,手术后裸眼视力0.8一直保持到2周前。2周前无明显诱因出现鼻下方视物遮挡感,继而出现视力明显下降至眼前指数。既往双眼健康,无糖尿病、高血压等系统性疾病史。眼部检查:双外眼无特殊,左眼晶状体轻度混浊,右眼人工晶状体位置正常,右眼底视网膜灰白色全隆起,黄斑部也脱离,颞上方见一马蹄形裂孔。左眼底未见明显异常。诊断:右眼白内障术后单纯性孔源性视网膜脱离,左眼白内障初期。

二、提出问题

患者男,65岁,诊断明确,手术是治疗该患者的唯一选择,关键是我们应该选择PPV还是SB治疗该患者存在争议。为了回答这个问题,我们首先需要按循证眼科学的要求进行证据检索和评价,然后在此基础上进行临床决策。

三、证据检索和评价

(一)材料与方法

1. 文献纳入与排除标准

(1)文献纳入标准:①试验设计:RCT;②研究对象:纳入所有白内障术后单纯性RRD患者,排除复杂性RRD患者,如PVR>B级,屈光介质混浊,巨大裂孔,伴有高度近视的黄斑裂孔,伴有眼内其他疾患,眼外伤史及除白内障手术外的眼内手术病史,排除有晶状体眼患者;③干预措施:纳入比较PPV与SB的RCT;④随访时间:至少6个月;⑤测量指标:主要指标为最佳矫正视力(best corrected visual acuity,BCVA)及视网膜复位率。

(2)文献排除标准:①非RCT;②含有比较联合PPV与SB的研究及有晶状体眼研究;③随访时间少于6个月,主要指标记录不详的;④发表语言为英文及中文以外的语种。

2. 文献检索 计算机检索Cochrane图书馆、Medline、EMBASE、中国期刊全文数据库(CNKI)、中国生物医学文献数据库(CBM disc)以及通过手工检索纳入所有比较PPV与SB治疗白内障术后单纯性RRD的RCT。英文检索词:retinal detachment,vitreoretinopathy,RD,vitrectomy,PPV,vitreous surgery,scleral buckle,scleral buckling,SB。中文检索词:视网膜脱离、视网膜脱落、玻璃体切除术、玻璃体切割术、玻切、玻璃体手术、内路手术、巩膜扣带术、巩膜外加压术、外路手术。检索时间从1970年1月至2013年5月终止。

3. 质量评估及数据提取 方法学质量评价由2名评价员独立完成,如遇分歧通过讨论解决。评价标准主要为研究设计需RCT,数据表达符合统计学规范,研究资料完整,可以提取所需数据。2名作者独立完成数据提取,任何数据提取方面的差异通过协商解决。数据提取的内容包括:文献作者、试验设计类型、眼数、随访时间、平均年龄、LogMAR BCVA、视网膜复位率、术后并发症等。

4. 统计学方法 采用Cochrane协作网提供的Review Manager 5.1.0软件。分类变量资料采用优势比(odds ratio,OR)及95%可信区间(confidence interval,CI);连续性变量资料指标采用加权均数差(weighted mean difference,MD)及其95%CI,以 $P<0.05$ 为差异有统计学意义。采用 χ^2 检验进行异质性检验,$P<0.10$ 为差异有统计学意义。定量衡量异质性的统计量是异质指数(I^2),$I^2=[(Q-df)/Q]\times100\%$。此处的 Q 是 χ^2 检验的统计值,df 是其自由度(即研究总数减去1)。若异质性检验的结果为 $P\geqslant0.10$ 及 $I^2<50\%$ 时,认为多个独立研究具有同质性,可选择固定效应模型计算及合并统计量;若异质性检验的结果为 $P<0.10$ 及 $I^2\geqslant50\%$ 时,可认为多个研究存在异质性,可选择随机效应模型。

(二) 结果

1. 文献纳入及质量评价 根据检索策略通过电子检索和手工检索,初检出 56 篇文献。通过阅读标题、摘要和进一步阅读全文后,根据预先制定的纳入标准和排除标准进行筛选。最终纳入 4 篇英文文献进行 Meta 分析,无中文文献,纳入和排除文献的流程图见图 9-17-1。所有纳入的 4 篇研究均为 RCT,研究资料完整性较好,研究结果具有一定的临床借鉴意义。共有 690 只眼,其中 PPV 组 331 只眼,SB 组 359 只眼,纳入文献患者的基本情况及主要指标结果见表 9-17-1 及表 9-17-2。

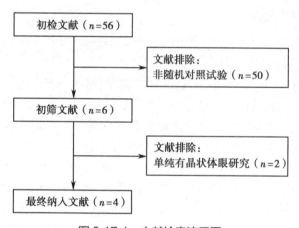

图 9-17-1 文献检索流程图

表 9-17-1 符合纳入文献中患者基本情况

研究者及年代	研究类型	随访时间	眼数	年龄 / 岁	术前 LogMAR BCVA
Ahmadieh, et al, 2005[2]	RCT	6 个月	99/126	60.63/64.23 (0.03)	2.37/2.21 (0.04)
Brazitikos, et al, 2005[3]	RCT	12 个月	75/75	73.01/71.10 (0.14)	0.98/1.09 (0.20)
Sharma et al, 2005[4]	RCT	6 个月	25/25	58.28/56.8 (0.43)	1.22/1.40 (0.54)
Heimann, et al, 2007[5]	RCT	12 个月	132/133	64.6/66.4 (−)	1.02/1.02 (0.103 3)

备注:"/"前后分别为 PPV 组及 SB 组,小括号内为 P 值

表 9-17-2 各研究小组主要指标结果汇总

研究者及年代	首次视网膜复位率 /%	最终视网膜复位率 /%	术后 LogMAR BCVA
Ahmadieh, et al, 2005[2]	62.6/68.2 (0.24)	92.0/85.0 (−)	0.96/0.96 (1.00)
Brazitikos, et al, 2005[3]	94.7/82.7 (0.037)	98.7/94.7 (0.37)	0.33/0.40 (0.26)
Sharma, et al, 2005[4]	84.0/76.0 (0.48)	100/100 (−)	0.55/0.72 (0.034)
Heimann, et al, 2007[5]	72.0/53.4 (0.002)	95.5/93.2 (0.43)	0.38/0.46 (0.103 3)

注:"/"前后分别为玻璃体切割术组及巩膜扣带术组,小括号内为 P 值

2. 主要指标结果分析　在 PPV 组 331 名患者中有 249 位通过第一次手术得以复位,而 SB 组 359 名患者中有 238 位得以复位。经 Meta 分析,初次视网膜复位率两组间无统计学差异 (OR=1.68 ;95%CI:0.81~3.49 ;P=0.16),各研究小组间存在异质性(I^2=70% ;P=0.02) (图 9-17-2)。剔除 Ahmadieh 研究后,异质性消失(I^2=0 ;P=0.65),PPV 组初次视网膜复位率较 SB 组明显(OR=2.36 ;95%CI:1.52~3.67 ;P=0.000 1)(图 9-17-3)。最终视网膜复位率在 PPV 组 为 95.5%(316/331),在 SB 组为 91.1%(327/359)。两组间差异有统计学意义(OR=1.97 ;95%CI: 1.04~3.73 ;P=0.04),各研究小组间无异质性(I^2=0 ;P=0.72)(图 9-17-4),说明 PPV 组最终视网膜 复位率高于 SB 组,约 1.97 倍。术后 6 个月以上随访,LogMAR BCVA 两组间差异无统计学意义 (WMD=0.06 ;95%CI:−0.01~0.14,P=0.11),各研究小组间无异质性(I^2=0 ;P=0.85)(图 9-17-5)。

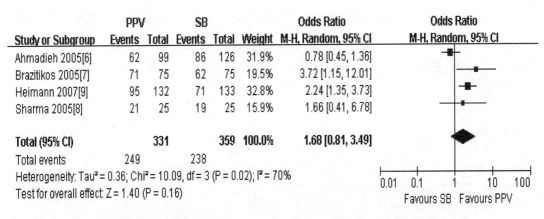

图 9-17-2　玻璃体切割术(PPV)及巩膜扣带术(SB)初次视网膜复位率的比较

3. 术后并发症分析　有 4 篇文献报道了在 PPV 组 331 名患者中有 59 位发生增生性 玻璃体视网膜病变(proliferative vitreoretinopathy,PVR),SB 组 359 名患者中有 76 位发生 PVR,两组间无统计学差异(OR=1.17 ;95%CI:0.80~1.73 ;P=0.42),各研究小组间存在轻微 异质性(I^2=45%;P=0.14);有 3 篇文献报道了黄斑前膜在 PPV 组 199 名患者中有 27 位术后存 在黄斑前膜,SB 组 226 名患者中有 35 位存在黄斑前膜,两组间差异无统计学意义(OR=1.08 ; 95%CI:0.62~1.90 ;P=0.78),各研究小组间无异质性(I^2=0 ;P=0.86);有 2 篇文献报道了在 PPV 组 124 名患者中有 17 位术后发生黄斑囊样水肿(cystoid macular edema,CME),SB 组 151 名患

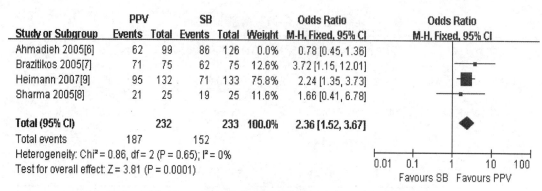

Study or Subgroup	PPV Events	Total	SB Events	Total	Weight	Odds Ratio M-H, Fixed, 95% CI
Ahmadieh 2005[6]	62	99	86	126	0.0%	0.78 [0.45, 1.36]
Brazitikos 2005[7]	71	75	62	75	12.6%	3.72 [1.15, 12.01]
Heimann 2007[9]	95	132	71	133	75.8%	2.24 [1.35, 3.73]
Sharma 2005[8]	21	25	19	25	11.6%	1.66 [0.41, 6.78]
Total (95% CI)		232		233	100.0%	2.36 [1.52, 3.67]
Total events	187		152			

Heterogeneity: Chi² = 0.86, df = 2 (P = 0.65); I² = 0%
Test for overall effect: Z = 3.81 (P = 0.0001)

图 9-17-3 剔除 Ahmadieh 研究后玻璃体切割术（PPV）及巩膜扣带术（SB）
初次视网膜复位率的比较

Study or Subgroup	PPV Events	Total	SB Events	Total	Weight	Odds Ratio M-H, Fixed, 95% CI
Ahmadieh 2005[6]	91	99	107	126	53.7%	2.02 [0.84, 4.83]
Brazitikos 2005[7]	74	75	71	75	6.7%	4.17 [0.45, 38.21]
Heimann 2007[9]	126	132	124	133	39.6%	1.52 [0.53, 4.41]
Sharma 2005[8]	25	25	25	25		Not estimable
Total (95% CI)		331		359	100.0%	1.97 [1.04, 3.73]
Total events	316		327			

Heterogeneity: Chi² = 0.67, df = 2 (P = 0.72); I² = 0%
Test for overall effect: Z = 2.07 (P = 0.04)

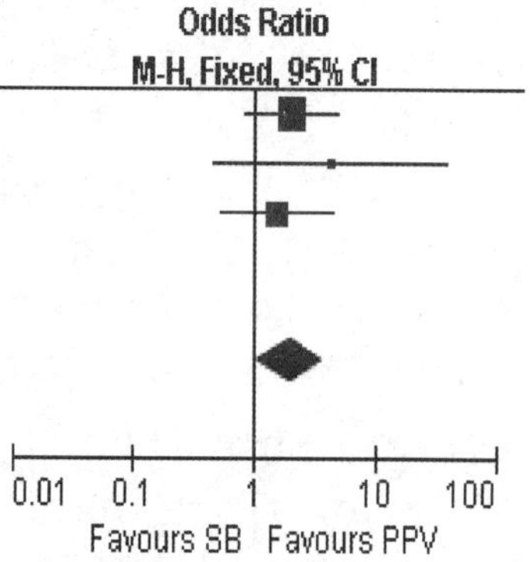

图 9-17-4 玻璃体切割术（PPV）及巩膜扣带术（SB）最终视网膜复位率的比较

Study or Subgroup	SB Mean	SD	Total	PPV Mean	SD	Total	Weight	Mean Difference IV, Fixed, 95% CI
Ahmadieh 2005[6]	0.96	0.68	126	0.96	0.62	99	20.5%	0.00 [-0.17, 0.17]
Brazitikos 2005[7]	0.4	0.48	75	0.33	0.32	75	35.0%	0.07 [-0.06, 0.20]
Heimann 2007[9]	0.46	0.51	133	0.38	0.48	132	41.9%	0.08 [-0.04, 0.20]
Sharma 2005[8]	0.72	0.82	25	0.55	0.92	25	2.6%	0.17 [-0.31, 0.65]
Total (95% CI)			359			331	100.0%	0.06 [-0.01, 0.14]

Heterogeneity: Chi² = 0.80, df = 3 (P = 0.85); I² = 0%
Test for overall effect: Z = 1.58 (P = 0.11)

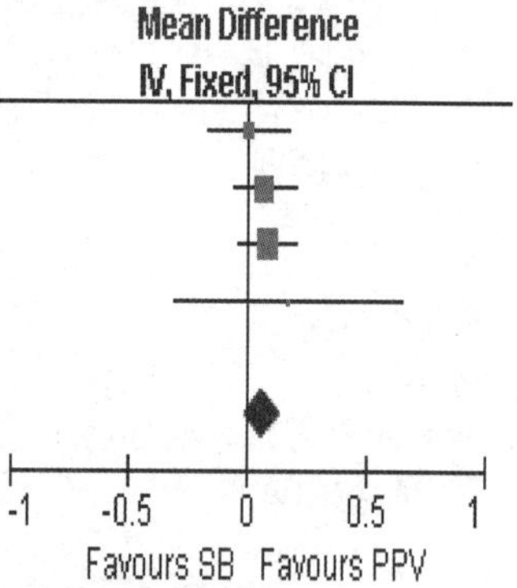

图 9-17-5 玻璃体切割术（PPV）及巩膜扣带术（SB）术后 LogMAR BCVA 的比较

者中有 15 位发生 CME,两组间无统计学差异(OR=0.67；95%CI：0.32~1.41；P=0.29),各研究
小组间无异质性(I^2=0；P=0.77);有 2 篇文献报道了在 PPV 组 124 名患者中 2 位术后发生脉
络膜脱离,SB 组 151 名患者中有 10 位发生脉络膜脱离,两组间差异无统计学意义(OR=3.67；
95%CI：0.91~14.85；P=0.07),各研究小组间无异质性(I^2=0；P=0.78);有 3 篇文献报道了在
PPV 组 199 名患者术后没有存在复视或眼外肌运动功能障碍,SB 组 226 名患者中有 9 位存
在复视或眼外肌运动功能障碍,两组间差异有统计学意义(OR=6.59；95%CI：1.16~37.27；
P=0.03),各研究小组间无异质性(I^2=0；P=0.88)(图 9-17-6)。

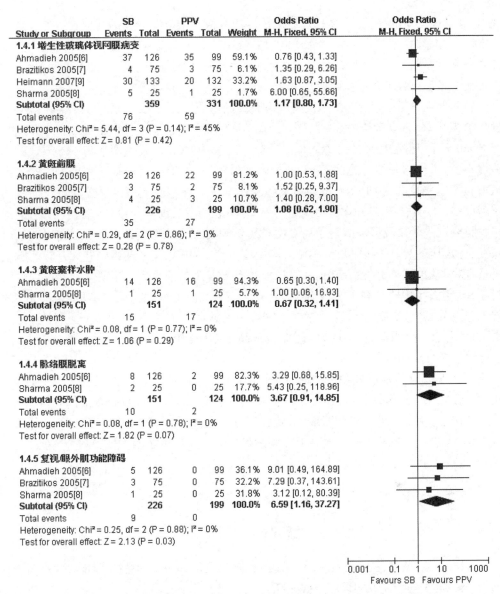

图 9-17-6 玻璃体切割术（PPV）及巩膜扣带术（SB）术后并发症的比较

四、临床实践决策

本研究纳入了 4 个 RCT，共有 690 只眼，其中 PPV 组 331 只眼，SB 组 359 只眼。经 Meta 分析，PPV 组最终视网膜复位成功率高于 SB 组（OR=1.97；P=0.04）。初次视网膜复位率各研究小组间存在异质性，在 Ahmadieh 研究中，PPV 组初次视网膜复位率低于 SB 组，与其他研究所得结论不一致。当剔除 Ahmadieh 研究后，则各研究小组异质性消失，PPV 组初次视网膜复位率较 SB 组明显（OR=2.36；P=0.000 1）。说明 PPV 在视网膜复位率上明显优于 SB。可能是因为 PPV 可以术中清楚地观察视网膜情况，便于发现所有视网膜裂孔及其他病变。PPV 还可以解除玻璃体与视网膜的牵拉和粘连，以利视网膜复位，并且能分离剥除视网膜前膜及下膜，松解固定皱褶，恢复视网膜的活动度。而 SB 却可能因前囊膜或后囊膜的混浊、晶状体皮质的残留、小瞳孔及玻璃体混浊等情况难以窥清全部视网膜致裂孔难以发现及定位,遗漏裂孔率较高以致术后视网膜复位率低。术后 LogMAR BCVA 两组间差异无统计学意义,说明白内障术后单纯性 RRD 患者术后视力恢复与手术方式无明显关系,主要取决于视网膜裂孔数量及后发障等。

术后并发症分析表明:PVR 是视网膜再脱离的主要原因,两组并无差异,说明 PPV 并未减少 PVR 发生率。有学者认为 SB 是 PVR 的危险因素,尤其是白内障术后 RRD 行 SB 术患者,而 Koriyama 等却得出相反的结论。但本研究结果表明 PVR 的发生似乎与手术方式的选择相关性不大,可能与其他危险因素有关,如术前低眼压、术中广泛光凝及冷凝等。PPV 术后黄斑前膜发生率较高,约 12.8% 的患者发生黄斑前膜。在本研究中同样发现黄斑前膜发生率较高(SB:14.6%;PPV:13.6%),但两组并无差异,表明黄斑前膜与手术方式不相关,广泛的视网膜脱离及是否累及黄斑区是术后发生黄斑前膜的主要危险因素。CME 是 RRD 术后常见并发症,尤其在人工晶状体眼较多见。本研究发现 CME 发生率两组间并无差异。脉络膜脱离是 SB 术后的主要并发症,Auriol 等报道约有 21.7% 的发生率。本研究同样发现脉络膜脱离在 SB 组发生率明显高于 PPV 组,但差异无显著性。复视/眼肌运动功能障碍是 SB 术后常见并发症,约有 2.7% 患者术后存在复视,主要发生在巩膜外环扎术患者。本研究同样表明 SB 术后复视/眼肌运动功能障碍发生率高于 PPV,PPV 组未有相关并发症报道,差异有统计学意义($P=0.03$)。

鉴于 PPV 最终视网膜复位率更高,此外,SB 手术患者术中舒适度差,手术时间相对长。因此,我们建议给患者采用 23G PPV 治疗其视网膜脱离。随着 23G 及 25G 微创 PPV 的开展,患者的创伤会更小,手术时间会缩短,术后恢复也会更快,因此 PPV 应该是治疗白内障术后单纯性 RRD 的主要手术方式。但对于临床医师最终采用何种手术方式,需综合考虑手术费用,手术经验及手术设备等因素才能做好最佳决断。

(李文生)

参 考 文 献

1. Arya AV, Emerson JW, Engelbert M, et al. Surgical management of pseudophakic retinal detachments: a Meta-analysis. Ophthalmology, 2006, 113 (10): 1724-1733.

2. Ahmadieh H, Moradian S, Faghihi H, et al. Anatomic and visual outcomes of scleral buckling versus primary vitrectomy in pseudophakic and aphakic retinal detachment: six-month follow-up results of a single operation—report no.1. Ophthalmology, 2005, 112 (8): 1421-1429.

3. Brazitikos PD, Androudi S, Christen WG, et al. Primary pars plana vitrectomy versus scleral buckle surgery for the treatment of pseudophakic retinal detachment: a randomized clinical trial. Retina, 2005, 25 (8): 957-964.

4. Sharma YR, Karunanithi S, Azad RV, et al. Functional and anatomic outcome of scleral buckling versus primary vitrectomy in pseudophakic retinal detachment. Acta Ophthalmol Scand, 2005, 83 (3): 293-297.

5. Heimann H, Bartz-Schmidt KU, Bornfeld N, et al. Scleral buckling versus primary vitrectomy in rhegmatogenous retinal detachment: a prospective randomized multicenter clinical study. Ophthalmology, 2007, 114 (12): 2142-2154.

第十章

眼 视 光

第一节 眼视光总论

眼视光学被称为眼科学的起点，也是眼科学的终点。它是以保护人眼视觉健康为主要内容的医学学科，是以眼科学和视光学为主，结合现代医学、生理光学、应用光学、生物医学工程等知识所构成的一门专业性强、涉及面广的交叉学科。它是现代光学技术和现代眼科学相结合，是一门既具有经典传统特征、又具有现代高科技特点的医学专业。眼视光学涉及视觉方面的内容包括近视、远视、散光、弱视、低视力、光学眼镜、角膜接触镜、屈光手术及其他视觉方面矫正的基础和临床研究。眼视光学内容博大精深，本章节内容仅针对眼视光学中的近视等屈光不正进行阐述，这也是眼科学中亟待解决的一个问题。

近视是一个全球性的眼公共卫生问题。据估计到 2050 年，全球将有约 50% 的人为近视，近视总人数高达 48 亿，而在这其中约有 9.38 亿人为高度近视，占全球总人数约 10%[1]。在我国，2016 年出版的《国民视觉健康报告》中指出，我国 5 岁以上总人口中，近视患病率约40%，近视总患病人数已超过 4 亿。其中，高度近视患病率约 2.4%，总患病人数约 3 000 万[2]。这些数据如果成为现实的话，将会给人类社会带来沉重的负担，因为高度近视的致盲风险很高，还没有切实有效的治疗方法来应对[3]。所以，阻止高度近视的发生发展是眼视光甚至眼科领域的一个重大迫切问题。高度近视是由低度近视、中度近视一步步发展起来的，任何可能阻止近视发生发展的方法，都应当被给予基于循证医学的严格评估，来准确判断它们的使用价值和适用范围。

近视的治疗方法种类繁多，但大体可依据 18 岁之前的儿童青少年和 18 岁之后的成年人这两个年龄段来划分。对于儿童青少年，主要是以近视的预防发生和延缓进展为主，方法主要有光学器械、眼部用药、行为干预以及基于中医理论的按摩等。对于成年人，主要是采用激光切削、眼内镜或角膜内植入介质等方法来对近视进行光学矫正。对于成人高度近视及其并发症，目前有后巩膜加固术等来延缓进展或阻止视觉损害。

我国儿童青少年近视表现出近视发病早、近视度数高和近视进展快的新趋势，是我国近视防治中的重点。如果能在儿童青少年时期延缓近视发生或延缓进展，必然会减少成年人高度近视的数量。儿童青少年近视的防治方法主要有戴镜（普通框架眼镜）、角膜塑形镜、低浓度阿托品滴眼液、特殊类型的软性角膜接触镜、增加户外时间、眼保健操等。目前具有随机对照试验科学证据的儿童青少年近视干预措施见表10-1-1。此外,对于儿童青少年近视也存在如何筛查效率更高等涉及诊断试验方面的研究,本章节在此不做赘述。

成年人的近视干预主要包括各种激光角膜屈光手术,如PRK、LASIK、LASEK、飞秒激光、波前像差或角膜地形图引导下的手术、Smile等。其他手术如有晶状体眼人工晶状体植入术、后巩膜加固术、玻璃体切除术等则主要是针对高度近视及其相关并发症进行干预。成年人近视干预措施中具有随机对照试验的研究见表10-1-2。

在Cochrane Library中,关于屈光不正有约10篇Cochrane Review[4-6],涉及儿童近视干预、成人近视激光手术、眼内镜手术及病理性近视眼底CNV的治疗等。关于近视患病率、儿童青少年近视干预措施、成人近视干预措施以及近视相关基因的研究,本章节会在后面陆续展开,供读者参考。

表 10-1-1 儿童青少年近视干预措施的 RCT 研究等

研究者及年代	研究名称英文缩写	干预措施	研究类型	样本量	研究地点	GRADE证据级别	GRADE推荐强度
Shih, et al, 1999[7]	—	0.5%,0.25%和0.1%阿托品	RCT	186	中国台湾	A	1
Shih, et al, 2001[8]	MIT	0.5%阿托品和多焦眼镜	RCT	227	中国台湾	A	1
Yen, et al, 1989[9]	—	1%阿托品和赛飞杰	RCT	247	中国台湾	B	1
Chua, et al, 2006[10]	ATOM1	1%阿托品	RCT	400	新加坡	A	1
Chia, et al, 2012[11]	ATOM2	0.5%,0.1%和0.01%阿托品	RCT	400	新加坡	A	1
Parssinen, et al, 1989[12]	—	足矫长期戴镜、足矫看远戴镜和双光镜	RCT	240	芬兰	B	2
Fulk, et al, 2000[13]	—	双光镜和单焦镜	RCT	82	美国	B	2
Cheng, et al, 2010[14]	—	双光镜、单焦镜及棱镜	RCT	135	加拿大	B	1
Leung, et al, 1999[15]	—	渐进镜和单焦镜	RCT	78	中国香港	B	1
Edwards, et al, 2002[16]	—	渐进镜和单焦镜	RCT	298	中国香港	A	2
Gwiazda, et al, 2003[17]	COMET	渐进镜和单焦镜	RCT	469	美国	A	2
Hasebe, et al, 2008[18]	—	渐进镜和单焦镜	RCT	92	日本	B	2
Yang, et al, 2009[19]	—	渐进镜和单焦镜	RCT	178	中国	B	2

续表

研究者及年代	研究名称英文缩写	干预措施	研究类型	样本量	研究地点	GRADE证据级别	GRADE推荐强度
Cho,et al,2012[20]	ROMIO	角膜塑形镜和单焦镜	RCT	102	中国香港	A	1
Charm,et al,2013[21]	—	角膜塑形镜和单焦镜	RCT	52	中国香港	B	1
Chan,et al,2014[22]	—	角膜塑形镜和单焦镜	RCT	2	中国香港	B	2
Aller,et al,2016[23]	CONTROL	同心环状双焦软性角膜接触镜和单焦软性角膜接触镜	RCT	86	美国	A	1
Anstice,et al,2011[24]	DIMENZ	同心环状双焦软性角膜接触镜和单焦软性角膜接触镜	RCT	40	新西兰	A	1
Lam,et al,2014[25]	—	同心环状双焦软性角膜接触镜和单焦软性角膜接触镜	RCT	221	中国香港	A	1
Fujikado,et al,2014[26]	—	周边近附加多焦软性角膜接触镜和单焦软性角膜接触镜	RCT	24	日本	B	1
Cheng,et al,2016[27]	—	周边近附加多焦软性角膜接触镜和单焦软性角膜接触镜	RCT	127	美国	A	1
Li and Kang,et al,2015[28]	—	规范眼保健操、假穴位眼保健操和闭眼	RCT	190	中国	A	1
Li,et al,2013[29]	—	足矫和欠矫	RCT	200	中国	—	—
Chung,et al,2002[30]	—	足矫和欠矫	RCT	74	马来西亚	B	2
Adler,et al.2006[31]	—	足矫和欠矫	RCT	48	以色列	B	2
He,et al,2015[32]	—	户外活动	RCT	1907	中国	A	1
Wu,et al,2018[33]	—	户外活动	RCT	693	中国台湾	A	1
Walline,et al.2004[34]	CLAMP	硬性角膜接触镜/软性角膜接触镜	RCT	116	美国	B	2
Katz,et al,2003[35]	—	硬性角膜接触镜/框架眼镜	RCT	428	新加坡	A	1

续表

研究者及年代	研究名称英文缩写	干预措施	研究类型	样本量	研究地点	GRADE证据级别	GRADE推荐强度
Siatkowski,et al.2004[36]	PIR-205 Study	2%哌仑西平眼用凝胶/安慰剂	RCT	174	美国	B	1
Tan,et al,2005[37]	—	2%哌仑西平眼用凝胶(2次/d,1次/d)/安慰剂	RCT	353	新加坡	A	1
Sankaridurg,et al,2010[38]	—	新型框架眼镜/传统框架眼镜	RCT	240	澳大利亚	A	1
Liang,et al,2008[39]	—	0.25%阿托品/0.5%阿托品/0.25%阿托品加耳部穴位刺激	RCT	71	中国台湾	A	1
Yeh,et al,2008[40]	—	视觉健康干预(针灸和交互多媒体)/对照组	RCT	70	中国台湾	B	2
Kang,et al,2016[41]	—	高质量眼保健操/低质量眼保健操	NCC	260	中国	C	2

注:RCT:随机对照试验;NCC:巢式病例对照研究

表 10-1-2　成人近视干预领域的 RCT 研究

研究	干预措施	研究类型	样本量	国家	GRADE证据分级	GRADE推荐强度
Barreto,et al,2010[42]	WFG LASIK/WFG PRK	RCT	11	巴西	B	2
Durrie,et al,2008[43]	WFG SBK/WFG PRK	RCT	50	美国	A	2
el Danasoury,et al,1999[44]	LASIK/PRK	RCT	26	阿联酋	B	1
el Maghraby,et al,1999[45]	LASIK/PRK	RCT	33	沙特阿拉伯	B	1
Hatch,et al,2011[46]	PRK/thin-flap LASIK	RCT	26	美国	B	2
Hjortdal,et al,2005[47]	LASIK/PRK	RCT	45	丹麦	A	2
Manche,et al,2011[48]	LASIK/PRK	RCT	34	美国	B	1
Moshirfar,et al,2010[49]	LASIK/PRK	RCT	104	美国	A	2
Hersh,et al,1998[50]	LASIK/PRK	RCT	220	美国	A	1

续表

研究	干预措施	研究类型	样本量	国家	GRADE证据分级	GRADE推荐强度
Wallau, et al, 2008[51]	LASIK/PRK	RCT	44	巴西	A	2
Wang, et al, 1997[52]	LASIK/PRK	RCT	322	中国	A	1
Autrata, et al, 2003[53]	LASEK/PRK	RCT	100	捷克	A	1
Ghanem, et al, 2008[54]	Butterfly LASEK/PRK	RCT	51	巴西	A	2
Ghirlando, et al, 2007[55]	LASEK/PRK	RCT	50	意大利	A	2
Hashemi, et al, 2004[56]	LASEK/PRK	RCT	42	伊朗	A	2
Litwak, et al, 2002[57]	LASEK/PRK	RCT	25	墨西哥	B	2
Pirouzian, et al, 2004[58]	LASEK/PRK	RCT	30	美国	B	2
el Danasoury, et al, 2002[59]	Phakic intraocular lenses/LASIK	RCT	61	阿联酋	A	2
Malecaze, et al, 2002[60]	Phakic intraocular lenses/LASIK	RCT	25	法国	B	2
Schallhorn, et al, 2007[61]	Phakic intraocular lenses/PRK	RCT	46	美国	A	2
Wolf S, et al, 2014[62]	雷珠单抗/vPDT	RCT	277	欧洲, 亚洲	A	1
Ikuno Y, et al, 2015[63]	阿柏西普/安慰剂	RCT	122	亚洲	A	1
VIP study group, et al, 2001[64]	维替泊芬/安慰剂	RCT	120	欧洲, 北美	A	1

【临床试验经典案例】

一、雷珠单抗和维替泊芬对近视性脉络膜新生血管的疗效评估(RADIANCE)

(一)研究目的

5%~10%的病理性近视患者会进展为近视性CNV。雷珠单抗已被证实对AMD有明确的疗效,但对近视性CNV的效果尚需研究。

(二)关键问题

1. 玻璃体腔注射0.5mg雷珠单抗和维替泊芬PDT对黄斑脉络膜新生血管的治疗在安全性和有效性上有何区别?

2. 雷珠单抗再治疗方案是否应该依据视力或OCT结果而确定?

3. 使用雷珠单抗治疗3个月之后,再进行维替泊芬治疗的效果如何?

(三)研究方法

多中心、随机、双盲、对照实验。参与者来自全球76个中心的277名患者,共277只眼[62]。

1. 入选标准

(1)具有继发于病理性近视的活跃CNV,诊断标准为:①眼轴(axial length, AL)

>26.5mm；②等效球镜（spherical equivalent，SE）<-6D；③与病理性近视相一致的眼球后部改变；④CNV渗漏；⑤中央视网膜厚度（central retinal thickness，CRT）的减少及视网膜内和视网膜下方积液。

（2）黄斑中心凹下/近中心凹/中心凹外/视盘周围脉络膜新生血管累及中央黄斑区域；最佳矫正视力：20/32-20/320。

（3）视力下降仅由近视相关的CNV导致。

2. 排除标准 ①病理性近视之外的其他原因继发的CNV；②既往行全视网膜激光治疗或病灶/网格激光治疗；③既往进行过抗VEGF或vPDT治疗；④3个月内进行过眼内类固醇药物注射或眼内手术。

（四）分组

患者以2:1:1的比例随机分配到接受0.5mg雷珠单抗的按视力区分的治疗组（1组）、接受0.5mg雷珠单抗的按疾病活跃区分的治疗组（2组）或前3个月接受vPDT后再进行雷珠单抗治疗的治疗组（3组）。所有患者在进行本研究治疗的同时，接受安慰剂或假PDT的处理。

（五）主要结果测量方法

相对于最佳矫正视力基线值的平均变化值。

（六）随访

3个月，6个月和12个月。

（七）结果

1. 主要结果 经3个月治疗后，接受雷珠单抗治疗的1组和2组均有EDTRS字母数量的显著提高：组1为（10.5±8.2）个字母，组2为（10.6±7.3）个字母，组3为（2.2±9.5）个字母，三组之间的差异具有统计学意义（$P<0.001$）。

2. 其他结果 组1的12个月平均注射次数大于组2（4.6次：3.5次），两组之间的差异没有统计学意义。

3. 解剖结果 在第3个月和第12个月，组1的CRT平均减少61μm和66μm，组2的CRT平均减少77μm和71.3μm，组3的CRT平均减少12μm和61μm。第48周，治疗组的CRT平均减少86μm，而安慰剂组的CRT平均减少74μm，两组之间的差异没有统计学意义（$P=0.39$）。

12个月的结果：在接受12个月的治疗后，接受雷珠单抗治疗的1组和2组均有EDTRS字母数量的显著提高：组1=（+13.8±11.4）个字母，组2=（+14.4±10.2）个字母，组3=（+9.3±11.3）个字母，三组之间的差异没有统计学意义。

（八）关键信息

1. 对近视性黄斑脉络膜新生血管膜（choroidal neovascular membranes，CNVM）的治疗方案进行比较后，发现玻璃体腔注射雷珠单抗的疗效优于vPDT。

2. 两组雷珠单抗给药方案的有效性没有差异。作者建议采用基于OCT测量值决定是否需要再治疗是更敏感的方法，并且能用更少的注射达到相似的疗效。

3. 进行vPDT组患者接受了必要时雷珠单抗治疗后确实有了好转，但治疗效果不太明显。

二、玻璃体腔注射阿柏西普对近视性脉络膜新生血管的疗效评估

(一) 研究目的

5%~10% 的病理性近视的患者会进展为近视性脉络膜新生血管(choroidal neovascularization,CNV)。阿柏西普被证实对 AMD 有明确的疗效之后,尚需要被证实对近视性 CNV 是否有效。

(二) 关键问题

1. 玻璃体腔注射阿柏西普和注射安慰剂对 CNV 的治疗在安全性和有效性上有何区别?

2. 雷珠单抗再治疗方案是否应该依据视力或 OCT 结果而确定?

3. 近视性 CNV 病情延误 6 个月后,是否值得使用阿柏西普治疗?

(三) 研究方法

多中心,随机,双盲,安慰剂对照实验。参与者来自中国香港、日本、韩国、新加坡和中国台湾省的 20 个中心的 122 名患者共 122 只眼[63]。

1. 入选标准

(1)继发于病理性近视的活跃 CNV,诊断标准为:①眼轴(axial length,AL)>26.5mm;②等效球镜(spherical equivalent,SE)<-6D;③ CNV 渗漏;④中央视网膜厚度(central retinal thickness,CRT)减少及视网膜内和视网膜下方积液。

(2)黄斑中心凹下 / 近中心凹脉络膜新生血管累及中央黄斑区域。

(3)最佳矫正视力:20/40~20/200。

(4)仅由近视相关的 CNV 导致的视力下降。

2. 排除标准 ①单眼;②复发的近视性 CNV;③无晶状体眼或先天性白内障;④由除病理性近视的其他原因继发的 CNV。

(四) 分组

患者以 3:1 的比例随机分配到接受阿柏西普 2mg 的治疗组或安慰剂组。对于治疗组中持续型 CNV 和每月复查的复发型 CNV 会给予额外的阿柏西普注射。在第 24 周,安慰剂组中所有患者会注射一次阿柏西普,之后若疾病不活跃则每月注射 1 次安慰剂,若疾病活跃则每月注射 1 次阿柏西普。

(五) 主要结果测量方法

相对于 BCVA 基线值的平均变化值。

(六) 随访

24 小时及 48 周。

(七) 结果

1. 主要结果 第 24 周,治疗组较基线平均提升 12.1 个字母,而安慰剂组下降 2 个字母,两组之间的差异具有统计学意义($P<0.001$)。第 48 周,治疗组较基线平均提升 13.5 个字母,而安慰剂组提升 3.9 个字母,两组之间的差异具有统计学意义($P<0.001$)。

2. 其他结果 前 8 周,治疗组平均接受 2 次注射阿柏西普,之后平均注射 2.2 次。一旦安慰剂组开始注射阿柏西普,他们将在 24 周内接受平均 3 次注射。

3. 解剖结果 第 24 周,治疗组的 CRT 平均减少 80μm,而安慰剂组的 CRT 平均减

少 14μm,两组之间的差异具有统计学意义(*P*<0.001)。第 48 周,治疗组的 CRT 平均减少 86μm,而安慰剂组的 CRT 平均减少 74μm,两组之间的差异没有统计学意义(*P* =0.39)。

(八) 研究的不足之处

与 RADIANCE 研究相比,本研究进行的是阿柏西普和安慰剂的比较,而不是阿柏西普与维替泊芬的比较。作者声明在本次研究的参与国家——日本,PDT 不是近视性 CNV 的既定治疗方案。本研究调查的是近视及其转归都极为普遍的东亚人口。

(九) 关键信息

1. 对近视性黄斑脉络膜新生血管膜(choroidal neovascular membranes,CNVM)的治疗方案进行比较后,发现玻璃体腔注射阿柏西普的疗效优于安慰剂。

2. 当安慰剂组患者接受了阿柏西普治疗后确实有了好转,但治疗效果不太明显。

(李仕明 李嵒 杜佳灵)

参 考 文 献

1. Holden BA,Fricke TR,Wilson DA,et al.Global Prevalence of Myopia and High Myopia and Temporal Trends from 2000 through 2050.Ophthalmology,2016,123(5):1036-1042.

2. 李玲.国民视觉健康报告.北京:北京大学出版社,2016.

3. Ohno-Matsui K,Lai TY,Lai CC,et al.Updates of pathologic myopia.Prog Retin Eye Res,2016,52:156-187.

4. Barsam A,Allan BD.Excimer laser refractive surgery versus phakic intraocular lenses for the correction of moderate to high myopia.Cochrane Database Syst Rev,2014,6:CD007679.

5. Li SM,Zhan S,Li SY,et al.Laser-assisted subepithelial keratectomy(LASEK)versus photorefractive keratectomy(PRK)for correction of myopia.Cochrane Database Syst Rev,2016,2:CD009799.

6. Shortt AJ,Allan BD,Evans JR.Laser-assisted in-situ keratomileusis(LASIK)versus photorefractive keratectomy(PRK)for myopia.Cochrane Database Syst Rev,2013,1:CD005135.

7. Shih YF,Chen CH,Chou AC,et al.Effects of different concentrations of atropine on controlling myopia in myopic children.J Ocul Pharmacol Ther,1999,15(1):85-90.

8. Shih YF,Kate Hsiao C,Chen CJ,et al.An intervention trial on efficacy of atropine and multi-focal glasses in controlling myopic progression.Acta Ophthalmologica Scandinavica,2001,79(3):233-236.

9. Yen MY,Liu JH,Kao SC,et al.Comparison of the effect of atropine and cyclopentolate on myopia.Annals of Ophthalmology,1989,21(5):180-182.

10. Chua WH,Balakrishnan V,Chan YH,et al.Atropine for the treatment of childhood myopia.Ophthalmology,2006,113(12):2285-2291.

11. Chia A,Chua WH,Cheung YB,et al.Atropine for the treatment of childhood myopia:safety and efficacy of 0.5%,0.1%,and 0.01%doses(atropine for the treatment of myopia 2).Ophthalmology,2012,119(2):347-354.

12. Pärssinen O,Hemminki E,Klemetti A.Effect of spectacle use and accommodation on myopic progression:final results of a three-year randomised clinical trial among schoolchildren.Br J Ophthalmol,1989(7):547-551.

13. Fulk GW,Cyert LA,Parker DE.A randomized trial of the effect of single-vision vs.bifocal lenses on myopia progression in children with esophoria.Optom Vis Sci,2000,77(8):395-401.

14. Cheng D,Schmid KL,Woo GC,et al.Randomized trial of effect of bifocal and prismatic bifocal spectacles on myopic progression:two-year results.Archives of Ophthalmology,2010,128(1):12-19.

15. Leung JT,Brown B.Progression of myopia in Hong Kong Chinese schoolchildren is slowed by wearing

progressive lenses.Optom Vis Sci,1999,76(6):346-354.

16. Edwards MH,Li RWH,Lam CSY,et al.The Hong Kong progressive lens myopia control study:study design and main findings.Investigative Ophthalmology & Visual Science,2002,43(9):2852-2858.

17. Gwiazda J,Hyman L,Hussein M,et al.A randomized clinical trial of progressive addition lenses versus single vision lenses on the progression of myopia in children.Investigative ophthalmology & visual science,2003,44(4):1492-1500.

18. Hasebe S,Ohtsuki H,Nonaka T,et al.Effect of progressive addition lenses on myopia progression in Japanese children:a prospective,randomized,double-masked,crossover trial.Invest Ophthalmol Vis Sci,2008,49(7):2781-2789.

19. Yang Z,Lan W,Ge J,et al.The effectiveness of progressive addition lenses on the progression of myopia in Chinese children.Ophthalmic Physiol Opt,2009,29(1):41-48.

20. Cho P,Cheung SW.Retardation of myopia in orthokeratology(ROMIO)study:a 2-year randomized clinical trial.Invest Ophthalmol Vis Sci,2012,53(11):7077-7085.

21. Charm J,Cho P.High myopia-partial reduction ortho-k:a 2-year randomized study.Optom Vis Sci,2013,90(6):530-539.

22. Chan KY,Cheung SW,Cho P.Orthokeratology for slowing myopic progression in a pair of identical twins.Cont Lens Anterior Eye,2014,37(2):116-119.

23. Aller TA,Liu M,Wildsoet CF.Myopia Control with Bifocal Contact Lenses:A Randomized Clinical Trial.Optom Vis Sci,2016,93(4):344-352.

24. Anstice NS,Phillips JR.Effect of Dual-Focus Soft Contact Lens Wear on Axial Myopia Progression in Children.Ophthalmology,2011,118(6):1152-1161.

25. Lam CS,Tang WC,Tse DY,et al.Defocus Incorporated Soft Contact(DISC)lens slows myopia progression in Hong Kong Chinese schoolchildren:a 2-year randomised clinical trial.Br J Ophthalmol,2014,98(1):40-45.

26. Fujikado T,Ninomiya S,Kobayashi T,et al.Effect of low-addition soft contact lenses with decentered optical design on myopia progression in children:a pilot study.Clin Ophthalmol,2014,8 :1947-1956.

27. Cheng X,Xu J,Chehab K,et al.Soft Contact Lenses with Positive Spherical Aberration for Myopia Control.Optom Vis Sci,2016,93(4):353-366.

28. Li SM,Kang MT,Peng XX,et al.Efficacy of chinese eye exercises on reducing accommodative lag in school-aged children:a randomized controlled trial.PLoS One,2015,10(3):e0117552.

29. Li SM,Li SY,Liu LR,et al.Full correction and undercorrection of myopia evaluation trial:design and baseline data of a randomized,controlled,double-blind trial.Clin Experiment Ophthalmol,2013,41(4):329-338.

30. Chung K,Mohidin N,O'Leary DJ.Undercorrection of myopia enhances rather than inhibits myopia progression.Vision Res,2002,42(22):2555-2559.

31. Adler D,Millodot M.The possible effect of undercorrection on myopic progression in children.Clinical & Experimental Optometry,2006,89(5):315-321.

32. He M,Xiang F,Zeng Y,et al.Effect of Time Spent Outdoors at School on the Development of Myopia Among Children in China:A Randomized Clinical Trial.JAMA,2015,314(11):1142-1148.

33. Wu PC,Chen CT,Lin KK,et al.Myopia Prevention and Outdoor Light Intensity in a School-Based Cluster Randomized Trial.Ophthalmology,2018,125 :1239-1250.

34. Walline JJ,Jones LA,Mutti DO,et al.A randomized trial of the effects of rigid contact lenses on myopia progression.Arch Ophthalmol,2004,122(12):1760-1766.

35. Katz J,Schein OD,Levy B,et al.A randomized trial of rigid gas permeable contact lenses to reduce progression of children's myopia.Am J Ophthalmol,2003,136(1):82-90.

36. Siatkowski RM, Cotter S, Miller JM, et al.Safety and efficacy of 2%pirenzepine ophthalmic gel in children with myopia: a 1-year, multicenter, double-masked, placebo-controlled parallel study.Archives of Ophthalmology, 2004, 122(11): 1667-1674.

37. Tan DTH, Lam DS, Chua WH, et al.One-year multicenter, double-masked, placebo-controlled, parallel safety and efficacy study of 2%pirenzepine ophthalmic gel in children with myopia.Ophthalmology, 2005, 112(1): 84-91.

38. Sankaridurg P, Donovan L, Varnas S, et al.Spectacle lenses designed to reduce progression of myopia: 12-month results.Optom Vis Sci, 2010, 87(9): 631-641.

39. Liang CK, Ho TY, Li TC, et al.A combined therapy using stimulating auricular acupoints enhances lower-level atropine eyedrops when used for myopia control in school-aged children evaluated by a pilot randomized controlled clinical trial.Complementary Therapies in Medicine, 2008, 16(6): 305-310.

40. Yeh ML, Chen CH, Chen HH, et al.An intervention of acupressure and interactive multimedia to improve visual health among Taiwanese schoolchildren.Public Health Nurs, 2008, 25(1): 10-17.

41. Kang MT, Li SM, Peng X, et al.Chinese Eye Exercises and Myopia Development in School Age Children: A Nested Case-control Study.Sci Rep, 2016, 6: 28531.

42. Barreto J, Barboni MT, Feitosa-Santana C, et al.Intraocular stray light and contrast sensitivity after contralateral wavefront-guided LASIK and wavefront-guided PRK for myopia.J Refract Surg, 2010, 26(8): 588-593.

43. Durrie DS, Slade SG, Marshall J.Wavefront-guided excimer laser ablation using photorefractive keratectomy and sub-Bowman's keratomileusis: a contralateral eye study.Journal of refractive surgery(Thorofare, N.J.: 1995), 2008.

44. el Danasoury MA, el Maghraby A, Klyce SD, et al.Comparison of photorefractive keratectomy with excimer laser in situ keratomileusis in correcting low myopia(from-2.00 to-5.50 diopters).A randomized study. Ophthalmology, 1999.

45. El-Maghraby A, Salah T, Waring GO, et al.Randomized bilateral comparison of excimer laser in situ keratomileusis and photorefractive keratectomy for 2.50 to 8.00 diopters of myopia.Ophthalmology, 1999.

46. Hatch BB, Moshirfar M, Ollerton AJ, et al.A prospective, contralateral comparison of photorefractive keratectomy(PRK) versus thin-flap LASIK: assessment of visual function.Clin Ophthalmol, 2011, 5: 451-457.

47. Hjortdal J, Møller-Pedersen T, Ivarsen A, et al.Corneal power, thickness, and stiffness: results of a prospective randomized controlled trial of PRK and LASIK for myopia.Journal of Cataract and Refractive Surgery, 2005.

48. Manche EE, Haw WW.Wavefront-guided laser in situ keratomileusis(Lasik) versus wavefront-guided photorefractive keratectomy(Prk): a prospective randomized eye-to-eye comparison(an American Ophthalmological Society thesis).Trans Am Ophthalmol Soc, 2011, 109: 201-220.

49. Moshirfar M, Gardiner JP, Schliesser JA, et al.Laser in situ keratomileusis flap complications using mechanical microkeratome versus femtosecond laser: retrospective comparison.J Cataract Refract Surg, 2010, 36(11): 1925-1933.

50. Hersh PS, Brint SF, Maloney RK, et al.Photorefractive keratectomy versus laser in situ keratomileusis for moderate to high myopia.A randomized prospective study.Ophthalmology, 1998.

51. Wallau AD, Campos M.Photorefractive keratectomy with mitomycin C versus LASIK in custom surgeries for myopia: a bilateral prospective randomized clinical trial.Journal of refractive surgery(Thorofare, N.J.: 1995), 2008.

52. Wang Z, Chen J, Yang B.Comparison of laser in situ keratomileusis and photorefractive keratectomy to correct myopia from-1.25 to-6.00 diopters.J Refract Surg, 1997, 13(6): 528-534.

53. Autrata R,Rehurek J.Laser-assisted subepithelial keratectomy for myopia:two-year follow-up.Journal of Cataract and Refractive Surgery,2003.

54. Ghanem VC,Kara-José N,Ghanem RC,et al.Photorefractive keratectomy and butterfly laser epithelial keratomileusis:a prospective,contralateral study.Journal of refractive surgery(Thorofare,N.J.:1995),2008.

55. Ghirlando A,Gambato C,Midena E.LASEK and photorefractive keratectomy for myopia:clinical and confocal microscopy comparison.Journal of Refractive Surgery,2007,23(7):694-702.

56. Hashemi H,Fotouhi A,Foudazi H,et al.Prospective,randomized,paired comparison of laser epithelial keratomileusis and photorefractive keratectomy for myopia less than-6.50 diopters.Journal of Refractive Surgery,2004,20(3):217-222.

57. Litwak S,Zadok D,Garcia-de Quevedo V,et al.Laser-assisted subepithelial keratectomy versus photorefractive keratectomy for the correction of myopia.A prospective comparative study.Journal of Cataract&Refractive Surgery,2002,28(8):1330-1333.

58. Pirouzian A,Thornton JA,Ngo S.A randomized prospective clinical trial comparing laser subepithelial keratomileusis and photorefractive keratectomy.Archives of Ophthalmology,2004,122(1):11-16.

59. El Danasoury MA,El Maghraby A,Gamali TO.Comparison of iris-fixed Artisan lens implantation with excimer laser in situ keratomileusis in correcting myopia between-9.00 and-19.50 diopters:a randomized study.Ophthalmology,2002.

60. Malecaze FJ,Hulin H,Bierer P,et al.A randomized paired eye comparison of two techniques for treating moderately high myopia:LASIK and artisan phakic lens.Ophthalmology,2002,109(9):1622-1630.

61. Schallhorn S,Tanzer D,Sanders DR,et al.Randomized prospective comparison of visian toric implantable collamer lens and conventional photorefractive keratectomy for moderate to high myopic astigmatism.Journal of refractive surgery(Thorofare,N.J.:1995),2007.

62. Wolf S,Balciuniene VJ,Laganovska G,et al.RADIANCE:a randomized controlled study of ranibizumab in patients with choroidal neovascularization secondary to pathologic myopia.Ophthalmology,2014,121(3):682-692 e682.

63. Ikuno Y,Ohno-Matsui K,Wong TY,et al.Intravitreal Aflibercept Injection in Patients with Myopic Choroidal Neovascularization:The MYRROR Study.Ophthalmology,2015,122(6):1220-1227.

64. Verteporfin in Photodynamic Therapy Study G.Photodynamic therapy of subfoveal choroidal neovascularization in pathologic myopia with verteporfin.1-year results of a randomized clinical trial—VIP report no.1.Ophthalmology,2001,108(5):841-852.

第二节　亚洲地区近视患病率的 Meta 分析

近视是一种受到遗传和环境因素共同影响的复杂性眼部疾患,是导致视力损伤的主要原因。未矫正的屈光不正和白内障、黄斑变性、眼部传染病和维生素 A 缺乏被列为五大常见的视力损伤的原因。目前,大多数的近视仍然采用保守治疗,但高度近视时常伴随着年龄相关性白内障、开角型青光眼等致盲性眼病的发生,需进行手术治疗。据估计,近视在未来 5 年内会导致全球 1 亿 5 300 万人视力损伤及 800 万人致盲,并产生等同于 8 255 亿人民币的生产力损失。但研究显示,建立全球屈光护理服务的人员及设施成本却仅需 1 360 亿人民币。这些临床、公共卫生、经济方面的数据共同表明,近视虽然已成为全球健康问题,却仍可以采取措施进行防治。因此需要较为全面的流行病学数据来指导近视防治工作的开展。

一、疾病案例

亚洲是世界上面积最大、人口最多的大洲。有观点认为近视在亚洲地区流行较为广泛。但亚洲幅员辽阔,各个国家拥有不同的人口构成,文化风俗和医疗保健体系。因此需要对亚洲地区整体近视流行状况进行总结。如能对亚洲近视状况进行全面的概述和评估,这将对未来眼科保健、干预和临床管理等领域起到重要的指导作用。

二、提出问题

亚洲地区不同性别、年龄组的近视患病状况如何?亚洲地区哪类人群近视患病率最高?亚洲地区人群近视患病率是否与年龄、出生年份存在线性关系还是存在其他关系?为了回答这些问题,我们首先对相关近视患病率调查进行循证研究,然后在此基础上进行决策制定。

三、证据检索和评价

(一)资料与方法

1. 文献排除纳入标准

(1)检索文献的纳入标准:①于2014年5月前公开发表的基于亚洲地区人群近视患病率的调查研究;②研究应答率≥60%;③抽样最终样本能代表所研究的目标人群。

(2)排除标准:①在医院的调查研究;②没有明确抽样策略的研究;③非英文形式发表的文章;④以视力作为近视或屈光不正的替代指标;⑤对20岁以下青年儿童没有采用散瞳验光的研究;⑥无法提取所需数据的研究;⑦重复发表的文献。

2. 方法

(1)文献检索:检索数据库为外文数据库。检索年限从各数据库建库至2013年9月。文献检索PubMed、EMBASE、Web of Science电子数据库。英文检索关键词为:(myopia OR refractive errors)AND(epidemiology OR prevalence)。文献检索、筛选以及数据提取工作由两位研究者独立完成,如果在文献检索过程中遇到分歧,则通过讨论解决。对确定纳入的文献按预先设计的表格提取相关资料,主要包括每项研究第一作者、出版年份、研究所属国家、研究名称、开展时间、种族、年龄范围、应答率、样本量、患病人数等。

(2)统计学方法:Meta分析运用STATA 12.0软件。采用统计量I^2进行异质性检验,若异质性检验的结果为$P \geqslant 0.10$及$I^2 < 50\%$时,认为多个独立研究具有同质性,可选择固定效应模型计算及合并统计量;若异质性检验的结果为$P < 0.10$及$I^2 \geqslant 50\%$时,可认为多个研究存在异质性,此时对文献逐个进行敏感性分析,并选择随机效应模型进行校正。利用Meta回归模型研究近视患病率与年龄、出生年份之间的相关关系。文献的发表偏倚则利用Egger test检验。

(二)结果

1. 文献概况　根据检索策略通过电子检索和手工检索,初检出512篇文献。通过阅读标题、摘要和进一步阅读全文后,根据预先制定的纳入标准和排除标准进行筛选。最终共有50篇文献纳入研究。纳入样本总量为215 672只眼,纳入研究对象年龄区间为0~96岁。其中79 850只眼由于视力检查低于–0.5 Diopter(D)则被定义为近视。文献来自16个国家地区,其中中国(中国台湾和中国香港数据统计在内)14篇,伊朗8篇,新加坡7篇,印度5篇,韩国3篇,日本2篇,尼泊尔2篇,马来西亚2篇,其余国家各一篇。文献筛选流程见图10-2-1,纳入研究的基本特征见表10-2-1。

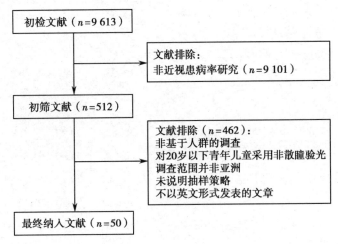

图 10-2-1　文献筛选流程图

表 10-2-1　纳入研究的基本特征

研究者及年代	种族	研究时间	研究地点	年龄/岁	应答率	样本量	近视人数(<-0.5D)	粗患病率/%
成人组								
Li,et al,2009[1]	中国人	2004	中国大陆	50~96	91.00	4 979	472	9.5
Cheng,et al,2003[2]	中国人	2000	中国台湾	65~80+	66.60	1 108	203	18.3
Liang,et al,2009[3]	中国人	2007	中国大陆	30~80+	85.90	6 491	1 412	21.8
Xu,et al,2005[4]	中国人	2001	中国大陆	40~90	83.40	4 319	989	22.9
He,et al,2009[5]	中国人	2004	中国大陆	50~93	75.30	1 269	410	32.3
Wong,et al,2000[6]	中国人	1996	新加坡	40~79	71.80	1 113	389	35.0
Pan,et al,2013[7]	中国人	2010	新加坡	40~80	72.80	2 916	1 158	39.7
Lee,et al,2013[8]	中国人	2010	中国台湾	18~24	98.11	5 145	4 430	86.1
Saw,et al,2008[9]	马来人	2005	新加坡	40~80	78.70	2 974	731	24.6
Nangia,et al,2010[10]	印度人	2008	印度	30+	80.10	4 619	785	17.0
Dandona,et al,2002[11]	印度人	1998	印度	40+	87.30	7 276	1 711	23.5
Pan,et al,2011[12]	印度人	2008	新加坡	43~84	75.60	2 805	733	26.1
Raju,et al,2004[13]	印度人	2002	印度	40~70+	81.95	2 508	677	27.0

续表

研究者及年代	种族	研究时间	研究地点	年龄/岁	应答率	样本量	近视人数（<-0.5D）	粗患病率/%
Tan,et al,2011[14]	马来人,中国人,印度人	2001	新加坡	55~75+	78.50	1 835	553	30.1
Wu,et al,2001[15]	马来人,中国人,印度人	1997	新加坡	16~25	NA	15 086	11 963	79.3
Bourne,et al,2004[16]	孟加拉人	2000	孟加拉国	30~80+	90.90	11 189	2 469	22.1
Shah,et al,2008[17]	巴基斯坦	2002	巴基斯坦	30~70+	95.30	14 490	5 284	36.5
Sawada,et al,2008[18]	日本人	2001	日本	40~80+	78.10	2 829	1 183	41.80
Shimizu,et al,2003[19]	日本人	1998	日本	40~79	94.50	2 168	911	42.0
Saw,et al,2002[20]	印度尼西亚人	2001	印尼	21~50+	83.40	1 043	506	48.5
Gupta,et al,2008[21]	缅甸人	2005	缅甸	40~70+	83.70	1 863	948	50.9
Ostadimog haddam,et al,2011[22]	伊朗人	2008	伊朗	0~65+	70.40	2 804	486	17.3
Hashemi,et al,2004[23]	伊朗人	2002	德黑兰	5~96	70.30	4 259	928	21.8
Yekta,et al,2009[24]	伊朗人	2006	伊朗	55~76	93.50	1 367	372	27.2
Hashemi et al,2013[25]	伊朗人	2011	伊朗	16~90	75.80	2 001	560	28.0
Hashemi et al,2012[26]	伊朗人	2009	伊朗	40~64	82.20	4 864	1 415	29.1
Wickremasinghe,et al,2004[27]	蒙古人	1997	蒙古	40~70+	90.00	620	112	18.1
Yoo,et al,2013[28]	朝鲜人	2008	韩国	40~80+	79.50	1 215	249	20.5
儿童和青少年组								
Li,et al,2013[29]	中国人	2010	中国大陆	5.7~9.3	93.00	2 893	113	3.9
Li,et al,2013[30]	中国人	2009	中国大陆	5~18	90.80	1 675	84	5.0
Dirani,et al,2010[31]	中国人	2009	新加坡	0~6	72.30	2 639	301	11.4
Pi,et al,2012[32]	中国人	2006	中国大陆	6~15	88.75	3 224	442	13.7
Zhao,et al,2000[33]	中国人	1995	中国大陆	5~15	95.90	5 882	1 271	21.6
Fan,et al,2004[34]	中国人	1999	中国香港	5~16	77.90	7 560	2 275	36.7
He,et al,2004[35]	中国人	2000	中国大陆	5~15	86.40	4 322	1 647	38.1
He,et al,2007[36]	中国人	2005	中国大陆	13~17	97.60	2 229	945	42.4
Lam,et al,2012[37]	中国人	2007	中国香港	6~12	65.00	2 651	1 259	47.5
Li,et al,2013[29]	中国人	2010	中国大陆	10~15.9	95.90	2 267	1 526	67.3

续表

研究者及年代	种族	研究时间	研究地点	年龄/岁	应答率	样本量	近视人数(<-0.5D)	粗患病率/%
Hashim, et al,2008[38]	马来人	2006	马来西亚	6~12	85.00	705	38	5.4
Goh, et al,2005[39]	马来人,中国人,印度人	2003	马来西亚	7~15	83.80	4 580	948	20.7
Casson, et al,2012[40]	泰国人	2008	老挝	6~11	87.00	2 842	112	3.9
Dandona, et al,2002[41]	印度人	2000	印度	7~15	92.30	3 976	163	4.1
Murthy, et al,2002[42]	印度人	1999	印度	5~15	92.00	5 696	422	7.4
Fotouhi, et al,2007[43]	伊朗人	2005	伊朗	7~15	96.80	3 490	119	3.4
Rezvan, et al,2012[44]	伊朗人	2010	伊朗	7~15	76.80	1 551	67	4.3
Yekta, et al,2010[45]	伊朗人	2008	伊朗	7~15	87.88	1 854	81	4.4
Lee, et al,2013[46]	朝鲜人	2010	韩国	19	NA	2 805	2 336	83.3
Jun, et al,2012[47]	朝鲜人	2010	韩国	19	96.54	22 800	22 011	96.5
Pokharel, et al,2000[48]	雅利安人,蒙古人,藏族人	1998	尼泊尔	5~15	91.70	5 067	15	0.3
Sapkota, et al,2008[49]	雅利安人,蒙古人,藏族人	2004	尼泊尔	10~15	95.10	4 282	814	19.0
Gao, et al,2012[50]	柬埔寨人	2009	柬埔寨	12~14	89.80	5 527	332	6.0

2. 亚洲近视患病状况

(1)性别方面:亚洲男性近视患病率为28.5%(95%CI:24.2%~32.7%),女性27.3%(95%CI:23.4%~31.2%)。患病率在男女之间不存在差异($P=0.23$)。

(2)年龄方面:儿童近视患病率为14.1%(95%CI:9.0%~19.2%),20岁以下为24.2%(95%CI:3.3%~44.8%),20~29岁为47.3%(95%CI:19.3%~75.2%),30~39岁为26.4%(95%CI:17.5%~35.4%),40~49岁为28.0%(95%CI:22.4%~33.6%),50~59岁为25.8%(95%CI:20.4%~31.2%),60~69岁为28.2%(95%CI:21.4%~34.9%),70岁以上老年人为36.3%(95%CI:27.6%~45.0%)(图10-2-2)。

(3)在出生年份上:生于1920—1929年间的人群患病率为39.9%(95%CI:26.3%~53.4%),1930—1939年间为32.2%(95%CI:24.1%~40.4%),1940—1949年间为25.1%(95%CI:19.8%~30.3%),1950—1959年间为23.0%(95%CI:18.4%~27.7%),1960—1969年间为28.7%(95%CI:21.9%~35.5%),1970—1979年间为38.8%(95%CI:7.2%~70.3%)(图10-2-3)。

Meta回归结果显示,近视患病率与年龄、出生年份间无直线关系,而呈U形关系(两者均$P<0.05$)(图10-2-2,图10-2-3)。敏感性分析和Egger test检验显示无研究对总体结果产生显著影响及存在发表偏倚($P>0.05$)。

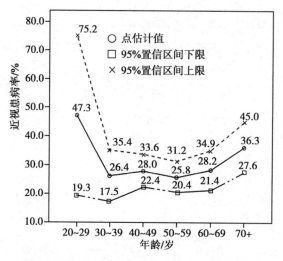

图 10-2-2 亚洲地区不同年龄组近视患病情况

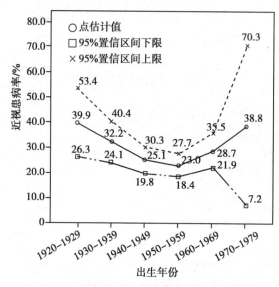

图 10-2-3 亚洲地区不同出生年份近视患病情况

四、实践与决策

本研究将公开发表的关于亚洲地区近视或屈光不正的文献进行了循证医学的系统评价,选取了不同地区近视患病状况的研究进行 Meta 分析,共纳入 215 672 只眼的数据,其中等效屈光度(spherical equivalent,SE)低于 −0.5D 为 79 850 只眼。Meta 分析结果显示:亚洲地区近视患病率最高的人群为 19 岁韩国青少年[96.5%(95%CI:96.3%~96.8%)]。近视患病率与年龄、出生年份呈 U 形关系。在不同年龄别中,70 岁以上老年人患病率最高为 36.3%(95%CI:27.6%~45.0%)。本研究表明,年轻人和老年人为近视患病的高发人群。年轻人近视高发可能与近年来教育体系改革导致青少年学业负担加重有关,而老年人则可能与核性白内障致使屈光度向近视方向漂移有关。因此,公共卫生部门在制定卫生政策时,应重点加强年轻人群及老年人群的近视预防。如强化对年轻人近视健康知识的宣教,提倡科学合理用眼。而对老年人群,则可提高白内障手术覆盖率,向白内障患者提供可及的、可承担的高质量白内障手术服务。

综上所述,在亚洲,近视的患病率在年龄上存在很大差异,呈明显的 U 形关系。本研究的结论将对未来亚洲的眼科医疗保健,干预和临床管理将起到一定的指导作用。

(潘臣炜)

参 考 文 献

1. Zang L,Sun D,H C,et al.Refractive error among the elderly in rural Southern Harbin,China.Ophthalmic Epidemiology,2009,16(6):388-394.

2. Cheng CY,Hsu WM,Liu JH,et al.Refractive errors in an elderly Chinese population in Taiwan:the Shihpai Eye Study.Investigative Ophthalmology & Visual Science,2003,44(11):4630.

3. Liang YB,Tienyin W,Sun LP,et al.Refractive errors in a rural Chinese adult population:the Handan Eye Study.Ophthalmology,2009,116(11):2119-2127.

4. Xu L,Li J,Cui T,et al.Refractive error in urban and rural adult Chinese in Beijing.Ophthalmology,2005,112(10):1676-1683.

5. He M,Huang W,Li Y,et al.Refractive error and biometry in older Chinese adults:the Liwan eye study.Invest Ophthalmol Vis Sci,2009,50(11):5130-5136.

6. Wong TY,Foster PJ,Hee J,et al.Prevalence and risk factors for refractive errors in adult Chinese in Singapore.Invest Ophthalmol Vis Sci,2000,41(9):2486-2494.

7. Pan CW,Zheng YF,Anuar AR,et al.Prevalence of refractive errors in a multiethnic Asian population:the Singapore epidemiology of eye disease study.Invest Ophthalmol Vis Sci,2013,54(4):2590-2598.

8. Lee YY,Lo CT,Sheu SJ,et al.What factors are associated with myopia in young adults？ A survey study in Taiwan Military Conscripts.Invest Ophthalmol Vis Sci,2013,54(2):1026-1033.

9. Saw SM,Chan YH,Wong WL,et al.Prevalence and risk factors for refractive errors in the Singapore Malay Eye Survey.Ophthalmology,2008,115(10):1713-1719.

10. Nangia V,Jonas JB,Sinha A,et al.Refractive error in central India:the Central India Eye and Medical Study.Ophthalmology,2010,117(4):693-699.

11. Dandona R,Lalit Dandona MD,Marmamula Srinivas BA,et al.Population-based assessment of refractive error in India:the Andhra Pradesh eye disease study.Australian & New Zealand Journal of Ophthalmology,2010,30(2):84-93.

12. Pan CW,Wong TY,Lavanya R,et al.Prevalence and risk factors for refractive errors in Indians:the Singapore Indian Eye Study(SINDI).Invest Ophthalmol Vis Sci,2011,52(6):3166-3173.

13. Raju P,Ramesh SV,Arvind H,et al.Prevalence of refractive errors in a rural South Indian population.Investigative Ophthalmology & Visual Science,2004,45(12):4268-4272.

14. Tan CS,Chan YH,Wong TY,et al.Prevalence and risk factors for refractive errors and ocular biometry parameters in an elderly Asian population:the Singapore Longitudinal Aging Study(SLAS).Eye,2011,25(10):1294.

15. Wu H,Seet B,Yap EP,et al.Does Education Explain Ethnic Differences in Myopia Prevalence？ A Population-based Study of Young Adult Males in Singapore.Optometry & Vision Science Official Publication of the American Academy of Optometry,2001,78(4):234-239.

16. Bourne RR,Dineen BP,Ali SM,et al.Prevalence of refractive error in Bangladeshi adults:results of the National Blindness and Low Vision Survey of Bangladesh.Ophthalmology,2004,111(6):1150-1160.

17. Shah SP,Jadoon MZ,Dineen B,et al.Refractive errors in the adult pakistani population:the national blindness and visual impairment survey.Ophthalmic Epidemiology,2008,15(3):183-190.

18. Tomidokoro SA, Araie M.Refractive Errors in an Elderly Japanese Population.Ophthalmology,2008,115(2):363-370.e363.

19. Shimizu N, Nomura H, Ando F, et al.Refractive Errors and Factors Associated with Myopia in an Adult Japanese Population.Japanese Journal of Ophthalmology,2003,47(1):6-12.

20. Saw SM, Gazzard G, Koh D, et al.Prevalence rates of refractive errors in Sumatra, Indonesia.Invest Ophthalmol Vis Sci,2002,43(10):3174-3180.

21. Gupta A, Casson RJ, Newland HS, et al.Prevalence of refractive error in rural Myanmar:the Meiktila Eye Study.Ophthalmology,2008,115(1):26-32.e22.

22. Ostadimoghaddam H, Fotouhi A, Hashemi H, et al.Prevalence of the refractive errors by age and gender:the Mashhad eye study of Iran.Australian & New Zealand Journal of Ophthalmology,2011,39(8):743-751.

23. Hashemi H, Fotouhi A, Mohammad K.The age-and gender-specific prevalences of refractive errors in Tehran:the Tehran Eye Study.Ophthalmic Epidemiology,2009,11(3):213-225.

24. Yekta AA, Fotouhi A, Khabazkhoob M, et al.The prevalence of refractive errors and its determinants in the elderly population of Mashhad, Iran.Ophthalmic Epidemiology,2009,16(3):198-203.

25. Hashemi H, Rezvan F, Ostadimoghaddam H, et al.High prevalence of refractive errors in a rural population:'Nooravaran Salamat'Mobile Eye Clinic experience.Clin Experiment Ophthalmol,2013,41(7):635-643.

26. Hashemi H, Khabazkhoob M, Jafarzadehpur E, et al.High prevalence of myopia in an adult population, Shahroud, Iran.Optometry & Visionence,2012,89(7):993-999.

27. Wickremasinghe S, Foster PJ, Uranchimeg D, et al.Ocular biometry and refraction in Mongolian adults.Investigative Ophthalmology & Visual Science,2004,45(3):776-783.

28. Yoo YC, Kim JM, Park KH, et al.Refractive errors in a rural Korean adult population:the Namil Study.Eye,2013,27(12):1368-1375.

29. Li SM, Liu LR Refractive errors in an elderly Chinese population in Taiwan, Li SY, et al.Design, Methodology and Baseline Data of a School-based Cohort Study in Central China:The Anyang Childhood Eye Study.Ophthalmic Epidemiology,2013,20(6):348-359.

30. Li Z, Xu K, Wu S, et al.Population-based survey of refractive error among school-aged children in rural northern China:the Heilongjiang eye study.Australian & New Zealand Journal of Ophthalmology,2014,42(4):379-384.

31. Dirani M, Chan YH, Gazzard G, et al.Prevalence of refractive error in Singaporean Chinese children:the strabismus, amblyopia, and refractive error in young Singaporean Children(STARS) study.Invest Ophthalmol Vis Sci,2010,51(3):1348-1355.

32. Pi LH, Lin C, Qin L, et al.Prevalence of Eye Diseases and Causes of Visual Impairment in School-Aged Children in Western China.Journal of Epidemiology,2012,22(1):37-44.

33. Zhao J, Pan X, Sui R, et al.Refractive Error Study in Children:results from Shunyi District, China.Am J Ophthalmol,2000,129(4):427-435.

34. Fan DS, Lam DS, Lam RF, et al.Prevalence, incidence, and progression of myopia of school children in Hong Kong.Investigative Ophthalmology & Visual Science,2004,45(4):1071.

35. He M, Zeng J, Liu Y, et al.Refractive error and visual impairment in urban children in southern china.Investigative Ophthalmology & Visual Science,2004,45(3):793-799.

36. He M, Huang W, Zheng Y, et al.Refractive Error and Visual Impairment in School Children in Rural Southern China.Ophthalmology,2007,114(2):374-382.e371.

37. Lam CS, Lam CH, Cheng SC, et al.Prevalence of myopia among Hong Kong Chinese schoolchildren:changes over two decades.Ophthalmic Physiol Opt,2011,32(1):17-24.

38. Hashim SE, Tan HK, Wanhazabbah WH, et al.Prevalence of refractive error in malay primary school children in suburban area of Kota Bharu, Kelantan, Malaysia.Ann Acad Med Singapore,2008,37(11):940-946.

39. Goh PP, Abqariyah Y, Pokharel GP, et al.Refractive Error and Visual Impairment in School-Age Children in Gombak District, Malaysia.Dkgest of the World Latest Medical Information, 2005, 112 (4): 678-685.

40. Casson RJ, Kahawita S, Kong A, et al.Exceptionally low prevalence of refractive error and visual impairment in schoolchildren from Lao People's Democratic Republic.Ophthalmology, 2012, 119 (10): 2021-2027.

41. Dandona R, Dandona L, Srinivas M, et al.Refractive error in children in a rural population in India.Invest Ophthalmol Vis Sci, 2002, 43 (3): 615-622.

42. Murthy GV, Gupta SK, Ellwein LB, et al.Refractive error in children in an urban population in New Delhi.Invest Ophthalmol Vis Sci, Refractive errors in an elderly Chinese population in Taiwan2002, 43 (3): 623-631.

43. Fotouhi A, Hashemi H, Khabazkhoob M, et al.The prevalence of refractive errors among schoolchildren in Dezful, Iran.British Journal of Ophthalmology, Refractive errors in an elderly Chinese population in Taiwan2007, 91 (3): 287.

44. Farhad R, Mehdi K, Akbar F, et al.Prevalence of refractive errors among school children in Northeastern Iran.Ophthalmic & Physiological Optics, 2011, 32 (1): 25-30.

45. Yekta A, Fotouhi A, Hashemi H, et al.Prevalence of refractive errors among schoolchildren in Shiraz, Iran. Australian&New Zealand Journal of Ophthalmology, 2010, 38 (3): 242-248.

46. Lee JH, Jee D, Kwon JW, et al.Prevalence and risk factors for myopia in a rural Korean population. Investigative Ophthalmology & Visual Science, 2013, 54 (8): 5466-5470.

47. Jung SK, Lee JH, Kakizaki H, et al.Prevalence of myopia and its association with body stature and educational level in 19-year-old male conscripts in seoul, South Korea.Invest Ophthalmol Vis Sci, 2011, 53 (9): 5579-5583.

48. Pokharel GP, Negrel AD, Munoz SR, et al.Refractive Error Study in Children: results from Mechi Zone, Nepal.Am J Ophthalmol, 2000, 129 (4): 436-444.

49. Sapkota YD, Adhikari BN, Pokharel GP, et al.The prevalence of visual impairment in school children of upper-middle socioeconomic status in Kathmandu.Ophthalmic Epidemiology, 2009, 15 (1): 17-23.

50. Gao Z, Meng N, Muecke J, et al.Refractive error in school children in an urban and rural setting in Cambodia. Ophthalmic Epidemiology, 2012, 19 (1): 16-22.

第三节　户外活动与近视相关性的系统综述及 Meta 分析

近视是一种常见且复杂的屈光不正,高度近视可引起白内障、青光眼等导致视力损伤或致盲的眼病,造成极大的社会经济负担。因此,近视是严重的全球性公共卫生问题。近视虽然可通过配镜或手术矫正,但是迄今为止,还没有有效的预防近视发病和进展的手段。

全世界范围内近视患病率变化很大。在东亚一些人群,近视和高度近视患病率高达 95% 和 20%[1],但是在非洲、澳大利亚、欧洲和北美,近视患病率则相对低。目前观点认为这种差异主要归因于环境和遗传两方面因素。研究证明,近视是多因素疾病,遗传和环境因素在其发生发展过程中均起着重要作用。有研究发现,遗传背景相似的两代印度移民近视患病率差别显著,提示环境暴露因素(如:受教育水平)可能在亚洲人群近视的发生发展中发挥更重要的作用。Rose 等通过研究生活在不同环境中华裔儿童近视患病率及影响因素也证实了此观点[2]。这些环境因素包括近距离工作、受教育水平、电视及视频终端使用时间等。随着对近视发病机制了解的深入,在对近视相关因素的研究上,越来越多研究者将关注点从遗传、视近工作等方面转移到户外活动。国内外学者也从不同角度、不同人群分别对户外活动和近视的相关性进行了调查。研究结论不一,有研究证实增加户外活动时间不仅能够延缓近视进展,还能预防近视发生,但也有少数研究发现两者无相关性。本章节拟遵照 MOOSE(Meta-analysis of observational studies in epidemiology)规范对当前公开发表的探讨近视与户外活动相关性的研究进行循证研究,进一步明确两者关系,以期为公共卫生和临床实践提供参考。

一、疾病案例

近年来,多项研究报道显示近视已经成为全球性的公共卫生问题。

二、提出问题

户外活动与近视发病和进展之间关系如何? 户外活动对不同民族、不同性别、不同年龄儿童近视的影响是否存在差异? 为了回答这些问题,需要按循证医学的要求进行证据检索和评价,然后在此基础上进行公共卫生和临床决策。

三、证据检索和评价

(一) 资料与方法

1. 一般资料

(1)检索文献的纳入标准:① 2016 年 3 月前公开发表的基于近视与户外活动关系的调查研究;②有效应答率≥ 60%;③纳入 Meta 分析的文献提供了原始数据或者通过数据可自行计算;④研究对象为儿童或者青少年。

(2)排除标准:①未进行散瞳验光;②未说明抽样策略的研究;③重复发表的文献;④以医院为基础的研究。本研究中并未限制研究类型。

2. 方法

(1)文献检索:检索数据库为 PubMed。检索年限从建库至 2016 年 3 月。英文检索词为:"myopia" OR "short sight" OR "near sight" OR "refractive errors" AND ("outdoor" OR "outside" OR "sport" OR "physical activity")。文献检索、筛选以及数据提取工作均由两位研究者独立完成,如遇分歧,则通过讨论解决或请第三人仲裁。对确定纳入的文献按预先设计的表格提取资料,主要包括每项研究第一作者的姓氏、出版年份、研究地、研究名称、种族、年龄范围、应答率、样本量、比值比(odds ratio,OR)和 95% 置信区间(confidence interval,CI)等。

(2)文献质量评价:本文遵照 2001 牛津证据分级与推荐意见强度来评价文献质量:①同质 RCT 的系统评价或单个 RCT(可信区间窄)或高质量的前瞻性队列研究,参与者同时纳入研究且应答率≥ 80%;②前瞻性性质的研究(参与者不同阶段纳入研究或随访率 <80%);③同质病例对照研究;④低质量的队列、病例对照研究及横断面研究;⑤基于经验、未经严格论证的专家意见。

(3)统计学方法:Meta 分析运用 STATA 12.0 软件的 metan 程序。采用 I^2 检验进行异质性检验。我们选择随机效应模型对纳入的多项研究进行定量综合分析。效应量采用 ORs 及其95%CI。Begg 和森林图分别用于检验和表示发表偏倚。SAS 9.4 软件也用于统计分析,log OR 值的标准误(standard error,SE)为 CI 宽度的对数值除以 2×1.96。每项研究通过每天小时数的 OR 估计值对结果进行标准化。如果暴露的变量为每周小时数,则用 log OR 值及 SE 乘以7 以得到相应的估计值。为了便于分析,每周户外活动时间略等于每日户外活动时间 × 7。

(二) 结果

1. 文献概况 通过电子检索和手工检索,初检出 1 707 篇文献。通过阅读题目、摘要和进一步阅读全文后,最终共 28 篇文献纳入分析。纳入样本总量为 49 713 人,年龄区间为 0.5~24 岁。文献来自 9 个国家和地区,中国大陆 6 篇,新加坡 6 篇,美国 4 篇,中国台湾 4 篇,澳大利亚 3 篇,土耳其 2 篇,芬兰、印度、约旦各 1 篇。户外活动定义不全相同,2 篇文献以运动替代户外活动。Deng 等人研究了夏季和全年户外活动与近视关系,考虑到可比性,我们选取后者对应的数据纳入分析。文献筛选流程见图 10-3-1。经过筛选共 9 篇横断面研究纳入 Meta 分析,横断面研究的基本特征见表 10-3-1。

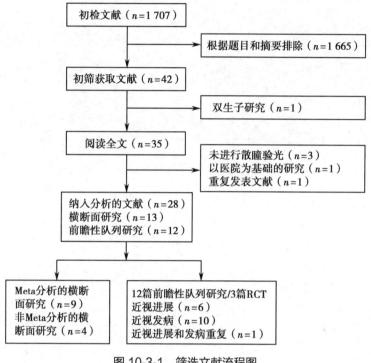

图 10-3-1　筛选文献流程图

2. 户外活动与近视患病率的关系　悉尼近视研究比较了 6 岁(1 765 例)和 12 岁(2 367 例)两组儿童近视患病情况。结果显示,6 岁组和 12 岁组男生平均每天户外活动时间分别比女生多 19 分钟和 24 分钟,但只在男生和 12 岁组欧洲白人中发现户外活动与近视屈光度呈反比关系,提示户外活动的保护作用可能存在年龄、性别或种族差异。为排除种族因素的影响,Rose 等比较了悉尼(124 例)、新加坡(628 例)两地 6~7 岁华裔儿童近视的患病率和危险因素发现,悉尼儿童近视患病率显著低于新加坡。多因素分析发现户外活动时间的不同(13.75 小时 / 周 : 3.05 小时 / 周)是造成两地患病率差异的最重要原因。因此,对于同一种族,增加户外活动时间可降低近视患病率。作者还分别分析了户外运动和休闲活动及室内运动,发现"户外"而非"运动"在降低近视患病率方面起了主要作用,这为我们深入探讨保护机制提供了证据。也有研究未发现两者相关性,如西昌儿童屈光不正研究,但是该研究参与者大部分是近视儿童(>80%)并且他们户外活动时间较少(6.1 小时 / 周)导致统计学意义不显著。效应模型的 Meta 分析显示近视联合 OR 值为 0.92(95%CI:0.90~0.94 ;I^2=83.2%;$P_{heterogeneity}$=0.001),相当于以(小时 / 周)为单位的 OR 估计值[0.988(95%CI:0.985~0.991)],即调整相关因素后,户外活动时间每天每增加 1 小时,24 岁以下儿童、青少年近视患病风险下

表 10-3-1 户外活动与近视患病率关系的横断面研究及基本信息

研究者及年代	研究地点（研究名称）	研究类型	种族	年龄/岁	应答率/%	样本量	近视定义/D	户外活动定义	OR值	95%CI	多因素分析中调整的变量	证据级别
Low, et al, 2010[3]	新加坡(Strabismus, Amblyopia and Refractive Error in Singaporean Children)	横断面研究	中国人	0.5~6	72.3	3 009	SE<-0.5	每天户外活动总时间/小时	0.95	0.85~1.07	家族聚集、年龄、性别、身高、父母近视、阅读时间	IV
Ip, et al, 2008[4]	澳大利亚(Sydney Myopia Study)	横断面研究	澳大利亚人	12~13	75.3	2 339	SE ≤ -0.5	每周户外活动/户外运动/休闲活动总时间/小时	0.97	0.94~0.99	年龄、性别、种族、学校类型、身高、父母近视、父母最高文化水平、连续看书(>30分钟)、近距离看书(<30cm)	IV
Khader, et al, 2006[5]	约旦, 安曼	横断面研究	约旦人	12~17	92.0	1 777	SE ≤ -0.5	每天运动总时间/小时	0.89	0.86~0.93	年龄、父母近视、兄弟姐妹人数、近视、使用电脑、阅读和书写、室内时间	IV
Dirani, et al, 2009[6]	新加坡(Singapore Cohort study Of Risk factors for Myopia)	横断面研究	新加坡人	11~20	79.6	1 249	SE ≤ -0.5	每天户外活动总时间/小时	0.90	0.84~0.96	年龄、性别、民族、学校类型、每周读书数量、身高、父母近视、父亲受教育水平、智商	IV

续表

研究者及年代	研究地点(研究名称)	研究类型	种族	年龄/岁	应答率/%	样本量	近视定义/D	户外活动定义	OR值	95%CI	多因素分析中调整的变量	证据级别
Lu, et al, 2009[7]	中国,广东(Xichang Pediatric Refractive Error Study)	横断面研究	中国人	13~15	81.0	998	SE ≤ -0.5	每周户外活动总时间/小时	1.14	0.69~1.89	年龄、性别、父母最高学历、家庭作业、阅读、看电视、电子游戏/电脑	IV
Mutti, et al,2002[8]	美国(Orinda Longitudinal Study of Myopia)	横断面研究	美国人	13~14	84.0	366	SE ≤ -0.75	每周运动总时间/小时	0.94	0.89~0.97	父母近视、运动、学业成绩、每周屈光度/小时	IV
Lee, et al, 2015[9]	中国,中国台湾	横断面研究	中国台湾人	18~24	98.1	2 316	SE ≤ -0.5	每天户外活动总时间/小时	0.94	0.90~0.98	平均年龄、父母受教育人数、平均阅读距离、每天阅读时间、每天使用电脑时间、每天看电视时间、城市化水平	IV
Guo, et al, 2013[10]	中国,北京	横断面研究	中国人	5~8	NA	681	SE ≤ -1.0	每天户外活动总时间/小时	0.32	0.21~0.48	年龄、父母近视、看电视、家用电器	IV
Qian, et al,2016[11]	中国,云南	横断面研究	中国人	5~16	93.3	7 681	SE<-0.5	每天户外活动总时间/小时	0.99	0.95~1.04	年龄、性别、民族、身高、阅读时间、使用电脑、父母近视	IV

续表

作者（年份）	地点（研究名称）	种族	年龄/岁	应答率/%	样本量	近视定义/D	户外活动定义	研究结果	证据级别
Saxena, et al, 2015[12]	印度（The North India Myopia Study）	印度人	5~15	NA	9 884	SE<-0.5	每周户外游戏时间（0~14小时；>14小时）	近视屈光度与户外活动（每天>2小时）呈现负相关	IV
Wu, et al, 2010[13]	中国，中国台湾	中国人	7~12	76.10	145	SE ≤ -0.75	经常：很少或从不	多因素回归分析，户外活动（经常：很少或从不）与近视屈光度显著负相关（OR=0.3；95%CI:0.1~0.9；P=0.025）	IV
Rose, et al, 2008[2]	澳大利亚和新加坡（Sydney Myopia Study 和 Singapore Cohort Study on the Risk Factors for Myopia）	中国人	6~7	NA	752	SE ≤ -0.5	每周运动总时间/小时	悉尼儿童近视患病率低于新加坡（3.3%:29.1%），其户外活动时间远超过新加坡儿童（13.75小时/周：3.05小时/周），两者差异显著（P<0.001），户外活动时间的不同也许是造成两地患病率差异的最重要原因	IV
Rose, et al, 2008[14]	澳大利亚（Sydney Myopia Study）	澳大利亚人	6和12	NA	4 132	SE ≤ -0.5	每天运动总时间/小时	只在男生和12岁组白人中发现户外活动时间/屈光度越长，屈光度越趋向于远视	IV

SE=等效球镜;D=屈光度;OR=比值比;CI=置信区间;NA=未获得

降约 8%。综上,增加户外活动可降低近视患病率,户外活动是近视患病比较确定的保护因素。但是上述研究还存在一些不足:首先,横断面研究不能直接得出因果关系的结论。此外,户外活动评价方法不一造成其对近视影响结果不一致,Khader 等和 Mutti 等以户外运动替代户外活动,导致总体户外活动时间被低估,但其对近视保护效应被放大。另外,近距离工作作为户外活动与近视一个重要的危险性混杂因素,很少有研究对其进行完整全面的评价。

3. 户外活动与近视发病率的关系 多个 I 级证据研究表明户外活动可预防近视发病(表 10-3-2)。与之相反,也有研究并没有发现两者相关性。为进一步验证户外活动和近视发病的关系,Saw 等进行了为期 3 年的前瞻性队列研究,研究对象为 994 例 7~9 岁新加坡在校学生,研究初始均无近视。多因素分析发现户外活动与获得性近视无相关性(RR=1.01;95%CI:0.98~1.04)。作者认为,户外活动对近视进展可能没有直接作用,但问卷调查中户外活动本身形式上轻微差异也可能造成假阴性结果,且在基线问卷中采用回忆、定量时间的方法会导致结果不准确。我们认为该研究样本量偏小及随访时间相对短也可能导致结果的偏差。近年来,人们更加注重更长时间的随访以及证据级别更高的研究,以期更深入了解户外活动的保护性作用。Jones 等对 1 038 例 8~9 岁的三年级学生进行了为期 5 年的随访,发现非近视学生和近视学生每周户外活动时间有显著差异,他指出户外活动是一个可靠地预测近视状况的指标。He 等和 Jin 等 RCT 均发现对照组和干预组近视发病率存在显著差异,说明增加户外活动时间可减少近视发病。其机制可能是增加户外活动限制了眼轴长度的增长,而眼轴增长又是近视的基础,两者是同步的。French 等还发现户外活动对于年龄较小的儿童保护作用更强。基于以上研究和证据,我们认为户外活动可预防近视发病,但是其对于不同地区、不同性别以及不同年龄儿童保护作用是否存在差异,还需要进一步研究。

表 10-3-2　户外活动与近视发病关系的研究

研究者及年代	研究人群	研究类型	主要研究结果	证据级别
He, et al, 2015[15]	1 903 名 6 岁的中国儿童经过 2 年随访	RCT	对照组和干预组(每天额外 40 分钟的户外活动)累积近视发病率差异显著(P<0.001)	I
Li, et al, 2015[16]	Anyang Childhood Eye Study (经过 2 年随访的 1 997 名 10~15 岁儿童)	前瞻性队列研究	户外活动与眼轴长度呈现负相关,但这种关系只发生在未发生近视的儿童	I
Jones, et al, 2007[17]	Orinda Longitudinal Study of Myopia(经过 5 年随访的 1 038 名三年级学生)(8~9 岁)	前瞻性队列研究	非近视学生和近视学生每周户外活动时间分别为(11.65 ± 6.97)小时 和(7.98 ± 6.54)小时,两者比较差异有统计学意义(P<0.001);多因素回归发现每周户外活动增加 1 小时,近视发病风险下降 9%(OR=0.91;95%CI:0.87~0.95)	I

续表

研究者及年代	研究人群	研究类型	主要研究结果	证据级别
Saw,et al,2005[18]	Singapore Cohort Study of the Risk Factors for Myopia(994名 7~9 岁的新加坡在校学生经过 3 年随访)	前瞻性队列研究	在多因素分析中发现,户外活动(RR=1.01;95%CI:0.98~1.04)与获得性近视无相关性	I
Jones-Jordan,et al,2010[19]	Collaborative Longitudinal Evaluation of Ethnicity and Refractive Error(731 名近视眼与 587 名正视眼儿童,年龄为 6~14 岁)	前瞻性队列研究	近视患者比正视眼儿童户外活动 / 运动时间显著较少	I
Wu,et al,2013[20]	571 名 7~11 岁的中国台湾郊区学生	前瞻性队列研究	随访 1 年发现,干预组近视发病率显著低于对照组(8.41%:17.65%,P<0.001)	II
French,et al,2013[21]	The Sydney Adolescent Vascular and Eye Study(澳大利亚 892 名年龄较小组和 1 211 名年龄较大组,共 2 103 名学生经过 3 年随访)	前瞻性队列研究	相对于未近视者,近视者户外活动时间显著较少(16.3 小时:21.0 小时,P<0.000 1)。户外活动是年龄较小者近视很好的预测因素	I
Jin,et al,2015[22]	Sujiatun eye care study(经过 1 年随访的 3 051 名 6~14 岁的中国近视患者)	RCT	户外活动(分钟 / 天)可减小近视的发病,干预组近视发病率显著低于对照组(3.70%:8.50%,P =0.048)	I
Chua,et al,2015[23]	Growing Up in Singapore Towards Healthy Outcomes(572 名 3 岁新加坡儿童)	前瞻性队列研究	户外活动与近视的发生无关(OR=0.84;95%CI:0.61~1.17)	II
Onal,et al,2007[24]	207 名土耳其医学生经过 1 年随访	前瞻性队列研究	儿童在 7 岁及之前,户外活动(大多数户外活动:大多数室内活动)对近视发病保护作用很强(OR=0.44;95%CI:0.23~0.82)	II

β= 回归系数;D= 屈光度;OR= 比值比;CI= 置信区间;RCT= 随机对照试验;NA= 未获得;RR= 风险比

4. 户外活动与近视进展的关系　除近视发病外,我们进一步探究了户外活动与近视进展的关系(表 10-3-3)。早在 1993 年,Parssinen 等对 238 例在校学生(平均 10.9 岁)进行了 3 年的随机对照试验,以分析影响近视进展的因素。研究以问卷形式计算学生每日户外活动时间,发现在近视进展最慢组与最快组户外活动时间有显著差异,户外活动可延缓近视进展。但是,这种保护作用可能具有性别差异,即户外活动可延缓男性近视进展率和最终近视度数,对于女性近视者无作用。我们认为小样本量的早期调查结果可能存在偏倚。随后,Saw 等对 6~12 岁儿童随访 28 个月发现户外活动时间与近视的进展也无相关性。近来,安阳儿童眼病研究对 1 997 名儿童(10~15 岁)进行了为期 2 年的随访,发现户外活动与眼轴长度成负相关,但是户外活动对近视者没有保护作用,即户外活动不能延缓近视进展。他们发现近视者与正视者户外活动时间无显著差异并且随访过程中这种变化也很小,使得户外活动很难解释近视者快速的近视漂移。一系列的队列研究均发现户外活动和近视屈光度变化无显著差异。这种统计学的不显著可能源于实验设计原因,即所有参与者均患近视。事实上,近视者本身户外活动时间变化较小会导致保护作用无显著意义。综上,目前为止没有充足证据表明户外活动对于近视进展同样具有保护作用。

表 10-3-3 户外活动与近视进展关系的研究

研究者及年代	研究人群	研究类型	主要研究结果	证据级别
Saw, et al, 2000[25]	对 153 例 6~12 岁(平均 8.5 岁)近视儿童随访 28 个月	前瞻性队列研究(嵌套 RCT)	多因素回归模型中,户外活动(小时/天)与近视进展无相关性(P=0.33)	II
Parssinen, et al, 1993[26]	经过 3 年随访的 238 名芬兰近视患者,平均年龄为 10.9 岁	前瞻性队列研究(嵌套 RCT)	近视进展最慢组与最快组户外活动时间分别为 3.2 小时/天和 2.5 小时/天,差异有统计学意义,户外活动可以延缓近视的进展;户外活动和近视进展关系可能具有性别差异性	II
Yi, et al, 2011[27]	80 名 7~11 岁的中国近视儿童随访 2 年	RCT	病例组年平均屈光度增加(0.38~0.15D),显著低于对照组(0.52~0.19D;P<0.01);户外活动与近视进展呈现负相关,多元回归分析显示增加户外活动是减慢近视进展的主要因素	II
Li, et al, 2015[16]	Anyang Childhood Eye Study(经过 2 年随访的 1 997 名 10~15 岁的中国近视患者)	前瞻性队列研究	户外活动与眼轴长度呈现负相关,但这种关系在基线已患近视的儿童身上并未观察到	I
Oner, et al, 2015[28]	随访 50 名 9~14 岁的土耳其近视儿童	前瞻性队列研究	回归分析发现户外活动(小时/天)与近视屈光度无相关性(β=0.037;P=0.791)	II
Jones-Jordan, et al, 2012[29]	Collaborative Longitudinal Evaluation of Ethnicity and Refractive Error(835 名 6~14 岁的美国近视患者经过 1 年随访)	前瞻性队列研究	户外活动每周增加 10 小时与近视的屈光度变化无相关性(β=0.03;P>0.05)	II

D= 屈光度;RCT= 随机对照试验;β= 回归系数

漏斗图分布不对称显示文章可能存在发表偏倚,由于效应估计值的标准差很小,只有1项研究靠近漏斗图的顶端,更多的研究偏于联合估计值的下方。导致不对称性的原因有发表偏移、各研究中效应值的异质性,也可能是偶然因素。Begg 检验显示 $Z=0.89,P=0.37$；依次逐个剔除单个研究并未对结果造成实质性改变,敏感性分析显示结果稳健性好,但纳入研究的文献间异质性较大,对本分析结果的解释仍需谨慎。探讨异质性的来源,可能源于研究间近视程度标准不一致[−0.5(diopter,D)/−0.75D/−1.0D]或者是源于校正因素的不一致。

有充分证据表明,户外活动时间长的儿童不易患近视,这一结论由一系列在不同地区(包括高近视患病率地区)和不同人群中进行的研究及 Meta 分析所支持。有研究未能发现两者相关性,此类结果可能是人口特征包括研究对象年龄、样本来源或种族差异所致。此外,问卷中户外活动不能准确地量化、填写问卷时回忆偏倚等均直接影响结论的准确性。从纳入研究的结果分析,不同民族、不同年龄甚至不同性别人群户外活动对近视的保护作用存在差异,这需要进一步的设计严谨及更高质量的 RCT 或队列研究来验证。总之,户外活动对于生理性近视儿童极其重要。目前还不清楚户外活动对已患近视者是否存在保护作用,但是其预防近视发病为延缓近视进展提供了可能性,尤其对于遗传性近视儿童。

四、实践与决策

本研究将公开发表的关于户外活动与近视相关性的文献进行了循证医学的系统评价,选取不同年龄、地区、种族人群近视与户外活动关系的资料进行系统综述和 Meta 分析,共纳入 49 713 人,其中东亚 10 篇,其他地区 18 篇。系统评价发现户外活动对于近视患病和发病具有保护作用,但没有充足证据表明户外活动对于近视进展同样具有保护作用。人们探索户外活动与近视关联性的机制也在不断深入,尽管有"光 - 多巴胺"、替代作用等多种假说,但仍不能全面解释保护性作用的机制,况且户外活动对于近视患病、发病及进展其机制可能不全相同。目前认为增加户外活动减少近视患病和发病主要机制是户外光照强度刺激了人体内多巴胺的释放,而多巴胺抑制了眼轴增长,影响近视的形成从而体现保护作用;这也部分解释了"户外"比"运动"本身对近视更具保护作用的原因。目前还没有充分证据表明其与近视进展相关,但有人提出这主要源于统计学原因,即研究中近视者本身户外活动时间变化较小导致保护作用的不显著。此外,这种作用在不同年龄、种族、性别甚至不同季节是否具有差异,也有待于进一步验证。既然光刺激多巴胺释放似乎是最有说服力的假说,且动物实验也证实多巴胺水平随着光照强度而波动,那么不同季节间光照强度的差异是否会导致这种保护作用存在季节差异？此外,如何细化问卷,在问卷中准确地评估、量化户外活动时间以及最大限度地克服回忆偏倚也是摆在我们面前的一个难题。

综上所述,本研究的结果为近视防治提供新的思路和方法,对指导未来眼科保健、干预和临床管理将起到重要的指导作用。近视的防治需要全社会共同努力,社会、学校和家庭应推广这一经济、易实施的措施,以达到减少近视发病和患病的目标。

(潘臣炜)

参 考 文 献

1. Pan CW, Ramamurthy D, Saw SM. Worldwide prevalence and risk factors for myopia. Ophthalmic Physiol Opt, 2012, 32 (1): 3-16.

2. Rose KA, Morgan IG, Smith W, et al. Myopia, lifestyle, and schooling in students of Chinese ethnicity in Singapore and Sydney. Arch Ophthalmol, 2008, 126 (4): 527-530.

3. Low W, Dirani M, Gazzard G, et al. Family history, near work, outdoor activity, and myopia in Singapore Chinese preschool children. Br J Ophthalmol, 2010, 94 (8): 1012-1016.

4. Ip JM, Saw SM, Rose KA, et al. Role of near work in myopia: findings in a sample of Australian school children. Invest Ophthalmol Vis Sci, 2008, 49 (7): 2903-2910.

5. Khader YS, Batayha WQ, Abdul-Aziz SM, et al. Prevalence and risk indicators of myopia among schoolchildren in Amman, Jordan. East Mediterr Health J, 2006, 12 (3-4): 434-439.

6. Dirani M, Tong L, Gazzard G, et al. Outdoor activity and myopia in Singapore teenage children. Br J Ophthalmol, 2009, 93 (8): 997-1000.

7. Lu B, Congdon N, Liu X, et al. Associations between near work, outdoor activity, and myopia among adolescent students in rural China: the Xichang Pediatric Refractive Error Study report no.2. Arch Ophthalmol, 2009, 127 (6): 769-775.

8. Mutti DO, Mitchell GL, Moeschberger ML, et al. Parental myopia, near work, school achievement, and children's refractive error. Invest Ophthalmol Vis Sci, 2002, 43 (12): 3633-3640.

9. Lee YY, Lo CT, Sheu SJ, et al. Risk factors for and progression of myopia in young Taiwanese men. Ophthalmic Epidemiol, 2015, 22 (1): 66-73.

10. Guo Y, Liu LJ, Xu L, et al. Outdoor activity and myopia among primary students in rural and urban regions of Beijing. Ophthalmology, 2013, 120 (2): 277-283.

11. Qian DJ, Zhong H, Li J, et al. Myopia among school students in rural China (Yunnan). Ophthalmic Physiol Opt, 2016.

12. Saxena R, Vashist P, Tandon R, et al. Prevalence of myopia and its risk factors in urban school children in Delhi: the North India Myopia Study (NIM Study). PLoS One, 2015, 10 (2): e0117349.

13. Wu PC, Tsai CL, Hu CH, et al. Effects of outdoor activities on myopia among rural school children in Taiwan. Ophthalmic Epidemiol, 2010, 17 (5): 338-342.

14. Rose KA, Morgan IG, Ip J, et al. Outdoor activity reduces the prevalence of myopia in children. Ophthalmology, 2008, 115 (8): 1279-1285.

15. He M, Xiang F, Zeng Y, et al. Effect of Time Spent Outdoors at School on the Development of Myopia Among Children in China: A Randomized Clinical Trial. JAMA, 2015, 314 (11): 1142-1148.

16. Li SM, Li H, Li SY, et al. Time Outdoors and Myopia Progression Over 2 Years in Chinese Children: The Anyang Childhood Eye Study. Investigative Ophthalmology & Visual Science, 2015, 56 (8): 4734-4740.

17. Jones LA, Sinnott LT, Mutti DO, et al. Parental history of myopia, sports and outdoor activities, and future myopia. Invest Ophthalmol Vis Sci, 2007, 48 (8): 3524-3532.

18. Saw SM, Shankar A, Tan SB, et al. A cohort study of incident myopia in Singaporean children. Invest Ophthalmol Vis Sci, 2006, 47 (5): 1839-1844.

19. Jones-Jordan LA, Mitchell GL, Cotter SA, et al. Visual activity before and after the onset of juvenile myopia. Invest Ophthalmol Vis Sci, 2011, 52 (3): 1841-1850.

20. Wu PC, Tsai CL, Wu HL, et al. Outdoor Activity during Class Recess Reduces Myopia Onset and Progression in School Children. Ophthalmology, 2013, 120 (5): 1080-1085.

21. French AN, Morgan IG, Mitchell P, et al. Risk factors for incident myopia in Australian schoolchildren: the

Sydney adolescent vascular and eye study.Ophthalmology,2013,120(10):2100-2108.

22. Jin JX,Hua WJ,Jiang X,et al.Effect of outdoor activity on myopia onset and progression in school-aged children in northeast China:the Sujiatun Eye Care Study.BMC Ophthalmol,2015,15:73.

23. Chua SY,Ikram MK,Tan CS,et al.Relative Contribution of Risk Factors for Early-Onset Myopia in Young Asian Children.Invest Ophthalmol Vis Sci,2015,56(13):8101-8107.

24. Onal S,Toker E,Akingol Z,et al.Refractive errors of medical students in Turkey:one year follow-up of refraction and biometry.Optom Vis Sci,2007,84(3):175-180.

25. Saw SM,Nieto FJ,Katz J,et al.Factors related to the progression of myopia in Singaporean children.Optom Vis Sci,2000,77(10):549-554.

26. Parssinen O,Lyyra AL.Myopia and myopic progression among schoolchildren:a three-year follow-up study. Invest Ophthalmol Vis Sci,1993,34(9):2794-2802.

27. Yi JH,Li RR.Influence of near-work and outdoor activities on myopia progression in school children. Zhongguo Dang Dai Er Ke Za Zhi,2011,13(1):32-35.

28. Oner V,Bulut A,Oruc Y,et al.Influence of indoor and outdoor activities on progression of myopia during puberty.Int Ophthalmol,2016,36(1):121-125.

29. Jones-Jordan LA,Sinnott LT,Cotter SA,et al.Time outdoors,visual activity,and myopia progression in juvenile-onset myopes.Invest Ophthalmol Vis Sci,2012,53(11):7169-7175.

第四节　低浓度阿托品滴眼液可作为控制青少年近视进展的标准方法吗

既往已经有大量的研究表明[1~10],阿托品能够有效地延缓儿童近视进展,尽管它存在诸如畏光、视近模糊及可能存在的全身性不良反应[11,12],但它仍然正在被越来越多的眼科工作者和社会家长所认识了解和逐渐接受。与安慰剂相比,不同浓度的阿托品滴眼液在延缓儿童近视方面的效应大小不同,有的报道其平均差异可达到 0.8D/y[11,12]。然而,这些研究未评估混杂因素的影响,如不同剂量、随访时间和种族等,因此其结果可能有一定偏倚。与此同时,关于阿托品的大量设计实施良好的观察性研究仍然未被评估[1~3,13~15]。随机对照试验和观察性研究之间是否有明显差异也并不清楚。对阿托品这一问题的系统评价和 Meta 分析能够比较随机对照试验和观察性研究之间差异,并可为阿托品在不同条件下的证据强度及以患者为中心的结局提供更多新的知识[16],比如使用阿托品的儿童中有多少比例可达到每年近视进展小于 0.5D？多少儿童在阿托品治疗期间的近视进展量仍然大于 1.0D/y？

一、疾病案例

患者男,8 岁,因“双眼逐渐视力下降 3 个月”到门诊就诊。曾尝试过市场上流行的其他近视治疗方法,效果不明显,每年近视进展约 1.0D。眼部检查:视力:右眼 =0.4,左眼 =0.3,眼压正常,双眼角膜清,前房深,瞳孔圆,4mm,对光反射(+),晶状体清,双眼视盘边界清楚,血管走行可,黄斑中心凹反光(+)。阿托品散瞳验光结果:右:−3.5DS/−0.75C×180=1.2；左:−3.0DS/−0.50C×170=0.2。

二、提出问题

该患儿诊断明确,双眼为中度近视,目前仍然进展较快。普通框架眼镜已经不能有效地控制其近视进展。患儿家长也曾考虑使用其他近视防治方法,但效果不太理想。是否能采用低浓度阿托品滴眼液来控制其近视进展? 为了回答这个问题,我们按照循证医学的方法检索近视青少年采用低浓度阿托品滴眼液进行控制的证据,并在此基础上进行系统评价和Meta 分析,以利于进行下一步临床决策。

三、证据检索和评价

(一) 资料与方法

1. 文献的纳入标准 ①研究类型:随机对照试验(randomized controlled trials,RCT)和队列研究(cohort studies);②研究对象:5~15 岁的近视学龄儿童;③干预措施:阿托品用于至少一组受试者,对照组应用安慰剂或非阿托品措施;④研究结局:主要研究结局为"每年的平均近视进展量(D/y)",次要研究结局为"近视进展快(>1D/y)的儿童数""近视进展慢(<0.5D/y)的儿童数"。

2. 文献检索策略 采用统一的检索策略,我们检索了 MEDLINE(1966 年至 2016 年 5月)、EMBASE(1950 年至 2016 年 5 月)、Cochrane Library,语种限定为英语,使用的英文检索词如下 myopia、refractive errors、muscarinic antagonists、cholinergic antagonists、mydriatics、atropine、cyclopentolate、tropicamide、mydrin P、clinical trial、phenylephrine、placebo 和 humans,以及相应的自由词。采用"AND""OR" 和"NOT" 等布尔运算符来合并各项检索策略。被检索到相应文献的参考文献也进行检索。我们还检索了 Clinicaltirals.gov 和中国临床试验注册中心以寻找正在进行中的相关研究,并采用相应中文词检索了中文数据库如中国生物医学文献数据库、维普和万方等。

3. 文献入选、评估和数据提取 两名研究者(LSY、WSS)根据事先确定的纳入标准,分别对文献进行筛选、评估和数据提取。首先阅读文献的题目和摘要来辨别其相关性,必要时阅读全文来纳入合格文献。采用 Jadad 量表[17]对纳入的 RCT 进行质量评估,从随机化方法、盲法和失访情况三个方面进行评分,同时就分配隐藏和结局处理等进行评估。采用Newcastle-Ottawa Quality Assessment Scale(NOS)来评估队列研究的质量,包括三个方面:选择性(代表性)、比较性(设计或分析)和结局(评估和随访)。对于选择性和结局的分类每个项目可给予 1 分,对于可比性的每个项目可给予 2 分[18]。

采用自行设计的数据提取表进行数据提取,提取内容包括文献的作者、发表年份、国家或地区、样本量、研究类型、研究对象特征、随访时间、干预措施、结局变量和方法学评价(随机、对照、盲法、分配隐藏)、近视进展快或慢的儿童比例等。双方有差异处进行商讨或由第三方专家来确定。

4. 统计学方法 数据合并采用 Review Manager 5.3 软件(Copenhagen:The Nordic Cochrane Centre,the Cochrane Collaboration,200)进行。两组之间的屈光度进展量差异采用加权均数差(weighted mean difference,WMD) 表示。两组之间近视进展快 / 慢的比例差异采用 odds ratio(OR)即比值比来表示。不同研究之间的异质性检验采用卡方检验,如 $P<0.10$ 则认为存在异质性,采用随机效应模型(Dersimonian 和 Laid 法)分析,反之则采用固定效应模型(Mantel-Haensze 法)进行分析。此外,对随机对照试验和队列研究的主要结局进行合并分析及分别独自计算,以分析不同研究设计之间的异质性。

（二）结果

1. 研究特征描述　最初一共检索到 366 篇文献。排除 57 篇重复报告、283 篇不相关研究和综述文章及 15 篇对于光学干预的社评或评论之后，一共有 11 项研究符合我们的研究纳入标准（图 10-4-1）。在 11 项研究中，有 4 项 RCT[4,5,7,9] 和 7 项队列研究[1~3,13~15,19]。共纳入 1 815 名 5~15 岁儿童，其中 1 038 名儿童来自于队列研究，777 名儿童来自 RCT。在所有儿童中，1 061 名接受阿托品滴眼液治疗，其他人为对照组。儿童在基线时的散瞳后屈光度为 –0.50D~–9.75D，平均随访时间为 22 个月（四分位数：12.0~36.5）。在 Brodstein 等人[19] 的队列研究中，有 5 个年龄组的儿童，分别为小于 8 岁、8~12 岁、12~15 岁、15~18 岁和大于等于 18 岁，我们仅纳入了符合本研究的两组，即 8~12 岁和 12~15 岁。研究的基本特征见表 10-4-1。

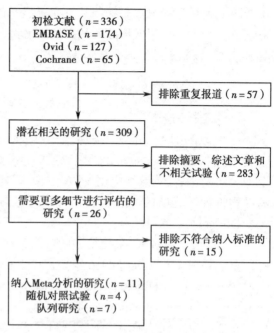

图 10-4-1　文献筛选流程图

表 10-4-1　纳入 Meta 分析的基本特征

研究者及年代	研究地点	研究类型	随访/月	年龄/岁	基线屈光度/D	干预
Yen, et al, 1989[5]	中国台湾	RCT	12	6~14	–1.523 ± 0.915	1% 阿托品
Shih, et al, 1999[4]	中国台湾	RCT	24	6~13	–4.41 ± 1.47	0.5%, 0.25% 和 0.1% 阿托品
Shih, et al, 2001[9]	中国台湾	RCT	18	6~13	–3.28 ± 0.13	0.5% 阿托品
Chua, et al, 2006[7]	新加坡	RCT	24	6~12	–3.36 ± 1.38	1% 阿托品
Brodstein, et al, 1984[19]	美国	Cohort study	33	8~15	NA	1% 阿托品
Chou, et al, 1997[14]	中国台湾	Cohort study	38	7~14	≤ –6.0	0.5% 阿托品
Kennedy, et al, 2000[15]	美国	Cohort study	144	6~15	–1.49	1% 阿托品
Lee, et al, 2006[10]	中国台湾	Cohort study	20	6~12	–1.58（–0.50~ –5.50）	0.05% 阿托品
Fan, et al, 2007[1]	中国香港	Cohort study	12	5~10	–5.18（–3.00~ –9.75）	1% 阿托品
Fang, et al, 2010[13]	中国台湾	Cohort study	18	6~12	–0.31 ± 0.45	0.025% 阿托品
Wu, et al, 2011[13]	中国台湾	Cohort study	54	6~12	–2.45 ± 1.63	0.05% 阿托品

RCT：随机对照试验；Cohort Study：队列研究；NA：数据不可用

2. 纳入文献的方法学质量评估 本文所纳入的 RCT 均质量较高(表 10-4-2),大多数 RCT 报告了失访人数,而随机方法和分配隐藏却不太清楚。本文所纳入的队列研究质量较高(表 10-4-3)。所有 7 项队列研究均符合暴露组的代表性及非暴露组的选择。5 项队列研究[1~3,13,15]校正了年龄、性别、起始屈光度和其他重要潜在混杂因素。有 1 项研究未校正潜在的混杂因素[14]。

3. 平均屈光度进展量(D/y)

(1) 亚洲儿童的 RCT 结果:由于不同 RCT 之间存在异质性($P=0.04, I^2=58\%$),因此采用随机效应模型。不同浓度阿托品与安慰剂之间的效应差为 0.55D/y(95%CI:0.46~0.64;$P<0.01$)(图 10-4-2 上方)。由于 Shih(1999)的研究使用的托吡卡胺为安慰剂,当去除这项研究后,平均效应差为 0.50D/y(95%CI:0.45~0.55;$P<0.01$)。

(2) 亚洲儿童的队列研究结果:我们采用随机效应模型以获得较为保守的结果。与对照组相比,不同浓度阿托品延缓近视进展的效应差为 0.54D/y(95%CI:0.40~0.67;$P<0.000\ 1$)(图 10-4-2 中部)。

(3) 高加索儿童的队列研究结果:由于三个队列研究之间具有显著异质性($P=0.002, I^2=84\%$),我们采用随机效应模型。阿托品滴眼液与对照组之间延缓近视进展的平均差异为 0.35D/y(95%CI:0.08~0.63;$P=0.01$)(图 10-4-2 底部)。

4. 近视进展快(>1.0D/y)

(1) RCT 结果:4 项 RCT 均报道了近视进展快的儿童人数,不同研究之间具有显著异质性($P=0.03, I^2=59\%$)。我们使用随机效应模型来汇总数据,发现近视进展快的风险在阿托品组明显降低(OR:0.14;95% CI:0.07~0.28;$P<0.01$)(图 10-4-3 上方)。当去除 Shih(1999)这项研究(使用托吡卡胺作为对照)后,OR 为 0.09(95% CI:0.06~0.14;$P<0.01$)。

(2) 队列研究结果:在 7 项队列研究中,仅有 4 项报道了近视进展快的儿童人数[1,3,13,14],不同研究之间不具有明显的异质性($P=0.23, I^2=30\%$)。我们采用随机效应模型来获得较为保守的结果,发现在阿托品组近视进展快的风险显著降低(OR:0.08;95%CI:0.03~0.25;$P<0.01$)(图 10-4-3 底部)。

表 10-4-2 纳入 Meta 分析的 RCT 质量

研究者及年代	随机化	盲法	失访	分配隐藏	分析方法	Jadad 评分
Yen, et al, 1989[5]	Unclear	NO	Not Adequate	Unclear	PP	0
Shih, et al, 1999[8]	Unclear	NO	Adequate	NO	PP	2
Shih, et al, 2001[7]	Unclear	SB	Adequate	Unclear	PP	3
Chua, et al, 2006[16]	Adequate	DB	Adequate	Adequate	ITT	5

DB= 双盲;SB= 单盲;NO= 没有盲或分配隐藏;PP= 依从者分析;ITT= 意向性分析.

表 10-4-3 使用 NOS 评估纳入 Meta 分析的队列研究质量

研究者及年代	选择性				可比性	结局		
	暴露组的代表性	非暴露组的选择性	暴露因素确定	研究起始时尚无结局指标		结局评价	随访时间	随访完整性
Brodstein, et al, 1984[19]	*	*	*	*	*	*	*	*
Chou, et al, 1997[17]	*	*	*	*	—	*	*	*
Kennedy, et al, 2000[11]	*	*	*	*	**	*	*	*
Lee, et al, 2006[2]	*	*	*	*	**	*	*	*
Fan, et al, 2007[14]	*	*	*	*	*	*	*	*
Fang, et al, 2010[3]	*	*	*	*	**	*	*	*
Wu, et al, 2011[2]	*	*	*	*	**	*	*	*

* 评分。对于"选择性"和"结局",每项研究最多得 1 个 *,对于"可比性",每项研究最多得 2 个 *。

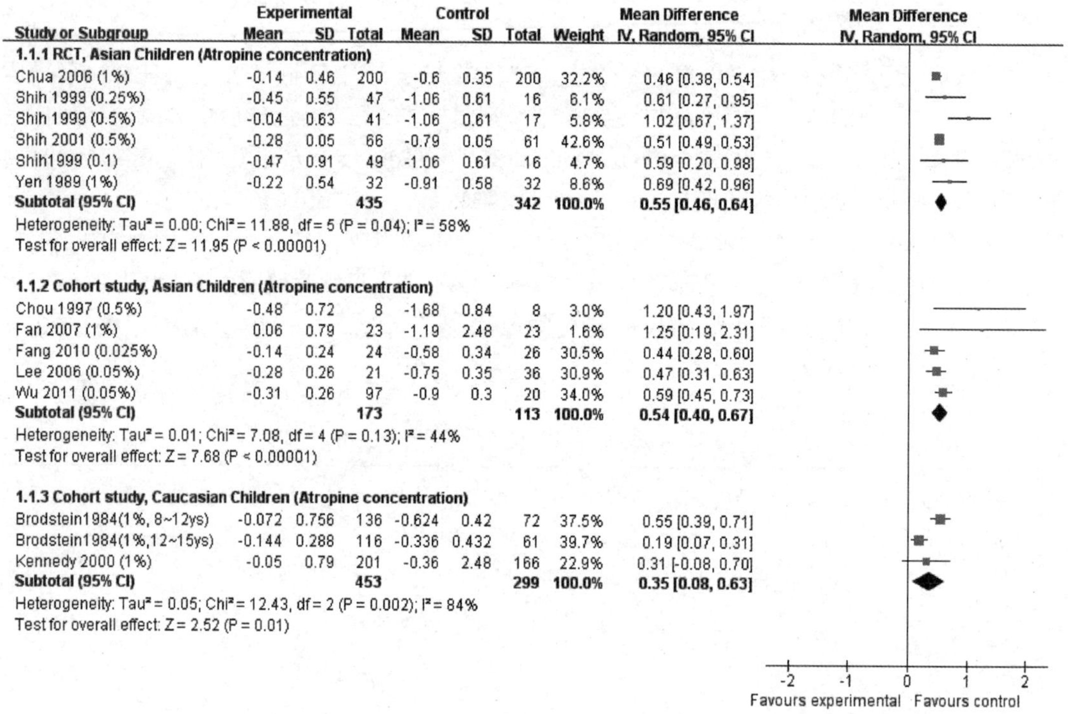

图 10-4-2 阿托品滴眼液在亚洲儿童及高加索儿童中基于不同研究设计的效果

5. 近视进展慢(<0.50D/y)

(1)RCT 结果:4 项 RCT 之间均具有显著的异质性($P<0.01$,$I^2=78\%$)。我们采用了随机效应模型,并发现阿托品组儿童近视进展慢的获益显著增大(OR:6.73;95%CI:2.45~18.50;$P<0.01$)(图 10-4-4 上方)。当去除 Shih(1999)[4]这项研究(使用托品酰胺作为对照)后,OR

为 4.47（95%CI：0.91~21.93；*P*<0.01）。

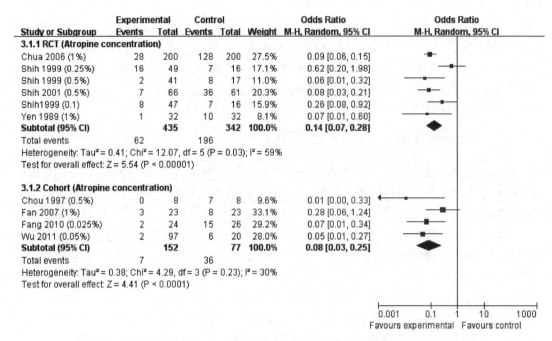

图 10-4-3　在不同研究设计中阿托品滴眼液使用中近视进展较快儿童比例的分析

（2）队列研究结果：仅有 3 项队列研究[1,2,13]报道了近视进展慢的人数,不同研究之间不具有明显异质性（*P*=0.26,*I*²=26%）。使用随机效应模型汇总数据后,发现阿托品组近视进展慢的获益显著增大（OR：22.10；95%CI：7.09~68.81；*P*<0.01）（图 10-4-4 底部）。

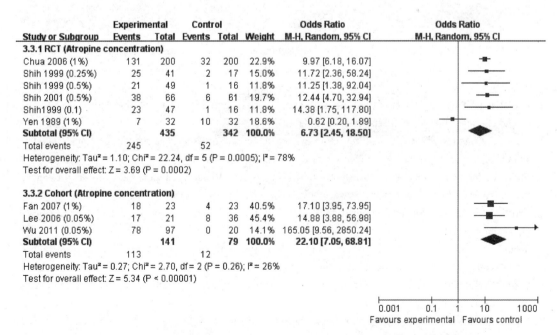

图 10-4-4　在不同研究设计中阿托品滴眼液使用中近视进展较慢儿童比例的分析

6. 阿托品浓度 虽然研究同一浓度阿托品的 RCT 或队列研究数量较少,以至于难以评估阿托品在不同浓度下的影响,我们仍然试着通过合并 RCT 和队列研究来评估,从而提供了较大的样本。至少来说,合并亚洲儿童的不同类型研究是合理的,因为它们产生了相似的效果。使用图 10-4-2 中的数据,我们比较了低浓度和高浓度阿托品的效果差异。第一个比较是小于 0.25% 的阿托品(n=5)与大于 0.5% 阿托品(n=8)之间,第二个比较是小于 0.5%(n=8)与大于 1% 之间(n=6)。采取非参数的 Mann-Whitney U test,结果显示不同浓度之间不具有显著差异(U=25,P=0.79 ;U=18,P=0.49)。

四、临床实践决策

低浓度阿托品滴眼液作为目前为数不多的控制青少年近视有效的方法之一,近几年引起了眼科工作者和学生家长们的高度关注。究其疗效,与普通框架眼镜相比,低浓度阿托品滴眼液控制学龄儿童近视进展的差异可达到每年 0.55D,这一差异值似乎比角膜塑形镜的效果还要略好一点。使用低浓度阿托品滴眼液后,近视进展快的儿童比例显著降低,近视进展慢的儿童比例显著增加。因此,从疗效上来看,低浓度阿托品滴眼液可作为控制学龄儿童近视进展的方法之一。

由于低浓度阿托品滴眼液需要每天点眼,长年累月,因此其安全性尤其是对青少年全身的影响仍然值得密切关注。目前的临床试验报告最长为 5 年左右,更长时间的研究报告,尤其是基于中国青少年的研究报告仍然值得期待。此外,低浓度阿托品滴眼液延缓青少年近视进展的机制仍然不清楚,是通过 M 受体中的某一受体还是通过其他机制发挥作用仍有待回答,这对进一步精确控制青少年近视进展大有帮助。

(李仕明)

参 考 文 献

1. Fan DSP,Lam DSC,Chan CKM,et al.Topical atropine in retarding myopic progression and axial length growth in children with moderate to severe myopia:a pilot study.Japanese Journal of Ophthalmology,2007,51 (1):27-33.

2. Lee JJ,Fang PC,Yang IH,et al.Prevention of myopia progression with 0.05% atropine solution.Journal of Ocular Pharmacology & Therapeutics,2006,22(1):41-46.

3. Fang PC,Chung MY,Yu HJ,et al.Prevention of myopia onset with 0.025% atropine in premyopic children. Journal of Ocular Pharmacology & Therapeutics,2010,26(4):341-345.

4. Shih YF,Chen CH,Chou AC,et al.Effects of different concentrations of atropine on controlling myopia in myopic children.Journal of Ocular Pharmacology & Therapeutics,1999,15(1):85-90.

5. Yen MY,Liu JH,Kao SC,et al.Comparison of the effect of atropine and cyclopentolate on myopia.Annals of Ophthalmology,1989,21(5):180-182.

6. Tong L,Huang XL,Koh ALT,et al.Atropine for the treatment of childhood myopia:effect on myopia progression after cessation of atropine.Ophthalmology,2009,116(3):572-579.

7. Chua WH,Balakrishnan V,Chan YH,et al.Atropine for the treatment of childhood myopia.Ophthalmology, 2006,113(12):2285-2291.

8. Chia A,Chua WH,Cheung YB,et al.Atropine for the treatment of childhood myopia:safety and efficacy of 0.5%,0.1%,and 0.01% doses(atropine for the treatment of myopia 2).Ophthalmology,2012,119(2):347-354.

9. Shih YF,Kate Hsiao C,Chen CJ,et al.An intervention trial on efficacy of atropine and multi-focal glasses in controlling myopic progression.Acta Ophthalmologica Scandinavica,2001,79(3):233-236.

10. Liang CK,Ho TY,Li TC,et al.A combined therapy using stimulating auricular acupoints enhances lower-level atropine eyedrops when used for myopia control in school-aged children evaluated by a pilot randomized controlled clinical trial.Complementary Therapies in Medicine,2008,16(6):305-310.

11. Walline JJ,Lindsley K,Vedula SS,et al.Interventions to slow progression of myopia in children.Cochrane Database Syst Rev,2011,12:CD004916.

12. Song YY,Wang H,Wang BS,et al.Atropine in ameliorating the progression of myopia in children with mild to moderate myopia:a Meta-analysis of controlled clinical trials.Journal of Ocular Pharmacology & Therapeutics,2011,27(4):361-368.

13. Wu PC,Yang YH,Fang PC.The Long-Term Results of Using Low-Concentration Atropine Eye Drops for Controlling Myopia Progression in Schoolchildren.J Ocul Pharmacol Ther,2011.

14. Chou AC,Shih YF,Ho TC,et al.The effectiveness of 0.5%atropine in controlling high myopia in children. Journal of Ocular Pharmacology and Therapeutics,1997,13(1):61-67.

15. Kennedy RH,Dyer JA,Kennedy MA,et al.Reducing the progression of myopia with atropine:a long term cohort study of Olmsted County students.Binocul Vis Strabismus Q,2000,15(3 Suppl):281-304.

16. Conn VS,Ruppar TM,Phillips LJ,et al.Using Meta-analyses for comparative effectiveness research.Nurs Outlook,2012,60(4):182-190.

17. Jadad AR,Moore RA,Carroll D,et al.Assessing the quality of reports of randomized clinical trials:is blinding necessary? Control Clin Trials,1996,17(1):1-12.

18. Wells GA,Shea B,O'Connell D,et al.The Newcastle-Ottawa Scale(NOS)for assessing the quality of nonrandomised studies in Meta-analyses.Available at:http://www.ohri.ca/programs/clinical_epidemiology/oxford.asp.Accessed November 26,2013.

19. Brodstein RS,Brodstein DE,Olson RJ,et al.The treatment of myopia with atropine and bifocals.A long-term prospective study.Ophthalmology,1984,91(11):1373-1379.

第五节 近视了戴镜足矫好还是欠矫好

近年来,我国学龄儿童近视的患病率持续上升[1~4],高度近视的比例越来越高[5~8],如何防治学龄儿童近视的发生发展已经成为我国社会各界急盼解决的问题。近视的光学矫正方法有单光镜、双光镜、渐进镜、角膜塑形镜和角膜接触镜等。无论哪种光学矫正方法,都存在欠矫和足矫这两种矫正程度的基本问题。有的理论支持充足矫正,有的理论支持欠矫,目前已有的研究结果并不统一,究竟哪种矫正程度对于矫正和防治学龄儿童近视的效果最好?本文就这一问题的相关研究进行系统评价和 Meta 分析。

一、疾病案例

患者女,10 岁,因"双眼逐渐视力下降半年"到我院门诊就诊。既往无疾病史。眼部检查:视力:右眼 =0.3,左眼 =0.5,眼压正常,双眼角膜清,前房中深,瞳孔圆,4mm,对光反射(+),晶状体清,双眼视盘边界清楚,血管走行可,黄斑中心凹反光(+)。阿托品散瞳验光结果,右:−2.5DS/−0.5C×170=1.2;左:−2.0DS/−0.75C×180=1.2。

315

二、提出问题

该患者诊断明确,为屈光不正。由于双眼的近视度数都在 2D 以上,考虑应当配镜矫正以获得良好的远视力,满足生活学习的需求。患儿家长打算先给孩子配戴框架眼镜,但存在的疑惑是到底配足了近视度数好,还是少配一点度数好? 为了回答这个问题,我们按照循证医学的方法进行近视青少年戴镜足矫或欠矫方面的证据检索,在此基础上进行下一步临床决策。

三、证据检索和评价

(一) 资料与方法

1. 文献的纳入标准 ①研究类型:随机对照试验(randomized controlled trials,RCT),包括个体随机对照试验和群随机对照试验,以及有对照的前后比较研究;②研究对象:6~16 岁的近视学龄儿童;③干预措施:对照组给予足矫近视,治疗组给予欠矫近视;④研究结局:屈光度(等效球镜)进展量;⑤随访时间:半年以上。

2. 文献的排除标准 ①研究类型:队列研究、病例对照研究和横断面研究;②研究对象为 18 岁以上的成年人;③干预措施:阿托品类眼药和角膜塑形镜等干预措施的研究;④研究结局:屈光度进展之外的指标;⑤随访时间:短于半年。

3. 文献检索策略 采用统一的检索策略,由两名研究者(LSY、WSS)分别独立检索MEDLINE(1966 年至 2016 年 5 月)、EMBASE(1950 年至 2016 年 5 月)、Cochrane Library、Clinicaltirals.gov、中国生物医学文献数据库(1980 年至 2016 年 5 月)和中国临床试验注册中心。英文检索词有 refractive error、myopia、progress、slow、retard、contact lens、spectacles、eyeglasses、prospective study、single blind procedure、double blind procedure、randomization 和randomized controlled trial。中文检索词为屈光不正、学龄儿童、近视、欠矫和足矫。对检出的重要文献的参考文献进一步检索,并使用 Science Citation Index 追踪引用重要文献的文章,同时检索相关的会议文献和眼科网站等。

4. 文献入选、评估和数据提取 根据事先确定的纳入标准,由两名研究者(LSY、WSS)独立对文献进行筛选、评估和数据提取。首先阅读文献的题目和摘要来辨别其相关性,必要时阅读全文来纳入合格文献。采用 Jadad 量表对纳入的研究进行质量评估,从随机化方法、盲法和失访情况三个方面进行评分,同时就分配隐藏和结局处理等进行评估。采用自行设计的数据提取表进行数据提取,提取内容包括文献的题目、发表年份、研究类型、研究对象特征、随访时间、样本量、干预措施、结局变量和方法学评价(随机、对照、盲法、分配隐藏)等。双方有差异处进行商讨或由第三方专家来确定。

5. 统计学方法 所有摘录数据输入 Review Manager 5.3 软件进行 Meta 分析。屈光度进展量为连续变量,故采用加权均数差(weighted mean difference,WMD)表示效应量。各个研究间的异质性检验采用卡方检验,如 $P<0.10$ 则认为存在异质性,采用随机效应模型(Dersimonian 和 Laid 法)分析,反之则采用固定效应模型(Mantel-Haensze 法)进行分析。对Jadad 评分在 3 分以下的研究剔除,或采用不同的效应模型以进行敏感性分析。

(二) 结果

1. 文献筛选结果及特征描述 我们共检索获得文献 744 篇,根据文献入选标准阅读文献标题和摘要,初筛出 29 篇文献后,进一步阅读全文筛选出 6 篇[9~14]纳入研究分析(表 10-5-1),文献筛选流程见图 10-5-1。

最终纳入的 6 项研究的总样本量为 578 例。平均随访时间分别为 24 个月、24 个月、18 个月、60 个月、18.7 个月和 14 个月,受试者年龄范围分别为 10~15 岁、9~14 岁、6~15 岁、10~13 岁和 9~16 岁,足矫组(对照组)290 例,欠矫组 288 例,干预组的欠矫量分别为 +0.5D、+0.75D、+0.5D、+1.69D、仅矫正视力到 1.0 和 +0.25~+0.50,对照组均为根据验光结果进行足矫。其中 Mach 等[12]研究因未报道受试者年龄和欠矫量,联系作者后未获得详细资料。

表 10-5-1 纳入 Meta 分析的文献基本情况

发表年份	作者	随访时间/月	受试者年龄/岁	欠矫量/D	样本量		屈光度变化量(D,mean±sd)(等效球镜)	
					欠矫组	足矫组	欠矫组	足矫组
2016	Koomson,et al	24	10~15	+0.5	75	75	−0.50 ± 0.22	−0.54 ± 0.26
2002	Chung,et al	24	9~14	+0.75	47	47	−1.00 ± 0.33*	−0.77 ± 0.33*
2006	Adler,et al	18	6~15	+0.5	23	25	−0.99 ± 0.35**	−0.82 ± 0.38**
1995	Mach,et al***	60	儿童和成人	矫正视力到1.0	100	100	−1.66 ± 0.40**	−0.85 ± 0.40***
2005	Phillips,et al	18.7	10~13	+1.69	13	13	−0.32 ± 0.30	−0.72 ± 0.32
2003	俞阿勇,et al	14.22	9~16	+ 0.25~+ 0.50	30	30	−0.63 ± 0.31	−0.21 ± 0.12

* 标准差由 P 值计算得到,** 标准差由标准误计算得到,*** 根据 Cochrane 手册 5.0.2,16.1.3.2,参考随访时间最接近的 Chung 等人的研究作为相应的标准差

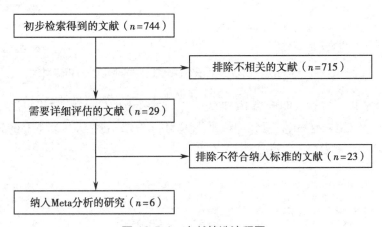

图 10-5-1 文献筛选流程图

2. 纳入文献的方法学质量评估 在入选的 6 项研究中,其中 3 项研究[9~11]均详细描述了随机化方法以及受试者的失访情况,但均未提及分配隐藏的情况,分别采用了双盲和单盲,经 Jadad 量表评分均为 5 分。Mach 等[12]研究和俞阿勇等[14]研究均谈及随机化方法,但

缺少或未提及其他相关信息,Phillips 等[13]为自身对照研究,未作评分。所有纳入文献的方法学质量评价见表 10-5-2。

表 10-5-2　纳入研究的方法学质量评估

发表年份	作者	分配隐藏	随机化	盲法	失访情况	结局处理	Jadad评分
2016	Koomson,et al	未提及	个体化随机	单盲	有描述	依从者分析	5
2002	Chung,et al	未提及	个体化随机	单盲	有描述	依从者分析	5
2006	Adler,et al	未提及	个体化随机	双盲	有描述	依从者分析	5
1995	Mach,et al	不详	个体化随机	不详	不详	不详	2
2005	Phillips,et al	未提及	—	单盲	有描述	依从者分析	—
2003	俞阿勇,et al	未提及	个体化随机	未提及	未提及	未提及	2

3. 屈光度进展量　在纳入 Meta 分析的 6 项研究之间存在异质性($P<0.000\ 01$,$I^2=97\%$),采用随机效应模型进行分析,欠矫组与足矫组的屈光度进展量差异的加权平均差为 $-0.22D$(95%CI:$-0.52\sim0.08$),差异不具有统计学意义($P=0.15$)(图 10-5-2)。

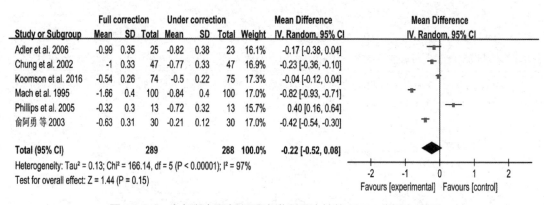

图 10-5-2　欠矫组与足矫组屈光进展量比较的 Meta 分析森林图

4. 敏感性分析　仅纳入明确为 RCT 的研究后进行敏感性分析,结果见图 10-5-3。采用随机效应模型($P=0.04$,$I^2=69\%$)得到加权平均差为 $-0.13D$(95%CI:$-0.27\sim0.00$),差异不具有统计学意义($P=0.05$)(图 10-5-3)。

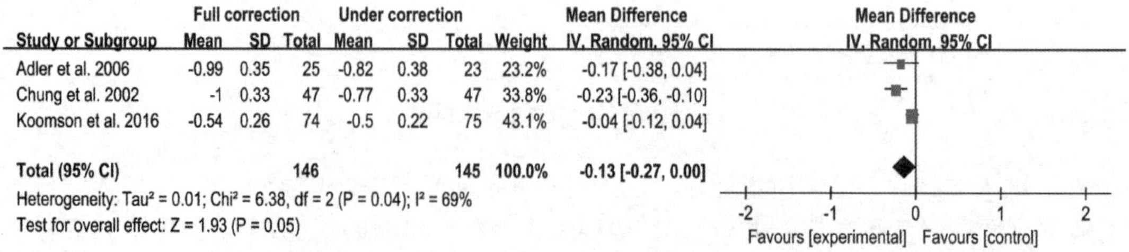

图 10-5-3　欠矫组与足矫组屈光进展量比较的 Meta 分析森林图(纳入随机对照试验)

四、临床实践决策

本研究首先对系统检索获得的 6 篇文献进行分析,欠矫组与足矫组的屈光度进展量的加权平均差为 –0.22D,差异不具有统计学意义。进一步去除不确定的 RCT 研究进行敏感性分析,欠矫组与足矫组的屈光度进展量的加权平均差为 –0.13D,差异仍然不具有统计学意义,提示适当的近视欠矫并不一定会加速近视学龄儿童的近视进展。

在我国学龄儿童中存在着相当数量的近视矫正不足。何明光[15]等在 4 359 名广州市区 5~15 岁学龄儿童的横断面研究中发现,有 21.1% 的儿童中存在着矫正不足。张铭志等[16]在 3 226 名汕头农村地区的初、高中一年级和二年级学生中进行研究发现,有 48.8% 的儿童所配戴眼镜的欠矫量大于 1D,17.7% 的儿童其欠矫量大于 2D。这种学龄儿童大规模的矫正不足,是否会导致近视进展仍然有待进一步研究。

在临床验光配镜中,重要原则之一是要达到最大正镜最佳矫正视力。我国验光师职业资格培训教程中,学龄儿童近视的眼镜处方原则是:远视力达到 1.0 时的最低凹透镜度。按照上述配镜原则,将会对一部分拥有最佳矫正视力大于 1.0 的学龄儿童引起一定程度的欠矫,但这并不一定会引起近视的较快进展。李偲圆等通过"安阳儿童眼病研究"的儿童队列研究发现,近视足矫和近视欠矫的儿童在 1 年随访结束时并未表现出明显的屈光度进展量差异(-0.68 ± 0.46,-0.64 ± 0.44,$P=0.46$),眼轴长度增长也不具有显著性差异(0.31 ± 0.12, 0.31 ± 0.11,$P=0.96$)。

在国外也存在对学龄儿童近视矫正不足的现象。Farbrother[17]在对英国 149 名眼科医师和验光师的调查研究中发现,临床医师和验光师对学龄儿童开具的配镜处方低于临床诊疗规范(如 AAPOS 美国小儿眼科与斜视组,AAO 美国眼科协会诊疗规范)。Sean[18]认为由于 5~6 岁的美国学龄儿童在校园生活中较少使用黑板,多为近距离工作,故建议此年龄段的儿童若近视程度小于 1.5D 则不需要矫正,从而支持在视近时可适当欠矫。近视欠矫时产生的少量的近视离焦,可能会通过减少视近时的调节而延缓近视进展,这也是双光镜、渐进镜应用的基础[19]。

综上所述,对于近视青少年的配镜,我们建议在满足其生活视远需求的情况下,不必验配达到最佳矫正视力。在不影响学习生活的情况下,视远时适当地欠矫、视近时欠矫或未矫可能是延缓青少年近视进展的有效方法。当然,在配镜过程中,双眼视觉、双眼平衡、是否隐斜及调节与集合之间的平衡等仍然是需要综合考虑的问题。我们期待有多中心大样本的研究进一步探讨欠矫或未矫对近视青少年近视进展的影响及其机制。

(李仕明)

参 考 文 献

1. 胡诞宁,褚仁远,吕帆,等 . 近视眼学 . 北京:人民卫生出版社,2009.

2. Li SM,Liu LR,Li SY,et al.Design,methodology and baseline data of a school-based cohort study in central China:the Anyang Childhood Eye Study.Ophthalmic Epidemiol,2013,20(6):348-359.

3. Zhao J,Pan X,Sui R,et al.Refractive Error Study in Children:results from Shunyi District,China.Am J Ophthalmol,2000,129(4):427-435.

4. He M,Huang W,Zheng Y,et al.Refractive error and visual impairment in school children in rural southern China.Ophthalmology,2007,114(2):374-382.

5. He M,Zheng Y,Xiang F.Prevalence of myopia in urban and rural children in mainland China.Optom Vis Sci, 2009,86(1):40-44.

6. Lin LL,Shih YF,Hsiao CK,et al.Prevalence of myopia in Taiwanese schoolchildren:1983 to 2000.Ann Acad Med Singapore,2004,33(1):27-33.

7. Sun J,Zhou J,Zhao P,et al.High prevalence of myopia and high myopia in 5060 chinese university students in shanghai.Invest Ophthalmol Vis Sci,2012,53(12):7504-7509.

8. Sun YY,Wei SF,Li SM,et al.Cycloplegic refraction by 1%cyclopentolate in young adults:is it the gold standard？ The Anyang University Students Eye Study(AUSES).Br J Ophthalmol,2018.

9. Adler D,Millodot M.The possible effect of undercorrection on myopic progression in children.Clinical & experimental optometry:journal of the Australian Optometrical Association,2006；v.89.

10. Chung K,Mohidin N,O'Leary DJ.Undercorrection of myopia enhances rather than inhibits myopia progression.Vision Res,2002,42(22):2555-2559.

11. Koomson NY,Amedo AO,Opoku-Baah C,et al.Relationship between Reduced Accommodative Lag and Myopia Progression.Optom Vis Sci,2016,93(7):683-91.

12. Mach R,Susicky P.Differences in the progression of myopic correction in patients with corrective eyeglasses in comparison with correction with contact lenses.Cesk Slov Oftalmol,1995,51(2):106-110.

13. Phillips JR.Monovision slows juvenile myopia progression unilaterally.Br J Ophthalmol,2005,89(9):1196-1200.

14. 俞阿勇,王勤美,吕帆,等.单焦点框架眼镜欠矫与青少年单纯性近视进展的关系.眼科新进展,2003, 23(6):429-431.

15. He M,Xu J,Yin Q,et al.Need and challenges of refractive correction in urban Chinese school children. Optom Vis Sci,2005,82(4):229-234.

16. Zhang M,Lv H,Gao Y,et al.Visual morbidity due to inaccurate spectacles among school children in rural China:the See Well to Learn Well Project,report 1.Invest Ophthalmol Vis Sci,2009,50(5):2011-2017.

17. Farbrother JE.Spectacle prescribing in childhood:a survey of hospital optometrists.British Journal of Ophthalmology,2008,92(3):392-395.

18. Donahue SP.Prescribing spectacles in children:A pediatric ophthalmologist's approach.Optometry and Vision Science,2007,84(2):110-114.

19. Cheng D,Woo GC,Schmid KL.Bifocal lens control of myopic progression in children.Clin Exp Optom, 2011,94(1):24-32.

第六节　角膜塑形镜控制青少年近视的有效性和安全性如何

　　近视已经成为一个全球性的公共卫生问题,尤其是在亚洲地区。青少年近视患病率持续上升,早发性近视和高度近视成为流行新趋势,近视性视网膜病变已经成为不可逆性致盲的重要原因,在我国的一些流行病学调查中甚至居于首位。因此,如何尽可能地控制青少年儿童近视增长、尤其是控制眼轴延长而带来的眼底病变是急需解决的问题。角膜塑形镜是近年来开始逐渐流行的一种青少年近视控制方法,国外一些临床试验报道表明角膜塑形镜具有延缓近视儿童眼轴延长的效果,但其安全性仍然值得关注。本文就这一问题的相关研究进行系统评价和 Meta 分析。

一、疾病案例

患者女,10岁,因"双眼近视戴镜2年,加快半年"到本院门诊就诊。既往无疾病史。眼部检查:视力:右眼0.3,左眼0.4,眼压正常,双眼角膜清,前房中深,瞳孔圆,4mm,对光(+),晶状体清,双眼视盘边界清楚,血管走行可,黄斑中心凹反光(+)。美多丽散瞳验光结果:右 $-3.5DS/-0.5C \times 170=1.2$;左: $-4.0DS/-0.75C \times 180=1.2$,每年近视进展大于0.75D。

二、提出问题

该青少年诊断明确,为中度近视。由于双眼近视进展量较大,患儿家长打算给孩子寻求更好的近视控制方法,但存在的疑惑是角膜塑形镜到底有没有控制青少年近视的效果,安全性如何? 该青少年适不适合配戴? 为了回答这个问题,我们按照循证医学的方法进行近视青少年角膜塑形镜配戴控制近视进展方面的证据检索,在此基础上进行下一步临床决策。

三、证据检索和评价

(一) 资料与方法

1. 文献的纳入标准　①研究类型:随机对照试验(randomized controlled trials,RCT)和队列研究,考虑到角膜塑形镜方面的临床试验数量有限,因此本文同时纳入队列研究,以观察真实世界情况下角膜塑形镜的近视控制效果如何;②研究对象:6~17岁的近视学龄儿童;③干预措施:对照组给予普通的单焦点眼镜,治疗组给予角膜塑形镜;④研究结局:眼轴长度进展量为主要观察指标,不良反应数量及失访数量为次要观察指标;⑤随访时间:至少半年以上。

2. 文献检索策略　由两名研究者(LSM、KMT)采用统一检索策略分别独立检索OVID MEDLINE(1966年至2016年10月)、EMBASE(1950年至2016年10月)、Cochrane Library、中国生物医学文献数据库(1980年至2016年10月)和中国临床试验注册中心。针对近视使用主题词myopia和自由词progress、slow、retard检索;针对干预措施采用主题词orthokeratology和ok lens检索;针对试验设计类型采用prospective study、single blind procedure、double blind procedure、randomization,randomized controlled trial及cohort study进行检索。中文检索词为近视、屈光不正、随机对照试验、队列研究和角膜塑形镜等。对检出的文献进一步通过Science Citation Index追踪引用文献,同时检索眼科相关网站和会议文献等。

3. 文献入选、评估和数据提取　由两名研究者(LSM、WSS)根据事先制定的标准分别独立对文献进行筛选、评估和数据提取。首先阅读文献的题目和摘要来识别相关性及是否为随机对照试验或队列研究,必要时阅读全文并根据入选标准来纳入合格的文献。采用Jadad量表对纳入的RCT进行质量评估,从随机化方法、盲法和随访结局3个方面进行评分,≥3分为高质量研究,同时对分配隐藏和统计处理方法进行分析。采用Newcastle-Ottawa Quality Assessment Scale(NOS)对队列研究进行质量评估,包括三个区域共8个条目,分别为:选择性(代表性)、可比较性(由于设计或分析)和结果(评估和随访)。双方有差异的地方进行协商讨论,或由第三方专家加入仲裁。采用Epidata3.1软件提取数据,提取内容包括文献题目、发表年份、杂志名称、研究类型、研究对象特征、随访时间、样本量、干预措施、结局变量和方法学评价等。

4. 统计学方法 所有摘录数据输入 Review Manager 5.3 软件进行异质性检验和 Meta 分析。眼轴长度进展量为连续变量,故采用加权均数差(weight mean difference,WMD)表示效应量。各个研究间的异质性检验采用卡方检验,如 $P<0.10$ 则认为存在异质性,采用随机效应模型(Dersimonian 和 Laid 法)分析,反之则采用固定效应模型(Mantel-Haensze 法)进行分析。近视控制率采用下面公式进行计算:

$$近视控制率 = \frac{对照组平均眼轴长度 - 角膜塑形镜组眼轴长度}{对照组平均眼轴长度}$$

(二) 结果

1. 文献筛选结果及合格研究的特征描述 共检索出文献 242 篇,去除 53 篇重复文献、155 篇不相关文献和 25 篇评估其他结局指标文献,最终纳入 9 篇文献,包括 3 篇 RCT 和 6 篇队列研究,见图 10-6-1。纳入研究的基本特征见表 10-6-1。3 篇 RCT 的文献质量见表 10-6-2,6 篇队列研究的质量评估见表 10-6-3。

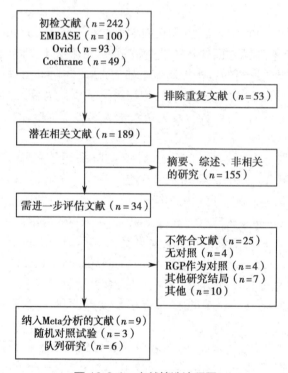

图 10-6-1 文献筛选流程图

共计有 667 名 6~16 岁儿童被纳入本研究,其中 RCT 研究纳入 156 名儿童,队列研究纳入 511 名儿童。在所有儿童中,334 名接受了角膜塑形镜治疗,333 名接受了单焦点框架眼镜治疗。所有儿童在基线时的平均屈光度为 $-1.89 \sim -8.25D$。

2. 有效性 由于各研究之间没有显著异质性($P=0.68$,$I^2=0$),采用固定效应模型进行分析。与对照组相比,角膜塑形镜控制眼轴长度进展的平均差异为 $-0.27mm$($95\%CI: -0.32 \sim -0.23$;$P<0.01$)(图 10-6-2 底部)。近视控制率在 6 个月时为 33%~89%(平均 66%),1 年时为 41%~80%(平

均 60%),1 年半时为 21%~67%(平均 48%),2 年时为 24%~63%(平均 43%)(表 10-6-4)。

(1) RCT 结果:单就随机对照试验结果而言,与对照组相比,角膜塑形镜控制近视进展的平均差异为 –0.28mm(95%CI:–0.35~–0.20;$P<0.01$)(图 10-6-2 上部)。

(2) 队列研究结果:单就队列研究结果而言,与对照组相比,角膜塑形镜控制近视进展的平均差异为 –0.27mm(95%CI:–0.32~–0.22;$P<0.01$)(图 10-6-2 中部)。

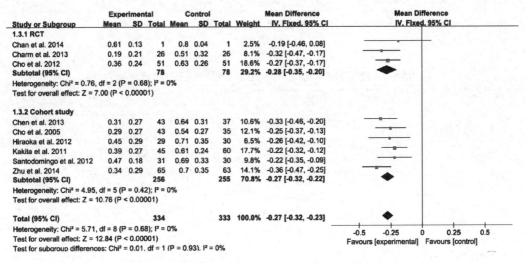

图 10-6-2 角膜塑形镜(Experimental)与单焦点框架眼镜(Control)
相比在 2 年期间控制近视进展的效果

表 10-6-1 纳入 Meta 分析的研究基本特征

研究作者(年代)	国家或地区	研究设计	随访/年	年龄/岁	基线屈光度/D		失访/总人数(失访率)	
					角膜塑形镜	对照组	角膜塑形镜	对照组
Cho,et al(2005)[1]	中国香港	Cohort study	2	7~12	–2.27 ± 1.09	–2.55 ± 0.98	8/43(19%)	0/35(0)
Kakita,et al(2011)[2]	日本	Cohort study	2	8~16	–2.55 ± 1.82	–2.59 ± 1.66	3/45(7%)	10/60(17%)
Hiraoka,et al(2012)[3]	日本	Cohort study	5	8~12	–1.89 ± 0.82	–1.83 ± 1.06	7/29(24%)	9/30(30%)
Santodomingo,et al (2012)[4]	西班牙	Cohort study	2	6~12	–2.20 ± 1.09	–2.35 ± 1.17	2/31(6%)	6/30(20%)
Chen,et al(2013)[5]	中国香港	Cohort study	2	6~12	–2.46 ± 1.32	–2.04 ± 1.09	8/43(19%)	14/37(38%)
Zhu,et al(2014)[6]	中国	Cohort study	2	7~14	–4.29 ± 2.04	–4.24 ± 2.38	0/65(0)	0/63(0)
Cho,et al(2012)[7]	中国香港	RCT	2	6~10	–2.05 ± 0.72	–2.23 ± 0.84	14/51(27%)	10/51(20%)
Charm,et al(2013)[8]	中国香港	RCT	2	8~11	6.38 (5.75~8.25)	6.00 (5.50~8.00)	14/26(54%)	10/26(38%)
Chan,et al(2014)[9]	中国香港	RCT	2	8	–2.76 ± 0.45	–2.39 ± 0.59	0/1(0)	0/1(0)

RCT= 随机对照试验;Cohort study= 队列研究

表 10-6-2 纳入 Meta 分析的随机对照试验质量评估

研究作者(年代)	随机化	盲法	失访	分配隐藏	分析方法	Jadad 评分
Charm, et al(2013)[8]	Adequate	SB	Adequate	Adequate	PP	4
Cho, et al(2012)[7]	Adequate	SB	Adequate	Adequate	PP	4
Chan, et al(2014)[9]	Unclear	NO	Adequate	NO	ITT	2

Note:DB= 双盲;SB= 单盲;NO= 没有盲法或分配隐藏;PP= 依从者分析;ITT= 意向性分析.

表 10-6-3 使用 NOS 对纳入 Meta 分析的队列研究进行质量评估

| 研究作者(年代) | 人群选择 | | | | 可比性 | 结果 | | | NOS 评分 |
	暴露队列的代表性	非暴露队列的选择	暴露的确定	研究开始前没有研究对象发生结局事件		评估	随访长度	随访充分性	
Kakita, et al(2011)[2]	*	*	*	*	*	*	*	*	8
Hiraoka, et al(2012)[3]	*	*	*	*	*	*	*	*	8
Zhu, et al(2014)[6]	*	*	*	—	**	*	*	*	8
Cho, et al(2005)[1]	*	*	*	*	**	*	*	*	9
Chen, et al(2013)[5]	*	*	*	*	**	*	*	*	9
Santodomingo, et al(2012)[4]	*	*	*	*	**	*	*	*	9

表 10-6-4 从基线开始在不同随访时间期内的眼轴长度变化

| 研究作者(年代) | 随访/年 | 测量眼轴长度机器 | 基线眼轴长度/毫米 | | 眼轴长度变化/毫米 | | 近视控制率 |
			角膜塑形镜	对照组	角膜塑形镜	对照组	
Cho, et al(2005)[1]	0.5	A-scan	24.50 ± 0.71	24.64 ± 0.58	0.03 ± 0.13	0.24 ± 0.13	88%
—	1	—	—	—	0.16 ± 0.20	0.34 ± 0.16	53%
—	1.5	—	—	—	0.19 ± 0.22	0.47 ± 0.19	60%
—	2	—	—	—	0.29 ± 0.27	0.54 ± 0.27	46%
Zhu, et al(2014)[6]	1	IOLMaster	24.91 ± 0.83	24.85 ± 1.08	0.16 ± 0.17	0.39 ± 0.21	59%
—	2	—	—	—	0.34 ± 0.29	0.70 ± 0.35	51%
Charm, et al(2013)[8]	0.5	IOLMaster	26.05 ± 0.80	25.97 ± 0.53	0.02 ± 0.10&	0.19 ± 0.11&	89%
—	1	—	—	—	0.06 ± 0.12&	0.30 ± 0.19&	80%
—	1.5	—	—	—	0.14 ± 0.13&	0.43 ± 0.25&	67%
—	2	—	—	—	0.19 ± 0.21&	0.51 ± 0.32&	63%
Kakita, et al(2011)[2]	2	IOLMaster	24.66 ± 1.11	24.79 ± 0.80	0.39 ± 0.27	0.61 ± 0.24	36%

研究作者(年代)	随访/年	测量眼轴长度机器	基线眼轴长度/毫米		眼轴长度变化/毫米		近视控制率
			角膜塑形镜	对照组	角膜塑形镜	对照组	
Hiraoka, et al(2012)[3]	1	—	—	—	0.19 ± 0.09	0.38 ± 0.20	50%
—	2	—	—	—	0.45 ± 0.29*	0.71 ± 0.35*	37%
—	3	—	—	—	0.64 ± 0.35*	1.00 ± 0.45*	36%
—	4	—	—	—	0.82 ± 0.40*	1.24 ± 0.55*	34%
—	5	IOLMaster	24.09 ± 0.77	24.22 ± 0.71	0.99 ± 0.47	1.41 ± 0.68	30%
Chen, et al(2013)[5]	0.5	IOLMaster	24.37 ± 0.88	24.18 ± 1.00	0.07 ± 0.13	0.19 ± 0.08	63%
—	1	—	—	—	0.15 ± 0.18	0.36 ± 0.16	58%
—	1.5	—	—	—	0.24 ± 0.23	0.51 ± 0.24	53%
—	2	—	—	—	0.31 ± 0.27	0.64 ± 0.31	52%
Cho, et al(2012)[7]	0.5	IOLMaster	24.48 ± 0.71	24.40 ± 0.84	0.09 ± 0.10	0.20 ± 0.11	55%
—	1	—	—	—	0.20 ± 0.15	0.37 ± 0.16	46%
—	1.5	—	—	—	0.30 ± 0.20	0.50 ± 0.21	40%
—	2	—	—	—	0.36 ± 0.24	0.63 ± 0.26	43%
Santodomingo, et al (2012)[4]	0.5	IOLMaster	24.40 ± 0.81	24.22 ± 0.91	0.12 ± 0.11&	0.18 ± 0.10&	33%
—	1	—	—	—	0.22 ± 0.09&	0.37 ± 0.18&	41%
—	1.5	—	—	—	0.42 ± 0.13&	0.53 ± 0.31&	21%
—	2	—	—	—	0.47 ± 0.18&	0.69 ± 0.33&	32%
Chan, et al(2014)[9]	2	IOLMaster	24.74 ± 0.13	24.71 ± 0.08	0.61 ± 0.13	0.80 ± 0.04	24%

& 由标注误或软件 GetData Graph Digitizer 2.24 获得;* 此处采用其他研究同一随访时期的最大标准差.

在不同随访时期,各个研究之间具有显著异质性。使用随机效应模型,发现在 6 个月、1 年、1 年半和 2 年时的近视控制效果分别为 −0.13mm(95%CI:−0.17~−0.09;P<0.01)、−0.19mm(95%CI:−0.22~−0.17;P<0.01)、−0.23mm(95%CI:−0.29~−0.17;P<0.01)和 −0.27mm(95%CI:−0.32~−0.23;P<0.01)(图 10-6-3)。

(3)不同种族的结果:一项队列研究观察了白人儿童的结果,为 −0.22mm(95%CI:−0.35~−0.09),其他队列研究观察了亚洲儿童结果,为 −0.28mm(95%CI:−0.32~−0.24;P<0.01)。

(4)不同基线近视的结果:2 项研究报告了中高度近视的结果,为 −0.35mm(95%CI:−0.43~−0.26;P<0.01);其他研究报告了低度近视的结果,为 −0.25mm(95%CI:−0.30~−0.21;P<0.01)。

3. 安全性 图 10-6-4 显示了 2 组之间的不良反应发生情况。与对照组相比,角膜塑形镜组具有明显增高的不良反应发生率(OR=8.87,95%CI:3.79~20.74,P<0.01)(图 10-6-4)。框架眼镜组的不良反应发生率为 0~5.4%,而角膜塑形镜组的不良反应发生率为 3.8%~29.0%。然而,所有不良反应均较轻微,很快痊愈而未留下任何后遗症。

Study or Subgroup	Experimental Mean	Experimental SD	Experimental Total	Control Mean	Control SD	Control Total	Weight	Mean Difference IV, Random, 95% CI
1.1.1 6 months								
Charm et al. 2013	0.02	0.1	26	0.19	0.11	26	18.9%	-0.17 [-0.23, -0.11]
Chen et al. 2013	0.07	0.13	43	0.19	0.08	37	20.8%	-0.12 [-0.17, -0.07]
Cho et al. 2005	0.03	0.13	43	0.24	0.13	35	18.7%	-0.21 [-0.27, -0.15]
Cho et al. 2012	0.09	0.1	51	0.2	0.11	51	21.9%	-0.11 [-0.15, -0.07]
Santodomingo et al. 2012	0.12	0.11	31	0.18	0.1	30	19.7%	-0.06 [-0.11, -0.01]
Subtotal (95% CI)			**194**			**179**	**100.0%**	**-0.13 [-0.18, -0.09]**
Heterogeneity: Tau² = 0.00; Chi² = 17.00, df = 4 (P = 0.002); I² = 76%								
Test for overall effect: Z = 5.58 (P < 0.00001)								
1.1.2 1 year								
Charm et al. 2013	0.06	0.12	26	0.3	0.19	26	10.1%	-0.24 [-0.33, -0.15]
Chen et al. 2013	0.15	0.18	43	0.36	0.16	37	13.5%	-0.21 [-0.28, -0.14]
Cho et al. 2005	0.16	0.2	43	0.34	0.16	35	11.8%	-0.18 [-0.26, -0.10]
Cho et al. 2012	0.2	0.15	51	0.37	0.16	51	20.8%	-0.17 [-0.23, -0.11]
Hiraoka et al. 2012	0.19	0.09	29	0.38	0.2	30	12.1%	-0.19 [-0.27, -0.11]
Santodomingo et al. 2012	0.22	0.09	31	0.37	0.18	30	14.6%	-0.15 [-0.22, -0.08]
Zhu et al. 2014	0.16	0.17	65	0.39	0.21	63	17.1%	-0.23 [-0.30, -0.16]
Subtotal (95% CI)			**288**			**272**	**100.0%**	**-0.19 [-0.22, -0.17]**
Heterogeneity: Tau² = 0.00; Chi² = 4.58, df = 6 (P = 0.60); I² = 0%								
Test for overall effect: Z = 13.82 (P < 0.00001)								
1.1.3 1.5 years								
Charm et al. 2013	0.14	0.13	26	0.43	0.25	26	18.1%	-0.29 [-0.40, -0.18]
Chen et al. 2013	0.24	0.23	43	0.51	0.24	37	19.1%	-0.27 [-0.37, -0.17]
Cho et al. 2005	0.19	0.22	43	0.47	0.19	35	21.9%	-0.28 [-0.37, -0.19]
Cho et al. 2012	0.3	0.2	51	0.5	0.21	51	24.9%	-0.20 [-0.28, -0.12]
Santodomingo et al. 2012	0.42	0.13	31	0.53	0.31	30	15.9%	-0.11 [-0.23, 0.01]
Subtotal (95% CI)			**194**			**179**	**100.0%**	**-0.23 [-0.29, -0.17]**
Heterogeneity: Tau² = 0.00; Chi² = 7.28, df = 4 (P = 0.12); I² = 45%								
Test for overall effect: Z = 7.65 (P < 0.00001)								
1.1.4 2 years								
Chan et al. 2014	0.61	0.13	1	0.8	0.04	1	2.5%	-0.19 [-0.46, 0.08]
Charm et al. 2013	0.19	0.21	26	0.51	0.32	26	8.1%	-0.32 [-0.47, -0.17]
Chen et al. 2013	0.31	0.27	43	0.64	0.31	37	10.6%	-0.33 [-0.46, -0.20]
Cho et al. 2005	0.29	0.27	43	0.54	0.27	35	12.1%	-0.25 [-0.37, -0.13]
Cho et al. 2012	0.36	0.24	51	0.63	0.26	51	18.6%	-0.27 [-0.37, -0.17]
Hiraoka et al. 2012	0.45	0.29	29	0.71	0.35	30	6.5%	-0.26 [-0.42, -0.10]
Kakita et al. 2011	0.39	0.27	45	0.61	0.24	60	17.7%	-0.22 [-0.32, -0.12]
Santodomingo et al. 2012	0.47	0.18	31	0.69	0.33	30	9.8%	-0.22 [-0.35, -0.09]
Zhu et al. 2014	0.34	0.29	65	0.7	0.35	63	14.1%	-0.36 [-0.47, -0.25]
Subtotal (95% CI)			**334**			**333**	**100.0%**	**-0.27 [-0.32, -0.23]**
Heterogeneity: Tau² = 0.00; Chi² = 5.71, df = 8 (P = 0.68); I² = 0%								
Test for overall effect: Z = 12.84 (P < 0.00001)								
Test for subgroup differences: Chi² = 21.46, df = 3 (P < 0.0001), I² = 86.0%								

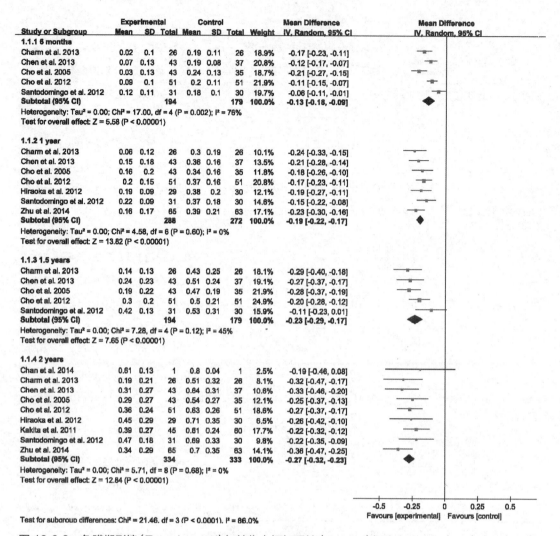

图 10-6-3 角膜塑形镜（Experimental）与单焦点框架眼镜（Control）相比在 6 个月（*n*=5）、1 年（*n*=7）、1 年半（*n*=5）和 2 年（*n*=9）期间控制近视进展的效果

Study or Subgroup	Experimental Events	Experimental Total	Control Events	Control Total	Weight	Odds Ratio M-H, Fixed, 95% CI
Charm et al. 2013	1	26	0	26	8.8%	3.12 [0.12, 80.12]
Chen et al. 2013	5	43	2	37	35.6%	2.30 [0.42, 12.64]
Cho et al. 2005	4	43	0	35	9.2%	8.09 [0.42, 155.58]
Cho et al. 2012	4	51	1	51	17.3%	4.26 [0.46, 39.46]
Hiraoka et al. 2012	4	29	0	30	7.8%	10.76 [0.55, 209.55]
Kakita et al. 2011	2	45	0	60	7.6%	6.95 [0.33, 148.50]
Santodomingo et al. 2012	9	31	0	30	6.7%	25.76 [1.42, 465.99]
Zhu et al. 2014	17	65	0	63	7.0%	45.82 [2.69, 781.09]
Total (95% CI)		**333**		**332**	**100.0%**	**8.87 [3.79, 20.74]**
Total events	46		3			
Heterogeneity: Chi² = 5.08, df = 7 (P = 0.65); I² = 0%						
Test for overall effect: Z = 5.04 (P < 0.00001)						

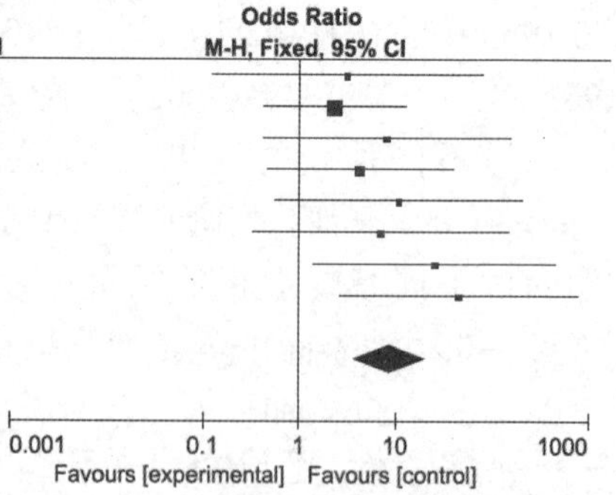

图 10-6-4 角膜塑形镜（Experimental）与单焦点框架眼镜（Control）相比的不良反应发生率

4. 可接受性 对照组的失访率为 0~38%，而角膜塑形镜组的失访率为 0~54%，两者相

比没有明显差异（OR=0.84，95%CI：0.40~1.74，*P*=0.64）（图 10-6-5）。

Study or Subgroup	Experimental Events	Experimental Total	Control Events	Control Total	Weight	Odds Ratio M-H, Random, 95% CI
Chan et al. 2014	0	1	0	1		Not estimable
Charm et al. 2013	14	26	10	26	16.8%	1.87 [0.62, 5.63]
Chen et al. 2013	8	43	14	37	17.8%	0.38 [0.14, 1.04]
Cho et al. 2005	8	43	0	35	5.2%	17.00 [0.94, 305.84]
Cho et al. 2012	14	51	10	51	18.9%	1.55 [0.62, 3.91]
Hiraoka et al. 2012	7	29	9	30	16.2%	0.74 [0.23, 2.36]
Kakita et al. 2011	3	45	10	60	14.1%	0.36 [0.09, 1.38]
Santodomingo et al. 2012	2	31	6	30	11.1%	0.28 [0.05, 1.49]
Zhu et al. 2014	0	65	0	63		Not estimable
Total (95% CI)		**334**		**333**	**100.0%**	**0.84 [0.40, 1.74]**
Total events	56		59			

Heterogeneity: Tau² = 0.51; Chi² = 13.67, df = 6 (P = 0.03); I² = 56%
Test for overall effect: Z = 0.47 (P = 0.64)

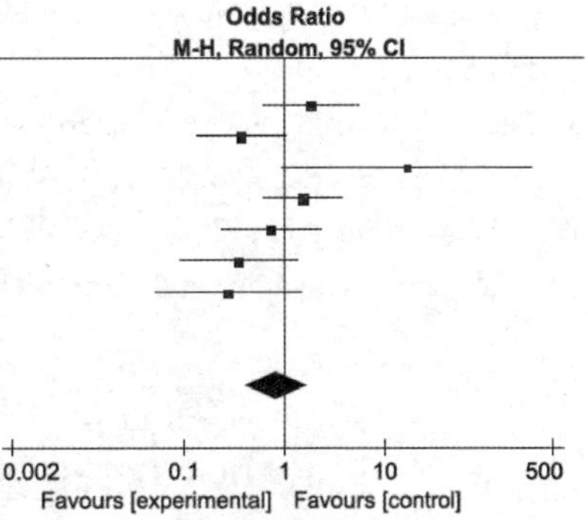

图 10-6-5 角膜塑形镜（Experimental）与单焦点框架眼镜（Control）相比的失访率

四、临床实践决策

本研究系统检索了角膜塑形镜延缓学龄儿童近视的各种文献，共纳入 3 项随机对照试验和 6 项队列研究，纳入 Meta 分析的研究质量均较高。汇总结果表明，与框架眼镜相比，角膜塑形镜能够延缓近视儿童的眼轴增长，1 年约 0.2mm，在亚洲儿童中的效果较好，可能与亚洲儿童的近视程度一般较高有关。角膜塑形镜通过晚上戴白天摘，与角膜长时间直接接触压迫，容易导致角膜相关的一些不良反应，虽然发生率较框架眼镜明显增高，但一般经过治疗都能完全治愈而不留痕迹[10]。

综上所述，对于近视儿童尤其是近视进展较快的儿童而言，角膜塑形镜是一种可以考虑的近视控制方法，但针对具体儿童是否适合，还要经过详细检查以及试戴，方可明确能够使用角膜塑形镜来控制近视进展。而且，在配戴角膜塑形镜的过程中，还应当与眼科医师建立密切随访，一旦出现不良反应，应当及时停戴进行治疗。

（李仕明）

参 考 文 献

1. Cho P, Cheung SW, Edwards M. The longitudinal orthokeratology research in children (LORIC) in Hong Kong: a pilot study on refractive changes and myopic control. Curr Eye Res, 2005, 30 (1): 71-80.
2. Kakita T, Hiraoka T, Oshika T. Influence of overnight orthokeratology on axial elongation in childhood myopia. Invest Ophthalmol Vis Sci, 2011, 52 (5): 2170-2174.
3. Hiraoka T, Kakita T, Okamoto F, et al. Long-term effect of overnight orthokeratology on axial length elongation in childhood myopia: a 5-year follow-up study. Invest Ophthalmol Vis Sci, 2012, 53 (7): 3913-3919.
4. Santodomingo-Rubido J, Villa-Collar C, Gilmartin B, et al. Myopia control with orthokeratology contact lenses in Spain: refractive and biometric changes. Invest Ophthalmol Vis Sci, 2012, 53 (8): 5060-5065.
5. Chen C, Cheung SW, Cho P. Myopia control using toric orthokeratology (TO-SEE study). Invest Ophthalmol Vis Sci, 2013, 54 (10): 6510-6517.
6. Zhu MJ, Feng HY, He XG, et al. The control effect of orthokeratology on axial length elongation in Chinese children with myopia. BMC Ophthalmol, 2014, 14 (1): 141.

7. Cho P,Cheung SW.Retardation of myopia in orthokeratology(ROMIO)study:a 2-year randomized clinical trial.Invest Ophthalmol Vis Sci,2012,53(11):7077-7085.

8. Charm J,Cho P.High myopia-partial reduction ortho-k:a 2-year randomized study.Optom Vis Sci,2013,90(6):530-539.

9. Chan KY,Cheung SW,Cho P.Orthokeratology for slowing myopic progression in a pair of identical twins.Cont Lens Anterior Eye,2014,37(2):116-119.

10. Li SM,Kang MT,Wu SS,et al.Efficacy,safety and acceptability of orthokeratology on slowing axial elongation in myopic children by Meta-analysis.Curr Eye Res,2016,41(5):600-608.

第七节 特殊设计的软性角膜接触镜对延缓青少年近视进展的效果如何

在过去的几十年间,全球的近视患病率持续上升,尤其是在亚洲地区如中国、新加坡和日本等,近视已经呈现出流行趋势。在中国,青少年近视开始呈现出近视发病年龄小、近视进展速度快、近视程度高的新趋势。因此,尽早尽快尽可能地控制青少年近视发生发展,能够最大限度降低高度近视的发生率以及高度近视相关并发症而导致的致盲率,具有重要的社会意义。

近视眼的防治措施种类繁多,但目前比较公认有效的是角膜塑形镜和低浓度阿托品等,然而这两种方法也并非完美,各自有其局限性,从而导致无法广泛推广。任何新的近视防治方法,只要有效性和安全性能够通过临床研究明确,都值得在青少年中采用,甚至是采用一种综合的方法来获得最大化的控制效果。本文即对特殊设计的软性角膜接触镜作为青少年近视控制的一种方法而进行循证研究。

一、疾病案例

患者男,12岁,因"双眼近视戴镜3年、视力下降半年"到门诊就诊。既往体建。眼部检查:视力:右眼0.4,左眼0.3,眼压正常,双眼角膜清,前房中深,瞳孔圆,4mm,对光(+),晶状体清,双眼视盘边界清楚,血管走行可,黄斑中心凹反光(+)。美多丽散瞳验光结果:右:−3.5DS/−0.50C×170=1.2;左:−3.5DS/−0.75C×180=1.2。近视进展每年1D。

二、提出问题

该患者诊断明确,为双眼中度近视。由于双眼的近视度数进展较快,家长希望采用更有效的方法来控制近视进展速度。患儿家长原本打算给孩子配戴角膜塑形镜,但无法适应。患儿及家长都希望能够白天配戴,晚上尽量不戴,有无这方面干预方法的临床研究证据,比如特殊设计的软性角膜接触镜?为了回答这个问题,我们按照循证医学的方法进行特殊设计的软性角膜接触镜方面的证据检索,在此基础进行下一步临床决策[1]。

三、证据检索和评价

(一)资料与方法

1. 文献的纳入标准 ①研究类型:随机对照试验(randomized controlled trials,RCT)和队列研究;②研究对象:6~18岁的近视学龄儿童;③干预措施:对照组给予普通的单焦点框架眼镜或普通的单焦点软性角膜接触镜,治疗组给予特殊设计的软性角膜接触镜;④研究结局:屈光度(等效球镜)进展量和眼轴长度进展量;⑤随访时间:半年以上。

2. 文献检索策略 由两名研究者(LSM、WSS)采用统一检索策略分别独立检索 PubMed(1966 年至 2016 年 5 月)、EMBASE(1950 年至 2016 年 5 月)、Cochrane Library(2016 年 5 月)、中国生物医学文献数据库(1980 年至 2016 年 5 月)、clinicaltrials 和中国临床试验注册中心。英文检索词 myopia、contact lens、child、myopia progression、axial length、refractive error 和 clinical trial,以及相关的自由词。中文检索词为近视、接触镜、儿童、近视进展、眼轴长度、屈光不正和临床试验等。对检出的文献进一步通过 Science Citation Index 追踪引用文献,同时检索眼科相关网站和会议文献等。

3. 文献入选、评估和数据提取 由两名研究者(LSM、KMT)根据事先制定的标准分别独立对文献进行筛选、评估和数据提取。首先阅读文献的题目和摘要来识别相关性及是否为随机对照试验或队列研究,必要时阅读全文并根据入选标准来纳入合格的文献。采用 Jadad 量表对纳入的 RCT 进行质量评估,从随机化方法、盲法和随访结局 3 个方面进行评分,≥ 3 分为高质量研究。采用 Newcastle-Ottawa Quality Assessment Scale(NOS)对队列研究进行质量评估,包括三个区域共 8 个条目,分别为:选择性(代表性)、可比较性(由于设计或分析)和结果(评估和随访)。双方有差异的地方进行协商讨论,或由第三方专家加入仲裁。采用 Epidata3.1 软件提取数据,提取内容包括文献题目、发表年份、杂志名称、研究类型、研究对象特征、随访时间、样本量、干预措施、结局变量和方法学评价等。

4. 统计学方法 所有摘录数据输入 Review Manager 5.3 软件进行异质性检验和 Meta 分析。屈光度进展量和眼轴长度进展量均为连续变量,故采用加权均数差(weight mean difference,WMD)表示效应量。各个研究间的异质性检验采用卡方检验,如 $P<0.10$ 则认为存在异质性,采用随机效应模型(Dersimonian 和 Laid 法)分析,反之则采用固定效应模型(Mantel-Haensze 法)进行分析。

(二)结果

1. 文献筛选结果及合格研究的特征描述 共检索出文献 536 篇,除外 321 篇重复文献和 207 篇不相关文献后,最终纳入 8 篇符合标准且有可用结局信息的研究进行 Meta 分析,包括 5 项 RCT 和 3 项队列研究,发表于 1999—2016 年。8 项研究中,有 3 项评估了同心环双焦软性角膜接触镜,5 项评估了周边附加多焦软性角膜接触镜。3 项研究发表于美国,中国、香港、新西兰、日本和西班牙分别有 1 项。有两项研究为交叉试验,只有第一阶段的结果被纳入本分析。8 项研究共纳入 587 名 6~18 岁近视儿童,其中 292 名在试验组,295 名在对照组。随访期为 10~24 个月(表 10-7-1)。

表 10-7-1 纳入本 Meta 分析的研究特征

研究者及年代	国家或地区	研究设计	正附加	随访/月	年龄/岁	基线屈光度/D		失访/总数(脱失率)	
						试验组	对照组	试验组	对照组
同心环双焦 SCLs									
Aller, et al (2016)[2]	美国	RCT	+0.25D~ +3.75D	12	8~18	−2.57 ± 1.34	−2.81 ± 1.46	1/39 (3%)	0/40(0)

续表

研究者及年代	国家或地区	研究设计	正附加	随访/月	年龄/岁	基线屈光度/D		失访/总数(脱失率)	
						试验组	对照组	试验组	对照组
Antise,et al (2011)[3]	新西兰	RCT (Crossover)	+2.00D	10	11~14	−2.71 ± 1.10	−2.71 ± 1.10	5/40 (13%)	5/40 (13%)
Lam,et al (2014)[4]	中国香港	RCT	+2.50D	24	8~13	−2.90 ± 1.05	−2.80 ± 1.03	46/111 (41%)	47/110 (43%)
周边附加多焦 SCLs									
Fujikado,et al (2014)[5]	日本	RCT (Crossover)	+0.50D	24	6~16	−2.56 ± 0.87	−2.64 ± 0.99	0/11(0)	0/13(0)
Walline,et al (2013)[6]	美国	Cohort study	+2.00D	24	8~11	−2.24 ± 1.02	−2.35 ± 1.05	13/40 (33%)	13/40 (33%)
Sankaridurg, et al(2011)[7]	中国	Cohort study	+2.00D	12	7~14	−2.24 ± 0.79	−1.99 ± 0.62	15/60 (25%)	1/40 (2.5%)
Paune,et al (2015)[8]	西班牙	Cohort study	+6.00D	24	9~16	−3.76 ± 2.04	−3.11 ± 1.53	11/30 (37%)	20/41 (49%)
Cheng,et al (2016)[9]	美国	RCT	+0.175μm	12	8~11	−2.52 ± 1.09	−2.44 ± 0.91	12/64 (19%)	6/63 (10%)

SCLs:软性角膜接触镜

2. 纳入文献的方法学质量评估 纳入本 Meta 分析的研究质量整体较高。随机对照试验均在 4 分以上,所有研究均报告了随机化、失访情况和分配隐藏情况,3 项研究采用了双盲,2 项研究采用了单盲,3 项研究采用了意向性分析,2 项研究采用了依从性分析(表 10-7-2)。队列研究也均为 9 分(表 10-7-3)。

表 10-7-2 纳入本 Meta 分析的随机对照试验的质量

研究者及年代	随机化	盲法	失访	分配隐藏	分析方法	Jadad 评分
Lam,et al(2014)[4]	Adequate	DB	Adequate	Adequate	PP	4
Antise,et al(2011)[3]	Adequate	SB	Adequate	Adequate	ITT	5
Aller,et al(2016)[2]	Adequate	DB	Adequate	Adequate	ITT	5
Cheng,et al(2016)[9]	Adequate	DB	Adequate	Adequate	ITT	5
Fujikado,et al(2014)[5]	Adequate	SB	Adequate	Adequate	PP	4

DB= 双盲;SB= 单盲;NO= 没有盲法或分配隐藏;PP= 依从性分析;ITT= 意向性分析

表 10-7-3 纳入本 Meta 分析的队列研究的质量

研究者及年代	人群选择				可比性	结果			NOS 评分
	暴露队列的代表性	非暴露队列的选择	暴露的确定	研究开始前没有研究对象发生结局事件		评估	随访长度	随访充分性	
Walline, et al (2013)[6]	*	*	*	*	**	*	*	*	9
Sankaridurg, et al (2011)[7]	*	*	*	*	**	*	*	*	9
Paune, et al (2015)[8]	*	*	*	*	**	*	*	*	9

3. 随访时间和脱失率 在纳入的 8 项研究中,有 4 项研究随访时间达 24 个月,其中 1 项为每年随访,2 项为每半年随访,1 项为每 3 个月随访。有 3 项研究随访时间为 12 个月,其中 1 项为每年随访,2 项为每半年随访。有 1 项研究仅报告了 1 次随访时间为 10 个月时。试验组的脱失率为 0~41%,对照组的脱失率为 0~49%(见表 10-7-1)。

4. 同心环双焦软性角膜接触镜 与对照组相比,同心环双焦软性角膜接触镜导致的近视进展较慢,两者在 12 个月时的差异是 0.31D(95%CI:0.05~0.57D,P=0.02)(图 10-7-1A)。同心环双焦软性角膜接触镜也导致了较慢的眼轴长度延长,两者在 12 个月时的差异为 -0.12mm(95%CI:-0.18~-0.07mm,P<0.000 1)(图 10-7-1B)。

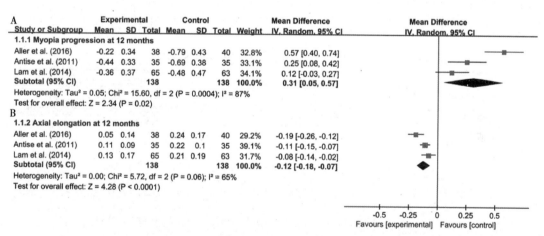

图 10-7-1 同心环双焦软性角膜接触镜与对照组相比控制近视的效果差异

5. 周边附加多焦软性角膜接触镜 与对照组相比,周边附加多焦软性角膜接触镜导致的近视进展较慢,两者在 12 个月时的差异为 0.22D(95% CI:0.14~0.31D,P<0.000 1)(图 10-7-2A)。周边附加多焦软性角膜接触镜也导致了较慢的眼轴长度延长,两者在 12 个月时的差异为 -0.10mm(95% CI:-0.13~-0.07mm,P<0.000 1)(图 10-7-2B)。根据研究设计类型进行亚组分析显示,随机对照试验的组间差异为 0.13D(95% CI:-0.02~0.28D,P=0.09)和 -0.11mm(95% CI:-0.16~-0.06mm,P<0.000 1),队列研究的组间差异为 0.27D(95% CI:0.17~0.38D,P<0.000 1)和 -0.09mm(95%CI:-0.14~-0.04mm,P=0.000 4)。

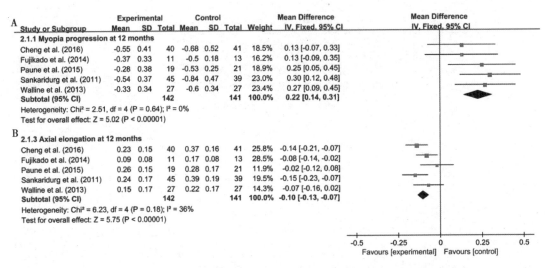

图 10-7-2　周边附件多焦软性角膜接触镜与对照组相比控制近视的效果差异

6. 近视控制率　相比对照组而言,同心环双焦软性角膜接触镜控制近视进展的效果在 6 个月、12 个月、18 个月和 24 个月时的效率分别为 35%、37%、30% 和 38%,其延缓眼轴延长的效果在 6 个月、12 个月、18 个月和 24 个月时分别为 51%、47%、31% 和 31%。与对照组相比,周边附加多焦软性角膜接触镜控制近视进展的效率在 6 个月和 12 个月时分别为 65% 和 42%,控制眼轴长度进展的效率在 6 个月和 12 个月时分别为 39% 和 23%(表 10-7-4)。

表 10-7-4　纳入研究在不同随访时期的近视进展量和眼轴长度延长量

研究者及年代	随访（月）	近视进展量 /D			眼轴延长量 /mm		
		试验组	对照组	控制率	试验组	对照组	控制率
同心环双焦 SCLs							
Aller, et al(2016)[2]	12	−0.22 ± 0.34	−0.79 ± 0.43	72%	0.05 ± 0.14	0.24 ± 0.17	79%
Antise, et al(2011)[3]	10	−0.44 ± 0.33	−0.69 ± 0.38	36%	0.11 ± 0.09	0.22 ± 0.10	50%
Lam, et al(2014)[4]	6	−0.21 ± 0.28*	−0.26 ± 0.33*	19%	0.07 ± 0.11*	0.11 ± 0.12*	36%
	12	−0.36 ± 0.37*	−0.48 ± 0.47*	25%	0.13 ± 0.17*	0.21 ± 0.19*	38%
	18	−0.50 ± 0.43*	−0.71 ± 0.52*	30%	0.20 ± 0.20*	0.29 ± 0.22*	31%
	24	−0.59 ± 0.49	−0.79 ± 0.56	25%	0.25 ± 0.23	0.37 ± 0.24	32%
周边附加多焦 SCLs							
Fujikado, et al(2014)[5]	12	−0.37 ± 0.33	−0.50 ± 0.18	26%	0.09 ± 0.08	0.17 ± 0.08	47%
Walline, et al(2013)[6]	12	−0.33 ± 0.34	−0.60 ± 0.34	45%	0.15 ± 0.17	0.22 ± 0.17	32%
	24	−0.51 ± 0.31	−1.03 ± 0.31	50%	0.29 ± 0.16	0.41 ± 0.16	29%

研究者及年代	随访（月）	近视进展量 /D			眼轴延长量 /mm		
		试验组	对照组	控制率	试验组	对照组	控制率
Sankaridurg, et al (2011)[7]	6	−0.28 ± 0.28	−0.57 ± 0.33	51%	0.09 ± 0.11	0.26 ± 0.12	65%
	12	−0.54 ± 0.37	−0.84 ± 0.47	36%	0.24 ± 0.17	0.39 ± 0.19	38%
Paune, et al (2015)[8]	6	−0.06 ± 0.21	−0.27 ± 0.13	78%	0.13 ± 0.11	0.15 ± 0.09	13%
	12	−0.28 ± 0.38	−0.53 ± 0.25	47%	0.26 ± 0.15	0.28 ± 0.17	7%
	18	−0.39 ± 0.39	−0.80 ± 0.40	51%	0.32 ± 0.19	0.41 ± 0.22	22%
	24	−0.56 ± 0.51	−0.98 ± 0.58	43%	0.38 ± 0.21	0.52 ± 0.22	27%
Cheng, et al (2016)[9]	6	−0.19 ± 0.28*	−0.39 ± 0.33*	51%	0.06 ± 0.10*	0.17 ± 0.10*	65%
	12	−0.55 ± 0.41*	−0.68 ± 0.52*	19%	0.23 ± 0.15*	0.37 ± 0.16*	38%

SCLs：软性角膜接触镜；近视控制率定义为两组之间屈光度（或眼轴长度）差异值与对照组的比值；* 均值由 GetData Graph Digitizer 2.24 软件获得，标准差采用其他研究中同一随访期的最大值。

四、临床实践决策

本研究汇总了 5 项随机对照试验和 3 项队列研究分析了特殊设计的软性角膜接触镜在控制 6~18 岁近视儿童中的效果。与对照组相比，同心环软性角膜接触镜和周边附加多焦角膜接触镜控制近视进展的效果分别为每年 0.31D 和 0.22D，控制眼轴延长的效果分别为每年 −0.12mm 和 −0.10mm。这些效应值比我们之前发现的阿托品[10]或角膜塑形镜[11]的效果略小。

在之前的研究中，多焦框架眼镜与单焦框架眼镜相比控制学龄儿童近视进展的差异约为每年 0.25D 和 0.12mm，这与本研究获得的效应值 0.22D 和 0.10mm 非常接近。这提示，可能是由于光学设计（双焦或多焦）的原因，而不是由于框架眼镜或软性角膜接触镜的原因，产生了近视控制效果。然而，软性角膜接触镜具有改善外观好、更方便和依从性更好的优点。

到目前为止，尚无报道特殊设计软性角膜接触镜不良反应的报道，这与特殊设计软性角膜接触镜用于控制学龄儿童近视的时间较短有关。根据之前的报道，软性角膜接触镜引起角膜炎的发生率为每年百万分之 1~5，这比夜戴型角膜塑形镜引起的角膜炎发生率每年百万分之 13.9 还要低。因此，特殊设计的软性角膜接触镜的安全性较高，但是仍然有待于更长时间的观察报道。

此外，特殊设计软性角膜接触镜会导致视网膜成像质量下降以及一些视觉症状，尤其是在低照度和低对比度的环境下。这有待于进一步研究设计改善。对于视觉质量要求高的孩子，配戴特殊设计的软性角膜接触镜需要特别注意。

特殊设计的软性角膜接触镜由于可以在白天配戴，因此有可能在此基础上设计达到调节光线强度或频谱进入眼睛，以此来控制近视进展。或者在软性角膜接触镜上加上药物缓释系统,通过缓慢释放低浓度阿托品,可达到联合控制近视的效果。基于软性角膜接触镜白天配戴的特点,也可以在其上加入微型电子装置,实时记录用眼环境如阅读距离、光线强度、户外时间、近距离时间等,并可通过智能手机进行实时监测。这有助于更好地控制学龄儿童近视进展,甚至有助于进一步探索近视的发生机制。

总之,本研究通过 Meta 分析发现,特殊设计的软性角膜接触镜能够控制 6~18 岁学龄儿童近视的进展,与普通单焦点软性角膜接触镜相比,其效果为 0.2~0.3D/y,眼轴长度效果约为 0.10mm/ 年,治疗效果至少可持续 24 个月。对于本疾病案例中的儿童,如果能够耐受白天配戴软性角膜接触镜,可以考虑选择特殊设计的软性角膜接触镜作为控制近视进展的方法。

(李仕明)

参 考 文 献

1. Li SM,Kang MT,Wu SS,et al.Studies using concentric ring bifocal and peripheral add multifocal contact lenses to slow myopia progression in school-aged children:a Meta-analysis.Ophthalmic Physiol Opt,2017,37 (1):51-59.

2. Aller TA,Liu M,Wildsoet CF.Myopia Control with Bifocal Contact Lenses:A Randomized Clinical Trial. Optom Vis Sci,2016,93(4):344-352.

3. Anstice NS,Phillips JR.Effect of Dual-Focus Soft Contact Lens Wear on Axial Myopia Progression in Children.Ophthalmology,2011,118(6):1152-1161.

4. Lam CS,Tang WC,Tse DY,et al.Defocus Incorporated Soft Contact(DISC)lens slows myopia progression in Hong Kong Chinese schoolchildren:a 2-year randomised clinical trial.Br J Ophthalmol,2014,98(1):40-45.

5. Fujikado T,Ninomiya S,Kobayashi T,et al.Effect of low-addition soft contact lenses with decentered optical design on myopia progression in children:a pilot study.Clin Ophthalmol,2014,8:1947-1956.

6. Walline JJ,Greiner KL,McVey ME,et al.Multifocal contact lens myopia control.Optom Vis Sci,2013,90(11): 1207-1214.

7. Sankaridurg P,Holden B,Smith E,3rd,et al.Decrease in rate of myopia progression with a contact lens designed to reduce relative peripheral hyperopia:one-year results.Invest Ophthalmol Vis Sci,2011,52(13): 9362-9367.

8. Paune J,Morales H,Armengol J,et al.Myopia Control with a Novel Peripheral Gradient Soft Lens and Orthokeratology:A 2-Year Clinical Trial.Biomed Res Int,2015,2015:507572.

9. Cheng X,Xu J,Chehab K,et al.Soft Contact Lenses with Positive Spherical Aberration for Myopia Control. Optom Vis Sci,2016,93(4):353-366.

10. Li SM,Wu SS,Kang MT,et al.Atropine slows myopia progression more in Asian than white children by Meta-analysis.Optom Vis Sci,2014,91(3):342-350.

11. Li SM,Kang MT,Wu SS,et al.Efficacy,safety and acceptability of orthokeratology on slowing axial elongation in myopic children by Meta-analysis.Curr Eye Res,2016,41(5):600-608.

第八节 LASEK 和 LASIK 治疗近视的选择评估

目前近视眼发病率越来越高,角膜屈光手术仍是现今治疗近视的主要方式。准分子激光上皮下角膜磨镶术(laser subepithelial keratomileusis,LASEK)与准分子激光原位角膜磨镶术(laser in situ keratomileusis,LASIK)相比,因没有角膜瓣相关并发症,且能治疗薄角膜患者的屈光不正,并在安全、有效的情况下取得较好的手术效果,在屈光手术中越来越受到推崇。但 LASEK 手术也有局限性,如术后视力恢复时间较长、与 LASIK 手术相比术后的不舒适感更强烈等,而一些特殊类型的患者如角膜较薄、具有眼外伤风险、角膜基质层疾病等又不得不选择 LASEK 手术。在两种术式选择的问题上,究竟如何决断? 随着近几年内新发表了一些高质量的临床试验研究结果,进一步评价 LASEK 与 LASIK 的疗效及安全性很有必要。

一、疾病案例

患者女,26 岁,双眼视物模糊 15 年,戴镜史 10 年,现为求摘镜来我院就诊。既往无配戴角膜接触镜史,眼外伤,眼部手术,过敏史等疾病史。眼部检查:视力:右眼 0.04-6.00DS/-1.00DC×180=1.0,左眼 0.06-5.00DS/-1.50DC×180=1.0。眼压:右眼 16.3mmHg,左眼 14.4mmHg。双眼角膜清,前房深度可,瞳孔等大等圆,对光反射存在,晶状体透明,眼底及视野检查未见异常。角膜地形图:右眼角膜厚度 567μm,Km44.3;左眼角膜厚度 574μm,Km43.9。B 超:右眼眼轴 25.8mm 左眼眼轴 26.0mm。诊断:双眼屈光不正。

二、提出问题

患者女,26 岁,诊断明确,双眼屈光不正,要求行角膜屈光手术治疗。关键是我们应该选择 LASEK 还是 LASIK? 其疗效和安全性分别如何? 为了回答这个问题,我们首先需要按循证眼科学的要求进行证据检索和评价,然后在此基础上进行临床决策。

三、证据检索和评价

(一)资料与方法

1. 一般资料

(1)检索文献的纳入标准:①国内外生物医学期刊于 2012 年 7 月前公开发表的 LASEK 与 LASIK 治疗近视的 RCTs 和非随机对照研究;② 18 岁以上的手术患者;③将患者分为低中度近视,中高度近视两组。

(2)观察项目至少包括下述指标:术后视觉效果,球镜、haze 及角膜瓣等并发症的发生率。

(3)排除标准:①原始文献未对上述观察指标中任何一项进行评价;②重复发表的文献;③术中使用丝裂霉素 C 的文献。

2. 方法

(1)文献检索:检索数据库包括中文数据库和外文数据库。检索年限从各数据库建库至 2012 年 7 月。中文文献检索中国知网数据库、万方数据库、维普中文期刊数据库。外文文献检索 EMBASE、PubMed 和 Cochrane 图书馆。中外文文献检索都采用了主题词和自由词结合的方式进行检索。中文检索词包括:准分子激光上皮下角膜磨镶术和准分子激光原位角膜磨镶术;英文检索词包括:laser-assisted subepithelial keratectomy,laser subepithelial keratomileusis,laser-assisted subepithelial keratomileusis,subepithelial photorefractive keratectomy,LASEK,laser in situ keratomileusis 和 LASIK。

将初步检索文献导入 EndNote X6 进行查重,通过阅读题目和摘要确定与研究的相关性,不能明确是否纳入者,则通过阅读全文来确定。文献检索、筛选以及数据提取工作由两位研究者独立完成,如果遇到分歧,则通过讨论解决或者请第三人仲裁。对确定纳入的文献按预先设计的表格提取资料,主要包括每项研究各组纳入眼数、受试者平均年龄、随访时间,术后视觉效果,球镜、haze 及角膜瓣的并发症等。

(2)统计学方法:采用 Cochrane 协作网提供的 Review Manager 5.3 软件。分类变量资料采用优势比(OR)及 95% 可信区间(CI);连续性变量资料指标采用加权均数差(WMD)及其 95%CI,以 $P<0.05$ 为差异有统计学意义。采用 χ^2 和 I^2 检验进行异质性检验,$P<0.10$ 为差异有统计学意义。若异质性检验的结果为 $P \geq 0.10$ 及 $I^2<50\%$ 时,认为多个独立研究具有同质性,可选择固定效应模型计算及合并统计量;若异质性检验的结果为 $P<0.10$ 及 $I^2 \geq 50\%$ 时,可认为多个研究存在异质性,此时可选择随机效应模型进行校正。

(二) 结果

1. 文献概况　根据检索策略通过电子检索和手工检索,初检出 23 篇文献。通过阅读标题、摘要和进一步阅读全文后,根据预先制定的纳入标准和排除标准进行筛选。有 1 篇 RCT 和 11 篇非随机对照试验纳入研究,共有 1 011 例近视患者。纳入研究的文献见表 10-8-1,纳入研究的文献基本特征见表 10-8-2。

2. 低中度近视组结果分析　术后 6 个月,LASEK 组和 LASIK 手术组的患者 MRSE、术后球差 ±0.50D 以内的患者以及 BCVA 丢失超过 1 行的患者比例均无明显统计学差异(P 值分别为 0.35,0.10 和 0.33)[图 10-8-1(a)和表 10-8-3]。角膜 haze 的程度两组间也无明显统计学差异(表 10-8-3)。

术后 12 个月,LASEK 组和 LASIK 手术组的患者 MRSE、术后球差 ±0.50D 以内的患者、UCVA ≥ 20/20 以及 BCVA 丢失超过 1 行的患者比例均无明显统计学差异(P 值分别为 0.16,0.69,0.39 和 1.00)[图 10-8-1(b)和表 10-8-3]。

3. 中高度近视组结果分析　术后 6 个月,LASEK 组和 LASIK 手术组的患者 MRSE、术后球差 ±0.50D 以内的患者以及 UCVA ≥ 20/20 的患者比例均无明显统计学差异(P 值分别为 0.16,0.85 和 0.19)[图 10-8-1(c)和表 10-8-3]。角膜 haze 的程度 LASEK 组明显重于 LASIK 组,具有明显统计学差异($P<0.000\ 01$)(表 10-8-3)。

术后 12 个月,LASEK 组和 LASIK 手术组的患者术后球差 ±0.50D 以内的患者比例无明显统计学差异($P=0.85$)(表 10-8-3)。平均 MRSE 方面 LASEK 组明显高于 LASIK 组($P=0.05$)[图 10-8-1(d)]。UCVA ≥ 20/20 的比率 LASEK 组明显低于 LASIK 组($P=0.02$),且 BCVA 丢失超过 1 行的患者比例 LASEK 组明显高于 LASIK 组($P<0.000\ 01$)(表 10-8-3)。角膜 haze 的程度 LASEK 组明显重于 LASIK 组($P<0.000\ 01$)(表 10-8-3)

4. 角膜瓣相关并发症　纳入研究的 12 篇文章中有 3 篇提到了角膜瓣并发症,有两篇文献指出其术中术后未发现 LASIK 组的角膜瓣并发症,剩余的一篇报道了 LASIK 术后一天有 4 只眼出现了角膜瓣移位。数据分析结果显示两组患者角膜瓣相关的并发症概率无明显统计学意义($P=0.34$)(见表 10-8-2)。

表 10-8-1 纳入研究的文献特征（LASEK/LASIK）

研究者及年代	研究地点	随访时间/月	激光机器	眼别	男性/%	年龄/岁 均数±标准差（范围）	平均等效球镜/D 均数±标准差（范围）	最佳矫正视力
低中度近视								
De Benito-Llopis, et al, 2007[1]	西班牙	3	Technolas 217C	79/79	NA	31.6±6（19~46）/ 33.3±8（20~66）	−1.59±0.80/−1.53±0.60	1.20±0.1/ 1.17±0.1
Kaya, et al, 2004[2]	土耳其	6	LaserSight LSX	32/32	56.3/56.3	total:26.83±5.33 （19~36）	−2.69±1.65/−3.09±2.44	1.00±0.06/ 0.97±0.10
Kirwan and O'Keefe, 2009[3]	爱尔兰	12	Technolas 217z laser	50/65	NA	32.2±9.2（20~52）/ 33.5±6.7（22~51）	−3.3±1.6（−1.1~−8.6）/ −3.4±1.1（−1.5~−6.5）	100% ≥ 6/6
Chung, et al, 2006[4]	韩国	6	VISX Star S4	70/70	NA	NA	−3.33±0.57/−3.52±1.13	1.00±0.03/ 1.00±0.02
Tobaigy, et al, 2006[5]	美国	6	Technolas 217z VISX Star S2, S4	122/122	58.5/51.9	34.77±7.49（21~53）/ 34.95±7.73（21~61）	−3.50±1.40/−3.50±1.42	NA
Richter-Mueksch, et al, 2005[6]	奥地利	3周	Alcon LADARVision AllegrettoWave excimer laser	26/26	52.9/47.1	33.9±6.9（21~38）/ 34.8±6.2（20~37）	−4.00±2.1（−1.0~−9.5）/ −3.58±2.0（−1.0~−8.5）	NA
Tietjen, et al, 2008[7]	德国	12	MEL 70G Excimer laser	30/30	50.0/50.0	total:35（18~52）	−3.90±1.57/−4.54±1.64	0.89/0.94
Teus, et al, 2007[8]	西班牙	3	Technolas 217C	40/40	NA	31.0±6.0（20~42）/ 32.6±4.8（21~39）	−4.20±1.20（−2.00~−6.40）/ −4.20±1.20（−2.00~−6.40）	NA
中高度近视								
Kim, et al, 2007[9]	韩国	6	VISX Star S4	148/87	33.0/33.3	27.05±6.56/ 27.33±5.63	−4.54±1.72（−1.0~−8.75）/ −5.39±1.70（−1.5~−11.5）	−0.07±0.08/ −0.06±0.11

337

续表

研究者及年代	研究地点	激光机器	随访时间/月	眼别	男性/%	年龄/岁 均数±标准差(范围)	平均等效球镜/D 均数±标准差(范围)	最佳矫正视力
Buzzonetti, et al, 2004[10]	意大利	Alcon LADAR-Vision 4000	3	19/22	NA	33.6±8.8/38.8±11.08	−5.70±4.05/−5.4±3.1	NA
Kim, et al, 2005[11]	韩国	VISX Star	24	19/22	30.0/28.6	25(23~29)/25(24~27)	−8.50(−6.81~−9.69)/−7.49(−7.25~−9.69)	NA
Kim, et al, 2004[12]	韩国	Nidek EC-5000	12	146/324	27.4/32.9	27.91±4.31(20~41)/28.37±6.71(21~39)	−8.01±1.85(−6.00~−12.50)/−7.91±1.26(−6.00~−11.50)	NA

NA:无法使用

表10-8-2 纳入研究的文献评估

	de Benito-lopis, et al[1]	Kaya, et al[2]	Kirwan and O'Keefe[3]	Chung, et al[4]	Tobaigy, et al[5]	Richter-Mueksch, et al[6]	Tietjen, et al[7]	Teus, et al[8]	Kim, et al[9]	Buzzonetti, et al[10]	Kim, et al[11]	Kim, et al[12]
前瞻性(?)	Yes	Yes	Yes	Yes	No	Yes	Yes	No	No	Yes	No	Yes
随机(?)	No	Yes	No	No	No	No	No	No	No	No	No	No
分配隐藏(?)	No	No	No	No	No	No	No	No	No	No	No	No
结局评估盲(?)	Yes	No	No	No	No	No	No	No	No	No	No	No
随访完成率(?)	Yes	Yes	Yes	Yes	Yes	Yes	Yes	Yes	Yes	Yes	Yes	Yes
一个患者接受两个术者治疗(?)	No	Yes	No	No	No	No	No	No	No	Yes	No	No

续表

	de Benito-lopis, et al [1]	Kaya, et al [2]	Kirwan and O'Keefe [3]	Chung, et al [4]	Tobaigy, et al [5]	Richter-Mueksch, et al [6]	Tietjen, et al [7]	Teus, et al [8]	Kim, et al [9]	Buzzonetti et al [10]	Kim, et al [11]	Kim, et al [12]
相似的平均等效球镜（?）	Yes	Yes	Yes	Yes	Yes	Yes	Yes	Yes	No	Yes	Yes	Yes
相似的最佳矫正视力（?）	Yes	Yes	Yes	Yes	Yes	Yes	Yes	Unclear	Yes	Unclear	Unclear	Unclear
相似的角膜厚度（?）	Unclear	Yes	No	Unclear	No	Unclear	Yes	Yes	Unclear	Unclear	No	Unclear
一个术者（?）	Yes	Unclear	Yes	Unclear	Yes	Unclear	Yes	Yes	Yes	Unclear	Yes	Yes
一个机器（?）	Yes	Yes	Yes	Yes	Yes	Yes	Yes	Yes	Yes	Yes	Yes	Yes
结局评估的时间相似性（?）	Yes	Yes	Yes	Yes	No	Yes	Yes	Yes	Yes	Yes	Yes	Yes

Yes:是；No:否；Unclear:不清楚

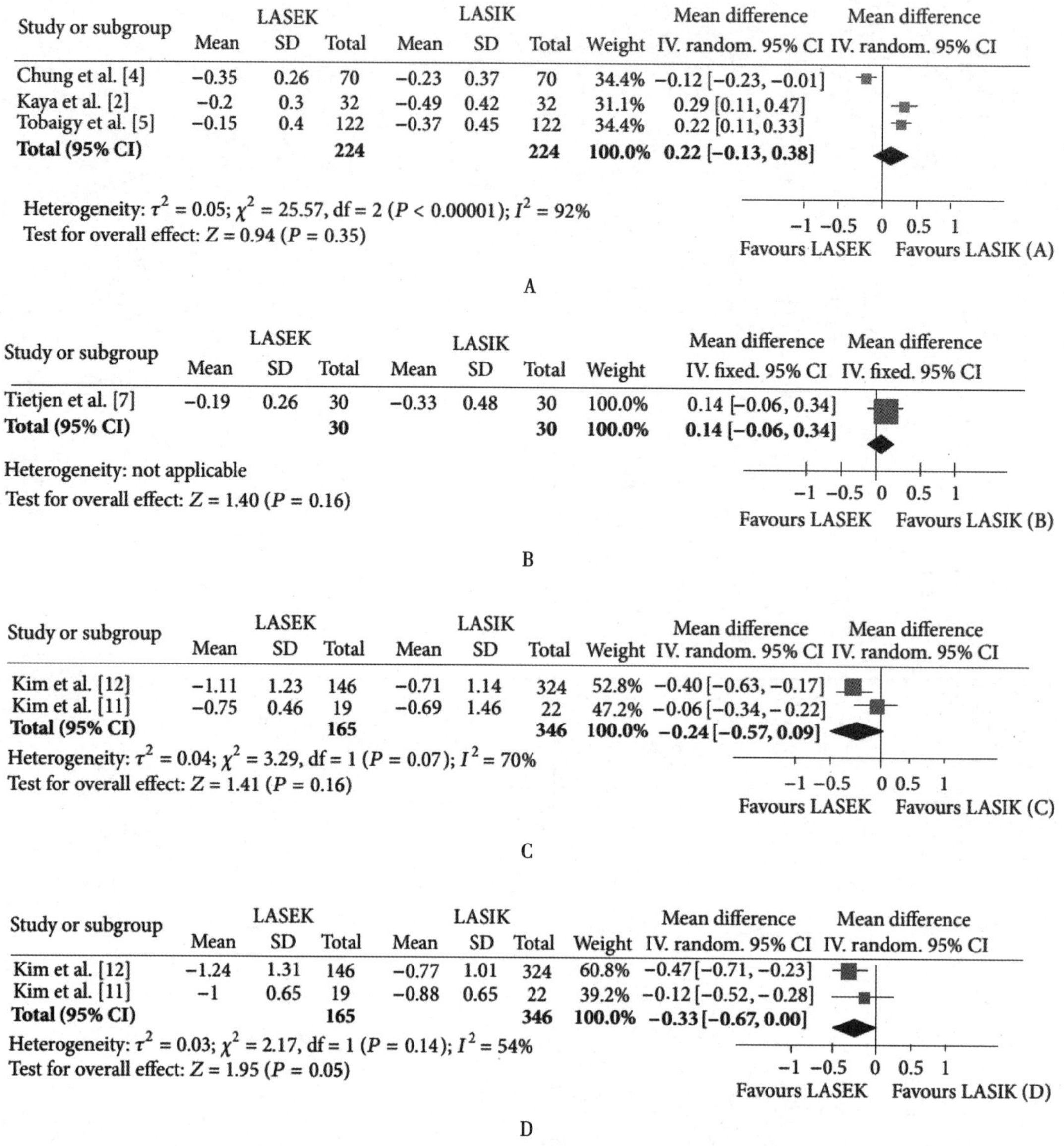

图 10-8-1 LASEK 和 LASIK 术后等效球镜森林图结果

A、B. 低度 - 中度近视术后 6 个月和 12 个月；C、D. 中度 - 高度近视术后 6 个月和术后 12 个月

表 10-8-3 LASEK 和 LASIK 术后并发症分析

	研究数量	LASEK (n/N)	LASIK (n/N)	率差异 I/%（95%CI）	P for overall effect
低度 - 中度近视					
6 个月后					
等效球镜 ≤ 0.5D	1[5]	98/122	87/122	1.64（0.91，2.98）	0.10
裸眼视力 ≥ 20/20	NA	—	—	—	

续表

	研究数量	LASEK（n/N）	LASIK（n/N）	率差异 I/%（95%CI）	P for overall effect
最佳矫正视力丢失 ≥ 1 行	2[2,5]	7/154	11/154	0.61（0.23，1.64）	0.33
角膜上皮下混浊	1[2]	0/32	0/32	未评估	未评估
12 个月后					
等效球镜 ≤ 0.5D	2[3,7]	77/80	91/95	1.38（0.28，6.80）	0.69
裸眼视力 ≥ 20/20	1[7]	23/30	20/30	1.64（0.53，5.12）	0.39
最佳矫正视力丢失 ≥ 1 行	2[3,7]	5/95	5/95	1.00（0.26，3.89）	1.00
角膜上皮下混浊	NA	—	—	—	—
中高度近视					
6 个月后					
等效球镜 ≤ 0.5D	1[12]	101/146	227/324	0.96（0.63，1.47）	0.85
裸眼视力 ≥ 20/20	1[12]	92/146	224/324	0.76（0.50，1.15）	0.19
最佳矫正视力丢失 ≥ 1 行	1[12]	16/146	8/324	4.86（2.03，11.64）	0.000 4
角膜上皮下混浊	2[9,12]	37/294	2/411	54.65（12.96–230.52）	<0.000 01
12 个月后					
等效球镜 ≤ 0.5D	1[12]	101/146	227/324	0.96（0.63，1.47）	0.85
裸眼视力 ≥ 20/20	1[12]	88/146	232/324	0.60（0.40，0.91）	0.02
最佳矫正视力丢失 ≥ 1 行	1[12]	25/146	4/324	16.53（5.64，48.48）	<0.000 01
角膜上皮下混浊	1[12]	37/146	2/324	54.65（12.96~230.52）	<0.000 01
角膜瓣并发症	3[1,8,12]	4/443	0/265	0.24（0.01~4.54）	0.34

视觉效果的漏斗图分析也显示两组之间没有明显的统计学差异（图 10-8-2）。

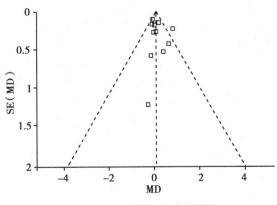

图 10-8-2 倒漏斗图分析结果

四、临床实践决策

本研究将公开发表的 LASEK 与 LASIK 的文献进行了循证医学的系统评价,选取 1 篇 RCT 和 11 篇非随机对照试验进行 Meta 分析,共纳入 1 011 例近视患者。Meta 分析结果表明对于低中度近视患者,LASEK 和 LASIK 手术的手术效果和安全性无明显的统计学差异;但对于中高度近视患者,LASEK 手术效果和长期的安全性不如 LASIK,并且在 LASEK 组角膜 haze 发生率和严重程度也随着近视度数的增加明显升高。

从上述纳入研究的结果分析,LASEK 和 LASIK 均可以作为近视患者的手术方式,但对于中高度近视患者而言,LASIK 的效果更好、安全性更高。

(王　骞)

参 考 文 献

1. de Benito-Llopis L,Teus MA,Sanchez-Pina JM,et al.Comparison between LASEK and LASIK for the correction of low myopia.J Refract Surg,2007,23(2):139-145.

2. Kaya V,Oncel B,Sivrikaya H,et al.Prospective,paired comparison of laser in situ keratomileusis and laser epithelial keratomileusis for myopia less than-6.00 diopters.J Refract Surg,2004,20(3):223-228.

3. Kirwan C,O'Keefe M.Comparative study of higher-order aberrations after conventional laser in situ keratomileusis and laser epithelial keratomileusis for myopia using the technolas 217z laser platform.Am J Ophthalmol,2009,147(1):77-83.

4. Chung SH,Lee IS,Lee YG,et al.Comparison of higher-order aberrations after wavefront-guided laser in situ keratomileusis and laser-assisted subepithelial keratectomy.J Cataract Refract Surg,2006,32(5):779-784.

5. Tobaigy FM,Ghanem RC,Sayegh RR,et al.A control-matched comparison of laser epithelial keratomileusis and laser in situ keratomileusis for low to moderate myopia.Am J Ophthalmol,2006,142(6):901-908.

6. Richter-Mueksch S,Kaminski S,Kuchar A,et al.Influence of laser in situ keratomileusis and laser epithelial keratectomy on patients'reading performance.J Cataract Refract Surg,2005,31(8):1544-1548.

7. Tietjen A,Muller C,Sekundo W.A prospective intraindividual comparison between laser in situ keratomileusis and laser subepithelial keratectomy for myopia.1-year follow-up results.Ophthalmologe,2008,105(10):921-926.

8. Teus MA,de Benito-Llopis L,Sanchez-Pina JM.LASEK versus LASIK for the correction of moderate myopia. Optom Vis Sci,2007,84(7):605-610.

9. Kim TW,Wee WR,Lee JH,et al.Contrast sensitivity after LASIK,LASEK,and wavefront-guided LASEK with the VISX S4 laser.J Refract Surg,2007,23(4):355-361.

10. Buzzonetti L,Iarossi G,Valente P,et al.Comparison of wavefront aberration changes in the anterior corneal surface after laser-assisted subepithelial keratectomy and laser in situ keratomileusis:preliminary study.J Cataract Refract Surg,2004,30(9):1929-1933.

11. Kim H,Kim HJ,Joo CK.Comparison of forward shift of posterior corneal surface after operation between LASIK and LASEK.Ophthalmologica,2006,220(1):37-42.

12. Kim JK,Kim SS,Lee HK,et al.Laser in situ keratomileusis versus laser-assisted subepithelial keratectomy for the correction of high myopia.J Cataract Refract Surg,2004,30(7):1405-1411.

第九节　飞秒激光制作角膜瓣和
微型角膜刀制作角膜瓣哪个好

目前近视眼的屈光手术越来越流行,而且新的术式也层出不穷。飞秒激光于1997年首次应用于激光手术来制作角膜瓣,取得了令人鼓舞的结果,并于2004年获得美国FDA核准。飞秒激光是一种以脉冲形式发射的激光,持续时间只有几个飞秒(1飞秒=千万亿分之一秒,即10^{-15}秒),是目前人类在实验条件下所能获得的最短脉冲。飞秒激光被用于眼科手术,被誉为继波前像差技术之后"屈光手术的又一次革命"。采用飞秒激光制作角膜瓣,具有角膜瓣厚度更均匀、复位更准确、无刀手术减少感染、导航定位更精确等优点,目前已经成为制作角膜瓣的一种主流方式。然而飞秒激光制作角膜瓣就一定比传统的微型角膜刀制作角膜瓣效果更好更安全吗?近几年在这一领域陆续发表了较多高质量的临床试验证据,本文就这一问题进行循证研究。

一、疾病案例

患者女,28岁,双眼视物模糊16年,戴镜史12年,现为求摘镜来我院就诊。既往无配戴角膜接触镜史,眼外伤,眼部手术,过敏史等疾病史。眼部检查:视力:右眼0.03-6.50DS/-1.00DC×180=1.0,左眼0.05-6.00DS/-1.50DC×180=1.0。眼压:右眼15.3mmHg,左眼15.4mmHg。双眼角膜清,前房深,瞳孔等大等圆,对光反射存在,晶状体透明,眼底及视野检查未见异常。角膜地形图:右眼角膜厚度570μm,Km44.5;左眼角膜厚度574μm,Km43.8。B超:右眼眼轴25.9mm,左眼眼轴26.1mm。诊断:双眼屈光不正。

二、提出问题

患者女,28岁,诊断明确,双眼屈光不正(高度近视),要求行角膜屈光手术治疗。目前根据上述循证眼科学的研究结果拟行双眼LASIK手术,关键问题是我们应该选择应用微型角膜刀制作角膜瓣还是应用飞秒激光制作角膜瓣(FS-LASIK)。其各自的疗效和安全性如何?为了回答上述问题,我们需要按循证眼科学的要求再次进行证据检索和评价,然后在此基础上进行临床决策。

三、证据检索和评价

(一) 资料与方法

1. 一般资料

(1)检索文献的纳入标准:①国内外生物医学期刊于2011年1月前公开发表的FS-LASIK与角膜刀辅助的LASIK手术治疗近视的RCTs和非随机对照研究;②各个屈光度的近视患者;③患者使用IntraLase飞秒激光或微型角膜板层刀进行手术。

(2)观察项目至少包括下述指标:手术效果,安全性及可预测性。

(3)排除标准:①原始文献未对上述观察指标中任何一项进行评价;②重复发表的文献;③患者有眼手术史、外伤史或全身的系统性疾病。

2. 方法

(1)文献检索:检索数据库包括中文数据库和外文数据库。检索年限从各数据库建库至

2011年1月。中文文献检索中国知网数据库、万方数据库、维普中文期刊数据库。外文文献检索EMBASE、PubMed和Cochrane图书馆。中外文文献检索都采用了主题词和自由词结合的方式进行检索。中文检索词包括：准分子激光原位角膜磨镶术，飞秒激光和角膜刀；英文检索词包括：femtosecond laser，IntraLase，FS-LASIK，microkeratome和keratome。

将初步检索文献查重，通过阅读题目和摘要确定与研究的相关性，不能明确是否纳入者，则通过阅读全文来确定。文献检索、筛选以及数据提取工作由两位研究者独立完成，如果遇到分歧，则通过讨论解决或者请第三人仲裁。对确定纳入的文献按预先设计的表格提取资料，主要包括每项研究各组纳入眼数、随访时间，术后视觉效果，球镜、角膜瓣厚度的可预测性及术后并发症等。

(2)统计学方法：采用Cochrane协作网提供的Review Manager 5.3软件。分类变量采用优势比(OR)及95%可信区间(CI)；连续变量采用加权均数差(WMD)及其95%CI，以$P<0.05$为差异有统计学意义。采用χ^2和I^2检验进行异质性检验，$P<0.10$为差异有统计学意义。若异质性检验的结果为$P \geqslant 0.10$及$I^2<50\%$时，认为多个独立研究具有同质性，可选择固定效应模型；若$P<0.10$及$I^2 \geqslant 50\%$时，可认为多个研究存在异质性，可选择随机效应模型。

(二) 结果

1. 文献概况 根据检索策略初检出223篇文献。通过阅读标题、摘要和进一步阅读全文后，根据预先制定的纳入标准和排除标准进行筛选。有10篇RCT和5篇非随机对照试验纳入研究，共有3 679只眼(1 733只眼飞秒制瓣，1 946只眼角膜刀制瓣)。文献筛选流程见图10-9-1，纳入研究的基本特征见表10-9-1。

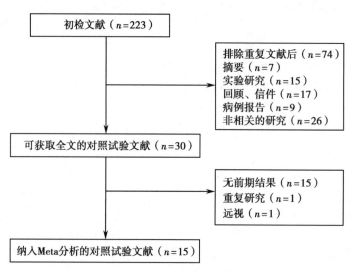

图10-9-1 文献筛选流程图

2. 初级结果评估 两组手术方式术后BCVA丢失超过2行的患者比例无明显统计学差异($P=0.44$)(详见www.slackjournals.com/jrs附表10-9-1)。UCVA $\geqslant 1.0$患者比例、logMAR、术后球镜和柱镜及也均无明显统计学差异(P值分别为0.24、0.12、0.27)(图10-9-2~图10-9-5)。

术后球差在±0.50D以内的患者比例两组间具有明显的统计学差异，飞秒制瓣组明显高于板层刀组（RR=1.11；95%CI：1.02~1.21；P=0.02）。

3. 次级结果分析 角膜瓣厚度的精确性：纳入研究的 15 篇文献中，有 6 篇文献对角膜瓣厚度的可预测性进行了相关研究，研究结果显示使用飞秒激光制作角膜瓣明显较角膜板层刀制瓣更为精确（SMD=0.47；95%CI：0.70~0.24；P=0.000 1）。

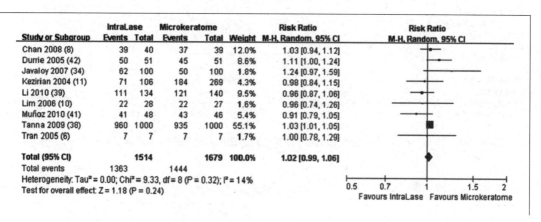

图 10-9-2 术后裸眼视力达到或超过 1.0 以上比例

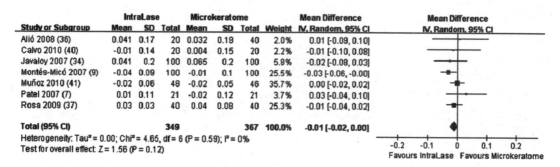

图 10-9-3 飞秒激光和角膜刀辅助的 LASIK 术后平均裸眼远视力（logMAR）

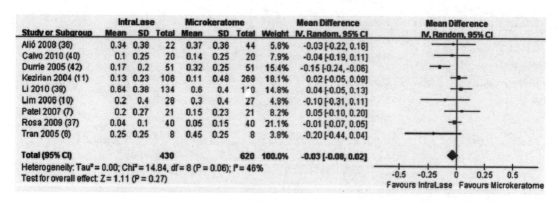

图 10-9-4 飞秒激光和角膜刀辅助的 LASIK 术后等效球镜度

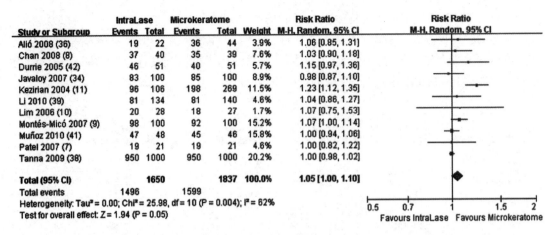

图 10-9-5 飞秒激光和角膜刀辅助的 LASIK 术后球差 ±0.50D 的比例

表 10-9-1 纳入研究的文献

| 研究者及年代 | 研究设计 | 手术参数 | 地点 | 飞秒激光组 | | 微型角膜刀组 | | 随访/月 |
				眼数/n	术前平均等效球镜/D	眼数/n	术前平均等效球镜/D	
Chan, et al, 2008[1]	RCT	IntraLase FS 15kHz Hansatome	美国	51	-3.76 ± 1.41	51	-3.77 ± 1.40	12
Durrie & Kezirian, et al, 2005[2]	RCT	IntraLase FS Hansatome	美国	51	-3.59	51	-3.59	3
Montés-Micó, et al, 2007[3]	RCT	IntraLase FS Carriazo-Barraquer	西班牙	100	-2.85 ± 1.79	100	-2.90 ± 1.76	6
Patel, et al, 2007[4]	RCT	IntraLase FS 15kHz Hansatome	美国	21	-4.02 ± 1.61	21	-4.15 ± 1.62	6
Tran, et al, 2005[5]	RCT	IntraLase FS 10kHz Hansatome	美国	8	-2.58	8	-2.58	3
Javaloy, et al, 2007[6]	RCT	IntraLase FS 15kHz Moria M2	西班牙	100	-3.98 ± 1.89	100	-4.76 ± 2.08	3
Alió, et al (2008)[7]*	RCT	IntraLase FS 30kHz Moria M2 Carriazo-Pendular	西班牙	22	-4.11 ± 1.10	22 22	-3.99 ± 1.22 -4.03 ± 1.18	3

研究者及年代	研究设计	手术参数	地点	飞秒激光组		微型角膜刀组		随访/月
				眼数/n	术前平均等效球镜/D	眼数/n	术前平均等效球镜/D	
Buzzonetti, et al (2008)[8]	RCT	IntraLase FS Hansatome	意大利	23	−6.25 ± 3.6	24	−5.20 ± 3.30	12
Muñoz, et al (2010)[9]	RCT	IntraLase FS 15kHz Carriazo-Barraquer	西班牙	48	−3.98 ± 2.35	50	−3.98 ± 1.83	48
Calvo, et al (2010)[10]	RCT	IntraLase FS 15 kHz Hansatome	美国	21	−4.52 ± 1.62	21	−4.37 ± 1.61	36
Lim, et al (2006)[11]	Cohort	IntraLase FS Hansatome	韩国	28	−5.20 ± 2.20	27	−4.70 ± 1.50	3
Kezirian & Stonecipher (2004)[12]*	Cohort	IntraLase FS Hansatome Carriazo-Barraquer	美国	106	−4.06 ± 1.39	143 126	−4.62 ± 1.73 −3.82 ± 1.48	3
Tanna, et al (2009)[13]	Cohort	IntraLase FS 60kHz Evo One Use-Plus	英国	1 000	−2.11 ± 0.69	1 000	−2.07 ± 0.69	3
Li, et al (2010)[14]	Cohort	IntraLase FS 15kHz Moria M2	中国	134	−8.99 ± 1.86	140	−8.88 ± 1.64	12
Rosa, et al (2009)[15]†	Cohort	IntraLase FS 60kHz Hansatome Zyoptix XP	葡萄牙	40	−4.48 ± 2.55 −5.60 ± 1.05	20 20	−4.46 ± 0.41 −5.62 ± 2.53	3

RCT=随机对照试验,Cohort=队列研究;* 这些研究采用了两种角膜刀;†本研究纳入4组——组1:板层刀组;组2:Zyoptix XP;组3:IntraLase;组4:IntraLase after 20 minutes.

4. 并发症　纳入研究的 15 篇文章中有 3 篇提到了术后 1~7 天 DLK 的发生率,其中飞秒制瓣组明显高于板层刀组(RR=6.48;95%CI:1.48~28.38;P=0.01)。两篇文献报道了板层刀上皮损伤概率明显高于飞秒组(RR=0.12;95%CI:0.01~0.95;P=0.04),此外,两组间上皮植入发生率无明显统计学差异(RR=0.96;95%CI:0.11~8.72;P=0.97)。

四、临床实践决策

本研究将公开发表的 FS-LASIK 与角膜刀辅助的 LASIK 文献进行了循证医学的系统评价,选取 10 篇 RCT 和 5 篇非随机对照试验进行 Meta 分析,共纳入研究 3 679 只眼。Meta

分析结果显示对于术后 UCVA ≥ 1.0 的患者比例、平均裸眼视力、术后等效球镜以及术后上皮植入等方面,两组手术的手术效果和安全性无明显的统计学差异;虽然术后的 DLK 发生率飞秒组较高,但对于术后球差 ± 0.50D 以内的患者比例、上皮损伤概率,以及对于角膜瓣的精确制作等方面来讲飞秒制瓣组的手术效果和安全性明显高于角膜刀辅助的 LASIK。

综上所述,FS-LASIK 与角膜刀辅助的 LASIK 均可以作为上述患者的手术方式,但 FS-LASIK 效果和安全性更高。

(王骞)

参 考 文 献

1. Chan A,Ou J,Manche EE.Comparison of the femtosecond laser and mechanical keratome for laser in situ keratomileusis.Arch Ophthalmol,2008,126(11):1484-1490.

2. Durrie DS,Kezirian GM.Femtosecond laser versus mechanical keratome flaps in wavefront-guided laser in situ keratomileusis:prospective contralateral eye study.J Cataract Refract Surg,2005,31(1):120-126.

3. Montes-Mico R,Rodriguez-Galietero A,Alio JL.Femtosecond laser versus mechanical keratome LASIK for myopia.Ophthalmology,2007,114(1):62-68.

4. Patel SV,Maguire LJ,McLaren JW,et al.Femtosecond laser versus mechanical microkeratome for LASIK:a randomized controlled study.Ophthalmology,2007,114(8):1482-1490.

5. Tran DB,Sarayba MA,Bor Z,et al.Randomized prospective clinical study comparing induced aberrations with IntraLase and Hansatome flap creation in fellow eyes:potential impact on wavefront-guided laser in situ keratomileusis.J Cataract Refract Surg,2005,31(1):97-105.

6. Javaloy J,Vidal MT,Abdelrahman AM,et al.Confocal microscopy comparison of intralase femtosecond laser and Moria M2 microkeratome in LASIK.J Refract Surg,2007,23(2):178-187.

7. Alio JL,Pinero DP.Very high-frequency digital ultrasound measurement of the LASIK flap thickness profile using the IntraLase femtosecond laser and M2 and Carriazo-Pendular microkeratomes.J Refract Surg,2008,24(1):12-23.

8. Buzzonetti L,Petrocelli G,Valente P,et al.Comparison of corneal aberration changes after laser in situ keratomileusis performed with mechanical microkeratome and IntraLase femtosecond laser:1-year follow-up.Cornea,2008,27(2):174-179.

9. Munoz G,Albarran-Diego C,Ferrer-Blasco T,et al.Long-term comparison of corneal aberration changes after laser in situ keratomileusis:mechanical microkeratome versus femtosecond laser flap creation.J Cataract Refract Surg,2010,36(11):1934-1944.

10. Calvo R,McLaren JW,Hodge DO,et al.Corneal aberrations and visual acuity after laser in situ keratomileusis:femtosecond laser versus mechanical microkeratome.Am J Ophthalmol,2010,149(5):785-793.

11. Lim T,Yang S,Kim M,et al.Comparison of the IntraLase femtosecond laser and mechanical microkeratome for laser in situ keratomileusis.Am J Ophthalmol,2006,141(5):833-839.

12. Kezirian GM,Stonecipher KG.Comparison of the IntraLase femtosecond laser and mechanical keratomes for laser in situ keratomileusis.J Cataract Refract Surg,2004,30(4):804-811.

13. Tanna M,Schallhorn SC,Hettinger KA.Femtosecond laser versus mechanical microkeratome:a retrospective comparison of visual outcomes at 3 months.J Refract Surg,2009,25(7 Suppl):S668-671.

14. Li H,Sun T,Wang M,et al.Safety and effectiveness of thin-flap LASIK using a femtosecond laser and microkeratome in the correction of high myopia in Chinese patients.J Refract Surg,2010,26(2):99-106.

15. Rosa AM, Neto Murta J, Quadrado MJ, et al. Femtosecond laser versus mechanical microkeratomes for flap creation in laser in situ keratomileusis and effect of postoperative measurement interval on estimated femtosecond flap thickness. J Cataract Refract Surg, 2009, 35(5):833-838.

第十节　近视相关的基因研究

近视具体的发病机制至今尚不明了,但国内外学者一致认为,遗传与环境因素共同作用于近视的发生发展[1-3]。近视的家族聚集性、家系分析以及双生子研究等[4-6],发现屈光状态的遗传度高达 50%~90%,表明遗传因素在近视中的重要作用。

在线人类孟德尔遗传(Online Mendelian Inheritance in Man, OMIM)数据库中,关于近视的基因不断更新,截至目前,以"近视"为检索词搜索到的目录为 392 条,其中包括已命名的 24 个与近视相关的独立基因区域 MYP1-25(MYP4 已被 MYP17 取代)。然而,这些基因位点突变的近视者所占比例很低,且不同研究人群的基因结果一致性差,迄今为止尚无确切的致病基因以及明确的作用通路。但目前学者多认为,巩膜重塑通路可能作为终末环节起到了非常重要的作用:接收视觉刺激的视网膜产生级联反应信号,作用于视网膜色素上皮细胞和葡萄膜细胞,使之产生下一级的生化物质,最终作用于巩膜,导致细胞外基质的重塑,巩膜变薄、细胞外基质减少、巩膜胶原纤维直径变细等,使得眼轴延长、屈光状态发生改变[7]。

目前多认为单纯性近视为多基因病且受环境影响较大[8],而高度近视则主要由遗传因素所决定[3],其多样的临床表现可能涉及单基因或多基因的不同作用方式。单纯性近视的多基因研究较为复杂[9],但随着分子生物学技术的发展以及单纯性近视的常见变异理论,全基因组关联分析(Genome-Wide Association Studies, GWAS)及其相关的荟萃分析已成为其最佳的研究方法,国际上大规模的组织 CREAM[10] 及 23andMe[11] 已发现多个相关的单核苷酸多肽位点(single nucleotide polymorphism, SNP),且其中部分 SNP 已在不同的人群中得到验证;然而,这些已经发现的基因变异总体比例尚不足 5%,还有大量领域需要探索[8]。高度近视的基因研究方法较为多样,基于家系的连锁分析、全外显子测序、候选基因检测等,都是其常用的研究方法;亦有学者通过 GWAS 发现了高度近视相关基因[12,13],但结果并不一致。GWAS 研究基于人群中的常见变异,并不便于检测高度近视相关的罕见变异(MAF<1.0%)及低频率变异(MAF:1.0%~5.0%),另有学者提出对于相对危险度超过 2.0 的基因,传统的连锁分析的检测效力可能会超过 GWAS[14]。因此,不同研究方法的综合运用,可能是高度近视研究的更优选择。同样的,目前已发现的高度近视突变基因比例很低,且大部分与高度近视的 MYP 区域尚未发现确切相关的基因位点,仍有待于研究。

迄今为止,近视领域全球著名 GWAS 研究共有 9 项、基于 GWAS 的荟萃分析共有 7 项,其中分别与近视、高度近视相关的各 8 项;国际著名的 CREAM 组织的 GWAS 研究中,纳入 32 个研究队列,涵盖多个国家、多个种族的大样本量研究。目前的基因测序分析全球共 35 项,除 BDES 研究利用高通量测序技术、针对全基因组进行全外显子测序,其余均为针对候选基因的测序分析。此外,亦有大量研究为近视或高度近视家系的连锁分析与候选基因 SNP 的验证。为了方便临床工作者了解该领域的研究动态,将近视及高度近视的重要基因研究具体信息分别归纳于表 10-10-1 及表 10-10-2 中。

表 10-10-1 近视基因相关的研究

研究者及研究全称	英文缩写	研究类型	样本量	地域	相关疾病
Pirro G Hysi, et al [15]	—	GWAS	17 684	欧洲	Myopia
Abbas M Solouki, et al [16]	—	GWAS	15 608	欧洲	Myopia
23andMe [11]	23andMe	GWAS	45 771	欧洲	Myopia
Consortium for Refractive Error and Myopia [10]	CREAM	GWAS	45 758	欧洲,亚洲	Myopia
Consortium for Refractive Error and Myopia [17]	CREAM	GWAS	65 085	欧洲,美国,亚洲,澳大利亚	Myopia/Axial length
Consortium for Refractive Error and Myopia [18]	CREAM	GWAS	31 811	欧洲	Myopia/Hyperopia
Dwight Stambolian, et al [19]	—	GWAS	34 233	欧洲	Myopia
Jie Liu, et al [20]	—	Meta	16 300	中国,日本	Myopia
Consortium for Refractive Error and Myopia [21]	CREAM	Meta/Gene-Environment Interactions	50 351	欧洲,亚洲	Myopia
Consortium for Refractive Error and Myopia [22]	CREAM	Meta/Gene-Environment Interactions	10 799	欧洲,亚洲	Myopia
Consortium for Refractive Error and Myopia [23]	CREAM	Meta/SNPs	55 177	欧洲,亚洲	Myopia
Haidy E.Zidan, et al [24]	—	Candidate Genes/SNPs	408	埃及	Myopia
Yunchun Zou, et al [25]	—	Candidate Genes/SNPs	200	中国	Myopia
Yang Gao, et al [26]	—	Candidate Genes/SNPs	2 307	中国	Myopia
Pirro G.Hysi, et al [27]	—	Candidate Genes/SNPs	2 211	英国	Myopia
M.Schache, et al [28]	—	Candidate Genes/SNPs	818	澳大利亚	Myopia
Donald O.Mutti, et al [29]	—	Candidate Genes/SNPs	517	白高加索,东亚等	Myopia
Chen F, et al [30]	—	Exome Sequencing	1 560	美国	Myopia
Wojciechowski R, et al [31]	—	Linkage Analysis	682	美国	Myopia

注:GWAS:全基因组关联分析

表 10-10-2 高度近视基因相关的研究

研究者	英文缩写	研究类型	样本量	地域或种族	证据级别	相关疾病
Hideo Nakanishi, et al[32]	—	GWAS	2 741	日本	2	PM
Yi Ju Li, et al[33]	—	GWAS	960	新加坡	2	HM
Zhiqiang Li, et al[34]	—	GWAS	13 399	中国	2	HM
Yi Shi, et al[35]	—	GWAS	9 533	中国内地, 中国香港	2	HM
Yi Shi, et al[36]	—	GWAS	7 436	中国内地, 中国香港	2	HM
Meng W, et al[12]	—	GWAS	1 256	法国	2	HM
Fan Q, et al[37]	—	Meta-GWAS	4 944	中国, 马来西亚	1	
Khor C.C, et al[13]	—	Meta-GWAS	9 830	中国内地, 中国香港, 日本, 新加坡	1	HM
Jin G.M, et al[38]	—	Meta	4 871	亚洲, 欧洲	1	HM
Bo Gong, et al[39]	—	Meta	4 576/1 620	亚洲	1	HM
Lan Guo, et al[40]	—	Meta	5 586	中国, 日本	1	HM
Bo Meng, et al[41]	—	Meta	3 481	中国, 印度, 日本	1	HM
Shu Min Tang, et al[42]	—	Meta	6 888	亚洲	1	HM
Li M, et al[43]	—	Meta	2 297	亚洲	1	HM
Kloss B.A, et al[44]	—	Exome sequencing	14 families	美国	3	HM
Jin Z.B et al[45]	—	Exome sequencing	16 probands	中国	3	eHM
Chun-Yun Feng, et al[46]	—	Exome sequencing	387	中国	3	HM
Xueshan Xiao, et al[47]	—	Exome sequencing	7	中国	3	eHM
Wenmin Sun, et al[48~50]	—	Exome sequencing	298	中国	3	eHM
HM-SR3, et al[51]	—	Exome sequencing	13	中国	3	HM
Bredrup C, et al[52]	—	Exome sequencing	8	挪威	3	HM
Xinying Xiang, et al[53]	—	Exome sequencing	712	中国	3	HM
Yi Shi, et al[54]	—	Exome sequencing	2	中国	3	HM
Yang Ding, et al[55]	—	Exome sequencing	276	中国	3	HM
Fengju Zhang, et al[56]	—	Exome sequencing	184	中国	3	HM
Xiaoyu Xu, et al[57]	—	Exome sequencing	192	中国	3	HM

续表

研究者	英文缩写	研究类型	样本量	地域或种族	证据级别	相关疾病
Marja Majava,et al[58]	—	Exome sequencing	433	英国,芬兰	3	HM
Jun-Hua Ma,et al[59]	—	linkage analysis	29	中国	2	adHM
Xiangming Guo,et al[60]	—	linkage analysis	19	中国	2	xHM
Yang Z,et al[61]	—	linkage analysis	6	中国	2	arHM
Li Y.J,et al[62]	—	linkage analysis	1 411	亚洲,非裔美国,高加索	2	HM
Paget S,et al[63]	—	linkage analysis	233	法国	2	adHM
Lam C.Y,et al[64]	—	linkage analysis	188	中国	2	adHM
Nallasamy S,et al[65]	—	linkage analysis	29	美国	2	adHM
Zhang Q,et al[66]	—	linkage analysis	16	中国	2	xHM
Paluru P.C,et al[67]	—	linkage analysis	31	美国	2	adHM
Zhang Q,et al[68]	—	linkage analysis	18	中国	2	adHM
Paluru,et al[69]	—	linkage analysis	22	英国/加拿大	2	adHM
COL1A1 in a West Chinese Cohort	—	candidate genes/SNPs	554	中国	2	HM
Wang P,et al[70]	—	candidate genes/SNPs	2 624	中国	2	HM
Shintaro Okui,et al[71]	—	candidate genes/SNPs	2 596	日本	2	HM
Lin F.Y,et al[72]	—	candidate genes/SNPs	984	中国	3	HM
Zimeng Ye,et al[73]	—	candidate genes/SNPs	1 815	中国	2	HM

注:PM:病理性近视;eHM:早发性高度近视;arHM:常染色体隐性遗传高度近视;adHM:常染色体显性遗传高度近视;xHM:X染色体遗传高度近视

(孙芸芸)

参 考 文 献

1. Stambolian D.Genetic susceptibility and mechanisms for refractive error.Clin Genet,2013,84(2):102-108.

2. Wojciechowski R.Nature and nurture:the complex genetics of myopia and refractive error.Clin Genet,2011,79(4):301-320.

3. Young TL MR,Shay AE.Complex trait genetics of refractive error.Arch Ophthalmol,2007,125(1):38-48.

4. Teikari JM ODJ,Kaprio J,Koskenvuo M.Impact of heredity in myopia.Hum Hered,1991,41(3):151-156.

5. Dirani M,Chamberlain M,Shekar SN,et al.Heritability of refractive error and ocular biometrics:the Genes in Myopia(GEM)twin study.Invest Ophthalmol Vis Sci,2006,47(11):4756-4761.

6. Wojciechowski R,Congdon N,Bowie H,et al.Heritability of refractive error and familial aggregation of myopia in an elderly American population.Invest Ophthalmol Vis Sci,2005,46(5):1588-1592.

7. Rymer J WC.The role of the retinal pigment epithelium in eye growth regulation and myopia:a review.Vis Neurosci,2005,22(3):251-261.

8. Hysi PG,Wojciechowski R,Rahi JS,et al.Genome-wide association studies of refractive error and myopia, lessons learned,and implications for the future.Invest Ophthalmol Vis Sci,2014,55(5):3344-3351.

9. Alison P.Klein PD,Kristine E.Lee,Ronald Klein,et al.Support for Polygenic Influences on Ocular Refractive Error.IOVS,2005,46(2):442-446.

10. Verhoeven VJ,Hysi PG,Wojciechowski R,et al.Genome-wide Meta-analyses of multiancestry cohorts identify multiple new susceptibility loci for refractive error and myopia.Nat Genet,2013,45(3):314-318.

11. Kiefer AK,Tung JY,Do CB,et al.Genome-wide analysis points to roles for extracellular matrix remodeling, the visual cycle,and neuronal development in myopia.PLoS Genet,2013,9(2):e1003299.

12. Meng W BJ,Bradley DT,Hughes AE,et al.A genome-wide association study provides evidence for association of chromosome 8p23(MYP10)and 10q21.1(MYP15)with high myopia in the French Population.Invest Ophthalmol Vis Sci,2012,53(13):7983-7983.

13. Khor CC,Miyake M,Chen LJ,et al.Genome-wide association study identifies ZFHX1B as a susceptibility locus for severe myopia.Hum Mol Genet,2013,22(25):5288-5294.

14. Nsengimana J BD.Design considerations for genetic linkage and association studies.Methods Mol Biol, 2012,850:237-262.

15. Hysi PG,Young TL,Mackey DA,et al.A genome-wide association study for myopia and refractive error identifies a susceptibility locus at 15q25.Nat Genet,2010,42(10):902-905.

16. Solouki AM,Verhoeven VJ,van Duijn CM,et al.A genome-wide association study identifies a susceptibility locus for refractive errors and myopia at 15q14.Nat Genet,2010,42(10):897-901.

17. Cheng CY,Schache M,Ikram MK,et al.Nine loci for ocular axial length identified through genome-wide association studies,including shared loci with refractive error.Am J Hum Genet,2013,93(2):264-277.

18. Simpson CL,Wojciechowski R,Oexle K,et al.Genome-wide Meta-analysis of myopia and hyperopia provides evidence for replication of 11 loci.PLoS One,2014,9(9):e107110.

19. Stambolian D,Wojciechowski R,Oexle K,et al.Meta-analysis of genome-wide association studies in five cohorts reveals common variants in RBFOX1,a regulator of tissue-specific splicing,associated with refractive error.Hum Mol Genet,2013,22(13):2754-2764.

20. Jie Liu H-xZ.Polymorphism in the 11q24.1 genomic region is associated with myopia:A comprehensive genetic study in Chinese and Japanese populations.Molecular Vision,2014,20:352-358.

21. Fan Q,Verhoeven VJ,Wojciechowski R,et al.Meta-analysis of gene-environment-wide association scans accounting for education level identifies additional loci for refractive error.Nat Commun,2016,7:11008.

22. Fan Q,Guo X,Tideman JW,et al.Childhood gene-environment interactions and age-dependent effects of genetic variants associated with refractive error and myopia:The CREAM Consortium.Sci Rep,2016,6:25853.

23. Verhoeven VJ,Hysi PG,Saw SM,et al.Large scale international replication and Meta-analysis study confirms association of the 15q14 locus with myopia.The CREAM consortium.Hum Genet,2012,131(9):1467-1480.

24. Zidan HE,Rezk NA,Fouda SM,et al.Association of Insulin-Like Growth Factor-1 Gene Polymorphisms with Different Types of Myopia in Egyptian Patients.Genet Test Mol Biomarkers,2016,20(6):291-296.

25. Zou YC,Lei JH,Wang Y,et al.Correlation between polymorphisms in the MFN1 gene and myopia in Chinese population.Int J Ophthalmol,2015,8(6):1126-1130.

26. Gao Y,Wang P,Li S,et al.Common variants in chromosome 4q25 are associated with myopia in Chinese adults.Ophthalmic Physiol Opt,2012,32(1):68-73.

27. Common Polymorphisms in the SERPINI2 Gene Are Associated with Refractive Error in the 1958 British

Birth Cohort.Investigative Ophthalmology & Visual Science,2012.

28. M.Schache CYC,M.Dirani,P.N.Baird.The hepatocyte growth factor receptor(MET) gene is not associated with refractive error and ocular biometrics in a Caucasian population.Molecular Vision,2009,15:2599-2605.

29. Mutti DO CM,O'Brien S,Jones LA,et al.Candidate gene and locus analysis of myopia.Mol Vis,2007,28 (13):1012-1019.

30. Variation in PTCHD2,CRISP3,NAP1L4,FSCB,and AP3B2 associated with spherical equivalent.2016, 22:783-796.

31. Wojciechowski R,Stambolian D,Ciner E,et al.Genomewide linkage scans for ocular refraction and Meta-analysis of four populations in the Myopia Family Study.Invest Ophthalmol Vis Sci,2009,50(5):2024-2032.

32. Nakanishi H,Yamada R,Gotoh N,et al.A genome-wide association analysis identified a novel susceptible locus for pathological myopia at 11q24.1.PLoS Genet,2009,9(5):e1000660.

33. Li YJ,Goh L,Khor CC,et al.Genome-wide association studies reveal genetic variants in CTNND2 for high myopia in Singapore Chinese.Ophthalmology,2011,118(2):368-375.

34. Li Z,Qu J,Xu X,et al.A genome-wide association study reveals association between common variants in an intergenic region of 4q25 and high-grade myopia in the Chinese Han population.Hum Mol Genet,2011,20 (14):2861-2868.

35. Shi Y,Qu J,Zhang D,et al.Genetic variants at 13q12.12 are associated with high myopia in the Han Chinese population.Am J Hum Genet,2011,88(6):805-813.

36. Yi Shi1,Bo Gong1,Lijia Chen2,et al.A Genome-Wide Meta-analysis Identifies Two Novel Loci Associated with High Myopia in the Han Chinese Population.Hum Mol Genet,2013,22(11):2325-2333.

37. Fan Q,Barathi VA,Cheng CY,et al.Genetic variants on chromosome 1q41 influence ocular axial length and high myopia.PLoS Genet,2012,8(6):e1002753.

38. Jin GM,Zhao XJ,Chen AM,et al.Association of COL1A1 polymorphism with high myopia:a Meta-analysis. Int J Ophthalmol,2016,9(4):604-609.

39. Gong B,Qu C,Huang XF,et al.Genetic association of COL1A1 polymorphisms with high myopia in Asian population:a Meta-analysis.Int J Ophthalmol,2016,9(8):1187-1193.

40. Guo L,Du X,Lu C,et al.Association between Insulin-Like Growth Factor 1 Gene rs12423791 or rs6214 Polymorphisms and High Myopia:A Meta-Analysis.PLoS One,2015,10(6):e0129707.

41. Bo Meng S-ML,Yu Yang,Zhi-Rong Yang,et al.The association of TGFB1 genetic polymorphisms with high myopia:a systematic review and Meta-analysis.2015,8(11):20355-20367.

42. Shu Min Tang SSR,Alvin L.Young,Pancy O.S.Tam,et al.PAX6 Gene Associated with High Myopia:A Meta-analysis.Optometry and vision science,2014,91(4):419-429.

43. Li M ZL,Zeng S,Peng Q,et al.Lack of Association Between LUM rs3759223 Polymorphism and High Myopia.OPTOMETRY AND VISION SCIENCE,2014,91(7):707-712.

44. Kloss BA,Tompson SW,Whisenhunt KN,et al.Exome Sequence Analysis of 14 Families With High Myopia. Invest Ophthalmol Vis Sci,2017,58(4):1982-1990.

45. Jin ZB,Wu J,Huang XF,et al.Trio-based exome sequencing arrests de novo mutations in early-onset high myopia.Proc Natl Acad Sci USA,2017,114(16):4219-4224.

46. Feng CY,Huang XQ,Cheng XW,et al.Mutational screening of SLC39A5,LEPREL1 and LRPAP1 in a cohort of 187 high myopia patients.Sci Rep,2017,7(1):1120.

47. X-linked heterozygous mutations in ARR3 cause female-limited early onset high myopia.Mol Vis,2016,22: 1257-1286.

48. Wenmin Sun LH,Yan Xu,Xueshan Xiao,et al.Exome Sequencing on 298 Probands With Early-Onset High Myopia:Approximately One-Fourth Show Potential Pathogenic Mutations in RetNet Genes.IOVS,2015,56 (13):8365-8372.

49. Jiang D LJ, Xiao X, Li S, et al.Detection of mutations in LRPAP1, CTSH, LEPREL1, ZNF644, SLC39A5, and SCO₂ in 298 families with early-onset high myopia by exome sequencing.Invest Ophthalmol Vis Sci, 2014, 56(1): 339-345.

50. Yi-fan Feng Y-lZ, Yi Zha, Jin-hai Huang, et al.Exome sequencing identified null mutations in LOXL3 associated with early-onset high myopia.Optometry and Vision Science, 2013.

51. Guo H, Tong P, Liu Y, et al.Mutations of P4HA2 encoding prolyl 4-hydroxylase 2 are associated with nonsyndromic high myopia.Genet Med, 2015, 17(4): 300-306.

52. Bredrup C, Johansson S, Bindoff LA, et al.High myopia-excavated optic disc anomaly associated with a frameshift mutation in the MYC-binding protein 2 gene(MYCBP2).Am J Ophthalmol, 2015, 159(5): 973-979 e972.

53. Xiang X WT, Tong P, Li Y, et al.New ZNF644 mutations identified in patients with high myopia.Molecular Vision, 2014, 20: 939-946.

54. Shi Y LY, Zhang D, Zhang H, et al.Exome Sequencing Identifies ZNF644 Mutations in High Myopia.PLoS Genet, 2011, 7(6): e1002084.

55. Association analysis of retinoic acid receptor beta(RARβ) gene with high myopia in Chinese subjects. Molecular Vision, 2010, 16: 855-861.

56. Zhang F, Zhu T, Zhou Z, et al.Association of lumican gene with susceptibility to pathological myopia in the northern han ethnic chinese.J Ophthalmol, 2009, 2009: 514306.

57. Xiaoyu Xu SL, Xueshan Xiao, Panfeng Wang, et al.Sequence variations of GRM6 in patients with high myopia.Molecular Vision, 2009, 15: 2094-2100.

58. Majava M, Bishop PN, Hagg P, et al.Novel mutations in the small leucine-rich repeat protein/proteoglycan (SLRP) genes in high myopia.Hum Mutat, 2007, 28(4): 336-344.

59. Jun-Hua Ma S-HS, Guo-Wei Zhang Dong-Sheng Zhao, 4 Chao Xu, et al.Identification of a locus for autosomal dominant high myopia on chromosome 5p13.3-p15.1 in a Chinese family.Mol Vis, 2010, 16(12): 2043-2054.

60. Guo X XX, Li S, Wang P, et al.Nonsyndromic high myopia in a Chinese family mapped to MYP1: linkage confirmation and phenotypic characterization.Arch Ophthalmol, 2010, 128(11): 1473-1479.

61. Yang Z XX, Li S, Zhang Q.Clinical and linkage study on a consanguineous Chinese family with autosomal recessive high myopia.Mol Vis, 2009, 15: 312-318.

62. Li YJ, Guggenheim JA, Bulusu A, et al.An international collaborative family-based whole-genome linkage scan for high-grade myopia.Invest Ophthalmol Vis Sci, 2009, 50(7): 3116-3127.

63. Paget S JS, Vitezica ZG, Soler V, et al.Linkage analysis of high myopia susceptibility locus in 26 families. Mol Vis, 2008, 14: 2566-2574.

64. Lam CY, Tam PO, Fan DS, et al.A genome-wide scan maps a novel high myopia locus to 5p15.Invest Ophthalmol Vis Sci, 2008, 49(9): 3768-3778.

65. Nallasamy S PP, Devoto M, Wasserman NF, et al.Genetic linkage study of high-grade myopia in a Hutterite population from South Dakota.Mol Vis, 2007, 15(13): 229-236.

66. Zhang Q, Guo X, Xiao X, et al.Novel locus for X linked recessive high myopia maps to Xq23-q25 but outside MYP1.J Med Genet, 2006, 43(5): e20.

67. Paluru PC, Nallasamy S, Devoto M, et al.Identification of a novel locus on 2q for autosomal dominant high-grade myopia.Invest Ophthalmol Vis Sci, 2005, 46(7): 2300-2307.

68. Zhang Q GX, Xiao X, Jia X, et al.A new locus for autosomal dominant high myopia maps to 4q22-q27 between D4S1578 and D4S1612.Mol Vis, 2005, 11: 554-560.

69. Paluru P, Ronan SM, Heon E, et al.New Locus for Autosomal Dominant High Myopia Maps to the Long Arm of Chromosome 17.Investigative Opthalmology & Visual Science, 2003, 44(5): 1830.

70. Wang P,Liu X,Ye Z,et al.Association of IGF1 and IGF1R gene polymorphisms with high myopia in a Han Chinese population.Ophthalmic Genet,2016 : 1-5.

71. Okui S,Meguro A,Takeuchi M,et al.Analysis of the association between the LUM rs3759223 variant and high myopia in a Japanese population.Clin Ophthalmol,2016,10 : 2157-2163.

72. Lin FY,Huang Z,Lu N,et al.Controversial opinion : evaluation of EGR1 and LAMA2 loci for high myopia in Chinese populations.J Zhejiang Univ Sci B,2016,17(3):225-235.

73. Ye Z,Luo H,Gong B,et al.Evaluation of four genetic variants in han chinese subjects with high myopia.J Ophthalmol,2015,2015 : 729463.

第十一节 巩膜重塑通路相关基因与高度近视的相关性

在近视眼信号传递过程中,有许多基因参与其中,形成一系列作用通路,但是究竟哪一种信号通路对近视眼的发生和发展起作用,依然是个未解之谜。巩膜重塑通路可能作为终末环节起到了非常重要的作用[1],因此抓住巩膜重塑环节中的异常基因动向,对研究近视眼的发生和发展有着重要意义。目前已发现,与巩膜重塑通路相关的遗传易感基因主要有 *TGFB1*、*COL2A1*、*IGF1*、*CD55*、*VDR*、*FGF2*、*COL1A1*、*MMP2*、*HGF*、*BMP2*、*PDGFRA* 等[2]。其中的 *TGFB1* 基因,表达于巩膜组织、可促使巩膜成纤维细胞生成胶原蛋白[3,4],目前在大量动物近视研究中已证实与近视相关[5,6],且已有既往多项研究表明 *TGFB1* 中的某些 SNP 位点与高度近视相关[7,8]。然而,各研究中 *TGFB1* 的标记 SNP 位点不尽相同,且同一 SNP 位点在不同研究、不同人群中结果亦有不同,究竟该如何判断该基因与高度近视的相关性?本研究全面检索国内外关于 *TGFB1* 与高度近视相关性的文献[9],运用 Meta 分析的方法解答此疑问,亦可类推解决其他基因研究结果不一致性的问题。

一、疾病案例

患者女,17 岁,因双眼视力低下矫正不佳 3 年、加重 1 年,今于我院门诊就诊。无其他系统性疾病史。父亲高度近视,母亲中度近视。眼部检查:Vod=0.1,Vos=0.08,矫正后双眼视力 0.5,眼压正常,双眼前节正常,双眼底可见豹纹状眼底、视盘周围弧形斑、后极部脉络膜萎缩灶。复方托吡卡胺滴眼液(美多丽)散瞳验光,右眼 –12.0D,左眼 –12.5D;眼部 B 超提示双眼后巩膜葡萄肿。

二、提出问题

该年轻患者近视度数高、存在高度近视家族史,其近视的发生发展是否受基因方面的影响?考虑到患者出现后巩膜葡萄肿,该患者是否有巩膜通路重塑方面的易感基因?目前关于这些基因的证据是否适用于该患者?为了回答这个问题,我们首先需要进行证据的检索和评价,然后在此基础上进行临床决策。

三、证据检索和评价

(一) 资料与方法

1. 一般资料

(1)检索文献的纳入标准:①研究 *TGFB1* 及高度近视相关性的病例对照研究或家系

研究;②文献中明确报道病例组及对照组中各等位基因及基因型的频数;③若发表文献涉及的研究重复,将仅纳入内容全面者;④研究对照组的标准:等效球镜度数 ±2.0D 之间,且无其他眼病;研究高度近视病例组标准:眼轴长度 ≥ 26mm,或单眼等效球镜度数 ≤ −6.0D。

(2)排除标准:①动物研究,综述,病例报道,社论,会议摘要,未发表文献;②数据不充分的文献。

2. 方法

(1)文献检索:检索年限从各数据库建库至 2015 年 5 月。外文文献检索 PubMed,EMBASE 以及 Cochrane Library;中文文献检索 CBM,CNKI,万方数据库以及 VIP 数据库。英文检索词包括:① TGF-B 或相等词(比如 transforming growth factor-B);② variant 或相同词(比如 mutation);③ myopia 或相等词(比如 nearsighted,refractive error,near sight,short sight,shortsighted)。中文检索词与之相对应。将初步检索文献查重,通过阅读题目和摘要确定与研究的相关性,不能明确是否纳入者,则通过阅读全文来确定。

(2)文献数据提取:文献检索、筛选以及数据提取工作由两位研究者独立完成,如果遇到分歧,则通过讨论解决或者请第三人仲裁。对确定纳入的文献按预先设计的表格提取资料,主要包括第一作者,文献发表时间,种族,样本量,SNP 位点,等位基因及基因型,突变型及其与高度近视相关性的结论等。若等位基因或基因型数据未全给出,将根据遗传学规律、由给出的数据推算与之对应的同一位点其他数据。

(3)文献研究质量评估:基于 Little J 的基因 - 疾病关联的推荐[10],分析纳入文献的潜在研究偏移以及对结果的影响。评估标准:①研究中所用 SNP 捕获方法;②病例组的诊断标准及方法;③研究对象的社会 - 地域特点;④文章中提到的混杂因素;⑤基因型频率的置信区间。逐条评估,获得总体质量评分,得分 ≥ 3 分者可认为是高质量研究。如果遇到分歧,通过讨论解决或者请第三人仲裁。

(4)统计学方法:采用 Cochrane 协作网提供的 Review Manager 5.3 软件。仅 2 个及以上研究所包含的 SNP 位点,将纳入 Meta 分析中。分析中共纳入 5 个基因学模型,如常染色体显性遗传模型、常染色体隐性遗传模型、纯合子模型、杂合子模型及等位基因模型。采用 I^2 检验进行异质性检验。若异质性检验的结果为 $P ≥ 0.10$ 及 $I^2 < 50\%$ 时,认为多个独立研究具有同质性,可选择固定效应模型;若 $P < 0.10$ 及 $I^2 ≥ 50\%$ 时,可认为多个研究存在异质性,可选择随机效应模型。通过在总体中移除某个研究,评估单个研究对总体效应的影响,来分析其敏感性。分析 5 个遗传学模型时,$P < 0.01$ 认为有统计学意义。

(二)结果

1. 文献概况 根据检索策略通过电子检索和手工检索,初检出 128 篇英文文献,中文文献 15 篇。通过阅读标题、摘要和进一步阅读全文后,根据预先制定的纳入标准和排除标准进行筛选。最终纳入 9 篇文献、涉及 8 项研究;在 28 个 SNP 位点中,仅有 3 个位点对应研究位点超过 1 篇并被纳入分析。文献筛选流程见图 10-11-1,纳入研究的基本特征见表 10-11-1。

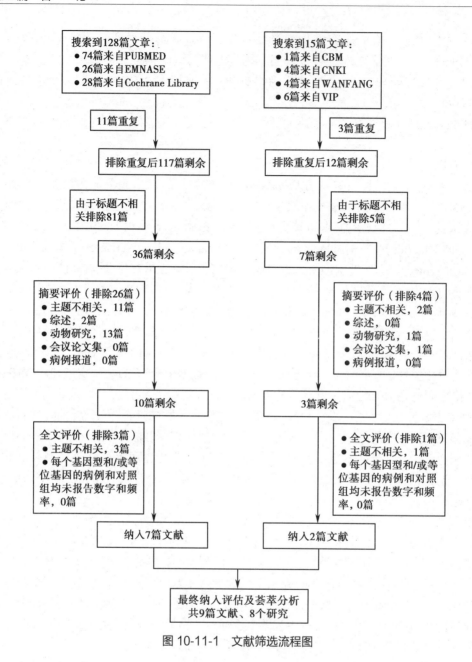

图 10-11-1　文献筛选流程图

表 10-11-1　纳入研究的基本特征

| 第一作者 | 时间 | 质量评分 | 国家 | SNP 编码 | 样本量大小 | | 突变型 | 与高度近视是否相关 |
					病例组	对照组		
Ahmed	2004	4	印度	rs2229333	212	239	T	是
				rs4468717	212	239	T	是
Rasool	2012	3	印度	rs1982073	247	176	C	是
				rs1800471	247	176	C	否

续表

第一作者	时间	质量评分	国家	SNP 编码	样本量大小		突变型	与高度近视是否相关
					病例组	对照组		
				novel	247	176	A	否
Khor	2010	3	中国	rs4803455	348	348	T	是
Wang	2009	4	中国	rs1982073	208	208	T	否
Zha	2009	5	中国	rs1800469	300	300	C	是
				rs1800470	300	300	T	是
				rs2241716	300	300	A	是
				rs4803455	300	300	T	是
				rs11466345	300	300	G	否
				rs12983047	300	300	C	否
				rs10417924	300	300	C	否
				rs12981053	300	300	T	否
				rs1982073	300	300	T	是
Hayashi	2007	3	日本	rs1800469	330	330	T	否
				rs2241715	330	330	T	否
				rs41717	330	330	T	否
				rs2278422	330	330	G	否
				rs1800820	330	330	T	否
				rs1054797	330	330	T	否
				rs1800468	330	330	T	否
				rs11466324	330	330	A	否
				rs11672143	330	330	T	否
				rs11466334	330	330	A	否
Zhou	2007	2	中国	rs480345	9	100	A	否
Lin	2006	4	中国	rs1982073	201	86	T	是

2. Meta 分析 纳入的 3 个 SNP 及其 5 种遗传学模型的 Meta 分析见表 10-11-2。Rs1982073 位点的显性模型（CC+CT：TT；OR=1.64；95%CI：1.04~2.58；P=0.03）（图 10-11-2A）、杂合子模型（CT：TT；OR=1.54；95%CI：1.02~2.33；P=0.04）（图 10-11-2B）、纯合子模型（CC：TT；OR=1.90；95%CI：1.01~3.55；P=0.05）（图 10-11-2C）及等位基因模型（C：T；OR=1.36；95%CI：1.01~1.84；P=0.05）（图 10-11-3A）分析，都提示该位点与高度近视有显著相关性。Rs1800469 位点的等位基因模型（OR=0.78；95%CI：0.64~0.96；P=0.02）（图 10-11-3C）提示其与高度近视相关。SNP rs4803455 位点的隐性模型、纯合子模型在固定效应模型分析中，与高度近视有显著相关性（OR=0.40；95%CI：0.25~0.64；P=0.000 1）（图 10-11-4A）；（OR=0.42；95%CI：0.26~0.68；P=0.000 4）（图 10-11-4B）。等位基因模型在固定模型分析中，与高度近视相关（OR=0.78；95%CI：0.65~0.95；P=0.01）（表 10-11-2）；但因其研究间异质性显著，采用随机效应模型的结果（OR=0.81；95%CI：0.56~1.17；P=0.27）（图 10-11-3B）。其他遗传模型的混合 OR 值均无统计学意义（P>0.30）（图 10-11-4C，4D）。

表 10-11-2 纳入研究的 SNP 与高度近视相关性

SNP	模型	研究数量	位置	最终样本量 病例	对照	OR(95%CI) FEM	REM	P FEM	REM	异质性 Q	P_Q	I^2
rs4803455	TT+TG:GG	2	内含子	226/407	378/648	0.89(0.68~1.15)	0.97(0.48~1.93)	0.36	0.92	6.26	0.01	84%
	TT:TG+GG	2		26/407	96/648	0.40(0.25~0.64)	0.40(0.25~0.64)	0.000 1	0.000 1	0.19	0.66	0
	TG:GG	2		201/381	282/552	1.06(0.81~1.39)	1.17(0.54~2.53)	0.67	0.69	7.16	0.007	86%
	TT:GG	2		26/206	96/366	0.42(0.26~0.68)	0.43(0.23~0.79)	0.000 4	0.007	1.51	0.22	34%
	T:G	3		254/819	495/1 364	0.78(0.65~0.95)	0.81(0.56~1.17)	0.01	0.27	4.54	0.1	56%
rs1800469	C:T	2	启动子	326/790	372/788	0.78(0.64~0.96)	0.78(0.64~0.96)	0.02	0.02	0.59	0.44	0
rs1982073	CC+CT:TT	4	外显子	819/1 035	546/770	1.56(1.26~1.95)	1.64(1.04~2.58)	<0.001	0.03	12.07	0.007	75%
	CC:CT+TT	4		299/1 035	190/770	1.31(1.05~1.63)	1.39(0.92~2.09)	0.01	0.12	9.15	0.03	67%
	CT:TT	4		520/736	356/580	1.48(1.17~1.86)	1.54(1.02~2.33)	0.001	0.04	8.9	0.03	66%
	CC:TT	4		299/515	190/414	1.71(1.30~2.24)	1.90(1.01~3.55)	0.000 1	0.05	14.11	0.003	79%
	C:T	4		1 118/2 070	736/1 540	1.31(1.15~1.50)	1.36(1.01~1.84)	<0.001	0.05	14.21	0.003	79%

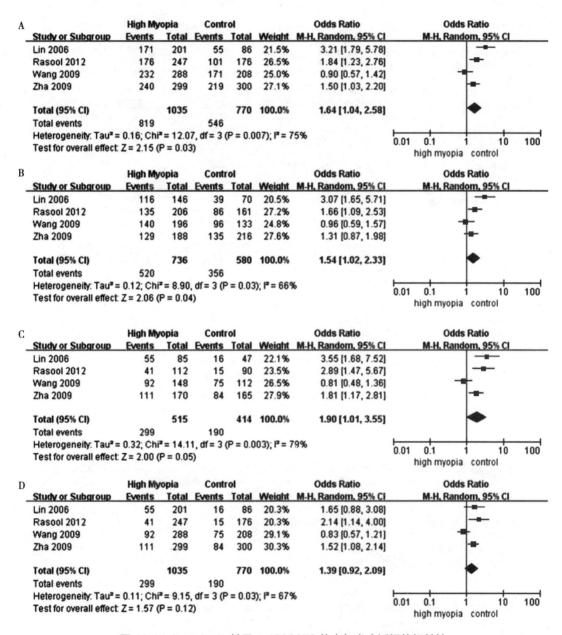

图 10-11-2　*TGFB1* 基因 rs1982073 位点与高度近视的相关性

A. 显性模型（CC+CT∶TT）；B. 杂合子模型（CT∶TT）；C. 纯合子模型（CC∶TT）；D. 隐性模型（CC∶CT+TT）

A

Study or Subgroup	High Myopia Events	High Myopia Total	Control Events	Control Total	Weight	Odds Ratio M-H, Random, 95% CI
Lin 2006	226	402	71	172	21.9%	1.83 [1.27, 2.62]
Rasool 2012	217	494	116	352	24.9%	1.59 [1.20, 2.12]
Wang 2009	324	576	246	416	26.1%	0.89 [0.69, 1.15]
Zha 2009	351	598	303	600	27.1%	1.39 [1.11, 1.75]
Total (95% CI)		**2070**		**1540**	**100.0%**	**1.36 [1.01, 1.84]**
Total events	1118		736			

Heterogeneity: Tau² = 0.07; Chi² = 14.21, df = 3 (P = 0.003); I² = 79%
Test for overall effect: Z = 2.00 (P = 0.05)

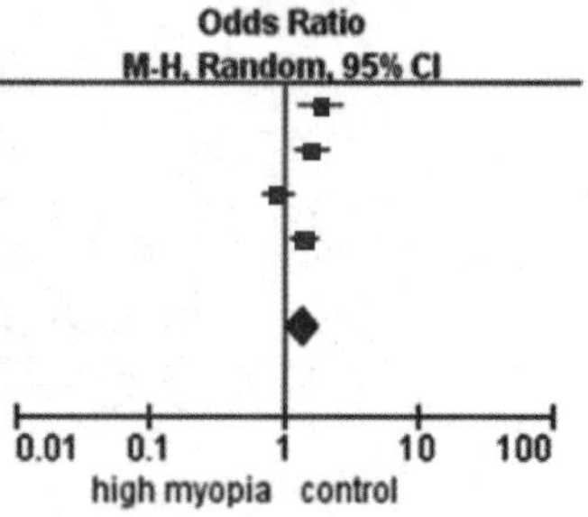

B

Study or Subgroup	High Myopia Events	High Myopia Total	Control Events	Control Total	Weight	Odds Ratio M-H, Random, 95% CI
Khor 2010	77	214	245	696	44.9%	1.03 [0.75, 1.42]
Zha 2009	176	600	229	600	52.6%	0.67 [0.53, 0.86]
Zhou 2007	1	5	21	68	2.6%	0.56 [0.06, 5.31]
Total (95% CI)		**819**		**1364**	**100.0%**	**0.81 [0.56, 1.17]**
Total events	254		495			

Heterogeneity: Tau² = 0.05; Chi² = 4.54, df = 2 (P = 0.10); I² = 56%
Test for overall effect: Z = 1.11 (P = 0.27)

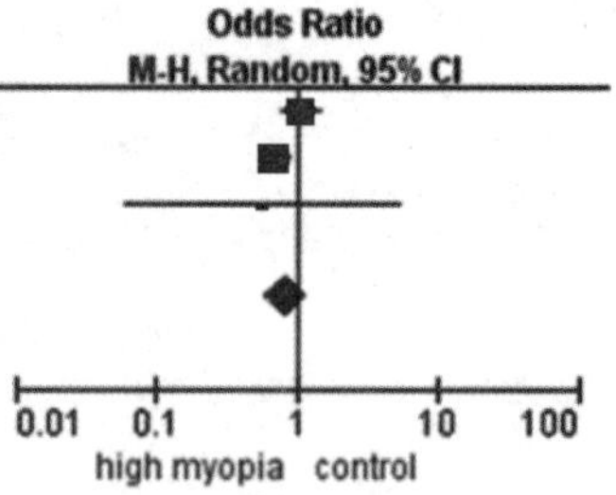

C

Study or Subgroup	High Myopia Events	High Myopia Total	Control Events	Control Total	Weight	Odds Ratio M-H, Fixed, 95% CI
Hayashi 2007	97	190	101	188	22.9%	0.90 [0.60, 1.35]
Zha 2009	229	600	271	600	77.1%	0.75 [0.60, 0.94]
Total (95% CI)		**790**		**788**	**100.0%**	**0.78 [0.64, 0.96]**
Total events	326		372			

Heterogeneity: Chi² = 0.59, df = 1 (P = 0.44); I² = 0%
Test for overall effect: Z = 2.39 (P = 0.02)

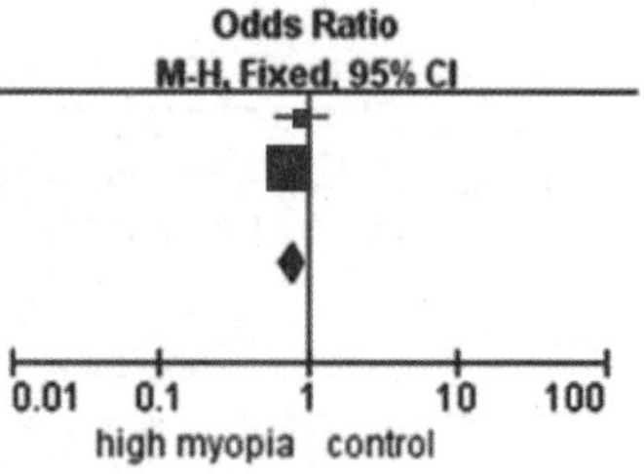

图 10-11-3　*TGFB1* 基因各 SNP 位点等位基因模型与高度近视的相关性
A. rs1982073 ; B. rs4803455 ; C. rs1800469

A

Study or Subgroup	High Myopia Events	High Myopia Total	Control Events	Control Total	Weight	Odds Ratio M-H, Fixed, 95% CI
Khor 2010	8	107	52	348	35.4%	0.46 [0.21, 1.00]
Zha 2009	18	300	44	300	64.6%	0.37 [0.21, 0.66]
Total (95% CI)		**407**		**648**	**100.0%**	**0.40 [0.25, 0.64]**
Total events	26		96			

Heterogeneity: Chi² = 0.19, df = 1 (P = 0.66); I² = 0%
Test for overall effect: Z = 3.84 (P = 0.0001)

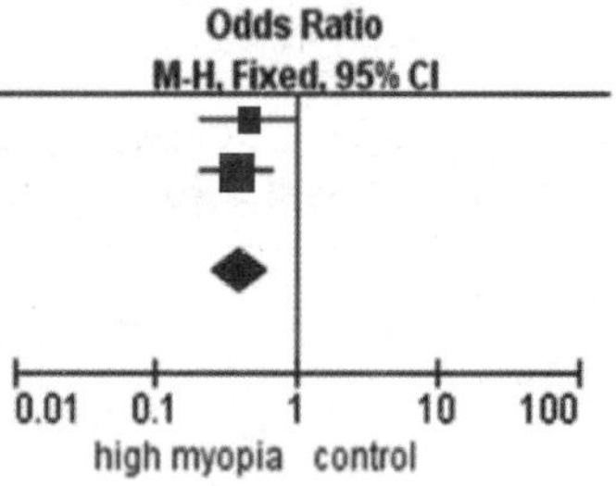

B

Study or Subgroup	High Myopia Events	High Myopia Total	Control Events	Control Total	Weight	Odds Ratio M-H, Fixed, 95% CI
Khor 2010	8	46	52	207	28.5%	0.63 [0.28, 1.43]
Zha 2009	18	160	44	159	71.5%	0.33 [0.18, 0.60]
Total (95% CI)		**206**		**366**	**100.0%**	**0.42 [0.26, 0.68]**
Total events	26		96			

Heterogeneity: Chi² = 1.51, df = 1 (P = 0.22); I² = 34%
Test for overall effect: Z = 3.52 (P = 0.0004)

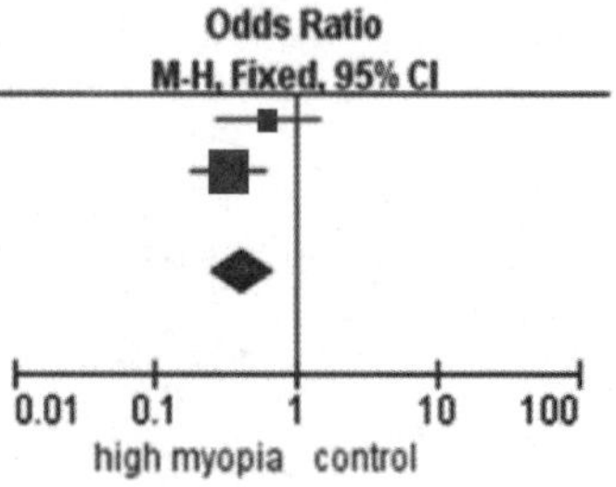

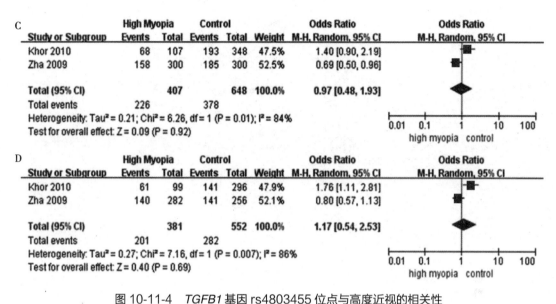

图 10-11-4 *TGFB1* 基因 rs4803455 位点与高度近视的相关性

A. 隐性模型 (TT∶TG+GG); B. 纯合子模型 (TT∶GG); C. 显性模型 (TT+TG∶GG); D. 杂合子模型 (TG∶GG)

四、临床实践决策

本研究选择公开发表的分析高度近视与 *TGFB1* 基因相关性的文献进行了循证医学的系统评价，共纳入 8 项研究、涉及 9 篇文献，包括高度近视者 1 855 人、对照组 1 787 人。Meta 分析表明：*TGFB1* 基因的 rs1982073 位点和 rs480345 位点，与高度近视相关。

如上所述，巩膜重塑通路涉及多个基因，其间可能的重要关联见图 10-11-5[2]。*COL1A1* 和 *COL2A1* 表达的蛋白同属于胶原蛋白家族，*COL2A1* 表达的胶原蛋白可能是巩膜细胞外基质的主要成分，*COL1A1* 基因启动子区域的甲基化能抑制巩膜胶原的生成；*MMP2* 编码可特异性降解Ⅳ型胶原蛋白的Ⅳ型胶原酶，可能影响巩膜胶原纤维的代谢；*HGF* 基因可能影响巩膜成纤维细胞的功能，并通过 *MMP2* 基因发挥作用；*BMP2*、*FGF2*、*PDGFRA*、*VDR*、*CD55* 和 *IGF1* 基因，可能也都参与了 *TGFB* 基因通路的组成，在巩膜重塑过程中共同发挥作用。除 *FGF2*、*VDR* 基因主要通过动物实验发现其在该过程中的作用外，其他基因均在多项人群研究中得到进一步探索，但其研究位点及与高度近视的关系并不一致。本研究中仅列出了 *TGFB1* 基因的系统评价过程，若要全面评估目前巩膜重塑通路的基因证据，还需以此为例，对其他涉及的基因逐个进行此分析过程。用系统评价方法全面评估后，可据此结果，建议患者进行相关巩膜重塑通路基因的筛查。

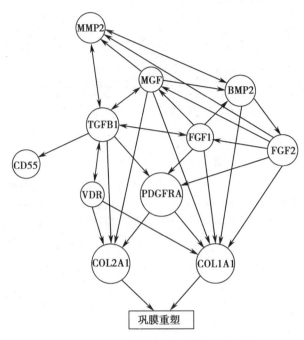

图 10-11-5 巩膜重塑通路基因相互作用网络

（孙芸芸）

参 考 文 献

1. Rymer J WC.The role of the retinal pigment epithelium in eye growth regulation and myopia：a review.Vis Neurosci,2005,22(3)：251-261.

2. 孟博,李仕明,詹思延,等 . 近视眼巩膜重塑相关基因多态性研究进展 . 中华眼科杂志,2016,52(11)：876-880.

3. Jobling AI NM,Gentle A,McBrien NA.Isoform-specific changes in scleral transforming growth factor-beta expression and the regulation of collagen synthesis during myopia progression.J Biol Chem,2004,279(18)：18121-18126.

4. NA M.Regulation of scleral metabolism in myopia and the role of transforming growth factor-beta.Exp Eye Res,2013,114 :128-140.

5. Jobling AI GA,Metlapally R,McGowan BJ,et al.Regulation of scleral cell contraction by transforming growth factor-beta and stress：competing roles in myopic eye growth.J Biol Chem,2009,284(4)：2072-2079.

6. Jobling AI WR,Gentle A,Bui BV,et al.Retinal and choroidal TGF-beta in the tree shrew model of myopia：isoform expression,activation and effects on function.Exp Eye Res,2009,88(3)：458-466.

7. Khor CC FQ,Goh L,Tan D,et al.Support for TGFB1 as a susceptibility gene for high myopia in individuals of Chinese descent.Arch Ophthalmol,2010,128(8)：1081-1084.

8. Yi Zha KHL,Ka Kin Lo,Wai Yan Fung,et al.TGFB1 as a susceptibility gene for high myopia：a replication study with new findings.Arch Ophthalmol,2009,127(4)：541-548.

9. Bo Meng S-ML,Yu Yang,Zhi-Rong Yang,et al.The association of TGFB1 genetic polymorphisms with high myopia：a systematic review and Meta-analysis,2015,8(11)：20355-20367.

10. Little J BL,Bray MS,Clyne M,et al.Reporting,appraising,and integrating data on genotype prevalence and gene-disease associations.Am J Epidemiol,2002,156(4)：300-310.

第十一章

白 内 障

第一节　白内障总论

　　凡是各种原因导致晶状体蛋白质变性混浊,使得光线被混浊晶状体阻挡无法投射在视网膜上,导致视物模糊,称为白内障。在成年人中,白内障是一种渐进的、慢性的年龄相关疾病,是世界范围内首要致盲眼病,严重影响视觉质量。随着年龄增长,晶状体中持续产生的晶状体纤维往晶状体核中压缩,使晶状体厚度和重量不断增加,晶状体蛋白变形聚集,颜色由黄色变为棕色,晶状体透明度和折射率发生改变。

　　成人白内障按混浊部位分包括:核性,皮质性,前/后囊膜下,以及混合型白内障。每种类型都有自己的解剖结构、病理和诱发的危险因素。核性白内障会造成晶状体中央混浊或着色从而干扰视觉功能,其往往进展缓慢,对远视力的影响较近视力更为明显。皮质性白内障可以发生在晶状体的中央或者周边,此类型白内障早期主要表现为一定程度畏光,成熟期的皮质性白内障造成整个晶状体皮质成为白色和不透明的,严重影响视力。后囊膜下白内障如果影响视轴,可造成明显的视力障碍,此类型在年轻患者中发病率较前两者高,患者常有眩光,明亮处视力差,他们的近视通常比远视力的影响更大。所有类型的白内障的自然病程是可变的、不可预测的,晶状体混浊可以发生在任何部分。

　　白内障病程往往进展,一旦出现持续性视力下降,将无法自然恢复。目前手术治疗白内障是最有效的方法。白内障手术的规划和决策过程是复杂的,不仅包括合适的治疗和手术技术(囊外摘除、超声乳化、飞秒辅助超声乳化等),还包括抗生素选择,术中并发症预防,植入设备选择(人工晶状体,黏弹剂),术后并发症的防治等。上述每一项都需要进行大量的临床试验,从而指导手术。

　　现将国内外白内障领域著名随机对照试验(randomized controlled trial,RCT)总结如下(表 11-1-1),以便读者查阅。

表 11-1-1 国内外白内障领域著名的随机对照试验

研究者及年代	干预措施	研究类型	样本量	研究地点	随访时间	GRADE证据级别	GRADE推荐强度
Marchini, et al, 2007[1]	可调节人工晶状体：单焦点人工晶状体	RCT	80	意大利	12个月	B	1
Harman, et al, 2008[2]	可调节人工晶状体：单焦点人工晶状体	RCT	90	英国	18个月	B	1
Hancox, et al, 2006[3]	可调节人工晶状体：单焦点人工晶状体	RCT	60	德国	12~24个月	B	2
Sauder, et al, 2005[4]	可调节人工晶状体：单焦点人工晶状体	RCT	80	英国	8个月	B	1
APC, 2006[5]	维生素类抗氧化剂	RCT	798	印度	5年	A	2
AREDS, 2001[6]	维生素类抗氧化剂	RCT	4 757	美国	6.3年	A	2
ATBC, 1998[7]	维生素类抗氧化剂	RCT	29 133	芬兰	5.7年	A	2
PHS Ⅰ, 2003[8]	维生素类抗氧化剂	RCT	22 071	美国	12年	A	2
PHS Ⅱ 2010[9]	维生素类抗氧化剂	RCT	14 641	美国	8年	A	2
PPP, 2001[10]	维生素类抗氧化剂	RCT	4 495	意大利	3.6年	A	2
REACT, 2002[11]	维生素类抗氧化剂	RCT	297	美国、英国	3年	A	2
VECAT, 2004[12]	维生素类抗氧化剂	RCT	1 204	澳大利亚	4年	A	2
WHS, 2008[13]	维生素类抗氧化剂	RCT	39 876	美国	9.7年	A	2
Castells, 2001[14]	日间手术：住院手术	RCT	1 162	西班牙	4个月	A	1
Galin, 1981[15]	日间手术：住院手术	RCT	273	美国	6周	A	1
George, 2005[16]	MSICS：ECCE	RCT	186	印度	6周	A	1
Gogate, 2003[17]	MSICS：ECCE	RCT	741	英国	1周，6周，1年	A	1
Gurung, 2009[18]	MSICS：ECCE	RCT	100	尼泊尔	6~8周	A	1
Cook, 2012[19]	MSICS：Phaco+IOL	RCT	200	南非	8周	A	1
George, 2005[20]	MSICS：Phaco+IOL	RCT	124	印度	6周	A	2
Ghosh, 2010[21]	MSICS：Phaco+IOL	RCT	224	印度	24周	A	2
Gogate, 2007[22]	MSICS：Phaco+IOL	RCT	400	印度	6周	A	1
Gogate, 2010[23]	MSICS：Phaco+IOL	RCT	200	印度	6周	A	2
Ruit, 2007[24]	MSICS：Phaco+IOL	RCT	108	尼泊尔	24周	B	1
Singh, 2009[25]	MSICS：Phaco+IOL	RCT	182	尼泊尔	1天	A	2
Venkatesh, 2010[26]	MSICS：Phaco+IOL	RCT	270	印度	6周	A	2
Alio, 2011[27]	多焦点人工晶状体：单焦点人工晶状体	RCT	106	西班牙	1天，1个月和3个月	A	1

研究者及年代	干预措施	研究类型	样本量	研究地点	随访时间	GRADE证据级别	GRADE推荐强度
Cillino,2008[28]	多焦点人工晶状体：单焦点人工晶状体	RCT	124	意大利	1天,1周,1个月、3个月、6个月、12个月	A	1
El-Magrahby,1992[29]	多焦点人工晶状体：单焦点人工晶状体	RCT	77	沙特阿拉伯	2~4周,2~4个月	B	1
Haaskjold,1998[30]	多焦点人工晶状体：单焦点人工晶状体	RCT	221	英国等	5~6个月	A	1
Harman,2008[31]	多焦点人工晶状体：单焦点人工晶状体	RCT	120	英国	3个月、18个月	A	1
Javitt,2000[32]	多焦点人工晶状体：单焦点人工晶状体	RCT	245	美国等	3个月	A	1
Jusufovic,2011[33]	多焦点人工晶状体：单焦点人工晶状体	RCT	100	波斯尼亚,黑塞哥维那	6周	B	1
Kamlesh,2001[34]	多焦点人工晶状体：单焦点人工晶状体	RCT	40	印度	1周、3周、6周,3个月,之后每3个月	B	2
Leyland,2002[35]	多焦点人工晶状体：单焦点人工晶状体	RCT	100	英国	6周、12个月	A	2
Nijkamp,2004[36]	多焦点人工晶状体：单焦点人工晶状体	RCT	190	奥地利	3个月	A	2
Palmer,2008[37]	多焦点人工晶状体：单焦点人工晶状体	RCT	228	西班牙	3个月	A	2
Percival,1993[38]	多焦点人工晶状体：单焦点人工晶状体	RCT	50	英国	4~6个月	B	1
Rossetti,1994[39]	多焦点人工晶状体：单焦点人工晶状体	RCT	80	意大利	3个月、6个月、12个月	B	2
Sen,2004[40]	多焦点人工晶状体：单焦点人工晶状体	RCT	120	芬兰	1个月	A	1
Steinert,1992[41]	多焦点人工晶状体：单焦点人工晶状体	RCT	62	美国	3~6个月	B	2
Zhao,2010[42]	多焦点人工晶状体：单焦点人工晶状体	RCT	161	中国	1周,1个月、6个月	A	1
Chee,1999[43]	Phaco+IOL：ECCE	RCT	34	新加坡	90天	B	1

续表

研究者及年代	干预措施	研究类型	样本量	研究地点	随访时间	GRADE证据级别	GRADE推荐强度
Díaz-Valle,1998[44]	Phaco+IOL：ECCE	RCT	60	西班牙	3个月	B	2
George,2005[45]	Phaco+IOL：ECCE	RCT	186	印度	3~4 周（对照组），8 周（ECCE）	A	2
Kara-Junior,2010[46]	Phaco+IOL：ECCE	RCT	205	巴西	8 周	A	1
Katsimpris,2004[47]	Phaco+IOL：ECCE	RCT	94	希腊	(14±6.2)个月	B	1
Landau,1999[48]	Phaco+IOL：ECCE	RCT	42	瑞典	1.5~2.5 年	B	1
Laurell,1998[49]	Phaco+IOL：ECCE	RCT	42	瑞典	2 年	B	1
MEHOX,2004[50]	Phaco+IOL：ECCE	RCT	500	英国	1 年	A	2
Ravalico,1997[51]	Phaco+IOL：ECCE	RCT	40	意大利	30 天	B	2
Rizal,2003[52]	Phaco+IOL：ECCE	RCT	60	马来西亚	2个月	B	1
Stumpf,2006[53]	Phaco+IOL：ECCE	RCT	41	巴西	180 天	B	2
Adams,2008[54]	Tenon囊下注射麻醉：表面麻醉	RCT	303	英国	手术前后	A	2
Chittenden,1997[55]	Tenon囊下注射麻醉：表面麻醉	RCT	35	英国	手术前后	B	1
Mathew,2003[56]	Tenon囊下注射麻醉：表面麻醉	RCT	119	英国	手术前后	A	1
Rüschen,2005[57]	Tenon囊下注射麻醉：表面麻醉	RCT	28	英国	手术前后	B	1
Sekundo,2004[58]	Tenon囊下注射麻醉：表面麻醉	RCT	100	德国	手术前后	A	1
Vielpeau,1999[59]	Tenon囊下注射麻醉：表面麻醉	RCT	25	法国	手术前后	B	1
Zafirakis,2001[60]	Tenon囊下注射麻醉：表面麻醉	RCT	100	希腊	手术前后	A	1
Lamoureux,2007[61]	年龄相关性黄斑变性患者白内障手术	RCT	68	澳大利亚	6个月	B	2
Alió,2002[62]	葡萄膜炎患者白内障手术（4 种晶状体）	RCT	140	西班牙	1 年	A	1
Mester,1998[63]	葡萄膜炎患者白内障手术（2 种晶状体）	RCT	100	德国	3个月	A	1
Roesel,2008[64]	葡萄膜炎患者白内障手术（2 种晶状体）	RCT	60	德国	6个月	B	2

研究者及年代	干预措施	研究类型	样本量	研究地点	随访时间	GRADE证据级别	GRADE推荐强度
Tabbara,1998[65]	葡萄膜炎患者白内障手术(2种晶状体)	RCT	25	沙特阿拉伯	24个月	B	2
Lambert,et al[66]	人工晶状体植入：接触镜(婴儿无晶状体眼)	RCT	114	美国	1年	B	1
Lambert,et al[67]	人工晶状体植入：接触镜(婴儿无晶状体眼)	RCT	114	美国	1年	B	1
Lambert,et al[68]	人工晶状体植入：接触镜(婴儿无晶状体眼)	RCT	114	美国	1个月	B	1
Lambert,et al[69]	人工晶状体植入：接触镜(婴儿无晶状体眼)	RCT	114	美国	4.5年	B	1

MSICS:手法小切口白内障摘除植入后房型人工晶状体;ECCE:白内障超声乳化术植入后房型人工晶状体;Phaco+IOL:白内障超声乳化植入后房型人工晶状体

【临床试验经典案例】

婴儿无晶状体眼研究

(一) 研究目的

接触镜是传统治疗婴幼儿无晶状体眼的方法,其主要困难为镜片的植入、移除和家长对此的意见。早期行人工晶状体植入术可能会避免很多接触镜的劣势,但仍缺乏相关的证据证明"假晶状体"是否会增加额外的风险,以及人工晶状体是否会影响眼轴的增长。主要问题如下:

1. 采用接触镜和人工晶状体治疗婴儿单眼无晶状体眼对视力的影响有何不同?

2. 对于婴儿单眼无晶状体眼,采用接触镜和人工晶状体治疗有哪些不良事件?

(二) 研究方法

1. 受试者　来自12个美国参与中心的114位受试者的114只眼,随机接受早期人工晶状体植入或接触镜进行视力矫正。

2. 纳入标准　出生后28天至6月龄、因单眼先天性白内障行手术治疗的婴儿。

3. 排除标准　①在睫状突、视网膜和视神经上出现的永存胚胎血管(PFV);②获得性白内障;③角膜直径<9mm;④可能影响视力的并发症或<36周龄的早产儿。

(三) 分组

人工晶状体植入组患儿也同时行前部玻璃体切除术,大于6周龄的婴儿给予6D的欠矫;接触镜组给予软镜或透气性接触镜,对其屈光不正给予 2D 的过矫。两组采用相同的遮盖方式。

(四) 主要终点

1 年时的光栅视力,5 年时的电脑化视标视力。

(五) 次级终点

眼内并发症,不良事件,远期手术需要,眼位。

(六) 随访

1~5 年。

(七) 结果

1. 第一年视力 两组治疗眼的 logMAR 视力中位数无显著差异(接触镜组 =0.80,人工晶状体组 =0.97,P=0.19)。

2. 术中并发症 人工晶状体组术中并发症的发病率显著高于接触镜组(28%∶11%,P=0.31),主要由于该人工晶状体组的虹膜脱出发生率较高。

3. 术后不良事件 术后出现一个或多个不良事件:人工晶状体组为 77%,接触镜组为 25%。人工晶状体组不良事件主要包括:晶状体再增生(42%),瞳孔膜(30%),瞳孔异位(11%)。两组人群中青光眼的发生无统计学差异。在接触镜组中出现 1 例细菌性角膜炎和 1 例眼内炎。

4. 额外手术 人工晶状体组再次行眼内手术的发生率显著高于接触镜组(63%∶12%,P<0.001)。最常见的手术操作为清理视轴通路(60%∶11%)。

5. 眼位 第一年时,接触镜组发生斜视的趋向增加(62%∶42%,P=0.051)。

6. 五年随访 两组的 logMAR 视力均为 0.9,无显著性差异。但两组在获得视力优于 20/40 的比例方面有显著性差异(接触镜组为 23%,人工晶状体组为 11%)。两组发生青光眼的概率无统计学差异(接触镜组为 32%,人工晶状体组为 28%)。5 岁时再次手术的概率在人工晶状体组为 72%,接触镜组为 28%。

(八) 研究的不足之处

接触镜组进行了结膜下注射类固醇激素,而人工晶状体组未进行。在呈现青光眼发生率时,研究未统计人工晶状体是植入囊袋内还是睫状沟内。接触镜、框架眼镜及遮盖法在本研究中是免费提供的。在其他医疗机构,这些方法是收费的,相关费用可能对依从性有所影响。此外,由于参与研究对参与者的影响,本研究得到的三种方法的依从性可能要好于标准的临床实践。在发展中国家的医疗机构中,采用本研究的模式可能会受到一定限制。在当前时刻,本研究还未随访到渡过弱视时期,还不能提供接触镜组在何时需要二期植入人工晶状体的数据。

(九) 关键信息

1. 对于先天性白内障术后无晶状体眼的患儿,行接触镜治疗和人工晶状体植入术在 1 岁和 5 岁时的视力无显著差异。

2. 一期人工晶状体植入与眼内手术并发症、术后不良事件和需要再次手术的发生率增高相关。

3. 对于接触镜使用依从性不佳的患者,人工晶状体植入具有一定优势。

(徐 雯 张远平 查 旭 吴国玖 倪 爽 李仕明 严 然 白雅雯)

参 考 文 献

1. Marchini G,Mora P,Pedrotti E,et al.Functional assessment of two different accommodative intraocular lenses compared with a monofocal intraocular lens.Ophthalmology,2007,114(11):2038-2043.

2. Harman FE.Comparing the 1CU accommodative,multifocal,and monofocal intraocular lenses:a randomized trial.Ophthalmology,2008,115(6):993-1001.

3. Hancox J.Objective measurement of intraocular lens movement and dioptric change with a focus shift accommodating intraocular lens.J Cataract Refract Surg,2006,32(7):1098-1103.

4. Sauder G.Potential of the 1 CU accommodative intraocular lens.Br J Ophthalmol,2005,89(10):1289-1292.

5. Gritz DC.The Antioxidants in Prevention of Cataracts Study:effects of antioxidant supplements on cataract progression in South India.Br J Ophthalmol,2006,90(7):847-851.

6. Age-Related Eye Disease Study Research Group.A randomized,placebo-controlled,clinical trial of high-dose supplementation with vitamins C and E and beta carotene for age-related cataract and vision loss:AREDS report no.9.Arch Ophthalmol,2001,119(10):1439-1452.

7. Teikari JM.Incidence of cataract operations in Finnish male smokers unaffected by alpha tocopherol or beta carotene supplements.J Epidemiol Community Health,1998,52(7):468-472.

8. Christen WG.A randomized trial of beta carotene and age-related cataract in US physicians.Arch Ophthalmol,2003,121(3):372-378.

9. Christen WG.Age-related cataract in a randomized trial of vitamins E and C in men.Arch Ophthalmol,2010,128(11):1397-1405.

10. Epidemiological feasibility of cardiovascular primary prevention in general practice:a trial of vitamin E and aspirin.Collaborative group of the Primary Prevention Project.J Cardiovasc Risk,1995,2(2):137-142.

11. Chylack LJ.The Roche European American Cataract Trial(REACT):a randomized clinical trial to investigate the efficacy of an oral antioxidant micronutrient mixture to slow progression of age-related cataract.Ophthalmic Epidemiol,2002,9(1):49-80.

12. McNeil JJ.Vitamin E supplementation and cataract:randomized controlled trial.Ophthalmology,2004,111(1):75-84.

13. Christen WG.Vitamin E and age-related cataract in a randomized trial of women.Ophthalmology,2008,115(5):822-829.

14. Castells X.Outcomes and costs of outpatient and inpatient cataract surgery:a randomised clinical trial.J Clin Epidemiol,2001,54(1):23-29.

15. Galin MA.Hospitalization and cataract surgery.Ann Ophthalmol,1981,13(3):365-367.

16. George R.Comparison of endothelial cell loss and surgically induced astigmatism following conventional extracapsular cataract surgery,manual small-incision surgery and phacoemulsification.Ophthalmic Epidemiol,2005,12(5):293-297.

17. Gogate PM.Extracapsular cataract surgery compared with manual small incision cataract surgery in community eye care setting in western India:a randomised controlled trial.Br J Ophthalmol,2003,87(6):667-672.

18. Gurung A.Visual outcome of conventional extracapsular cataract extraction with posterior chamber intraocular lens implantation versus manual small-incision cataract surgery.Nepal J Ophthalmol,2009,1(1):13-19.

19. Cook CH.Carrara,L.Myer.Phaco-emulsification versus manual small-incision cataract surgery in South Africa.S Afr Med J,2012,102(6):537-540.

20. George R.Comparison of endothelial cell loss and surgically induced astigmatism following conventional extracapsular cataract surgery,manual small-incision surgery and phacoemulsification.Ophthalmic Epidemiol,2005,12(5):293-297.

21. Ghosh S.Prospective randomized comparative study of macular thickness following phacoemulsification and manual small incision cataract surgery.Acta Ophthalmol,2010,88(4):102-106.

22. Gogate P,Dephade M,Nirmalan PK.Why do phacoemulsification? Manual small-incision cataract surgery is almost as effective,but less expensive.Ophthalmology,2007,114(5):965-968.

23. Gogate P.Comparison of endothelial cell loss after cataract surgery:phacoemulsification versus manual small-incision cataract surgery:six-week results of a randomized control trial.J Cataract Refract Surg,2010,36(2):247-253.

24. Ruit S.A prospective randomized clinical trial of phacoemulsification vs manual sutureless small-incision extracapsular cataract surgery in Nepal.Am J Ophthalmol,2007,143(1):32-38.

25. Singh SK,Winter I,Swrin L.Phacoemulsification versus small incision cataract surgery(SICS):which one is a better surgical option for immature cataract in developing countries？ Nepal J Ophthalmol,2009,2(1):95-100.

26. Venkatesh R.Phacoemulsification versus manual small-incision cataract surgery for white cataract.J Cataract Refract Surg,2010,36(11):1849-1854.

27. Alio JL.Quality of life evaluation after implantation of 2 multifocal intraocular lens models and a monofocal model.J Cataract Refract Surg,2011,37(4):638-648.

28. Cillino S.One-year outcomes with new-generation multifocal intraocular lenses.Ophthalmology,2008,115(9):1508-1516.

29. El-Maghraby A.Multifocal versus monofocal intraocular lenses.Visual and refractive comparisons.J Cataract Refract Surg,1992,18(2):147-152.

30. Allen ED.Comparison of a diffractive bifocal and a monofocal intraocular lens.J Cataract Refract Surg,1996,22(4):446-451.

31. Harman FE.Comparing the 1CU accommodative,multifocal,and monofocal intraocular lenses:a randomized trial.Ophthalmology,2008,115(6):993-1001.e2.

32. Javitt J.Cataract extraction with multifocal intraocular lens implantation:clinical,functional,and quality-of-life outcomes.Multicenter clinical trial in Germany and Austria.J Cataract Refract Surg,2000,26(9):1356-1366.

33. Jusufovic V SDZJ.Comparison of the binocular vision quality after implantation of monofocal and multifocal intraocular lenses.Acta Medica Saliniana,2011,40(2):63-68.

34. Kamlesh S,Dadeya S,Kaushik.Contrast sensitivity and depth of focus with aspheric multifocal versus conventional monofocal intraocular lens.Can J Ophthalmol,2001,36(4):197-201.

35. Leyland MD.Prospective randomised double-masked trial of bilateral multifocal,bifocal or monofocal intraocular lenses.Eye(Lond),2002,16(4):481-490.

36. Nijkamp MD.Effectiveness of multifocal intraocular lenses to correct presbyopia after cataract surgery:a randomized controlled trial.Ophthalmology,2004,111(10):1832-1839.

37. Martinez PA.Visual function with bilateral implantation of monofocal and multifocal intraocular lenses:a prospective,randomized,controlled clinical trial.J Refract Surg,2008,24(3):257-264.

38. Percival SP,Setty SS.Prospectively randomized trial comparing the pseudoaccommodation of the AMO ARRAY multifocal lens and a monofocal lens.J Cataract Refract Surg,1993,19(1):26-31.

39. Rossetti L.Performance of diffractive multifocal intraocular lenses in extracapsular cataract surgery.J Cataract Refract Surg,1994,20(2):124-128.

40. Sen HN.Quality of vision after AMO Array multifocal intraocular lens implantation.J Cataract Refract Surg,

2004,30(12):2483-2493.

41. Steinert RF.A prospective,randomized,double-masked comparison of a zonal-progressive multifocal intraocular lens and a monofocal intraocular lens.Ophthalmology,1992,99(6):860-861.

42. Zhao G.Visual function after monocular implantation of apodized diffractive multifocal or single-piece monofocal intraocular lens Randomized prospective comparison.J Cataract Refract Surg,2010,36(2):282-285.

43. Chee SP.Postoperative inflammation:extracapsular cataract extraction versus phacoemulsification.J Cataract Refract Surg,1999,25(9):1280-1285.

44. Diaz-Valle D.Endothelial damage with cataract surgery techniques.J Cataract Refract Surg,1998,24(7):951-955.

45. George R.Comparison of endothelial cell loss and surgically induced astigmatism following conventional extracapsular cataract surgery,manual small-incision surgery and phacoemulsification.Ophthalmic Epidemiol,2005,12(5):293-297.

46. Kara NJ.Phacoemulsification versus extracapsular extraction:governmental costs.Clinics(Sao Paulo),2010,65(4):357-361.

47. Katsimpris JM.Comparing phacoemulsification and extracapsular cataract extraction in eyes with pseudoexfoliation syndrome,small pupil,and phacodonesis.Klin Monbl Augenheilkd,2004,221(5):328-333.

48. Landau IM,Laurell CG.Ultrasound biomicroscopy examination of intraocular lens haptic position after phacoemulsification with continuous curvilinear capsulorhexis and extracapsular cataract extraction with linear capsulotomy.Acta Ophthalmol Scand,1999,77(4):394-396.

49. Laurell CG.Randomized study of the blood-aqueous barrier reaction after phacoemulsification and extracapsular cataract extraction.Acta Ophthalmol Scand,1998,76(5):573-578.

50. Bourne RR.Effect of cataract surgery on the corneal endothelium:modern phacoemulsification compared with extracapsular cataract surgery.Ophthalmology,2004,111(4):679-685.

51. Ravalico G.Corneal endothelial function after extracapsular cataract extraction and phacoemulsification.J Cataract Refract Surg,1997,23(7):1000-1005.

52. Rizal AM.Cost analysis of cataract surgery with intraocular lens implantation:a single blind randomised clinical trial comparing extracapsular cataract extraction and phacoemulsification.Med J Malaysia,2003,58(3):380-386.

53. Stumpf S,Nose W.Endothelial damage after planned extracapsular cataract extraction and phacoemulsification of hard cataracts.Arq Bras Oftalmol,2006,69(4):491-496.

54. Adams WE.Comparison of anaesthetic methods for phacoemulsification using the McGill Pain Questionnaire. Investigative Ophthalmology&Visual Science,2008,49(13):5670.

55. Chittenden HB,Meacock WR,Govan JA.Topical anaesthesia with oxybuprocaine versus sub-Tenon's infiltration with 2% lignocaine for small incision cataract surgery.Br J Ophthalmol,1997,81(4):288-290.

56. Mathew MR.Patient comfort during clear corneal phacoemulsification with sub-Tenon's local anesthesia.J Cataract Refract Surg,2003,29(6):1132-1136.

57. Ruschen H.Randomised controlled trial of sub-Tenon's block versus topical anaesthesia for cataract surgery: a comparison of patient satisfaction.Br J Ophthalmol,2005,89(3):291-293.

58. Sekundo W,Dick HB,Schmidt JC.Lidocaine-assisted xylocaine jelly anesthesia versus one quadrant sub-Tenon infiltration for self-sealing sclerocorneal incision routine phacoemulsification.Eur J Ophthalmol,2004,14(2):111-116.

59. Vielpeau I.Comparative study between topical anesthesia and sub-Tenon's capsule anesthesia for cataract surgery.J Fr Ophtalmol,1999,22(1):48-51.

60. Zafirakis P.Topical versus sub-Tenon's anesthesia without sedation in cataract surgery.J Cataract Refract Surg,2001,27(6):873-879.

61. Hooper CY.Cataract surgery in high-risk age-related macular degeneration:a randomized controlled trial.Clin Exp Ophthalmol,2009,37(6):570-576.

62. Alio JL.Comparative performance of intraocular lenses in eyes with cataract and uveitis.J Cataract Refract Surg,2002,28(12):2096-2108.

63. Mester U,Strauss M,Grewing R.Biocompatibility and blood-aqueous barrier impairment in at-risk eyes with heparin-surface-modified or unmodified lenses.J Cataract Refract Surg,1998,24(3):380-384.

64. Roesel M.Uveal and capsular biocompatibility of two foldable acrylic intraocular lenses in patients with endogenous uveitis—a prospective randomized study.Graefes Arch Clin Exp Ophthalmol,2008,246(11):1609-1615.

65. Tabbara KF.Heparin surface-modified intraocular lenses in patients with inactive uveitis or diabetes.Ophthalmology,1998,105(5):843-845.

66. Lambert SR.A randomized clinical trial comparing contact lens with intraocular lens correction of monocular aphakia during infancy:grating acuity and adverse events at age 1 year.Arch Ophthalmol,2010,128(7):810-818.

67. Plager DA.Complications,adverse events,and additional intraocular surgery 1 year after cataract surgery in the infant Aphakia Treatment Study.Ophthalmology,2011,118(12):2330-2334.

68. VanderVeen DK.Predictability of intraocular lens calculation and early refractive status:the Infant Aphakia Treatment Study.Arch Ophthalmol,2012,130(3):293-299.

69. Lambert SR.Comparison of contact lens and intraocular lens correction of monocular aphakia during infancy:a randomized clinical trial of HOTV optotype acuity at age 4.5 years and clinical findings at age 5 years.JAMA Ophthalmol,2014,132(6):676-682.

第二节 同轴微切口超声乳化白内障手术与同轴小切口超声乳化白内障手术的选择

白内障是全球第一位致盲眼病,白内障超声乳化术是治疗白内障的标准手术方法。随着白内障超声乳化技术的进展,手术器械的优化,以及可折叠式人工晶状体(IOL)的不断改进,越来越多的医院开始采用2.2mm同轴微切口超声乳化白内障手术(coaxial microincision cataract surgery,C-MICS)来取代之前已广泛使用的2.8~3.2mm的小切口超声乳化白内障手术(coaxial small incision cataract surgery,C-SICS)[1,2]。C-MICS采用了和C-SICS相同的超声乳化仪器,其继承了C-SICS优势的同时,使得切口进一步缩小,增加了前房稳定性,且手术切口能更加快速愈合,降低了术后感染的风险,减少了术后散光,可提供更好的术后视力[3-5]。然而C-MICS也有其一定的缺点,如在处理一些硬核白内障时,效率较低,追核性不如C-SICS,以及切口过紧导致切口损伤等[6-8]。

C-MICS是否比C-SICS安全有效?随着近几年内新发表了高质量的临床试验研究结果,进一步评价两者的疗效及安全性很有必要。

一、疾病案例

患者女,81岁,双眼视物模糊3年余,来我院就诊诊断为双眼老年性白内障。既往无糖尿病、高血压等系统性疾病史。眼部检查:矫正视力:右眼0.1,左眼0.02。眼压:右眼

15mmHg,左眼 16mmHg。双眼角膜透明,前房浅,瞳孔等大等圆,对光反射存,晶状体混浊,核硬度Ⅲ+级,眼底视网膜平伏。UBM 显示双眼前房深度约 1.5mm。诊断:双眼老年性白内障。

二、提出问题

患者女,81 岁,白内障诊断明确,需行手术治疗,前房较浅,核较硬,我们究竟应该选择 C-MICS 还是 C-SICS？其疗效和安全性如何？为了回答这个问题,我们首先需要按循证眼科学的要求进行证据检索和评价,然后在此基础上进行临床决策。

三、证据检索和评价

2016 年 Shentu 等已对两者进行较为全面的 Meta 分析[9],具体如下:

(一) 资料与方法

1. 一般资料

(1) 检索文献的纳入标准:①国内外生物医学期刊于 2015 年 5 月前发表的 C-MICS 与 C-SICS 有效性和安全性比较的 RCTs;②决定手术的白内障患者;③ C-MICS 切口小于 2.2mm。

(2) 排除标准:①非 RCTs;②重复发表的文献;③没有全文或文中没有提供原始数据;④伴随眼部其他疾病。

2. 方法

(1) 文献检索:检索数据库包括 Web of Science、PubMed 和 Cochrane 图书馆。检索策略 包 括(coaxial OR microcoaxial OR microincision)AND(phaco OR phacoemulsification OR phakoemulsification)AND cataract。通过阅读题目和摘要确定与研究的相关性,不能明确是否纳入者,则通过阅读全文来确定。文献检索、筛选以及数据提取工作由两位研究者独立完成,如果遇到分歧,则通过讨论解决或者请第三人仲裁。

对确定纳入的文献按预先设计的表格提取资料,主要包括每项研究各组纳入眼数、随访时间、平均超声时间(UST)、超声强度、有效超声时间(EPT)、手术时间、术后裸眼视力、术后矫正视力(BCVA)、中央角膜厚度(CCT)、内皮细胞丢失率(ECL%)、术源性散光(SIA)等。

(2) 统计学方法:采用 Stata12.0 软件。连续性变量资料指标采用加权均数差(WMD)及其 95%CI,以 $P<0.05$ 为差异有统计学意义。采用 I^2 检验进行异质性检验,$P<0.10$ 为差异有统计学意义。若异质性检验的结果为 $P \geqslant 0.10$ 及 $I^2<50\%$ 时,认为多个独立研究具有同质性,可选择固定效应模型;若异质性检验的结果为 $P<0.10$ 及 $I^2 \geqslant 50\%$ 时,可认为多个研究存在异质性,可选择随机效应模型。

(二) 结果

1. 文献概况 根据检索策略通过电子检索和手工检索,初检出 145 篇文献。通过阅读标题、摘要和进一步阅读全文后,根据预先制定的纳入标准和排除标准进行筛选。有 15 篇 RCT 纳入研究,共有 1 136 只眼。其中 C-MICS 和 C-SICS 各 568 只眼。文献筛选流程见图 11-2-1,纳入研究的基本特征见表 11-2-1。

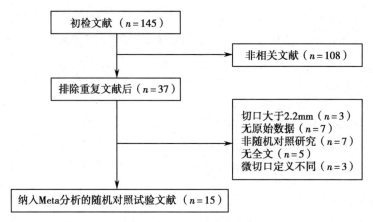

图 11-2-1 文献筛选流程图

表 11-2-1 纳入研究的基本特征（C-MICS/C-SICS）

研究者及年代	研究地点	平均年龄/年	性别/岁（男/女）	数量	切口大小/mm	随访天数/天
Can, et al, 2010[10]	土耳其	65.8/66.2	36/28	45/45	2.2/2.8	90
Hwang, et al, 2015[11]	韩国	64.52/65.87	NA	42/42	2.2/2.75	60
Hayashi, et al, 2014[12]	日本	69.3/69.3	10/24	34/34	2/2.65	1
Dosso, et al, 2008[13]	瑞士	60~87/60~89	NA	25/25	1.6/2.8	56
Samuel, et al, 2009[14]	美国	NA	NA	22/22	2.2/3	42
Musanovic, et al, 2012[15]	波斯尼亚	62.06/65.13	NA	30/30	2.2/3	30
Yao, et al, 2011[16]	中国	72/73	29/51	45/44	1.8/3	90
Luo, et al, 2012[17]	中国	73.95/72.48	40/40	40/40	1.8/3.0	90
Kim, et al, 2011[18]	韩国	75.95/72.56	NA	20/20	1.8/2.75	60
Li, et al, 2010[19]	韩国	66.83/69.25	39/32	37/39	2.2/2.8	30
Wang, et al, 2009[20]	中国	69/71	28/58	43/44	2.2/3	90
Hayashi, et al, 2009[21]	日本	70.1	21/39	60/60	2/2.65	56
Hayashi, et al, 2010[22]	日本	69.5/67.8	16/68	43/41	2/3	56
Hashemi, et al, 2010[23]	伊朗	66.5/67.1	34/40	37/37	2.2/2.8	90
Zhu, et al, 2014[24]	中国	39~80/48~83	48/42	45/45	2.2/3	90

2. 有效性分析 共有 9 个研究 689 只眼比较了超声时间,提示 C-SICS 组超声时间更短(WMD:8.68,95%CI:2.52~14.84,P=0.006)。共有 6 个研究 508 眼比较了平均手术时间,两者并无显著性差异(WMD:0.54,95%CI:−0.22~1.30,P= 0.16)(图 11-2-2)。

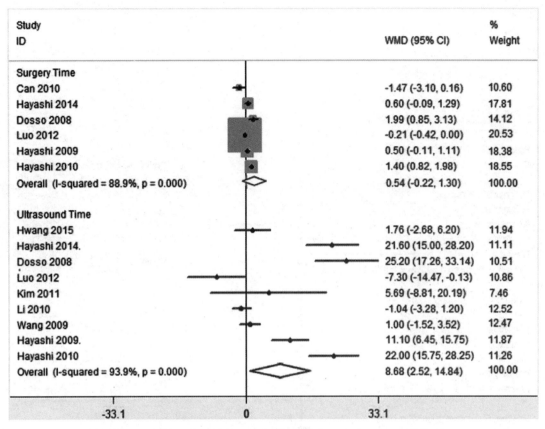

图 11-2-2 平均手术时间以及超声时间对比（Surgery Time：手术时间；
Ultrasound Time：超声时间；图片引用自 Shentu et al，2016[9]）

共有 4 个研究 288 只眼比较了术中平衡盐溶液使用情况，两者并无显著性差异（WMD：0.88，95%CI：−6.52~8.27）。共有 5 个研究 244 眼比较了有效超声时间，两者并无显著性差异（WMD：3.69，95%CI：−0.90~8.28）。共有 5 个研究 362 只眼比较了累计超声能量，两者并无显著性差异（WMD：−0.63，95%CI：−2.32~1.06）（图 11-2-3）。

5 个研究 356 只眼显示术后 1 周最佳矫正视力无统计学差异（WMD：−0.001，95%CI：−0.004~0.003）。3 个研究 238 只眼显示术后 30 天最佳矫正视力无统计学差异（WMD：−0.01，95%CI：−0.03~0.02）。5 个研究 378 只眼显示术后 60 天最佳矫正视力无统计学差异（WMD：−0.005，95%CI：−0.02~0.01）（图 11-2-4）。

共有 3 个研究 230 眼比较了术后 7 天术源性散光，显示 C-MICS 散光较小（WMD：−0.44，95%CI：−0.71~−0.16）。4 个研究 254 眼比较了术后 30 天及以上的术源性散光，C-MICS 组散光较小（WMD：−0.34，95%CI：−0.48~−0.21）（图 11-2-5）。

共有 6 个研究 354 只眼比较了术后角膜内皮减少百分数，发现在术后 7 天（WMD：0.19，95%CI：−1.40~1.02）及术后 30 天（WMD：0.12，95%CI：−2.59~2.84）两者没有显著性差异。但在术后 60 天，C-MICS 组内皮减少更明显（WMD：1.09，95%CI：0.32~1.86）（图 11-2-6）。

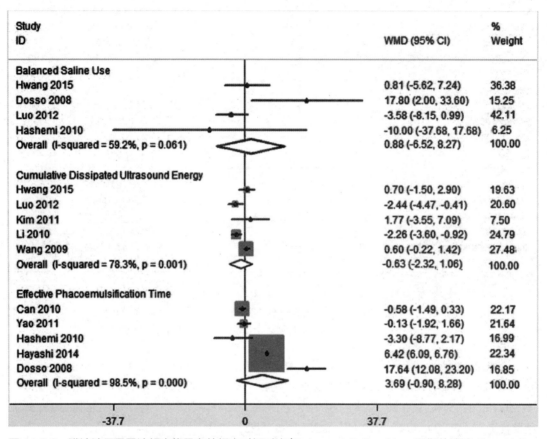

图 11-2-3　灌注液用量累计超声能量有效超声时间对比（Balanced Saline Use：平衡盐溶液；Cumulative Dissipated Ultrasound Energy：累计超声能量；Effective Phacoemulsification Time：有效超声时间；图片引自 Shentu et al，2016[9]）

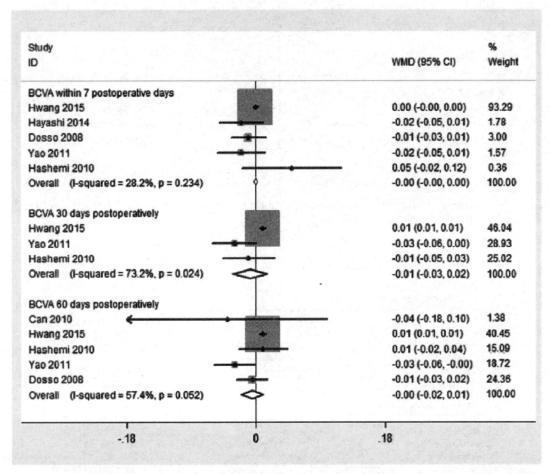

图 11-2-4　术后矫正视力对比（BCVA within 7 postoperative days：术后 1 周最佳矫正视力；BCVA 30 days postoperatively：术后 30 天最佳矫正视力；BCVA 60 days postoperatively：术后 60 天最佳矫正视力；图片引自 Shentu et al，2016[9]）

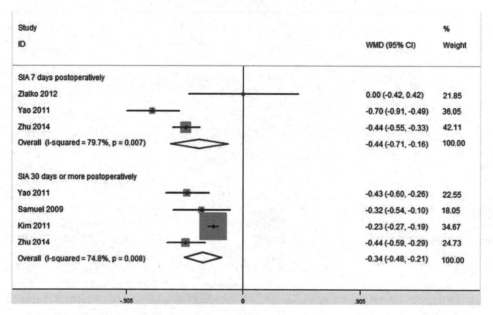

图 11-2-5 术源性散光对比（SIA 7 days，30 days or more postoperatively：术后 7 天、30 天及以上的术源性散光；图片引自 Shentu et al，2016[9]）

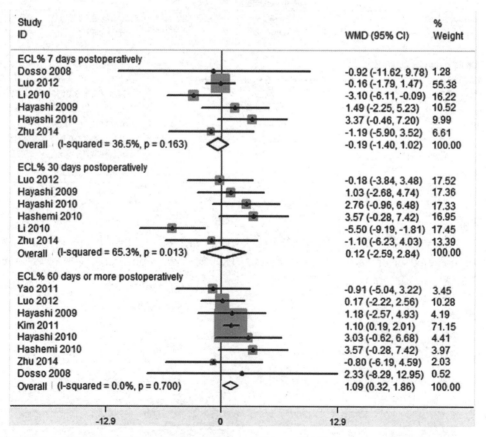

图 11-2-6 内皮细胞丢失率对比（ECL%7 days，30 days，60 days or more postoperatively：术后 7 天、30 天、60 天及以上的角膜内皮减少百分比；图片引用自 Shentu et al，2016[9]）

共有 4 个研究比较了术后中央角膜厚度,提示术后 1 天、7 天、30 天和 60 天及以上均 无 显 著 性 差 异(1 天:WMD:−6.26,95%CI:−33.81~21.29;7 天:WMD:−3.20,95%CI:−12.96~6.56;30 天:WMD:−7.04,95%CI:−15.86~1.79;60 天及以上:WMD:−0.01,95%CI:−5.40~5.39)(图 11-2-7)。

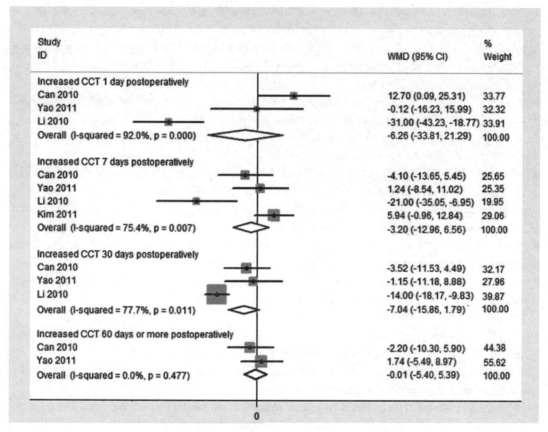

图 11-2-7 术后角膜厚度对比(Increased CCT 1 day,7 days,30 days,60 days or more postoperatively:术后 1 天、7 天、30 天、60 天及以上的角膜厚度变化;图片引用自 Shentu et al,2016[91])

四、临床实践决策

该研究将公开发表的 C-MICS 和 C-SICS 治疗白内障的文献进行了循证医学的系统评价,选取随机对照设计的 RCT 资料研究进行 Meta 分析。Meta 分析结果表明:对于白内障患者,C-MICS 较 C-SICS 无明显劣势,且具有较小的术后 SIA。且对于浅前房患者,微切口手术器械具有针头转向灵活、针头直径小、前房稳定性高、术中更远离角膜内皮等优点。

综上所述,从纳入研究的结果分析,该患者建议实行 C-MICS 治疗白内障。

(徐 雯 倪 爽)

参 考 文 献

1. Omulecki W, Wilczyn'ski M.Minimizing the incision in cataract surgery-a continuous challenge.Okulistyka, 2004,3 :38-43.

2. Alio JL, Rodriguez-Prats JL, Vianello A, et al.Visual outcome of microincision cataract surgery withimplantation of an Acri.Smart lens.J Cataract Refract Surg,2005,31 :1549-1556.

3. Wilczynski M, Supady E.Comparison of surgically induced astigmatism after coaxial phacoemulsification through 1.8 mm microincision and bimanual phacoemulsification through 1.7 mm microincision.J Cataract Refract Surg,2009,35 :1563-1569.

4. Can I, Takmaz T, Yıldız Y, et al.Coaxial, microcoaxial, and biaxial microincision cataract surgery Prospective comparative study.J Cataract Refract Surg,2010,36 :740-746.

5. Luo L, Lin H, He M, et al.Clinical Evaluation of Three Incision Size-Dependent Phacoemulsification Systems. Am J Ophthalmol,2012,153 :831-839.

6. Dosso AA, Cottet L, Burgener ND, et al.Outcomes of coaxial microincision cataract surgery versus conventional coaxial cataract surgery.J Cataract Refract Surg,2008,34 :284-288.

7. Crema AS, Walsh A, Yamane Y, et al.Comparative study of coaxial phacoemulsification and microincisioncataract surgery.J Cataract Refract Surg,2007,33 :1014-1018.

8. Dosso AA, Cottet L, Burgener ND, et al.Outcomes of coaxialmicroincision cataract surgery versus conventional coaxial cataract surgery.J Cataract Refr act Surg,2008,34 :284-288.

9. Shentu X, Zhang X, Tang X, et al.Coaxial Microincision Cataract Surgery versus Standard Coaxial Small-Incision Cataract Surgery:A Meta-Analysis of Randomized Controlled Trials.PLoS One,2016,11(1): e0146676.

10. Can I, Takmaz T.Soyugelen Gu¨ lizar, Bostanci B.Coaxial, microcoaxial, and biaxial microincision cataract surgery Prospective comparative study.J Cataract Refract Surg,2010,36 :740-746.

11. Hwang HS, Ahn YJ, Lee HJ, et al.Comparison of macular thickness and inflammatory cytokine levels after microincision versus small incision coaxial cataract surgery.Acta Ophthalmol,2015.

12. Hayashi K, Yoshida M, Yoshimura K.Immediate changes in intraocular pressure after clear cornealmicro-incision versus small-incision cataract surgery.Jpn J Ophthalmol,2014,58 :402-408.

13. Dosso AA, Cottet L, Burgener ND, et al.Outcomes of coaxial microincision cataract surgery versus conventional coaxial cataract surgery.J Cataract Refract Surg,2008,34 :284-288.

14. Masket S, Wang Li, Belani S.Induced Astigmatism With 2.2-and 3.0-mm Coaxial PhacoemulsificationIncisions.J Refract Surg,2009,25 :21-24.

15. Musanovic Z, Jusufovic V, Halibasica M, et al.Corneal astigmatism after micro-incision cataract operation. Med Arh,2012,66 :125-128.

16. Yao K, Wang W, Wu W, et al.Clinical evaluation on the coaxial 1.8 mm microincisioncataract surgery. Zhonghua Yan Ke Za Zhi,2011,47 :903-907.

17. Luo L, Lin H, He M, et al.Clinical Evaluation of Three Incision Size–Dependent Phacoemulsification Systems.Am J Ophthalmol,2012,153 :831-839.

18. Kim EC, Byun YS, Kim MS.Microincision versus small-incision coaxial cataract surgery using different power modes for hard nuclear cataract.J Cataract Refract Surg,2011,37 :1799-1805.

19. Li YJ, Kim HJ, Joo CK.Early changes in corneal edema following torsional phacoemulsification using anterior segment optical coherence tomography and Scheimpflug photography.Jpn J Ophthalmol,2011,55 : 196-204.

20. Wang J, Zhang EK, Fan WY, et al. The effect of micro-incision and small-incision coaxialphaco-emulsification on corneal astigmatism. Clin Experiment Ophthalmol, 2009, 37:664-669.

21. Hayashi K, Yoshida M, Hayashi H. Postoperative corneal shape changes: Microincision versus small-incision coaxial cataract surgery. J Cataract Refract Surg, 2009, 35:233-239.

22. Hayashi K, Yoshida M, Hayashi H. Corneal shape changes after 2.0-mm or 3.0-mm clear corneal versus scleral tunnel incision cataract surgery. Ophthalmology, 2010, 117:1313-1323.

23. Hashemi H, Zandvakil N. Clinical Comparison of Conventional CoaxialPhacoemulsification and Coaxial Microincision Phacoemulsification. Iranian Journal of Ophthalmology, 2010, 22:13-24.

24. Zhu JG, Cao Y, Xu QH. Comparison of 2.2mm micro incision and 3.0mm incision coaxialphacoemulsification. Int Eye Sci, 2014, 14:1433-1435.

第三节　白内障超声乳化术后黄斑囊样水肿的预防比较

　　白内障是全球第一位致盲眼病。如今,白内障超声乳化术是治疗白内障的标准手术方法。一直以来,降低术后并发症,提高术后视力是大家所追求的目标。随着技术的发展,术后内皮水肿、术后散光等各种术后并发症得以减少,但是白内障术后黄斑囊样水肿(cystoid macular edema, CME)仍然是一个重要影响视力的并发症[1-3]。CME 主要发生在术后 3 个月内,术后 4~6 周为高发期[2,3]。尽管一些白内障术后患者出现轻微 CME,且能够自我好转,但是仍然有 0~6% 的非糖尿病白内障术后患者出现严重的 CME[4,5],而糖尿病患者 CME 发生率则更高[6]。抗炎治疗可以降低白内障术后 CME 发生率[7],其中包括了局部使用糖皮质激素,局部使用非甾体抗炎药,联合使用等。那么究竟哪一种方法能更有效地防止白内障术后 CME？随着近几年内新发表了高质量的临床试验研究结果,进一步运用循证医学来评价哪种方式可行显得尤为重要。

一、疾病案例

　　患者女,71 岁,双眼视物模糊 5 年余,3 年前诊断为双眼老年性白内障。1 年前外院行左眼白内障超声乳化及后房型人工晶状体植入术,术后曾出现轻度黄斑水肿,局部注射激素及局部抗炎眼药水治疗后好转,今为求右眼手术来我院治疗。既往无糖尿病、高血压等系统性疾病史。眼部检查:矫正视力:右眼 0.2,左眼 0.7。眼压:右眼 15mmHg,左眼 16mmHg。双眼前房深度可,瞳孔等大等圆,对光反射存。右眼晶状体混浊,核硬度 Ⅲ 级,眼底视网膜平伏,左眼人工晶状体在位,网膜平伏。诊断:右眼老年性白内障,左眼人工晶状体眼。

二、提出问题

　　患者女,71 岁,白内障诊断明确,需行手术治疗,先前发生过术后 CME。我们究竟应该如何选择预防 CME 发生？为了回答这个问题,我们首先需要按循证眼科学的要求进行证据检索和评价,然后在此基础上进行临床决策。

三、证据检索和评价

　　2016 年 Kim 等已对此问题进行了较为全面的 Meta 分析[1],具体如下:

（一）资料与方法

1. 一般资料

（1）检索文献的纳入标准：①国内外生物医学期刊于2015年5月前发表的关于白内障术后CME预防的随机对照试验（randomized controlled trial，RCT）；②老年性白内障；③超声乳化手术；④后房型人工晶状体植入。

（2）排除标准：①非RCT；②重复发表的文献；③没有全文或文中没有提供原始数据；④术前就存在CME；⑤合并其他眼病的白内障手术；⑥患者有其他CME危险因素。

2. 方法

（1）文献检索：检索数据库包括EMBASE、PubMed和Cochrane图书馆。检索策略包括（cataract extr*，phaco*），macular edema（irvinegass，edema，oedema），and study design（random*）。将初步检索文献导入EndNote进行查重，通过阅读题目和摘要确定与研究的相关性，不能明确是否纳入者，则通过阅读全文来确定。文献检索、筛选以及数据提取工作由两位研究者独立完成，如果遇到分歧，则通过讨论解决或者请第三人仲裁。

对确定纳入的文献按预先设计的表格提取资料，主要包括每项研究各组纳入眼数、随访时间、何种药物干预，黄斑囊样水肿发生率、术后矫正视力、中央黄斑厚度等。

（2）统计学方法：采用Review Manager软件。分类变量资料采用优势比（odds ratio，OR），连续性变量资料指标采用加权均数差（WMD）及其95%CI，以$P<0.05$为差异有统计学意义。采用I^2检验进行异质性检验，$P<0.10$为差异有统计学意义。若异质性检验的结果为$P \geq 0.10$及$I^2<50\%$时，认为多个独立研究具有同质性，可选择固定效应模型计算及合并统计量；若异质性检验的结果为$P<0.10$及$I^2 \geq 50\%$时，可认为多个研究存在异质性，可选择随机效应模型。

（二）结果

1. 文献概况 根据检索策略，初检出2 808篇文献。通过阅读标题、摘要和进一步阅读全文后，根据预先制定的纳入标准和排除标准进行筛选，有22项RCT纳入研究。文献筛选流程见图11-3-1，纳入研究的基本特征见表11-3-1。

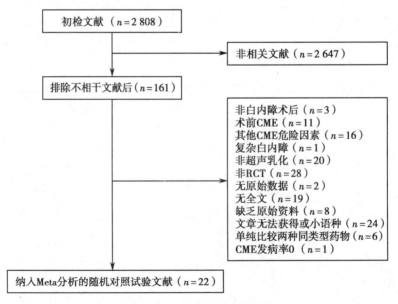

图11-3-1 文献筛选流程图

表 11-3-1 纳入研究的基本特征

研究者	年份	分组 1	分组 2
Dieleman, et al [8]	2011	局部糖皮质激素	结膜下注射糖皮质激素
Donnenfeld, et al [9]	2006	局部糖皮质激素	局部糖皮质激素 +NSAID
Miyake, et al [10]	1999	局部糖皮质激素	局部糖皮质激素 +NSAID
Miyake, et al [11]	2001	局部糖皮质激素	局部糖皮质激素 +NSAID
Miyanaga, et al [12]	2009	局部糖皮质激素	局部糖皮质激素 +NSAID
Moschos, et al [13]	2012	局部糖皮质激素	局部糖皮质激素 +NSAID
Negi, et al [14]	2006	口服乙酰唑胺 + 局部糖皮质激素	口服乙酰唑胺 + 局部糖皮质激素 +tenon 囊注射糖皮质激素
Ticly, et al [15]	2014	局部糖皮质激素	局部糖皮质激素 +NSAID
Wang, et al [16]	2013	口服糖皮质激素 + 局部糖皮质激素	口服糖皮质激素 + 局部 NSAID
Yavas, et al [17]	2007	局部糖皮质激素	局部糖皮质激素 +NSAID
Almeida, et al [18]	2012	局部糖皮质激素	局部糖皮质激素 +NSAID
Cervantes, et al [19]	2009	局部糖皮质激素	局部糖皮质激素 +NSAID
Miyake, et al [20]	2000	局部糖皮质激素	局部 NSAID
Miyake, et al [21]	2007	局部糖皮质激素	局部 NSAID
Miyake, et al [22]	2011	局部糖皮质激素	局部 NSAID
Ahmadabadi, et al [23]	2010	局部糖皮质激素	局部糖皮质激素 + 眼内注射糖皮质激素
Chae, et al [24]	2014	安慰剂	眼内注射抗 VEGF
Endo, et al [25]	2010	局部糖皮质激素	局部 NSAID
Fard, et al [26]	2011	安慰剂	眼内注射抗 VEGF
Kim, et al [27]	2008	局部糖皮质激素	局部糖皮质激素 +tenon 囊注射糖皮质激素
Singh, et al [28]	2012	局部糖皮质激素	局部糖皮质激素 +NSAID
Udaondo, et al [29]	2011	局部糖皮质激素	局部糖皮质激素 + 眼内注射抗 VEGF

2. 有效性分析 9 项研究表明,在非糖尿病患者中,局部使用非载体类抗炎药较局部使用糖皮质激素有更低的术后 CME 发生率(OR=0.11,95%CI:0.03~0.37;I^2=0),局部联合使用糖皮质激素加非载体类抗炎药 CME 发生率较单纯局部使用糖皮质激素明显降低(OR=0.21,95%CI:0.10~0.44;I^2=18%),有一项研究比较了单纯局部使用非甾体抗炎药和局部联合使用糖皮质激素加非载体类抗炎药,两者均没有观察到 CME。有一项研究比较了术后使用局部糖皮质激素滴眼液以及手术末结膜下注射糖皮质激素,两者无明显差异(OR=1.18;95%CI:0.53~2.62)(图 11-3-2)。

4 项研究表明,在未对糖尿病患者分组研究中,局部使用非载体类抗炎药较局部使用糖皮质激素有更低的术后 CME 发生率(OR=0.05;95%CI:0.02~0.11;I^2=0)。局部联合使用糖皮质激素加非载体类抗炎药术后 OCT 黄斑容积较单纯局部使用糖皮质激素明显降低

（WMD=−0.25mm^3；95%CI：−0.36~−0.13mm^3；I^2=0）（图 11-3-2）。

1 项研究表明糖尿病患者中，术后局部联合使用糖皮质激素加非载体类抗炎药 CME 发生率较单纯局部使用糖皮质激素明显降低（OR=0.17；95%CI：0.05~0.50）。有 1 项研究对比了糖尿病患者中术后单纯使用局部非甾体抗炎药和局部使用激素，但是该研究没有提及 CME 发生率。

1 项研究表明白与安慰剂对比内障手术末尾球内注射抗 VEGF 药物，不能明显降低术后 CME 发生率（OR=0.68；95%CI：0.21~2.19）。

1 项研究表明白白内障手术末尾球内注射抗 VEGF 药物合并局部使用糖皮质激素，与单纯局部使用糖皮质激素相比，不能明显降低术后 CME 发生率（OR=0.13；95%CI：0.02~1.21）。

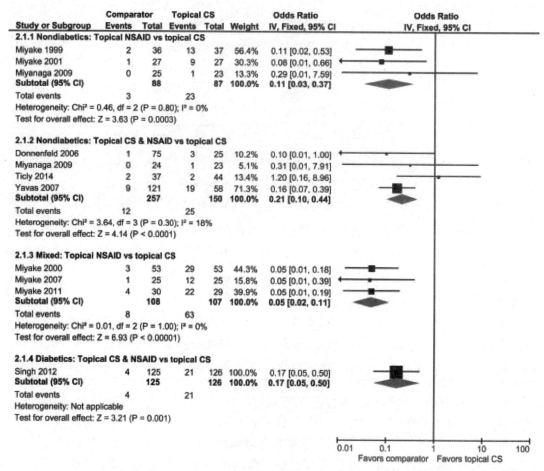

图 11-3-2　白内障术后黄斑囊样水肿发生率对比（Comparator：对照组；Topical CS：局部使用糖皮质激素；topical NSAID：局部使用非甾体抗炎药；Nondiabetics：非糖尿病患者；Mixed：未对患者分组；Diabetics：糖尿病患者；图片引自 Kim et al,2016[1]）

四、临床实践决策

该研究将公开发表的老年性白内障手术后 CME 预防文献进行了循证医学的系统评价，

选取随机对照设计的 RCT 资料研究进行 Meta 分析。Meta 分析结果表明：对于白内障患者，局部使用非甾体抗炎药可以有效降低 CME 发生率，局部使用非甾体抗炎药联合局部糖皮质激素 CME 发生率要小于单纯使用糖皮质激素。

综上所述，从纳入研究的结果分析，可建议该患者术后局部使用非甾体抗炎药联合局部使用糖皮质激素预防 CME，但具体使用方案同时还需结合患者的全身和局部反应，术者的经验等因素。

（徐 雯 倪 爽）

参 考 文 献

1. Kim SJ，Jampel H.Prevention of Cystoid Macular Edema After Cataract Surgery in Non-Diabetic and Diabetic Patients：A Systematic Review and Meta-Analysis.Am J Ophthalmol，2016，161：221-222.

2. Colin J.The role of NSAIDs in the management of postoperative ophthalmic inflammation.Drugs，2007，67（9）：1291-1308.

3. Yonekawa Y，Kim IK.Pseudophakic cystoid macular edema.Curr Opin Ophthalmol，2012，23（1）：26-32.

4. Eriksson U，Alm A，Bjarnhall G，et al.Macular edema and visual outcome following cataract surgery in patients with diabetic retinopathy and controls.Graefes Arch Clin Exp Ophthalmol，2011，249（3）：349-359.

5. Katsimpris JM，Petropoulos IK，Zoukas G，et al.Central foveal thickness before and after cataract surgery in normal and in diabetic patients without retinopathy.Klin Monbl Augenheilkd，2012，229（4）：331-337.

6. Krepler K，Biowski R，Schrey S，et al.Cataract surgery in patients with diabetic retinopathy：visual outcome，progression of diabetic retinopathy，and incidence of diabetic macular oedema.Graefes Arch Clin Exp Ophthalmol，2002，240（9）：735-738.

7. Henderson BA，Kim JY，Ament CS，et al.Clinical pseudophakic cystoid macular edema.Risk factors for development and duration after treatment.J Cataract Refract Surg，2007，33（9）：1550-1558.

8. Dieleman M，Wubbels RJ，van KNM，et al.Single perioperative subconjunctival steroid depot versus postoperative steroid eyedrops to prevent intraocular inflammation and macular edema after cataract surgery.J Cataract Refract Surg，2011，37（9）：1589-1597.

9. Donnenfeld ED，Perry HD，Wittpenn JR，et al.Preoperative ketorolac tromethamine 0.4% in phacoemulsification outcomes：pharmacokinetic-response curve.J Cataract Refract Surg，2006，32（9）：1474-1482.

10. Miyake K，Ota I，Maekubo K，et al.Latanoprost accelerates disruption of the blood-aqueous barrier and the incidence of angiographic cystoid macular edema in early postoperative pseudophakias.Arch Ophthalmol，1999，117（1）：34-40.

11. Miyake K，Ota I，Ibaraki N，et al.Enhanced disruption of the blood-aqueous barrier and the incidence of angiographic cystoid macular edema by topical timolol and its preservative in early postoperative pseudophakia.Arch Ophthalmol，2001，119（3）：387-394.

12. Miyanaga M，Miyai T，Nejima R，et al.Effect of bromfenac ophthalmic solution on ocular inflammation following cataract surgery.Acta Ophthalmol，2009，87（3）：300-305.

13. Moschos MM，Chatziralli IP，Pantazis P，et al.Is topical diclofenac essential before and after uneventful phacoemulsification cataract surgery？J Ocul Pharmacol Ther，2012，28（4）：335-339.

14. Negi AK，Browning AC，Vernon SA.Single perioperative triamcinolone injection versus standard postoperative steroid drops after uneventful phacoemulsification surgery：Randomized controlled trial.J Cataract Refract Surg，2006，32（3）：468-474.

15. Ticly FG, Lira RP, Zanetti FR, et al.Prophylactic use of ketorolac tromethamine in cataract surgery: a randomized trial.J Ocul Pharmacol Ther,2014,30(6):495-501.

16. Wang QW, Yao K, Xu W, et al.Bromfenac sodium 0.1%, fluorometholone 0.1% and dexamethasone 0.1% for control of ocular inflammation and prevention of cystoid macular edema after phacoemulsification. Ophthalmologica,2013,229(4):187-194.

17. Yavas GF, Ozturk F, Küsbeci T.Preoperative topical indomethacin to prevent pseudophakic cystoid macular edema.J Cataract Refract Surg,2007,33(5):804-807.

18. Almeida DR, Khan Z, Xing L, et al.Prophylactic nepafenac and ketorolac versus placebo in preventing postoperative macular edema after uneventful phacoemulsification.J Cataract Refract Surg,2012,38(9): 1537-1543.

19. Cervantes-Coste G, Sánchez-Castro YG, Orozco-Carroll M, et al.Inhibition of surgically induced miosis and prevention of postoperative macular edema with nepafenac.Clin Ophthalmol,2009,3:219-226.

20. Miyake K, Masuda K, Shirato S, et al.Comparison of diclofenac and fluorometholone in preventing cystoid macular edema after small incision cataract surgery: a multicentered prospective trial.Jpn J Ophthalmol, 2000,44(1):58-67.

21. Miyake K, Nishimura K, Harino S, et al.The effect of topical diclofenac on choroidal blood flow in early postoperative pseudophakias with regard to cystoid macular edema formation.Invest Ophthalmol Vis Sci, 2007,48(12):5647-5652.

22. Miyake K, Ota I, Miyake G, et al.Nepafenac 0.1% versus fluorometholone 0.1% for preventing cystoid macular edema after cataract surgery.J Cataract Refract Surg,2011,37(9):1581-1588.

23. Ahmadabadi HF, Mohammadi M, Beheshtnejad H, et al.Effect of intravitreal triamcinolone acetonide injection on central macular thickness in diabetic patients having phacoemulsification.J Cataract Refract Surg,2010,36(6):917-922.

24. Chae JB, Joe SG, Yang SJ, et al.Effect of combined cataract surgery and ranibizumab injection in postoperative macular edema in nonproliferative diabetic retinopathy.Retina,2014,34(1):149-156.

25. Endo N, Kato S, Haruyama K, et al.Efficacy of bromfenac sodium ophthalmic solution in preventing cystoid macular oedema after cataract surgery in patients with diabetes.Acta Ophthalmol,2010,88(8):896-900.

26. Fard MA, YazdaneiAbyane A, Malihi M.Prophylactic intravitreal bevacizumab for diabetic macular edema (thickening)after cataract surgery: prospective randomized study.Eur J Ophthalmol,2011,21(3):276-281.

27. Kim SY, Yang J, Lee YC, et al.Effect of a single intraoperative sub-Tenon injection of triamcinolone acetonide on the progression of diabetic retinopathy and visual outcomes after cataract surgery.J Cataract Refract Surg,2008,34(5):823-826.

28. Singh R, Alpern L, Jaffe GJ, et al.Evaluation of nepafenac in prevention of macular edema following cataract surgery in patients with diabetic retinopathy.Clin Ophthalmol,2012,6:1259-1269.

29. Udaondo P, Garcia-Pous M, Garcia-Delpech S, et al.Prophylaxis of macular edema with intravitreal ranibizumab in patients with diabetic retinopathy after cataract surgery: a pilot study.J Ophthalmol,2011, 2011:159436.

第四节 飞秒激光辅助白内障手术和传统超声乳化白内障手术的选择

白内障是全球第一位致盲眼病,据估计到 2020 年全球约有 3 千万白内障患者, 这个数字将继续增加[1]。随着生活水平的提高,越来越多的患者追求早期手术,且对术后视觉质量以及手术安全有着较高的期望。在发达地区,白内障超声乳化摘除术

（conventional phacoemulsification cataract surgery，CPCS）是治疗白内障的标准手术方法。它通过超声粉碎乳化并吸出混浊的晶状体组织，与传统白内障囊外摘除（ECCE）比有着快速康复、术后散光低等优点[2]。然而，超声同时会产生热量和能量，从而伤害角膜内皮导致角膜水肿。虽然一直以来白内障超声乳化技术在发展，使白内障手术越来越安全、高效，但是术后角膜的水肿[3]、后囊破裂[4]、黄斑囊样水肿[5]、眼内炎[6]等威胁视力的并发症仍时有发生。

近年来，飞秒激光被引入辅助超声乳化白内障手术。在手术过程中飞秒激光可进行角膜切口、撕囊以及预劈核[7]。飞秒激光的应用对白内障手术是重大改革，其主要优点是大大减少术中超声乳化能量。大量临床报道表明，飞秒激光辅助白内障超声乳化术（femtosecond laser assisted cataract surgery，FLACS），可以显著降低超声能量和有效超声乳化时间，从而减轻术后早期角膜水肿和角膜内皮细胞丢失[8-12]。飞秒激光能够对撕囊直径控制得更精确，使人工晶状体植入术更精准，提供更佳的术后视觉康复。然而，也有研究显示 FLACS 与传统白内障超声乳化手术相比并不能提高术后视力[13]，且存在前囊裂开等术中风险[14]。

FLACS 是否比传统 CPCS 安全有效？随着近几年内新发表了高质量的临床试验研究结果，进一步评价两者的疗效及安全性很有必要。

一、疾病案例

患者女，76 岁，双眼视物模糊 5 年余，2 年前外院曾诊断为"双眼老年性白内障"，未予治疗，近 1 年视物模糊加重，来我院就诊。既往无糖尿病、高血压等系统性疾病史。眼部检查：矫正视力：右眼 0.3，左眼 0.1。眼压：右眼 15mmHg，左眼 16mmHg。双眼角膜清，前房深度可，瞳孔等大等圆，对光反射存，晶状体混浊，核Ⅲ度混浊，眼底视网膜平伏，视盘边界清。辅助检查：右眼内皮细胞计数 1 200/mm²，左眼内皮细胞计数 1 800/mm²。诊断：双眼老年性白内障。

二、提出问题

患者女，76 岁，白内障诊断明确，需行手术治疗，双眼内皮细胞数偏少。我们应该选择飞秒激光辅助白内障手术还是传统超声乳化白内障手术？其疗效和安全性分别如何？为了回答这个问题，我们首先需要按循证眼科学的要求进行证据检索和评价，然后在此基础上进行临床决策。

三、证据检索和评价

2016 年，Chen 等[15]已对两者进行了较为全面的 Meta 分析，具体如下：

（一）资料与方法

1. 一般资料

（1）检索文献的纳入标准：①国内外生物医学期刊于 2015 年 7 月前发表的飞秒激光辅助白内障手术和传统超声乳化白内障手术有效性和安全性比较的随机对照试验（RCT）或者队列研究；②年龄相关性白内障患者；③观察项目包括下述指标：术后裸眼视力和术后矫正矫正视力，术后散光，术后角膜内皮计数，中央角膜厚度，EPT 平均超声能量以及平均超声时间。

(2)排除标准:①有其他眼部疾病;②重复发表的文献;③没有全文或文中没有提供原始数据。

2. 方法

(1)文献检索:检索数据库包括 EMBASE、PubMed 和 Cochrane 图书馆。检索策略包括(femtosecond OR femtolaser)AND cataract。将初步检索文献导入 EndNote 进行查重,通过阅读题目和摘要确定与研究的相关性,不能明确是否纳入者,则通过阅读全文来确定。文献检索、筛选以及数据提取工作由两位研究者独立完成,如果遇到分歧,则通过讨论解决或者请第三人仲裁。

对确定纳入的文献按预先设计的表格提取资料,主要包括每项研究各组纳入眼数、随访时间、平均超声时间、超声强度、有效超声时间、术后裸眼视力、术后矫正视力、中央角膜厚度、内皮丢失率、术后散光、并发症的发生率等。

(2)统计学方法:采用 Cochrane 协作网提供的 Review Manager 5.3 软件。分类变量采用优势比(OR)及 95% 可信区间(CI);连续变量采用加权均数差(WMD)及其 95%CI,以 $P<0.05$ 为差异有统计学意义。采用 I^2 检验进行异质性检验,$P<0.10$ 为差异有统计学意义。若异质性检验的结果为 $P \geq 0.10$ 及 $I^2<50\%$ 时,认为多个独立研究具有同质性,可选择固定效应模型;若异质性检验的结果为 $P<0.10$ 及 $I^2 \geq 50\%$ 时,可认为多个研究存在异质性,可选择随机效应模型。

(二)结果

1. 文献概况　根据检索策略,初检出 639 篇文献。通过阅读标题、摘要和进一步阅读全文,根据预先制定的纳入标准和排除标准进行筛选。有 9 篇 RCT 以及 15 篇队列研究纳入研究,共有 4 903 只眼。其中,FLACS 组 2 861 只眼,CPCS 组 2 072 只眼。文献筛选流程见图 11-4-1,纳入研究的基本特征见表 11-4-1。

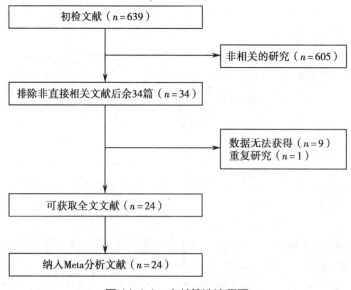

图 11-4-1　文献筛选流程图

表 11-4-1 纳入研究的基本特征

研究者及年代	研究地点	研究类型	年龄/岁 (FLACS, CPCS)		性别男:女 (FLACS, CPCS)		眼球数量 (FLACS, CPCS)		随访时间
Abell, et al, 2013[16]	澳大利亚	cohort	72.5		53:47	33:43	100	76	4周
Takacs, et al, 2012[17]	匈牙利	RCT	65.8	66.9	10:28	15:23	38	38	1月
Chee, et al, 2015[18]	新加坡	cohort	64.5	65.5	NA	NA	794	420	6周
Nagy, et al, 2011[19]	匈牙利	RCT	65	68	15:39	17:40	54	57	1周
Filkorn, et al, 2012[20]	匈牙利	RCT	65.2	64.4	NA	NA	77	57	9周
Conrad, et al, 2013[21]	德国	cohort	70.9	70.9	27:46	27:46	73	73	3月
Conrad, et al, 2014[22]	德国	cohort	72	73	NA	NA	400	400	NA
Ecsedy, et al, 2011[23]	匈牙利	cohort	58.9	66.9	8:12	5:15	20	20	1月
Conrad, et al, 2012[24]	德国	cohort	70	72	30:27	28:24	57	52	4周
Abell, et al, 2014[25]	澳大利亚	cohort	72.5		220:270		405	215	6月
Reddy, et al, 2013[26]	印度	RCT	58.5	61.3	30:26	37:26	56	63	1天
Krarup, et al, 2014[27]	丹麦	cohort	NA	NA	NA	NA	47	47	3月
Nagy, et al, 2014[28]	匈牙利	RCT	70.4	62.27	NA	NA	20	20	3月
Mastropasqua, et al, 2014[29]	意大利	RCT	70.2	70.5	NA	NA	30	30	6月
Schargus, et al, 2015[30]	德国	RCT	71.8	71.8	15:22	15:22	37	37	6月
Conrad, et al, 2014[31]	德国	RCT	71.3	71.3	46:58	46:58	104	104	6月
Schultz, 2015[32]	德国	cohort	70.9	69.9	25:25	23:27	50	50	3天
Packer, 2014[33]	德国	cohort	67.8	69.4	45:43	24:38	88	62	1月
Nagy, 2012[34]	匈牙利	cohort	55.17	62	7:05	5:08	12	13	2月
Mastropasqua, 2014[35]	意大利	RCT	69.3	69.1	NA	NA	30+30	30	6月
Lawless, 2012[36]	澳大利亚	cohort	NA	NA	NA	NA	61	29	12周
Abell, 2013[37]	澳大利亚	cohort	72.8	71.8	69:81	23:28	150	51	3周
Daya, 2014[38]	英国	cohort	64.7	64.1	NA	NA	108	108	NA
Kranitz, 2011[39]	匈牙利	cohort	63.8	71.7	5:15	6:14	20	20	1年

NA:数据不可获得;cohort:队列研究;RCT:随机对照试验;FLACS:飞秒激光辅助白内障超声乳化术;CPCS:白内障超声乳化摘除术。

2. 有效性分析 共有 7 个研究比较了术后角膜内皮丢失率,发现 FLACS 术较 CPCS 有着更小的术后角膜内皮细胞丢失率,在术后 1 周(WMD=-2.93,95%CI:-5.63~-0.24, P=0.03),术后 1 个月(WMD:-2.07,95%CI:-2.94~-1.19,P<0.001)以及术后 3 个月(WMD: -4.67,95%CI:-7.81~-1.54,P=0.003)(图 11-4-2)。

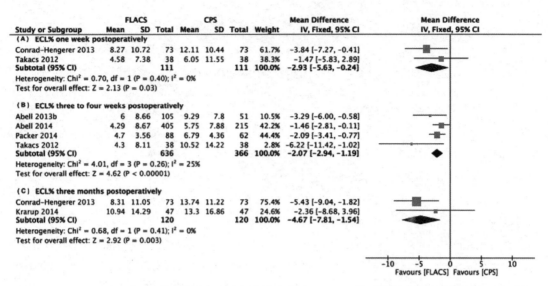

图 11-4-2 FLACS（飞秒激光辅助白内障超声乳化术）与 CPCS（飞秒激光辅助白内障超声乳化术）术后内皮细胞丢失率对比（图片引自 Chen et al,2016[15]）

共有 4 个研究比较了术后中央角膜厚度，提示 FLACS 可以减少术后 1 周、1 个月、3 个月中央角膜厚度，其中术后 1 天有显著性差异（WMD：–16.63,95%CI：–23.40~–9.86, $P<0.001$），术后 1 个月有显著性差异（WMD：–8.69,95%CI：–15.58~–1.80,$P=0.01$），术后 3~6 个月有显著性差异（WMD：–6.00,95%CI：–11.41~–0.60,$P=0.03$）（图 11-4-3）。

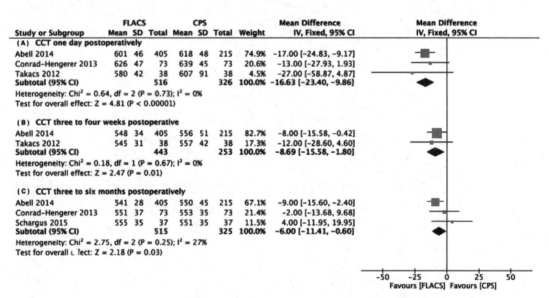

图 11-4-3 FLACS（飞秒激光辅助白内障超声乳化术）与 CPCS（飞秒激光辅助白内障超声乳化术）术后中央角膜厚度对比（图片引自 Chen et al,2016[15]）

共有 7 个研究比较了术后视力,分析后发现 FLACS 有着更好的术后 1 周矫正视力。其中术后 1 周（WMD：–0.03,95%CI：–0.06~–0.01,$P=0.01$），术后 1 个月与随访后期无明显差异（WMD：–0.01,95%CI：–0.04~0.02,$P=0.54$；WMD：–0.01,95%CI：–0.01~0.00,$P=0.07$）（图 11-4-4）。

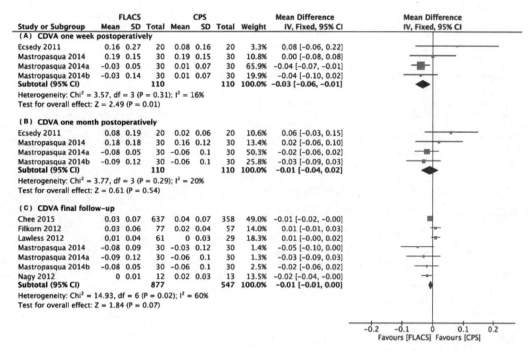

图 11-4-4 FLACS（飞秒激光辅助白内障超声乳化术）与 CPCS（飞秒激光辅助白内障超声乳化术）术后矫正视力对比（图片引自 Chen et al,2016[15]）

共有 5 个研究比较了裸眼视力,发现在随访末期 FLACS 有着更好的裸眼视力（WMD：−0.07,95%CI：−0.14~0.00,P=0.05）（图 11-4-5）。

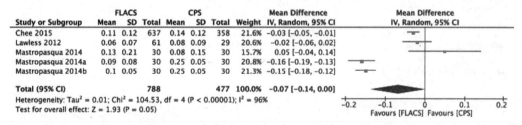

图 11-4-5 FLACS（飞秒激光辅助白内障超声乳化术）与 CPCS（飞秒激光辅助白内障超声乳化术）术后裸眼视力对比（图片引自 Chen et al,2016[15]）

共有 5 个研究比较了术后屈光不正情况,分析后发现 FLACS 有着更小的术后平均屈光不正绝对值（WMD：−0.03,95%CI：−0.06~−0.01,P=0.05）（图 11-4-6）。

共有 2 个研究比较了术源性散光情况,提示两组无显著性差异（WMD：0.05,95%CI：−0.03~0.12,P=0.26,I^2=0）（图 11-4-7）。

共有 10 个研究比较了术中平均超声时间,提示 FLACS 组超声时间明显少于 CPCS 组（WMD：−2.13,95%CI：−2.60~−1.66,P<0.001,I^2>50%）（图 11-4-8）。

共有 2 个研究比较了术中累积超声能量（CDE）,提示 FLACS 组 CDE 明显低于 CPCS 组（WMD：−2.23,95%CI：−3.79~−0.67,P=0.005,I^2=0）。3 个研究比较了术中平均超声能量（MP）,提示 FLACS 组 MP 明显低于 CPCS 组（WMD：−7.09,95%CI：−7.64~−6.55,P<0.001,I^2>50%）（图 11-4-9）。

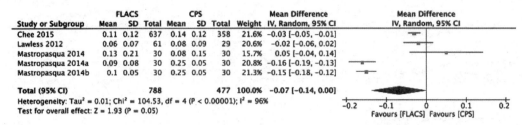

图 11-4-6　FLACS（飞秒激光辅助白内障超声乳化术）与 CPCS（飞秒激光辅助白内障超声乳化术）术后平均屈光不正绝对值比较（图片引自 Chen et al, 2016[15]）

共有 4 个研究比较了术中撕囊圆度，显示 FLACS 有着更好的撕囊圆度（WMD: 0.06, 95%CI: 0.03~0.09, $P<0.001, I^2>50\%$）（图 11-4-10）。

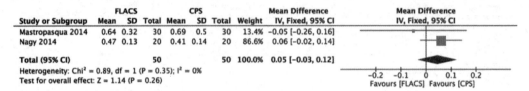

图 11-4-7　FLACS（飞秒激光辅助白内障超声乳化术）与 CPCS（飞秒激光辅助白内障超声乳化术）术源性散光对比（图片引自 Chen et al, 2016[15]）

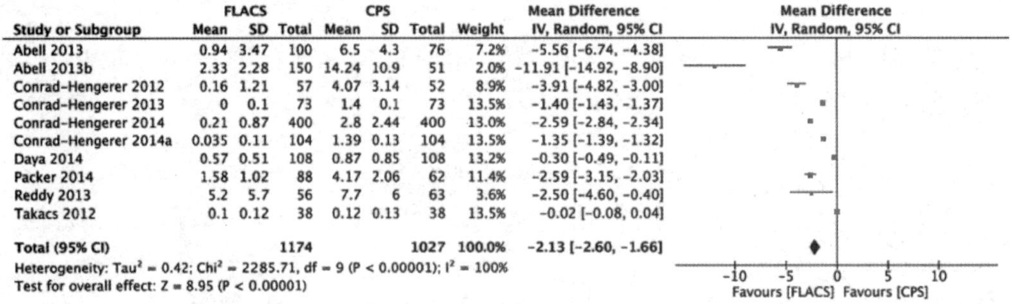

图 11-4-8　FLACS（飞秒激光辅助白内障超声乳化术）与 CPCS（飞秒激光辅助白内障超声乳化术）平均超声时间对比（图片引自 Chen et al, 2016[15]）

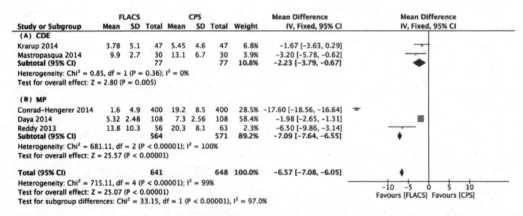

图 11-4-9　FLACS（飞秒激光辅助白内障超声乳化术）与 CPCS（飞秒激光辅助白内障超声乳化术）术中超声能量对比（图片引自 Chen et al, 2016[15]）

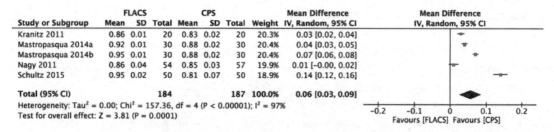

图 11-4-10　FLACS（飞秒激光辅助白内障超声乳化术）与 CPCS（飞秒激光辅助白内障超声乳化术）撕囊圆度对比（图片引自 Chen et al,2016[15]）

四、临床实践决策

该研究将公开发表的 FLACS 术与传统的 CPCS 术治疗白内障的文献进行了循证医学的系统评价,选取随机对照设计的 9 项 RCT 以及 15 项队列研究进行 Meta 分析。Meta 分析结果表明:对于白内障患者,FLACS 明显减少术中超声能量使用从而减少热损伤及超声损伤。FLACS 可以减少术后 1 周、1 个月、3 个月内皮丢失,FLACS 可以减少术后 1 周、1 个月、3 个月中央角膜厚度,FLACS 有着更好的术后 1 周矫正视力以及术后 3 个月以上裸眼矫正视力。

综上所述,从纳入研究的结果分析,FLACS 可以作为白内障患者的手术方式,而且较CPCS 更适合一些硬核白内障或者内皮细胞数较少的患者。具体手术方案的决策,同时还需考虑患者的经济条件,心理因素,手术者的经验,当地的卫生医疗条件,社会因素等。

（徐 雯 倪 爽）

参 考 文 献

1. Uy HS,Edwards K,Curtis N.Femtosecond phacoemulsification:the business and the medicine.Curr Opin Ophthalmol,2012,23(1):33-39.

2. Devgan U.Surgical techniques in phacoemulsification.Curr Opin Ophthalmol,2007,18:19-22.

3. Bourne RR,Minassian DC,Dart JK,et al.Effect of cataract surgery on the corneal endothelium:modern phacoemulsification compared with extracapsular cataract surgery.Ophthalmology,2004,111(4):679-685.

4. Lundström M,Behndig A,Montan P,et al.Capsule complication during cataract surgery:Background,study design,and required additional care:Swedish Capsule Rupture Study Group report 1.J Cataract Refract Surg,2009,35(10):1679-1687.

5. Yonekawa Y,Kim IK.Pseudophakic cystoid macular edema.Curr Opin Ophthalmol,2012,23(1):26-32.

6. Ho TT,Kaiser R,Benson WE.Retinal complications of cataract surgery.Compr Ophthalmol Update,2006,7(1):1-10.

7. He L,Sheehy K,Culbertson W.Femtosecond laser-assisted cataract surgery.Curr Opin Ophthalmol,2011,22(1):43-52.

8. Conrad-Hengerer I,Al Juburi M,Schultz T,et al.Corneal endothelial cell loss and corneal thickness in conventional compared with femtosecond laser-assisted cataract surgery:three-month follow-up.J Cataract Refract Surg,2013,39(9):1307-1313.

9. Abell RG,Kerr NM,Vote BJ.Toward zero effective phacoemulsification time using femtosecond laser

pretreatment.Ophthalmology,2013,120(5):942-948.

10. Abell RG,Kerr NM,Vote BJ.Femtosecond laser-assisted cataract surgery compared with conventional cataract surgery.Clin Experiment Ophthalmol,2013,41(5):455-462.

11. Conrad-Hengerer I,Hengerer FH,Schultz T,et al.Effect of femtosecond laser fragmentation on effective phacoemulsification time in cataract surgery.J Refract Surg,2012,28(12):879-883.

12. Reddy KP,Kandulla J,Auffarth GU.Effectiveness and safety of femtosecond laser-assisted lens fragmentation and anterior capsulotomy versus the manual technique in cataract surgery.J Cataract Refract Surg,2013,39(9):1297-1306.

13. Filkorn T,Kovács I,Takács A,et al.Comparison of IOL power calculation and refractive outcome after laser refractive cataract surgery with a femtosecond laser versus conventional phacoemulsification.J Refract Surg,2012,28(8):540-544.

14. Abell RG,Davies PE,Phelan D,et al.Anterior capsulotomy integrity after femtosecond laser-assisted cataract surgery.Ophthalmology,2014,121(1):17-24.

15. Chen X,Chen K,He J,et al.Comparing the Curative Effects between Femtosecond Laser-Assisted Cataract Surgery and Conventional Phacoemulsification Surgery:A Meta-Analysis.PLoS One,2016,11(3):e0152088-.

16. Abell RG,Kerr NM,Vote BJ.Toward zero effective phacoemulsification time using femtosecond laser pretreatment.Ophthalmology,2013,120(5):942-948.

17. Takacs AI,Kovacs I,Mihaltz K,et al.Central corneal volume and endothelial cell count following femtosecond laser-assisted refractive cataract surgery compared to conventional phacoemulsification.Journal of Refractive Surgery,2012,28(6):387-391.

18. Chee SP,Yang Y,Ti SE.Clinical outcomes in the first two years of femtosecond laser-assisted cataract surgery.American Journal of Ophthalmology,2015,159(4):714-719.

19. Nagy ZZ,Kranitz K,Takacs AI,et al.Comparison of intraocular lens decentration parameters after femtosecond and manual capsulotomies.Journal of Refractive Surgery(Thorofare,N.J.:1995),2011,27(8):564-569.

20. Filkorn T,Kovacs I,Takacs A,et al.Comparison of IOL power calculation and refractive outcome after laser refractive cataract surgery with a femtosecond laser versus conventional phacoemulsification.Journal of Refractive Surgery,2012,28(8):540-544.

21. Conrad-Hengerer I,Al Juburi M,Schultz T,et al.Corneal endothelial cell loss and corneal thickness in conventional compared with femtosecond laser-assisted cataract surgery:three month follow-up.Journal of Cataract and Refractive Surgery,2013,39(9):1307-1313.

22. Conrad-Hengerer I,Hengerer FH,Al Juburi M,et al.Femtosecond laser-induced macular changes and anterior segment inflammation in cataract surgery.J Refract Surg,2014,30(4):222-226.

23. Ecsedy M,Mihaltz K,Kovacs I,et al.Effect of femtosecond laser cataract surgery on the macula.Journal of Refractive Surgery),2011,27(10):717-722.

24. Conrad-Hengerer I,Hengerer FH,Schultz T,et al.Effect of femtosecond laser fragmentation on effective phacoemulsification time in cataract surgery.Journal of Refractive Surgery,2012,28(12):879-883.

25. Abell RG,Kerr NM,Howie AR,et al.Effect of femtosecond laserassisted cataract surgery on the corneal endothelium.Journal of Cataract and Refractive Surgery,2014,40(11):1777-1783.

26. Reddy KP,Kandulla J,Auffarth GU.Effectiveness and safety of femtosecond laser-assisted lens fragmentation and anterior capsulotomy versus the manual technique in cataract surgery.Journal of Cataract and Refractive Surgery,2013,39(9):1297-1306.

27. Krarup T,Holm LM,la Cour M,et al.Endothelial cell loss and refractive predictability in femtosecond laser-assisted cataract surgery compared with conventional cataract surgery.Acta Ophthalmologica,2014,92(7):617-622.

28. Nagy ZZ,Dunai A,Kranitz K,et al.Evaluation of femtosecond laserassisted and manual clear corneal incisions and their effect on surgically induced astigmatism and higher-order aberrations.Journal of Refractive Surgery,2014,30(8):522-525.

29. Mastropasqua L,Toto L,Mastropasqua A,et al.Femtosecond laser versus manual clear corneal incision in cataract surgery.Journal of Refractive Surgery,2014,30(1):27-33.

30. Schargus M,Suckert N,Schultz T,et al.Femtosecond laser-assisted cataract surgery without OVD:a prospective intraindividual comparison.Journal of Refractive Surgery(Thorofare,N.J.:1995),2015,31(3): 146-152.

31. Conrad-Hengerer I,Schultz T,Jones JJ,et al.Cortex removal after laser cataract surgery and standard phacoemulsification:a critical analysis of 800 consecutive cases.Journal of Refractive Surgery,2014,30(8): 516-520.

32. Schultz T,Joachim SC,Tischoff I,et al.Histologic evaluation of in vivo femtosecond laser-generated capsulotomies reveals a potential cause for radial capsular tears.European Journal of Ophthalmology,2015, 25(2):112-118.

33. Packer M,Solomon JD.Impact of crystalline lens opacification on effective phacoemulsification time in femtosecond laser-assisted cataract surgery.American Journal of Ophthalmology,2014,157(6):1323-1324.

34. Nagy ZZ,Ecsedy M,Kovacs I,et al.Macular morphology assessed by optical coherence tomography image segmentation after femtosecond laser-assisted and standard cataract surgery.Journal of Cataract and Refractive Surgery,2012,38(6):941-946.

35. Mastropasqua L,Toto L,Mattei PA,et al.Optical coherence tomography and 3-dimensional confocal structured imaging system-guided femtosecond laser capsulotomy versus manual continuous curvilinear capsulorhexis.Journal of Cataract and Refractive Surgery,2014,40(12):2035-2043.

36. Lawless M,Bali SJ,Hodge C,et al.Outcomes of femtosecond laser cataract surgery with a diffractive multifocal intraocular lens.Journal of Refractive Surgery,2012,28(12):859-864.

37. Abell RG,Allen PL,Vote BJ.Anterior chamber flare after femtosecond laser-assisted cataract surgery.Journal of Cataract and Refractive Surgery,2013,39(9):1321-1326.

38. Daya SM,Nanavaty MA,Espinosa-Lagana MM.Translenticular hydrodissection,lens fragmentation,and influence on ultrasound power in femtosecond laser–assisted cataract surgery and refractive lens exchange. Journal of Cataract and Refractive Surgery,2014,40(1):37-43.

39. Kranitz K,Takacs A,Mihaltz K,et al.Femtosecond laser capsulotomy and manual continuous curvilinear capsulorrhexis parameters and their effects on intraocular lens centration.Journal of Refractive Surgery, 2011,27(8):558-563.

第五节　Toric 人工晶状体植入术和非 Toric 人工晶状体植入联合 / 不联合角膜松解术对于角膜散光白内障患者哪个好

　　老年性白内障患者中 20% 以上伴随着 1.5D 以上的术前散光[1]。随着生活水平的提高，越来越多的患者对术后视觉质量有着较高的期望。术后剩余散光是术后无法或获得正视的重要原因,0.5D 左右的剩余散光可能就会使得患者依赖眼镜。角膜散光可以通过植入带散光的 Toric 人工晶状体矫正,也可以植入非 Toric 人工晶状体后在术中联合角膜最陡峭处的角膜松解切口实现矫正[2]。但是两者都有一定的风险,如 Toric 人工晶状体术后 1 周内有旋转的风险,大范围的旋转将影响术后视力,可能需要通过再次手术调整;角膜松解切开也同样存在角膜感染,角膜切口愈合导致曲率改变、回退等[3]。

对于合并角膜散光的白内障患者究竟是采用 Toric 人工晶状体好还是通过非 Toric 人工晶状体植入联合角膜松解等方式好? 随着近几年内新发表了高质量的临床试验研究结果,进一步评价两者的疗效及安全性很有必要。

一、疾病案例

患者女,66 岁,双眼视物模糊 3 年余,1 年前外院曾诊断为"双眼老年性白内障",未予治疗,近 1 年视物模糊加重,来我院就诊。既往无糖尿病、高血压等系统性疾病史。眼部检查:矫正视力:右眼 0.3,左眼 0.4。眼压:右眼 18mmHg,左眼 12mmHg。双眼角膜清,前房深度可,瞳孔等大等圆,对光反射存,晶状体混浊,眼底视网膜平,视盘边界清。辅助检查:右眼角膜地形图显示 1.6D 角膜源散光,左眼 1.8D 角膜源性散光。诊断:双眼老年性白内障。

二、提出问题

患者女,66 岁,白内障诊断明确,需行手术治疗,双眼角膜散光。我们应该选择安装非 Toric 人工晶状体,还是 Toric 人工晶状体,还是非 Toric 人工晶状体联合角膜松解切口? 其疗效和安全性如何? 为了回答这个问题,我们首先需要按循证眼科学的要求进行证据检索和评价,然后在此基础上进行临床决策。

三、证据检索和评价

2015 年 Kessel 等已对两者进行了较为全面的 Meta 分析[3],具体如下:

(一) 资料与方法

1. 一般资料

(1)检索文献的纳入标准:①老年性白内障合并术前角膜散光;②生物医学期刊于 2015 年 8 月前发表的白内障超声乳化手术联合 Toric 人工晶状体植入和传统人工晶状体比较的 RCTs,传统人工晶状体植入可合并角膜松解术;③观察项目包括下述指标:术后裸眼视力,术后戴镜率,术后残余散光,并发症等。

(2)排除标准:①非 RCTs;②重复发表的文献;③没有全文或文中没有提供原始数据;④圆锥角膜,角膜变性等情况引起的不规则角膜散光。

2. 方法

(1) 文献检索:检索数据库包括 EMBASE、PubMed 和 Cochrane 图书馆。检索策略(((((cataract) AND surgery) AND toriciol)) OR (((cataract) AND surgery) AND toric intraocularlens)) OR (((cataract) AND surgery) AND toric intraocular lens)。

将初步检索文献导入 EndNote 进行查重,通过阅读题目和摘要确定与研究的相关性,不能明确是否纳入者,则通过阅读全文来确定。文献检索、筛选以及数据提取工作由两位研究者独立完成,如果遇到分歧,则通过讨论解决或者请第三人仲裁。对确定纳入的文献按预先设计的表格提取资料,主要包括每项研究各组纳入眼数、随访时间、术后裸眼视力,术后戴镜率,术后残余散光,并发症等。

(2)统计学方法:采用 Cochrane 协作网提供的 Review Manager 5.2 软件。分类变量采用相对危险度(RR)及 95% 可信区间(CI),连续变量采用均数差(MD)及其 95%CI,以 $P < 0.05$

为差异有统计学意义。采用 I^2 检验进行异质性检验,$P<0.10$ 为差异有统计学意义。若异质性检验的结果为 $P \geqslant 0.10$ 及 $I^2<50\%$ 时,认为多个独立研究具有同质性,可选择固定效应模型计算及合并统计量;若异质性检验的结果为 $P<0.10$ 及 $I^2 \geqslant 50\%$ 时,可认为多个研究存在异质性,可选择随机效应模型。

（二）结果

1. 文献概况　根据检索策略,初检出 626 篇文献。通过阅读标题、摘要和进一步阅读全文后,有 13 篇 RCT 纳入研究,共有 707 只眼植入 Toric 人工晶状体,481 只眼植入非 Toric 人工晶状体,225 只眼植入非 Toric 人工晶状体联合角膜松解术。文献筛选流程见图 11-5-1,纳入研究的基本特征见表 11-5-1。

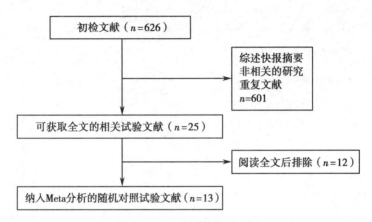

图 11-5-1　文献筛选流程图

表 11-5-1　纳入研究的基本特征

研究者及年份	散光人工晶状体	非散光人工晶状体	角膜松解	术前散光 /D	随访时间 /月
Freitas, et al, 2014[4]	30	32	是	0.75~2.5	1、3、6
Gangwani, et al, 2014[5]	29	29	是	1.0~2.5	3
Hirnschall, et al, 2014[6]	30	30	是	1.0~2.5	1、6
Holland, et al, 2010[7]	241	236		0.75	12
Lam, et al, 2015[8]	31	29	是	<3.0	1、3
Liu, et al, 2014[9]	27	27	是	0.75~2.5	1、6
Maedel, et al, 2014[10]	18	21	是	1.04~2.11	3、9
Mendicute, et al, 2009[11]	20	20	是	1~3	3
Mingo-Botin, et al, 2010[12]	20	20		1~3	3
Titiyal, et al, 2014[13]	17	17	是	1.25~3	1、3
Visser, et al, 2014[14]	82	90		1.25	1、3、6
Waltz, et al, 2015[15]	102	95		0.75~1.5	1、3、6
Zhang, et al, 2011[16]	60	60		0.5~3	1、3、6

2. 有效性分析　关于 Toric 人工晶状体植入和非 Toric 人工晶状体植入联合 / 不联合角膜松解术后,共有 3 个研究比较了最终随访裸眼视力,提示 Toric 人工晶状体有着较好的术后视力(MD=−0.10,95%CI:−0.17~−0.04;P=0.002)。共有 9 个研究比较了术后最终随访裸眼视力,提示 Toric 人工晶状体有着较好的术后视力(MD=−0.06,95%CI:−0.10~−0.02;P=0.004)。有一项研究对比了多焦点 Toric 人工晶状体植入和非 Toric 多焦点人工晶状体植入合并角膜松解术,提示视力无明显差别。合并 13 项研究后显示 Toric 人工晶状体植入术后视力优于非 Toric 人工晶状体(MD=−0.07,95%CI:−0.10~−0.04;P<0.01)(图 11-5-2)。

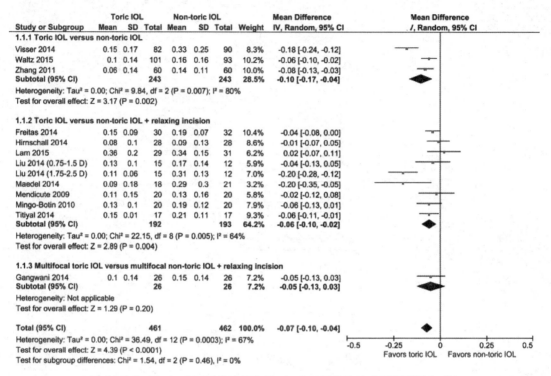

图 11-5-2　Toric 人工晶状体与非 Toric 人工晶状体的术后裸眼视力对比
(图片引自 Kessel et al,2016[3])

共有 4 个研究比较了 Toric 人工晶状体植入和非 Toric 人工晶状体植入术后戴镜率,提示 Toric 人工晶状体有较低的术后戴镜率(RR:0.53;95%CI:0.33~0.85;P=0.008)。共有 2 个研究比较了 Toric 人工晶状体植入和非 Toric 人工晶状体植入合并角膜松解术的术后戴镜率,提示 Toric 人工晶状体有较低的术后戴镜率(RR:0.45;95%CI:0.26~0.78;P=0.005)。合并 6 项研究提示提示 Toric 人工晶状体有着较低的术后戴镜率(RR:0.51;95%CI:0.36~0.71;P<0.000 1)(图 11-5-3)。

有 2 个研究比较了 Toric 人工晶状体植入和非 Toric 人工晶状体植入术后最终剩余散光,提示 Toric 人工晶状体剩余散光约低 0.75D(MD=−0.75,95%CI:−1.46~−0.05;P=0.04)。有 8 个研究比较了 Toric 人工晶状体植入和非 Toric 人工晶状体植入术合并角膜松解术后最终剩余散光,提示 Toric 人工晶状体剩余散光约低 0.37D(MD =−0.37,95%CI:−0.55~−0.19;P<0.000 1)(图 11-5-4)。

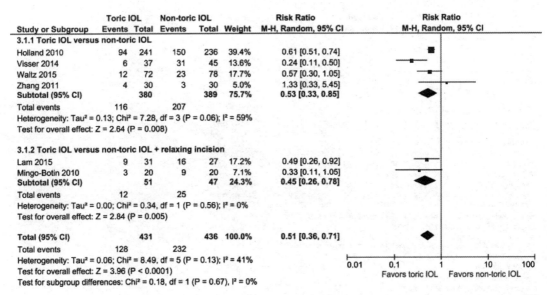

图 11-5-3 Toric 人工晶状体与非 Toric 人工晶状体的术后戴镜率对比(图片引自 Kessel et al,2016[3])

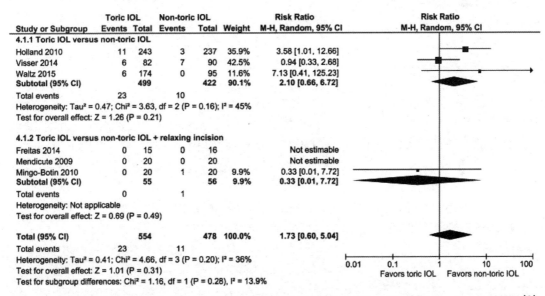

图 11-5-4 Toric 人工晶状体与非 Toric 人工晶状体的术后剩余散光对比(图片引自 Kessel et al,2016[3])

　　3. 安全性分析　并发症方面,6 项研究提到了术后并发症,其中 554 位 Toric 患者中 23 位出现并发症,其中包含 1 例视网膜脱离,5 例视网膜裂孔,12 位患者再次手术(包括视网膜光凝、网脱手术和人工晶状体旋转调位),7 位患者出现黄斑水肿,1 位出现高眼压。478 位非 Toric 人工晶状体植入患者中 11 位出现并发症,其中包含 1 例玻璃体脱离 1 位患者再次手术,4 位患者出现黄斑水肿,2 位出现高眼压,1 位出现前葡萄膜炎。合并研究提示并发症发生率无明显差异(RR:1.73 ;95%CI:0.60~5.04 ;P=0.31)(图 11-5-5)。

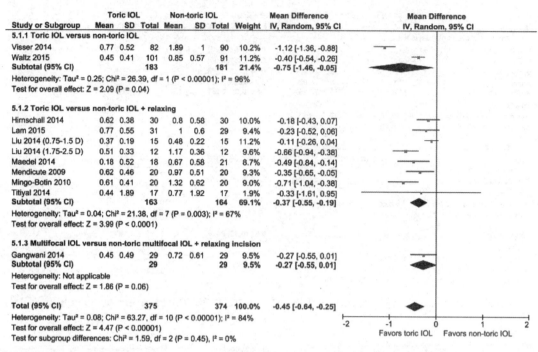

图 11-5-5　Toric 人工晶状体与非 Toric 人工晶状体的术后并发症发生率(图片引自 Kessel et al,2016[3])

四、临床实践决策

该研究将公开发表的 Toric 人工晶状体植入和非 Toric 人工晶状体植入联合 / 不联合角膜松解术治疗合并角膜散光的老年性白内障的文献进行了循证医学的系统评价,选取随机对照设计的 RCT 资料研究进行 Meta 分析。Meta 分析结果表明:对于合并角膜散光的白内障患者,植入 Toric 人工晶状体对提高术后裸眼视力,减少剩余散光,降低术后戴镜率方面较非 Toric 人工晶状体植入联合 / 不联合角膜松解术更有优势。

综上所述,从纳入研究的结果分析,Toric 人工晶状体植入术可以为合并角膜散光的老年性白内障患者所选择,可获得稳定、良好的矫正效果。

(徐 雯　倪 爽)

参 考 文 献

1. Ostri C,Falck L,Boberg-Ans G,et al.The need for toric intra-ocular lens implantation in public ophthalmology departments.Acta Ophthalmol,2015,93:e396-397.

2. Mozayan E,Lee JK.Update on astigmatism management.Curr Opin Ophthalmol,2014,25:286-290.

3. Kessel L,Andresen J,Tendal B,et al.Toric Intraocular Lenses in the Correction of Astigmatism During Cataract Surgery:A Systematic Review and Meta-analysis.Ophthalmology,2016,123(2):275-286.

4. Freitas GO,Boteon JE,Carvalho MJ,et al.Treatment of astigmatism during phacoemulsification.Arq Bras Oftalmol,2014,77:40-46.

5. Gangwani V,Hirnschall N,Findl O,et al.Multifocal toric intraocular lenses versus multifocal intraocular lenses combined with peripheral corneal relaxing incisions to correct moderate astigmatism.J Cataract Refract

Surg,2014,40：1625-1632.

6. Hirnschall N,Gangwani V,Crnej A,et al.Correction of moderate corneal astigmatism during cataract surgery：toric intraocular lens versus peripheral corneal relaxing incisions.J Cataract Refract Surg,2014,40：354-361.

7. Holland E,Lane S,Horn JD,et al.The AcrySof Toric intraocular lens in subjects with cataracts and corneal astigmatism：a randomized,subject-masked,parallel-group,1-year study.Ophthalmology,2010,117：2104-2111.

8. Lam DK,Chow VW,Ye C,et al.Comparative evaluation of aspheric toric intraocular lens implantation and limbal relaxing incisions in eyes with cataracts and ≤ 3 dioptres of astigmatism.Br J Ophthalmol,2015.

9. Liu Z,Sha X,Liang X,et al.Toric intraocular lens vs.peripheral corneal relaxing incisions to correct astigmatism in eyes undergoing cataract surgery.Eye Sci,2014,29：198-203.

10. Maedel S,Hirnschall N,Chen YA,et al.Rotational performance and corneal astigmatism correction during cataract surgery：aspheric toric intraocular lens versus aspheric nontoric intraocular lens with opposite clear corneal incision.J Cataract Refract Surg,2014,40：1355-1362.

11. Mendicute J,Irigoyen C,Ruiz M,et al.Toric intraocular lens versus opposite clear corneal incisions to correct astigmatism in eyes having cataract surgery.J Cataract Refract Surg,2009,35：451-458.

12. Mingo-Botin D,Munoz-Negrete FJ,Won Kim HR,et al.Comparison of toric intraocular lenses and peripheral corneal relaxing incisions to treat astigmatism during cataract surgery.J Cataract Refract Surg,2010,36：1700-1708.

13. Titiyal JS,Khatik M,Sharma N,et al.Toric intraocular lens implantation versus astigmatic keratotomy to correct astigmatism during phacoemulsification.J Cataract Refract Surg,2014,40：741-747.

14. Visser N,Beckers HJ,Bauer NJ,et al.Toric vs aspherical control intraocular lenses in patients with cataract and corneal astigmatism：a randomized clinical trial.JAMA Ophthalmol,2014,132：1462-1468.

15. Waltz KL,Featherstone K,Tsai L,et al.Clinical outcomes of TECNIS toric intraocular lens implantation after cataract removal in patients with corneal astigmatism.Ophthalmology,2015,122：39-47.

16. Zhang JS,Zhao JY,Sun Q,Ma LW.Distance vision after bilateral implantation of AcrySof toric intraocular lenses：a randomized,controlled,prospective trial.Int J Ophthalmol,2011,4：175-178.

第六节 青光眼合并白内障的患者,青白联合手术和 单纯白内障手术控制眼压哪个好

白内障和青光眼是导致视力下降的重要疾病。随着生活水平的提高,患者对视觉质量的要求也逐渐提高,越来越多白内障和青光眼患者将会被诊断出来[1]。白内障由于晶状体混浊阻挡了进入视网膜的光,从而影响视觉。成熟期的白内障治疗主要通过手术摘除混浊晶状体,目前在发达地区白内障超声乳化摘除是最普遍的手术方式。青光眼是一种引起视神经不可逆损伤导致视野视力下降的疾病,控制眼压与青光眼的发生发展息息相关,高眼压意味着进一步视野缺损,视神经以及视神经纤维的缺失可能。医师往往首先通过药物控制眼压,当药物治疗不足以控制眼压时,则需要施行抗青光眼手术使得房水外流增加或减少房水生成。增加外流的术式包括小梁切除,小梁分离,小梁切开,引流器植入等[2]。很多老年患者同时患有青光眼和白内障,在接受白内障手术的同时也希望能进一步控制眼压。对于这一类患者,青白联合手术是比较好的选择,但也有报道单纯白内障手术在一定程度上也可以降低开角型以及闭角型青光眼眼压。究竟是青白联合手术好还是单纯白内障手术好?随着近几年内新发表了高质量的临床试验研究结果,进一步评价两者的疗效及安全性很有

必要。

一、疾病案例

患者女,66岁,双眼视物模糊3年余,近半年视物模糊加重,来我院就诊。外院曾诊断为开角型青光眼,目前使用"美开朗""苏为坦"两种降眼压药水,但眼压控制不理想,无糖尿病、高血压等系统性疾病史。眼部检查:矫正视力:右眼0.3,左眼0.4。眼压:右眼28mmHg,左眼26mmHg。双眼角膜清,前房略浅,瞳孔等大等圆,对光反射存,晶状体混浊明显,以皮质为主,眼底视网膜平,视盘C/D为0.7~0.8。辅助检查:双眼房角镜检查显示房角开放,视野检查发现双眼存在不同程度的青光眼视野缺损。诊断:双眼并发性白内障,双眼开角型青光眼。

二、提出问题

患者女,66岁,白内障青光眼诊断明确,白内障需行手术治疗。我们究竟是选择青白联合手术,还是单纯白内障结合术后用药来控制眼压? 其疗效和安全性如何? 为了回答这个问题,我们首先需要按循证眼科学的要求进行证据检索和评价,然后在此基础上进行临床决策。

三、证据检索和评价

2016年Zhang等已对两者进行了较为全面的Meta分析[3],具体如下:

(一)资料与方法

1. 一般资料

(1)检索文献的纳入标准:①白内障合并开角型青光眼;②国外生物医学期刊于2015年8月前发表的单纯白内障手术和青白联合手术治疗对比的RCTs。

(2)排除标准:①非RCTs;②重复发表的文献;③没有全文或文中没有提供原始数据;④闭角型青光眼或复杂的继发性青光眼发育性青光眼;⑤非超声乳化手术;⑥前期已行激光或者手术治疗控制眼压。

2. 方法

(1)文献检索:检索数据库包括CENTRAL,EMBASE,PubMed,LILACS,mRCT,ClinicalTrials.gov和Cochrane图书馆。检索关键词包括:Cataract,Phacoemulsification,Cataract Extraction,phaco*,phako MISICS,SICS Cataract Extraction,Glaucoma,Intraocular Pressure,trabeculectomy,ocular hypertension,Filtering surger*,implant* 等。

将初步检索文献通过阅读题目和摘要确定与研究的相关性,不能明确是否纳入者,则通过阅读全文来确定。文献检索、筛选以及数据提取工作由两位研究者独立完成,如果遇到分歧,则通过讨论解决或者请第三人仲裁。对确定纳入的文献按预先设计的表格提取资料,主要包括每项研究各组纳入眼数、随访时间、术前诊断、手术方式,术后眼压,术后视觉质量,术后降眼压药使用情况。

(2)统计学方法:采用Cochrane协作网提供的Review Manager 5.2软件。分类变量资料采用相对危险度(RR)及95%可信区间(CI);连续性变量资料指标采用均数差(MD)及其95%CI,以$P<0.05$为差异有统计学意义。采用I^2检验进行异质性检验,$P<0.10$为差异有统

计学意义。若异质性检验的结果为 $P \geqslant 0.10$ 及 $I^2 < 50\%$ 时,认为多个独立研究具有同质性,可选择固定效应模型;若异质性检验的结果为 $P < 0.10$ 及 $I^2 \geqslant 50\%$ 时,可认为多个研究存在异质性,可选择随机效应模型。

(二) 结果

1. 文献概况　根据检索策略通过电子检索和手工检索,初检出 8 748 篇文献。通过阅读标题、摘要和进一步阅读全文后,根据预先制定的纳入标准和排除标准进行筛选。有 9 篇 RCT 纳入研究,共有 657 眼,其中 3 项研究联合了小梁切除术,3 项研究联合引流钉植入,2 项研究联合小梁吸除术,1 项研究合并小梁切开术。

文献筛选流程见图 11-6-1,纳入研究的基本特征见表 11-6-1。

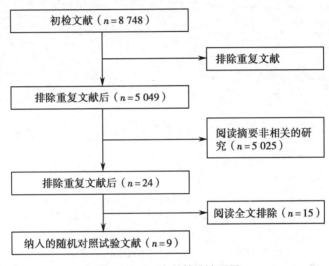

图 11-6-1　文献筛选流程图

表 11-6-1　纳入研究的基本特征

研究者及年份	地区	男/女	青光眼	随访月数	青光眼手术方式
Fernández, et al, 2010[4]	西班牙	15/18	POAG or OHT	12	引流器
Georgopoulos, et al, 2000[5]	瑞典	NA	PEXG	12~18	小梁吸除
Gimbel, et al, 1995[6]	加拿大	NA	POAG, OHT PG, PEXG	24	小梁切开
Jacobi, et al, 1999[7]	德国	28/20	PEXG	30	小梁吸除
Liaska, et al, 2014[8]	瑞典	32/28	POAG	24	滤过手术
Samuelson, et al, 2011[9]	美国	98/142	POAG, PG, PEXG	12	引流器
Storr-Paulsen, et al, 1998[10]	丹麦	4/16	POAG	12	滤过手术
Anders, et al, 1997[11]	德国	21/64	POAG	12	滤过手术
Fea, et al, 2010[12]	意大利	13/23	POAG	15	引流器

NA:无法获得

2. 有效性分析 合并 6 个研究比较了术后 1 年青白联合手术与单纯白内障手术眼压，提示青白联合手术能够更好的降低眼压（MD=−1.62mmHg；95%CI：−2.61~−0.64 ；P=0.001）。其中 2 项研究为合并小梁切除（MD=−2.07mmHg；95%CI：−5.40~1.25 ；P=0.22）；三项为引流钉植入（MD=−1.37mmHg；95%CI：−2.76~0.03 ；P=0.05）；1 项为小梁切开（MD=−2.00mmHg；95%CI：−3.24~−0.76 ；P=0.002）（图 11-6-2）。

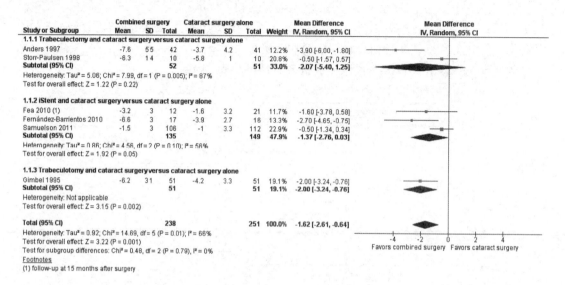

图 11-6-2 联合手术（Combined surgery）与单纯白内障手术（Cataract surgery alone）术后 1 年眼压对比（图片引自 Zhang et al，2015[3]）

5 项研究显示术后 1 年青白联合手术与单纯白内障手术相比，用一种或以上降眼压药物概率减少约 50%（RR=0.47 ；95%CI：0.28~0.80 ；P=0.005）（图 11-6-3）。没有研究报道术后最佳矫正视力以及视野有显著性差异。

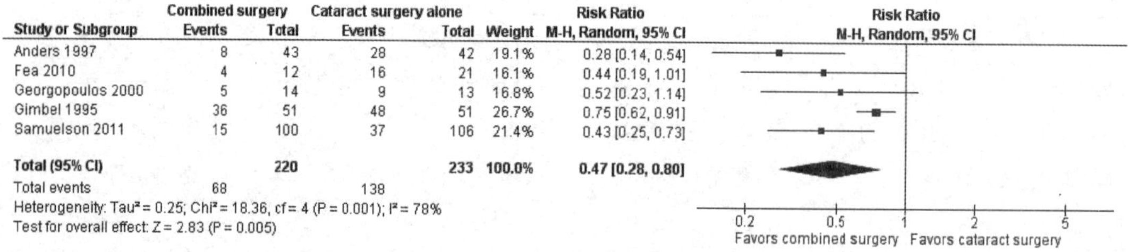

图 11-6-3 联合手术（Combined surgery）与单纯白内障手术（Cataract surgery alone）术后 1 年使用一种及以上药物发生率对比（图片引自 Zhang et al，2015[3]）

3. 安全性分析 4 项研究表明，青白联合手术与单纯白内障手术 1 年内需要再次手术控制眼压率无显著性差异（RR=1.13 ；95%CI：0.15~8.25 ；P=0.21）（图 11-6-4）。

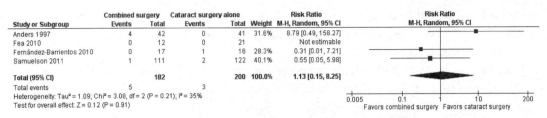

图 11-6-4　联合手术（Combined surgery）与单纯白内障手术（Cataract surgery alone）
术后 1 年需再次手术控制眼压发生率对比（图片引自 Zhang et al,2015[3]）

4 项研究表明,青白联合手术与单纯白内障手术 1 年内出现需要干预的并发症发生率无显著性差异（RR=1.06 ;95%CI:0.34~3.35 ;P=0.92）（图 11-6-5）。

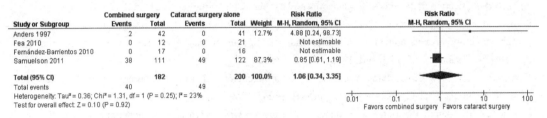

图 11-6-5　联合手术（Combined surgery）与单纯白内障手术（Cataract surgery alone）
术后 1 年需接受干预的手术并发症发生率对比（图片引自 Zhang et al,2015[3]）

四、临床实践决策

该研究将公开发表的青白联合手术与单纯白内障手术文献进行了循证医学的系统评价,选取随机对照设计的 RCT 资料研究进行 Meta 分析。Meta 分析结果表明:对于开角型青光眼患者,青白联合手术较单纯白内障手术术后眼压更低,可一定程度上减少术后降眼压药物使用。但是对于术后视力视野以及并发症的观察,尚需要进一步研究。综上所述,从纳入研究的结果分析,为了更好地控制术后眼压,减少术后降眼压药物的使用,青白联合手术可以作为治疗该患者的方案之一。

（徐　雯　倪爽）

参 考 文 献

1. Resnikoff S,Pascolini D,Etya'ale D,et al.Global data on visual impairment in the year 2002.Bull World Health Organ,2004,82（11）:844-851.

2. Burr J,Azuara-Blanco A,Avenell A,et al.Medical versus surgical interventions for open angle glaucoma. Cochrane Database Syst Rev,2012,9 :CD004399.

3. Zhang ML,Hirunyachote P,Jampel H.Combined surgery versus cataract surgery alone for eyes with cataract and glaucoma.Cochrane Database Syst Rev,2015,7 :CD008671.

4. Fernandez-Barrientos Y,Garcia-Feijoo J,Martinez-de-la-Casa JM,et al.Fluorophotometric study of the effect of the glaukos trabecular microbypass stent on aqueous humor dynamics.Invest Ophthalmol Vis Sci,2010,51 （7）:3327-3332.

5. Georgopoulos GT, Chalkiadakis J, Livir-Rallatos G, et al.Combined clear cornea phacoemulsification and trabecular aspiration in the treatment of pseudoexfoliative glaucoma associated with cataract.Graefes Arch Clin Exp Ophthalmol, 2000, 238 (10): 816-821.

6. Gimbel HV, Meyer D, DeBroff BM, et al.Intraocular pressure response to combined phacoemulsification and trabeculotomy ab externo versus phacoemulsification alone in primary open-angle glaucoma.J Cataract Refract Surg, 1995, 21 (6): 653-660.

7. Jacobi PC, Dietlein TS, Krieglstein GK.Comparative study of trabecular aspiration vs trabeculectomy in glaucoma triple procedure to treat pseudoexfoliation glaucoma.Arch Ophthalmol, 1999, 117 (10): 1311-1318.

8. Liaska A, Papaconstantinou D, Georgalas I, et al.Phaco-trabeculectomy in controlled, advanced, open-angle glaucoma and cataract: parallel, randomized clinical study of efficacy and safety.Semin Ophthalmol, 2014, 29 (4): 226-235.

9. Samuelson TW, Katz LJ, Wells JM, et al.Randomized evaluation of the trabecular micro-bypass stent with phacoemulsification in patients with glaucoma and cataract.Ophthalmology, 2011, 118 (3): 459-467.

10. Storr-Paulsen A, Pedersen JH, Laugesen C.A prospective study of combined phacoemulsification-trabeculectomy versus conventional phacoemulsification in cataract patients with coexisting open angle glaucoma.Acta Ophthalmol Scand, 1998, 76 (6): 696-699.

11. Anders N, Pham T, Holschbach A, et al.Combined phacoemulsification and filtering surgery with the'no-stitch' technique.Arch Ophthalmol, 1997, 115 (10): 1245-1249.

12. Fea AM.Phacoemulsification versus phacoemulsification with micro-bypass stent implantation in primary open-angle glaucoma: randomized double-masked clinical trial.J Cataract Refract Surg, 2010, 36 (3): 407-412.

第十二章

角 膜 疾 病

第一节　角膜疾病总论

眼表角膜病是临床上最常见的疾病之一,包括眼表相关组织结构和角膜等的炎症、先天性疾病、外伤、肿瘤等多种疾病。因为与周围组织、神经结构以及外界环境关系密切,疾病的种类复杂多样,在临床诊治方面需要大量的经验,这就需要系统的理论指导。

一、关于感染性角膜炎

角膜病盲是世界上第四大致盲疾病,在我国有超过 200 万的角膜病患者需要角膜移植。其中感染性角膜病在我国发病率较高,主要包括单纯疱疹病毒性角膜炎(herpes simplex keratitis,HSK)、真菌性角膜炎(fungal keratitis)、细菌性角膜炎(bacterial keratitis)、棘阿米巴性角膜炎(Acanthamoeba keratitis)[1]。由于疾病的发病率和临床治疗的特点不同,像真菌性角膜炎、细菌性角膜炎、棘阿米巴性角膜炎在国际上也缺乏高质量的随机对照试验(randomized controlled trial,RCT)。但是 HSK 在国际上研究相对多,尤其是在口服抗病毒药物治疗和控制 HSK 复发方面,做了很多工作。而这方面我们国内还需要进一步认识和提高。

二、关于角膜移植手术

随着对疾病认识和诊疗水平的提高,近十年来角膜病的治疗方法得到了很大发展,有些技术甚至是革命性的进步。这其中包括一些角膜移植手术的创新,比如角膜内皮移植(endothelial keratoplasty,EK)、深板层前部角膜移植(deep anterior lamellar keratoplasty,DALK)、飞秒激光辅助的角膜移植手术(femtosecond laser assisted keratoplasty)等[2]。这些技术革新极大地提高了角膜手术的临床效果,降低了免疫排斥风险,提高了术后屈光效果。

(一)角膜内皮移植术

大泡性角膜病变(bullous keratopathy)的治疗,以往常规行穿透性角膜移植(penetrating keratoplasty,PKP),但是 PKP 有很多不足之处,比如开窗式手术(open sky)术中风险很大,另外术后散光大,免疫排斥率相对高。为解决这一问题,国外专家进行了一系列技术改进,从切除受体内皮和深基质的后板层移植(deep lamellar keratoplasty),到撕除患者后弹力层的带基质的内皮移植（Descemet's stripping endothelial keratoplasty，DSEK），再到用板层刀制作的供体内皮片内皮移植（Descemet's stripping automatic endothelial keratoplasty，DSAEK），再到飞秒激光制作供体、不撕除后弹力层的内皮移植（non-DSAEK），最后发展到超薄植片内皮移植（Ultra-thin DSAEK）和后弹力膜移植（Descemet's membrane endothelial keratoplasty，DMEK）几种方法并行的手术方式[3,4]。内皮移植手术因为保留了患者角膜正常曲率，切口直径3~5mm，所以手术安全性好，术后散光小，视力恢复较传统的PKP好。另外因为移植的异体抗原少，相应的免疫排斥率也会降低。对于这个问题，国际上的RCT研究给出了确切答案。

（二）深板层角膜移植术

深板层角膜移植手术适用于所有角膜前基质混浊而内皮细胞相对健康的病例。这些病例可以做部分板层移植，可以用手工剖切，但是剖切面可能不够光滑，会影响视觉质量。对于浅层的混浊，可以用板层刀或飞秒激光切割，效果良好。但是对于一些角膜厚薄不均、病变接近甚至达到后弹力层的病例，这些方法都不适用。近十几年兴起的大气泡法（big bubble）解决了这一问题，使得可以完全分离到后弹力膜，既切除了混浊角膜基质，又有非常光滑的界面，提高了视觉质量，而且几乎没有排斥反应。

（三）飞秒激光辅助的角膜移植手术

长久以来困扰角膜手术医师的一个问题就是术后散光，尤其是穿透性角膜移植手术后，巨大散光很多见，严重影响着患者的视觉质量和生活质量。飞秒激光辅助的角膜移植手术在很大程度上改变了这个状况，使角膜移植手术也有机会进入了屈光手术时代。

飞秒激光可以设定程序，把植床、植片切割成相互镶嵌的几何图形，这样可以保证对合精确，减少散光，增强愈合力。比如常用的礼帽形（top hat），不仅可以对合整齐，散光小，术后抗张力还会增强，可以防止外力导致的切口哆开。还有蘑菇形切口（mushroom），可以最大限度保留患者健康的内皮细胞，减少排斥反应。多中心研究表明飞秒激光辅助的穿透性角膜移植和板层移植都可以减少散光，提高视力。

三、关于角膜胶原交联（corneal collagen cross linking，CXL）

角膜治疗的另一个里程碑式的创新，就是角膜交联技术的出现。胶原交联技术最早是为了治疗圆锥角膜，在1997年由Spoerl和Seiler首次报道[5]。在2003年报道了临床结果。其主要原理是将核黄素渗透到角膜基质内，然后通过波长370nm的紫外线照射，使胶原纤维之间发生化学交联，从而加强角膜的抗张力。

圆锥角膜（keratoconus）是一种角膜中央或旁中央进行性变薄并膨出，最终导致高度散光或角膜瘢痕的疾病。因为该病主要发生在青少年，所以其对患者的危害和影响是终生的。该病的患病率约为1/2 300，而且随着诊断手段的完善，其患病率应该更高[6]。以往对圆锥角膜的治疗都是早期戴镜，晚期手术，没有任何方法能够阻止圆锥角膜的发展。自从出现了胶原交联技术以后，经过十几年的临床实践，尤其是一些RCT数据，逐渐建立了一些规范的治疗方案，CXL对圆锥角膜的治疗效果得到了肯定。

传统的治疗方法是去除角膜上皮（epi-off），使核黄素能够充分渗透到角膜基质中，使交联能够更加充分。但是为了减少去上皮的潜在并发症和不适，还为了一些角膜厚度不够去上皮治疗的病例，又出现了保留上皮的（epi-on）交联技术。对这两种方法的临床效果和适应证也进行了多中心随机研究,尽管经上皮的胶原交联效果较去上皮稍差,但是仍然有临床意义和适应证。关于圆锥角膜交联手术已有的临床研究见表 12-1-1。

四、翼状胬肉(pterygium)的治疗

翼状胬肉是临床上常见的眼表疾病,尽管手术成功率较高,但是仍然存在一定的复发率。而且还是有一些不同的手术方式存在,比如胬肉切除联合自体结膜移植、胬肉切除联合羊膜移植、单纯胬肉切除,还有人用其他一些方式。目前做得最多的是前两种手术方式,那么到底哪种手术方式更合理,复发性更小呢?多中心随机对照研究表明,胬肉切除联合自体结膜移植复发率最低,而羊膜移植的复发率尽管稍高,对于一些特殊病例,特别是巨大范围胬肉、双头胬肉、青光眼术后的胬肉等,羊膜移植有着独特的优势。

五、干眼(dry eye)的诊治

在眼表疾病中,干眼已经成为困扰人们日常生活的常见问题,对于干眼的诊治也引起了越来越多的重视,各种诊断方法、设备以及治疗方法层出不穷。目前使用较为广泛的TearLab 泪液渗透压检测系统(TearLab Osmolarity System)为干眼诊断提供了正常值,为干眼的诊断和分型以及治疗方法提供了新的参考依据。

另外,泪点栓的应用也起到了显著治疗作用。免疫抑制剂环孢素眼水对于干眼的治疗作用也得到了充分肯定。

六、关于免疫排斥反应的预防和抑制

角膜移植是目前移植手术中排斥率最低的手术,但是对于术前存在两个象限以上的角膜新生血管、二次或多次角膜移植术后、术中需大植片角膜移植的病例均为高危角膜移植病例[7]。既往报道,在高危穿透性角膜移植中,免疫排斥反应引起的移植失败率高达60%~90%。如何更好地抑制角膜移植术后的免疫排斥发生率是所有角膜移植手术医师共同探索的问题。环孢素,又称为环孢多肽 A 或环孢菌素(相对分子量 1 202.62),是一个包括 11个氨基酸的环状肽,其作用机制是通过抑制 T 淋巴细胞的活化,并抑制 IL-2 等相关因子的分泌,从而抑制免疫排斥反应的发生。环孢素目前已广泛应用于预防同种异体肾、肝、心、骨髓等器官或组织移植所发生的排斥反应[8]。

多中心结果显示,角膜移植术后口服应用环孢素可降低排斥率,减少移植失败,保证角膜植片更好存活。所有研究观察病例,口服应用环孢素后未出现明显副作用反应。但研究项目亦提示临床医师,口服应用环孢素需注意监测血药浓度和肝、肾功能情况。

为了方便读者查看,我们将角膜疾病领域里的一些临床研究总结列表于表 12-1-1。并给出角膜疾病领域两个经典临床试验的案例,做一简要分析,供读者参考。

表 12-1-1 角膜领域关于角膜炎和圆锥角膜等疾病的临床研究

研究者	英文缩写	研究类型	样本量	国家	GRADE证据分级	GRADE推荐强度	治疗疾病
Barron, et al [9]	HEDS-1	RCT	106	美国	A	1	单纯疱疹病毒相关基质性角膜炎

续表

研究者	英文缩写	研究类型	样本量	国家	GRADE证据分级	GRADE推荐强度	治疗疾病
Wilhelmus, et al[10]	HEDS-1	RCT	104	美国	A	1	单纯疱疹病毒相关基质性角膜炎
The Herpetic Eye Disease Study Group[11]	HEDS-1	RCT	50	美国	A	1	单纯疱疹病毒相关虹膜睫状体炎
The Herpetic Eye Disease Study Group[12]	HEDS-2	RCT	287	美国	A	1	单纯疱疹病毒相关的角膜上皮炎
The Herpetic Eye Disease Study Group[13]	HEDS-2	RCT	703	美国	A	1	单纯疱疹病毒相关性眼病
The Herpetic Eye Disease Study Group[14]	HEDS-2	RCT	308	美国	A	1	单纯疱疹病毒相关性眼病
Al Fayez MF, et al[15]	—	RCT	70	美国	A	1	圆锥角膜
Khairy, et al[16]	—	Case series	36	埃及	C	2	圆锥角膜
Magli, et al[17]	—	non-randomized controlled trial	29(37只眼)	意大利	B	1	圆锥角膜
Maurin, et al[18]	—	retrospective study	38	法国	C	1	圆锥角膜
Soeters, et al[19]	—	RCT	61	荷兰	A	1	圆锥角膜
Hersh, et al[20]	—	RCT	71只眼	美国	A	1	圆锥角膜
O'Brart, et al,[21]	—	RCT	24	英国	B	1	圆锥角膜
Wittig-Silva, et al[22]	—	RCT	49(66只眼)	澳大利亚	A	1	圆锥角膜
Wittig-Silva, et al[21,23~25]	—	RCT	94只眼	澳大利亚	B	1	圆锥角膜

【临床试验经典案例】

一、疱疹性眼病研究

(一) 研究目的

众所周知,单纯疱疹病毒相关的角膜上皮炎因局部应用类固醇而恶化,因此局部类固醇在基质性角膜炎中的作用需要应用随机试验设计来验证其效果及安全性。在局部应用抗病毒治疗(曲氟尿苷)的基础上,口服阿昔洛韦对于急性单纯疱疹病毒相关的基质性角膜炎或虹膜睫状体炎的作用并不清楚。

(二) 关键问题

1. 局部类固醇在单纯疱疹病毒相关的基质性角膜炎中的作用?

2. 治疗单纯疱疹病毒相关的基质性角膜炎,在局部应用曲氟尿苷和类固醇的基础上,增加口服阿昔洛韦是否有额外疗效?

3. 治疗单纯疱疹病毒相关的虹膜睫状体炎,在局部应用曲氟尿苷和类固醇的基础上,增加口服阿昔洛韦是否有额外疗效?

(三) 研究方法

在美国 8 个研究中心分别进行 3 个独立的随机对照试验。受试者年龄 >11 岁;有下列情况的排除:活动期单纯疱疹病毒相关的角膜上皮炎、已接受早期角膜移植、妊娠。

(四) 分组

共 3 个随机对照试验,分组情况如下:

1. SKN:未使用类固醇治疗的基质性角膜炎[9]　106 名未使用局部类固醇治疗的患者,在前 10 天中随机接受局部泼尼松磷酸盐或安慰剂治疗。制定标准化的方案,在 10 周之内逐渐减少用药量,从开始的 1% 泼尼松磷酸盐,每日 8 次,减少至 0.125% 每日 1 次。

2. SNS:使用类固醇治疗的基质性角膜炎[10]　104 名已经使用局部类固醇治疗的患者,随机接受阿昔洛韦 400mg,每日 5 次,或同等剂量的安慰剂,共 10 周。两组均依照不使用类固醇治疗组的标准化治疗方案治疗。

3. IRT:使用局部类固醇治疗的虹膜睫状体炎[11]　50 名已经使用局部类固醇治疗的患者,随机接受阿昔洛韦 400mg,每日 5 次,或同等剂量的安慰剂,共 10 周。局部类固醇和抗病毒治疗对两组都是标准化的。

(五) 观察指标

视力,活动性疾病的解决,治疗失败。

(六) 随访

每周评估患者共 10 周,隔周评估患者共 6 周,6 个月时再次评估患者。

(七) 结果

1. SKN:不使用类固醇治疗的基质性角膜炎　73% 应用安慰剂的患者在开始的 10 周因治疗失败而退出(根据眼科医师经验改用局部类固醇治疗),局部应用类固醇治疗失败而退出的患者仅为 26%($P<0.001$)。随机接受局部泼尼松磷酸盐治疗的患者平均 26 天消退基质性角膜炎,而相对应的安慰剂组为 72 天($P<0.001$)。然而 6 个月时,类固醇组与安慰剂组患者的视力并无显著差异,分别有 61% 和 59% 的患者视力提高,分别有 29% 和 33% 患者无视力提高。

2. SNS:使用类固醇治疗的基质性角膜炎　49% 应用安慰剂的患者在开始的 10 周因治疗失败而退出,口服阿昔洛韦治疗失败而退出的患者有 38%。18% 阿昔洛韦组患者被认为治疗成功,安慰剂组为 20%。平均炎症消退时间为 23 天(口服阿昔洛韦)和 19 天(安慰剂)。视力的平均基线为 20/63(口服阿昔洛韦)和 20/40(安慰剂);6 个月时,视力达到 20/40 或者更好的分别为 58% 和 72%。总的来说,在局部应用抗病毒和类固醇的基础上加用阿昔洛韦口服并没有额外的疗效。

3. IRT：使用局部类固醇治疗的虹膜睫状体炎　在局部应用曲氟尿苷和泼尼松磷酸盐的基础上，增加口服阿昔洛韦可在临床上显著改善单纯疱疹病毒相关性虹膜睫状体炎的恢复效果。前 10 周治疗失败率分别为 68%（安慰剂）和 50%（口服阿昔洛韦）（P=0.06）。恢复的平均天数分别为 16 天（安慰剂）和 20 天（口服阿昔洛韦）（P=0.16）。两组的复发率相近。总的来说，这个临床试验纳入的患者数量过少，导致证据的强度不够。

（八）研究的不足之处

很多患者不能完成全程的随访。局部治疗是标准化的，而不是根据疾病活动程度来设定。在开展试验的时候，美国还不可以局部应用阿昔洛韦，从而应用 F3T。现代治疗越来越多地涉及局部应用阿昔洛韦或更昔洛韦。

（九）关键信息

局部类固醇可能有益于单纯疱疹病毒相关基质性角膜炎的快速恢复，但并不提高中期的视力。

对于已经接受局部曲氟尿苷和类固醇治疗的单纯疱疹病毒相关基质性角膜炎患者，全身应用阿昔洛韦没有作用。

口服阿昔洛韦对于单纯疱疹病毒相关虹膜睫状体炎有潜在好处，但没有显著性统计学差异。

二、角膜胶原交联术在进展性圆锥角膜中的应用

（一）研究目的

角膜移植术最常见的适应证为圆锥角膜。角膜胶原交联通过增加角膜基质胶原网中临近纤维间的交联数量来增加角膜的硬度，进而延缓或阻止疾病的自然进展。目前已开展的一些随机对照试验中，存在病例数量不足、随访时间相对短或缺乏对照组等局限性。

（二）关键问题

角膜胶原交联术能延缓或阻止圆锥角膜的进展吗？

（三）研究方法

于澳大利亚墨尔本开展的非盲随机对照试验，共收集了 100 只眼并随访 3 年，其中 6 只眼在数据分析时被排除。在 3 年随访间的某些时间点非连续性地采集了 26 只眼的数据。

1. 纳入标准　年龄 16~50 岁；进展期圆锥角膜，定义为患者自述主观视力下降，并且在过去的 1 年中出现下列至少一种体征：最大角膜曲率值（K_{max}）增加量 >1D、主觉验光中散光值增加 >1D、角膜接触镜的后光学区曲率半径值减少量 >0.1mm。

2. 排除标准　角膜厚度 <400μm；轴向角膜瘢痕；既往角膜屈光手术或其他角膜手术史；其他角膜或眼表疾病史；妊娠或哺乳期妇女。

（四）分组

治疗组接受改良的 Dresden 角膜胶原交联（$3mW/cm^2$ 照射 30 分钟）。对照组未接受假治疗。在试验进行到第 6 个月时，如果对照组出现圆锥角膜进展，则予以角膜胶原交联术，必要时行角膜移植术。术后终止数据的采集。

（五）观察指标

在 3 个月、6 个月、12 个月、24 个月和 36 个月时用角膜地形图（Orbscan Ⅱ，Bausch & Lomb）采集 K_{max} 数据。

（六）结果

1. K_{max}　在 12 个月时治疗组 K_{max} 的进展量为 (-0.72 ± 0.15) D，在 36 个月时治疗组进展量为 (-1.03 ± 0.19) D，而对照组的进展量为 (1.75 ± 0.38) D（$P<0.001$）。在对照组中完成 36 个月随访的 K_{max} 的改变量为 (0.78 ± 0.29) D（$P=0.01$）。作者发现初始 K_{max} 较大（$>54.0D$）的患者经治疗后 K_{max} 有较大的改善。

2. 次要结局指标　在任一时间点，治疗组和对照组的最佳矫正视力、主觉验光、中央角膜厚度及内皮细胞密度等均无统计学差异（在 12 个月时治疗组的角膜厚度较薄）。然而，治疗组的裸眼视力明显优于对照组。在治疗组中发生了 2 例并发症：1 例患者在治疗后 1 周出现了弥漫性角膜水肿，另 1 例患者在治疗后 2 天出现了可疑微生物性角膜炎。

（七）研究不足之处

在对照组的最初 48 只眼中，非连续性地收集到了 21 人的数据资料，另有 12 人做了角膜胶原交联，5 人做了角膜移植术。这降低了发现两组差异性的能力。即使那些在对照组被视为"无进展的"也可能在缓慢地进展。许多统计检验未对因 I 型统计误差增加而进行任何补偿。最薄处或顶点处的角膜厚度不是诊断圆锥角膜进展的标准。圆锥角膜的进展有 3 个标准，在该试验中只将其中的一个标准（K_{max}）作为主要结局指标来评估圆锥角膜的进展进行了测量。

（八）关键信息

1. 与对照组相比，胶原交联改善了 K_{max} 及裸眼视力。
2. 治疗组有些患眼直到随访后的 36 个月仍有明显的改善。
3. 对照组中直到 36 个月仍"无进展"的患眼，其 K_{max} 较基线状态仍有明显的增加。
4. 具有大的 K_{max} 可能从治疗中有更大的受益，尽管他们的角膜较薄妨碍角膜胶原交联。

（李绍伟　刘莛　李仕明　白雅雯）

参 考 文 献

1. Limberg MB.A review of bacterial keratitis and bacterial conjunctivitis.Am J Ophthalmol,1991,112（4 Suppl）:2S-9S.

2. Vedana G,Villarreal G,Jr.,Jun AS.Fuchs endothelial corneal dystrophy:current perspectives.Clin Ophthalmol,2016,10:321-330.

3. Khan SN,Shiakolas PS,Mootha VV.Descemet's Stripping Automated Endothelial Keratoplasty Tissue Insertion Devices.J Ophthalmic Vis Res,2015,10（4）:461-468.

4. Wacker K,Bourne WM,Patel SV.Effect of Graft Thickness on Visual Acuity After Descemet Stripping Endothelial Keratoplasty:A Systematic Review and Meta-Analysis.Am J Ophthalmol,2016,163:18-28.

5. McAnena L,Doyle F,O'Keefe M.Cross-linking in children with keratoconus:a systematic review and Meta-analysis.Acta Ophthalmol,2017,95（3）:229-239.

6. Spadea L,Tonti E,Vingolo EM.Corneal stromal demarcation line after collagen cross-linking in corneal ectatic diseases:a review of the literature.Clin Ophthalmol,2016,10:1803-1810.

7. Abdelfattah NS,Amgad M,Zayed AA.Host immune cellular reactions in corneal neovascularization.Int J Ophthalmol,2016,9（4）:625-633.

8. Amouzegar A,Chauhan SK,Dana R.Alloimmunity and Tolerance in Corneal Transplantation.J Immunol,2016,196（10）:3983-3991.

9. Barron BA, Gee L, Hauck WW, et al.Herpetic Eye Disease Study.A controlled trial of oral acyclovir for herpes simplex stromal keratitis.Ophthalmology, 1994, 101 (12): 1871-1882.

10. Wilhelmus KR, Gee L, Hauck WW, et al.Herpetic Eye Disease Study.A controlled trial of topical corticosteroids for herpes simplex stromal keratitis.Ophthalmology, 1994, 101 (12): 1883-1895.

11. The Herpetic Eye Disease Study Group.A controlled trial of oral acyclovir for iridocyclitis caused by herpes simplex virus.Arch Ophthalmol, 1996, 114 (9): 1065-1072.

12. The Herpetic Eye Disease Study Group.A controlled trial of oral acyclovir for the prevention of stromal keratitis or iritis in patients with herpes simplex virus epithelial keratitis..Arch Ophthalmol, 1997, 115 (6): 703-712.

13. Herpetic Eye Disease Study Group.Acyclovir for the prevention of recurrent herpes simplex virus eye disease.N Engl J Med, 1998, 339 (5): 300-306.

14. Herpetic Eye Disease Study Group.Psychological stress and other potential triggers for recurrences of herpes simplex virus eye infections.Arch Ophthalmol, 2000, 118 (12): 1617-1625.

15. Al Fayez MF, Alfayez S, Alfayez Y.Transepithelial Versus Epithelium-Off Corneal Collagen Cross-Linking for Progressive Keratoconus:A Prospective Randomized Controlled Trial.Cornea, 2015, 34 Suppl 10 :S53-56.

16. Khairy HA, Marey HM, Ellakwa AF.Epithelium-on corneal cross-linking treatment of progressive keratoconus:a prospective, consecutive study.Clin Ophthalmol, 2014, 8 :819-823.

17. Magli A, Forte R, Tortori A, et al.Epithelium-off corneal collagen cross-linking versus transepithelial cross-linking for pediatric keratoconus.Cornea, 2013, 32 (5): 597-601.

18. Maurin C, Daniel E, Bonnin N, et al.Assessment of postoperative pain after corneal collagen cross-linking by iontophoresis vs the rapid epithelium-off technique in progressive keratoconus patients.J Fr Ophtalmol, 2015, 38 (10): 904-911.

19. Soeters N, Wisse RP, Godefrooij DA, et al.Transepithelial versus epithelium-off corneal cross-linking for the treatment of progressive keratoconus:a randomized controlled trial.Am J Ophthalmol, 2015, 159 (5): 821-828.

20. Hersh PS, Greenstein SA, Fry KL.Corneal collagen crosslinking for keratoconus and corneal ectasia:One-year results.J Cataract Refract Surg, 2011, 37 (1): 149-160.

21. O'Brart DP, Chan E, Samaras K, et al.A randomised, prospective study to investigate the efficacy of riboflavin/ultraviolet A (370nm) corneal collagen cross-linkage to halt the progression of keratoconus.Br J Ophthalmol, 2011, 95 (11): 1519-1524.

22. Wittig-Silva C, Whiting M, Lamoureux E, et al.A randomized controlled trial of corneal collagen cross-linking in progressive keratoconus:preliminary results.J Refract Surg, 2008, 24 (7): S720-725.

23. Wittig-Silva C, Chan E, Islam FM, et al.A randomized, controlled trial of corneal collagen cross-linking in progressive keratoconus:three-year results.Ophthalmology, 2014, 121 (4): 812-821.

24. Raiskup-Wolf F, Hoyer A, Spoerl E, et al.Collagen crosslinking with riboflavin and ultraviolet-A light in keratoconus:long-term results.J Cataract Refract Surg, 2008, 34 (5): 796-801.

25. Caporossi A, Mazzotta C, Baiocchi S, et al.Long-term results of riboflavin ultraviolet a corneal collagen cross-linking for keratoconus in Italy:the Siena eye cross study.Am J Ophthalmol, 2010, 149 (4): 585-593.

第二节 原发性翼状胬肉手术治疗：切除病灶以后
联合角膜缘干细胞移植还是羊膜移植

原发性翼状胬肉（primary pterygium）是局部球结膜纤维血管组织增生侵犯角膜的一种

疾病[1]。紫外线是其形成的主要诱因[2]。局部角膜缘干细胞受损,失去屏障作用是可能的发病基础[3]。胬肉小而静止时一般不需治疗,但应尽可能减少风沙、阳光等刺激。当胬肉进行性发展,侵及瞳孔区时,手术是唯一有效的治疗;但有一定的复发率。单纯胬肉切除术后留下裸露的巩膜,复发率高达88%[4]。目前临床最广泛采用的术式是胬肉切除联合自体结膜和角膜缘干细胞移植。然而,对于巨大胬肉、双头胬肉、多头胬肉或者需要保留健康结膜的青光眼患者而言,自体结膜移植很难实施。因此,有人尝试了翼状胬肉切除联合羊膜移植术来治疗此类患者[5],并且取得了满意的效果。那么,翼状胬肉切除联合羊膜移植术治疗原发性翼状胬肉的复发率怎样? 可否用于常规胬肉手术以减少患者眼表创伤、减轻其经济负担? 本研究全面检索国内外目前关于翼状胬肉切除联合角膜缘干细胞移植术或羊膜移植术的 RCT 资料,运用 Meta 分析的方法对两者的复发率进行客观、系统评价。

一、疾病案例

患者女,53 岁,左眼长新生物 6 年余。眼部检查:双外眼无特殊,左眼角膜鼻侧较大纤维血管膜长入角膜,尖端指向角膜中央并达到瞳孔缘(翼高约 8mm,体部宽约 6.5mm),前房清深,瞳孔光反应灵敏,晶状体密度增高,小瞳下眼底未见明显异常;右眼外眼无特殊,角膜透明,屈光间质(-),小瞳下眼底未见明显异常。诊断:左眼原发性翼状胬肉(巨大胬肉)。

二、提出问题

患者左眼原发性翼状胬肉诊断明确,常规采用手术切除治疗。近些年针对以上问题提出了联合角膜缘干细胞移植或联合羊膜移植,但对于术后复发率而言哪种方案更佳还有待于探讨。为了回答这个问题,我们首先需要按循证眼科学的要求进行证据的检索和评价,然后在此基础上进行临床决策。

三、证据检索和评价

(一) 资料与方法

1. 一般资料

(1)文献纳入标准:①为随机对照试验,并且为公开发表的一次性文献;②治疗组干预措施为翼状胬肉切除联合自体角膜缘干细胞移植,并设立了翼状胬肉切除联合羊膜移植组;③以翼状胬肉的复发率为统计指标,有完整的四格表资料,均给出或可计算出效应指标即复发率的比值比(odds ratio,OR);④患者均为原发性翼状胬肉。

(2)文献排出标准:①非随机对照试验;②重复发表或数据不详的文献;③研究对象包括复发性翼状胬肉且未分开统计的文献;④研究对象包括假性翼状胬肉的文献。

2. 研究方法

(1)文献检索:电子检索文献数据库:PubMed 数据库,检索词:Baalim and pterygium;中国生物医学文献数据库、万方数据库、中国期刊全文数据库、维普中文医学期刊全文数据库、中国医学学术会议论文数据库及中国优秀博士、硕士学位论文全文数据库、中国重要会议论文全文数据库,检索词:角膜缘干细胞和翼状胬肉。文献检索的语种限制为中文、英文,检索时限为 2015 年 10 月前,以所有检出文献的参考文献作为补充。

(2)统计学方法:采用 Cochran 协作网提供的 Review Manager 5.1.0 软件。二值变量资料用原发性翼状胬肉复发率的 OR 值表示,计算 95% 可信区间(Confidence intervals,CI);若纳入的各研究无异质性[6],即 $P \geqslant 0.10$、$I^2 < 50\%$ 时,用固定效应模型[7](Mantel-Hazelhen 法)进行分析,反之则用随机效应模型[8](Der Antimonial 和 Laird 法)进行 Meta 分析。

(二) 结果

1. 文献概况　纳入文献的基本情况:共检出符合纳入标准的文献 8 篇(图 12-2-1),其中英文文献 1 篇,中文文献 7 篇。其中治疗组即行翼状胬肉切除联合自体角膜缘干细胞移植术的患者共 357 例,翼状胬肉切除联合羊膜移植共 309 例。各文献的基本情况见表 12-2-1。

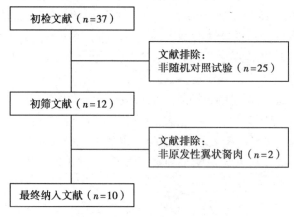

图 12-2-1　文献筛选流程图

表 12-2-1　纳入研究的基本情况

研究作者	干细胞移植组		羊膜移植组		结论
	复发率(n/N)	失访数	复发率(n/N)	失访数	
王利群,等[9]	4.2%(1/24)	0	8.3%(2/24)	0	羊膜移植与自体角膜缘结膜移植均不失为防治翼状胬肉术后复发的治疗方法。但自体角膜缘结膜移植更优于羊膜移植
郑建华[10]	2.6%(1/38)	0	10%(3/30)	0	胬肉切除联合自体角膜缘干细胞移植或羊膜移植是治疗翼状胬肉的有效方法、可降低复发率减少术后并发症,自体角膜缘干细胞移植较羊膜移植术后不适症状时间短,复发率低,效果更佳
郭涛[11]	5%(1/20)	0	12.5%(3/24)	0	羊膜移植治疗翼状胬肉是一种有效的方法,在不能进行自体角膜缘干细胞移植情况下仍然是有效方法之一
蒋毅萍[12]	2.6%(1/39)	0	8.1%(3/37)	0	自体带结膜瓣的角膜缘干细胞移植术治疗初发性翼状胬肉术后复发率低,角膜创面修复快,是一种理想的手术方法

续表

研究作者	干细胞移植组		羊膜移植组		结论
	复发率（n/N）	失访数	复发率（n/N）	失访数	
唐勇华[13]	13.4%（9/67）	0	29.4%（15/51）	0	角膜缘干细胞移植及自体角膜缘干细胞移植联合新鲜羊膜移植术式在临床疗效及降低复发率上明显优于新鲜羊膜移植术,是处理翼状胬肉较好的术式
唐瑛[14]	7.5%（3/40）	0	11.5%（6/52）	0	人新鲜羊膜移植与角膜缘干细胞移植治疗翼状胬肉疗效显著
郑慧君[15]	4.6%（3/66）	0	15.1%（8/53）	0	自体角膜缘干细胞移植可有效地降低翼状胬肉术后的复发率,是目前较理想的手术方法
刘新平[16]	5%（2/40）	0	7.9%（3/38）	0	胬肉切除联合羊膜移植或自体角膜缘干细胞移植均是治疗胬肉的有效方法
许兵[17]	8%（4/50）	0	28.9%（11/38）	0	相比羊膜移植术,翼状胬肉切除联合角膜缘上皮移植术治疗原发性翼状胬肉,能更有效地降低术后复发率
Ozer,et al[18]	17.5%（11/63）	0	23.1%（12/52）	0	自体角膜缘干细胞移植比羊膜移植和裸露巩膜手术的成功率更高、复发率更低。羊膜移植术对于未来可能要做青光眼手术的患者是较好的选择

2. 森林图　手术切除联合角膜缘干细胞移植组（LSCT）与手术切除组联合羊膜移植组（AMT）的 OR=0.41,95%CI:(0.26,0.63),P<0.01；角膜缘上皮移植术与羊膜移植术相比,前者复发率低于后者（图 12-2-2）,且差异有统计学意义。

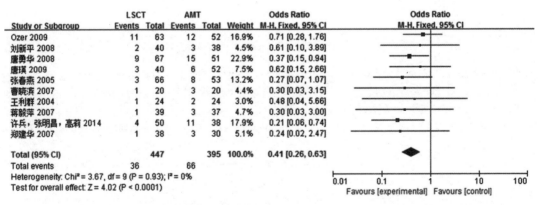

图 12-2-2　手术切除联合角膜缘干细胞移植组（LSCT）与手术切除组联合羊膜移植组（AMT）比较的森林图

3. 偏倚评估　以各研究的 OR 值为横坐标、OR 对数值标准误（即 SE logOR）为纵坐标绘制成漏斗图（图 12-2-3）。从图中可见,以 OR（图中虚线）为中心,纳入的文献分布较好,呈倒漏斗形(图 12-2-3),提示所纳入的文献不存在显著发表偏倚。

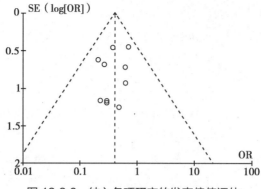

图 12-2-3　纳入各项研究的发表偏倚评估

四、临床实践决策

本次 Meta 分析表明翼状胬肉切除联合角膜缘上皮移植术能更有效地降低术后复发率 OR=0.41(95%CI:0.26~0.63;$P<0.01$)。角膜缘上皮移植术因为自体组织移植,有着更好的组织相容性,能更大限度地减轻术后炎症反应,降低术后白细胞介素等炎症因子的释放,降低血管内皮生长因子的表达。同时移植的角膜上皮通过角膜缘干细胞的分化、移行能在更短的时间内完成手术区角膜面的上皮化。但同时也应看到,尽管采用了角膜缘上皮移植的手术方式,完善角膜缘的重建,构建角膜缘生理屏障,但仍然存在少量的复发。尽管羊膜移植术复发率高于角膜缘上皮移植术,但对于超过角膜半径的巨大胬肉,甚至巨大的双头胬肉,由于缺乏足够的健康的角膜缘上皮等组织,羊膜以其取材广泛而更适宜这类患者。

(刘 莛　李绍伟)

参 考 文 献

1. Mu rube J.Pterygium:evolution of medical and surgical treatments.Ocular Surface,2008,6(4):155-161.

2. Droughts K,Segundo W.Epidemiology of pterygium.A review[Endemiology DES pterygiums.Aine Schubert].Der Ophthalmologic,2010,107(6):511-516.

3. Coroneo MT,Di Gi Rolland N,Wakefield D.The pathogenesis of pterygia.Curr Opin Ophthalmol,1999,10:282-288.

4. Chen PP,Iyeyasu RG,Gaza V,et al.A randomized trial comparing mitomycin C and conjunctival autograft after excision of primary pterygium.American Journal of Ophthalmology,1995,120(2):151-160.

5. Svarabhakti P,Barton K,Burkett G,et al.Comparison of conjunctival autografts,amniotic membrane grafts,and primary closure for pterygium excision.Ophthalmology,1997,104(6):974-985.

6. Cochran WG.The combination of estimates from different experiments.Biometrics,1954,10(1):101-129.

7. Mantel N,Hazelhen W.Statistical aspects of the analysis of data from retrospective studies of disease.J Natl Cancer Inst,1959,22(4):719-748.

8. Demonian R,Laird N.Meta-analysis in clinical trials.Control Blin Trials,1986,7(3):177-188.

9. 王利群,辛云芳,卢莹.羊膜与自体角膜缘结膜移植治疗翼状胬肉疗效对比.眼外伤职业眼病杂志,2004, 9 :631-632.

10. 郑建华,梁淑欣.自体角膜缘干细胞移植与羊膜移植治疗翼状胬肉疗效比较.临床军医杂志,2007,3 : 356-357.

11. 郭涛,柳林,曹晓滨.翼状胬肉切除联合羊膜或自体角膜缘干细胞移植术的临床应用研究.临床眼科杂志,2007,3 :233-235.

12. 蒋毅萍.减少翼状胬肉复发的三种术式疗效比较.中国实用眼科杂志,2007,25(11):1214-1217.

13. 唐勇华,卢银波,刘生荣,等.三种翼状胬肉手术的临床效果比较.广西中医学院学报,2008,3 :51-53.

14. 唐瑛.翼状胬肉三种手术方法的疗效比较分析.中国当代医药,2009,13 :166-167.

15. 郑慧君,余健儿,李爽,等.翼状胬肉不同手术方法疗效分析.中国实用眼科杂志,2005,8 :839-841.

16. 刘新平.羊膜移植与自体角膜缘干细胞移植治疗翼状胬肉疗效分析.实用临床医学,2008,8 :101-102.

17. 许兵,张明昌,高莉.角膜缘上皮移植与羊膜移植治疗原发性翼状胬肉的对比观察.国际眼科杂志, 2014,11 :2019-2021.

18. Ozer A,Yildirim N,Erol N,et al.Long-term results of bare sclera,limbal-conjunctival autograft and amniotic membrane graft techniques in primary pterygium excisions.Ophthalmologica,2009,223(4):269-273.

第三节 圆锥角膜行角膜胶原交联治疗:去上皮还是经上皮

圆锥角膜是一种非炎症性角膜病变,表现为进行性角膜变薄,在眼压作用下向前突出。类似的病变也可以发生在准分子激光角膜屈光手术后出现的角膜生物力学改变而导致的角膜失代偿。角膜胶原交联疗法是近年来用于治疗圆锥角膜的新方法,其目的是稳定业已薄弱的角膜结构、阻止病变发展。核黄素/UVA(ultraviolet A,长波紫外线)诱导的角膜胶原交联术可以增加胶原纤维的交联度,增强角膜生物力学特性,阻止圆锥角膜、角膜膨隆进展,用于治疗进展期圆锥角膜取得理想效果。

目前胶原交联的方法有两种,一种是去掉中央上皮的交联治疗,另一种是不去上皮的交联治疗。前者的优势是核黄素渗透充分,交联反应彻底,疗效肯定。缺点是术后刺激症状重,恢复慢,还有感染的风险。不去上皮的优势是患者不适感轻,恢复快,可以对角膜更薄一些的患者进行治疗而不损伤内皮。但是因为核黄素渗透性欠佳,疗效只有去上皮法的1/3~1/2。研究表明,角膜胶原交联治疗时,若角膜厚度大于400μm,紫外线不会损伤角膜内皮细胞、晶状体、视网膜等组织。但圆锥角膜是以角膜进行性薄化为特征,晚期患者角膜厚度多低于400μm,从而一定程度限制了该技术在圆锥角膜的应用。研究也证实,低渗核黄素溶液点眼可以增加角膜厚度,可以用于薄角膜患者的治疗;由于核黄素分子量较大,角膜上皮的完整性显著影响核黄素的渗透,影响交联疗效。本研究旨在探讨圆锥角膜行角膜胶原交联治疗时,去掉上皮(epi-off)与保留上皮(epi-on)两种方法对术后1年复发率及术后并发症的差异。

一、疾病案例

患者男,17岁,左眼视力下降2年,外院验光提示左眼矫正视力差。否认左眼外伤史、手术史,否认家族史,无糖尿病、高血压等全身疾病。眼部检查:双外眼无特殊,左眼角膜中央锥形前凸,Vogt纹(+),Fleischer环(+),病灶局部可见不规则瘢痕,前房清深,瞳孔光反灵敏,晶状体透明,小瞳下眼底模糊;右眼外眼无特殊,角膜透明,屈光间质(−),小瞳下眼底未见明显异常。角膜地形图检查：左眼 TCT=389μm，K_{max}=59.3D，I-S 值 =3.8D，角膜地形图呈现颞下方局部卵圆形陡峭区域。主觉验光：右眼 –5.70DS–2.75DC × 130 = 0.8；左眼 –12.00DS–5.25DC × 120 = 0.2。诊断：左眼圆锥角膜，双眼屈光不正。

二、提出问题

青少年男性，诊断明确，因患者左眼 K_{max} 过大，即使是特殊定制的 RGPCL，也无法保证能够有效控制病情进展，所以交联手术是治疗该患者的主要方式，关键是我们应该选择去掉上皮还是保留上皮来治疗该患者？为了回答这个问题，我们首先需要按循证眼科学的要求进行证据检索和评价，然后在此基础上进行临床决策。

三、证据检索和评价

(一) 资料与方法

1. 一般资料

(1) 文献纳入标准：①为随机对照试验，并且为公开发表的一次性文献；②治疗组去掉中央上皮的交联治疗，并设立了不去上皮的交联治疗组；③以圆锥角膜的复发率为统计指标，有完整的四格表资料，均给出或可计算出效应指标即复发率的比值比（odds ratio，OR）；④复发定义为 1 年之内 K_{max} 增大在 1D 以上；⑤术后并发症包括角膜感染、瘢痕、视物模糊及疼痛不适。

(2) 文献排除标准：①非随机对照试验；②重复发表或数据不详的文献；③随访未在 1 年以上的研究。

2. 研究方法

(1) 文献检索：电子检索文献数据库：PubMed 数据库，检索词：limbal stem cell，pterygium；中国生物医学文献数据库、万方数据库、中国期刊全文数据库、维普中文医学期刊全文数据库、中国医学学术会议论文数据库及中国优秀博士、硕士学位论文全文数据库、中国重要会议论文全文数据库，检索词；角膜缘干细胞和翼状胬肉。文献检索的语种限制为中文、英文，检索时限为 2015 年 10 月前，以所有检出文献的参考文献作为补充。

(2) 统计学方法：采用 Cochrane 协作网提供的 Review Manager 5.1.0 软件。二值变量资料用圆锥角膜复发率的 OR 值表示，计算 95% 可信区间（confidence intervals，CI）；若纳入的各研究无异质性，即 $P \geq 0.10$、$I^2 < 50\%$ 时，用固定效应模型进行分析，反之则用随机效应模型进行 Meta 分析。

(二) 结果

1. 文献概况　纳入文献的基本情况：共检出符合纳入标准的文献 6 篇，均为英文文献。其中经角膜上皮交联治疗 152 例，去角膜上皮交联治疗 149 例。

2. 1 年后复发率　两组圆锥角膜复发数及比例见表 12-3-1。去上皮角膜交联治疗相对于保留上皮角膜交联治疗，可以有效地降低圆锥角膜的复发率，OR=0.08（95%CI：0.03~0.21，$P<0.01$）（图 12-3-1）。

表 12-3-1 治疗后 1 年后圆锥角膜的复发数及比率

研究者及年代	去上皮组				经上皮组			
	复发数	总数	复发率/%	失访数	复发数	总数	复发率/%	失访数
Al, et al, 2015[1,2]	0	34	0	0	20	36	55.6	0
Eraslan, et al, 2017[3]	0	18	0	0	8	18	44.4	0
Khairy, et al, 2014[4]	1	30	3.3	0	7	28	25	0
Magli, et al, 2013[5]	0	19	0	0	1	19	5.3	0
Maurin, et al, 2015[6]	2	23	8.7	0	1	15	6.7	0
Soeters, et al, 2015[7]	0	25	0	0	8	36	22.2	0

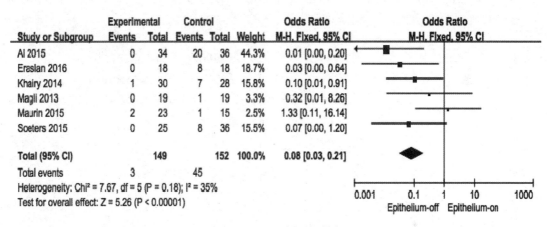

图 12-3-1 1 年后复发率

3. 术后不适及角膜并发症的出现率 两组治疗 1 年后发生不适及角膜并发症的数量及比例见表 12-3-2。去上皮角膜交联治疗相对于保留上皮角膜交联治疗,所导致的术后不适及角膜并发症比率较高,OR=2.79(95%CI:1.21~6.42,P<0.01)(图 12-3-2)。

表 12-3-2 治疗后 1 年后不适及角膜并发症的发生数及比率

研究者及年代	去上皮组				经上皮组			
	发生数	总数	发生率/%	失访数	发生数	总数	发生率/%	失访数
Al, et al, 2015[1]	4	34	11.8	0	1	36	2.8	0
Khairy, et al, 2014[4]	3	18	16.7	0	0	18	0	0
Magli, et al, 2013[5]	7	30	23.3	0	2	28	7.1	0
Maurin, et al, 2015[6]	3	23	13.1	0	4	15	26.7	0
Soeters, et al, 2015[7]	4	25	16	0	0	36	0	0

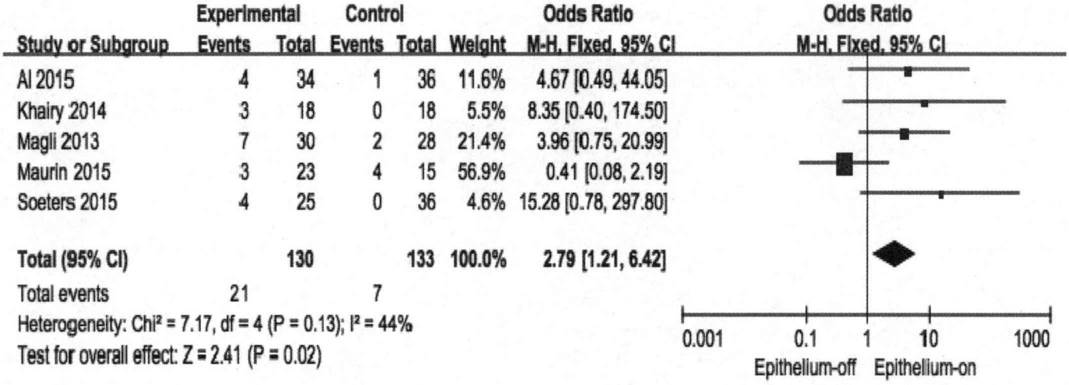

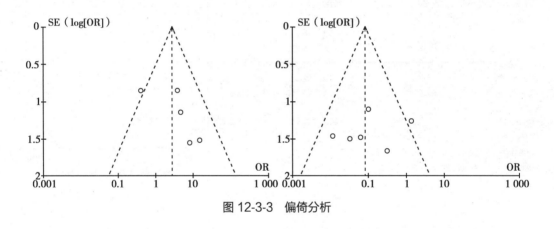

图 12-3-2　术后不适及角膜并发症的出现率

4. 偏倚分析　两种指标比较漏斗图,以各研究的 OR 值为横坐标、OR 对数值标准误(即 SE logOR)为纵坐标绘制下图,偏倚并不明显(图 12-3-3)。

图 12-3-3　偏倚分析

四、临床实践决策

本次 Meta 分析表明去上皮角膜交联治疗对于治疗圆锥角膜,可以有效降低复发率。经上皮角膜交联治疗圆锥角膜的术后并发症及不适感明显低于去上皮角膜交联治疗。经角膜上皮交联治疗的优势在于对角膜厚度低于 400μm 的患者,可以施行治疗,并由于对角膜的损伤较小,后期的术后并发症发生率明显降低,但这并不足以替代去上皮交联治疗疗法,因为去上皮交联治疗的术后复发率明显低于经上皮组。

(刘　莛　李绍伟)

参 考 文 献

1. Al Fayez MF, Alfayez S, Alfayez Y. Transepithelial Versus Epithelium-Off Corneal Collagen Cross-Linking for Progressive Keratoconus: A Prospective Randomized Controlled Trial. Cornea, 2015, 34 Suppl 10: S53-56.

2. Li SM, Wang N, Zhou Y, et al. Paraxial schematic eye models for 7-and 14-year-old Chinese children. Invest Ophthalmol Vis Sci, 2015, 56(6): 3577-3583.

3. Eraslan M,Toker E,Cerman E,et al.Efficacy of Epithelium-Off and Epithelium-On Corneal Collagen Cross-Linking in Pediatric Keratoconus.Eye Contact Lens,2017,43(3):155-161.

4. Khairy HA,Marey HM,Ellakwa AF.Epithelium-on corneal cross-linking treatment of progressive keratoconus:a prospective,consecutive study.Clin Ophthalmol,2014,8:819-823.

5. Magli A,Forte R,Tortori A,et al.Epithelium-off corneal collagen cross-linking versus transepithelial cross-linking for pediatric keratoconus.Cornea,2013,32(5):597-601.

6. Maurin C,Daniel E,Bonnin N,et al.Assessment of postoperative pain after corneal collagen cross-linking by iontophoresis vs the rapid epithelium-off technique in progressive keratoconus patients.J Fr Ophtalmol,2015,38(10):904-911.

7. Soeters N,Wisse RP,Godefrooij DA,et al.Transepithelial versus epithelium-off corneal cross-linking for the treatment of progressive keratoconus:a randomized controlled trial.Am J Ophthalmol,2015,159(5):821-828.

第四节　飞秒激光辅助的穿透性角膜移植与常规的穿透性角膜移植术的治疗效果比较

角膜移植是用透明、健康的供体角膜组织替换混浊病变的角膜组织,使患者复明或控制角膜病变,达到增进视力或治疗某些角膜疾病的眼科治疗方法。穿透性角膜移植术(penetrating keratoplasty,PKP)是角膜移植手术的主要方式之一。一直以来,术后难以控制的高度散光是PKP术的主要问题之一。术中环钻钻切可控性差、精确度不高等是造成术后散光大的主要原因。而且传统的PKP手术还存在术后切口容易裂开等缺点。为有效减小术后散光,增强切口愈合强度,眼科医师一直在寻求新的角膜切割方法。飞秒激光技术的出现,有望解决这一问题。

飞秒激光是一种以脉冲形式发射的红外线激光,具有脉冲时间短,聚焦精准度高,重复频率高,瞬时功率大等优点。目前已经在角膜屈光手术中得到广泛应用。近年来,飞秒激光在角膜移植手术中的应用也越来越多,它可精确控制切削深度和形状,根据手术设计的需要制作可以使植片和植床相互镶嵌、精确对合的切口,同时切削面也非常光滑[1-4]。国内外已有关于飞秒激光辅助的穿透性角膜移植与常规的穿透性角膜移植术的治疗效果比较个案报道,但是目前尚缺乏关于这两种手术方法的相关的系统评价。因此,本研究力求全面检索国内外飞秒激光辅助的穿透性角膜移植与常规的穿透性角膜移植术的资料,运用Meta分析的方法对两者疗效及安全性进行客观、系统评价。

一、疾病案例

患者,男,18岁,双眼视力下降渐加重5年余,左眼加重1年余。5年前曾因双眼视力下降就诊于某医院(具体不详),诊断为"双眼圆锥角膜",戴硬性角膜接触镜矫正视力,近1年左眼视物模糊加重,戴硬性角膜接触镜难以矫正视力,遂来我院就诊。眼部检查:视力左眼0.04,矫正难以提高;右眼矫正视力1.0。眼压Tn。右眼角膜中央偏下锥状前突,角膜变薄,左眼中央角膜局部变薄,下视时右眼Munson征(+),Vogt线明显,中央可见瘢痕。右眼阴性,眼内检查未见明显异常。诊断:双眼圆锥角膜:左眼完成期,右眼初期。

二、提出问题

患者男,18 岁,诊断明确,左眼圆锥角膜完成期,硬性角膜接触镜难以提高视力,需行手术治疗,关键是我们应该选择飞秒激光辅助的穿透性角膜移植还是常规的穿透性角膜移植。为了回答这个问题,我们首先需要按循证眼科学的要求进行证据检索和评价,然后在此基础上进行临床决策。

三、证据检索和评价

(一) 资料与方法

1. 一般资料

(1)检索文献的纳入标准:①国内外生物医学期刊于 2016 年 2 月前公开发表的比较飞秒激光辅助的穿透性角膜移植与常规的穿透性角膜移植术的临床研究文献;②累及角膜全层病变;③观察项目至少包括下述指标:术后最佳矫正视力(BCVA),散光度数。

(2)排除标准:①原始文献未对上述观察指标中任何一项进行评价;②重复发表的文献。

2. 方法

(1)文献检索:检索数据库包括中文数据库和外文数据库。检索年限从各数据库建库至 2016 年 2 月。中文文献检索中国知网数据库、万方数据库、维普中文期刊数据库。外文文献检索 EMBASE、PubMed 和 Cochrane 图书馆。中外文文献检索都采用了主题词和自由词结合的方式进行检索。中文检索词包括:飞秒激光辅助的穿透性角膜移植,常规的穿透性角膜移植,手工的穿透性角膜移植术;英文检索词包括:femtosecond laser-assisted penetrating keratoplasty 和 conventional penetrating keratoplasty or manual penetrating keratoplasty。将初步检索文献导入 EndNote X7 进行查重,通过阅读题目和摘要确定与研究的相关性,不能明确是否纳入者,则通过阅读全文来确定。文献检索、筛选以及数据提取工作由两位研究者独立完成,如果遇到分歧,则通过讨论解决或者请第三人仲裁。对确定纳入的文献按预先设计的表格提取资料,主要包括每项研究各组纳入眼数、受试者平均年龄、随访时间、术后最佳矫正视力及散光度数。

(2)统计学方法:采用 Cochrane 协作网提供的 Review Manager 5.2.0 软件。分类变量资料采用相对危险度(RR)及 95% 可信区间(CI);连续性变量资料指标采用加权均数差(WMD)及其 95%CI,以 $P<0.05$ 为差异有统计学意义。采用 I^2 检验进行异质性检验,$P<0.10$ 为差异有统计学意义。若异质性检验的结果为 $P \geqslant 0.10$ 及 $I^2<50\%$ 时,认为多个独立研究具有同质性,可选择固定效应模型计算及合并统计量;若异质性检验的结果为 $P<0.10$ 及 $I^2 \geqslant 50\%$ 时,可认为多个研究存在异质性,此时可选择随机效应模型进行校正。

(二) 结果

1. 文献概况　根据检索策略通过电子检索和手工检索,初检出 234 篇文献。通过阅读标题、摘要和进一步阅读全文后,根据预先制定的纳入标准和排除标准进行筛选。有 3 篇文献纳入研究,共有 255 只眼[3,5,6]。其中,飞秒激光辅助的穿透性角膜移植组 115 只眼,常规的穿透性角膜移植组 140 只眼。文献筛选流程见图 12-4-1,纳入研究的基本特征见表 12-4-1。

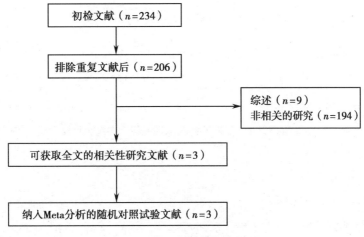

图 12-4-1　文献筛选流程图

表 12-4-1　纳入研究的基本特征

研究者及年代	国家	研究类型	疾病	眼别数[*]	年龄/岁[*]	随访时间/月
Bahar, et al, 2009[3]	加拿大	非随机前瞻性研究	大泡性角膜病变、角膜瘢痕、圆锥角膜、角膜基质病变、Fuchs 角膜营养不良、角膜植片失代偿	23/36	42.2/59.6	9.9/10.6
Levinger, et al, 2014[6]	以色列	回顾性研究	圆锥角膜	26/33	26/29	15/35
Gaster, et al, 2012[5]	美国	回顾性研究	圆锥角膜	66/71	38.7/44.5	6/6

* 飞秒激光辅助的穿透性角膜移植 / 常规的穿透性角膜移植

2. 有效性分析　其中有 3 篇文献对飞秒激光辅助的穿透性角膜移植与常规的穿透性角膜移植术后 LogMAR BCVA 与散光值进行了比较。均显示飞秒激光辅助的穿透性角膜移植术后 LogMAR BCVA 较常规的穿透性角膜移植术好（WMD=−0.19, 95%CI：−0.37~−0.02，P=0.03）（图 12-4-2）。两组术后散光度数方面有明显的统计学差异（WMD=−1.07, 95%CI：−1.71~−0.43，P=0.001）（图 12-4-3）。

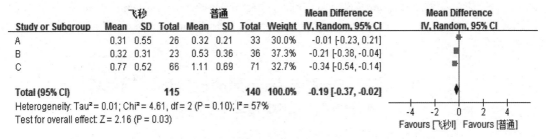

图 12-4-2　飞秒激光辅助的穿透性角膜移植与常规的穿透性角膜移植术后
LogMAR BCVA 的比较

Study or Subgroup	飞秒 Mean	飞秒 SD	Total	普通 Mean	普通 SD	Total	Weight	Mean Difference IV, Random, 95% CI
A	2.45	1.02	26	3.64	2.41	33	49.2%	-1.19 [-2.10, -0.28]
B	3.6	1.9	23	5.1	3.2	36	24.1%	-1.50 [-2.80, -0.20]
C	5.94	3.77	66	6.39	3.59	71	26.8%	-0.45 [-1.68, 0.78]
Total (95% CI)			115			140	100.0%	-1.07 [-1.71, -0.43]

Heterogeneity: Tau² = 0.00; Chi² = 1.45, df = 2 (P = 0.48); I² = 0%
Test for overall effect: Z = 3.27 (P = 0.001)

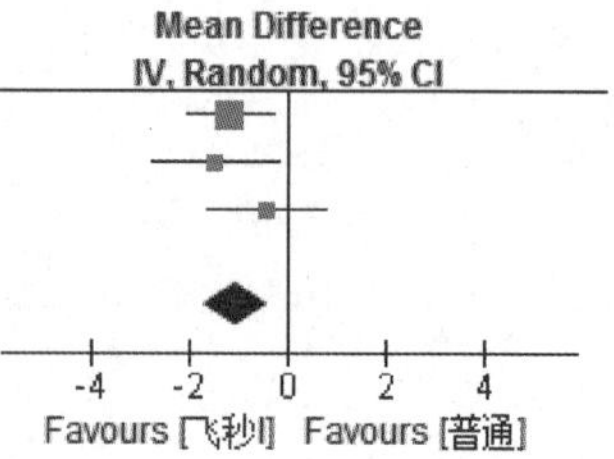

Mean Difference IV, Random, 95% CI
Favours [飞秒] Favours [普通]

图 12-4-3　飞秒激光辅助的穿透性角膜移植与常规的穿透性角膜移植术后散光(D)的比较

四、临床实践决策

本研究将公开发表比较飞秒激光辅助的穿透性角膜移植与常规的穿透性角膜移植术的治疗效果的文献进行了循证医学的系统评价并进行 Meta 分析,共纳入 255 只眼。其中,飞秒激光辅助的穿透性角膜移植组 115 只眼,常规的穿透性角膜移植组 140 只眼。Meta 分析结果表明:飞秒激光辅助的穿透性角膜移植后视力好于常规的穿透性角膜移植术,并且飞秒激光辅助的穿透性角膜移植后散光好于常规的穿透性角膜移植术。这可能与飞秒激光可以制备不同形状的切口,从而增加了切口的稳定性,达到对合精确,进而减少散光。

综上所述,从纳入研究的结果分析,飞秒激光辅助的穿透性角膜移植术治疗角膜病变,可操作性强,切削精确,瘢痕轻,术后视力好,散光小。

(张 涛　李绍伟　刘 莛)

参 考 文 献

1. Slade SG.Applications for the femtosecond laser in corneal surgery.Curr Opin Ophthalmol,2007,18(4):338-341.

2. Steinert RF.Femtosecond laser enabled keratoplasty(FLEK).Ann Ophthalmol,2009,41(1):6-9.

3. Bahar I,Kaiserman I,Lange AP,et al.Femtosecond laser versus manual dissection for top hat penetrating keratoplasty.Br J Ophthalmol,2009,93(1):73-78.

4. Farid M,Kim M,Steinert RF.Results of penetrating keratoplasty performed with a femtosecond laser zigzag incision initial report.Ophthalmology,2007,114(12):2208-2212.

5. Gaster RN,Dumitrascu O,Rabinowitz YS.Penetrating keratoplasty using femtosecond laser-enabled keratoplasty with zig-zag incisions versus a mechanical trephine in patients with keratoconus.Br J Ophthalmol,2012,96(9):1195-1199.

6. Levinger E,Trivizki O,Levinger S,et al.Outcome of "mushroom" pattern femtosecond laser-assisted keratoplasty versus conventional penetrating keratoplasty in patients with keratoconus.Cornea,2014,33(5):481-485.

第五节　深板层角膜移植与穿透性角膜移植治疗
角膜基质病变效果哪个好

角膜移植是用透明、健康的供体角膜组织替换混浊病变的角膜组织,使患者复明或控制角膜病变,达到增进视力或治疗某些角膜疾病的眼科治疗方法。穿透性角膜移植术是一种以全层透明角膜代替病变角膜的方法,一直是角膜基质病变的标准手术方式,但其植片失败率有 18%~34%,主要原因为角膜内皮排斥及失代偿。近年来,深板层角膜移植用于未累及角膜内皮的各种角膜基质病变,如圆锥角膜,角膜斑翳,角膜变性等。深板层角膜移植是一种去除宿主角膜的上皮细胞和基质层直至后弹力层,移植入相应厚度供体角膜的手术方法。其主要优点是对角膜内皮损伤小,而且是闭合性手术,可减少穿透性角膜移植开放性手术的相关并发症,如前粘连、暴发性脉络膜出血、眼内炎等。但其疗效比较,尚缺乏相关的系统评价。因此,本研究力求全面检索国内外深板层角膜移植与穿透性角膜移植的 RCT 资料,运用 Meta 分析的方法对两者疗效及安全性进行客观、系统评价。

一、疾病案例

患者,女,25 岁,双眼视物模糊 7 年余,右眼加重 1 年余。7 年前曾诊断为"双眼圆锥角膜",戴硬性角膜接触镜矫正视力,近 1 年右眼视物模糊加重,戴硬性角膜接触镜难以矫正视力,来院就诊。眼部检查:视力右眼 0.06,矫正难以提高;左眼矫正视力 1.0。眼压 Tn。右眼角膜中央偏下前突,角膜变薄,左眼中央角膜局部变薄,下视时右眼 Munson 征阳性,左眼阴性,眼内检查未见明显异常。诊断:双眼圆锥角膜:右眼完成期,左眼初期。

二、提出问题

患者,女,25 岁,诊断明确,右眼圆锥角膜完成期,硬性角膜接触镜难以提高视力,需行手术治疗,关键是我们应该选择深板层角膜移植还是传统的穿透性角膜移植。为了回答这个问题,我们首先需要按循证眼科学的要求进行证据检索和评价,然后在此基础上进行临床决策。

三、证据检索和评价

(一)资料与方法

1. 一般资料

(1)检索文献的纳入标准:①国内外生物医学期刊于 2015 年 1 月前公开发表的比较深板层角膜移植与穿透性角膜移植的 RCTs,包括单中心和多中心的 RCTs;②未累及角膜内皮的角膜病变;③观察项目至少包括下述指标:术后最佳矫正视力(best corrected visual acuity,BCVA),术后裸眼视力,术后 BCVA ≥ 20/40,等效球镜及散光度数,术后角膜内皮丢失率及术后移植片排斥率与失败率。

(2)排除标准:①原始文献未对上述观察指标中任何一项进行评价;②原始文献临床研究未采用随机对照设计或术前资料不全;③重复发表的文献。

2. 方法

(1)文献检索:检索数据库包括中文数据库和外文数据库。检索年限从各数据库建库至 2015 年 1 月。中文文献检索中国知网数据库、万方数据库、维普中文期刊数据库。外文文献检索 EMBASE、PubMed 和 Cochrane 图书馆。中外文文献检索都采用了主题词和自由词结合的方式进行检索。中文检索词包括:穿透性角膜移植,深板层角膜移植;英文检索词包括:deep anterior lamellar keratoplasty 和 penetrating keratoplasty。

将初步检索文献导入 EndNote X6 进行查重,通过阅读题目和摘要确定与研究的相关性,不能明确是否纳入者,则通过阅读全文来确定。文献检索、筛选以及数据提取工作由两位研究者独立完成,如果遇到分歧,则通过讨论解决或者请第三人仲裁。对确定纳入的文献按预先设计的表格提取资料,主要包括每项研究各组纳入眼数、受试者平均年龄、随访时间、术后最佳矫正视力,术后裸眼视力,术后 BCVA ≥ 20/40,等效球镜及散光度数,术后角膜内皮丢失率及术后移植片排斥率与失败率等。

(2)统计学方法:采用 Cochrane 协作网提供的 Review Manager 5.1.0 软件。分类变量资料采用相对危险度(RR)及 95% 可信区间(CI);连续性变量资料指标采用加权均数差(WMD)及其 95%CI,以 $P<0.05$ 为差异有统计学意义。采用 I^2 检验进行异质性检验,$P<0.05$ 为差异有统计学意义。若异质性检验的结果为 $P \geqslant 0.10$ 及 $I^2<50\%$ 时,认为多个独立研究具有同质性,可选择固定效应模型计算及合并统计量;若异质性检验的结果为 $P<0.10$ 及 $I^2 \geqslant 50\%$ 时,可认为多个研究存在异质性,此时可选择随机效应模型进行校正。

(二) 结果

1. 文献概况 根据检索策略通过电子检索和手工检索,初检出 431 篇文献。通过阅读标题、摘要和进一步阅读全文后,根据预先制定的纳入标准和排除标准进行筛选。有 5 篇 RCT 纳入研究,共有 409 只眼。其中,深板层角膜移植组 217 只眼,穿透性角膜移植组 192 只眼。文献筛选流程见图 12-5-1,纳入研究的基本特征见表 12-5-1。

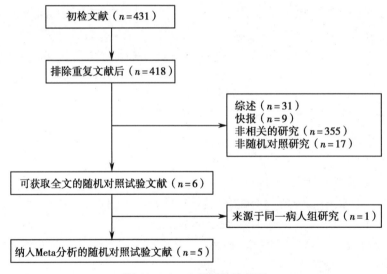

图 12-5-1 文献筛选流程图

表 12-5-1 纳入研究的基本特征

研究者及年代	研究类型	国家	疾病	患者数*	年龄/岁*	随访时间/月
Cheng, et al, 2011[1]	RCT	新西兰	圆锥角膜和角膜瘢痕	28/28	43.4/42.9	12/12
Javadi, et al, 2010[2]	RCT	伊朗	圆锥角膜	42/35	26.9/30.9	22/24.6

续表

研究者及年代	研究类型	国家	疾病	患者数*	年龄/岁*	随访时间/月
Shimazaki, et al, 2002[3]	RCT	日本	单纯疱疹病毒角膜炎后和角膜营养不良	13/13	52.2/55.8	24/24
Sogutlu, et al, 2013[4]	RCT	土耳其	颗粒状角膜营养不良	35/41	29.7/33	30.5/31.2
Söğütlü, et al, 2012[5]	RCT	土耳其	圆锥角膜	99/75	27.6/28.4	21.5/25.5

RCT= 随机对照研究；* 深板层角膜营养不良/穿透性角膜移植

2. 有效性分析　其中有 4 篇文献对深板层角膜移植和穿透性角膜移植术后 LogMAR BCVA 与 LogMAR UCVA 进行了比较。均显示穿透性角膜移植术后 LogMAR BCVA 与 LogMAR UCVA 较深板层角膜移植好（WMD=0.04,95%CI:0.01~0.07,P=0.005 和 WMD=0.12, 95%CI:0.05~0.18,P=0.000 7）（图 12-5-2）。深板层角膜移植术后,176 只眼有 146 只眼术后 BCVA ≥ 0.5,穿透性角膜移植 151 只眼有 127 只眼术后 BCVA ≥ 0.5,两组无统计学差异（RR=0.97,95%CI:0.89~1.07,P=0.57）。两组术后等效球镜及散光度数方面无明显差异（WMD=−0.50,95%CI:−1.11~0.12,P=0.11 和 WMD=0.25,95%CI:−0.17~0.66,P=0.25）。

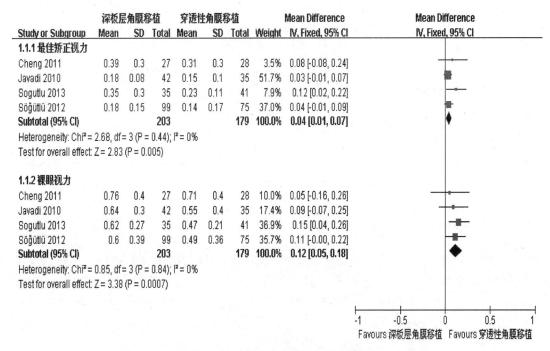

图 12-5-2　深板层角膜移植和穿透性角膜移植术后 LogMAR
最佳矫正视力和 LogMAR 裸眼视力的比较

3. 安全性分析　穿透性角膜移植术后角膜内皮数量丢失率（以百分比的分子数值来表示）高于深板层角膜移植术后（WMD=−8.75,95%CI:−15.25~−2.25,P=0.008）（图 12-5-3）。深板层角膜移植术后植片排斥及角膜内皮排斥率均低于穿透性角膜移植术后（RR=0.48, 95%CI:0.28~0.82,P=0.007 和 RR=0.07,95%CI:0.01~0.35,P=0.001）（图 12-5-4）。

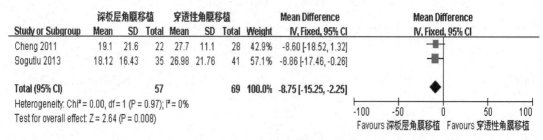

图 12-5-3　深板层角膜移植和穿透性角膜移植术后角膜内皮丢失率比较

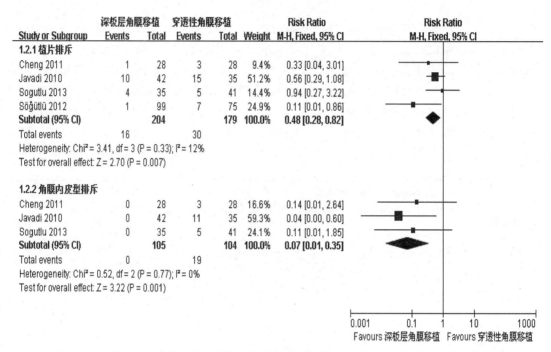

图 12-5-4　深板层角膜移植和穿透性角膜移植术后角膜植片排斥率及角膜内皮排斥率比较

四、临床实践决策

本研究将公开发表比较深板层角膜移植与穿透性角膜移植的文献进行了循证医学的系统评价,选取随机对照设计的 RCT 资料研究进行 Meta 分析,共纳入 409 只眼。其中,深板层角膜移植组 217 只眼,穿透性角膜移植组 192 只眼。Meta 分析结果表明:穿透性角膜移植术后视力好于深板层角膜移植,但是穿透性角膜移植术后 LogMAR BCVA 为 0.20 (20/32) 深板层角膜移植术后 LogMAR BCVA 为 0.24(20/35),无明显临床意义。并且术后 BCVA ≥ 20/40 的患者数量及屈光方面两组无明显差异。穿透性角膜移植术后角膜内皮数量丢失率高于深板层角膜移植术后,而且深板层角膜移植术后植片排斥及角膜内皮排斥率均低于穿透性角膜移植术后。

综上所述,从纳入研究的结果分析,深板层角膜移植术后可以作为未累及角膜内皮层的角膜病变患者的手术方式,其安全性高于穿透性角膜移植术。

(李文生)

参 考 文 献

1. Cheng YY, Visser N, Schouten JS, et al.Endothelial cell loss and visual outcome of deep anterior lamellar keratoplasty versus penetrating keratoplasty: a randomized multicenter clinical trial.Ophthalmology, 2011, 118 (2): 302-309.

2. Javadi MA, Feizi S, Yazdani S, et al.Deep anterior lamellar keratoplasty versus penetrating keratoplasty for keratoconus: a clinical trial.Cornea, 2010, 29 (4): 365-371.

3. Shimazaki J, Shimmura S, Ishioka M, et al.Randomized clinical trial of deep lamellar keratoplasty vs penetrating keratoplasty.Am J Ophthalmol, 2002, 134 (2): 159-165.

4. Sogutlu Sari E, Kubaloglu A, Unal M, et al.Deep anterior lamellar keratoplasty versus penetrating keratoplasty for macular corneal dystrophy: a randomized trial.Am J Ophthalmol, 2013, 156 (2): 267-274.

5. Sogutlu Sari E, Kubaloglu A, Unal M, et al.Penetrating keratoplasty versus deep anterior lamellar keratoplasty: comparison of optical and visual quality outcomes.Br J Ophthalmol, 2012, 96 (8): 1063-1067.

第六节　角膜胶原交联术治疗 KC 的疗效评价

圆锥角膜(keratoconus)是一种发病率约 54.5/100 000 的常见角膜退行性疾病,以角膜厚度分布异常、后表面高度异常、临床非炎症性角膜变薄、一系列角膜曲率改变为特征,逐渐产生高度近视、不规则散光及视力损害等临床症状的原发性疾病[1]。而圆锥角膜的治疗方式取决于角膜的膨胀时期,从早期的矫正屈光、中期的硬性角膜接触镜的应用到后期的角膜内环植入及角膜移植术,及进展期的角膜胶原交联术(corneal collagen cross-linking, CXL)等。CXL 可增强角膜的机械强度及生物稳定性,是目前唯一通过矫正圆锥角膜病理生理问题来治疗圆锥角膜的方式[2,3]。

CXL 主要通过采用 A 段紫外线(360~380nm)照射感光剂核黄素(维生素 B_2),进而产生光敏反应诱导基质内胶原纤维相互交联增强角膜基质的生物化学和力学稳定性,以提高角膜应力和硬度;此外,还可增大胶原纤维直径,提高角膜对多种降解酶的抵抗作用。CXL 治疗圆锥角膜的疗效较好,但仍有相应的术后并发症,如:角膜上皮下雾状混浊、基质水肿、角膜内皮损伤等。目前关于 CXL 治疗圆锥角膜的疗效尚缺乏相关的循证医学证据,本章节力求全面检索国内外关于 CXL 治疗圆锥角膜的 RCTs 资料并进行 Meta 分析,对 CXL 是否为一种能够阻止或延缓早期圆锥角膜进展的安全有效治疗方式进行系统评价。

一、疾病案例

患者,男,22 岁,左眼视物模糊 5 年进行性加重 1 个月余。5 年前曾诊断为"双眼屈光不正",给予戴镜治疗,近 1 个月左眼视物模糊加重,遂来我院就诊。眼部检查:视力:左眼 0.40,右眼 0.60;双眼矫正视力 1.0。眼压正常。左眼角膜中央偏下前突变薄,右眼中央角膜局部变薄,下视时双眼 Munson 征阴性,眼内检查未见明显异常。诊断:双眼圆锥角膜:初期。

二、提出问题

患者,男,22岁,诊断明确,双眼圆锥角膜(初期),双眼矫正视力1.0,需行矫正视力治疗并尽量阻止病情的进展,问题在于我们应该选择近年来新兴的CXL治疗还是仅选择硬性角膜接触镜矫正视力。为了回答这个问题,需要按循证医学的要求进行证据检索和评价,然后在此基础上进行临床决策。

三、证据检索和评价

(一)资料与方法

1. 一般资料

(1)检索文献的纳入标准:①国内外生物医学期刊于2016年3月前公开发表的比较圆锥角膜患者进行CXL治疗与未进行治疗的随机对照试验(randomized controlled trials,RCT),包括单中心和多中心的RCT;②观察项目至少包括下述指标:最大角膜散光值,术后裸眼视力(uncorrected visual acuity,UCVA),角膜厚度值及相关并发症等。

(2)排除标准:①原始文献未对上述观察指标中任何一项进行评价;②原始文献临床研究未采用随机对照设计或术前资料不全;③重复发表的文献。

2. 方法

(1)文献检索:检索数据库包括中文数据库和外文数据库。检索年限从各数据库建库至2016年3月。中文文献检索中国知网数据库、万方数据库、维普中文期刊数据库。外文文献检索EMBASE、PubMed、Ovid和Cochrane图书馆。中外文文献检索都采用了主题词和自由词结合的方式进行检索。中文检索词包括:角膜胶原交联术,圆锥角膜;英文检索词包括:corneal collagen cross-linking和keratoconus。将初步检索文献进行查重,通过阅读题目和摘要确定与研究的相关性,不能明确是否纳入者,则通过阅读全文来确定。文献检索、筛选以及数据提取工作由两位研究者独立完成,如果遇到分歧,则通过讨论解决或者请第三人仲裁。对确定纳入的文献按预先设计的表格提取资料,主要包括最大角膜散光值,术后裸眼视力、角膜厚度值及相关不良反应等。

(2)统计学方法:采用Cochrane协作网提供的Review Manager 5.1.0软件。分类变量资料采用相对危险度(risk ratio,RR)及95%可信区间(confidence interval,CI);连续性变量资料指标采用加权均数差(weighted mean difference,WMD)及其95%CI,以$P<0.05$为差异有统计学意义。采用I^2检验进行异质性检验,$P<0.10$为差异有统计学意义。若异质性检验的结果为$P \geqslant 0.10$及$I^2<50\%$时,认为多个独立研究具有同质性,可选择固定效应模型计算及合并统计量;若异质性检验的结果为$P<0.10$及$I^2 \geqslant 50\%$时,可认为多个研究存在异质性,此时可选择随机效应模型进行校正。

(二)结果

1. 文献概况　根据检索策略通过电子检索和手工检索,初检出763篇文献。通过阅读标题、摘要和进一步阅读全文后,根据预先制定的纳入标准和排除标准进行筛选。有3篇RCT纳入研究,共有219只眼[4-6]。其中,CXL治疗组119只眼,对照组(未治疗组)100只眼。文献筛选流程见图12-6-1,纳入研究的基本特征见表12-6-1,其文献质量评价采用Jadad量表,即采用0~5分记分法,$\leqslant 2$分为低质量研究,$\geqslant 3$分为质量较高。

2. 有效性分析　其中有篇文献就 CXL 治疗组和对照组在治疗后 12 个月时的 K_{max} 进行了比较(图 12-6-2)。显示 CXL 治疗组的 K_{max} 较对照组少增长了至少 1.5D,但其可信区间较宽(95%CI:0.01~2.00,P=0.14);此外,该研究还分析了治疗后 36 个月时 K_{max} 增加了大于等于 2D 的眼数,0.03 的 RR 值也显示了 CXL 治疗组具有更好的临床结果(95%CI:0.00~0.43,P=0.01)。另外一项研究显示,在治疗后 18 个月时 CXL 治疗组的病情进展可能性更小,但再次效果却不能确定(RR=0.14,95%CI:0.01~2.61,P=0.19)。在治疗后的第 12 个月,治疗组的角膜散光更小(散光值约小于 2D)(WMD=−1.92,95%CI:−2.54~−1.30,P<0.001),且裸眼视力更好(MD=−0.20,95%CI:−0.31~−0.09,P=0.001)[4],但各个研究的角膜厚度值不一致。

表 12-6-1　纳入研究的基本特征

研究者及年代	研究类型	国家	疾病	患者数*	平均年龄/岁*	随访时间/月	文献评分
Hersh,et al,2011[5]	RCT	美国	圆锥角膜	49/28	未报道	12	3
O'Brart,et al,2011[6]	RCT	英国	圆锥角膜	24/24	30	18	4
Witting-Silva,et al,2008[7]	RCT	澳大利亚	圆锥角膜	47/49	26	38	2

RCT:随机对照试验;* 角膜胶原交联术治疗组 / 未治疗组

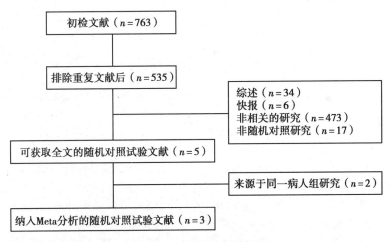

图 12-6-1　文献筛选流程图

3. 安全性分析　虽然治疗的不良反应并不少见,如常见的有:角膜水肿、前房感染,周边角膜血管化等但大部分为暂时性,且没有临床意义;而对照组无明显不良反应。因此,可认为 CXL 治疗圆锥角膜无明显且严重的并发症[8]。

四、临床实践决策

本研究将公开发表的对圆锥角膜进行 CXL 治疗与未治疗的文献进行了循证医学的系统评价,选取 RCT 进行 Meta 分析,共纳入 219 只眼。其中,CXL 治疗组 119 只眼,未治疗对照组 100 只眼。Meta 分析结果表明:标准的 CXL 治疗圆锥角膜后角膜散光值更小、裸眼视力更好且无明显严重的术后并发症。

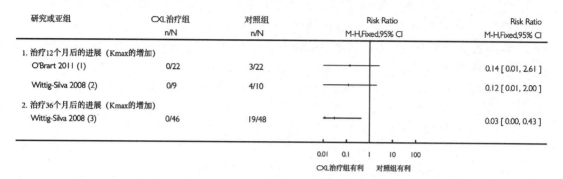

(1) 18个月：进展是"模拟角膜曲率法（Orbscan Ⅱ）和锥形顶点功率增加>0.75 D，其他测量值一致恶化"

(2) 屈光度增加1.5D及以上

(3) 屈光度增加2D及以上

图 12-6-2　CXL（角膜胶原交联术）治疗组与对照组主要结果比较

综上所述，从纳入研究的结果分析，CXL 是一种能够阻止或延缓圆锥角膜进展的安全、有效治疗方式。但因所列入 RCT 的数量均有限且存在偏倚风险等，所得结论可靠性有限，因此，若想得到更加可靠及准确的结论需更多相关的 RCT，并对其进行分析总结。

（王　凤　李绍伟　刘　莛）

参 考 文 献

1. Kymes SM, Walline JJ, Zadnik K, et al. Quality of life in keratoconus. Am J Ophthalmol, 2004, 138(4): 527-535.

2. Lim L, Lim EWL. A Review of Corneal Collagen Cross-linking-Current Trends in Practice Applications. Open Ophthalmol J, 2018, 12: 181-213.

3. Subasinghe SK, Ogbuehi KC, Dias GJ. Current perspectives on corneal collagen crosslinking (CXL). Graefes Arch Clin Exp Ophthalmol, 2018, 256(8): 1363-1384.

4. Wittig-Silva C, Chan E, Islam FM, et al. A randomized, controlled trial of corneal collagen cross-linking in progressive keratoconus: three-year results. Ophthalmology, 2014, 121(4): 812-821.

5. Hersh PS, Greenstein SA, Fry KL. Corneal collagen crosslinking for keratoconus and corneal ectasia: One-year results. J Cataract Refract Surg, 2011, 37(1): 149-160.

6. O'Brart DP, Chan E, Samaras K, et al. A randomised, prospective study to investigate the efficacy of riboflavin/ultraviolet A (370nm) corneal collagen cross-linkage to halt the progression of keratoconus. Br J Ophthalmol, 2011, 95(11): 1519-1524.

7. Wittig-Silva C, Whiting M, Lamoureux E, et al. A randomized controlled trial of corneal collagen cross-linking in progressive keratoconus: preliminary results. J Refract Surg, 2008, 24(7): S720-725.

8. Raiskup-Wolf F, Hoyer A, Spoerl E, et al. Collagen crosslinking with riboflavin and ultraviolet-A light in keratoconus: long-term results. J Cataract Refract Surg, 2008, 34(5): 796-801.

第七节 再次角膜移植之穿透移植与内皮移植的术后疗效比较

移植失败作为再次角膜移植术的适应证在近年来有所增加。Patel 等人的研究显示,1989—1995 年间,在威尔斯眼科医院进行的再次角膜移植术的数量占所有角膜移植术的 16%(271/1 689),而在 1983—1988 年,此比例仅为 9%(165/1 860)($P<0.01$)[1]。另一份报告也显示,在 1990—1999 年之间,再次角膜移植术占所纳入的 784 例角膜移植病例的 40.9%[2]。对于角膜移植失败的传统治疗方法主要是进行再次穿透性角膜移植术(penetrating keratoplasty,PKP),近年来已有多项研究分析了再次角膜移植的临床结果。研究表明,再次 PKP 相较于首次 PKP 的临床效果差,术后移植物存活率更低。而作为 PKP 的替代,角膜内皮移植术(endothelial keratoplasty,EK)在角膜移植失败治疗中的运用得到了越来越多的关注。在首次移植方面,EK 较之 PKP 的主要优点包括:更快的术后视力康复和更少的术后排斥反应。有了这些优势,EK 术如果被用于替代再次 PKP 以治疗角膜移植失败的病例,势必将减少术后移植排斥的风险。

一、疾病案例

先前的研究表明,首次 PKP 术失败后行 EK 术进行再次角膜移植的术后 1 年移植物存活率为 55%~100%。近年来,已有一些观察性研究比较分析了采用 EK 术或 PKP 术治疗角膜移植失败的临床结果,但这些研究的结论并不一致。其中,Ang 等课题组报道,在首次治疗大泡性角膜病变行 PKP 术失败后,对比于 EK 术,重复 PKP 术是角膜移植失败的一个明显风险因素[HR=10.17(95%CI:1.10~93.63 ;P=0.041)][3];而 Keane 课题组则提出,在首次治疗圆锥角膜或大泡性角膜病变的 PKP 术失败后进行重复 PKP 相较于 EK 则具有更高的移植存活率[4]。

二、提出问题

以上这些报道结论不同,但对于角膜移植失败的病例治疗,到底该选取 EK 术还是 PKP 术呢?基于这个问题,我们需要按循证眼科学的要求进行证据检索和评价,然后在此基础上进行临床决策,并为临床医师及医疗机构提供一个更好的治疗策略[5]。

三、证据检索和评价

(一)资料与方法

1. 检索策略 检索关键词包括 failed penetrating keratoplasty,endothelial keratoplasty,endothelial rejection,graft failure 和同义词。在这些术语中,内皮排斥被定义为存在前房炎症,需要非计划性地增加局部糖皮质激素的用量;移植失败被定义为角膜内皮失代偿导致不可逆的角膜混浊。主要检索数据库包括:Cochrane,PubMed,Ovid MEDLINE(1946 年 1 月至 2017 年 1 月)和 Ovid EMBASE(1974 年 1 月至 2017 年 1 月)。获得了初步检索结果后,用 EndNote 文献管理软件删除了重复的文献记录。通过初步筛选所得文献进一步获取全文。

2. 文献纳入标准 阅读全文后,符合以下要求的文献将被纳入,不全符合以下要求的文献则被排除:①研究设计:随机临床试验(RCT)或对照性队列研究;②人群:接受再次 PKP 或 EK 治疗首次 PKP 失败的患者;③样本量:不少于 20 只眼;④临床结果:移植物存活率,移植物排斥率及术后恢复视力;⑤文章语言:英文。未提供足够信息的综述,信件和会议摘要也将被排除。之后通过纳入文献里的引用文献进一步检索其所引用的相关临床研究,并按上述标准进行筛选。

3. 数据提取及研究质量评估 对于每个所纳入的研究,主要提取以下信息:标题、第一作者、出版年份、国家、研究设计类型、样本量、患者特征、随访时间、Kaplan-Meier 生存分析和移植排斥例数等。对于随机对照试验使用 Jadad Scale 量表进行研究质量评估,对于对照性队列研究则采用 Newcastle-Ottawa Scale 量表(NOS)。评估中主要考虑以下几个方面:研究分组的选择,研究组间的可比性和临床结果的评价。Jadad Scale 量表的得分范围是 0~5,而 NOS 量表为 0~9。如果 Jadad 量表得分 ≥ 3 分,则被判定为高质量的研究,相反如果 Jadad 量表得分 ≤ 2 分,则该研究为低质量。对于对照性队列研究,按 NOS 量表得分 0~3 分,4~6 分和 7~9 分别判定为低、中、高质量研究。

4. 统计分析方法 在数据足够的情况下,基于首次 PKP 失败后进行的 EK 术及再次 PKP 术的临床结果比较进行 Meta 分析。计算合并优势比(ORs)以比较两组间的移植存活率,移植排斥率和视力恢复结果。使用常数校正方法来处理零事件数据,通过 Rev-Man 软件对含有零事件的研究,将 2×2 表中的每个单元格数值均增加 0.5。使用 Cochrane Q 检验和 I^2 统计量评估研究间的异质性。使用固定效应模型来计算估计值,对于存在显著异质性($P>0.10$ 和 $I^2<50\%$)的情况则使用随机效应模型。在数据合并存在显著异质性的情况下,进行敏感性分析以提供一些可能性解释。如果所纳入研究的数量 ≥ 10,则进行发表偏倚评估。所有统计学计算均使用 Review Manager 5.3 软件进行。P 值 <0.05 被认为具有统计学意义。

(二) 结果与讨论

1. 文献检索结果 文献检索及研究筛选流程如图 12-7-1 所示。经电子检索共获得 563 篇文献,其中 77 篇重复文献被删除后,剩下 486 篇文献,并按标题和摘要进行了初步筛选。因主题不相关因素共排除 453 篇文章。在阅读和评估剩余的 33 篇研究后,因随访时间过短或样本量较少或没有提供所需的临床结果等因素共排除 29 篇研究。最后,本次 Meta 分析纳入 4 篇队列研究。这 4 篇队列研究所纳入的患者均为在首次 PKP 失败后进行过再次 PKP 或 EK 的患者,且研究中对移植失败和移植排斥的定义一致。

2. 研究质量评估 经检索发现迄今未曾有关于首次 PKP 失败后的 PKP 与 EK 临床比较的任何随机对照试验。不过仍然有四个对照性队列研究进行了对照分析并给出了所需的各研究组的临床结果。所纳入研究的主要特征总结在表 12-7-1 中。采用 NOS 量表对这四个对照性队列研究进行的质量评估表明,其中三个研究的 NOS 量表得分均 >7 分,为高质量研究,而 Kitzmann 等的研究得分略低(6 分),为中等质量研究。

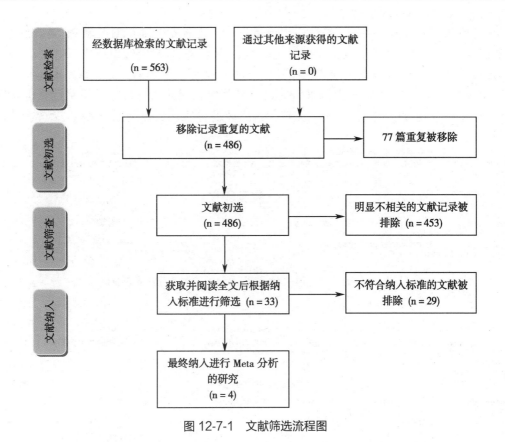

图 12-7-1　文献筛选流程图

表 12-7-1　所纳入研究的特征及质量评估

| 研究者及年代 | 国家 | 研究类型 | 样本数 | 患者 | | | | 最长随访时间/年 | 质量评估得分 |
| | | | | EK | | 再次 PKP | | | |
				例数	平均年龄	例数	平均年龄		
Kitzmann,et al,2012[6]	美国	回顾性对照队列研究	24	7	81	17	71	3.0	6
Ang,et al,2014[3]	新加坡	回顾性对照队列研究	113	32	64.4	81	70.9	5.0	9
Ramamurthy,et al,2016[7]	印度	回顾性对照队列研究	112	45	39	67	40	5.0	9
Keane,et al,2016[4]	澳大利亚	前瞻性对照队列研究	400	65	\	335	\	6.8	8

3. 移植存活率　采用随机效应模型对首次 PKP 术失败后再行 EK 或 PKP 的移植存活率(分别为 1 年,3 年和 5 年)进行了比较,合并计算了优势比 OR,以及相应的 95% 可信区间。如图 12-7-2 所示,EK 与再次 PKP 比较的移植存活率(1 年)合并 OR 为 0.86(95%CI:0.25~2.95,I^2=73%,P=0.01),而 3 年移植存活率的合并 OR 为 0.92(95%CI:0.28~2.95,

$I^2=84\%, P<0.001$）（图 12-7-3）。由于 Kitzmann 2012 的研究中随访时间较短,通过将其去除来进行 5 年移植存活率的分析,合并计算所得 OR 值为 0.95（95%CI：0.25~3.58, $I^2=88\%$, $P<0.001$）（图 12-7-4）。在合并分析中,各研究间明显存在异质性（73% ≤ I^2 ≤ 88%）。考虑到所纳入研究较少（$n<10$）,无法进行 Meta 回归分析,因此另外进行了敏感性分析,以确定异质性的主要来源。然而,这种方法依然没有改变异质性的显著性（59% ≤ I^2 ≤ 94%）。

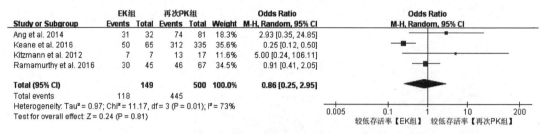

图 12-7-2　EK 组与再次 PKP 组术后 1 年移植存活率森林图

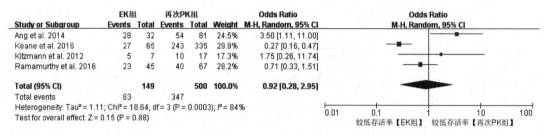

图 12-7-3　EK 组与再次 PKP 组术后 3 年移植存活率森林图

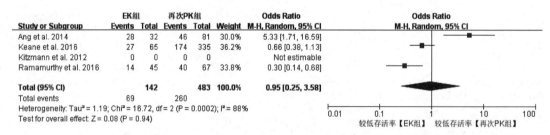

图 12-7-4　EK 组与再次 PKP 组术后 5 年移植存活率森林图

4. 移植排斥率　在固定效应模型中,EK 与再次 PKP 的移植排斥率的合并 OR 为 0.43（95%CI：0.23~0.80, $P=0.007$）,研究间没有发现异质性（$I^2=0$, $P=0.68$）（图 12-7-5）。EK 组的移植排斥率明显低于再次 PKP 组。值得注意的是,在 Kitzmann 2012 的研究中,1 年移植物存活率以及移植排斥率的比较中存在零事件数据。按常数校正方法纳入零总事件数据计算相应的合并 OR,得出上述结果。与 Friedrich 的研究类似[8],在我们对合并 ORs 的额外计算中发现,即便排除零事件数据,依然没有显著改变分析结果。

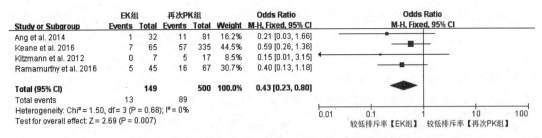

图 12-7-5　EK 组与再次 PKP 组移植排斥率森林图

5. 术后视力　在所纳入的四个研究中仅报告了有限的关于视力改善的具体数据。其中三个研究给出了在最终随访中重新获得最佳矫正视力（BCVA）≥ 20/40 的例数（或比例）。而只有两个研究报道了术后恢复的平均视力。为了量化比较的术后视力恢复效果，统一采用重新获得最佳矫正视力（BCVA）≥ 20/40 的比例来进行合并 OR 分析。结果如图 12-7-6 所示，在随机效应模型下，合并 OR 值为 0.98（95%CI：0.31~3.13，I^2=68%，P=0.04）。可见，所含研究间存在显著异质性。随后的敏感性分析结果表明，Kitzmann 2012 的研究是异质性的主要来源，但相应调整组合的改变并不显著（I^2=0，P=0.10）（图 12-7-7）。

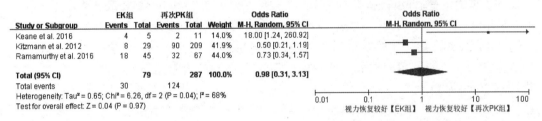

图 12-7-6　EK 组与再次 PKP 组术后 BCVA 达到 20/40 及以上的森林图

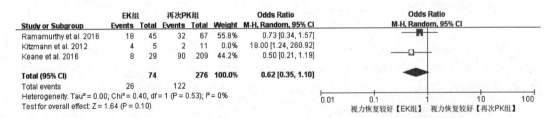

图 12-7-7　EK 组与再次 PKP 组术后 BCVA 剔除 Kitzmann 研究后的敏感性分析

（三）讨论

在此次 Meta 分析中，首次角膜移植失败后再行 EK 术与再次 PKP 的移植存活率的比较，因存在显著异质性而不具有统计学意义。虽然随之进行的敏感性分析并没能给出异质性的来源，但是各研究中纳入病例的病因具有一定的差异性，这可能是导致异质性的一个重要因素。在 Ramamurthy 等的研究中，患者主要失败的治疗性角膜移植，正是 EK 术的高风险因素。在 Keane 等的研究中，EK 组的所有病例都具有内皮排斥的病史，这些因素也已被发现对移植物存活具有显著负面影响，而再次 PKP 组中的多数病眼则没有相应的病史。虽然这两个研究的样本量相对大，可惜的是由于缺乏首次 PKP 术的术前术后具体情况而无法进行相应的亚组分析。此外,Kitzmann 等的研究虽然样本量小,但其结果显示两组移植存活率没有显著差异;而 Ang 的回顾性研究显示,在 113 只病眼中,EK 组的移植存活率显著高于再次 PKP 组。另一方面,原始临床数据是从具有不同手术条件和外科医师经验水平不同的多个医疗中心获得,而 EK 术作为新兴技术与发展成熟的 PKP 术比较更需要手术医师临床经验的累积,因此,这些因素也极有可能导致了各研究间的异质性。

其次,此次 Meta 分析显示对于首次角膜移植失败后再行 EK 术的移植排斥风险明显低于再次 PKP 术,这一结论与先前报道的研究相一致。另外值得一提的是,EK 术较之 PKP 术具有降低移植排斥率的优势,在首次角膜移植中也同样被广泛报道。

在视力方面,BCVA 达到 20/40 及以上的眼数比例的合并 OR 值为 0.75,且具有显著异质性。通过逐一剔除各个研究的敏感性分析来探索异质性的来源,然而所得结果的比较分析没有显著性差异。在所纳入的四篇研究中,Ang 等的研究指出,两组病眼的最佳矫正视力在术后 1 年均明显改善,且无显著差异。此外,Kitzmann 等和 Ramamurthy 等的研究分析也都得出类似结果。而 Keane 等的研究则由于 EK 组的移植存活例数太少而没有就术后视力恢复情况进行比较。尽管如此,大多数病例系列报道都显示了首次 PKP 失败后进行 EK 术治疗能有效提高术后视力恢复水平。比如,Anshu 等的报道研究了 60 只眼,在 1 年后发现了视力的显著改善,患眼 BCVA 的中位值由术前的 1.00 logMAR 改善为术后 1 年的 0.40 logMAR($P<0.000\ 1$)[9]。Heitor de Paula 等的研究报告则发现 22 只眼平均视力由术前 1.43 logMAR 到术后 1 年的 0.55 logMAR($P=0.001$)[10]。对于多次进行 PKP 术,Patel 等人报道称,150 个重复移植的病眼中有 111 只(74%)保持角膜透明,但只有 30% 的病眼 BCVA 能达到 20/40 及以上[1]。同样,Al-Mezaine 等报道了在 210 只进行重复 PKPs 的病眼中有 114 只眼(54%)保持角膜透明,然而只有 4.8% 的病眼在最后一次随访中的 BCVA 能达到 20/40 及以上[11]。

此 Meta 分析研究表明,对于首次 PKP 失败后进行 EK 术可比再行 PKP 术明显降低移植排斥的风险,这一结论也与此前的研究相一致。但两组移植存活率及术后视力恢复表现无显著差异。虽然因纳入研究少及各研究中具有一定的选择偏倚等因素,使得本 Meta 分析的上述结论仍具有一定的局限性和不确定性。然而随着各个医疗中心手术条件的改善,临床医师 EK 术经验的逐渐积累,EK 术作为再次 PKP 术的替换方案将逐渐呈现出更明显的优势,特别是针对由于内皮水肿、内皮排斥反应导致的角膜移植失败病症。

四、临床实践决策

综上所述,首次角膜移植失败后再进行 EK 术与再次 PKP 相比较是一项可选择且更有效的治疗方式。但因所纳入的研究数量有限且存在明显的异质性,因此仍需要有更深入的、具有较大样本量和更长随访时间的对照性研究来进一步验证,以得出更可靠的结论。

(王 凤 李绍伟 李仕明)

参 考 文 献

1. Patel NP,Kim T,Rapuano CJ,et al.Indications for and outcomes of repeat penetrating keratoplasty,1989-1995.Ophthalmology,2000,107(4):719-724.

2. Claesson M,Armitage WJ.Clinical outcome of repeat penetrating keratoplasty.Cornea,2013,32(7):1026-1030.

3. Ang M,Ho H,Wong C,et al.Endothelial keratoplasty after failed penetrating keratoplasty:An alternative to repeat penetrating keratoplasty.American Journal of Ophthalmology,2014,158(6):1221.

4. Keane MC,Galettis RA,Mills RA,et al.A comparison of endothelial and penetrating keratoplasty outcomes following failed penetrating keratoplasty:a registry study.Br J Ophthalmol,2016.

5. Wang F,Zhang T,Kang YW,et al.Endothelial keratoplasty versus repeat penetrating keratoplasty after failed penetrating keratoplasty:A systematic review and Meta-analysis.PLoS One,2017,12(7):e0180468.

6. Kitzmann AS,Wandling GR,Sutphin JE,et al.Comparison of outcomes of penetrating keratoplasty versus Descemet's stripping automated endothelial keratoplasty for penetrating keratoplasty graft failure due to corneal edema.International Ophthalmology,2012,32(1):15-23.

7. Ramamurthy S,Reddy JC,Vaddavalli PK,et al.Outcomes of Repeat Keratoplasty for Failed Therapeutic Keratoplasty.Am J Ophthalmol,2016,162 :83-88.

8. Friedrich JO,Adhikari NK,Beyene J.Inclusion of zero total event trials in Meta-analyses maintains analytic consistency and incorporates all available data.BMC Med Res Methodol,2007,7(1):5.

9. Anshu A,Lim LS,Htoon HM,et al.Postoperative risk factors influencing corneal graft survival in the Singapore Corneal Transplant Study.Am J Ophthalmol,2011,151(3):442-448.

10. Heitor de Paula F,Kamyar R,Shtein R,et al.Endothelial Keratoplasty Without Descemet Stripping After Failed Penetrating Keratoplasty.Cornea,2012,31(6):645-648.

11. Al-Mezaine H,Wagoner MD,King Khaled Eye Specialist Hospital Cornea Transplant Study G.Repeat penetrating keratoplasty:indications,graft survival,and visual outcome.Br J Ophthalmol,2006,90(3):324-327.

第八节　口服 CsA 对穿透性角膜移植术后角膜免疫排斥的抑制作用

角膜移植手术是一种以供体角膜组织替代病变角膜的手术治疗方法。早在 1905 年，Zirm 成功实施了第一台应用人供体角膜组织进行的同种异体角膜移植手术。随后的半个世纪，随着 20 世纪 50 年代糖皮质激素的应用，角膜移植手术成功率大大提高，帮助了大批因角膜病损而失去光明的患者重获新生。到了 21 世纪，角膜移植手术已成为世界范围内最广泛实施、手术量最高的器官移植手术。美国 2010 年角膜移植手术量为 42 642 例，而 2008 年包括了肾脏移植、肝脏移植、肺移植、胰腺移植以及心脏移植等全部实体器官移植数量仅为 12 623 例[1]。

即便如此，角膜移植术后发生的免疫排斥是手术失败的主要原因。预防术后免疫排斥反应发生是角膜移植术后、尤其是高危角膜移植手术成功的关键因素。环孢素作为免疫抑制剂，已广泛应用于实体器官移植术后抗排斥预防治疗。为明确口服应用环孢素预防角膜移植术后免疫排斥的治疗效果，本研究应用 Cochorane 系统评价方法对 1990 年以来至今发表口服应用环孢素预防角膜移植术后免疫排斥的研究进行 Meta 分析，为临床应用提供参考意见。

一、疾病案例

患者老年男性，65 岁，因"右眼玉米叶划伤后眼痛 1 个月"就诊，查体可见右眼重度混合充血、角膜中央大面积全层混浊、前房大量积脓,角膜混浊病灶呈白色致密状伴卫星灶。真菌+细菌涂片显示"大量菌丝",考虑该患者为真菌性角膜炎诊断明确,于局部麻醉下行右眼穿透性角膜移植手术治疗(术中植片直径 8.5mm)。

二、提出问题

该老年患者,真菌性角膜炎病情严重、病灶范围较大,为避免复发、彻底清除病灶,手术予大植片穿透性角膜移植手术进行治疗。本例案例为角膜移植手术中的术后免疫排斥高危病例,角膜移植术后应用环孢素是否对角膜移植手术术后免疫排斥的发生有预防作用呢?为了回答这个问题,我们首先需要按循证眼科学的要求进行证据检索和评价,然后在此基础上进行临床决策。

三、证据检索和评价

(一) 资料与方法

1. 一般资料

(1) 文献纳入标准:①纳入 1990—2016 年已发表的所有随机对照试验,年龄(>18 岁),术前对患者行全面的眼科检查,并排除手术禁忌;②治疗组为角膜移植术后口服环孢素,并设立口服安慰剂组。治疗组给予 8mg/(kg·d)环孢素口服 1 周后减量为 5mg/(kg·d)维持用药至术后 3 个月;③评价员对纳入试验进行质量评价和资料提取。本研究质量评价主要从随机序列的产生、分配方案是否隐藏、对比组间是否具有可比性等方面进行。资料提取包括研究的基本情况,样本量、干预特征(干预措施、随访时间)、受试者特征(年龄、屈光状态、排除其他疾病影响因素)及结果。

(2) 排除标准:数据不完整或无法获得数据的文献以及重复发表的文献、无对照的研究。

2. 研究方法

(1) 文献检索:电子检索数据库包括 PubMed、EMBASE 及 ASCRS 资源库。检索时间(1990 年 1 月 1 日至 2016 年 9 月 30 日),检索语种为英文。检索词有 cyclosporin A 及 keratoplasty。干预措施:CsA。

(2) 统计分析方法:采用 Cochrane 协作网提供的 Review Manager 5.1.0 软件。二值变量资料用术后发生角膜免疫排斥的例数及各组纳入观察例数为分类变量 OR 值表示,计算 95% 可信区间(confidence intervals,CI);若纳入的各研究无异质性,即 $P \geq 0.10$、$I^2<50\%$ 时,用固定效应模型(Mantel-Haenszel 法)进行分析,反之则用随机效应模型(Der Simonian 和 Laird 法)进行 Meta 分析。

(二) 结果

1. 检索文献的基本情况与质量评估 按检索策略和资料收集方法,得到与主题词相关文献共 18 篇,经阅读题名、摘要、全文后,排除非随机对照试验以及术后随访时间数据缺陷的文献,13 篇文献因研究观察时间、研究目的、动物实验等因素被排除。经筛选后共纳入 5 篇符合纳入标准的文献[2~6]。

2. 纳入研究实验情况 所有纳入研究的实验均采用口服应用环孢素进行角膜移植术后抗排斥预防,所有实验均观察 3 个月以上,实验均剔除了失访及对实验用药不耐受或出现用药不良反应的病例。

3. 术后角膜免疫排斥发生情况　纳入 5 篇研究,共 104 例角膜移植患者进行至少 3 个月的观察。获得 OR 值为 0.60(95%CI:0.32~1.14,P=0.12),结果认为角膜移植术后口服应用 CsA 对角膜免疫排斥的发生有更好的预防作用(图 12-8-1)。

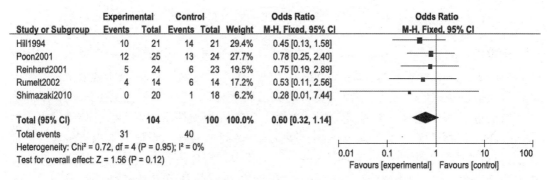

图 12-8-1　角膜移植术后口服应用 CsA(实验组)与对照组二组间角膜免疫排斥发生率情况

(三) 讨论

术前存在角膜新生血管、二次或多次角膜移植术后、术中需大植片角膜移植的病例均为高危角膜移植病例。既往报道,在高危穿透性角膜移植中,免疫排斥反应引起的移植失败率高达 60%~90%[2]。如何更好地抑制角膜移植术后的免疫排斥发生率是所有角膜移植手术医师共同探索的问题。环孢素,又称为环孢多肽 A 或环孢菌素(相对分子量 1 202.62),是一个包括 11 个氨基酸的环状肽,其作用机制是通过抑制 T 淋巴细胞的活化,并抑制 IL-2 等相关因子的分泌,从而抑制免疫排斥反应的发生。环孢素目前已广泛应用于预防同种异体肾、肝、心、骨髓等器官或组织移植所发生的排斥反应。

四、临床实践决策

本研究结果显示,角膜移植术后口服应用环孢素可降低排斥率,减少移植失败,保证角膜植片更好存活。所有研究观察病例,口服应用环孢素后未出现明显副作用反应。但研究项目亦提示临床医师,口服应用环孢素需注意监测血药浓度和肝、肾功能情况。

(姜　洋　李绍伟　刘　莛)

参 考 文 献

1. Tan DT,Dart JK,Holland EJ,et al.Corneal transplantation.Lancet,2012,379:1749-1761.

2. Hill JC.Systemic cyclosporine in high-risk keratoplasty.Short-versus long-term therapy. Ophthalmology,1994,101(1):128-133.

3. Poon AC,Forbes JE,Dart JK,et al.Systemic cyclosporin A in high risk penetrating keratoplasties:a case-control study.Br J Ophthalmol,2001,85(12):1464-1469.

4. Reinhard T,Reis A,Böhringer D,et al.Systemic mycophenolate mofetil in comparison with systemic cyclosporin A in high-risk keratoplasty patients:3 years' results of a randomized prospective clinical trial. Graefes Arch Clin Exp Ophthalmol,2001,239(5):367-372.

5. Rumelt S1,Bersudsky V,Blum-Hareuveni T,et al.Systemic cyclosporin A in high failure risk,repeated

corneal transplantation.Br J Ophthalmol,2002,86(9):988-992.

6. Shimazaki J,Den S,Omoto M,et al.Prospective,randomized study of the efficacy of systemic cyclosporine in high-risk corneal transplantation.Am J Ophthalmol,2011,152(1):33-39.

第九节 可吸收泪点栓治疗干眼的安全性和有效性分析

泪道栓（lacrimal duct plugs）用于干眼治疗已有数十年的历史。泪道栓主要包括泪点栓（punctal plugs）和泪小管栓（canaliculi plugs）两种。由于具有操作简单、技术成熟及泪小管炎等不良反应发生率低等优点，泪点栓塞术目前在临床上应用较为广泛。随着材料科学和临床实践的进展，泪点栓的种类也越来越多样化。目前临床上使用的泪点栓可分为可吸收性（absorbable）和不可吸收性（unabsorbable）两大类。不可吸收性泪点栓通常用于永久性泪道栓塞，但目前临床上也使用一些易取出的不可吸收性泪点栓进行临时性泪道栓塞治疗。根据材质规格的不同，可吸收性泪点栓可在泪道存留数天至数月后溶解，无需取出操作。可吸收泪点栓既可用于临时性泪道栓塞的治疗，也可在拟施行永久性泪道栓塞时先使用可吸收型泪点栓，以观察是否出现溢泪及患者的适应情况，再决定可吸收泪点栓溶解吸收后是否使用永久性泪点栓[1~3]。

一、临床背景

可吸收性泪点栓又称可溶性（dissolving）泪点栓。生产可溶性泪点栓的材料既有胶原、去端肽胶原等生物材料，也有人工合成材料。不同材料规格的泪点栓具有不同的溶解时间等特性，为临床使用提供了多样化的选择。可吸收性泪点栓可在一段时间内阻塞泪道，起到和不可吸收泪点栓相同的效果。目前尚无因可吸收性泪点栓置入引起严重不良反应的报道。由于具有免于取出、使用安全等优点，可吸收性泪点栓有在临床上被逐步推广使用的趋势[2~4]。

二、提出问题

可吸收性泪点栓的安全性和有效性是临床和医师都关心的问题。是否采用这种新技术不能仅凭医师的个人经验考虑，还应结合现有的最好的循证医学证据进行综合性分析。

三、证据检索和评价

（一）资料与方法

1. 一般资料 检索文献的纳入标准：

（1）国内外生物医学期刊于 2016 年 10 月前公开发表的关于可吸收性泪点栓的随机对照试验（randomized controlled trial,RCT）和其他有对照或治疗前后比较的临床试验，以及对临床研究的系统评价。

（2）临床试验需有治疗前后干眼症状及干眼临床检查指标的比较，纳入的治疗例数不少于 25 例，须对分组依据、是否采用盲法等进行说明。

（3）排除标准：①原始文献未对上述观察指标中任何一项进行必要的说明或评价；②原始文献临床研究重要数据资料不全；③重复发表的文献。

2. 方法

(1) 文献检索:检索数据库包括中文数据库和外文数据库。检索年限从各数据库建库至 2016 年 10 月。中文文献检索中国知网数据库、万方数据库。外文文献检索 EMBASE、PubMed 和 Cochrane 图书馆。中外文文献检索都采用了主题词和自由词结合的方式进行检索。将初步检索文献导入 EndNote X7 进行查重,通过阅读题目和摘要确定与研究的相关性,不能明确是否纳入者,则通过阅读全文来确定。文献检索、筛选以及数据提取工作由两位研究者独立完成,如果遇到分歧,则通过讨论解决或者请第三人仲裁。对确定纳入的文献按预先设计的表格提取资料。

(2) 统计学方法:如检索到足够多的同类型可吸收性泪点栓的 RCT 研究,则采用 Cochrane 协作网提供的 Review Manager 5.1.0 软件。分类变量资料采用相对危险度(risk ratio,RR) 及 95% 可信区间(CI);连续性变量资料指标采用加权均数差(weighted mean difference,WMD) 及其 95%CI(confidence interval),以 $P<0.05$ 为差异有统计学意义。采用 I^2 检验进行异质性检验,若异质性检验的结果为 $P \geqslant 0.10$ 及 $I^2<50\%$ 时,认为多个独立研究具有同质性,可选择固定效应模型计算及合并统计量;若异质性检验的结果为 $P<0.10$ 及 $I^2 \geqslant 50\%$ 时,可认为多个研究存在异质性,此时可选择随机效应模型进行校正。如缺乏足够多 RCT,则对纳入的有前后对比的临床研究资料进行汇总分析。

(二) 结果

1. 文献概况 根据检索策略通过电子检索和手工检索,未检索到 RCT,最终纳入的 4 个临床研究是有前后对照的病例系列研究(表 12-9-1)。

表 12-9-1 纳入的临床研究

研究者及年代	设计类型	国家	治疗例数	随访时间 / 月
Kojima,et al,2014[5]	前后对照的病例系列	日本	27	1
Hirai,et al,2012[6]	前后对照的病例系列	日本	37	6
李海丽,等,2009[4]	前后对照的病例系列研究	中国	42	3
洪颖,等,2012[3]	前后对照的病例系列研究	中国	41	6

4 项研究未使用同一材料规格可吸收性泪点栓,观察的指标也不完全相同,但结果都表明可吸收性泪点栓治疗有效,除洪颖等报道的 1 例泪点栓自行脱出外,均未观察到可吸收性泪点栓相关的不良反应(表 12-9-2)。

虽然上述临床研究显示由于可吸收性泪点栓具有较好的安全性和有效性,但由于以上研究都不是 RCT,且单个研究纳入的病例较少,因此证据级别较低。考虑到泪点栓治疗的特殊性,很难实现双盲,另一方面泪点栓塞后往往还需要继续人工泪液等治疗,即使随机分组也很难保证分组的均衡性和可比性,所以关于泪点栓的 RCT 是很难设计和实现的。因此可以认为有前后比较的临床对照试验及病例系列研究是关于可吸收泪点栓临床使用的最佳循证医学证据[2]。此外,关于泪点栓不良反应的临床经验和个案报道对于分析可吸收泪点栓的安全性也有参考价值[2]。

2. 安全性分析 除栓子自发脱出外,目前还有胶原材料的可吸收泪点栓引起局部刺激症状的个案报道。而且由于泪点栓的共性,临床使用时也应该警惕使用可吸收泪点栓时出现一些和使用不可吸收泪点栓时相同或相似的不良反应。目前已有报道的泪点栓置入的不良反应主要有眼部刺激（ocular irritation）、异物感（foreign body sensation）、溢泪（epiphora）及局部炎症反应（local inflammatory reaction）[1,2]。这些不良反应虽然发生率较低，但都会影响到泪点栓的使用。

此外，泪点栓的不当使用有可能出现较严重的后果。如在自身免疫疾病的情况下栓塞泪点，可使自身抗体等有害成分在眼表蓄积，引起眼表炎症加重[2]。堵塞泪道也可能降低眼表的自净能力，因此在眼部有感染的情况下应避免泪点栓的使用，在泪点栓使用过程中也应密切观察，警惕感染的发生[1]。

总之，可吸收泪点栓是安全的，但临床上规范合理的使用也是确保可吸收泪点栓使用安全的关键。

表 12-9-2　纳入临床研究的主要结果和结论

研究者及年代	干眼症状	眼表疾病指数	角膜染色	泪膜破裂时间	不良反应
Kojima, et al, 2014[5]	改善	改善	改善	改善	无
Hirai, et al, 2012[6]	改善	改善	改善	改善	无
李海丽, 等, 2009[4]	改善	改善	改善	改善	无
洪颖, 等, 2012[3]	改善	改善	改善	改善	自行脱出 1 例

（三）临床实践指导

结合目前的临床研究证据和实践经验，可以认为可吸收泪点栓是安全有效的。为了确保使用的安全，在临床使用中，一方面要严格遵循泪点栓塞治疗的适应证和禁忌证，严格遵守植入材料管理使用的相关规范和制度；另一方面要注意密切观察，嘱患者不适随诊、定期复查。

（董　诺　李绍伟）

参 考 文 献

1. Ervin AM, Law A, Pucker AD.Punctal occlusion for dry eye syndrome.Cochrane Database Syst Rev, 2017, 6：CD006775.

2. Marcet MM, Shtein RM, Bradley EA, et al.Safety and efficacy of lacrimal drainage system pugs for dry eye syndrome: a report by the American Academy of Ophthalmology.Ophthalmology, 2015, 122(8): 1681-1687.

3. 洪颖, 夏英杰, 张钰, 等. 可吸收泪点栓对术前伴干眼症患者 LASIK 术后的疗效观察. 中华眼视光学与视觉科学杂志, 2012, 14(4): 208-211.

4. 李海丽, 刘爽, 晏晓明.EXTEND 可吸收合成泪道塞治疗干眼的临床观察. 眼科研究, 2009, 27(3): 218-221.

5. Kojima T, Matsumoto Y, Ibrahim OM, et al.Evaluation of a thermosensitive atelocollagen punctal plug treatment for dry eye disease.American journal of ophthalmology, 2014, 157(2): 311-317.

6. Hirai K, Takano Y, Uchio E, et al.Clinical evaluation of the therapeutic effects of atelocollagen absorbable punctal plugs.Clinical ophthalmology(Auckland, NZ), 2012, 6：133-138.

第十节 TearLab 泪液渗透压检测系统
用于干眼诊断的准确性分析

干眼是由于泪液的量或质或流体动力学异常引起的泪膜不稳定和(或)眼表损害,从而导致眼不适症状及视功能障碍的一类疾病。由于干眼是一类复杂的眼表疾病,干眼的准确诊断也一直是干眼临床实践和研究的难点问题。大量的临床研究和实践结果表明,干眼患者症状和体征的相关性是比较弱的。这就需要临床医师从干眼的病理变化及发病机制的角度出发,合理运用辅助检查技术,实现对干眼的准确诊断。泪液渗透压的升高既是干眼重要的病理变化,也是干眼患者出现眼表损害的重要原因,在干眼疾病的起始、进展和持续阶段都扮演着关键角色。泪液渗透压在干眼疾病中的特殊地位决定了泪液渗透压检测可能成为干眼诊断的重要辅助检查技术。因为临床上检测的泪液渗透压是定量指标,要使泪液渗透压检测能够辅助干眼的临床诊断,就不仅需要性能可靠的检测设备,还需要科学合理的诊断参考值。本文以目前使用较为广泛的 TearLab 泪液渗透压检测系统(TearLab Osmolarity System)为例,运用循证医学诊断的思想和方法对现有的诊断准确性研究证据进行阐释和分析。

一、新型诊断技术

TearLab 泪液渗透压检测系统是由美国 TearLab 公司研制的一种用于检测泪液渗透压的便携设备。其原理是通过测量泪液的温度相关的电阻抗变化来间接测量泪液的渗透压。TearLab 泪液渗透压检测系统于 2008 年获得 CE 标识,2009 年通过美国 FDA 认证,2011 年通过美国 CLIA 的审查,其后又在美国之外的很多国家和地区批准使用。因其具有小巧便携、性能可靠的优点,目前已成为临床上使用较多的一种泪液渗透压检测设备。

二、提出的问题

在使用一种新的无创检查诊断技术时,临床医师需要了解其诊断的准确性,而衡量诊断准确性的指标主要包括敏感性、特异性、ROC 曲线(receiver operating characteristic curve)及曲线下面积(area under the curve, AUC)等。TearLab 泪液渗透压检测系统测量的泪液渗透压属于定量指标,因此需要确定一组参考值。参考值(或阈值)的合理性是保证诊断准确性的必要条件。参考值的确定一方面需要对大样本的实测数据进行合理的统计学分析,另一方面则需要通过诊断准确性试验及临床实践来验证和调整。总之,诊断的准确性与参考值的合理性是临床工作中面临的两个基本问题。

三、证据检索和评价

(一) 资料与方法

1. 一般资料　检索文献的纳入标准:

(1)国内外生物医学期刊于 2016 年 9 月前公开发表的 TearLab 泪液渗透压检测系统对于干眼的诊断准确性(Diagnostic test accuracy, DTA)试验以及对诊断性试验的系统评价和荟萃分析;

（2）DTA 试验至少包括下述指标：①研究选择的样本：纳入样本的性别、年龄，是否包括各型患者及个别易混淆患者；②标准试验；③盲法；④其他设计：如是否均在治疗开始前实施及诊断阈值；⑤研究报告：是否进行了诊断试验准确性的统计学指标的计算或提供了计算依据。

（3）排除标准：①原始文献未对上述观察指标中任何一项进行评价；②原始文献临床研究设计不合理或缺失关键的数据资料；③重复发表的文献。

2. 方法

（1）文献检索：检索数据库包括中文数据库和外文数据库。检索年限从各数据库建库至2015 年 1 月。中文文献检索中国知网数据库、万方数据库、维普中文期刊数据库。外文文献检索 EMBASE、PubMed 和 Cochrane 图书馆。中外文文献检索都采用了主题词和自由词结合的方式进行检索。检索 2016 年 9 月前公开发表的 TearLab 泪液渗透压检测系统对于干眼的 DTA 试验以及对 DTA 试验的系统评价与荟萃分析。将初步检索文献导入 EndNote X7进行查重，通过阅读题目和摘要确定与研究的相关性，不能明确是否纳入者，则通过阅读全文来确定。文献检索、筛选以及数据提取工作由两位研究者独立完成，如果遇到分歧，则通过讨论解决或者请第三人仲裁。参考 Cochrane 诊断准确性试验系统评价标准对确定纳入的文献按预先设计的表格提取资料。

（2）统计学方法：在有足够多的统一标准的 DTA 试验数据的条件下，可采用 Review Manager 5.3.0 软件联合 R 软件或 STATA、SAS 等统计软件进行 DTA 试验的贝叶斯 Meta 分析。该方法不仅可以分析异质性、计算合并的敏感性和特异性等指标，还可以绘制层次综合受试者工作特征曲线（hierarchical summary receive operating characteristic，HSROC）。

（二）结果

1. 文献概况　根据检索策略通过电子检索和手工检索，再按预先制定的纳入标准和排除标准进行筛选。共检索到 8 篇 DTA 试验研究论文，研究总例数为 986 例。Piera Versura和 Emilio C Campos 发表在 *Expert Review of Molecular Diagnostics* 杂志上题为 "TearLab® Osmolarity System for diagnosing dry eye"[1] 的系统评价对这 8 篇 DTA 试验研究论文的研究结果进行了汇总分析。

2. 循证医学诊断准确性研究证据的分析解读　Piera Versura 等对这 8 篇 DTA 试验的检测诊断数据汇总（表 12-10-1）。由于 8 个 DTA 试验采用了不同的阈值，因此不能通过贝叶斯 Meta 分析计算合并诊断准确性指标，Piera Versura 等通过列表比较不同阈值测量结果的敏感性、特异性和 AUC 等指标（表 12-10-2）来比较参考阈值的合理性。

表 12-10-1　DTA 试验的检测数据汇总

研究者及年代	样本量	干眼组 /(mOsm·L⁻¹)	对照组 /(mOsm·L⁻¹)	阈值 /(mOsm·L⁻¹)
Messmer, et al, 2010 [2]	200	308.9 ± 14	307.1 ± 11.3	未给出
Sullivan, et al, 2010 [3] 和 Lemp, et al, 2011 [4]	299	322.2 ± 18.8	302.2 ± 8.3	312
Versura, et al, 2010 [5]	130	304.9 ± 11.8	295.5 ± 9.8	305

续表

研究者及年代	样本量	干眼组 / (mOsm·L⁻¹)	对照组 /(mOsm·L⁻¹)	阈值 / (mOsm·L⁻¹)
Tomlinson, et al, 2010[6]	36	321 ± 16.5	308 ± 6.2	316
Utine, et al, 2011[7]	30	301.9 ± 11.40	294.8 ± 8.3	未给出
Jacobi, et al, 2011[8]	228	320(301~324)	301(298~304)	316
Szalai, et al, 2012[9]	63	303.3 ± 17.2	303.5 ± 12.9	未给出

表 12-10-2　DTA 试验的诊断准确性指标汇总

作者及出版年代	阈值 / (mOsm·L⁻¹)	敏感度	特异度	AUC	阳性预 测值	严重程度相关性 (Pearson r 值)
Sullivan, et al, 2010[3] 和 Lemp, et al, 2011[4]	312	0.72	0.92	0.89	—	0.55
Versura, et al, 2010[5]	305	0.43	0.96	0.74	0.98	0.52
Tomlinson, et al, 2010[6]	316	0.73	0.90	—	0.85	—
Jacobi, et al, 2011[8]	316	0.87	0.81	—	—	—

从上述两个表格中，我们可以看出 Sullivan 和 Lemp 等人的 DTA 试验以测得泪液渗透压 312mOsm/L 为阈值，敏感度、特异度和 AUC 分别达到了 0.72、0.92 和 0.89，可以认为 TearLab 泪液渗透压检测系统的测量结果对干眼的诊断有参考价值。表 12-10-2 中泪液渗透压与干眼严重程度的 Pearson 相关性（线性相关性）分析的 r 值有 0.52 和 0.55 两个相近的结论，提示 TearLab 泪液渗透压检测系统的测量结果与干眼的严重程度具有较强的相关性。

四、临床实践决策

现有的证据表明，TearLab 泪液渗透压检测系统的测量结果可为干眼的诊断提供参考；泪液渗透压检测系统的应用有助于临床上对干眼的准确诊断和对干眼严重程度的正确判断。但由于 DTA 研究数量有限，目前尚无经反复验证且推广使用的参考值。尽管通过诊断准确性指标比较，可以认为 312mOsm/L 是一个较合理的参考阈值，但该结论仍需要进一步验证。虽然上述 DTA 研究发现泪液渗透压与干眼的严重程度具有一定的线性相关性，但要使 TearLab 泪液渗透压检测系统的测量结果辅助临床上对干眼严重程度的分级，还需要收集更多的实测数据，以及对数据的进一步分析，从而得出更加合理的统计模型和诊断参考值。此外，不同类型的干眼患者治疗前后泪液渗透压水平的变化及其与疗效或预后的关系仍有待进一步观察研究。

（董　诺　李绍伟　刘　莛）

参 考 文 献

1. Versura P, Campos EC.TearLab® Osmolarity System for diagnosing dry eye.Expert Rev Mol Diagn, 2013, 13 (2):119-129.

2. Messmer EM, Bulgen M, Kampik A.Hyperosmolarity of the tear film in dry eye syndrome.Dev Ophthalmol, 2010, 45 :129-138.

3. Sullivan BD, Whitmer D, Nichols KK, et al.An objective approach to dry eye disease severity.Invest Ophthalmol Vis Sci, 2010, 51 (12):6125-6130.

4. Lemp MA, Bron AJ, Baudouin C, et al.Tear osmolarity in the diagnosis and management of dry eye disease. Am J Ophthalmol, 2011, 151 (5):792-798.

5. Versura P, Profazio V, Campos EC.Performance of tear osmolarity compared to previous diagnostic tests for dry eye diseases.Curr Eye Res, 2010, 35 (7):553-564.

6. Tomlinson A, McCann LC, Pearce EI.Comparison of human tear film osmolarity measured by electrical impedance and freezing point depression techniques.Cornea, 2010, 29 (9):1036-1041.

7. Utine CA, Bicakcigil M, Yavuz S, et al.Tear osmolarity measurements in dry eye related to primary Sjogren's syndrome.Curr Eye Res, 2011, 36 (8):683-690.

8. Jacobi C, Jacobi A, Kruse FE, et al.Tear film osmolarity measurements in dry eye disease using electrical impedance technology.Cornea, 2011, 30 (12):1289-1292.

9. Khanal S, Millar TJ.Barriers to clinical uptake of tear osmolarity measurements.Br J Ophthalmol, 2012, 96(3): 341-344.

第十三章

眼 外 伤

第一节 眼外伤总论

眼球或附属器官因受外来的机械性、物理性或化学性伤害,发生各种病理性改变而造成功能的损害,统称为眼外伤(ocular trauma)。它是视力损害的主要原因之一,居单眼致盲原因的首位[1]。

国际眼外伤学会理事会将机械性眼球外伤分为开放性和闭合性眼外伤[2],开放性眼外伤占眼外伤 45%~72%。开放性眼外伤(open globe trauma,OGT)有眼球壁的全层裂开[2],常合并眼后节并发症[3],是导致失明的重要原因。严重的眼外伤造成眼部的多个组织损害,使眼前后节结构紊乱,可导致晶状体、玻璃体、视网膜等组织的复合损伤,且常合并眼内异物(intraocular foreign body,IOFB),更甚者可因入侵的病原体导致眼内炎的发生[4-6]。如果处理不当或不及时,长时间损伤引起受累组织的异常修复,发生外伤性增生性玻璃体视网膜病变(proliferative vitreoretinopathy,PVR),严重者可能导致失明、眼球萎缩[7]。

随着视网膜玻璃体显微手术技术的进步,开放性眼外伤的救治水平显著提高,不仅许多伤残眼得到解剖或功能上的治愈,甚至一些无光感的眼外伤患者也得以重获光感或更好的视力。然而除眼内异物和感染性眼内炎外,开放性眼外伤何时进行玻璃体手术一直是眼底外科争论的问题,尚需高质量的循证证据。

眼外伤可导致多种组织,包括眼球、视神经、眼附属器的损伤,轻者只是浅表性损伤,重者可严重损害视力。视神经挫伤(trauma optic neuropathy,TON)是严重致盲的病症之一,应积极处理以挽救视力。随着新的手术方式出现及神经组织工程学的研究进展,视神经挫伤的治疗方式也不断更新。目前,药物主要包括糖皮质激素、脱水剂、神经营养剂等,手术方式主要包括鼻内镜下经鼻视神经管减压术、神经内镜下经鼻视神经管减压术、经颅视神经管减压术、经眶视神经管减压术等[8-10]。但这些治疗方法各有其优缺点,且临床报道的效果也不太一致。然而,为了验证这些治疗方法的可靠性,需进一步开展严格设计的高质量的随机对照试验(randomized controlled trial,RCT),特别是大样本多中心的临床随机对照试验,为临床工作者治疗视神经挫伤选择方案提供参考依据。

随着视网膜玻璃体显微手术技术的进步以及对眼球穿通伤病理机制认识的不断加深，人们对开放性眼外伤处理的模式也在随之改变，外伤眼一期手术摘除眼球的概率已被严格控制，无光感不再是放弃手术治疗的指征。但仍有严重眼外伤的术后视力预后不良，其可能受多种因素的影响，主要有年龄、就诊时间、受伤原因、伤情、手术方式和手术时机选择等[11~15]。但这些因素对于判断预后有无价值，不同文献数据不一致。因此，需大样本观察研究来验证。

由于眼外伤病情复杂，程度不一，干预试验较难实施随机和盲法，且该领域中一些疾病如外伤性黄斑裂孔、眼内炎、视神经挫伤等发生率不高，相关的大样本研究过少，因此眼外伤领域中的 RCT 研究极少，仅有 2 项，且样本量小，均为治疗性临床试验，为有关激素治疗眼外伤和手术治疗外伤性眼内炎的研究。而流行病学方面，主要为关于眼外伤的分布特点、受伤原因及预后影响因素的研究，国内外学者进行了大量的关于眼外伤的观察性研究，现将 RCT 以及部分观察性研究的具体信息归纳于表 13-1-1，希望临床工作者能借此了解该领域的一些研究动态。

表 13-1-1　眼外伤领域中的国内外观察性研究

研究者及年代	英文缩写	研究类型	样本量	研究地点	证据分级	推荐强度	治疗疾病
Entezari, et al, 2007[16]	—	RCT	31	伊朗	B	2	TON
Azad, et al, 2003[17]	—	RCT	24	印度	B	1	眼内炎
Barry, et al, 2006-2009[18~21]	ESCRS	RCT	16 603	欧洲	A	1	眼内炎
Vine, et al, 1995-2001[22~24]	EVS	RCT	420	美国	A	1	眼内炎
Feng K, et al, 2011[15]	EIVS	病例对照	72	中国	C	2	OGT
Batur, et al, 2016[25]	OGI	队列研究	436	土耳其	B	1	眼外伤
Zhang, et al, 2017[26]	—	队列研究	507	中国	C	2	眼外伤
Al Wadeai, et al, 2016[27]	—	队列研究	80	埃及	C	2	眼外伤
Hassan, et al, 2016[28]	—	横断面研究	210	巴基斯坦	C	2	眼外伤
Shah, et al, 2017[29]	POTS	队列研究	1 070	印度	B	1	白内障
Rohr, et al, 2016[30]	HBDF	横断面研究	103	巴西	C	2	眼外伤
Sahraravand, et al, 2017[31]	HUEU	横断面研究	831	芬兰	B	1	眼外伤
Shaeri, et al, 2016[32]	—	横断面研究	82	伊朗	C	2	眼外伤
Sii, et al, 2017[33]	POTS1	横断面研究	—	英国	C	2	眼外伤
Wang, et al, 2017[34]	—	队列研究	1 695	中国	B	1	眼外伤
Yucel, et al, 2016[35]	—	队列研究	61	土耳其	C	2	眼外伤
Liu, et al, 2014[36]	—	队列研究	140	中国	C	2	OGT
Nicoara, et al, 2015[37]	—	队列研究	21	罗马尼亚	C	2	IOFB
Valmaggia, et al, 2014[38]	—	队列研究	64	德国	C	2	IOFB

研究者及年代	英文缩写	研究类型	样本量	研究地点	证据分级	推荐强度	治疗疾病
Meng, et al, 2015[39]	OTS	队列研究	298	中国	C	2	OGT
Cao, et al, 2012[40]	—	横断面研究	3 644	中国	C	2	眼外伤
Zhang, et al, 2011[41]	—	队列研究	1 421	中国	C	2	IOFB
El-Asrar, et al, 2000[42]	—	队列研究	96	阿拉伯	C	2	IOFB
Globocnik, et al, 2004[43]	—	队列研究	65	斯洛文尼亚	C	2	OGT

TON:视神经挫伤;OGT:开发性眼外伤;IOFB:眼内异物

【临床试验经典案例】

一、欧洲社会的白内障和屈光外科学会(ESCRS 研究)

(一) 研究目的

以前,术前使用聚维酮碘是唯一证明能有效降低术后眼内炎的方法,预防性使用抗生素并非标准流程,且无循证医学证据,用药后眼内炎的发生率约为 0.15%。因此,需要一个大样本、设计较完善的试验来确立局部或前房注射抗生素作为预防超声乳化白内障术后感染性眼内炎的作用。

(二) 关键问题

1. 前房注射头孢呋辛钠在预防白内障术后感染性眼内炎的作用是什么?
2. 围术期局部使用左氧氟沙星滴眼液在预防白内障术后感染性眼内炎的作用是什么?

(三) 研究方法

多中心,在 24 个欧洲中心开展。受试者纳入标准:年龄 >18 岁且有 I 期超声乳化白内障手术史。排除标准:对青霉素、头孢类或碘酒过敏者;长期住在疗养院的患者;独眼患者;妊娠妇女;联合手术或复杂白内障手术;严重的眼表疾病(严重的睑缘炎/过敏性角结膜炎,眼型瘢痕性类天疱疮,严重的甲状腺疾病);伴有任何其他开放性感染的患者。

(四) 分组

根据手术结束时前房是否注射头孢呋辛钠(1mg/0.1ml)及围术期是否使用左氧氟沙星滴眼液将 16 603 参与者随机分到一个 2×2 的治疗矩阵中。此外,所有的患者均接受术前至少 3 分钟前使用 5% 的聚维酮碘;术后使用 0.5% 的左氧氟沙星滴眼液,1 天 4 次,共 6 天。

(五) 观察指标

4 个治疗组中每组眼内炎的总发生率,培养/PCR 反应阳性率。眼内炎的危险因素作为次级结局指标进行探究。

(六) 结果

1. 眼内炎发病率　总共出现 29 例眼内炎患者,其中 20 例具有微生物学证据。眼内炎的总发生率为 0.345%(未使用抗生素组),0.247%(使用左氧氟沙星滴眼液组),0.074%(前房头孢呋辛钠注射组)和 0.049%(左氧氟沙星滴眼液和前房头孢呋辛钠注射联合组)。未接受前房头孢呋辛钠注射组的眼内炎发生率的 OR 值为 4.92。

2. 眼内炎的其他危险因素　Logistic 回归分析显示眼内炎的危险因素包括切口部位(OR=5.88),任何手术并发症(OR=4.95),人工晶状体的光学区材料(硅胶人工晶状体 OR=3.13),当仅考虑微生物阳性的眼内炎时,男性更容易发生眼内炎(OR=2.70)。

(七) 研究不足之处

左氧氟沙星滴眼液被选作为所有患者术后的局部抗生素用药。这种选择可能混淆了围术期左氧氟沙星滴眼液的作用。这个研究结果很难得到围术期不用左氧氟沙星滴眼液的医师的应用。在选择患者的标准中,重要的眼内炎危险因素被排除,例如,眼表疾病及联合手术。在该研究进行时,头孢呋辛钠前房注射作为无菌术前准备还未得到许可,每个中心需要自己配制。

(八) 关键信息

1. 头孢呋辛钠前房注射明显降低了超声乳化白内障术后眼内炎的发生率。

2. 巩膜隧道切口明显降低了眼内炎的发生率,尽管 24 个中心里只有 2 个中心采用此种切口,可能导致偏倚的发生。

3. 手术并发症及使用硅胶光学区晶状体也可增加眼内炎的发生率。男性比女性更容易发生培养 /PCR 阳性的眼内炎。

二、眼内炎玻璃体切除术研究(EVS)

(一) 研究目的

尽管已知玻璃体腔注射广谱抗生素在处理术后眼内炎是有效的,然而不确定玻璃体切除术是否能够额外增益。理论上,玻璃体切除术的优点为:移除 / 稀释感染微生物和毒素,移除混浊的玻璃体和可能导致视网膜脱离的膜性组织。此外,玻璃体腔抗生素注射作为常规的眼内炎治疗方法而无证据基础,该研究主要评估玻璃体切除和玻璃体腔注射抗生素是否必要。

(二) 关键问题

1. 即刻玻璃体切除术在处理术后眼内炎中的作用是什么?

2. 玻璃体腔内抗生素注射在处理术后眼内炎中的作用是什么?

(三) 研究方法

在美国的 24 个研究中心 4 年内共收集了 420 位患者。

1. 纳入标准　白内障或二期人工晶状体植入术的 6 周内出现细菌性眼内炎的临床症状和体征;视力在光感和 20/50 之间;眼前段清晰从而能够行玻璃体切除术,但屈光间质混浊看不清二级视网膜动脉。

2. 排除标准　年龄 <18 岁;白内障术前眼部疾病致使最佳矫正视力 ≤ 20/100;眼部手术史或穿通性眼外伤包括玻璃体腔注射;对研究所用的抗生素不耐受(除了 β- 内酰胺类);强烈怀疑真菌性眼内炎。

(四) 分组

基于玻璃体切除术与玻璃体抽液和玻璃体腔注射抗生素(头孢他啶和阿米卡星)与无玻璃体腔注射抗生素,参与者被随机分配到 2×2 的治疗矩阵中。所有的患者均接受:玻璃体腔注射万古霉素和阿米卡星;结膜囊下注射万古霉素、头孢他啶和地塞米松;局部注射阿米卡星、万古霉素、睫状肌麻痹剂和醋酸泼尼松龙。基于具体的标准,在治疗后的 36~60 小时内可以向患者玻璃体腔重复注射抗生素。

(五) 观察指标

主要观察指标:视力。

次要观察指标:眼屈光介质的清晰度。

(六) 随访

术后 3 个月、9 个月。

(七) 结果

1. 视力 86% 患者的视力低于 5/200。26% 患者的视力只有眼前光感。玻璃体切除术组和玻璃体抽液组在视力好于眼前光感的分布情况无明显差异。在视力只有光感的患者中,在 9 个月时,玻璃体切除术组的视力明显改善。玻璃体切除组和玻璃体抽液组分别有 33% 和 11% 视力达到了 20/40 及以上;分别有 56% 和 30% 视力达到了 20/100 及以上;分别有 20% 和 47% 具有明显的视力丢失。

在光感视力的患者中,在玻璃体抽液组有较高的肺结核和眼球摘除术比例(玻璃体抽液组和玻璃体切除术组分别为 23% 和 7%)。

2. 屈光间质情况 玻璃体切除术组在 3 个月时具有明显清亮的屈光间质,然而在 9 个月时两组没有明显的差别。

3. 亚组 糖尿病患者(n=58)具有更差的视力,玻璃体切除术后视力好转(玻璃体切除术组和玻璃体抽液组分别有 57% 和 40% 的患者视力达到了 20/40,但无统计学差异)。

4. 玻璃体腔注射抗生素 视力及屈光间质清晰度在有玻璃体腔注药组和无玻璃体腔注药组无明显的统计学差异。

(八) 研究不足之处

白内障手术常规行白内障囊外摘除术,其与现代的超声乳化手术的关系仍不确定。此外,白内障手术结束时常规前房注射头孢呋辛钠在以前无法实现,但目前已成为常规步骤。类固醇的应用是有争议的,尽管很多研究观察了玻璃体腔类固醇的应用,然而该研究涉及了结膜囊下类固醇的注射。该研究主要纳入了晶状体相关手术的眼内炎,因此该研究的结果可能不适用于其他手术引起的眼内炎。

(九) 关键信息

1. 玻璃体腔注射抗生素不影响术后眼内炎的结果。

2. 光感视力或患有糖尿病的术后眼内炎患者,可考虑行玻璃体切除术。

(刘早霞 邹慧 林彩霞 严然)

参 考 文 献

1. Parver LM.Eye trauma.The neglected disorder.Arch Ophthalmol,1986,104(10):1452-1453.

2. Kuhn F,Morris R,Witherspoon CD.Birmingham Eye Trauma Terminology(BETT):terminology and classification of mechanical eye injuries.Ophthalmol Clin North Am,2002,15(2):139-143.

3. Liggett PE,Pince KJ,Barlow W,et al.Ocular trauma in an urban population.Review of 1132 cases.

Ophthalmology,1990,97(5):581-584.

4. Feng K,Hu YT,Ma Z.Prognostic indicators for no light perception after open-globe injury:eye injury vitrectomy study.Am J Ophthalmol,2011,152(4):654-662 e652.

5. Nicoara SD,Irimescu I,Calinici T,et al.Outcome and Prognostic Factors for Traumatic Endophthalmitis over a 5-Year Period.J Ophthalmol,2014,2014:747015.

6. Bansal PPV.Posttraumatic Endophthalmitis in children:Epidemiology,Diagnosis,Management,and Prognosis.Semin Ophthalmol,2016,8:1-9.

7. Feng K,Hu Y,Wang C,et al.Risk factors,anatomical,and visual outcomes of injured eyes with proliferative vitreoretinopathy:eye injury vitrectomy study.Retina,2013,33(8):1512-1518.

8. Pywm PGG.Steroids for traumatic optic neuropathy(Review).Coch Collab,2009,1:1-16.

9. Pywm PGG.Surgery for traumatic optic neuropathy(Review).Coch Collab,2009,1:15-28.

10. Murchison AP,Rosen MR,Evans JJ,et al.Endoscopic approach to the orbital apex and periorbital skull base. Laryngoscope,2011,121(3):463-467.

11. Page RD,Gupta SK,Jenkins TL,et al.Risk factors for poor outcomes in patients with open-globe injuries. Clin Ophthalmol,2016,10:1461-1466.

12. Agrawal R,Ho SW,Teoh S.Pre-operative variables affecting final vision outcome with a critical review of ocular trauma classification for posterior open globe(zone III)injury.Indian J Ophthalmol,2013,61(10): 541-545.

13. Al-Mezaine HS,Osman EA,Kangave D,et al.Prognostic factors after repair of open globe injuries.J Trauma, 2010,69(4):943-947.

14. Emami-Naeini P,Ragam A,Bauza AM,et al.Characteristics,outcomes,and prognostic indicators of fall-related open globe injuries.Retina,2013,33(10):2075-2079.

15. Feng K,Shen L,Pang X,et al.Case-control study of risk factors for no light perception after open-globe injury:eye injury vitrectomy study.Retina,2011,31(10):1988-1996.

16. Entezari M,Rajavi Z,Sedighi N,et al.High-dose intravenous methylprednisolone in recent traumatic optic neuropathy;a randomized double-masked placebo-controlled clinical trial.Graefes Arch Clin Exp Ophthalmol,2007,245(9):1267-1271.

17. Azad R,Ravi K,Talwar D,et al.Pars plana vitrectomy with or without silicone oil endotamponade in post-traumatic endophthalmitis.Graefes Arch Clin Exp Ophthalmol,2003,241(6):478-483.

18. Barry P,Seal DV,Gettinby G,et al.ESCRS study of prophylaxis of postoperative endophthalmitis after cataract surgery:Preliminary report of principal results from a European multicenter study.J Cataract Refract Surg,2006,32(3):407-410.

19. Endophthalmitis Study Group ESoC,Refractive S.Prophylaxis of postoperative endophthalmitis following cataract surgery:results of the ESCRS multicenter study and identification of risk factors.J Cataract Refract Surg,2007,33(6):978-988.

20. Seal D,Reischl U,Behr A,et al.Laboratory diagnosis of endophthalmitis:comparison of microbiology and molecular methods in the European Society of Cataract & Refractive Surgeons multicenter study and susceptibility testing.J Cataract Refract Surg,2008,34(9):1439-1450.

21. Barry P,Gardner S,Seal D,et al.Clinical observations associated with proven and unproven cases in the ESCRS study of prophylaxis of postoperative endophthalmitis after cataract surgery.J Cataract Refract Surg, 2009,35(9):1523-1531,1531 e1521.

22. Vine A,Blodi B.Results of the Endophthalmitis Vitrectomy Study.A randomized trial of immediate vitrectomy and of intravenous antibiotics for the treatment of postoperative bacterial endophthalmitis.Endophthalmitis Vitrectomy Study Group.Arch Ophthalmol,1995,113(12):1479-1496.

23. Doft BH,Barza M.Optimal management of postoperative endophthalmitis and results of the Endophthalmitis

Vitrectomy Study.Curr Opin Ophthalmol,1996,7(3):84-94.

24. Doft BH,Wisniewski SR,Kelsey SF,et al.Diabetes and postoperative endophthalmitis in the endophthalmitis vitrectomy study.Arch Ophthalmol,2001,119(5):650-656.

25. Batur M,Seven E,Esmer O,et al.Epidemiology of Adult Open Globe Injury.J Craniofac Surg,2016,27(7):1636-1641.

26. Zhang X,Liu Y,Ji X,et al.A Retrospective Study on Clinical Features and Visual Outcome of Patients Hospitalized for Ocular Trauma in Cangzhou,China.J Ophthalmol,2017,2017:7694913.

27. Al Wadeai EA,Osman AA,Macky TA,et al.Epidemiological Features of Pediatric Ocular Trauma in Egypt.J Ophthalmol,2016,2016:7874084.

28. Hassan Naqvi SA,Malik S,Zulfiqaruddin S,et al.Etiology and severity of various forms of ocular war injuries in patients presenting at an Army Hospital in Pakistan.Pak J Med Sci,2016,32(6):1543-1546.

29. Shah MA,Agrawal R,Teoh R,et al.Pediatric ocular trauma score as a prognostic tool in the management of pediatric traumatic cataracts.Graefes Arch Clin Exp Ophthalmol,2017,255(5):1027-1036.

30. Rohr JT,Santos PM,Santos RC,et al.Profile of pediatric eye trauma at Hospital de Base do Distrito Federal (HBDF),Brasilia,Brazil.Rev Assoc Med Bras(1992),2016,62(4):324-329.

31. Sahraravand A,Haavisto AK,Holopainen JM,et al.Ocular traumas in working age adults in Finland-Helsinki Ocular Trauma Study.Acta Ophthalmol,2017,95(3):288-294.

32. Shaeri M,Moravveji A,Fazel MR,et al.Status of ocular trauma in hospitalized patients in Kashan,2011:As a sample of industrial city.Chin J Traumatol,2016,19(6):326-329.

33. Sii F,Barry RJ,Blanch RJ,et al.The UK Paediatric Ocular Trauma Study 1(POTS1):development of a global standardized protocol for prospective data collection in pediatric ocular trauma.Clin Ophthalmol,2017,11:449-452.

34. Wang W,Zhou Y,Zeng J,et al.Epidemiology and clinical characteristics of patients hospitalized for ocular trauma in South-Central China.Acta Ophthalmol,2017,95(6):e503-e510.

35. Yucel OE,Demir S,Niyaz L,et al.Clinical characteristics and prognostic factors of scleral rupture due to blunt ocular trauma.Eye(Lond),2016,30(12):1606-1613.

36. Liu X,Liu Z,Liu Y,et al.Determination of visual prognosis in children with open globe injuries.Eye(Lond),2014,28(7):852-856.

37. Nicoara SD,Irimescu I,Calinici T,et al.Intraocular foreign bodies extracted by pars plana vitrectomy:clinical characteristics,management,outcomes and prognostic factors.BMC Ophthalmol,2015,15:151.

38. Valmaggia C,Baty F,Lang C,et al.Ocular injuries with a metallic foreign body in the posterior segment as a result of hammering:the visual outcome and prognostic factors.Retina,2014,34(6):1116-1122.

39. Meng Y,Yan H.Prognostic Factors for Open Globe Injuries and Correlation of Ocular Trauma Score in Tianjin,China.J Ophthalmol,2015,2015:345764.

40. Cao H,Li L,Zhang M.Epidemiology of patients hospitalized for ocular trauma in the Chaoshan region of China,2001-2010.PLoS One,2012,10(7):e48377.

41. Zhang Y,Zhang M,Jiang C,et al.Intraocular foreign bodies in china:clinical characteristics,prognostic factors,and visual outcomes in 1,421 eyes.Am J Ophthalmol,2011,152(1):66-73 e61.

42. El-Asrar AM,Al-Amro SA,Khan NM,et al.Visual outcome and prognostic factors after vitrectomy for posterior segment foreign bodies.Eur J Ophthalmol,2000,10(4):304-311.

43. Globocnik Petrovic M,Lumi X,Drnovsek Olup B.Prognostic factors in open eye injury managed with vitrectomy:retrospective study.Croat Med J,2004,45(3):299-303.

第二节 严重眼外伤玻璃体手术时机的选择

任何机械性、物理性或化学性的外来因素作用于眼部,造成视觉器官结构和功能的损害统称为眼外伤[1]。严重眼外伤对眼球后段的损伤是造成视功能严重损害最常见的原因。随着视网膜玻璃体显微手术技术的进步,许多伤残眼得到解剖或功能上的治愈,甚至一些无光感的眼外伤患者也得以重获光感或更好的视力。然而,目前对于玻璃体切除的手术时机尚未达成共识[2~8]。因此,评价不同玻璃体手术时机对严重眼外伤预后的影响是必要的。

一、疾病案例

患者男,55 岁,右眼被铁屑崩伤后视力下降 12 天。患者 12 天前于我院急诊行右眼角巩膜裂伤缝合术,现为二次手术,遂再次来院就诊。既往双眼健康,无糖尿病、高血压等系统性疾病史。眼部检查:Vod= 光感不明确,Vos=1.0,右眼眼压 T-1,左眼眼压正常。右眼球结膜充血,下方角膜缘原创口闭合良好,缝线在位,前房积血,隐约见瞳孔散大,晶状体缺如,余眼内结构视不清。左眼未见明显异常。右眼彩超提示:右眼玻璃体积血、视网膜脱离。诊断:右眼视网膜脱离、玻璃体积血、无晶状体眼、前房积血。

二、提出问题

患者诊断明确,玻璃体手术是治疗该患者的唯一选择,但是我们应该选择什么时期进行手术呢? 为了回答这个问题,我们首先需要按循证眼科学的要求进行证据检索和评价,然后在此基础上进行临床决策。

三、证据检索和评价

(一) 资料与方法

1. 一般资料

(1)检索文献的纳入标准:①国内外生物医学期刊于 2016 年 3 月前公开发表的关于不同玻璃体手术时机治疗严重眼外伤疗效的回顾性或前瞻性研究;②观察指标至少包括手术后治疗效果评价;③能将手术时机分为:伤后 7 天内行玻璃体手术、伤后 7~14 天行玻璃体手术、伤后 14 天后行玻璃体手术;④能提取出不同手术时机治疗后治愈与未愈的人数。

(2)排除标准:①提取不了所要数据;②重复发表的文献。

2. 方法

(1)文献检索:检索数据库包括中文数据库和外文数据库。中文文献检索中国知网数据库、万方数据库、维普中文期刊数据库。外文文献检索 EMBASE、PubMed。中外文文献检索都采用了主题词和自由词结合的方式进行检索。中文检索词包括:眼外伤、玻璃体切除术和手术时机。英文检索词包括:ocular trauma,vitrectomy,timing。检索年限从各数据库建库至 2016 年 3 月。

将初步检索文献进行查重,通过阅读题目和摘要确定与研究的相关性,不能明确是否纳入者,则通过阅读全文来确定。文献检索、筛选以及数据提取工作由两位研究者独立完成,如果遇到分歧,则通过讨论解决或者请第三人仲裁。对确定纳入的文献按预先设计的表格提取资料,主要包括文献作者、试验设计类型、每项研究纳入眼数、随访时间、平均年龄、

LogMAR BCVA、术后疗效等。

(2)统计学方法:采用 Stata 12.0 软件进行分析。分类变量资料采用优势比(OR)及 95% 可信区间(CI)。采用 I^2 检验进行异质性检验,$P<0.05$ 为差异有统计学意义。若异质性检验的结果为 $P \geqslant 0.10$ 及 $I^2<50\%$ 时,认为多个独立研究具有同质性,可选择固定效应模型计算及合并统计量;若异质性检验的结果为 $P<0.10$ 及 $I^2 \geqslant 50\%$ 时,可认为多个研究存在异质性,可选择随机效应模型。

(二)结果

1. 文献概况 根据检索策略,初检出 748 篇文献。通过阅读标题、摘要和进一步阅读全文后,根据预先制定的纳入标准和排除标准进行筛选。有 9 篇文献纳入研究。共纳入严重眼外伤患者 972 例,伤后 7 天内行玻璃体手术 295 例、伤后 7~14 天行玻璃体手术 387 例,伤后 14 天后行玻璃体手术 290 例。文献筛选流程见图 13-2-1,纳入研究的基本特征见表 13-2-1。

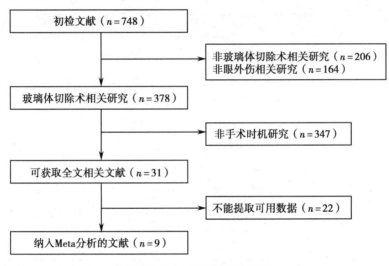

图 13-2-1 文献筛选流程图

表 13-2-1 纳入研究的基本特征

研究者及年代	研究类型	患者数	年龄/岁	随访时间/月	文献评分(Newcastle-Ottawa)
曹晟玮,等,2010[9]	回顾性	46	24.5	14	6
吴晓云,等,2013[10]	回顾性	301	34.92	10.3	6
袁容娣,等,2010[11]	回顾性	87	NA	3	5
陈放,等,2009[12]	回顾性	93	38.1	5.5	8
修青娟,等,2015[13]	回顾性	55	32.5	NA	5
张保松,等,2012[14]	回顾性	75	48.5	6	7
王佳,等,2014[15]	回顾性	148	31.6	NA	4
高旭辉,等,2016[16]	回顾性	117	38.66	6	8
蒋乐文,等,2013[17]	回顾性	50	25.7	NA	4

NA:数据不可获得

2. 不同手术时机治愈率的比较 本研究疗效评价标准为:①痊愈,包括功能痊愈与解剖痊愈;②未愈:术后视力不变或者更差,眼球出现萎缩或者视网膜脱离无法治疗。

伤后 7 天内行玻璃体手术与伤后 7~14 天行玻璃体手术的治愈率相比,研究之间的异质性不明显(P=0.14,I^2=34.5%),采用固定效应模型进行分析,结果显示伤后 7 天内行玻璃体手术者治愈率明显低于伤后 7~14 天行玻璃体手术者(OR=0.33,95%CI:0.16~0.68,P=0.003)(图 13-2-2)。

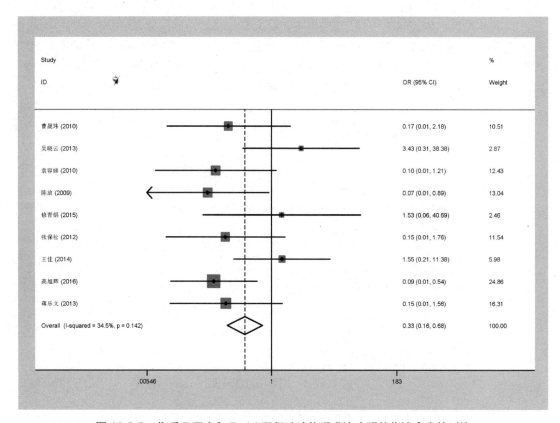

图 13-2-2 伤后 7 天内和 7~14 天行玻璃体手术治疗眼外伤治愈率的对比

伤后 7~14 天行玻璃体手术与伤后 14 天后行玻璃体手术的治愈率相比,研究之间无明显异质性分析(P=0.85,I^2=0),采用固定效应模型进行分析,结果显示伤后 7~14 天行玻璃体手术者治愈率明显高于伤后 14 天后行玻璃体手术者,(OR=5.86,95%CI:3.05~11.24,P<0.001)(图 13-2-3)。

四、临床实践决策

本研究将公开发表的关于不同玻璃体手术时机治疗严重眼外伤疗效的文献进行了 Meta 分析,共纳入严重眼外伤患者 972 例,伤后 7 天内行玻璃体手术 295 例、伤后 7~14 天行玻璃体手术 387 例,伤后 14 天后行玻璃体手术 290 例。结果显示,伤后 7 天内行玻璃体手术者治愈率明显低于伤后 7~14 天行玻璃体手术者;伤后 7~14 天行玻璃体手术者治愈率明显高于伤后 14 天后行玻璃体手术者。

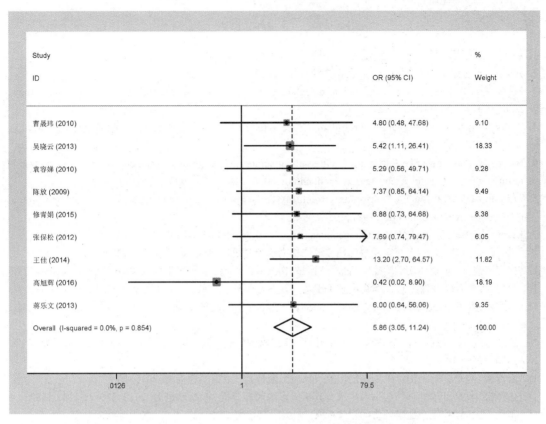

图 13-2-3 伤后 7~14 天和 14 天后行玻璃体手术治疗眼外伤治愈率的对比

有学者研究认为眼外伤发展过程中有 3 个不同的病理阶段[2]:一是炎症反应期,伤后 1~7 天,发生水肿、出血;二是细胞增生期,伤后 7~14 天,发生玻璃体后脱离(posterior vitreous detachment,PVD),PVR 的继发病变尚未形成;三是组织重建期,受伤 14 天以后,成纤维细胞形成机化,PVR 形成,牵引性视网膜脱离发生。可见,在受伤 14 天以后 PVR 逐渐加重,组织机化僵硬,发生牵引性视网膜脱离的可能性增加,使得手术处理难度加大,视力恢复差[3,4]。

国内外大多数学者[3~8,12]推荐于伤后 7~14 天进行玻璃体手术,可能与下列因素有关:①伤后早期(1~7 天),不仅结膜及葡萄膜充血,视网膜也处于充血期,术中易出血。而且早期玻璃体与视网膜未发生分离,完全清除后皮质难度较大,不仅易造成医源性视网膜裂孔,且残留的玻璃体皮质易引起牵引性视网膜脱离等。另外术后渗出也加重术后 PVR 形成。②伤后 2 周时炎症已控制,破裂血管及伤口基本愈合,纤维增生尚未完全形成,此期可行完全性玻璃体切除。对于视网膜下或脉络膜下出血严重者,2 周时凝血块发生液化,从而容易清除眼内出血。③眼球穿孔伤后 2 周发生玻璃体视网膜增生改变,1~2 个月增生达高峰。伤后 2 周内手术可清除诱发增生和促进其向严重后果发展的相关因素,有利于减少继发的并发症。

综上所述,从纳入研究的结果分析,结合患者具体病情下,可考虑伤后 7~14 天内严重眼外伤患者进行玻璃体手术。

(刘早霞 邹慧)

参 考 文 献

1. 赵堪兴,杨培增.眼科学.8版.北京:人民卫生出版社,2013:301.
2. 张效房,杨进献.眼外伤学.郑州:河南医科大学出版社,1997:32-36.
3. Foster RE,Meyers SM.Recurrent retinal detachment more than 1 year after reattachment.Ophthalmology,2002,109(10):1821-1827.
4. Pastor JC,de la Rúa ER,Martín F.Proliferative vitreoretinopathy:risk factors and pathobiology.Prog Retin Eye Res,2002,21(1):127-144.
5. Bajaire B,Oudovitehenko E.Morales E.Vitreoretinal surgery of the posterior segment for explosive trauma in terrorist warfare.Graefes Arch Clin Exp Ophthalmol,2006,244(8):991-995.
6. Meredith DV,Cordon PA.Pars plana vitrectorny for severe penetrating injury with posterior segment involvement.Am J Ophthalmol,1987,103:549-554.
7. Kuhn F.Strategic thinking in eye trauma management.Ophthamlol Clin North Am,2002,15:171-177.
8. 张旭辉,陈雪冬,路宏,等.重症眼外伤玻璃体切除治疗时机的研究.眼科新进展,2009,29:916-921.
9. 曹晟玮,俞存.玻璃体切割治疗时机选择对眼外伤预后的影响.实用医学杂志,2010,26(22):4169-4171.
10. 吴晓云,李山祥,郑宵.玻璃体视网膜手术治疗复杂性眼外伤疗效探讨.中外医疗,2013,35:93-94.
11. 袁容娣,刘少章,纪淑兴,等.玻璃体手术治疗严重眼外伤的效果及预后相关因素分析.创伤外科杂志,2010,12(3):198-202.
12. 陈放,庄朝荣,赵明,等.玻璃体手术治疗严重眼外伤影响治疗效果因素分析.眼外伤职业眼病杂志,2009,31(5):324-327.
13. 修青娟.玻璃体手术治疗眼外伤的疗效及预后因素分析.中国医药指南,2015,10:210.
14. 张保松.复杂开放性眼外伤手术疗效及其相关影响因素分析.眼科新进展,2012,32(12):1182-1184.
15. 王佳.手术治疗复杂性眼外伤的疗效观察.中国医药指南,2014,27:219-220.
16. 高旭辉,刘铁城,代艾艾,等.玻璃体切割治疗复杂眼外伤的临床疗效分析.解放军医学院学报,2016,37(2):133-140.
17. 蒋乐文.玻璃体切割治疗时机选择对眼外伤预后分析.中国实用医药,2013,10(8):128-129.

第三节　手术或联合激素与激素治疗
视神经挫伤的疗效比较

　　视神经挫伤(optic nerve contusion)是眼外伤直接殃及视神经,或是头部、眶部受伤间接引起视神经受伤,为严重致盲的病症之一[1]。视神经挫伤为眼科急诊,视力下降常在伤后即刻出现,且多留有永久性视力障碍,应积极处理以挽救视力。目前,关于视神经挫伤的治疗方法主要有:保守治疗、激素治疗、视神经减压手术及手术与激素联合治疗。但对于视神经挫伤没有治疗的"金标准"存在,且对于各种方法的临床效果,不同的报道结果也不一致[2],特别是对于视神经挫伤的手术治疗存在诸多不确定。因此,评价视神经减压术或联合激素与激素疗法治疗视神经挫伤的疗效是很有必要的。

一、疾病案例

　　患者男,47岁,因摔伤致左眼视力下降6天,今来院就诊。既往双眼健康,无糖尿病、高血压等系统性疾病史。眼部检查:Vod=0.8,矫正不增加,Vos=无光感,眼压正常,双外眼无特殊,右眼未见明显异常。左眼瞳孔散大,直径约6.0mm,对光反射消失。双眼VEP:右眼未见异常。左眼各空间频率刺激均未引出波形。诊断:左眼视神经挫伤。

二、提出问题

该患者诊断明确,是单纯采用激素治疗,还是联合视神经减压手术或单纯视神经减压手术治疗,以及视神经减压手术的疗效怎么样?为了回答这些问题,需要按循证眼科学的要求进行证据的检索和评价,然后在此基础上进行临床决策。

三、证据检索和评价

(一) 资料与方法

1. 一般资料

(1) 检索文献的纳入标准:①国内外生物医学期刊于 2016 年 3 月前公开发表的,关于比较视神经减压术或联合激素与激素治疗视神经挫伤疗效的回顾性或前瞻性研究;②总样本数至少大于 15 例,各组样本数至少大于 5 例的研究;③观察指标至少包括治疗后视力提高情况。

(2) 排除标准:①原始文献未对上述观察指标进行评价;②提取不了所要数据;③重复发表的文献。

2. 方法

(1) 文献检索:检索数据库包括中文和英文数据库。检索年限从各数据库建库至 2016 年 3 月。中文文献检索中国知网数据库、万方数据库、维普中文期刊数据库。英文文献检索 PubMed,Medline 及 Cochrane 图书馆。中英文文献检索都采用了主题词和自由词结合的方式进行检索。中文检索词包括:视神经挫伤/外伤性视神经病变,激素,神经减压术等;英文检索词包括:optic nerve contusion,traumatic optic neuropathy,steroids 和 surgical decompression。

将初步检索文献查重,通过阅读题目和摘要确定相关性,不能明确是否纳入者,则通过阅读全文来确定。文献检索、筛选以及数据提取工作由两位研究者独立完成,如果遇到分歧,则通过讨论解决或者请第三人仲裁。对确定纳入的文献按预先设计的表格提取资料,主要包括每项研究各组纳入病例数、受试者平均年龄、随访时间、治疗前后患者最佳矫正视力和视力提高或下降的患者数等。

(2) 统计学方法:采用 Stata 12.0 软件分析。分类变量资料相对危险度(RR)及 95% 可信区间(CI)。采用 I^2 检验进行异质性检验,$P<0.10$ 为差异有统计学意义。若异质性检验的结果为 $P \geqslant 0.10$ 及 $I^2<50\%$ 时,认为多个独立研究具有同质性,可选择固定效应模型计算及合并统计量;若异质性检验的结果为 $P<0.10$ 及 $I^2 \geqslant 50\%$ 时,可认为多个研究存在异质性,可选择随机效应模型。

(二) 结果

1. 文献概况 根据检索策略,初检出 315 篇文献。通过阅读标题、摘要和进一步阅读全文后,根据预先制定的纳入标准和排除标准进行筛选,最终纳入 13 篇文献,共纳入视神经挫伤患者 1 097 例,其中手术治疗组 204 例,激素治疗组 584 例,联合治疗组 309 例。文献筛选流程见图 13-3-1,纳入研究的基本特征见表 13-3-1。

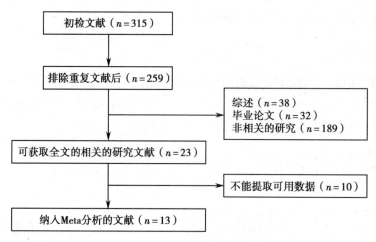

图 13-3-1 文献筛选流程图

表 13-3-1 纳入研究的基本特征

研究者及年代	研究类型	年龄/岁	随访时间/月	质量评分	治疗方案	患者数
赵铭,等,2012[3]	回顾性	33(15~57)	3~6个月	6	手术/激素	23/26
Kountakis, et al,2000[4]	回顾性	NA	2天至2年	4	联合/激素	17/17
Yang, et al,2004[5]	回顾性	26.5(6~75)	3个月	6	联合/激素	24/18
Levin, et al,1999[6]	前瞻性	34	1个月	8	手术/激素	25/64
Rajiniganthn, et al,2003[7]	前瞻性	28.6	3个月	5	联合/激素	30/14
Li, et al,2008[8]	回顾性	32.7(18~54)	3个月	7	联合/激素	176/61
Shibuya, et al,2006[9]	回顾性	40.7(25~73)	3~6个月	6	联合/激素	10/28
崔纪红,等,2013[10]	前瞻性	39.2	NA	6	手术/激素	35/34
张颖,等,2007[11]	回顾性	26(1~610)	3个月	6	联合/激素	43/138
韩宝红,等,2007[12]	回顾性	8~50	3个月	5	联合/激素	9/48
马志中,等,2000[13]	回顾性	NA	3个月	6	手术/激素	14/11
夏小平,等,2005[14]	回顾性	28.6(12~54)	2个月	4	手术/激素	58/36
宋照营,等,2005[15]	回顾性	29.7(12~62)	6~18个月	5	手术/激素	49/89

2. 激素治疗与单纯手术治疗效果的比较 共有6篇文献646例患者比较激素治疗与手术治疗(图13-3-2)。各项研究间差异无显著性(I^2=41.3%),采用固定效应模型。Meta分析显示,激素治疗组与视神经减压手术组治疗后的视力改善无显著性差异[RR=0.91,95%CI:(0.79,1.05);P=0.13]。

3. 联合治疗与激素治疗效果的比较 共7篇文献633例患者比较联合治疗与激素治疗(图13-3-2)。各项研究间差异无显著性(I^2=46.1%),采用固定效应模型。Meta分析显示,两组治疗后的视力改善无显著性差异[RR=0.904,95%CI:(0.75,1.09);P=0.08]。

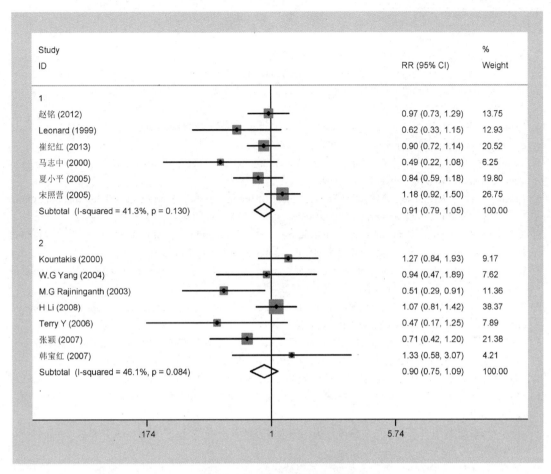

图 13-3-2　治疗后视力的比较

1. 手术与激素比较;2. 联合治疗与激素比较

四、临床实践决策

本研究发现:视神经减压手术或联合激素与激素治疗对视神经挫伤均有一定疗效,但两者无显著性差异。美国国家急性脊髓损伤研究(NASCIS)[2]多中心临床试验发现,外伤后8小时内大剂量激素冲击治疗对急性脊髓损伤具有显著疗效。类固醇类药物可以抑制自体免疫系统过敏反应,短时间大剂量冲击治疗能够快速缓解损伤所致水肿症状,减少损伤所致炎症因子释放,改善视神经轴浆流以促进局部血液循环,从而迅速恢复视神经功能。同样,手术通过去除视神经管及其周围的骨折碎片以解除视神经的压迫或刺伤,同时开放视神经管,缓解管内压力,使局部血液循环得以改善。因此,激素治疗与视神经减压手术治疗具有相同的疗效,治疗后视力预后基本相同。

综上所述,视神经减压手术或联合激素与激素治疗对视神经挫伤均有一定疗效,但两者的视力提高无明显差异,相对于非手术治疗而言,手术治疗仍存在创伤大、风险性高、疗效不肯定等问题,有待进一步研究明确。但在治疗过程中,要根据患者视神经损伤的具体情况,充分考虑个体因素,尽可能予以合理的处置。

（刘旱霞　邹 慧）

参 考 文 献

1. 葛坚,王宁利.眼科学.北京:人民卫生出版社,2015.
2. Sarkies N.Traumatic optic neuropathy.Eye(Lond),2004,18(11):1122-1125.
3. 赵铭,孙丰源,唐东润,等.49例视神经挫伤两种治疗方法疗效分析.天津医科大学学报,2012,18(3):336-338.
4. Kountakis SE,Maillard AA,El-Harazi SM,et al.Endoscopic optic nerve decompression for traumatic blindness.Otolaryngol Head Neck Surg,2000,123(11):34-37.
5. Yang WG,Chen CT,Tsay PK,et al.Outcome for traumatic optic neuropathy-surgical versus nonsurgical treatment.Ann Plast Surg,2004,52(1):36-42.
6. Levin LA,Beck RW,Joseph MP,et al.The treatment of traumatic optic neuropathy:the International Optic Nerve Trauma Study.Ophthalmology,1999,106(7):1268-1277.
7. Rajiniganth MG,Gupta AK,Gupta A,et al.Traumatic optic neuropathy:visual outcome following combined therapy protocol.Arch Otolaryngol Head Neck Surg,2003,129(11):1203-1206.
8. Li H,Zhou B,Shi J,et al.Treatment of traumatic optic neuropathy:our experience of endoscopic optic nerve decompression.J Laryngol Otol,2008,122(12):1325-1329.
9. Shibuya TY,Feinberg SM,Mathog RH,et al.Visual risks of facial fracture repair in the setting of traumatic optic neuropathy.Arch Otolaryngol Head Neck Surg,2006,132(3):258-264.
10. 崔纪红,杨成娟.非手术治疗外伤性视神经病变的临床分析.中国实用神经疾病杂志,2013,16(12):55-56.
11. 张颖,张卯年.间接视神经损伤的治疗和视力预后分析.中华眼科杂志,2007,43:217-221.
12. 韩宝红,常永术.外伤性视神经病变的疗效分析.河南外科学杂志,2007,13(1):14-15.
13. 马志中,刘铁城,魏少波,等.外伤性视神经病变手术与大剂量皮质激素治疗的评价.中华眼底病杂志,2000,16(2):8-10.
14. 夏小平,赵丽娜,田东华.外伤性视神经损伤的治疗方法及手术时机.中华急诊医学杂志,2005,14(7):590-592.
15. 宋照营,琚怀民,尚红坤.管内段损伤性视神经病变138例临床分析.临床耳鼻咽喉科杂志,2005,19(19):894-895.

第四节 眼外伤的视力预后相关因素分析

任何机械性、物理性或化学性的外来因素作用于眼部,造成视觉器官结构和功能的损害统称为眼外伤[1]。眼外伤后恰当的急救和处理,对减少眼组织破坏、挽救视功能是极其关键的。发生在眼前节的损伤如角膜裂伤一般可恢复较好视力[2,3],而发生在眼球后部的损伤或合并视网膜脱离则视力预后较差[4,5]。随着视网膜玻璃体显微手术技术的进步以及对眼球穿通伤病理机制认识的不断加深,人们对开放性眼外伤的处理模式已在转变并不断更新,使得以往被认为无治疗希望的眼睛,如今有可能获得有用视力,外伤眼一期手术摘除眼球的概率已被严格控制,无光感不再是放弃手术治疗的指征。但严重眼外伤的手术失败率仍然较高,其疗效受多种因素的影响。哪些因素对眼外伤的视力预后有影响呢?对影响眼外伤视力预后的因素进行分析是必要的。

一、疾病案例

患者男,47岁,右眼被木块崩伤后视力下降3周。患者3周前于我院行右眼巩膜裂伤缝合术,现为二次手术,遂再次来院就诊。既往双眼健康,无糖尿病、高血压等系统性疾病史。眼部检查:Vod=LP,Vos=1.0,右眼下方光定位不准确。右眼球结膜充血,晶状体轻度混浊,向上不全脱位,玻璃体积血,眼底视不见。左眼未见明显异常。右眼彩超提示:右眼玻璃体积血,视网膜及脉络膜脱离。诊断:右眼外伤性玻璃体积血、外伤性视网膜脱离、外伤性白内障、晶状体不全脱位及脉络膜脱离。

二、提出问题

患者诊断明确,玻璃体手术是治疗该患者的唯一选择,但是该患者术后的视力会恢复吗？哪些因素对术后疗效有影响呢？为了回答上述问题,我们首先需要按循证眼科学的要求进行证据检索和评价,然后在此基础上进行临床分析。

三、证据检索和评价

(一) 资料与方法

1. 一般资料

(1)检索文献的纳入标准:①国内外生物医学期刊于 2016 年 3 月前公开发表的关于眼外伤疗效的回顾性或前瞻性研究;②能提取出在治疗前各因素各水平中治疗后视力 ≥ 0.1 的人数。

(2)排除标准:①提取不了所要数据;②重复发表的文献。

2. 方法

(1)文献检索:检索数据库包括中文和外文数据库。中文文献检索中国知网数据库、万方数据库、维普中文期刊数据库。外文文献检索 EMBASE、PubMed。中外文文献检索都采用了主题词和自由词结合的方式进行检索。中文检索词包括:眼外伤、预后因素。英文检索词包括:ocular trauma, prognostic factors。检索年限从各数据库建库至 2016 年 3 月。

将初步检索文献进行查重,通过阅读题目和摘要确定与研究的相关性,不能明确是否纳入者,则通过阅读全文来确定。文献检索、筛选以及数据提取工作由两位研究者独立完成,如果遇到分歧,则通过讨论解决或者请第三人仲裁。对确定纳入的文献按预先设计的表格提取资料,主要包括文献作者、试验设计类型、每项研究纳入眼数、随访时间、平均年龄、LogMAR BCVA、术后疗效等。

(2)统计学方法:采用 Stata 12.0 软件进行分析。分类变量资料采用优势比(OR)及 95% 可信区间(CI)。采用 I^2 检验进行异质性检验,$P<0.10$ 为差异有统计学意义。若异质性检验的结果为 $P \geqslant 0.10$ 及 $I^2<50\%$ 时,认为多个独立研究具有同质性,可选择固定效应模型计算及合并统计量;若异质性检验的结果为 $P<0.10$ 及 $I^2 \geqslant 50\%$ 时,可认为多个研究存在异质性,可选择随机效应模型。

(二) 结果

1. 文献概况 根据检索策略通过电子检索和手工检索,初检出 764 篇文献。通过阅读标题、摘要和进一步阅读全文后,根据预先制定的纳入标准和排除标准进行筛选。有 9 篇文献纳入研究。共纳入眼外伤患者 2 176 例。文献筛选流程见图 13-4-1,纳入研究的基本特征见表 13-4-1。

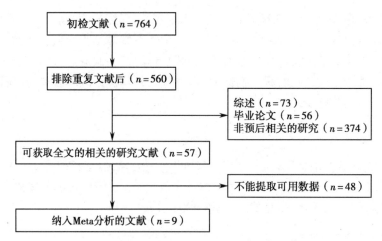

图 13-4-1　文献筛选流程图

表 13-4-1　纳入研究的基本特征

研究者及年代	研究类型	年龄 / 岁	随访时间	样本量	质量评分
Liu X, et al, 2014[6]	回顾性	11.57(3~17)	9.6 个月	140	8
Simona, et al, 2015[7]	回顾性	36(16~62)	—	21	6
Christophe, et al, 2014[8]	回顾性	33.4(17~60)	54.4(18~98) 个月	64	7
Meng, et al, 2015[9]	回顾性	45.4(5~95)	8.4(6.1~10.7) 个月	298	7
EL-ASRAR, et al, 2000[10]	回顾性	31.3(7~65)	8.6(3~36) 个月	96	6
任意明, 等, 2010[11]	前瞻性	21~67	(15~233) 天	36	6
Zhang, et al, 2011[12]	回顾性	31.39(1~78)	—	1 421	5
袁冬, 等, 2014[13]	回顾性	32.2(11~59)	6 个月	48	6
Mojca, et al, 2004[14]	回顾性	29.5(5~67)	20.0 个月(6 个月至 3.5 年)	52	7

2. 伤后视力对治疗后视力的影响　共有 7 篇文献 2 076 例患者对治疗后视力与伤后视力的相关性进行分析,且均将伤后视力分为两个等级:≥ 0.1 和 <0.1。不同研究间存在显著异质性(P=0.002,I^2=70.9%),采用随机效应模型进行分析。Meta 分析结果表明:伤后视力好的患者视力预后较好(OR=10.22,95%CI:4.59~22.72,P<0.000 1)(图 13-4-2)。

3. 外伤部位对治疗后视力的影响　共有 6 篇文献 686 例患者对治疗后视力与外伤部位的相关性进行分析,且均将外伤部位分为两个等级:角巩膜或巩膜和角膜。不同研究间差异无显著性(P=0.25,I^2=25.4%),采用固定效应模型。Meta 分析结果表明:角巩膜或巩膜为危险因素,即伤口部位累及角巩膜或巩膜的患者视力预后较差(OR=2.75,95%CI:1.98~3.83,P<0.000 1)(图 13-4-3)。

4. 晶状体受损对治疗后视力的影响　共有 5 篇文献 559 例患者对治疗后视力与晶状体受损的相关性进行分析。不同研究间差异无显著性(P=0.263,I^2=23.7%),采用固定效应模型进行分析。Meta 分析结果表明:晶状体受损对患者视力预后无影响(OR=0.91,95%CI:0.64~1.29,P=0.59)(图 13-4-4)。

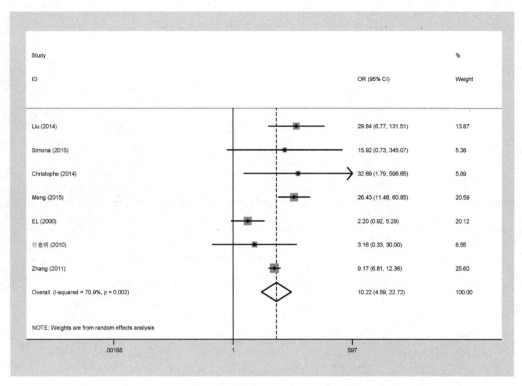

图 13-4-2 伤后视力对视力预后的影响

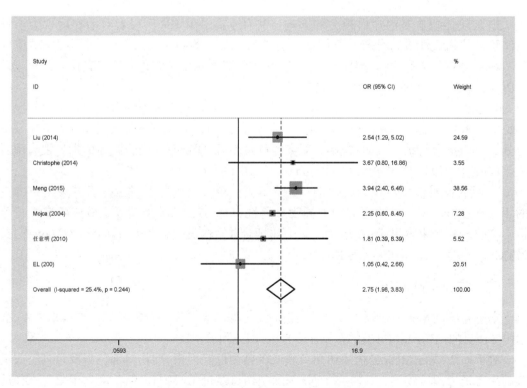

图 13-4-3 外伤部位对视力预后的影响

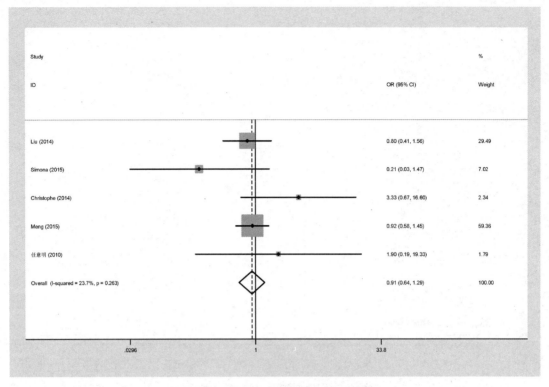

图 13-4-4 晶状体受损对视力预后的影响

5. 玻璃体积血对治疗后视力的影响 共有 4 篇文献 538 例患者对治疗后视力与玻璃体积血的相关性进行分析。不同研究间差异无显著性($P=0.79$,$I^2=0$),采用固定效应模型。Meta 分析结果表明:玻璃体积血为危险因素,即合并玻璃体积血的患者视力预后较差($OR=4.25$,$95\%CI$:$2.65\sim6.83$,$P<0.000\ 1$)(图 13-4-5)。

6. 视网膜脱离对治疗后视力的影响 共有 8 篇文献 659 例患者对治疗后视力与视网膜脱离的相关性进行分析。不同研究间差异无显著性($P=0.58$,$I^2=0$),采用固定效应模型进行分析。Meta 分析结果表明:视网膜脱离为危险因素,即合并视网膜脱离的患者视力预后较差($OR=7.79$,$95\%CI$:$4.48\sim13.54$,$P<0.000\ 1$)(图 13-4-6)。

7. 眼内炎对治疗后视力的影响 共有 6 篇文献 655 例患者对治疗后视力与眼内炎的相关性进行分析。不同研究间差异无显著性($P=0.57$,$I^2=0$),采用固定效应模型进行分析。Meta 分析结果表明:眼内炎为危险因素,即合并眼内炎的患者视力预后较差($OR=2.11$,$95\%CI$:$1.27\sim3.50$,$P=0.004$)(图 13-4-7)。

四、临床实践分析

本研究通过 Meta 分析发现,眼外伤伤后视力好的患者视力预后较好。伤后视力差,提示眼球所受的创伤严重,继发的并发症多且重,因此预后不良。

对于外伤部位,Meta 分析表明角巩膜或巩膜为危险因素,即伤口部位累及角巩膜或巩膜的患者视力预后较差。有研究[2,3]认为除裂伤口经过角膜瞳孔区、长度大于角膜直径的1/4 或创口不规则等情况时,裂伤部位在角膜者常可恢复较好视力,而位置靠近眼球后部的

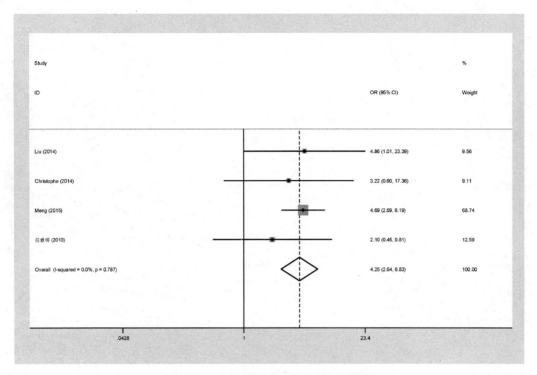

图 13-4-5　玻璃体积血对视力预后的影响

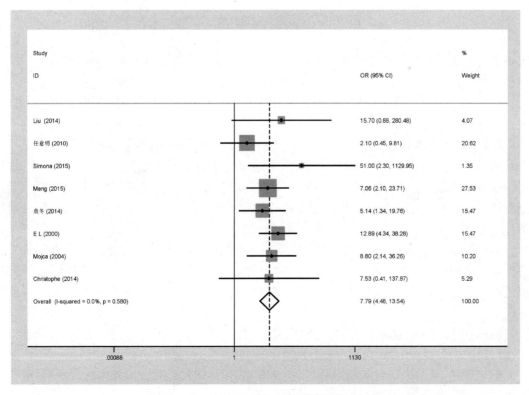

图 13-4-6　视网膜脱离对视力预后的影响

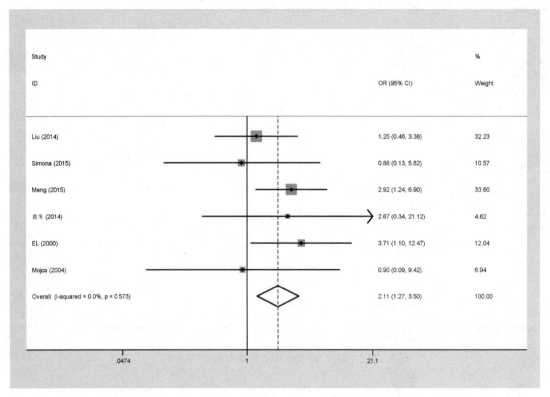

图 13-4-7 眼内炎对视力预后的影响

巩膜裂伤可能影响视网膜及视神经功能,进而导致视功能恢复不良。对于角巩膜伤口,其可能合并眼内容物脱出,影响了眼内结构的完整性,从而导致视力恢复困难。

Meta分析结果表明:晶状体受损对患者视力预后无影响。外伤导致晶状体混浊,对伤后视力有一定影响,但通过行白内障手术后,恢复屈光间质透明,如视网膜功能未受影响,大多数患眼可有不同程度的视力恢复。因此,眼外伤的视力预后与晶状体受损无明显相关。

玻璃体积血为危险因素,即合并玻璃体积血的患者视力预后较差。合并玻璃体积血常提示眼球结构损伤严重,大量积血的血细胞溶解释出的血红蛋白及渗出的蛋白样物质刺激细胞增生及玻璃体纤维组织增生,促进玻璃体机化或增生膜形成,甚至导致牵拉性视网膜脱离,使视力难以恢复。

Meta分析结果表明:视网膜脱离为危险因素,即合并视网膜脱离的患者视力预后较差。视网膜发生脱离后感光细胞会发生凋亡,影响视功能的恢复。有研究[4,5]表明发生视网膜脱离更加易于合并PVR,对玻璃体手术成功修复产生影响,因此合并视网膜脱离者视力可能恢复困难。

Meta分析结果表明:眼内炎为危险因素,即合并眼内炎的患者视力预后较差。眼内炎对视网膜产生毒性作用,影响视功能的恢复。

综上所述,从纳入研究的结果分析,应结合患者具体病情,对该眼外伤患者的治疗后视力进行分析预测(表13-4-2)。

表 13-4-2　各因素对眼外伤视力预后的影响

因素	纳入研究数	优势比	95% 可信区间	P 值	模型	异质性检验 (I^2%)
伤后视力	7	10.22	4.59~22.72	<0.000 1	随机效应模型	70.9
外伤部位	6	2.75	1.98~3.83	<0.000 1	固定效应模型	25.4
晶状体损伤	5	0.91	0.64~1.29	0.59	固定效应模型	23.7
玻璃体积血	4	4.25	2.64~6.83	<0.000 1	固定效应模型	0
视网膜脱离	8	7.79	4.48~13.54	<0.000 1	固定效应模型	0
眼内炎	6	2.11	1.27~3.50	0.004	固定效应模型	0

（刘早霞　邹　慧）

参 考 文 献

1. 赵堪兴,杨培增.眼科学.8 版.北京:人民卫生出版社,2013:301.

2. Baxter RJ,Hodgkins PR,Calder I,et al.Visual outcome of childhood anterior perforating eye injuries: prognostic indicators.Eye(Lond),1994,8:349-352.

3. Man CY,Steel D.Visual outcome after open globe injury:a comparison of two prognostic models—the Ocular Trauma Score and the Classification and Regression Tree.Eye(Lond),2010,24:84-89.

4. Foster RE,Meyers SM.Recurrent retinal detachment more than 1 year after reattachment.Ophthalmology, 2002,109(10):1821-1827.

5. Pastor JC,de la Rúa ER,Martín F.Proliferative vitreoretinopathy:risk factors and pathobiology.Prog Retin Eye Res,2002,21(1):127-144.

6. Liu X,Liu Z,Liu Y,et al.Determination of visual prognosis in children with open globe injuries.Eye(Lond), 2014,28(7):852-856.

7. Nicoară SD,Irimescu I,Călinici T,et al.Intraocular foreign bodies extracted by pars plana vitrectomy:clinical characteristics,management,outcomes and prognostic factors.BMC Ophthalmology,2015,15:151.

8. Valmaggia C,Baty F,Lang C,et al.Ocular injuries with a metallic foreign body in the posterior segment as a result of hammering:the visual outcome and prognostic factors.Retina,2014,34(6):1116-1122.

9. Meng Y,Yan H.Prognostic Factors for Open Globe Injuries and Correlation of Ocular Trauma Score in Tianjin,China.J Ophthalmol,2015,2015:3457641-6.

10. El-Asrar AM,Al-Amro SA,Khan NM,et al.Visual outcome and prognostic factors after vitrectomy for posterior segment foreign bodies.Eur J Ophthalmol,2000,10(4):304-311.

11. 任意明,王一,吴燕.眼内异物伤玻璃体切除术视力预后影响因素的研究.眼外伤职业眼病杂志,2010, 32(10):730-732.

12. Zhang Y,Zhang M,Jiang C,et al.Intraocular foreign bodies in china:clinical characteristics,prognostic factors,and visual outcomes in 1,421 eyes.Am J Ophthalmol,2011,152(1):66-73.

13. 袁冬,姜涛,王文营,等.玻璃体切割治疗 48 眼金属球内异物的临床分析.国际眼科杂志,2014,14(8): 1469-1472.

14. Globocnik PM,Lumi X,Drnovsek OB.Prognostic factors in open eye injury managed with vitrectomy: retrospective study.Croat Med J,2004,45(3):299-303.

第十四章

视路及视神经疾病

第一节　视路及视神经疾病总论

视神经(optic nerve)是中枢神经系统的一部分,由视网膜神经节细胞的轴突汇集而成,视网膜所得到的视觉信息,经视神经传送到大脑。视神经是指从视盘起,至视交叉前角止的这段神经,全长 42~47mm。分为四部分:眼内段,长 1mm;眶内段,长 25~30mm;管内段,长 4~10mm;颅内段,长 10mm。视神经为特殊躯体感觉神经,传导视觉冲动,其纤维始于视网膜的节细胞,节细胞的轴突于视网膜后部汇成视神经盘后穿过巩膜,构成视神经。视神经于眶内行向后内,经视神经管入颅中窝,连于视交叉,再经视束止于外侧膝状体,传导视觉冲动。视神经外面包有三层被膜,外层为硬脑膜,中层为蛛网膜,内层为软脑膜,分别与相应的三层脑膜相延续。

视神经疾病是神经眼科学领域内一组常见的重要疾病。该组疾病从组织病理定位是指前视路系统(视网膜膝状体通路)中,从视网膜神经节细胞起源的神经纤维到视交叉的一段视觉通路的病变,但从病因上,造成视神经疾病的原因可包括视觉传入系统及传出系统的各种病变,以及神经内科和神经外科所涉及的有视神经病变表现的所有疾病,甚至各种伴有神经眼科症状和体征的全身性疾病,如风湿免疫系统病及内分泌疾病等,包括感染性、脱髓鞘性、炎症性、缺血性、压迫性、浸润性及遗传性等损害。因此,诊断视神经疾病既要掌握不同视神经病变的临床特征,还应熟悉可能涉及神经外科及内科系统中隐匿或潜在的各种病因,并尽量多了解有助于视神经疾病诊断、排除诊断及评价预后的影像检查和其他辅助检查知识。

对于视神经疾病的治疗,首先应积极寻找病因,针对病因进行治疗。视神经炎是常见的视神经病变,目前关于视神经炎(optic neuritis,ON)的治疗研究,以激素的研究报道较为多见,分别为由美国国家健康研究所组织的多中心视神经炎治疗研究小组 ONTT(optic neuritis treatment trial)[1],由日本 22 个单位组成的 ONMRG 研究小组的研究[2],由美国和加拿大 50 个单位组成的 CHAMPS 研究小组的研究[3],在 CHAMPS 小组 3 年随访结果的基础上进行的 CHAMPIONS 研究小组的研究[4],Brusaferri 研究小组检索糖皮质激素治疗视神经炎或 MS 的 RCT 研究[5]以及 Vedula 研究小组的研究[6]等,其中 ONTT 研究是迄今为止纳入研究病例数最多、随访时间最长的糖皮质激素治疗视神经炎的多中心 RCT,也是目前提供证据级别较高的研究。以上研究结果发现:就视力、视野、对比敏感度而言,还没有令人信服的证据证实静脉滴注糖皮质激素或口服糖皮质激素较对照组有明显的疗效。因此,视神经炎要么不给予激素治疗,要么先静脉滴注糖皮质激素治疗后再改为口服糖皮质激素治疗,因为静脉滴注糖皮质激素治疗可促进视功能恢复;而单独口服糖皮质激素治疗视神经炎应避免,因为可能会提高视神经炎的复发率。ONTT 经过 15 年的随访,发现大部分视神经炎患者即使发展为 MS,其长期的视力预后也是乐观的[7~10]。当然中西方由于地理环境、种族差异等造成的诊断和治疗方面的区别也应加以考虑。CHAMPS 小组[3]对干扰素治疗视神经炎进行了前瞻性 RCT 研究发现,3 年内干扰素 β-1α 治疗可降低 MS 的发生率,并且新的或扩大的 MRI 病损也减少,CHAMPIONS 研究小组[4]继续随访 5 年后也得出了相同的结论。因此,急性视神经炎初诊时颅脑 MRI 检查有病损的患者,可考虑使用干扰素 β-1α 治疗。丙种球蛋白静脉注射的疗效尚存争议,早先小样本研究显示静脉注射免疫球蛋白对改善视神经炎患者的慢性视力损伤没有显著效果,但个别临床观察中患者仍有获益。

缺血性视神经病变(ischemic optic neuropathy,ION)是 50 岁以上人群最常见的视神经疾病。缺血性视神经病变对视力和视功能危害大,明确诊断又往往很棘手,当前的治疗手段非常有限或是无特效治疗。目前报道的非动脉炎性急性前段缺血性视神经病变(nonarteritic anterior ischemic optic neuropathy,NAION)的各种治疗药物和方式甚多,但除治疗和纠正 NAION 的危险因素之外,尚无公认确切有效的 NAION 治疗方法[11]。现有高级别的证据为缺血性视神经病变减压试验(ischemic optic neuropathy decompression trial,IONDT),对 258 例 NAION 患者实施视神经减压术,观察术后 6 个月的视力,结果显示:视神经鞘膜切开减压术非但不能帮助 NAION 患者视力恢复,反而可能影响或者损害患者的视力,因此不建议对 NAION 患者进行视神经减压术[12]。关于激素治疗 NAION,目前的报道有:2007 年 Kaderli 等[13]的报道,2007 年 Jonas 等[14]的报道,2008 年 Hayreh 等[15]的报道,2008 年 Yaman 等[16]的报道,2013 年 Rebolleda 等[17]的报道,2014 年 Kinori 等[18]和 Alten 等[19]的报道以及 2015 年 Vidović 等[20]的报道。这些报道部分研究结果提示激素有效,但是存在无对照或者对照设置不合理等问题,因此,现有证据并不支持激素治疗 NIAON。而对于动脉炎性 ION,皮质激素治疗却有明显的效果。根据当前的共识和指南,一旦临床怀疑动脉炎性 ION,在病理结果出来之前即应大剂量激素治疗,以最大程度保存视力和减少健眼发病的风险[21~25]。除了激素和对抗激素副作用的药物(如保护消化道黏膜及抗酸药,以及维生素 D 及钙制剂等)之外,抗血小板等治疗也应考虑[22,24~26]。从当前的研究证据来讲,起始采用大剂量激素静脉冲击还是口服激素这两种方案在患者的最终视力预后方面孰优孰劣尚无从判断。但至于单用激素还是联合使用免疫抑制或者生物制剂,Mahr 等[27]人 2007 年基于甲氨蝶呤的 3 个随机对照研究中个体数据做了 Meta 分析,2013 年 Yates 等[28]人做了基于 10 项研究的 Meta 分析,主要研究结局是免疫抑制剂在一定程度上可减少激素用量及副作用,以及减少复发等。与前段缺血性视神经病变(AION)相比,临床上后段缺血性视神经病变(PION)少见得多,手术相关性 PION 目前尚无可靠的有效治疗手段,各种预防措施的效果亦尚未得到验证。

为了方便读者查看,我们将视路和视神经疾病领域里的一些临床研究总结列于表 14-1-1。并给出视路和视神经疾病领域三个经典临床试验的案例,做一简要分析,供读者参考。

表 14-1-1 神经眼科领域中全球著名的临床研究

研究者及年代	英文缩写	研究类型	样本量	国家	Grade 证据分级	Grade 证据强度	治疗疾病
Optic Neuritis Study Group, 2008[1]	ONTT	RCT	457	美国	A	1	ON
Wakakura, et al, 1999[2]	ONMRG	RCT	70	日本	B	2	ON
Jacobs, et al, 2000[3]	CHAMPS	RCT	383	美国和加拿大	A	1	MS
Kinkel, et al, 2006[4]	CHAMPIONS	RCT	203	美国和加拿大	A	1	MS
IONDT Research Group, 1995[12]	IONDT	RCT	258	美国	A	1	NAION
Kaderli, et al, 2007[13]	—	Non-RCT	10	土耳其	B	2	NAION
Jonas, et al, 2007[14]	—	cohort study	3	德国	C	2	NAION
Hayreh, et al, 2008[15]	—	cohort study	696	美国	B	2	NAION
Yaman, et al, 2008[16]	—	cohort study	4	土耳其	C	2	NAION
Rebolleda, et al, 2013[17]	—	Non-RCT	37	西班牙	B	2	NAION
Kinori, et al, 2014[18]	—	Non-RCT	48	以色列	B	2	NAION
Alten, et al, 2014[19]	—	cohort study	3	德国	C	2	NAION
Vidovic, et al, 2015[20]	—	cohort study	38	克罗地亚	B	2	NAION
Kappos, et al, 2007[29]	BENEFIT	RCT	468	欧洲	A	1	MS
Comi, et al, 2001[30]	ETOMS	RCT	390	欧洲	A	1	MS
Levin, et al, 1999[31]	IONTS	retrospective study	127	16 个国家	C	2	TON

注:RCT:随机对照试验;Non-RCT:非随机对照试验;cohort study:队列研究;retrospective study:回顾性研究;ON:视神经炎;MS:多发性硬化症;NAION:非动脉炎性急性前段缺血性视神经病变;TON:外伤性视神经病变

【临床试验经典案例】

一、干扰素 β-1b 治疗视神经炎研究 -1

(一)研究目的

既往有研究表明干扰素 β1-a 治疗临床孤立综合征患者有保护获益。本试验旨在探讨隔天给予干扰素 β-1b 治疗是否具有相当效果。

(二)关键问题

因首次提示多发性硬化症(MS)的神经性事件而就诊且 MRI 发现无症状脱髓鞘的患者中,使用干扰素 β-1b 进行早期疾病改善治疗能否预防或延缓确定型 MS 的进展?

(三) 研究方法

在 18 个欧洲国家、以色列和加拿大的 98 个医院中招募了 468 名有视神经炎的受试者，但是 47% 在就诊时有多灶性症状。平均年龄为 30 岁，71% 为女性，98% 为白种人。

1. 纳入标准　① 在过去 60 天第一次出现提示 MS 的神经性事件；②年龄在 18~45 岁之间；③ ≥ 2 个无临床症状白质 T_2 MRI 病变 ≥ 3mm（至少有一个幕下、卵形或者室周的）。

2. 排除标准　①发作时有严重残疾；②有其他诱因可以解释发作，可能先前有过脱髓鞘，横贯性脊髓炎，双侧视神经炎，或者先前接受过免疫抑制治疗。

(四) 分组

受试者 5∶3 随机分组，隔天接受 250μg 干扰素 β-1b 或者安慰剂皮下注射，共 2 年。70% 就诊时正在接受类固醇治疗。采用剂量递增方案，在前 3 个月，给予对乙酰氨基酚和布洛芬来将副作用降到最低。2 年后，患者在非盲条件下接受干扰素 β-1b 延伸治疗，一直到满 5 年，以此研究早期和延迟治疗的效果。

(五) 观察指标

出现临床明确型 MS 的时间（改良后的 Poser 标准：新的神经性时间，进展性残疾），或者出现 MacDonald 标准（使用类临床数据改善诊断敏感性）所定义的 MS 的时间。

(六) 结果

1. 干扰素 β-1b 对临床明确型 MS 发展的影响　2 年随访后，临床明确型 MS 率在干扰素 β-1b 组为 28%，在安慰剂组（危险比为 0.50，$P<0.000\ 1$）为 45%。使用 MacDonald 标准来定义 MS 时，MS 率在干扰素 β-1b 组为 69%，在安慰剂组（$P<0.000\ 01$）为 85%。在所有亚组效果类似，但提示在就诊时有活动性炎症的患者中效果更显著。

后续的非盲延伸治疗（5 年）后，临床 MS 的风险在早期治疗组为 46%，在延迟治疗组（HR0.63，$P=0.003$）为 57%。也就是说，9 个接受治疗的患者中，有 1 个患者可以避免出现临床明确型 MS。所有患者都开始接受治疗后，风险和残疾评分在延伸治疗期会出现汇合，但是早期治疗还是有更多获益的。

2. 干扰素 β-1b 对 MRI 病灶的影响　与安慰剂组相比，干扰素 β-1b 组新发或者新近开始活动的病灶数更少，增强病灶的体积更小。与筛查时相比，两组中病灶数均减少，但是在干扰素 β-1b 组减少的幅度更大。

3. 干扰素 β-1b 对残疾的影响　在非盲延伸治疗的随访中，早期干扰素 β-1b 治疗降低了残疾恶化的可能性。平均残疾评分在任何一组都没有显著变化，因为在第一次发作时，残疾率低，且为偏态分布。

(七) 研究的不足之处

研究未将视神经炎患者单独纳入主要研究组，且纳入了 MS 风险比患有典型视神经炎的患者高的患者。很难权衡治疗对大多数患者残疾评分较低的副作用，因为即使是出现明确型 MS 的患者也没有因此而残疾。

(八) 关键信息

在患有临床孤立综合征且 MRI 显示有脱髓鞘的患者中，隔天皮下注射干扰素 β-1b 可以降低临床明确型 MS 发生率以及脑 MRI 病变负担。

二、干扰素 β1a 治疗视神经炎 -2

(一) 研究目的

本研究是一项双盲安慰剂对照试验,用于确定对于出现首发脱髓鞘事件并且 MRI 发现先前有亚临床型脑部脱髓鞘的患者,使用低剂量干扰素 β-1a 能否减少患者向临床确定型多发性硬化症(multiple sclerosis,MS)的转化。

(二) 关键问题

对于具有典型视神经炎症状并且 MRI 提示 MS 的患者,使用干扰素 β-1a 进行早期疾病改善治疗能否预防或延缓临床确定型 MS 的进展?

(三) 研究方法

在 14 个欧洲国家的 57 个中心招募了 390 名受试者。98 名(32%)患有视神经炎,但 39% 在出现时有多灶症状。平均年龄为 28 岁,女性占 64%。

1. 纳入标准 ①在过去 3 个月内第一个神经系统发作与 MS 一致;②年龄 18~40 岁;③检查发现神经系统异常;④大于等于 4 例典型 MS 的白质 MRI 病灶(如果有一个颅内或钆增强,则为 3 个病灶)。

2. 排除标准 ①糖皮质激素治疗只用于中等或严重的功能性事件;②正在进行其他免疫调节治疗;③存在并发疾病,正在试验中,或者存在精神疾病;④妊娠或不愿避孕。

(四) 分组

参与者随机分至每周 2 次皮下注射干扰素 β-1a 22μg 组或安慰剂组,治疗时间为 2 年。在治疗开始时大约有 70% 的患者接受过糖皮质激素治疗。

(五) 观察指标

临床确诊型 MS(新症状出现或症状稳定后恶化,持续 24 小时,无发热,伴有神经系统检查异常)。

(六) 随访时间

2 年。

(七) 结果

1. 干扰素 β-1a 对向临床确诊型 MS 进展的影响 2 年随访后,临床确诊型 MS 的比例在干扰素 β-1a 组和安慰剂组分别为 34% 和 45%(校正比值比 0.61,$P=0.045$)。在高风险的队列中,只有多灶性表现和 MRI>8 个病灶的患者 MS 的风险增加。在干扰素 β-1a 组中,30% 的高风险队列发生 MS 的时间延长(实验组 569 天,安慰剂组 252 天,$P=0.034$)。

2. 干扰素 β-1a 对脑部 MRI 病灶的影响 绝大多数参与者发生了 10mm 的白质损伤,或 MRI 上 3 个较小的损伤,这些损伤是放射性转化成 MS 的标准,但干扰素 β-1a 组新发病灶的数量较少(实验组 2.0,而安慰剂组为 3.0,$P<0.001$),无 MRI 活动灶的比例较高(实验组 16%,安慰剂组为 6%,$P=0.005$)。安慰剂组的 MRI 病灶体积增加 8%,干扰素 β-1a 组减少 13%($P=0.002$)。

(八) 研究的不足之处

该研究并未将视神经炎患者分组,并且包括了 MS 患者的风险高于大多数典型视神经炎患者。女性比例为 64%,说明存在招募偏倚的问题。视神经炎最初的治疗没有得到控制或明确报道。然而,根据 ONTT 和 CHAMPS 的研究结果,这些数据支持使用干扰素 β-1a 降低 MS 的可能性,但并不意味着对生活质量或功能(包括视功能)有明确的益处。

(九) 关键信息

对于临床孤立综合征和 MRI 证据表明脱髓鞘的患者,每周肌内注射干扰素 β-1a 会降低临床确诊型 MS 的发生率,降低脑 MRI 病变负担。

三、视神经外伤研究 -3

(一) 研究目的

旨在探讨间接 TON 的最佳治疗方案。尽管最初的设计是比较糖皮质激素和视神经管减压术联合糖皮质激素,但是招募较慢,所以改为观察性研究,描述为一项并存多组进行非随机干预的研究。目标是评估确定改善间接 TON 视觉功能的最佳治疗方案。

(二) 关键问题

仅进行高剂量糖皮质激素治疗、颅外视神经管减压术或观察,是否能改善间接外伤性视神经病变(TON)的结局?

(三) 研究方法

收集了来自 16 个国家的 206 名视神经损伤患者的数据,其中 127 名患者符合纳入标准。平均年龄为 34 岁(SD,18 岁),85% 为男性。最常见的受伤原因是机动车或自行车意外。

1. 纳入标准　①间接(非穿透性)视神经损伤;②受伤 3 天内第一次进行视力评估;③接受了基本的眼部检查。

2. 排除标准　6 个双眼受伤的案例,因为数量太少被单独计算。

(四) 分组

没有实施方案,采取常规治疗,因此也没有获取知情同意。治疗组的定义是"在受伤 7 天内接受了治疗"。9 个未接受治疗,85 个接受了糖皮质激素治疗(其中 5 个在 7 天后接受了手术),33 个接受了视神经管减压术(其中 32 个也接受了类固醇治疗)。糖皮质激素剂量分为巨高剂量(≥ 5.4g/d),极高剂量(2.00~5.39g/d),高剂量(500~1 999mg/d),中等剂量(100~499mg/d)和低剂量(<100mg/d)。

(五) 观察指标

视力(VA)(任意 LogMAR 值,如果视力太差)。

(六) 随访

6 个月(但是每组只有 33% 完成随访)。

(七) 结果

1. 就诊时视力损伤　2/3 的患者严重视力损伤(视力手动或更差)。如预期那样,接受手术减压的患者中没有光感(NPL)(67% 接受手术减压的患者:31% 接受糖皮质激素治疗的患者)或只是 PL(15% 接受手术减压的患者:9% 接受糖皮质激素治疗的患者)的比例更高。

2. 接受的治疗　糖皮质激素治疗组,40% 接受了巨高剂量,18% 为极高剂量,19% 为高剂量,9% 为中等剂量,6% 为低剂量(8% 剂量未知)。受伤 24 小时内接受治疗的比例为 61%。手术治疗组,手术包括外部筛窦切除术(12.36%),内侧开眶术(4.12%),经鼻(12.39%)和开颅术(3.9%)。63% 的患者在受伤 48 小时到 7 天的时间段内接受手术,32 个手术患者接受了糖皮质激素治疗,与药物治疗组剂量分布类似。

3. 视力结局　初始治疗预测最终视力。很少患者在 1 个月随访时从 HM 或者更差视

力改善到 ≥ 6/12（一个未接受治疗的患者,34 个糖皮质激素治疗的患者中的 7 个,23 个手术治疗者中没有）。在至少 1 个月随访时,视力改善三行的比例在手术组为 32%,未治疗组为 57%,糖皮质激素组为 52%（P=0.22）。校正基线视力后,结局或者改善的可能性在组间无统计学差异。改善三行视力的可能性,在不同糖皮质激素剂量的患者中,或者在受伤后早些和晚些接受治疗患者中均相近。

4. 风险因素　多亚组和风险因素分析表明,只有基线视力可以预测视力改善的可能性和视力结局。在 NPL 的患者中,改善的可能性为 45%,在有视觉的患者中为 76%。

（八）研究的不足之处

研究显然受限于观察性回顾性研究这一设计,这可能会导致一些偏倚。影响可能的是,情况最糟的患者选择手术治疗,因而手术或者糖皮质激素治疗的某种获益或者风险被忽略。因为是回顾性研究,研究无法显示因果关系。发现治疗无效,这可能意味着,两个或多个相反的因素被忽略了。研究作者的结论是,尽管随机性试验有必要,但不可行。

（九）关键信息

1. 在这一观察性研究中,选择的初始治疗与视觉结局相关性不大。
2. 基线视力是间接 TON 结局的最有效预测指标。初始视力差的时候,改善的可能性较低。

（钟 华　魏士飞）

参 考 文 献

1. Visual function 15 years after optic neuritis:a final follow-up report from the Optic Neuritis Treatment Trial. Ophthalmology,2008,115(6):1079-1082.
2. Wakakura M,Mashimo K,Oono S,et al.Multicenter clinical trial for evaluating methylprednisolone pulse treatment of idiopathic optic neuritis in Japan.Optic Neuritis Treatment Trial Multicenter Cooperative Research Group(ONMRG).Jpn J Ophthalmol,1999,43(2):133-138.
3. Jacobs LD,Beck RW,Simon JH,et al.Intramuscular interferon beta-1a therapy initiated during a first demyelinating event in multiple sclerosis.CHAMPS Study Group.N Engl J Med,2000,343:898-904.
4. Kinkel RP,Kollman C,O'Connor P,et al.IM interferon beta-1a delays definite multiple sclerosis 5 years after a first demyelinating event.Neurology,2006,66(5):678-684.
5. Brusaferri F,Candelise L.Steroids for multiple sclerosis and optic neuritis:a Meta-analysis of randomized controlled clinical trials.J Neurol,2000,247(6):435-442.
6. Vedula SS,Brodney-Folse S,Gal RL,et al.Corticosteroids for treating optic neuritis.Cochrane Database Syst Rev,2007,1:D1430.
7. Beck RW,Cleary PA.Optic neuritis treatment trial.One-year follow-up results.Arch Ophthalmol,1993,111(6):773-775.
8. Visual function 5 years after optic neuritis:experience of the Optic Neuritis Treatment Trial.The Optic Neuritis Study Group.Arch Ophthalmol,1997,115(12):1545-1552.
9. Beck RW,Gal RL,Bhatti MT,et al.Visual function more than 10 years after optic neuritis:experience of the optic neuritis treatment trial.Am J Ophthalmol,2004,137(1):77-83.
10. Trobe JD,Sieving PC,Guire KE,et al.The impact of the optic neuritis treatment trial on the practices of ophthalmologists and neurologists.Ophthalmology,1999,106(11):2047-2053.
11. Katz DM,Trobe JD.Is there treatment for nonarteritic anterior ischemic optic.neuropathy.Curr Opin

Ophthalmol,2015,26(6):458-463.

12. Optic nerve decompression surgery for nonarteritic anterior ischemic optic neuropathy(NAION) is not effective and may be harmful.The Ischemic Optic Neuropathy Decompression Trial Research Group.JAMA, 1995,273(8):625-632.

13. Kaderli B,Avci R,Yucel A,et al.Intravitreal triamcinolone improves recovery of visual acuity in nonarteritic anterior ischemic optic neuropathy.J Neuroophthalmol,2007,27(3):164-168.

14. Jonas JB,Spandau UH,Harder B,et al.Intravitreal triamcinolone acetonide for treatment of acute nonarteritic anterior ischemic optic neuropathy.Graefes Arch Clin Exp Ophthalmol,2007,245(5):749-750.

15. Hayreh SS,Zimmerman MB.Non-arteritic anterior ischemic optic neuropathy:role of systemic corticosteroid therapy.Graefes Arch Clin Exp Ophthalmol,2008,246(7):1029-1046.

16. Yaman A,Selver OB,Saatci AO,et al.Intravitreal triamcinolone acetonide injection for.acute non-arteritic anterior ischaemic optic neuropathy.Clin Exp Optom,2008,91(6):561-564.

17. Rebolleda G,Perez-Lopez M,Casas-Llera P,et al.Visual and anatomical outcomes of.non-arteritic anterior ischemic optic neuropathy with high-dose systemic corticosteroids.Graefes Arch Clin Exp Ophthalmol, 2013,251(1):255-260.

18. Kinori M,Ben-Bassat I,Wasserzug Y,et al.Visual outcome of mega-dose intravenous corticosteroid treatment in non-arteritic anterior ischemic optic neuropathy-retrospective analysis.BMC Ophthalmol,2014, 14 :62.

19. Alten F,Clemens CR,Heiduschka P,et al.Intravitreal dexamethasone implant [Ozurdex]for the treatment of nonarteritic anterior ischaemic optic neuropathy.Doc Ophthalmol,2014,129(3):203-207.

20. Vidovic T,Cerovski B,Peric S,et al.Corticosteroid therapy in patients with non-arteritic.anterior ischemic optic neuropathy.Coll Antropol,2015,39(1):63-66.

21. Biousse V,Newman NJ.Ischemic Optic Neuropathies.N Engl J.Med,2015,372(25):2428-2436.

22. Bienvenu B,Ly KH,Lambert M,et al.Management of giant cell arteritis:Recommendations of the French Study Group for Large Vessel Vasculitis(GEFA).Rev Med Interne,2016,37(3):154-165.

23. Chacko JG,Chacko JA,Salter MW.Review of Giant cell arteritis.Saudi J Ophthalmol,2015,29(1):48-52.

24. Dasgupta B,Borg FA,Hassan N,et al.BSR and BHPR guidelines for the management.of giant cell arteritis. Rheumatology(Oxford),2010,49(8):1594-1597.

25. Mukhtyar C,Guillevin L,Cid MC,et al.EULAR recommendations for the management.of large vessel vasculitis.Ann Rheum Dis,2009,68(3):318-323.

26. Ponte C,Rodrigues AF,O'Neill L,et al.Giant cell arteritis:Current treatment and management.World J Clin Cases,2015,3(6):484-494.

27. Mahr AD,Jover JA,Spiera RF,et al.Adjunctive methotrexate for treatment of giant cell arteritis:an individual patient data Meta-analysis.Arthritis Rheum,2007,56(8):2789-2797.

28. Yates M,Loke YK,Watts RA,et al.Prednisolone combined with adjunctive immunosuppression is not superior to prednisolone alone in terms of efficacy and safety in giant cell arteritis:Meta-analysis.Clin Rheumatol,2014,33(2):227-236.

29. Kappos L,Freedman MS,Polman C H,et al.Effect of early versus delayed interferon beta-1b treatment on disability after a first clinical event suggestive of multiple sclerosis:a 3-year follow-up analysis of the BENEFIT study.Lancet,2007,9585(370):389-397.

30. Comi G,Filippi M,Barkhof F,et al.Effect of early interferon treatment on conversion to definite multiple sclerosis:a randomised study.Lancet,2001,9268(357):1576-1582.

31. Levin LA,Beck RW,Joseph MP,et al.The treatment of traumatic optic neuropathy:the International Optic Nerve Trauma Study.Ophthalmology,1999,106(7):1268-1277.

第二节 视 神 经 炎

一、概述

视神经炎(optic neuritis,ON)泛指累及视神经的各种炎性病变,它包括能阻碍视神经传导功能,并引起视功能一系列改变的视神经病变,如炎性脱髓鞘、感染、非特异性炎症等。ON既可以独立发生,也可以是多发性硬化(multiple sclerosis,MS)和视神经脊髓炎(neuromyelitis optica,NMO)的临床表现之一。ON是造成青中年人视力丧失的主要视神经疾病,主要的临床表现包括:视力下降、眼球或眶周疼痛、相对性瞳孔传导障碍、视野出现中心暗点及红绿色觉障碍等。ON如果诊断不明确,治疗不及时,会导致视神经萎缩,造成视力永久性下降甚至失明。根据流行病学研究统计[1],临床上小于50岁患者的视神经损害疾病中,ON居第2位,仅次于青光眼。以往ON按照受累部位分为球后视神经炎、视盘炎、视神经周围炎及视神经视网膜炎等[2]。但是该分类未从发病机制和临床特征上将ON加以区分,故有很大的局限性,目前国际上较为通用的分型方法是根据病因分型[3]。2014年中华医学会眼科学分会神经眼科学组提出的"视神经炎诊断和治疗专家共识"[4]将视神经炎分为4大类型:

1. 特发性视神经炎(idiopathic optic neuritis,ION) 包括:①特发性脱髓鞘性视神经炎(idiopathic demyelinating optic neuritis,IDON),亦称经典多发性硬化相关性视神经炎(multiple sclerosis related optic neuritis,MS-ON);②视神经脊髓炎相关性视神经炎(neuromyelitis optica related optic neuritis,NMO-ON);③其他中枢神经系统脱髓鞘疾病相关性视神经炎。

2. 感染性和感染相关性视神经炎(infectious or para-infectious optic neuritis)。

3. 自身免疫性视神经病(autoimmune optic neuropathy)。

4. 其他无法归类的视神经炎。

二、流行病学

不同国家和地区ON的发病水平和流行病学特征存在较大差异,据报道ON的年发病率为0.56/10万~5.15/10万,单眼ON的年发病率为0.94/10万~2.18/10万[5]。发病率在地域、种族、年龄、性别和时间等分布上不完全相同(表14-2-1)。主要表现为以下几方面:

1. 高纬度地区高发,近赤道地区发病减少 美国奥姆斯特德地区经年龄和性别校正后的ON年发病率为5.1/10万[6],接近于同纬度的西班牙巴塞罗那地区的5.36/10万[7]。欧洲西北部国家,包括挪威、瑞典、芬兰、英国、德国等,ON的发病率比较接近。在亚洲地区,新加坡以医院为基础的研究显示,ON的年发病率为0.83/10万[8]。

2. 年轻白色人种女性群体的发病率较高 欧洲北部的白色人种人群易患MS,因此该人群ON的发病率也显著增加,约是黑色人种人群和亚洲人群的8倍[9]。在美国ON治疗试验(optic neuritis treatment trial,ONTT)中,女性患者85%为白色人种[10]。

3. 发病年龄多在20~50岁之间,儿童及60岁以上老人发病少见 瑞典1990—1995年的前瞻性研究结果表明,30~34岁和45~49岁年龄组的ON发病率达到顶峰[11];西班牙巴塞罗那ON的平均发病年龄为51.9岁[7],而亚洲地区ON的发病年龄相对早,新加坡和我国台湾省统计的平均发病年龄分别为36岁和41.2岁[8,12]。

4. 春季发病率高于冬季　Balashov 等的研究发现,合并无症状性脱髓鞘病变 ON 患者,春季发病比例最高,为 41.7%,且高于无脱髓鞘病变患者在春季的发病比例(13.2%)[13]。

5. 部分患者最终会发展为 MS　美国和英国的长期观察研究表明,60% 和 75% 的 ION 患者在 15~40 年的随访中发展为 MS[14]。目前国内尚无 ON 流行病学数据,但近期开展的全国范围大规模流行病学调查结果有望在不久公布。

表 14-2-1　部分地区视神经炎的发病情况[7]

研究地点	研究年代	研究疾病	年发病率 /10 万人			发病率最高的年龄组 / 岁
			女性	男性	合计	
中国台湾	2000—2004	ION+MS-ON/NMO-ON+ 自身免疫性 ON	41	25	33	30~34
新加坡	2002—2004	ION	NA	NA	0.83	45~49 NA
克罗地亚斯普利特 - 达尔马提亚	1985—2001	ION	2.2	1.1	1.6	20~29
克罗地亚里耶卡	1977—2001	ION	1.36	0.82	2.18	25~29(女性) 30~39(男性)
瑞典斯德哥尔摩	1990—1995	ION	2.28	0.59	1.46	30~34(女性)
日本	1992—1993	ION	NA	NA	1.62	20~24(男性) NA
美国奥姆斯特德	1985—1991	ION+MS-ON/NMO-ON	7.5	2.6	5.1	40~45
美国奥姆斯特德	1935—1991	ION+MS-ON/NMO-ON	5.3	2.5	3.9	40~45
意大利撒丁岛	1977—1986	ION	NA	NA	2.4	NA
挪威 2 个县	1972—1984	ION	NA	NA	1.4	NA
德国汉诺威	1976—1977	ION	3.3	1.9	2.69	21~44
芬兰乌希马亚	1970—1978	ION	3.2	1.5	2.4	30~39(女性) 40~49(男性)
芬兰瓦萨	1970—1978	ION	2.8	1.8	2.3	20~29(女性) 30~39(男性)
芬兰	1967—1971	ION	1.15	0.71	0.94	20~29
美国夏威夷	1961—1971	ION+MS-ON/NMO-ON,排除复发性 ON	NA	NA	0.7	NA
以色列	1955—1964	ION	NA	NA	0.56	NA
英国卡莱尔	1955—1961	球后 ON	NA	NA	1.6	NA
美国罗彻斯特	1935—1964	ION	NA	NA	2.8	20~29

注:ON 示视神经炎,ION 示特发性视神经炎,MS 示多发性硬化,NMO 示视神经脊髓炎;NA 表示无数据

三、视神经炎和多发性硬化

视神经炎与多发性硬化关系密切。视神经是 MS 的常见受累部位之一,西方文献报道约 50% 的 MS 患者病程中发生 ON,约 20% 的 MS 患者以 ON 起病,高达 50%~75% 的 ON 在 10~15 年内进展为 MS[15]。1/3 的视神经炎患者有多发性硬化的病史或与 MS 相符的神经系统体征[16]。另有文献报道将近 1/4 的 MS 患者首发症状为 ON,且确诊的 MS 患者中 3/4 伴有视神经受累[17]。

问题:单一症状的视神经炎发生后 MS 发生的频率是多少?

证据:一项英国的研究包括 66 名患者,平均随访时间为 10.2 年(6 个月至 20 年)[18]。在此研究中,约 20% 的患者发生了明确的 MS,除 1 例外其余的患者均在视神经炎发生后 4 年内发生。另一研究组报道了在美国东北部进行的前瞻性研究结果[19],在 15 年的随访期中,74% 的女性和 34% 的男性单纯视神经炎患者发生 MS。在以人群为基础的研究中,研究者发现在 95 例单纯视神经炎患者中,39% 的患者在 10 年随访期内进展为临床确定的 MS,在 20 年随访期内进展为临床确定的 MS 的患者比例为 49%,30 年随访期内为 54%,40 年随访期内为 60%。男性和女性发生 MS 的危险性没有差异。ONTT 研究发现[20~22],对入组的 455 例 IDON 患者进行随访,首次发病的 IDON 患者在病程 5 年、10 年和 15 年内累计 MS 转化率分别为 30%、38% 和 50%;在基线颅脑 MRI 检查时,存在一个或更多典型脑部病灶(直径至少 3mm)的患者 MS 转化率则分别为 5 年 51%、10 年 56% 和 15 年 72%。MRI 异常是急性 IDON 转化为 MS 的确切高危因素,发病时头颅 MRI 正常和异常的 IDON 患者的 MS 累计转化率在 5 年、10 年和 15 年时分别为 16%∶51%、22%∶56%、25%∶72%。

结论:在各种不同病因的 ON 中,IDON 与 MS 关系最为密切。至少半数发生 MS 的视神经炎患者是在视神经炎发病后表现出 MS 的临床体征,此后每年进展为脱髓鞘性疾病的患者随时间的延长而增加[23~25]。存在头颅 MRI 表现白质异常的急性 IDON 患者演变为 MS 的累积转化率高,转化率随时间的延长而增加。

四、诊断

视神经炎的临床诊断依据主要是根据典型患者的发病年龄、方式、症状体征、病程演变等,其典型临床特征包括异常的视力及视野、眼周疼痛、色觉损害、传入性光反应损害、异常的视觉诱发电位、眼底正常或有视盘充血水肿等。由于视力下降与视野缺损是很多眼部疾患的共同症状,故确诊 ON 时需要详细询问病史并结合查体、必要的辅助检查进行鉴别诊断。不同类型的视神经炎在临床中诊断标准及流程可参照下表进行(表 14-2-2,图 14-2-1)[4]:

五、治疗

近年来开展的 ON 治疗,主张积极寻找病因,对视神经炎采用针对病因的治疗,最大程度挽救视功能同时,防止或减轻、延缓进一步发生神经系统损害。自 20 世纪 50 年代以来,视神经炎主要依靠糖皮质激素等药物进行治疗,但是由于视神经炎的病因复杂,因此在是否使用糖皮质激素治疗和如何规范化地进行治疗以及治疗效果的评价等方面一直存在着争议。

表 14-2-2 各类型视神经炎诊断标准

疾病名称	诊断标准
视神经炎（ON）	1. 急性或亚急性视力下降,不能矫正
	2. 视神经损害相关性视野异常
	3. 患眼存在相对性传入性瞳孔功能障碍、VEP 异常 2 项中至少 1 项
	4. 色觉障碍
	5. 眼底可正常或有轻度的视盘充血水肿
	6. 部分患者发病前后可有前额或眼眶深部钝痛,随眼球活动加剧
	7. 除外其他视神经疾病:如缺血性、压迫性及浸润性、外伤性、中毒性及营养代谢性、遗传性视神经病等
	8. 除外视交叉及交叉后的视路和视中枢病变
	9. 除外其他眼科疾病:如眼前节病变、视网膜病变、黄斑病变、屈光不正、青光眼等
	10. 除外非器质性视力下降
IDON（MS-ON）	1. 符合上述 ON 诊断条件,并具备 MS-ON 的临床特点
	2. 除外感染性视神经炎或自身免疫性视神经病
	3. 可作为 MS 的首发表现,或在 MS 病程中发生的 ON
NMO-ON	1. 符合上述 ON 诊断条件,并具备 NMO-ON 的临床特点
	2. 除外感染性视神经炎或自身免疫性视神经病
	3. 可作为 NMO 的首发表现,或在 NMO 病程中发生的 ON
感染性视神经炎	1. 符合上述 ON 诊断条件
	2. 具有明确的感染性疾病的临床及实验室[血清和(或)脑脊液]证据:如梅毒、结核、莱姆病、HIV 等
自身免疫性视神经病	1. 符合上述 ON 诊断条件
	2. 已合并系统性自身免疫性疾病,或至少一项自身免疫性抗体阳性
	3. 排除感染性视神经炎

注:ON 示视神经炎;NMO 示视神经脊髓炎;IDON 示特发性脱髓鞘性视神经炎;MS-ON 示多发性硬化相关性视神经炎;NMO-ON 示视神经脊髓炎相关性视神经炎。

(一) 视神经炎的治疗研究

目前,国际上公认的多中心、大样本 RCT 和 Meta 分析是证明某种疗法有效性和安全性最可靠的证据[26],循证医学认为 RCT 和 Meta 分析是评价临床治疗效果的"金标准"[27]。本文通过检索以下有代表性的研究供临床参考(表 14-2-3)。其中,ONTT 是从 1988 年开始至 2006 年随访结束,治疗结束后每年随访,随访时间为 14.7~18.3 年,是迄今为止纳入研究病例数最多、随访时间最长的糖皮质激素治疗视神经炎的多中心 RCT。

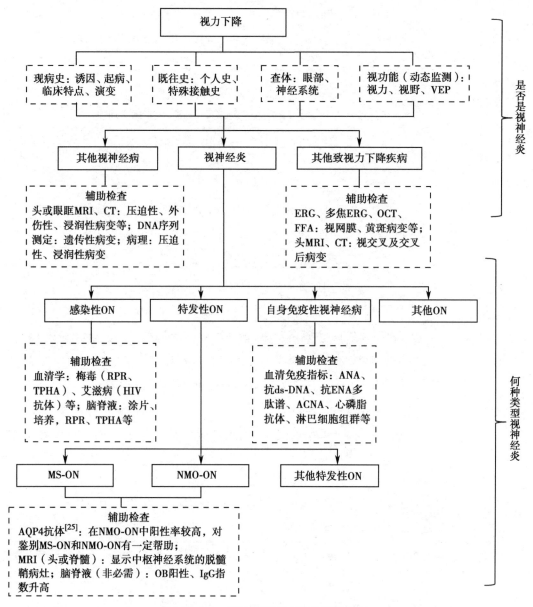

图 14-2-1 视神经炎的诊断和分型流程

ON 示视神经炎；NMO 示视神经脊髓炎；IDON 示特发性脱髓鞘性视神经炎；MS-ON 示多发性硬化相关性视神经炎；NMO-ON 示视神经脊髓炎相关性视神经炎；ANCA 示抗中性粒细胞胞质抗体；ANA 示抗核抗体；OB 示寡克隆带；VEP 示视觉诱发电位；ERG 示视网膜电图；OCT 示相干光断层扫描；FFA 示荧光素眼底血管造影

表 14-2-3 视神经炎的治疗研究

1. ONTT 研究[28]

由美国国家健康研究所组织并成立了的由 15 个单位参加的多中心视神经炎治疗研究小组,从 1988 年开始至 2006 年随访结束,随访时间为 14.7~18.3 年。

研究纳入了 457 例在 8 天内未经治疗的单眼急性视神经炎患者,年龄 18~45 岁,随机分为 3 个治疗组:

(1)口服泼尼松龙组,156 例[1mg/(kg·d)],共 14 天

(2)静脉使用甲泼尼龙组,151 例,(250mg/6h),共 3 天,随后改为口服泼尼松[1mg/(kg·d)],共 11 天

(3)口服安慰剂组,150 例,安慰剂口服 14 天

主要研究结论:

(1)早期大剂量静脉激素冲击治疗可以加快视力恢复,但不能改善远期视功能

(2)标准剂量口服激素不但不能改善视功能,反而增加再发视神经炎的风险

(3)大剂量甲泼尼龙冲击治疗能够降低最初 2 年视神经炎发展为多发性硬化的概率

(4)ON 转化为 MS 的概率与脑内脱髓鞘斑块的数量呈正比

2. ONMRG 研究小组的研究[29]

由日本 22 个单位组成的研究小组,对日本人群的特发性视神经炎治疗进行了多中心前瞻性 RCT 研究。

102 例年龄在 14~58 岁的急性特发性视神经炎患者,以其中通过筛选的 66 例为研究对象,随机分为 2 个组,每组 33 例:

(1)治疗组参照 ONTT 的静脉滴注方案

(2)对照组静脉滴注甲钴胺 500μg/d,3 天后改为口服甲钴胺治疗至少 7 天;治疗结束后在 1 周、3 周、4 周、12 周和 12 个月后进行随访

主要研究结论:

糖皮质激素冲击治疗可以加快视功能恢复,但远期疗效并不明显

3. CHAMPS 研究小组的研究[30]

由美国和加拿大 50 个单位组成的研究小组,对干扰素治疗视神经炎进行了前瞻性 RCT 研究。

纳入年龄 18~50 岁 383 例,在 14 天内首发单眼急性视神经炎的患者静脉滴注甲泼尼龙 lg/d,3 天后改为口服泼尼松 1mg/(kg·d),在用药 11 天的治疗基础上随机分为 2 组:

(1)治疗组,193 例,每周肌内注射干扰素 β-1a 30μg,直到 3 年随访结束

(2)对照组,190 例,肌内注射安慰剂

主要研究结论:

(1)3 年内干扰素 β-1a 治疗可降低 MS 的发生率

(2)首诊颅脑 MRI 检查有脑部病损的患者用干扰素 β-1α 治疗可延缓脑组织病损的进展

4. CHAMPIONS 研究小组的研究[31]

在 CHAMPS 小组 3 年随访结果的基础上,由 CHAMPS 小组中的 32 个单位组成了 CHAMPIONS 小组。CHAMPS 小组的 383 例患者中有 203 例继续成为 CHAMPIONS 小组的治疗研究对象。在前期 CHAMPS 小组中每周肌内注射干扰素 β-1a 的 100 例患者为早期治疗组,另外 103 例患者肌内注射安慰剂的为延迟治疗组。

主要研究结论:

(1)3 年内干扰素 β-1a 治疗可降低 MS 的发生率

(2)首诊颅脑 MRI 检查有脑部病损的患者用干扰素 β-1α 治疗可延缓脑组织病损的进展

续表

5. Brusaferri 研究小组的研究[32]

检索糖皮质激素治疗视神经炎或 MS 的 RCT 研究,最终入选了 12 个 RCT 作 Meta 分析,患者总数为 1 714 例(998 例 MS 患者,716 例视神经炎患者)。

Meta 分析结论:

(1)糖皮质激素治疗短期可促进视功能恢复,但远期疗效并不明显

(2)视神经炎急性期伴 MS 发生时,糖皮质激素治疗是有效的

(3)小剂量糖皮质激素治疗也能促进视力及视神经功能的恢复

6. Vedula 研究小组的研究[1]

Vedula 等搜索了全世界所有质量可靠的关于视神经炎糖皮质激素治疗的 RCT,最终 ONTT 小组 1992—2004 年、ONMRG 小组 1999 年、Kapoor 小组 1998 年、Sellebjerg1999 年及 Tubingen1993 年这 5 项研究入选,并对其进行了循证医学分析。

Meta 分析结论:

(1)静脉滴注糖皮质激素治疗视神经炎是一种有效的治疗方法

(2)不推荐使用口服糖皮质激素治疗视神经炎

(二) 视神经炎的治疗

视神经炎的治疗应首先明确诊断,随之尽可能明确病变的性质和原因,从而选择相应针对性治疗。临床主要采用以糖皮质激素为主的抗炎、改善微循环、营养精神支持治疗方法,必要时联用抗生素、抗病毒药等综合治疗方案。需要注意的是,因视功能障碍可能仅为潜在全身性疾病的症状之一,故如发现可能相关病症,应及时转诊相关专科进行全身系统性治疗。

1. 糖皮质激素 糖皮质激素是目前非感染性视神经炎急性期治疗的首选药物,糖皮质激素的使用能够尽快减少视神经的炎性水肿,以免其发生不可逆的神经病变,国内常用的糖皮质激素包括甲泼尼龙、地塞米松、泼尼松和氢化可的松等,用法多采取静脉滴注或口服。根据最新国内视神经炎诊断和治疗专家共识[4],糖皮质激素的治疗首选每天静脉滴注甲泼尼龙 1g,持续 3 天,然后根据不同类型的视神经炎改口服泼尼松每天 1mg/kg 体重,并逐渐减量。对于单眼患者或者视力丢失轻微的儿童患者,通常采取观察的策略;对于双眼视力丧失严重的儿童不推荐进一步观察,建议予每天 15mg/kg 体重甲泼尼龙冲击治疗 3 天,之后不是必须口服激素法治疗,但需密切监测病情动态[33]。应用时注意药物副作用。

治疗问题一,糖皮质激素是否有助于急性视神经炎的视力恢复?

证据:ONTT 研究发现,静脉滴注糖皮质激素组视觉功能恢复比口服安慰剂组快,特别是在治疗后 4~15 天,发病时视力低于 20/40 的患者效果更加显著;口服糖皮质激素组视力恢复的速度只在治疗的前 15 天明显,以后随着时间的延长逐渐下降,6 个月后随访发现口服糖皮质激素对视觉功能的恢复并无明显疗效[34]。5 年随访发现口服糖皮质激素组视神经炎复发率比静脉滴注糖皮质激素组和对照组高,差异均有统计学意义[35]。ONMRG 研究小组随访 1 年结果显示,糖皮质激素治疗组视功能恢复快于甲钴胺治疗组,特别是视力在 1 周内的恢复速度更加明显($P<0.05$);但到 12 周、1 年时两个组的视功能差异均无统计学意义,而不良反应却更常见于糖皮质激素治疗组($P<0.05$)[29]。Brusaferri 研究小组 Meta 分析结果显示,糖皮质激素治疗的短期疗效明显,能提高视力和视神经功能,尤其治疗后前 30 天效果

显著,但到 6 个月后效果就不明显了[32]。

不良反应:失眠、体重增加、性格改变、胃肠道疾病、精神异常、高血压、胰腺炎、抑郁症、股骨头坏死等。

建议:视神经炎要么不给予激素治疗,要么先静脉滴注糖皮质激素治疗后再改为口服糖皮质激素治疗,因为静脉滴注糖皮质激素治疗可促进视功能恢复;而单独口服糖皮质激素治疗视神经炎应避免,因为可能会提高视神经炎的复发率。

治疗问题二,单纯性视神经炎患者应用糖皮质激素是否能延缓 MS 的发病?

证据:ONTT 研究发现,静脉滴注甲泼尼龙 3 天后改口服治疗能够降低最初 2 年视神经炎发展为多发性硬化的概率[36];Brusaferri 等得出如下结论,视神经炎急性期伴 MS 发生时,糖皮质激素治疗是有效的[32]。

不良反应:失眠、体重增加、性格改变、胃肠道疾病、精神异常、高血压、胰腺炎、抑郁症、股骨头坏死等。

建议:静脉滴注糖皮质激素可以延缓多发性硬化的发生,但目前尚缺乏足够的数据,未能得出确切的结论。

2. 免疫抑制剂 主要用于降低视神经炎患者的复发率,以及通过防止或降低脊髓和脑损害发生,降低从视神经炎发展为 MS 或 NMO 的概率。常用药包括:硫唑嘌呤、环孢素、环磷酰胺、甲氨蝶呤、吗替麦考酚酯、利妥昔单抗等。主要用于:NMO-ON 以及自身免疫性视神经病患者的恢复期及慢性期治疗。根据最新的 NMO 治疗指南[37],一线治疗方案为口服硫唑嘌呤 2.5~3.0mg/(kg·d),长期维持。静脉滴注利妥昔单抗 1g,1 次 /2 周,共用 2 次;或每单位体表面积 375mg,1 次 / 周,共用 4 次。利妥昔单抗为针对 B 细胞表面 CD20 分子的单克隆抗体,对 NMO-ON 的治疗更具特异性。

3. 多发性硬化疾病修正药物 主要旨在延缓 MS 进展,促进神经组织的修复,延长缓解期的时间,防止或减少功能残疾。目前经 FDA 批准的药物分别为 4 种 β- 干扰素制剂、醋酸格拉默、芬戈莫德、米托蒽醌、那他珠单抗、特立氟胺、富马酸二甲酯。由于国内外研究已初步证实多发性硬化疾病修正药物有助于降低 IDON 向 MS 的转化风险,故近些年来开始将其用于 IDON 患者。推荐适应证:颅脑 MRI 中可见脱髓鞘病灶的典型 IDON 患者[4]。

治疗问题三,单纯性视神经炎患者应用 β- 干扰素是否能延缓 MS 的发病?

证据:2007 年 *Lancet* 发表了 BENNEFIT 研究结果,提示早期接受 β 干扰素 -1b 治疗的 IDON 患者的 3 年临床确诊 MS 的累积转化率(37%)明显低于晚期开始治疗的患者(51%),且早期治疗组残疾状态扩展评分(EDSS)改善好于晚期治疗组。1996—2000 年由美国和加拿大 50 个单位组成的 CHAMPS 小组[30]对干扰素治疗视神经炎进行了前瞻性 RCT 研究发现,3 年内干扰素 β-1α 治疗可降低 MS 的发生率,并且新的或扩大的 MRI 病损也减少。随后在此基础上成立的 CHAMPIONS 研究小组[31]继续随访 5 年后也得出了相同的结论。

不良反应:轻微的不良反应包括流感样症状,抑郁和注射部位的炎症。

建议:急性 ON 患者初诊时颅脑 MRI 检查有病损,被视为发展成 MS 的高危患者可考虑使用干扰素 β-1α 治疗。

4. 其他治疗

(1)血浆置换:可用于重症视神经炎且恢复不佳患者的急性期,包括 NMO-ON 以及自身免疫性视神经病,特别是 AQP4 抗体阳性者或者频繁复发者[4]。Deschamps 等[38]对 34 例血浆置换治疗的急性视神经炎患者进行前瞻性分析,最终认为血浆置换是一种安全有效的治疗方法,能够改善患者的神经系统功能。参考用法:血浆置换量按40ml/kg体重,按病情轻重,每周置换2~4次,连用1~2周[4]。

(2)免疫球蛋白:可考虑作为IDONO或者NMO-ON患者急性期的治疗选择之一。但目前仍缺乏足够证据支持其确切疗效。参考用法:每日0.2~0.4g/kg体重,静脉滴注,连续3~5天[4]。

治疗问题四,静脉注射免疫球蛋白是否能改善视神经炎患者的慢性视力损伤?

证据:关于免疫球蛋白类报道不一,Roed等[39]在运用Ⅳ免疫球蛋白治疗ON的RCT中得出结论:Ⅳ免疫球蛋白对改善急性视神经炎的远期视功能,降低视觉诱发电位的潜伏期及保持视神经轴突的功能无效。但Tselis等[40]对有ON的多发性硬化患者静脉注射免疫球蛋白进行前瞻性研究,发现其有助于病情的改善,但需进一步的临床对照试验来证明此实验结果。Murphy等[41]也报道几个大规模的多中心Ⅲ期临床试验正力图证明静脉注射免疫蛋白调节剂能降低ON转化为MS的风险,指出MRI提示有病损及有高风险发展为MS的患者建议用免疫调节剂,但考虑患者的依从性、昂贵的费用、药物不良反应等,该项治疗应个体化。

不良反应:皮疹,如荨麻疹等;头痛。

建议:丙种球蛋白静脉注射的疗效尚存争议,早先小样本循证医学研究显示静脉注射免疫球蛋白对改善视神经炎患者的慢性视力损伤没有显著效果,但个别临床观察中患者仍有获益。

(3)抗生素:当感染被认定与视神经有关时,应及时使用有效敏感的抗生素治疗,抗生素的选择依赖于致病菌的确定。对明确病原体的感染性视神经炎应尽早给予正规、足疗程、足量抗生素治疗。同时已有报道病毒感染及自身免疫反应是视神经炎发病的重要原因,所以ON治疗前有必要进行病因分析,对有病毒感染患者,治疗时联合抗病毒治疗疗效更佳。

(4)辅助治疗药物:在对ON进行以糖皮质激素为主的抗炎同时,神经营养药、中医中药都对视神经炎的治疗有一定的辅助作用。

六、预后

探讨治疗视神经炎的各种方法和手段,最根本目的是要保护视神经炎患者的视功能。有研究表明,初诊时视力差者只能预测6个月后的视觉功能状况,初诊视力越差,6个月后中等程度以上的视觉功能障碍(视力≤20/50,对比敏感度<1.0Log单位,视野≤-15.0dB)可能性就越大。但是即使初诊时视力很差,视觉功能一般都恢复得较好。6个月后仅7%的患者有中等程度以上的视觉功能障碍(视力≤20/50,对比敏感度<1.0Log单位,视野≤-15.0dB),1年后约为5%。因此,不管治疗与否,1年后大部分患者视力显著提高,不过即使视力恢复达20/20或更好时,其余的视觉功能有大部分仍为异常,对比敏感度异常为46%,色觉障碍为26%,视野异常为20%[42]。ONTT通过15年随访,患眼视力预后为≥20/20者占69%,20/25~20/40者占21%,20/50~20/160者占2%,≤20/200者仅占8%[28]。

ONTT通过5年随访发现,患眼、非患眼以及任意一眼新发视神经炎的概率分别为19%、17%和30%。发展为MS的患者视神经炎复发率比非MS患者复发率高约2倍[35]。视神经炎患者发展为MS的风险随时间而增加,有研究报道10年的风险为39%,而40年的风险则增加到了 60%[6]。但经随访研究发现,大部分视神经炎患者即使发展为 MS,其长期的视力预后仍然是乐观的[28]。

此外,ONTT 研究发现,颅部 MRI 可有效预测视神经炎患者 2 年内发生 MS 的风险[43,44]。存在两处或更多白质病灶(≥ 3mm,脑室周围,卵圆形)的患者 2 年内发生 MS 的风险为 36%,而 MRI 扫描正常的患者 MS 发生的风险约为 3%。在英国一项随访时间更长(平均 5.5 年)的研究中,当患者发生单纯的视神经炎时,若同时存在异常的 MRI 结果,则其中 82% 的患者会发生 MS[45]。如上所述,在 MRI 上显示一个或多个白质病灶的患者在视神经炎发作后 10 年发生 MS 的风险上升至 56%[21]。

七、小结

视神经炎是在对患者进行详细的检查后所建立的临床诊断。在大多数病例,视神经炎主要是脱髓鞘性疾病,在部分病例视神经炎是 MS 的前兆。眼科医师必须熟悉视神经炎的典型临床特征,警惕由感染或非 MS 的自身免疫性炎症所致的继发性脱髓鞘性过程。糖皮质激素治疗视神经炎短期内有效,但不能改善远期视功能,特别是糖皮质激素本身不能防止视神经萎缩。对于急性单眼视神经炎和存在颅脑 MRI 检查病损不少于 2 处的患者,在应用静脉滴注糖皮质激素治疗后,再改为口服糖皮质激素治疗的基础上,由于干扰素 β-1a 治疗可降低 MS 的发生率,建议使用干扰素治疗。由于目前中国尚无治疗视神经炎方面的 RCT,因此在治疗视神经炎时,也应考虑到中国与西方国家因地理环境、种族和遗传背景不同等,造成视神经炎的病因和临床特点方面的差异,其治疗可能会存在区别。

(朱益华)

参 考 文 献

1. Vedula SS,Brodney-Folse S,Gal RL,et al.Corticosteroids for treating optic neuritis.Cochrane Database Syst Rev,2007,1 :D1430.

2. Pau D,Al Z N,Yalamanchili S,et al.Optic neuritis.Eye(Lond),2011,25(7):833-842.

3. Smith CH,Miller VR,Vewrnan VJ,et al.Walsh and Hoyt′s clinical neuro-ophthalmology.6th eds.Baltimore：Lippincott Williams & Wilkins,2005 :293-326.

4. 中华医学会眼科学分会神经眼科学组 . 视神经炎诊断和治疗专家共识(2014 年). 中华眼科杂志,2014,6 : 459-463.

5. Lucas RM,Ponsonby AL,Dear K,et al.Sun exposure and vitamin D are independent risk factors for CNS demyelination.Neurology,2011,76(6):540-548.

6. Rodriguez M,Siva A,Cross SA,et al.Optic neuritis:a population-based study in Olmsted County.Minnesota. Neurology,1995,45(2):244-250.

7. Martinez-Lapiscina EH,Fraga-Pumar E,Pastor X,et al.Is the incidence of optic neuritis rising ？ Evidence from an epidemiological study in Barcelona(Spain),2008-2012.J Neurol,2014,261(4):759-767.

8. Lim SA,Wong WL,Fu E,et al.The incidence of neuro-ophthalmic diseases in Singapore:a prospective study in public hospitals.Ophthalmic Epidemiol,2009,16(2):65-73.

9. Bhigjee AI,Moodley K,Ramkissoon K.Multiple sclerosis in KwaZulu Natal,South Africa:an epidemiological and clinical study.Mult Scler,2007,13(9):1095-1099.

10. Beck RW,Gal RL.Treatment of acute optic neuritis:a summary of findings from the.optic neuritis treatment

trial.Arch Ophthalmol,2008,126(7):994-995.

11. Jin YP,de Pedro-Cuesta J,Soderstrom M,et al.Incidence of optic neuritis in Stockholm,Sweden 1990-1995：I.Age,sex,birth and ethnic-group related patterns.J Neurol Sci,1998,159(1):107-114.

12. Lin YC,Yen MY,Hsu WM,et al.Low conversion rate to multiple sclerosis in.idiopathic optic neuritis patients in Taiwan.Jpn J Ophthalmol,2006,50(2):170-175.

13. Balashov KE,Pal G,Rosenberg ML.Optic neuritis incidence is increased in spring.months in patients with asymptomatic demyelinating lesions.Mult Scler,2010,16(2):252-254.

14. Toosy AT,Mason DF,Miller DH.Optic neuritis.Lancet Neurol,2014,13(1):83-99.

15. Smith C,Optic neuritis//Miller NR,Newman NJ,Biousse V,et al.Walsh & Hoyth'S Clinical Neuro-ophthalmology.6th ed.Philadelphia：Lippincott Williams & Wilkins,2005：293-347.

16. Sharma M,Volpe NJ,Dreyer EB.Methanol-induced optic nerve cupping.Arch.Ophthalmol,1999,117(2):286.

17. Brownlee WJ,Miller DH.Clinically isolated syndromes and the relationship to multiple.sclerosis.J Clin Neurosci,2014,21(12):2065-2071.

18. Lee E,Burger S,Shah J,et al.Linezolid-associated toxic optic neuropathy：a report of 2 cases.Clin Infect Dis,2003,37(10):1389-1391.

19. Mckinley S H,Foroozan R.Optic neuropathy associated with linezolid treatment.J Neuroophthalmol,2005,25(1):18-21.

20. The 5-year risk of MS after optic neuritis：experience of the optic neuritis treatment trial.1997.Neurology,2001,57(12 Suppl 5):S36-S45.

21. Beck RW,Trobe JD,Moke PS,et al.High-and low-risk profiles for the development of.multiple sclerosis within 10 years after optic neuritis：experience of the optic neuritis treatment trial.Arch Ophthalmol,2003,121(7):944-949.

22. Multiple sclerosis risk after optic neuritis：final optic neuritis treatment trial follow-up.Arch Neurol,2008,65(6):727-732.

23. Brazis PW,Spivey JR,Bolling JP,et al.A case of bilateral optic neuropathy in a patient on tacrolimus(FK506)therapy after liver transplantation.Am J Ophthalmol,2000,129(4):536-538.

24. Manesis EK,Petrou C,Brouzas D,et al.Optic tract neuropathy complicating low-dose.interferon treatment.J Hepatol,1994,21(3):474-477.

25. Petzold A,Pittock S,Lennon V,et al.Neuromyelitis optica-IgG(aquaporin-4)autoantibodies in immune mediated optic neuritis.J Neurol Neurosurg Psychiatry,2010,81(1):109-111.

26. 陈国海.视神经炎治疗的循证医学研究进展.中华实验眼科杂志,2012,30(3):273-277.

27. GG,DG,Mh B.Grading strength of recommendations and quality of evidence in clinical guidelines：report from an American College of Chest Physicians Task Force.2006,129：174-181.

28. Visual function 15 years after optic neuritis：a final follow-up report from the Optic.Neuritis Treatment Trial.Ophthalmology,2008,115(6):1079-1082.

29. Wakakura M,Mashimo K,Oono S,et al.Multicenter clinical trial for evaluating.methylprednisolone pulse treatment of idiopathic optic neuritis in Japan.Optic Neuritis Treatment Trial Multicenter Cooperative Research Group(ONMRG).Jpn J Ophthalmol,1999,43(2):133-138.

30. Jacobs LD,*Beck RW,Simon JH,et al,and the CHAMPS Study Group.Intramuscular interferon beta-1a therapy initiated during a first demyelinating event in.multiple sclerosis.N Engl J Med,2000,343：898-904. Am J Ophthalmol,2001,131(1):154-155.

31. Kinkel RP,Kollman C,O'Connor P,et al.IM interferon beta-1a delays definite multiple.sclerosis 5 years after a first demyelinating event.Neurology,2006,66(5):678-684.

32. Brusaferri F,Candelise L.Steroids for multiple sclerosis and optic neuritis：a Meta-analysis of randomized controlled clinical trials.J Neurol,2000,247(6):435-442.

33. 李迎春,樊映川.视神经炎药物治疗新进展.国际眼科杂志,2010,10(4):715-717.

34. Beck RW,Gal RL.Treatment of acute optic neuritis:a summary of findings from the optic neuritis treatment trial.Arch Ophthalmol,2008,126(7):994-995.

35. Visual function 5 years after optic neuritis:experience of the Optic Neuritis Treatment.Trial.The Optic Neuritis Study Group.Arch Ophthalmol,1997,115(12):1545-1552.

36. Volpe NJ.The optic neuritis treatment trial:a definitive answer and profound impact with unexpected results. Arch Ophthalmol,2008,126(7):996-999.

37. Trebst C,Jarius S,Berthele A,et al.Update on the diagnosis and treatment of neuromyelitis optica: recommendations of the Neuromyelitis Optica Study Group(NEMOS).J Neurol,2014,261(1):1-16.

38. Deschamps R,Gueguen A,Parquet N,et al.Plasma exchange response in 34 patients with severe optic neuritis.J Neurol,2016,263(5):883-887.

39. Roed HG,Langkilde A,Sellebjerg F,et al.A double-blind,randomized trial of IV.immunoglobulin treatment in acute optic neuritis.Neurology,2005,64(5):804-810.

40. Tselis A,Perumal J,Caon C,et al.Treatment of corticosteroid refractory optic neuritis in multiple sclerosis patients with intravenous immunoglobulin.Eur J Neurol,2008,15(11):1163-1167.

41. Murphy MA.Clinical update on optic neuritis and multiple sclerosis.Med Health R I,2008,91(2):57-59.

42. Kupersmith MJ,Gal RL,Beck RW,et al.Visual function at baseline and 1 month in acute optic neuritis: predictors of visual outcome.Neurology,2007,69(6):508-514.

43. Beck RW,Cleary PA,Trobe JD,et al.The effect of corticosteroids for acute optic neuritis on the subsequent development of multiple sclerosis.The Optic Neuritis Study Group.N Engl J Med,1993,329(24):1764-1769.

44. Beck RW,Arrington J,Murtagh FR,et al.Brain magnetic resonance imaging in acute optic neuritis. Experience of the Optic Neuritis Study Group.Arch Neurol,1993,50(8):841-846.

45. Morrissey SP,Miller DH,Kendall BE,et al.The significance of brain magnetic resonance imaging abnormalities at presentation with clinically isolated syndromes suggestive of multiple sclerosis.A 5-year follow-up study.Brain,1993,116:135-146.

第三节 缺血性视神经病变

一、概述

缺血性视神经病变(ischemic optic neuropathy,ION)是由各种原因导致视神经的某一节段血供障碍,从而引起的视神经缺血性改变,为50岁以上人群最常见的视神经疾病[1,2]。从某种意义上来讲,ION即是视神经"卒中"。ION的发生、分类和转归与视神经局部特殊的血管解剖特征密切相关。

视神经的筛板和筛板前部血供来源于眼动脉的睫状后短动脉,以及Zinn-Haller吻合环中的动脉支。Zinn-Haller环由睫状后短动脉、软脑膜动脉网的分支和脉络膜血管发出的分支吻合而成[3],而该环的分支进入眼内时又分为上下两部分[4],因此前段缺血性视神经病变(anterior ION,AION)时,视野呈现水平中缝上或下方的缺损。视神经后段的血供来源于眼动脉分支形成的软膜血管丛,该血管丛包绕视神经,但向视神经深部发出的分支较少,因此后段视神经的血供不如前段丰富[4,5],但后段缺血性视神经病变(posterior ION,PION)的发生率远低于AION[2]。影响视神经血供的因素很多,除了血流、血管、血液成分之外,局部解剖、压力等因素均会对其构成影响。

除了按照解剖位置分类外,根据病因划分,ION 还分为动脉炎性 ION(arteritic ION)和非动脉炎性 ION(nonarteritic ION)。前者是由于血管的炎症,特别是巨细胞动脉炎(giant cell arteritis,GCA)所致[2]。

二、非动脉炎性急性前段缺血性视神经病变

非动脉炎性 ION(nonarteritic anterior ischemic optic neuropathy,NAION)占 AION 的大部分,是中老年患者最常见的视神经病变[1,2]。临床表现为无痛性单眼突发视力下降,或视野被遮挡感。部分患者的病情在数日或数周内不断恶化。检查可见相对性瞳孔传入障碍(relative afferent pupillary defect,RAPD),眼底表现为患眼视盘弥漫性或节段性水肿、边界不清,可伴视盘表面或附近区域的出血。有约半数患者发病时视力大致正常(>0.6)[6]。视野多表现为水平性缺损,最常见的类型为下方水平相对性缺损伴下方鼻侧绝对缺损,但亦可见其他各种类型的视野缺损如中心暗点、哑铃型缺损,以及光敏感度弥漫性下降[7]。患者发病后的 6 个月内,大部分患者视力及视野逐渐稳定或有一定程度恢复,亦有一部分患者进一步恶化;6 个月后,视力及视野情况则趋于稳定[6,8]。

一眼已发生 NAION,再次发生的风险低于 5%[2]。在一个美国的队列研究中,一眼发生 NAION 的患者在平均随访 5.1 年间,约有 1/7 的患者另眼亦发生 NAION[9]。糖尿病患者另眼发生 NAION 的风险高于非糖尿病患者[2,9]。

(一)风险因素[2]

病例系列研究及病例对照研究提示,NAION 的风险因素包括:

1. 动脉粥样硬化及其危险因素 包括高血压、糖尿病、血脂异常以及吸烟等。

2. 夜间低血压。

3. 促血液高凝因素。

4. 睡眠呼吸暂停综合征。

5. 手术及急性失血 如脊髓手术、体外循环术,以及手术、外伤失血等。该因素与后段缺血性视神经病变(PION)关系更为密切。

6. 药物因素 如磷酸二酯酶-5 抑制剂(phosphodiesteras-5 inhibitors,PDE-5 抑制剂),常用的有西地那非(sildenafil,即万艾可)可能与部分 NAION 的发生有关。

7. 眼部因素 包括小视盘,生理凹陷小或无,视盘玻璃膜疣,高眼压,眼部手术等。

(二)诊断

NAION 的临床诊断主要根据无痛性视力下降或视野被遮挡等症状,RAPD 伴或不伴出血的弥漫性或节段性视盘水肿,以及相应的视野改变等表现。急性期鉴别诊断包括视神经炎,其他原因所致的视盘水肿等;NAION 后期的鉴别诊断包括青光眼,以及其他原因所致的视神经萎缩等。

问题:NAION 和视神经炎的临床表现存在相当的交集,如均有视力和(或)视野损害,视盘均有水肿,一部分视神经炎患者没有典型的眼球痛或眼球转动痛。因此是否可以借助一些辅助检查,例如 MRI 帮助鉴别 NAION 和视神经炎?

1. 临床问题转变为特定问题 在 NAION 和需要与其鉴别的视神经炎等患者(P:population)中,MRI(I:intervention)与"金标准"(C:control)相比较,鉴别区分能力如何(O:outcome)? 这里的鉴别区分能力,包括灵敏度、特异度,以及似然比等诊断区分能力。

2. 文献检索　拟入选近 15 年的 MRI 在 NAION 诊断应用价值的研究和(或)系统综述,中文或英文。排除:①受试者中 NAION 患者 5 名以下;②采用病例对照的研究设计进行诊断试验评价研究。在 PubMed 上以 "ischemic optic neuropathy" AND(diagnosis OR diagnostic)AND MRI 进行检索,共获得 152 篇文献。在万方、中国知网、维普资讯 - 中文科技期刊数据库和中国生物医学文献数据库(CBM)上以自由词"缺血性视神经病变",MRI 和"诊断"在文摘中进行检索,分别获得 13 篇、6 篇、13 篇和 6 篇文献。

3. 文献筛选、评阅　随后通过文题及摘要筛选,发现绝大部分的研究都是单个病例报道。从初步文献阅读可以了解到,MRI 在诊断视神经炎和 NAION 中具有一定价值:视神经炎在增强 MRI 上可见局部信号增强,而 NAION 很少出现此改变;同时,部分视神经炎伴有脱髓鞘病变,MRI 可显示颅内相应的改变;较新的 MRI 技术如弥散加权(diffusion-weighted imaging,DWI)MRI 扫描在 NAION 的缺血区上显示为高信号灶,表观弥散系数(apparent diffusion coefficient,ADC)图上在相应区域显示为低信号灶,可用于鉴别缺血与非缺血性病灶[10]。除去重复及不符合入选标准文献,中文文献无合适报道入选,英文文献中,MRI 在 NAION 的诊断应用的相关研究只有 3 篇报道,分别是 2002 年 Rizzo 等[11]的报道、2007 年 Argyropoulou 等[12]的报道和 2014 年 Bender 等[13]的报道(表 14-3-1);其中 2007 年 Argyropoulou 等的研究目的并非 MRI 在 NAION 的诊断能力,而是探索 NAION 的 MRI 表现;而 2014 年 Bender 等的研究纳入的 34 名急性视力下降患者中,符合 NAION 诊断的仅有 3 名(1 名血栓性,1 名外伤出血后,另 1 名低氧性脑损伤后),且不典型,因此无法提供足够 MRI 诊断价值的信息[13]。2002 年 Rizzo 等人的研究对象为视神经炎和 NAION 患者,未将其他相关疾病纳入,代表性欠佳,可能会高估 MRI 的鉴别诊断价值,结论仅适用于较为典型的视神经炎和 NAION 患者鉴别,应用需谨慎。

4. MRI 在鉴别视神经炎和 NAION 的价值　根据 Rizzo 等人的研究[11],出现包括钆剂造影后视神经的增强和(或)同一部位的 STIR 信号增强等任一表现的情况下,该结果诊断 NAION 的阳性似然比为 0.16,而其阴性似然比高达 26.2。该结果提示,增强 MRI 上的异常表现有助于排除 NAION,而增强 MRI 上无明显增强时,有助于 NAION 的诊断。

5. 建议　根据以上文献检索、评阅和分析,可以知道 MRI 在 NAION 和视神经炎的诊断上有一定价值。结合其他文献可知,MRI 还可鉴别例如压迫、浸润等其他病灶,有助于鉴别诊断[10,14]。但如上文所述,该研究存在一定缺陷,代表性不足,结果可能会夸大 MRI 的鉴别诊断能力,应用该结论时需要谨慎。此外,在实际应用中还需要考虑 MRI 的费用,以及患者等待检查的时间成本等因素。

如果拟进一步开展研究评价 MRI 在 NAION 诊断中的价值,可以考虑采用更具有代表性的受试者,开展前瞻性研究。结合 MRI 的一些新技术如 DWI,DTI 等,可能更具有潜在的诊断和鉴别诊断价值,因此需要开展相关的诊断试验以进行科学、可靠的评价。

(三) 治疗

当前见于报道的 NAION 的各种治疗药物和方式甚多[15]。但除治疗和纠正 NAION 的危险因素之外,尚无公认确切有效的 NAION 治疗方法[2,15]。近年来,皮质激素治疗、视神经减压术,以及眼内抗新生血管药物均有报道。针对这三种治疗方式,以下分别进行循证分析。

表 14-3-1 MRI 与 NAION 诊断的相关研究

研究者及年代	研究对象				"金标准"			盲法	观察者内/间变异	不确定结果	诊断试验表现
	代表性	入选方法	研究对象人数	目标诊断方法	诊断方法	确认偏倚	目标诊断方法与"金标准"的先后顺序	盲法评价			
Rizzo, et al, 2002[11]	临床诊断为视神经炎和NAION的患者	回顾性收集1996—2001年研究者所在医院所有合格MRI检查的临床诊断为视神经炎和NAION的患者	64人(视神经炎与NAION各32人)	1.5T颅脑和眼部MRI的T_1、T_2和FLAIR扫描和钆增强扫描	临床诊断	无	临床诊断先于MRI检查	MRI病灶评价采用盲法	一名神经放射科医师进行评价,随机盲法进行10次(视神经炎与NAION 1:1)评价,完全一致。	无	患眼MRI上任何异常的NAION阴性结果似然比0.16,阴性结果似然比26.2
Argyropoulou, et al, 2007[12]	临床诊断的NAION患者及年龄、性别匹配的对照	不详	58人(NAION组30人,对照组28人)	1.5T颅脑和眼部MRI的T_1、T_2、FLAIR和磁化传递序列扫描	临床诊断	无	不详	2名放射科医师采用盲法评价MRI表现	不详	不详	不适用
Bender, et al, 2014[13]	急性视力下降患者及临床怀疑脑干缺血的患者	收集2011—2012年所在单位所有因"视力下降/丧失"或"视神经炎"行MRI(包含DWI)检查患者及怀疑者"脑干缺血"而行相同检查者	66人(急性视力下降34人,其中视神经炎25人,NAION者3人;对照32人)	1.5T的MRI和SE-EPI扫描	临床诊断	无	不详	2名放射科医师评价,是否设盲不详	不详	不详	不适用

PICO 式治疗问题一,NAION 患者进行视神经减压术与不使用该手术相比,是否有更好的视力预后?

证据:在 PubMed 上搜索手术治疗 NAION 的随机对照临床试验,检索式为:

("Nonarteritic Ischemic optic neuropathy"[All Fields] OR "NAION"[All Fields] OR NON-ARTERITIC[All Fields] OR NONARTERITIC[All Fields]) AND ("surgery"[Subheading] OR "surgery"[All Fields] OR "surgical procedures, operative"[MeSH Terms] OR ("surgical"[All Fields] AND "procedures"[All Fields] AND "operative"[All Fields]) OR "operative surgical procedures"[All Fields] OR "general surgery"[MeSH Terms] OR ("general"[All Fields] AND "surgery"[All Fields]) OR "general surgery"[All Fields]) AND (("random allocation"[MeSH Terms] OR ("random"[All Fields] AND "allocation"[All Fields]) OR "random allocation"[All Fields] OR "randomization"[All Fields]) OR "randomized"[All Fields] OR Clinical Trial[ptyp])

检索共得 19 个结果,其中 1 项为非手术的随机临床试验,1 项经玻璃体视神经切开术的小样本观察性研究,2 项视网膜动脉阻塞研究,1 项关于视网膜中央动脉阻塞的 Cochrane 系统综述和 1 项关于 MRI 诊断价值的观察性研究之外,还有 1 个关于 NIAON 手术治疗的 Cochrane 系统综述(包含 4 个版本,2000 年、2006 年、2012 年及 2015 年),其余 9 篇文献均指向一个美国的多中心随机对照研究,即缺血性视神经病变减压试验(ischemic optic neuropathy decompression trial,IONDT)[16]。另外,在 Cochrane 图书馆上搜索相关的系统综述,可得到 2015 年更新的一项系统综述"surgery for nonarteritic anterior ischemic optic neuropathy"[17],其纳入的研究仅有一个,即 IONDT。

在中文数据库中国知网,中国生物医学文献数据库(CBM),维普资讯 - 中文科技期刊数据库以及万方数据资源系统中,检索 NAION 手术治疗的临床试验,以"缺血性视神经病变"和"治疗"作为检索词在文摘和全文中检索,得到 246 条检索结果;除去重复记录,筛选其中随机对照研究,各数据库中均无相关研究报告。

通过全面收集并评价手术治疗 NAION 的研究证据,现有高级别的证据为 IONDT,其特点如下:

研究人群:258 例 NAION 患者,50 岁或以上,病病 2 周之内。

干预措施:视神经减压术加密切随访。

对照措施:仅密切随访。

结局:随机化后 6 个月的视力变化。

研究设计:多中心随机对照试验。

参照 Cochrane 图书馆的文献评价标准和工具对 IONDT 研究进行评价。通过仔细研读文献,可以认为该研究在随机序列产生、随机序列隐藏、主要研究结局评价的设盲、主要研究结局 6 个月的失访偏倚、选择性报告偏倚和其他偏倚风险上,都是较低风险。因此可以认为该研究结果较为真实可靠。

IONDT 研究按 ITT(意向治疗分析),在 6 个月时,非手术组有 39.7%(52/131)的视力改善 3 行或以上,而手术组视力改善 3 行或以上的仅有 30.7%(39/127)。即不手术比手术组视力提高 3 行或以上者多 9%(95%CI:-3%~ 20%);或换句话说,大约每 10 个人就会有一个人因为手术而无法达到应有的视力恢复。因此,现有的高级别证据提示视神经鞘膜切开减压术非但不能帮助 NAION 患者视力恢复，反而可能影响或者损害患者的视力，因此 IONDT 提前结束研究。考虑手术的潜在危害，以及其直接和间接负担，因此不建议对 NAION 患者进行视神经减压术。

建议：对 NAION 患者不建议采用视神经减压术。

PICO 式治疗问题二，NAION 患者全身（口服 / 静脉）或玻璃体内使用激素与不使用激素相比，是否有更好的视力预后？

证据：在 PubMed 上检索激素治疗 NAION 的临床研究，检索式为：

("Nonarteritic Ischemic optic neuropathy"[All Fields] OR "NAION"[All Fields] OR NON-ARTERITIC[All Fields] OR NONARTERITIC[All Fields]) AND ("adrenal cortex hormones"[MeSH Terms] OR ("adrenal"[All Fields] AND "cortex"[All Fields] AND "hormones"[All Fields]) OR "adrenal cortex hormones"[All Fields] OR "corticosteroids"[All Fields] OR ("triamcinolone"[MeSH Terms] OR "triamcinolone"[All Fields]) OR ("dexamethasone"[MeSH Terms] OR "dexamethasone"[All Fields]))

检索结果共产生 57 条记录，筛选除去小于三个病例的病例报道、综述及评论类文献、非 NAION 病例、诊断及描述性研究，非激素治疗研究以及基础研究 48 篇报道，关于激素治疗 NAION 的研究报道共有 9 篇，均为观察性研究或小样本非随机对照研究，无随机对照试验（表 14-3-2）。

在中文数据库中国知网，中国生物医学文献数据库（CBM），维普资讯 - 中文科技期刊数据库以及万方数据资源系统中检索激素用于 NAION 治疗的随机对照临床试验，要求论文中介绍随机化的方法，无相关研究报告。

从文献检索及评阅结果可知，关于激素治疗 NAION，无论是静脉、口服还是玻璃体给药，均无随机对照试验研究结果；而现有的研究报道，均存在较大的偏倚和混杂风险，且研究结果和结论存在矛盾。部分研究结果提示激素有效，但是存在无对照或者对照设置不合理，有较高的选择偏倚、混杂因素等风险，无法与疾病自然病程的视力恢复区别开来[6,8]。同样，还需要考虑激素治疗给患者带来的风险和负担。因此，现有证据并不支持激素治疗 NIAON。

建议：当前没有证据表明 NIAON 患者使用激素治疗会改善视力预后，临床应用需谨慎。

治疗问题三，NAION 患者玻璃体腔使用抗新生血管药物与不使用者相比，是否有更好的视力预后？

证据：在 PubMed 上检索并筛选眼内抗新生血管治疗 NAION 的临床研究，检索式为：

("Nonarteritic Ischemic optic neuropathy"[All Fields] OR "NAION"[All Fields] OR NON-ARTERITIC[All Fields] OR NONARTERITIC[All Fields]) AND ((("anti"[All Fields] AND "vegf"[All Fields]) OR "anti vegf"[All Fields] OR antivegf [All Fields]) OR ("bevacizumab"[MeSH Terms] OR "bevacizumab"[All Fields] OR "avastin"[All Fields]) OR ("ranibizumab"[MeSH Terms] OR "ranibizumab"[All Fields] OR "lucentis"[All Fields]) OR ("KH902 fusion protein"[Supplementary Concept] OR "KH902 fusion protein"[All Fields] OR "conbercept"[All Fields]) OR ("aflibercept"[Supplementary Concept] OR "aflibercept"[All Fields]) OR "eylea"[All Fields]))

表 14-3-2 激素治疗 NION 的研究报道

研究者及年代	研究类型	病例数	病例特点	药物及剂量	用药途径	对照	结局	结果及结论	总体评论
Kaderli, et al, 2007[18]	非随机对照	4例	57~67岁NAION患者，发病10~22天	曲安奈德4mg	玻璃体给药	6名	治疗后1、3周和最终视力、视野变化及形态学变化	治疗后视力恢复和水肿消退稍好于对照，视野无明显改善	小样本，非随机研究
Jonas, et al, 2007[19]	病例系列研究	3例	63~71岁NAION患者，发病1周之内	曲安奈德20mg	玻璃体给药	无	治疗3~5个月后视力变化	治疗无明显效果，1/3患者出现高眼压	小样本病例系列报道
Hayreh, et al, 2008[20]	连续就诊患者队列	613例(696只眼)	1973—2000年单中心连续就诊NAION患者，年龄(59.2±12.6)岁(均数±标准差)，约72%患眼为发病2周内。	泼尼松80mg每天口服持续2周，逐渐减量	口服	312例(364只眼)激素组，301例(332只眼)无治疗组为对照	治疗后视力、视野等变化	发病2周内就诊且发病视力低于0.3者，6个月后激素治疗组有69.8%[95%CI:(57.3%,79.9%)]视力改善，而非治疗组为40.5%[95%CI:(29.2%,52.9%)]	较大样本观察性研究，选择偏倚和混杂因素风险高
Yaman, et al, 2008[21]	病例系列研究	4例(4只眼)	发病4~10天，年龄44~77岁NAION患者	曲安奈德4mg/0.1ml	玻璃体给药	无	治疗后视力变化	视力有一定程度改善	小样本病例系列报道
Rebolleda, et al, 2013[22]	病例系列研究	10例(10只眼)	2008—2009年单中心就诊所有NAION患者	泼尼松80mg每天口服持续2周，逐渐减量	口服	非同期无治疗对照27例	治疗后视力及形态学变化	与无治疗对照相比，视力、视野及形态学无明显改善	小样本，非同期对照

续表

研究者及年代	研究类型	病例数	病例特点	药物及剂量	用药途径	对照	结局	结果及结论	总体评论
Rodoi, et al, 2014[23]	回顾性小型队列	36例	单中心2009—2012年随访6个月或以上的NAION患者	曲安奈德4mg	玻璃体给药	15例无治疗对照	治疗后6个月视力变化	6个月后,视力提高1行或以上的在治疗组占71%(15/21),非治疗组占13%(2/15)	小样本,选择偏倚,信息偏倚和混杂因素风险均高
Kinori, et al, 2014[23]	回顾性小型队列	46例(48只眼)	单中心病例	甲泼尼龙1g×3天后改口服减量	静脉	无治疗对照(拒绝使用甲泼尼龙者)23例(24只眼)	治疗后视力,视野等变化	与对照相比,治疗组无明显效果,治疗组有更差的趋势	小样本,选择偏倚,信息偏倚和混杂因素风险均高
Alten, et al, 2014[24]	病例系列研究	3例	视力0.2~0.4,已经全身使用皮质激素(具体不详)	地塞米松缓释制剂(OZURDEX)0.7mg	玻璃体给药	无	治疗后视力,视野等变化	视力等无明显改善	小样本病例系列报道
Vidović, et al,2015[25]	病例系列研究	38例	60~75岁(男20例,女18例)NAION换,视力0.1~0.8	皮质激素(类型及剂量不详)	不详	无	治疗后视力变化	65%的患者视力改善,30%的患者视力无变化,5%的患者视力恶化	小样本,无报道,无对照

在中文数据库中国知网、中国生物医学文献数据库(CBM)、维普资讯-中文科技期刊数据库以及万方数据资源系统中检索眼内抗新生血管治疗用于 NAION 的随机对照临床试验,要求文献中介绍随机化方法。

检索结果产生 19 条记录,根据标题和文摘筛选除去无关研究 11 个,关于抗新生血管治疗用于 NAION 的报道仅有 8 个,并无随机对照研究。在这 8 个研究中,其中病例报道和病例系列报道有 7 个,另一个为小样本非随机对照研究。在该对照研究中[26],Rootman 等人比较了 17 名贝伐单抗治疗的 NAION 患者与 8 名不治疗对照的患者在视力、视野和视神经纤维层厚度等指标上的变化,发现贝伐单抗治疗并不能使患者获益。有意思的是,文献中还有两个关于因脉络膜新生血管使用贝伐单抗后患者治疗眼出现了 NAION 的病例报道[27,28]。虽然这可能是两个事件先后偶然出现,但也不能排除抗新生血管治疗和 NAION 发生两者的因果联系。

建议:基于当前证据情况,不建议临床使用眼内抗新生血管治疗用于 NAION 患者;如要进一步开展相关临床研究或者将其应用于患者,亦应十分谨慎。

三、动脉炎性缺血性视神经病变

动脉炎性缺血性视神经病变主要由巨细胞动脉炎(giant cell arteritis,GCA)所致。近年的研究还提示水痘-带状疱疹病毒(varicella-zoster virus,VZV)在 GCA 的发生发展中可能也扮演了一个重要角色[29,30]。本病根据累及部位又可分动脉炎性前段缺血性视神经病变和后段缺血性神经病变;其中,前段缺血性视神经病变是 GCA 眼部的主要表现[2,31]。而视力损害也是 GCA 常见的并发症,发生率约有 20%[2,32,33],GCA 在眼部可引起部分眼外肌麻痹,可引起一过性黑矇,但更严重的是引起视力永久性损害。一过性视物模糊可为永久性视力损害的前驱症状。视力损害的主要原因是各级动脉闭塞,包括动脉炎性前部缺血性视神经病变、视网膜中央或分支动脉阻塞(central or branch retinal arterial occlusion,CRAO/BRAO)、后部缺血性视神经病变,或偶尔为脑部缺血;其中,动脉炎性前段缺血性视神经病变占了其中的 80%[33]。GCA 所致的 AION 常具有视力损害严重,双眼先后发病,眼底表现为视盘苍白水肿,可合并视网膜、脉络膜的缺血表现等特点;一眼发病时,对侧眼检查无明显小视盘或视盘拥挤等表现[2,34]。

(一)风险因素

1. 年龄　衰老是发生 GCA 最大的危险因素[31],50 岁之后其发病率稳定增加,在 70 几岁达到峰值[35],有研究提示 GCA 的平均发病年龄为 76.7 岁[36]。

2. 种族和族群　种族和族群也是 GCA 的一种主要危险因素。在北欧斯堪的纳维亚国家中和具有斯堪的纳维亚血统的美国人较高[35]。而南欧、亚洲人群发病率可能较低。当前中国的人群发病率数据缺乏。

动脉炎性 AION 虽然仅占所有 AION 的一小部分,但其发病视力更差,视力预后远较非动脉炎性 AION 差,且双眼常先后累及[2],而及时救治能很好地改善预后[37]。因此早期诊断并及时治疗动脉炎性 ION 非常重要。在发生动脉炎性 ION 前,患者常常有巨细胞动脉炎的一些全身表现,包括发热、乏力和体重减轻、头痛、颌跛行(jaw claudication,又称咀嚼暂停)、颞动脉望诊和触诊异常、风湿性多肌痛(polymyalgia rheumatic,PMR)的症状、大血管受累表现,血液学检查(如血小板增加及贫血等)和一些血清生化检测的异常,血沉(ESR)加快和

C-反应蛋白(CRP)升高等,这些均可提示巨细胞动脉炎的诊断[31,38]。但是GCA的表现多变且个体差异较大;此外,有些症状为一过性。因而,临床接诊时应仔细询问当前和近期有无GCA的相关表现。另外,需要注意的是,约有1/4患者表现为所谓的眼部隐匿性巨细胞动脉炎(occult giant-cell arteritis),即仅有眼部症状体征,无明显其他全身症状体征,但经病理证实为巨细胞动脉炎者[39]。因此,即使临床上患者没有巨细胞动脉炎的其他表现,对于老年人的ION也要考虑鉴别诊断之[2]。

GCA的诊断涉及全身多组织器官的症状、体征、实验室检查和病理检查。一旦考虑GCA,最好与风湿免疫科专家合作,进行全面评估。当前,(颞)动脉活检和病理是确诊GCA诊断的"金标准"[34];临床上常用于GCA辅助诊断的还有血液细胞学检查、血清学检查、ESR和CRP,以及血管的影像学检查[31,38]。其中,血液细胞学,ESR和CRP,特别是后两者因为敏感度高、便捷快速而广泛应用[40,41]。

问题,ESR和(或)CRP对临床疑似GCA的诊断价值如何?

证据:在PubMed和中文万方、维普、中国知网和中国生物医学文献数据库(CBM)数据库中搜索ESR和(或)CRP在GCA诊断价值的研究,以"ESR"或其全称"erythrocyte sedimentation rate"以及Mesh词表的"blood sedimentation","CRP"或其全称"C-reactive protein","灵敏度","特异度","似然比","比数比"以及"AUC"(曲线下面积)等作为关键词,检索可得71条记录。检索结果中选择有"金标准"的诊断性试验,排除病例报道、病例系列研究及无诊断评价指标的文献。最终所得为5篇文献[40,42~45]。

文献检索发现,关于ESR和CRP在动脉炎性ION中的诊断价值尚缺乏质量较高的诊断学试验研究,所有5篇文献报道均是采用回顾性病史资料收集、并以颞动脉活检阳性作为诊断"金标准"的研究设计方法。

Hayreh等人在1997年的一项病史回顾性研究[40]中以颞动脉活检("金标准")阳性作为GCA疾病组,却以排除糖尿病等系统性疾病的视网膜静脉阻塞和非动脉炎性AION患者为对照。研究者在活检阳性人群中采用不同的界值计算ESR的灵敏度为86%~97%,CRP为100%;而在对照组中计算特异度,ESR为67%~94%,CRP为82%。虽然作者认为这样减少了确认偏倚(verification bias),但实际上对于灵敏度而言,确认偏倚仍然存在,导致灵敏度高估;而在"相对正常人群"中得到的"特异度"只是一个诊断试验结果在该人群中的分布,并非是该诊断试验真正的特异度,是一个过高的数值。因此,作者这种做法同时导致了虚高的灵敏度和虚高特异度。而在进行颞动脉活检人群中,ESR 47~107mm/h的活检阳性和阴性之比(即诊断比数比,diagnostic odds ratio,DOR)为2.0,CRP在2.45mg/dl以上的则为3.2。

在一项采用回顾性病例对照设计的研究中[42],Costello等人采用颞动脉活检确诊的GCA性AION与NAION相比,发现GCA性AION患者的ESR和CRP显著升高。其中,ESR和CRP诊断的曲线下面积(area under the curve,AUC)分别为0.946和0.978。然而,该研究采用的是病例对照设计,因此可能会高估诊断试验的准确性和鉴别能力。

另一项回顾性横断面研究中[43],Parikh等人回顾了6个大学附属的三级医院的119名经颞动脉活检确诊的GCA患者的病历,发现ESR升高的灵敏度为76%~86%,CRP升高的灵敏度为97.5%;两者联合的灵敏度为99%。17名患者的ESR采用两种公式均正常但CRP升高,而有2名患者(1.7%)CRP正常而ESR升高,仅有1名(0.8%)患者ESR和CRP均无升高[43]。然而由于研究者采用的是回顾性研究,而且存在明显的确认偏倚风险:患者先进行 ESR 和 CRP 检查,如果其中至少一个指标升高,或者出现其他症状体征才进行颞动脉活检("金标准")。因此 ESR/CRP 均阴性的患者不太可能进入到研究分析中,因而会高估其灵敏度,亦无从分析其特异度、似然比等。

Walvick 等人[44]通过大型电子病历数据库回顾了 1997—2006 年 3001 名颞动脉活检的患者,其中 459 名经活检确诊为 GCA 患者。研究发现 ESR 诊断 GCA 曲线下面积为 0.62,CRP 为 0.72。ESR 在 47~107mm/h 活检阳性和阴性之比(DOR)为 1.5[95% 可信区间(confidence interval,CI):1.1~2.0],CRP>2.45mg/dl 则为 5.3(95%CI:3.1~8.9)。

Kermani 等人采用病例回顾性收集的方法[45],以颞动脉活检阳性作为"金标准",ESR 和 CRP 的灵敏度分别为 84.2% 和 86.4%,特异度分别为 29.5% 和 30.5%,两者均升高判断为阳性的联合试验的灵敏度和特异度分别为 80.8% 和 41.2%。此外有 4% 活检阳性的 GCA 患者 ESR 及 CRP 均不升高。虽然该研究未明确指出活检的指征,基于其回顾性研究的特点,亦存在一定的确认偏倚风险。

建议:综上所述,ESR 和 CRP 虽在临床上有很好的诊断价值,然而由于当前的证据局限性较明显且异质性较大,其诊断能力有待进一步研究评价。

(二)治疗

因为动脉炎性 ION 对视力损害严重,且双眼常先后快速发病,而皮质激素治疗又有明显效果,根据当前的共识和指南,一旦临床怀疑动脉炎性 ION,在病理结果出来之前即应大剂量激素治疗,以最大程度保存视力和减少健眼发病的风险[2,31,34,38,46]。除了激素和对抗激素副作用的药物(如保护消化道黏膜及抗酸药,以及维生素 D 及钙制剂等)之外,抗血小板等治疗也应考虑[31,38,46,47]。

在激素治疗方面,可以采取的起始方案包括静脉大剂量激素冲击,或是直接口服激素[31],两者孰优孰劣呢[48]? 此外,还有免疫抑制或者生物制剂等新兴的方案[31,47],如何取舍呢?

治疗问题一,对于动脉炎性 ION 患者,起始直接采用口服激素与静脉大剂量冲击相比,何者有更好的视功能预后?

证据:以"巨细胞动脉炎"或"动脉炎性缺血性视神经病变"为关键词在 PubMed 及中文万方、维普、中国知网和中国生物医学文献数据库(CBM)等数据库中搜索两种治疗在视力预后方面对比的随机对照试验。检索所得仅有 2 篇文献。

其一为 Chevalet 等人 2000 年报道的一项多中心的随机对照研究[49]。该研究中,作者随机将 164 名单纯型 GCA 患者分成三组:① 240mg 甲泼尼龙冲击后改为泼尼松 0.7mg/(kg·d);② 240mg 甲泼尼龙冲击后改为泼尼松 0.5mg/(kg·d);③泼尼松 0.7mg/(kg·d)。1 年后的随访结果提示各组在激素累计用量和副作用方面无显著差异。本研究未将眼部受累作为研究目的的人群,因此未能回答本问题。

其二为 Mazlumzadeh 等人 2006 年报道的随机对照双盲研究[50]。作者将活检证实为 GCA 的 27 名患者随机分为两组:起始治疗为静脉甲泼尼龙 15mg/(kg·/d)×3 天联合泼尼松 40mg/d(14 人),以及静脉注射生理盐水 ×3 天联合泼尼松 40mg/d(13 人)。虽然研究结果显示静脉冲击疗法能较快减少泼尼松用量,累计泼尼松用量也较少,但较小的样本量并不能体现两者在安全性上的差别,同时未将眼部受累考量进去。因而亦不能回答本问题。

建议:从当前的研究证据来讲,起始采用大剂量激素静脉冲击还是口服激素这两种方案在患者的最终视力预后方面孰优孰劣尚无从判断[31,38,46,47],鉴于 GCA 累及眼部后的视力预后及健眼可快速被累及,多数专家还是建议采用静脉冲击作为起始治疗[2,48,51]。

治疗问题二,对于动脉炎性 ION 患者,单用或是联合使用免疫抑制或者生物制剂与单用激素治疗方案相比,何者有更好的视功能预后?

证据:以"巨细胞动脉炎"或"动脉炎性缺血性视神经病变"以及"随机对照"为关键词在 PubMed 及中文万方、维普、中国知网和中国生物医学文献数据库(CBM)等数据库中搜索两种治疗在视力预后方面对比的随机对照试验。检索可得 90 篇文献,进一步将检索限定为"临床试验"后,所得 37 篇文献。通过文献标题和文摘,筛选免疫抑制和(或)生物制剂(如抗肿瘤坏死因子 -alpha 抗体和抗白介素 -6 抗体等)在 GCA 中治疗作用的随机对照试验有 8 篇,其中 3 篇为激素联合甲氨蝶呤[52-54],一篇为联合使用环孢素[55],另外 4 篇为联合使用生物制剂,包括 Infliximab[56,57],Etanercept[58],和 Adalimumab[59])。但是通过文献全文阅读,均无以 GCA 眼部受累作为主要研究对象的,亦未以视力、视功能或预防另眼发生为主要研究结局的。随后搜索系统综述和 Meta 分析,可以找到 Mahr 等人 2007 年基于甲氨蝶呤的 3 个随机对照研究中个体数据所做的 Meta 分析[60],以及 2013 年 Yates 等人基于 10 项研究的 Meta 分析[61]。

从当前研究来看,大部分均为样本量较小的临床试验,主要研究结局是减少激素用量、副作用,以及减少复发等。其中 Infliximab[56,57]、Etanercept[58]、和 Adalimumab[59]等研究均未提示其治疗效果。环孢素的研究提示联合环孢素并不能减少激素使用[55]。甲氨蝶呤研究结果存在一定的不一致,但综合来看,甲氨蝶呤一定程度上可减少激素用量并减少复发[60]。因此英国[38]、欧洲[46]和法国[31]指南均指出其具有一定应用价值。

建议:

1. 甲氨蝶呤辅助激素使用可能在一定程度上能减少 GCA 患者激素使用 但是鉴于当前大样本的、特别是在亚洲或者中国人群中的研究证据较少,亦无可直接回答视力预后方面的研究证据,建议仅在可能会有较高风险出现明显激素副作用的患者中联合使用。

2. 之前的研究证据尚不支持抗肿瘤坏死因子 -alpha 制剂的应用 抗白介素 -6 受体抗体 tocilizumab 在一些病例系列研究中显示了其价值[47],随机对照双盲试验尚在进行中[62],可在激素联合甲氨蝶呤方案失败这类复杂病例中试用[31]。

四、后段缺血性视神经病变

与前段缺血性视神经病变(AION)相比,临床上后段缺血性视神经病变(PION)少见得多[2,63,64],本节将做简要介绍。PION 是球后段的视神经缺血。与 AION 相似,PION 发病时亦主要表现为无痛性单眼或双眼视力突然下降,瞳孔光反射减弱(单眼发病者患侧可出现 RAPD),视野检查以水平性视野损害或中心暗点为主。但与 AION 不一样的是患眼眼底视盘无明显水肿等改变,小视盘在非患病的对侧眼亦不太常见[64]。后期(4~6 周后)逐渐可见患眼的视神经颜色变淡、萎缩,动脉炎性 PION 后期还可出现视盘杯盘比扩大[63]。

（一）病因分类

PION 常分为手术相关性、动脉炎性和特发性（非动脉炎性）等。

1. 手术相关性[2,63,65]　引起视神经缺血性病变的手术包括脊椎、颈部手术以及心脏冠脉搭桥术等。这些手术均可引起 AION 及 PION。相对来讲，长时间俯卧位的脊椎和颈部手术与 PION 关系更为密切，发生率约为 0.3%。术后 PION 中，双眼同时发病者较为常见。手术引起 ION 的具体机制尚不明确，可能包括多种因素共同作用。

2. 动脉炎性[2,33,63,64]　动脉炎可导致供应球后段视神经的分支动脉阻塞，引起单眼或双眼突然视力显著下降或丧失。

3. 特发性（非动脉炎性）[63,64]　特发性 PION 可能与血管相关疾病和微循环功能障碍有关，往往合并高血压、糖尿病、周围血管疾病等，或有吸烟史。

4. 其他原因[5,63,65]　如急性失血等。

（二）诊断

如前所述，PION 患者临床表现类似 AION，唯其眼底检查多无阳性体征，因此其诊断较为棘手，需要鉴别并排除其他导致视力下降的原因。对于手术相关性 PION，患者往往有较长时间的俯卧位颈部或者脊椎手术，或心脏搭桥术等病史，若术后出现单眼或双眼视力的下降，眼底检查无特殊，此时应考虑 PION。动脉炎性 PION 多发生于老年人，往往合并 GCA 的一些全身症状和体征（参见第三节）。而特发性 PION 可合并糖尿病、高血压或者周围血管病等，眼底检查可无明显阳性体征，此时需要鉴别其他引起视力下降的所有原因，如眼内视网膜动脉阻塞、视网膜脉络膜炎症、青光眼等疾病的不典型表现，以及球后和颅内的炎症性、血管性、浸润性、压迫性、神经变性或脱髓鞘病变等。

（三）治疗

手术相关性 PION 目前尚无可靠的有效治疗手段。各种预防措施的效果亦未得到验证。美国麻醉学会（American Society of Anesthesiologists）建议术中加强血压和血流动力方面的检测，保持头位与心脏在一个水平面上或者高于心脏平面，避免长时间手术，以及术后早期评估等[66]。

特发性和动脉炎性 PION 分别参见第二节和第三节。

五、小结

缺血性视神经病变对视力和视功能危害大，明确诊断又往往很棘手，当前的治疗手段非常有限或是无特效治疗。作为一类相对少见的疾病，特别是血管炎性缺血性视神经病变和后段缺血性视神经病变，无论是开展诊断还是治疗、预后等方面的研究都不太容易，想要通过设计良好的随机对照试验来验证某种治疗手段的有效性和安全性更是难上加难。对于 GCA 来说，皮质激素这种已经被广泛使用的传统用药亦难以用随机对照研究的方法去验证其疗效[31]。因而在本章节中，Ⅰ级证据较少。随着一些新的治疗方案，如生物靶向治疗等的涌现，真实世界研究的方法学和数据管理、处理的不断发展，对于缺血性视神经病变的认识和处理，相信会有越来越多的可靠证据。

（袁源智）

参 考 文 献

1. Rucker JC, Biousse V, Newman NJ.Ischemic optic neuropathies.Curr Opin Neurol, 2004, 17 (1): 27-35.

2. Biousse V, Newman NJ.Ischemic Optic Neuropathies.N Engl J Med, 2015, 372 (25): 2428-2436.

3. Mackenzie PJ, Cioffi GA.Vascular anatomy of the optic nerve head.Can J Ophthalmol, 2008, 43 (3): 308-312.

4. Olver JM, Spalton DJ, McCartney AC.Microvascular study of the retrolaminar optic nerve in man: the possible significance in anterior ischaemic optic neuropathy.Eye (Lond), 1990, 4 (Pt 1): 7-24.

5. Dunker S, Hsu HY, Sebag J, et al.Perioperative risk factors for posterior ischemic optic neuropathy.J Am Coll Surg, 2002, 194 (6): 705-710.

6. Hayreh SS, Zimmerman MB.Nonarteritic anterior ischemic optic neuropathy: natural history of visual outcome.Ophthalmology, 2008, 115 (2): 298-305 e292.

7. Hayreh SS, Zimmerman B.Visual field abnormalities in nonarteritic anterior ischemic optic neuropathy: their pattern and prevalence at initial examination.Arch Ophthalmol, 2005, 123 (11): 1554-1562.

8. Atkins EJ, Bruce BB, Newman NJ, et al.Treatment of nonarteritic anterior ischemic optic neuropathy.Surv Ophthalmol, 2010, 55 (1): 47-63.

9. Newman NJ, Scherer R, Langenberg P, et al.The fellow eye in NAION: report from the ischemic optic neuropathy decompression trial follow-up study.Am J Ophthalmol, 2002, 134 (3): 317-328.

10. He M, Cestari D, Cunnane MB, et al.The use of diffusion MRI in ischemic optic neuropathy and optic neuritis.Semin Ophthalmol, 2010, 25 (5-6): 225-232.

11. Rizzo JF, 3rd, Andreoli CM, Rabinov JD.Use of magnetic resonance imaging to differentiate optic neuritis and nonarteritic anterior ischemic optic neuropathy.Ophthalmology, 2002, 109 (9): 1679-1684.

12. Argyropoulou MI, Zikou AK, Tzovara I, et al.Non-arteritic anterior ischaemic optic neuropathy: evaluation of the brain and optic pathway by conventional MRI and magnetisation transfer imaging.Eur Radiol, 2007, 17 (7): 1669-1674.

13. Bender B, Heine C, Danz S, et al.Diffusion restriction of the optic nerve in patients with acute visual deficit.J Magn Reson Imaging, 2014, 40 (2): 334-340.

14. Gass A, Moseley IF.The contribution of magnetic resonance imaging in the differential diagnosis of optic nerve damage.J Neurol Sci, 2000, 172 Suppl 1 : S17-22.

15. Katz DM, Trobe JD.Is there treatment for nonarteritic anterior ischemic optic neuropathy.Curr Opin Ophthalmol, 2015, 26 (6): 458-463.

16. Optic nerve decompression surgery for nonarteritic anterior ischemic optic neuropathy (NAION) is not effective and may be harmful.The Ischemic Optic Neuropathy Decompression Trial Research Group.JAMA, 1995, 273 (8): 625-632.

17. Dickersin K, Li T.Surgery for nonarteritic anterior ischemic optic neuropathy.Cochrane Database Syst Rev, 2015, 3 : CD001538.

18. Kaderli B, Avci R, Yucel A, et al.Intravitreal triamcinolone improves recovery of visual acuity in nonarteritic anterior ischemic optic neuropathy.J Neuroophthalmol, 2007, 27 (3): 164-168.

19. Jonas JB, Spandau UH, Harder B, et al.Intravitreal triamcinolone acetonide for treatment of acute nonarteritic anterior ischemic optic neuropathy.Graefes Arch Clin Exp Ophthalmol, 2007, 245 (5): 749-750.

20. Hayreh SS, Zimmerman MB.Non-arteritic anterior ischemic optic neuropathy: role of systemic corticosteroid therapy.Graefes Arch Clin Exp Ophthalmol, 2008, 246 (7): 1029-1046.

21. Yaman A, Selver OB, Saatci AO, et al.Intravitreal triamcinolone acetonide injection for acute non-arteritic anterior ischaemic optic neuropathy.Clin Exp Optom, 2008, 91 (6): 561-564.

22. Rebolleda G, Perez-Lopez M, Casas LP, et al.Visual and anatomical outcomes of non-arteritic anterior ischemic optic neuropathy with high-dose systemic corticosteroids.Graefes Arch Clin Exp Ophthalmol, 2013, 251 (1): 255-260.

23. Kinori M, Ben-Bassat I, Wasserzug Y, et al.Visual outcome of mega-dose intravenous corticosteroid treatment in

non-arteritic anterior ischemic optic neuropathy-retrospective analysis.BMC Ophthalmol,2014,14 :62.

24. Alten F,Clemens CR,Heiduschka P,et al.Intravitreal dexamethasone implant［Ozurdex］for the treatment of nonarteritic anterior ischaemic optic neuropathy.Doc Ophthalmol,2014,129(3):203-207.

25. Vidovic T,Cerovski B,Peric S,et al.Corticosteroid therapy in patients with non-arteritic anterior ischemic optic neuropathy.Coll Antropol,2015,39(1):63-66.

26. Rootman DB,Gill HS,Margolin EA.Intravitreal bevacizumab for the treatment of nonarteritic anterior ischemic optic neuropathy:a prospective trial.Eye(Lond),2013,27(4):538-544.

27. Bodla AA,Rao P.Non-arteritic ischemic optic neuropathy followed by intravitreal bevacizumab injection:is there an association？ Indian J Ophthalmol,2010,58(4):349-350.

28. Ganssauge M,Wilhelm H,Bartz-Schmidt KU,et al.Non-arteritic anterior ischemic optic neuropathy (NA-AION) after intravitreal injection of bevacizumab(Avastin) for treatment of angoid streaks in pseudoxanthoma elasticum.Graefes Arch Clin Exp Ophthalmol,2009,247(12):1707-1710.

29. Mitchell BM,Font RL.Detection of varicella zoster virus DNA in some patients with giant cell arteritis.Invest Ophthalmol Vis Sci,2001,42(11):2572-2577.

30. Gilden D,White T,Khmeleva N,et al.Prevalence and distribution of VZV in temporal arteries of patients with giant cell arteritis.Neurology,2015,84(19):1948-1955.

31. Bienvenu B,Ly KH,Lambert M,et al.Management of giant cell arteritis:Recommendations of the French Study Group for Large Vessel Vasculitis(GEFA).Rev Med Interne,2016,37(3):154-165.

32. Singh AG,Kermani TA,Crowson CS,et al.Visual manifestations in giant cell arteritis:trend over 5 decades in a population-based cohort.J Rheumatol,2015,42(2):309-315.

33. Hayreh SS,Podhajsky PA,Zimmerman B.Ocular manifestations of giant cell arteritis.Am J Ophthalmol, 1998,125(4):509-520.

34. Chacko JG,Chacko JA,Salter MW.Review of Giant cell arteritis.Saudi J Ophthalmol,2015,29(1):48-52.

35. Gonzalez-Gay MA,Vazquez-Rodriguez TR,Lopez-Diaz MJ,et al.Epidemiology of giant cell arteritis and polymyalgia rheumatica.Arthritis Rheum,2009,61(10):1454-1461.

36. Kermani TA,Schafer VS,Crowson CS,et al.Increase in age at onset of giant cell arteritis:a population-based study.Ann Rheum Dis,2010,69(4):780-781.

37. Danesh-Meyer H,Savino PJ,Gamble GG.Poor prognosis of visual outcome after visual loss from giant cell arteritis.Ophthalmology,2005,112(6):1098-1103.

38. Dasgupta B,Borg FA,Hassan N,et al.BSR and BHPR guidelines for the management of giant cell arteritis. Rheumatology(Oxford),2010,49(8):1594-1597.

39. Hayreh SS,Podhajsky PA,Zimmerman B.Occult giant cell arteritis:ocular manifestations.Am J Ophthalmol, 1998,125(4):521-526.

40. Hayreh SS,Podhajsky PA,Raman R,et al.Giant cell arteritis:validity and reliability of various diagnostic criteria.Am J Ophthalmol,1997,123(3):285-296.

41. Melson MR,Weyand CM,Newman NJ,et al.The diagnosis of giant cell arteritis.Rev Neurol Dis,2007,4(3):128-142.

42. Costello F,Zimmerman MB,Podhajsky PA,et al.Role of thrombocytosis in diagnosis of giant cell arteritis and differentiation of arteritic from non-arteritic anterior ischemic optic neuropathy.Eur J Ophthalmol,2004, 14(3):245-257.

43. Parikh M,Miller NR,Lee AG,et al.Prevalence of a normal C-reactive protein with an elevated erythrocyte sedimentation rate in biopsy-proven giant cell arteritis.Ophthalmology,2006,113(10):1842-1845.

44. Walvick MD,Walvick MP.Giant cell arteritis:laboratory predictors of a positive temporal artery biopsy. Ophthalmology,2011,118(6):1201-1204.

45. Kermani TA,Schmidt J,Crowson CS,et al.Utility of erythrocyte sedimentation rate and C-reactive protein for the diagnosis of giant cell arteritis.Semin Arthritis Rheum,2012,41(6):866-871.

46. Mukhtyar C,Guillevin L,Cid MC,et al.EULAR recommendations for the management of large vessel vasculitis.Ann Rheum Dis,2009,68(3):318-323.

47. Ponte C,Rodrigues AF,O'Neill L,et al.Giant cell arteritis:Current treatment and management.World J Clin Cases,2015,6(3):484-494.

48. Hayreh SS,Biousse V.Treatment of acute visual loss in giant cell arteritis:should we prescribe high-dose intravenous steroids or just oral steroids？ J Neuroophthalmol,2012,32(3):278-287.

49. Chevalet P,Barrier JH,Pottier P,et al.A randomized,multicenter,controlled trial using intravenous pulses of methylprednisolone in the initial treatment of simple forms of giant cell arteritis:a one year followup study of 164 patients.J Rheumatol,2000,27(6):1484-1491.

50. Mazlumzadeh M,Hunder GG,Easley KA,et al.Treatment of giant cell arteritis using induction therapy with high-dose glucocorticoids:a double-blind,placebo-controlled,randomized prospective clinical trial.Arthritis Rheum,2006,54(10):3310-3318.

51. Fraser JA,Weyand CM,Newman NJ,et al.The treatment of giant cell arteritis.Rev Neurol Dis,2008,5(3):140-152.

52. Jover JA,Hernandez-Garcia C,Morado IC,et al.Combined treatment of giant-cell arteritis with methotrexate and prednisone.a randomized,double-blind,placebo-controlled trial.Ann Intern Med,2001,134(2):106-114.

53. Spiera RF,Mitnick HJ,Kupersmith M,et al.A prospective,double-blind,randomized,placebo controlled trial of methotrexate in the treatment of giant cell arteritis(GCA).Clin Exp Rheumatol,2001,19(5):495-501.

54. Hoffman GS,Cid MC,Hellmann DB,et al.A multicenter,randomized,double-blind,placebo-controlled trial of adjuvant methotrexate treatment for giant cell arteritis.Arthritis Rheum,2002,46(5):1309-1318.

55. Schaufelberger C,Mollby H,Uddhammar A,et al.No additional steroid-sparing effect of cyclosporine A in giant cell arteritis.Scand J Rheumatol,2006,35(4):327-329.

56. Hoffman GS,Cid MC,Rendt-Zagar KE,et al.Infliximab for maintenance of glucocorticosteroid-induced remission of giant cell arteritis:a randomized trial.Ann Intern Med,2007,146(9):621-630.

57. Visvanathan S,Rahman MU,Hoffman GS,et al.Tissue and serum markers of inflammation during the follow-up of patients with giant-cell arteritis--a prospective longitudinal study.Rheumatology(Oxford),2011,50(11):2061-2070.

58. Martinez-Taboada VM,Rodriguez-Valverde V,Carreno L,et al.A double-blind placebo controlled trial of etanercept in patients with giant cell arteritis and corticosteroid side effects.Ann Rheum Dis,2008,67(5):625-630.

59. Seror R,Baron G,Hachulla E,et al.Adalimumab for steroid sparing in patients with giant-cell arteritis:results of a multicentre randomised controlled trial.Ann Rheum Dis,2014,73(12):2074-2081.

60. Mahr AD,Jover JA,Spiera RF,et al.Adjunctive methotrexate for treatment of giant cell arteritis:an individual patient data Meta-analysis.Arthritis Rheum,2007,56(8):2789-2797.

61. Yates M,Loke YK,Watts RA,et al.Prednisolone combined with adjunctive immunosuppression is not superior to prednisolone alone in terms of efficacy and safety in giant cell arteritis:Meta-analysis.Clin Rheumatol,2014,33(2):227-236.

62. Collinson N,Tuckwell K,Habeck F,et al.Development and implementation of a double-blind corticosteroid-tapering regimen for a clinical trial.Int J Rheumatol,2015,2015:589841.

63. Hayreh SS.Posterior ischaemic optic neuropathy:clinical features,pathogenesis,and management.Eye(Lond),2004,18(11):1188-1206.

64. Sadda SR,Nee M,Miller NR,et al.Clinical spectrum of posterior ischemic optic neuropathy.Am J Ophthalmol,2001,132(5):743-750.

65. Buono LM,Foroozan R.Perioperative posterior ischemic optic neuropathy:review of the literature.Surv Ophthalmol,2005,50(1):15-26.

66. American Society of Anesthesiologists Task Force on Perioperative Visual L.Practice advisory for perioperative visual loss associated with spine surgery:an updated report by the American Society of Anesthesiologists Task Force on Perioperative Visual Loss.Anesthesiology,2012,116(2):274-285.

第十五章

泪 器 病

第一节　泪器病总论

　　泪器(lacrimal apparatus)由泪腺和泪道组成。由泪腺分泌泪液,沿泪道(泪点、泪小管、泪囊、鼻泪管)途径最后排入下鼻道。如果由于炎症、外伤、异物、肿瘤、寄生虫和先天异常等引起泪道阻塞,患者常常出现以溢泪、溢脓为主要症状,若治疗不彻底,有潜伏眼内、外感染的危险。临床中以慢性泪囊炎最为常见,由于脓液经常排入结膜囊,导致慢性结膜炎症;当角膜有轻微外伤或准备进行内眼手术,可能会引起匐行性角膜溃疡或眼内感染,对眼球造成严重损害。因为这种严重的潜在危险,所以必须及时治疗避免诱发和预防严重并发症。目前由于药物治疗无效,探通、插管效果不理想,激光联合逆行置入义管治疗效果难以肯定,因此仍以手术治疗为主。最早由 Toti 于 1904 年首次报道的传统外路泪囊鼻腔吻合术是经皮肤入路在泪囊与邻近的鼻腔之间建立新的引流通道,代替阻塞的鼻泪管以引流泪液的手术。经过多年实践与改进,一直在治疗慢性泪囊炎,被称为经典手术方式。

　　外路泪囊鼻腔吻合术(DCR)长期被认为是临床治疗鼻泪管阻塞和慢性泪囊炎的金方法,外路 DCR 手术操作的优点是通过皮肤切口,手术视野大,术区暴露充分,便于解剖结构辨认与手术操作,DCR 经过多年实践与改进,在临床应用广泛且疗效确切,从而能更好地设计骨窗的位置和大小。但主要缺点在于皮肤瘢痕影响外观以及内眦韧带和邻近眼轮匝肌结构改变可引起泪液泵功能异常。传统的泪囊鼻腔吻合术失败的原因多为不能同时发现和处理鼻腔病变或开口位置过高,粘连所致。

　　近年来,为倡导眼科手术的"超微创"理念,随着鼻内镜外科技术在鼻眼相关疾病手术中的应用和发展,鼻内镜清晰化的进展以及操作技术精细化的日益熟练提高,治疗泪囊炎的手术方式也在不断进展。采用鼻内镜下行内径路泪囊鼻腔吻合术/鼻腔泪囊造口术,改变了经颜面部皮肤切口入路的传统手术模式,具有无颜面部皮肤瘢痕、微创、手术径路更直接的优点。目前越来越受到术者的推崇,在很多泪道专科已经作为首选术式。虽然存在对术者技术水平要求高、学习曲线长、手术设备昂贵、手术费用高等缺点,但鼻内镜下泪囊鼻腔吻合术更符合微创手术的要求,优点在于可避免皮肤切口瘢痕和可同时处理鼻部病变等,不破坏内眦韧带和邻近眼轮匝肌结构改变,避免引起泪液泵功能异常。对于合并相关鼻腔疾病如中鼻甲过度肥大、鼻中隔明显偏曲、合并严重鼻窦炎或鼻息肉等病变、泪囊炎急性发作或外路 DCR 术后复发等病例,应用鼻内镜下经鼻 DCR 将更具明显优势。但是鼻内镜下泪囊鼻腔吻合术失败的患者,多因泪囊窝及泪囊较小,易生长肉芽瘢痕所致。因此,应根据患者的病情和对手术的接受程度、术者的手术经验以及可利用的手术资源来合理选择手术方式。

验证这些治疗方式是否可靠的方法便是临床试验,尤其是高质量的随机对照试验(randomized controlled trial,RCT)。本章节力求全面检索国内外内径路和经典的外路泪囊鼻腔吻合术治疗慢性泪囊炎的 RCT 资料,运用 Meta 分析对鼻内镜下泪囊鼻腔吻合术和传统泪囊鼻腔吻合术治疗慢性泪囊炎进行比较,对两者疗效及安全性进行客观评价,现将 RCT及观察性研究具体信息归纳于表 15-1-1 及表 15-1-2,希望有助于广大临床工作者了解该领域的研究动态,以及为治疗慢性泪囊炎选择方案提供依据。

表 15-1-1　泪器病领域中的国内外 RCT 研究

研究者及年代	研究类型	样本量	研究地点	Grade 证据分级	Grade 推荐强度	治疗疾病
Hartikainen, et al, 1998[1]	RCT	64	芬兰	A	2	鼻泪管堵塞
Moras, et al, 2011[2]	RCT	40	印度	A	1	鼻泪管堵塞

表 15-1-2　泪器病领域中的国内外观察性研究

研究者及年代	研究类型	样本量	研究地点	Grade 证据级别	Grade 推荐强度	治疗疾病
Cokkeser, et al, 2000[3]	队列研究	130	土耳其	C	2	泪囊炎
Dolman, et al, 2003[4]	队列研究	349	法国	C	1	鼻泪管堵塞
Ben, et al, 2005[5]	队列研究	176	美国	C	2	鼻泪管堵塞
Ozgur, et al, 2007[6]	队列研究	103	土耳其	C	1	慢性泪囊炎
Leong, et al, 2010[7]	队列研究	70	英国	C	1	泪囊炎
Mirza, et al, 2002[8]	队列研究	125	英国	C	2	鼻泪管堵塞
Walker, et al, 2011[9]	队列研究	102	美国	C	2	泪囊炎
Karim, et al, 2011[10]	回顾性研究	205	澳大利亚	C	2	泪囊炎
Anijeet, et al, 2011[11]	基于 RCT 的 Meta 分析	452	新加坡	C	1	泪囊炎
Tsirbas, et al, 2004[12]	队列研究	55	澳大利亚	C	2	慢性泪囊炎
Tsirbas, et al, 2003[13]	队列研究	30	澳大利亚	C	1	慢性泪囊炎
Lester, et al, 2007[14]	队列研究	100	英国	C	2	泪囊炎
Sharma, et al, 2008[15]	队列研究	302	尼泊尔	C	2	泪囊炎
Ibrahim, et al, 2001[16]	队列研究	163	英国	C	1	慢性泪囊炎

续表

研究者及年代	研究类型	样本量	研究地点	Grade 证据级别	Grade 推荐强度	治疗疾病
Ozer, et al, 2014[17]	队列研究	50	土耳其	C	1	泪囊炎
Duwal, et al, 2015[18]	回顾性研究	65	尼泊尔	C	2	鼻泪管堵塞
Watts, et al, 2001[19]	队列研究	41	英国	C	2	慢性泪囊炎

（庆惠玲）

参 考 文 献

1. Hartikainen J, Antila J, Varpula M, et al. Prospective randomized comparison of endonasal endoscopic dacryocystorhinostomy and external dacryocystorhinostomy. Laryngoscope, 1998, 108 (12): 1861-1866.

2. Moras K, Bhat M, Shreyas CS, et al. External dacryocystorhinostomy versus endoscopic dacryocystorhinostomy: A comparison. Journal of Clinical and Diagnostic Research, 2011, 5 (2): 182-186.

3. Cokkeser Y, Evereklioglu C, Er H. Comparative external versus endoscopic dacryocystorhinostomy: results in 115 patients (130 eyes). Otolaryngol Head Neck Surg, 2000, 123 (4): 488-491.

4. Dolman PJ. Comparison of external dacryocystorhinostomy with nonlaser endonasal dacryocystorhinostomy. Ophthalmology, 2003, 110 (1): 78-84.

5. Ben Simon GJ, Joseph J, Lee S, et al. External versus endoscopic dacryocystorhinostomy for acquired nasolacrimal duct obstruction in a tertiary referral center. Ophthalmology, 2005, 112 (8): 1463-1468.

6. Yigit O, Samancioglu M, Taskin U, et al. External and endoscopic dacryocystorhinostomy in chronic dacryocystitis: comparison of results. Eur Arch Otorhinolaryngol, 2007, 264 (8): 879-885.

7. Leong SC, Karkos PD, Burgess P, et al. A comparison of outcomes between nonlaser endoscopic endonasal and external dacryocystorhinostomy: single-center experience and a review of British trends. Am J Otolaryngol, 2010, 31 (1): 32-37.

8. Mirza S, Al-Barmani A, Douglas SA, et al. A retrospective comparison of endonasal KTP laser dacryocystorhinostomy versus external dacryocystorhinostomy. Clin Otolaryngol Allied Sci, 2002, 27 (5): 347-351.

9. Walker RA, Al-Ghoul A, Conlon MR. Comparison of nonlaser nonendoscopic endonasal dacryocystorhinostomy with external dacryocystorhinostomy. Can J Ophthalmol, 2011, 46 (2): 191-195.

10. Karim R, Ghabrial R, Lynch T, et al. A comparison of external and endoscopic endonasal dacryocystorhinostomy for acquired nasolacrimal duct obstruction. Clin Ophthalmol, 2011, 5: 979-989.

11. Anijeet D, Dolan L, Macewen CJ. Endonasal versus external dacryocystorhinostomy for nasolacrimal duct obstruction. Cochrane Database Syst Rev, 2011, 1: CD007097.

12. Tsirbas A, Davis G, Wormald PJ. Mechanical endonasal dacryocystorhinostomy versus external dacryocystorhinostomy. Ophthalmic Plast Reconstr Surg, 2004, 20 (1): 50-56.

13. Tsirbas A, Wormald PJ. Mechanical endonasal dacryocystorhinostomy with mucosal flaps. Br J Ophthalmol, 2003, 87 (1): 43-47.

14. Lester SE, Robson AK, Bearn M. Endoscopic 'cold steel' versus laser dacryocystorhinostomy: completing the audit cycle. J Laryngol Otol, 2008, 122 (9): 924-927.

15. Sharma BR. Non endoscopic endonasal dacryocystorhinostomy versus external dacryocystorhinostomy. Kathmandu Univ Med J (KUMJ), 2008, 24 (6): 437-442.

16. Ibrahim HA, Batterbury M, Banhegyi G, et al.Endonasal laser dacryocystorhinostomy and external dacryocystorhinostomy outcome profile in a general ophthalmic service unit: a comparative retrospective study.Ophthalmic Surg Lasers, 2001, 32(3): 220-227.

17. Ozer S, Ozer PA.Endoscopic vs external dacryocystorhinostomy-comparison from the patients'aspect.Int J Ophthalmol, 2014, 7(4): 689-696.

18. Duwal S, Saiju R.Outcomes of external dacryocystorhinostomy and endoscopic endonasal dacryocystorhinostomy in the management of nasolacrimal duct obstruction.Nepal J Ophthalmol, 2015, 7(1): 39-46.

19. Watts P, Ram AR, Nair R, et al.Comparison of external dacryocystorhinostomy and 5-fluorouracil augmented endonasal laser dacryocystorhinostomy.A retrospective review.Indian J Ophthalmol, 2001, 49(3): 169-172.

第二节 鼻内镜下泪囊鼻腔吻合术和传统泪囊鼻腔吻合术哪个好

　　慢性泪囊炎是眼科常见病,多发于女性和老人。慢性泪囊炎由于脓液积聚,常伴有毒力强的细菌滋生,特别是肺炎双球菌和溶血性链球菌容易繁殖。脓液经常排入结膜囊,导致结膜慢性炎症;当角膜轻微外伤或进行内眼手术,就会引起匍行性角膜溃疡或眼内感染,常毁坏整个眼球。因为这种严重的潜在危险,所以必须及时治疗慢性泪囊炎。由于药物治疗无效,探通、插管效果不理想,激光治疗效果难以肯定,目前仍以手术治疗为主。泪囊鼻腔吻合术目的是把泪囊与鼻黏膜直接吻合,使分泌物和泪液由泪囊直接进入中鼻道,以消除泪囊化脓性病灶并解除溢泪现象。传统外径路泪囊鼻腔吻合术作为经典的手术方式已有110余年历史,手术时由近内眦部皮肤做切口,分离组织至泪囊窝,做骨孔,切除部分泪囊及鼻黏膜,使泪液及分泌物经由新的引流通道进入鼻腔。之后许多学者相继对其进行了多年临床实践研究和改进,使其应用广泛,疗效确定,成功率甚至达90%以上。近年来,"超微创"理念在眼科手术中得到提倡,采用鼻内镜下行内径路泪囊鼻腔吻合术/鼻腔泪囊造口术,改变了经颜面部皮肤切口入路的传统手术模式,具有无颜面部皮肤瘢痕、微创、手术径路更直接的优点。但其疗效比较,尚缺乏系统评价。本研究力求全面检索内径路和经典外路泪囊鼻腔吻合术治疗慢性泪囊炎的临床试验,运用 Meta 分析方法对两者疗效及安全性进行客观、系统评价,为治疗慢性泪囊炎提供循证证据。

一、疾病案例

　　患者女,65岁,右眼溢泪伴分泌物、视力下降4年余,加重2个月余。4年前曾诊断为"右眼泪道阻塞",给予局部点眼,疗效不佳,近2个月右眼溢泪加重、分泌物增多,视力下降明显,来院就诊。眼部检查:视力:右眼0.1,矫正难以提高;左眼矫正视力0.6。眼压 Tn。右眼结膜充血,角膜透明,前房深度可,瞳孔圆直径约3mm大小,对光反射存在。晶状体混浊。眼内检查窥不清。冲洗右眼泪道检查:右眼上下泪小管均可达骨壁,冲洗可见大量黄色脓液溢出,无液达咽。诊断:右眼慢性泪囊炎、右眼白内障。

二、提出问题

　　患者诊断明确,需先行泪道手术后再行白内障手术治疗,关键是应该选择鼻内镜下内径路泪囊鼻腔吻合术还是传统经外径路泪囊鼻腔吻合术? 为了回答这个问题,需要进行证据检索和评价,然后在此基础上进行临床决策。

三、证据检索和评价

(一) 资料与方法

1. 一般资料

(1)检索文献的纳入标准:①国内外公开发表的关于传统鼻腔泪囊吻合术与鼻内镜下鼻腔泪囊造口术或鼻腔泪囊吻合术治疗慢性泪囊炎的比较研究;②文献要求有全文;③有关于手术治疗慢性泪囊炎效果的指标(治愈、有效、无效);④研究类型为随机临床试验;⑤能够提取足够数据。

(2)排除标准:①未公开发表或只有摘要的研究;②重复发表的研究;③发表语言为中、英文以外语种的研究;④无疗效判定标准的研究。

(3)文献资料筛选与提取:有效检索文献的相关信息,包括第一作者、受试对象眼数、传统鼻腔泪囊吻合术与鼻内镜下鼻腔泪囊造口术治疗慢性泪囊炎治愈人数、无效人数,受试者年龄、性别构成、病程、随访时间、分组方法。文献检索、纳入质量评价及数据提取等过程由两名研究者独立完成,如果遇到分歧,则通过讨论解决或者请第三人仲裁。通过阅读全文确定研究的关联性明确是否纳入。

(4)纳入研究疗效判定标准:①治愈:溢泪、溢脓症状消失,泪道冲洗通畅;②好转:仍有溢泪、溢脓症状,泪道加压冲洗通畅;③无效:造口闭锁,仍溢泪溢脓,泪道冲洗不通畅。

(二) 方法

1. 文献检索 检索中文数据库和外文数据库。检索年限从各数据库建库至 2016 年 4 月。中文文献检索中国知网数据库、万方数据库、维普中文期刊数据库。外文文献检索 EMBASE、PubMed 和 Cochrane 图书馆。中外文文献检索都采用了主题词和自由词结合的方式进行检索。中文检索词包括:中文期刊检索词包括鼻腔泪囊吻合术、泪囊鼻腔吻合术/鼻腔泪囊造口术、慢性泪囊炎、鼻内镜。索词策略为:DCR or dacryocystorhinostomy and external;endonasal or endoscopic;dacryocystitis。并以所有检出文献的参考文献作为补充,将查阅文献及手工检索作为补充。

将检索文献进行查重,通过阅读题目和摘要确定相关性,不能明确是否纳入者,通过阅读全文来确定。文献检索、筛选以及数据提取工作由两位研究者独立完成,如遇分歧,则通过讨论解决或者请第三人仲裁。对确定纳入的文献按预先设计的表格提取资料,主要包括纳入眼数、受试者平均年龄、随访时间、术后泪道通畅程度、溢泪改善状况,术后有无分泌物,术后泪道再阻塞率与失败率等。

2. 统计学方法 采用 Review Mangager5.2.0 软件,分类变量采用优势比(OR)及 95% 可信区间(CI);连续性变量采用加权均数差(WMD)及其 95%CI,以 $P<0.05$ 为差异有统计学意义。采用 I^2 检验进行异质性评估,若异质性检验的结果为 $P \geq 0.10$ 及 $I^2<50\%$ 时,多个独立研究具有同质性,可选择固定效应模型;若异质性检验的结果为 $P<0.10$ 及 $I^2 \geq 50\%$ 时,多个研究存在异质性,可选择随机效应模型。

(三) 结果

1. 文献检索与质量评价 文献检索筛选流程见图 15-2-1,共有 24 篇纳入研究(表 15-2-1)。

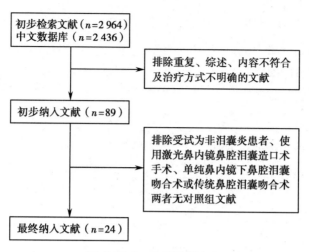

图 15-2-1 文献检索流程

表 15-2-1 研究中各纳入文献的基本情况

研究小组 (第一作者)	时间 (年份)	研究 类型	鼻内镜下内路组 / 眼				传统外路组 / 眼				随访 时间 / 月
			治愈	有效	无效	全部	治愈	有效	无效	全部	
J Hartikainen[1]	1998	RCT	24	—	—	32	29	—	—	32	12
姚小春[2]	2000	RCT	22	23	1	24	25	26	2	28	≥ 5
Cakkeser[3]	2000	RCT	45	—	—	51	71	—	—	79	6~48
李春晖[4]	2003	RCT	65	71	3	74	58	65	5	70	6
Dolman[5]	2003	RCT	179	187	14	201	138	141	12	153	12~48
张矛[6]	2004	RCT	23	25	1	26	32	36	3	39	≥ 12
Ben simon GJ[7]	2005	RCT	72	—	—	86	63	—	—	90	3
吕红彬[8]	2006	RCT	—	41	5	46	—	62	5	67	12
Ozgur Yigit[9]	2007	RCT	44	45	4	49	42	45	1	46	12
邓志峰[10]	2007	RCT	42	50	5	55	45	52	3	55	—
席婕[11]	2009	RCT	242	267	1	268	58	72	4	76	6~24
廖海石[12]	2009	RCT	21	27	2	29	18	19	1	20	6
宁晓阳[13]	2009	RCT	44	47	1	48	42	45	1	46	6~9
方剑峰[14]	2010	RCT	—	32	1	33	—	29	2	31	12
李刚[15]	2010	RCT	21	27	3	30	19	28	2	30	12
唐康[16]	2010	RCT	36	—	—	48	37	—	—	48	12.8
Leong[17]	2010	RCT	25	—	—	35	33	—	—	35	30
Randy walker[18]	2011	RCT	41	—	—	46	50	—	—	56	—
Karim R[19]	2011	RCT	86	—	—	105	81	—	—	100	—

续表

研究小组 (第一作者)	时间 (年份)	研究 类型	鼻内镜下内路组 / 眼				传统外路组 / 眼				随访 时间 / 月
			治愈	有效	无效	全部	治愈	有效	无效	全部	
吕俊[20]	2014	RCT	70	74	3	77	68	73	4	77	12
朱建光[21]	2014	RCT	56	60	0	60	55	60	0	60	—
谈群华[22]	2015	RCT	47	56	4	60	48	58	2	60	—
农珍华[23]	2016	RCT	42	—	—	58	29	—	—	54	—
冯先权[24]	2016	RCT	28	38	2	40	29	37	3	40	—

注:RCT:随机对照试验;—未明确显示

2. Meta 分析

(1)两种术式治愈率比较:共有 24 项研究对鼻内镜下内路组与传统外路组治疗慢性泪囊炎治愈率进行比较,两者无显著性差异(OR=1.02,95%CI:0.99~1.06,P=0.21)(图 15-2-2)。

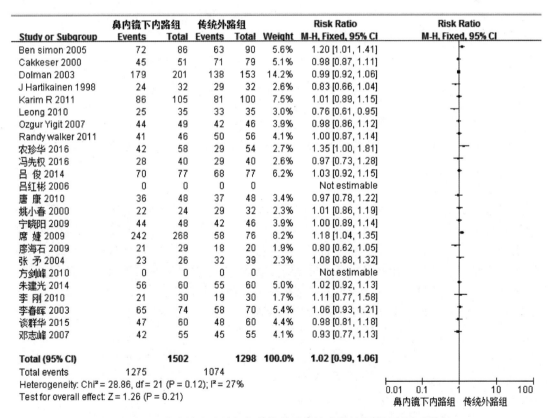

图 15-2-2　鼻内镜下内路组与传统外路组治疗慢性泪囊炎治愈率比较

(2)两种术式有效率比较:共有 16 项研究对鼻内镜下内路组与传统外路组治疗慢性泪囊炎有效率进行比较,两者无显著性差异(OR=1.01,95%CI:0.99~1.03,P=0.42)(图 15-2-3)。

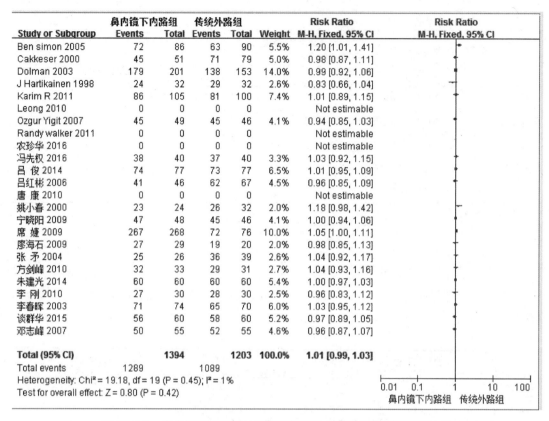

图 15-2-3 鼻内镜下内路组与传统外路组治疗慢性泪囊炎有效率比较

(3)两种术式无效率比较:共有16篇文献对鼻内镜下内路组与传统外路组治疗慢性泪囊炎的无效率进行比较,两者差异无显著性(OR=1.00,95%CI:0.94~1.06,P=0.93)(图 15-2-4)。

四、临床实践决策

综上所述,从纳入研究的结果分析,鼻内镜和传统的泪囊鼻腔吻合术两种术式远期疗效均较好,两者的总有效率无显著性差异。鼻内镜下泪囊鼻腔吻合术失败的患者,多因泪囊窝及泪囊较小,易生长肉芽瘢痕所致。而传统的泪囊鼻腔吻合术失败的原因多为不能同时发现和处理鼻腔病变或开口位置过高,粘连所致。因此,应根据患者的病情和对手术的接受程度、术者的手术经验以及可利用的手术资源来合理选择手术方式。

外路泪囊鼻腔吻合术(DCR)长期被认为是临床治疗鼻泪管阻塞和慢性泪囊炎的金方法,外路DCR手术操作的优点是通过皮肤切口,手术视野大,术区暴露充分,便于解剖结构辨认与手术操作,DCR经过多年实践与改进,在临床应用广泛且疗效确切,从而能更好地设计骨窗的位置和大小。但因主要缺点在于皮肤瘢痕影响外观以及内眦韧带和邻近眼轮匝肌结构改变可引起泪液泵功能异常。

近年来随着鼻内镜外科技术在鼻眼相关疾病手术中的应用,鼻内镜下经鼻DCR取代外路DCR似乎成为一种趋势,虽然对术者技术水平要求高、学习曲线长、手术设备昂贵、手术费用高等缺点。鼻内镜下泪囊鼻腔吻合术更符合微创手术的要求,优点在于可避免皮肤切口瘢痕和可同时处理鼻部病变等,不破坏内眦韧带和邻近眼轮匝肌结构改变,避免引起泪液

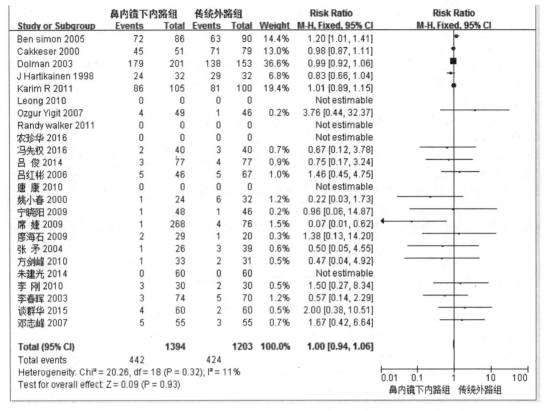

图 15-2-4　鼻内镜下内路组与传统外路组治疗慢性泪囊炎的无效率比较

泵功能异常。对于合并相关鼻腔如中鼻甲过度肥大、鼻中隔明显偏曲、合并严重鼻窦炎或鼻息肉等病变、泪囊炎急性发作或外路 DCR 术后复发等病例,应用鼻内镜下经鼻 DCR 将更具明显优势。

(庆惠玲)

参 考 文 献

1. J Hartikainen,R Grenman,P Puukka,et al.Prospective randomized comparison of external dacryocystorhinostomy and endonasal laser dacryocystorhinostomy.Ophthalmology,1998,105:1106-1113.

2. 姚小春,熊秀兰,刘小苓.鼻内窥镜下鼻腔泪囊造口术与鼻腔泪囊吻合术对比观察.眼外伤职业眼病杂志.附眼科手术,2000,22(4):473-474.

3. Cokkeser Y,Erereklioglu C,Er H.Comparative external versus endoscopic dacryocystorhinostomy results in 115patients(130eyes).Otolaryngol Head Neck Surg,2000,123(4):488-491.

4. 李春晖,马忠恕,何昆.鼻内窥镜下鼻内径路鼻腔泪囊造口术治疗慢性泪囊炎.吉林大学学报(医学版),2003,29(6):829-830.

5. Dolman PJ.Comparison of external dacryocystorhinostomy with nonlaser endonasal dacryocystorhinostomy.Ophthalmology,2003,110:78-84.

6. 张矛,王永军,戈伟中.鼻腔泪囊吻合术与鼻内窥泪囊镜造孔术的疗效对比分析.现代医药卫生,2004,24(20):2647.

7. Ben Simon GJ,Joseph J,Lee S,et al.External vepsus endoscopic dacryocystorhinostomy for acquired

nasolacrimal duct obstruction in a tertiary referral center.Ophthalmology,2005,112：1463-1468.

8. 吕红彬,张勤修,罗清礼.经鼻内镜下鼻腔泪囊吻合术与传统泪囊鼻腔吻合术的比较.中国内镜杂志,2006,12：225-227.

9. Ozgur Yigit,Mehmet Samancioglu,Umit Taskin,et al.External and endoscopic dacryocystorhinostomy in chronic dacryocystitis：comparison of result.European Archives of Oto-Rhino-Laryngology,2007,264：879-885.

10. 邓志峰,陶春蕾,张洪娟.鼻腔泪囊吻合术与鼻内窥镜鼻腔泪囊造口术的临床探讨.菏泽医学专科学校学报,2007,2：4-5.

11. 席婕,崔玮.鼻内窥镜下鼻腔泪囊造口术与鼻腔泪囊吻合术治疗慢性泪囊炎50例.陕西医学杂志,2009,38(4)：499.

12. 廖海石,林云雁,林柏洪,等.鼻内镜下鼻腔泪囊造孔术与传统泪囊鼻腔吻合术的比较.河北医学,2009,15(9)：1054-1056.

13. 宁晓阳.鼻内镜下鼻腔泪囊造孔术与传统鼻腔泪囊吻合术的比较.四川医学,2009,30(9)：1451-1452.

14. 方剑峰,张业顶,胡晓耘.鼻内镜下鼻腔泪囊造孔术与传统泪囊鼻腔吻合术的比较.临床眼科杂志,2010,18(5)：446-447.

15. 李刚.内镜下鼻腔泪囊吻合术治疗慢性泪囊炎的疗效分析.海南医学院学报,2010,16(5)：596-597.

16. 唐康,黄胜.三种术式治疗慢性泪囊炎临床疗效对比研究.临床眼科杂志,2011,19(2)：165-167.

17. SC Leong,PD Karkos,P Burgess,et al.A comparison of outcomes between nonlaser endoscopic endonasal and external dacryocystorhinostomy：single-center experience and a review of British trends.American Journal of Otolaryngology,2010,31(31)：32-37.

18. Randy A.Walker,A Al-Ghoul,MR Conlon.Comparison of nonlaser nonendoscopic endonasal dacryocystorhinostomy with external dacryocystorhinostomy.Canadian Journal of Ophthalmology,2011,46(2)：191-195.

19. Karim R,Ghabrial R,Lynch T,el al.A comparison of external and endoscopic endonasal dacryocystorhinostomy for acquired nasolacrimal duct obstruction.Clin Ophthalmol,2011,5：979-989.

20. 吕俊.泪囊鼻腔吻合术与鼻内镜下鼻腔泪囊造孔术治疗慢性泪囊炎的临床疗效比较.现代诊断与治疗,2014,6：1358-1359.

21. 朱建光,杨国庆.外路鼻腔泪囊吻合术与鼻内窥镜下鼻腔泪囊吻合术治疗慢性泪囊炎效果对比研究.解放军医药杂志,2015,8：72-74.

22. 谈群华.鼻内镜下鼻腔泪囊造孔术与鼻腔泪囊吻合术治疗慢性泪囊炎的疗效.中外医学研究,2015,13(7)：45-47.

23. 农珍华.鼻内镜下鼻腔泪囊造孔术与鼻腔泪囊吻合术治疗慢性泪囊炎的疗效.实用临床医学,2016,17(2)：56-57.

24. 冯先权,冯国权,李少华.鼻内镜下鼻腔泪囊造孔术和鼻腔泪囊吻合术在治疗慢性泪囊炎中的优劣差异.齐齐哈尔医学院学报,2016,37(4)：433-434.

第十六章

葡萄膜炎

第一节　葡萄膜炎总论

葡萄膜又称色素膜、血管膜，包括虹膜、睫状体及脉络膜。由于葡萄膜富于血管，且血流缓慢，各种致病微生物容易停留其中引起感染性炎症。此外，葡萄膜参与了许多自身免疫反应，葡萄膜组织既可能是抗原又可能是靶细胞。

葡萄膜炎也可以累及邻近组织，包括视网膜、视神经和玻璃体等[1]。葡萄膜炎在美国患病率为 204/10 万、发病率为 17/10 万，在德国发病率为 (15~28)/10 万，在法国发病率为 17/10 万，在荷兰发病率为 19.6/10 万；估算我国葡萄膜炎患者至少 300 万[2]。葡萄膜炎是一种世界范围内的致盲性眼病，致盲率为 1.1%~9.2%[3]，在美国约占 10% 的法定盲，而在发展中国家，这一比例约 25%[4,5]。葡萄膜炎的发病可以贯穿各年龄人群，世界范围内的统计数据显示，平均发病年龄为 (38±5) 岁[6]。根据受累的解剖位置分为前、中间、后和全葡萄膜炎 4 种类型，国人的大样本研究显示其比例为 44.98%、43.66%、6.43% 和 4.94%[7]。其中不能确定病因或归于特定类型的占 42.09%[7]。日本学者将 2010—2012 年某医院的葡萄膜炎比例与 2004—2009 年进行对比，发现眼内恶性淋巴瘤、细菌性眼内炎和慢性虹膜睫状体炎的比例上升[8]。

基于病理特征的显著不同，葡萄膜炎可以被分为肉芽肿性和非肉芽肿性。这两种类型的葡萄膜炎在病因、表现、并发症、预后和治疗上都有很大差别。主要包含巨噬细胞的羊脂状角膜后沉着物（KP）、Koeppe（瞳孔缘的肉芽肿）和 Busacca（虹膜基质肉芽肿）结节、大的玻璃体"雪球"（玻璃体里成簇的巨噬细胞和淋巴细胞）、视网膜血管"蜡滴"样改变（沿着血管壁的炎性渗出）和脉络膜肉芽肿是典型的肉芽肿性葡萄膜炎改变。可以引起肉芽肿性葡萄膜炎的病因包括结节病、交感性眼炎、Vogt-Koyanagi-Harada 综合征、多发性硬化等，也包括诸多感染性因素，例如麻风分枝杆菌、结核分枝杆菌、梅毒螺旋体、弓形虫、弓蛔虫、Lyme 病、猫抓病、钩端螺旋体、布鲁氏菌、锥体虫、组织胞质菌、曲霉菌、酵母菌等。典型的非肉芽肿性葡萄膜炎则不包括上述表现，主要为尘状 KP，病程表现较急，关节炎伴发的葡萄膜炎常表现为非肉芽肿性。肉芽肿性葡萄膜炎主要为细胞免疫，而非肉芽肿性葡萄膜炎主要为体液免疫。

葡萄膜炎可以引起一系列眼内并发症，其中常见影响视力的有角膜带状变性[9]、并发性白内障[10]、继发性青光眼[11]、黄斑水肿[12]、视网膜前膜[13]、脉络膜新生血管[14]。

由于葡萄膜炎的种类繁多，每种亚类的发病率较低，因此组织多中心随机对照试验难度较大。以合并葡萄膜炎的白内障患者是否术中植入人工晶状体为例，未见前瞻性的随机对照试验，基本均为小样本、非对照的回顾性报道。以"uveitis"和"controlled"两个关键词进行检索，逐条考察，可以发现以下较高质量的对照研究（表 16-1-1）：

葡萄膜炎可以根据病因分为三类，感染性葡萄膜炎、自身免疫因素所致葡萄膜炎、伪装综合征（如恶性肿瘤等引起）。实验室检测可以为葡萄膜炎的诊断提供有力的证据，后面的章节将就实验室检测进行分别简述。

表 16-1-1　葡萄膜炎研究领域内部分高质量的对照研究

研究者及年代	研究类型	样本量	研究地点	GRADE证据分级	GRADE推荐强度	研究主题
Dick, et al, 2013[15]	多中心双盲RCT	274	英国	A	2	Secukinumab 治疗非感染性葡萄膜炎
Felix, et al, 2014[16]	双盲 RCT	95	巴西	B	1	磺胺甲噁唑预防弓形虫脉络膜视网膜炎复发
Allegri, et al, 2014[17]	双盲 RCT	46	意大利	B	1	吲哚美辛滴眼液治疗葡萄膜炎黄斑水肿
Mackensen, et al, 2014[18]	RCT	19	德国	B	1	皮下注射干扰素对比甲氨蝶呤治疗葡萄膜炎继发黄斑水肿
Tranos, et al, 2006[19]	RCT	23	英国	B	1	玻璃体切割治疗慢性葡萄膜继发黄斑水肿
Smith, et al, 2005[20]	双盲 RCT	12	美国	B	2	Etanercept 治疗幼年特发性关节炎葡萄膜炎
Loteprednol Etabonate US Uveitis Study Group, 1999[21]	多中心双盲RCT	245		A	1	氯替泼诺滴眼液对比醋酸泼尼松龙滴眼液治疗急性前葡萄膜炎
The Herpetic Eye Disease Study Group, 1996[22]	多中心双盲RCT	50	美国	A	2	口服阿昔洛韦对单疱病毒所致虹膜睫状体炎的必要性
Sand, et al, 1991[23]	RCT	49	丹麦	A	1	吲哚美辛滴眼液治疗急性前葡萄膜炎
Yazici, et al, 1990[24]	多中心双盲RCT	53	土耳其	A	1	硫唑嘌呤治疗 Behçet 病

（卢　弘　陶　勇）

参 考 文 献

1. Darrell RW, Wagener HP, Kurland LT.Epidemiology of uveitis.Incidence and prevalence in a small urban community.Arch Ophthalmol, 1962, 68：502-514.

2. 杨培增. 我国葡萄膜炎的诊治水平亟待提高. 中华眼科杂志, 2002, 38(4):193-195.

3. 刘雪霞. 葡萄膜炎的病因及治疗进展. 中华眼科医学杂志(电子版), 2014, 4(1):39-42.

4. Nussenblatt RB.The natural history of uveitis.Int Ophthalmol, 1990, 14(5-6):303-308.

5. Dandona L, Dandona R, John RK, et al.Population based assessment of uveitis in an urban population in southern India.Br J Ophthalmol, 2000, 84(7):706-709.

6. Abdulaal MR, Abiad BH, Hamam RN.Uveitis in the Aging Eye：Incidence, Patterns, and Differential Diagnosis.J Ophthalmol, 2015, 2015：509456.

7. 杨培增, 张震, 王红, 等. 葡萄膜炎的临床类型及病因探讨. 中华眼底病杂志, 2002, 18(4):253-255.

8. Nakahara H, Kaburaki T, Tanaka R, et al.Frequency of Uveitis in the Central Tokyo Area(2010-2012).Ocul Immunol Inflamm, 2016：1-7.

9. Schumann M.Band shaped corneal degeneration in uveitis of children.Klin Monbl Augenheilkd, 1970, 156(2): 244-248.

10. Mehta S, Kempen JH.Cataract surgery in patients with uveitis.Int Ophthalmol Clin, 2015, 55(3):133-139.

11. Munoz-Negrete FJ, Moreno-Montanes J, Hernandez-Martinez P, et al.Current Approach in the Diagnosis and Management of Uveitic Glaucoma.Biomed Res Int, 2015, 2015：742792.

12. Fardeau C, Champion E, Massamba N, et al.Uveitic macular edema.Eye(Lond), 2016.

13. Abu Samra K, Maghsoudlou A, Roohipoor R, et al.Current Treatment Modalities of JIA-associated Uveitis and its Complications：Literature Review.Ocul Immunol Inflamm, 2016：1-9.

14. D'Ambrosio E, Tortorella P, Iannetti L.Management of uveitis-related choroidal neovascularization：from the pathogenesis to the therapy.J Ophthalmol, 2014, 2014：450428.

15. Dick AD, Tugal-Tutkun I, Foster S, et al.Secukinumab in the treatment of noninfectious uveitis：results of three randomized, controlled clinical trials.Ophthalmology, 2013, 120(4):777-787.

16. Felix JP, Lira RP, Zacchia RS, et al.Trimethoprim-sulfamethoxazole versus placebo to reduce the risk of recurrences of Toxoplasma gondii retinochoroiditis：randomized controlled clinical trial.Am J Ophthalmol, 2014, 157(4):762-766 e761.

17. Allegri P, Murialdo U, Peri S, et al.Randomized, double-blind, placebo-controlled clinical trial on the efficacy of 0.5% indomethacin eye drops in uveitic macular edema.Invest Ophthalmol Vis Sci, 2014, 55(3):1463-1470.

18. Mackensen F, Jakob E, Springer C, et al.Interferon versus methotrexate in intermediate uveitis with macular edema：results of a randomized controlled clinical trial.Am J Ophthalmol, 2013, 156(3):478-486 e471.

19. Tranos P, Scott R, Zambarakji H, et al.The effect of pars plana vitrectomy on cystoid macular oedema associated with chronic uveitis：a randomised, controlled pilot study.Br J Ophthalmol, 2006, 90(9):1107-1110.

20. Smith JA, Thompson DJ, Whitcup SM, et al.A randomized, placebo-controlled, double-masked clinical trial of etanercept for the treatment of uveitis associated with juvenile idiopathic arthritis.Arthritis Rheum, 2005, 53(1):18-23.

21. Controlled evaluation of loteprednol etabonate and prednisolone acetate in the treatment of acute anterior uveitis.Loteprednol Etabonate US Uveitis Study Group.Am J Ophthalmol, 1999, 127(5):537-544.

22. A controlled trial of oral acyclovir for iridocyclitis caused by herpes simplex virus.The Herpetic Eye Disease

Study Group.Arch Ophthalmol,1996,114(9):1065-1072.

23. Sand BB,Krogh E.Topical indometacin,a prostaglandin inhibitor,in acute anterior uveitis.A controlled clinical trial of non-steroid versus steroid anti-inflammatory treatment.Acta Ophthalmol(Copenh),1991,69(2):145-148.

24. Yazici H,Pazarli H,Barnes CG,et al.A controlled trial of azathioprine in Behcet's syndrome.N Engl J Med,1990,322(5):281-285.

第二节　葡萄膜炎的实验室检测

一、眼内淋巴瘤

眼内淋巴瘤有两种来源,一种是起源于中枢神经系统,和/或视网膜,另一种是来自中枢神经系统以外的转移[1],脉络膜是系统转移性淋巴瘤最常见的转移部位。绝大部分眼内淋巴瘤为非霍奇金淋巴瘤,弥漫大B细胞[2]。

根据美国国立癌症研究所的数据,原发性中枢神经系统淋巴瘤的发病率由1973—1983年的(0.027~0.075)/10万,提高到1990年的1/10万[3,4]。

(一)组织细胞活检

活检取得细胞学和组织学证据,是确诊眼内淋巴瘤的重要手段[5,6]。大B细胞淋巴瘤的细胞特征为胞质少,嗜碱性、核浆比升高,细胞核可呈多叶状、圆形、卵圆形、咖啡豆形或三叶草状,染色质粗,有多个或单个明显核仁。结合特征性的细胞标记物免疫组织化学染色(例如CD19,CD20,lambda和kappa等为B细胞标记物,CD3为T细胞标记物),可以帮助鉴定淋巴瘤的类型。通过特征性地鉴定细胞表面抗原,细胞免疫学检查可以将单纯细胞学分析的阳性率从30%提高至70%[7]。

个别报道采用房水进行细胞涂片[8]检查,玻璃体标本的获取可以通过玻璃体液抽吸或者经睫状体平坦部玻璃体切割[5]。有时可能需要多次活检才能获得明确的病理性诊断证据[9~11]。玻璃体活检标本需要被快速送至实验室进行分析[5,12],淋巴细胞在60分钟后就会出现形状退变,如果转运时间要超过60分钟,则可使用保存液[10,12]。在一部分病例,细胞数量稀少是激素治疗结果所致,可以考虑在取玻璃体标本前2周停止激素治疗[12]。

如果玻璃体活检得到阴性结果,而中枢神经系统受累,可以考虑脑部活检。如果存在视网膜下的病灶,可以通过内路进行视网膜切开,或者抽吸[13,14]获得活检标本。视网膜下肿物由大量坏死组织构成,因此理想的活检标本应从深层进行取出,也即接近脉络膜毛细血管层[15]。也有报道经巩膜通路活检[16]。如果为盲眼,疼痛,保守治疗无效,可以考虑直接进行眼球摘除取得病理标本[17]。

如果MRI检查显示颅内有病灶,同时有眼部损害,可通过腰穿进行脑脊液检查,如能有淋巴瘤细胞阳性发现,则没有太多必要再进行眼部组织活检。

当细胞量比较稀少时,通过细胞形状和表面标记物进行免疫细胞组织化学鉴定淋巴瘤细胞会比较困难[7,18]。利用流式细胞仪,可以使用多种单克隆抗体同时对可疑淋巴瘤细胞进行更大范围的监测[19]。但如果细胞量过少,也无法利用流式细胞仪进行检查。Rodriguezon等用流式细胞仪成功验证了2例细胞学检查发现眼内淋巴瘤的患者[20]。

需要注意的是,表达CD68的玻璃体细胞可能会造成干扰[21]。

(二)细胞因子检查

IL-10 是恶性 B 淋巴细胞生长和分化因子[22,23],在 B 细胞来源的原发性眼内淋巴瘤和原发性中枢神经系统淋巴瘤存在的情况下升高。IL-6 在炎症状态下会升高[24]。在未稀释的房水或玻璃体液中,IL-10>150pg/ml 对于 B 细胞来源的原发性眼内淋巴瘤具有诊断价值[25]。房水中升高的 IL-10 对于鉴定淋巴瘤的敏感性为 89%,特异性为 93%,建议作为筛查实验[26]。同时检测 IL-6 和 IL-10 的浓度值,进行 IL-10/IL-6 的计算,如果比值 >1.0,对于原发性眼内淋巴瘤的鉴定敏感性为 74%~88%,特异性为 75%~85%[27,28]。举例如下图(图 16-2-1)。

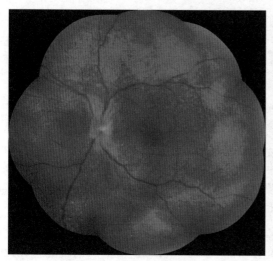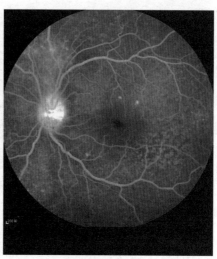

图 16-2-1 患者左眼多发脉络膜黄色斑点,荧光造影上显示为斑驳样弱荧光。
检测玻璃体液 IL-6 88.33pg/ml,IL-10 888.44pg/ml,IL-10/IL-6>1

(三)基因重排

淋巴细胞从原始的胚系构型到分化成熟,其抗原受体(*Ig* 和 *TCR*)基因通过基因重排而形成有功能的基因。一个 T 或 B 细胞或其克隆性后代,均只含有一种独特的分子遗传学标记。一旦某一克隆的淋巴细胞发生恶性变化,即可呈现特异的基因重排[29]。利用特定的引物对其基因进行扩增,当将扩增产物进行凝胶电泳时,多克隆淋巴细胞将产生一片弥漫条带(见于反应性增生),而单克隆性性增生的淋巴细胞则出现一明显条带(见于恶性淋巴瘤)。

有研究报道采用 PCR 的方法对系统性 B 细胞淋巴瘤和原发性眼内淋巴瘤检查,结果提示 *IgH* 基因重排和 *bcl-2* 原癌基因易位[30~32]。如果恶性细胞太少,可以同时采用显微镜下可疑恶性细胞分离结合 PCR 扩增的方法进行鉴定[33]。陈教授等采用这种方法,发现所有证实为原发性眼内淋巴瘤的患者均存在 *IgH* 基因的 CDR3 区域基因重排[34]。显微镜下分离需要至少 15 个异常淋巴细胞进行后续的 PCR 反应[32]。对于 B 细胞淋巴瘤,基因重排区域为 *IgH*(immunoglobulin heavy chain,免疫球蛋白重链),而对于 T 细胞淋巴瘤,基因重排区域为 *TCR*(T-cell receptor,T 细胞受体基因)[35]。但也有例外情况,例如 Maruyama 等报道了一例原发性 NK-T 淋巴细胞瘤,*IgH* 基因重排阳性,而 *TCR* 基因重排阴性[36]。

Wang 等[28]进行了三种方法检测原发性玻璃体视网膜淋巴瘤的比较,结果如表 16-2-1 所示。

表 16-2-1 基因重排、细胞学分析、细胞因子检查对于眼内淋巴瘤的诊断价值比较

检测方法	敏感性	特异性	阳性预测值	阴性预测值
IgH/TCR 基因重排	1	0.99	0.99	1
细胞学分析	0.81	0.99	0.99	0.81
IL-10/IL-6 比值	0.88	0.85	0.95	0.71

二、眼内炎

感染性眼内炎表现为眼内组织和液体的显著炎症反应。感染病原可以是来自外界环境，也可以是系统性疾病通过血运播散至眼内。一般认为有 4 种原因：①手术途径；②眼外伤；③内源性；④其他（如感染性角膜炎）[37]。开放性眼外伤中，3%~17% 发生感染性眼内炎[38,39]。

(一) 涂片染色显微镜下观察

收集前房水或玻璃体液，进行涂片，采用 Gram 染色查找细菌，Giemsa 染色查找菌丝或者孢子，显微镜下进行观察，此种方法的阳性率较低，与观察人员的技术水平有直接关系，优点在于较微生物培养而言，可以更快地得到结果（特别是相对于真菌培养而言）。中山大学眼科中心肖启国教授等收集 127 例外源性化脓性眼内炎资料后分析得出，涂片检查阳性率为 22.05%[40]。天津的马医师等报道，感染性眼内炎患者眼内液中的多形核细胞的数量和比例明显更多，这一点可以作为眼内炎早期诊断的提示性证据之一[41]。

(二) 微生物培养

玻璃体标本较房水标本培养更加准确和可靠[42~44]。在 Sandvig 等人的报道中，房水微生物培养阴性的眼内炎患者中，48% 的玻璃体液中有阳性的微生物生长[45]。同样，国人研究也重复了类似结果：3 例房水中未检测出微生物的眼内液患者，玻璃体液却有阳性发现；而所有玻璃体液检测阴性的眼内液患者，却无一例有房水阳性结果[41]。为了确定病原，玻璃体抽液和诊断性玻璃体切割常被用于取材[46~48]，但玻璃体切割的培养阳性率高于玻璃体抽液（92%：44%）[49]。可能的解释原因之一是玻璃体切割的标本更接近视网膜表面[46]。

内源性眼内炎患者的诊断也可以依赖于血培养。需要注意的是，内源性眼内炎可以发生于没有全身感染灶的患者[50]。此外，阴性血培养结果并不能除外内源性眼内炎。在一项研究中，同一批眼内炎患者，87% 患者眼内液微生物培养阳性，而只有 33% 血培养阳性[51]。如果可疑内源性眼内炎患者的玻璃体液微生物培养阴性，就要特别注意对眼外的感染性病灶进行鉴定，有文献报道内源性眼内炎的确诊有 21%~100% 来源于眼外感染性病原的确定[49,52,53]。

(三) 分子生物学检查

实时定量 PCR 被用于鉴定眼内炎病例的细菌[54,55]和真菌[56,57]。这种方法的优势在于快速检测（90 分钟以内），较培养有更佳的检测结果（因为不用担心微生物培养中的污染所造成的假阳性问题）。分子检测的敏感性更高[58]。欧洲多中心研究对 16 600 例白内障手术后的 29 例眼内炎患者进行微生物培养和 PCR 两种方法检测，发现 PCR 将病原检测阳性的例数由 14 例提高至 20 例[59]。日本学者的研究结果发现，19 例眼内炎患者中 18 例可以被 PCR 检测出，而只有 10 例培养阳性[60]。而即使是 PCR，玻璃体液检测出病原的比例也大幅高于房水：前者为 95% 以上，而后者只有 48%[55]。该方法主要的缺陷在于不能进行药敏试验[53]。

三、病毒性视网膜炎

病毒感染是常见的视网膜炎症原因之一,通过检测眼内液的病毒抗原,可以对诊断起到至关重要的决定性作用。例如通过 PCR 法检测 HSV-1,HSV-2 或 VZV,或者通过检测 HSV 或 VZV 抗体的 Goldmann-Witmer 系数,已经被最新的急性视网膜坏死诊断标准所纳入(图 16-2-2)[61]。此外,主要发生于免疫缺陷患者的进行性外层视网膜坏死(progressive outer retinal necrosis,PORN)的实验室证据为眼内液的 VZV 检测[62]。同样,巨细胞病毒性视网膜炎的诊断也很大程度上依赖于眼内液中检测出 CMV 抗原,一般采用 PCR 法[63,64]。

对于一些较少见的病毒源性脉络膜视网膜病变,文献报道主要是进行血清学抗体检查。例如西尼罗河病毒所致脉络膜视网膜病变,最常用的实验室方法为采用 ELISA 方法检测西尼罗河病毒 IgM 抗体。麻疹病毒所致脉络膜视网膜病变的实验室检查主要来自于脑脊液和血浆中产生的麻疹病毒 IgG 抗体。

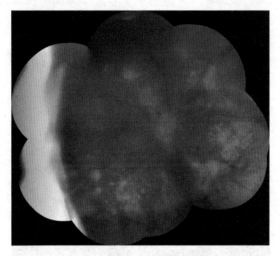

图 16-2-2 患者右眼多发视网膜灰白坏死灶,伴视网膜出血,视盘水肿,检测房水 VZV-DNA 9.52×10^6 拷贝 /ml,VZV 抗体 36 605.5U/ml,总 IgG 356.7ng/ml,血清测 VZV 抗体 2 095.81U/ml,总 IgG 12 997.5ng/ml,VZV 抗体的 Goldmann-Witmer 系数 636.43,诊断为急性视网膜坏死

四、眼弓蛔虫病

眼弓蛔虫病是由弓蛔虫的蚴侵入眼部各组织所引起的寄生虫病,是由摄入弓蛔虫卵污染的食物所引起的。常见于单眼发病的儿童。

(一) 血常规检查

临床发现患者白细胞严重升高,嗜酸性粒细胞占升高的白细胞中总量的 50%~90%[65]。白细胞的升高可持续数月至数年[66]。这种方法虽然简单快速,但缺乏特异性,而且易出现假阳性病例[67]。此外,人弓蛔虫病分为两种类型,一种为内脏型(如肝脏等),另一种为眼部型,前者常有特征性的血嗜酸性粒细胞升高,而后者因为仅累及眼部组织,血嗜酸性粒细胞升高并不显著发生[68]。因此,该检查多用于辅助诊断。

(二) 血清学检查

通过 ELISA 检查弓蛔虫抗体适合于内脏型弓蛔虫病,而不是非常适合于眼弓蛔虫病。许多不同中心的作者报道,即使是很少倍数的浓度稀释去检测血清弓蛔虫抗体,也有许多临床表现很典型的眼弓蛔虫病患者不能检测出来。Stewart 等报道了 22 例眼弓蛔虫病患者资料,发现 50% 有阳性血清学 ELISA 检测弓蛔虫抗体结果,36% 为阴性,14% 结果未明[69]。检测血清弓蛔虫抗体的一个很重要的意义在于,如果该患者所在人群的总体弓蛔虫感染率很低(血清弓蛔虫抗体阳性率低),检测出阳性血清弓蛔虫抗体对于眼弓蛔虫病有提示意义[68]。

(三) 眼内液抗体检测

包括房水和玻璃体液在内的眼内液检测弓蛔虫抗体是比较有信服力的检查。Alabiad 等报道了一例血清弓蛔虫抗体阴性的后葡萄膜炎患者,经过抗生素和抗炎治疗无效,经前房水穿刺化验证实眼弓蛔虫病抗体阳性。眼内液 IgE 的浓度高于血清 IgE 浓度也有很好的提示意义。病例举例如图 16-2-3 所示。

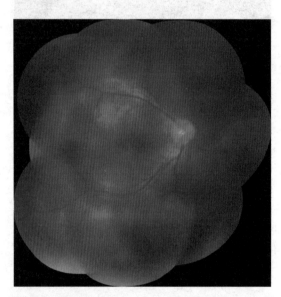

图 16-2-3 患者男,17 岁,表现为右眼玻璃体混浊,检测房水弓蛔虫 IgG 16.24U/L,总 IgG 111ng/ml,血清弓蛔虫 IgG 0.82U/L,总 IgG 2 550ng/ml,弓蛔虫抗体 Golamann-Witmer 系数 454.98,房水 IgE 504.9ng/ml,血清 IgE 117.2ng/ml,诊断为右眼弓蛔虫眼病

五、眼弓形虫病

刚地弓形虫是一种普遍存在的细胞内寄生虫,人畜共患的、在自然界广泛存在的病原体。多年来,眼弓形虫病一直被认为是先天性疾病复发的结果,但越来越多的证据显示获得性感染可能是引起眼部疾病的一个更重要的原因。两者在临床特征方法差异很大,先天性

感染主要表现为双侧黄斑病变,而获得性感染的典型眼部特征为与脉络膜视网膜瘢痕相连的局灶性视网膜炎或不存在瘢痕[70]。

眼弓形虫病的诊断基本依赖临床。在临床表现不典型时,实验室手段就非常重要了。

检测眼内液弓形虫的特异性抗体是诊断眼弓形虫病的间接证据。用于检测抗弓形虫抗体的方法包括 Sabin-Feldman 试验、补体结合试验、凝集试验、间接免疫荧光法以及酶联免疫吸附法(ELISA)。Sabin-Feldman 染色试验是诊断弓形虫病的"金标准",但不常规执行,因为这项试验需要在实验室内留存具有感染性的微生物,存在感染实验室人员的风险[71]。

急性弓形虫感染后的第一周,可以在血液中查到弓形虫 IgM,感染后 1 个月达到高峰,感染后 9 个月消失[72]。诊断先天性弓形虫病时,常检查 IgA,因为新生儿中 IgM 产生还较弱[73]。Ongkosuwito 等[74]对获得性弓形虫病进行弓形虫 IgA 检测,发现 IgA 比其他指标更加敏感,但特异性更差。尽管检测弓形虫 IgG 不能确定诊断,但如果检测阴性,是可以除外弓形虫病的。在人群中,弓形虫 IgG 的感染率是很高的,急性感染后,血液中弓形虫 IgG 可以持续数年后仍被检测到[74]。

检测眼内液的弓形虫抗体是很重要的,尤其是计算 Goldmann-Witmer(GW)系数[75,76]公式如下:GW 系数 =(眼内弓形虫 IgG 浓度 / 眼内 IgG 总浓度)/(血清 IgG 浓度 / 血清 IgG 总浓度)。如果 GW 系数在 0.5~2 之间,表示没有眼内原位抗体产生;在 2~4 之间提示可能有眼内原位抗体产生;≥ 4 确定有眼内原位抗体产生。举例如图 16-2-4 所示。

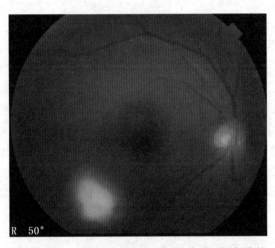

图 16-2-4　患者男,58 岁,表现为右眼玻璃体混浊,黄斑颞下方视网膜脉络膜白色浸润,边界欠锐利,检测玻璃体液弓形虫 IgG 82.67U/L,总 IgG 327.5ng/ml,血清弓形虫 IgG 297.64U/L,总 IgG 6 757.5ng/ml,弓形虫抗体 Goldmann-Witmer 系数 5.73,诊断为右眼弓形虫眼病

六、结核性葡萄膜炎

实验室检测眼结核非常困难且具有挑战性。在眼部组织或液体内通过组织学方法发现结核分枝杆菌,通常较为困难,因为获取眼部样本需要有创操作。通过 PCR 方法,鉴定起来

更为容易。

皮肤结核菌素试验的标准操作是将 5 个单位结核菌素(0.1ml)皮内注射于前臂。在 48~72 小时后,读硬结的直径(可触的高于皮面的区域),以 mm 计数。其原理为Ⅳ型变态反应,感染过结核分枝杆菌会产生相应的致敏淋巴细胞,致敏 T 细胞受到相同抗原再刺激会在 48~72 小时内,产生局部炎症反应而出现红肿硬结。对于小儿结核、老年人结核、免疫力低下的人群,可能会产生假阴性结果,接种过卡介苗会产生阳性结果。由于这种方法相对低的敏感性和特异性,并且不能区分潜伏感染和活动性病变,这种方法用于诊断活动性结核的意义有限[77]。读取结核菌素皮肤试验的阳性标准如下表(表 16-2-2):

表 16-2-2 结核菌素皮肤试验的结果读取标准

前臂局部红肿硬块直径	反应	符号
<5mm	阴性	−
5~10mm	阳性	+
11~20mm	阳性	++
>20mm	强阳性	+++
局部发生水疱或坏死	强阳性	++++

结核分枝杆菌感染后,人体内长期存在抗原特异性的记忆性 T 淋巴细胞,当再次遇到抗原刺激时,能迅速活化增生,释放 γ 干扰素。利用这一原理,γ 干扰素释放试验分析技术(IGRA)被用于结核诊断,有两种方法可以进行检测:通过 ELISA 方法检测 γ 干扰素量,结果以 IU/ml 表示;或者通过酶联免疫斑点法测定检测释放 γ 干扰素的 T 细胞数(T-spot,结核分枝杆菌 T 细胞斑点试验),结果以 SFCs(斑点形成细胞)/N*PBMC(外周血单个核细胞)表示。这种方法比结核菌素试验更加特异,因为受卡介苗以及非结核的分枝杆菌干扰较少。该方法的准确性依赖于是否为新鲜血液标本(包含不同类型的白细胞)。新加坡 Ang M 等[78]医师对 138 例疑似结核性葡萄膜炎的患者进行了前瞻性研究,结果发现皮肤结核菌素试验比结核分枝杆菌 T 细胞斑点试验的敏感性更高(72.0%：36.0%),而结核分枝杆菌 T 细胞斑点试验的特异性更高(75.0%：51.1%)。因此建议对于怀疑结核性葡萄膜炎的患者同时进行两项检查。

七、梅毒性葡萄膜炎

实验室检测梅毒有三大类方法:①直接检测梅毒螺旋体病原体;②梅毒血清学检测;③梅毒螺旋体 PCR 检测[79]。直接检测梅毒螺旋体的方法包括暗视野显微镜检查、直接免疫荧光试验以及多功能显微诊断仪检测等。可以直接观察病灶分泌物中的螺旋体,但敏感性较低。血清学检测梅毒包括非梅毒螺旋体抗原试验和梅毒螺旋体抗原试验两大类,前者常用于临床筛选及疗效的观察,是因为梅毒螺旋体感染机体后可产生心磷脂类物质,进而刺激机体产生抗心磷脂抗体,因而使用一定比例的磷脂酰胆碱、牛心肌心磷脂及胆固醇混合物为抗原,去抗心磷脂抗体结合发生抗原 - 抗体反应,出现凝集颗粒为阳性反应,主要有性病研究实验室试验(VDRL)、不加热血清反应素试验(USR)、快速血浆反应素(RPR)纸片试验、甲苯胺红不加热试验(TRUST);后者主要是用于判定试验,包括荧光密螺旋体抗体吸收试验(ABS)、梅毒螺旋体血凝试验(TPHA)、梅毒螺旋体颗粒凝集试验(TPPA)。利用酶联免疫法检测患者血清中的梅毒螺旋体特异性抗体,只能说明曾经感染过或正在感染,即使梅毒患者治愈后,体内特异性抗体在相当长的时间内仍可存在,甚至终身维持。PCR属于梅毒诊断常用的高度特异、敏感的分子生物学方法,可用于检测早期梅毒临床各样品中的微量梅毒螺旋体,还可对梅毒螺旋体不同临床株特异性基因进行分型。采用实时定量PCR可以发现房水或玻璃体中的梅毒螺旋体,用于确诊梅毒性葡萄膜炎[80,81]。房水中检测的阳性率为60%(3/5)[81]。

(陶 勇)

参 考 文 献

1. Qualman SJ,Mendelsohn G,Mann RB,et al.Intraocular lymphomas.Natural history based on a clinicopathologic study of eight cases and review of the literature.Cancer,1983,52(5):878-886.

2. Paulus W.Classification,pathogenesis and molecular pathology of primary CNS lymphomas.J Neurooncol,1999,43(3):203-208.

3. Chan CC.Molecular pathology of primary intraocular lymphoma.Trans Am Ophthalmol Soc,2003,101 :275-292.

4. Schabet M.Epidemiology of primary CNS lymphoma.J Neurooncol,1999,43(3):199-201.

5. Char DH,Kemlitz AE,Miller T.Intraocular biopsy.Ophthalmol Clin North Am,2005,18(1):177-185.

6. Gonzales JA,Chan CC.Biopsy techniques and yields in diagnosing primary intraocular lymphoma.Int Ophthalmol,2007,27(4):241-250.

7. Davis JL,Viciana AL,Ruiz P.Diagnosis of intraocular lymphoma by flow cytometry.Am J Ophthalmol,1997,124(3):362-372.

8. Finger PT,Papp C,Latkany P,et al.Anterior chamber paracentesis cytology(cytospin technique)for the diagnosis of intraocular lymphoma.Br J Ophthalmol,2006,90(6):690-692.

9. Bardenstein DS.Intraocular Lymphoma.Cancer Control,1998,5(4):317-325.

10. Char DH,Ljung BM,Deschenes J,et al.Intraocular lymphoma:immunological and cytological analysis.Br J Ophthalmol,1988,72(12):905-911.

11. Intzedy L,Teoh SC,Hogan A,et al.Cytopathological analysis of vitreous in intraocular lymphoma.Eye (Lond),2008,22(2):289-293.

12. Whitcup SM,Chan CC,Buggage RR,et al.Improving the diagnostic yield of vitrectomy for intraocular lymphoma.Arch Ophthalmol,2000,118(3):446.

13. Lobo A,Lightman S.Vitreous aspiration needle tap in the diagnosis of intraocular inflammation.Ophthalmology,2003,110(3):595-599.

14. Sarafzadeh S,Correa ZM,Dhamija A,et al.Intraocular lymphoma diagnosed by fine-needle aspiration biopsy.Acta Ophthalmol,2010,88(6):705-710.

15. Coupland SE,Damato B.Understanding intraocular lymphomas.Clin Experiment Ophthalmol,2008,36(6):564-578.

16. Johnston RL,Tufail A,Lightman S,et al.Retinal and choroidal biopsies are helpful in unclear uveitis of suspected infectious or malignant origin.Ophthalmology,2004,111(3):522-528.

17. Chow PP,Ho SL,Lai WW,et al.Enucleation of painful blind eye for refractory intraocular lymphoma after dose-limiting chemotherapy and radiotherapy.Ann Hematol,2012,91(10):1657-1658.

18. Davis JL,Solomon D,Nussenblatt RB,et al.Immunocytochemical staining of vitreous cells.Indications,techniques,and results.Ophthalmology,1992,99(2):250-256.

19. Raparia K, Chang CC, Chevez-Barrios P.Intraocular lymphoma: diagnostic approach and immunophenotypic findings in vitrectomy specimens.Arch Pathol Lab Med, 2009, 133 (8): 1233-1237.

20. Rodriguez EF, Sepah YJ, Jang HS, et al.Cytologic features in vitreous preparations of patients with suspicion of intraocular lymphoma.Diagn Cytopathol, 2014, 42 (1): 37-44.

21. Sagoo MS, Mehta H, Swampillai AJ, et al.Primary intraocular lymphoma.Surv Ophthalmol, 2014, 59 (5): 503-516.

22. Banchereau J, Briere F, Liu YJ, et al.Molecular control of B lymphocyte growth and differentiation.Stem Cells, 1994, 12 (3): 278-288.

23. Khatri VP, Caligiuri MA.A review of the association between interleukin-10 and human B-cell malignancies. Cancer Immunol Immunother, 1998, 46 (5): 239-244.

24. Ohta K, Sano K, Imai H, et al.Cytokine and molecular analyses of intraocular lymphoma.Ocul Immunol Inflamm, 2009, 17 (3): 142-147.

25. Merle-Beral H, Davi F, Cassoux N, et al.Biological diagnosis of primary intraocular lymphoma.Br J Haematol, 2004, 124 (4): 469-473.

26. Cassoux N, Giron A, Bodaghi B, et al.IL-10 measurement in aqueous humor for screening patients with suspicion of primary intraocular lymphoma.Invest Ophthalmol Vis Sci, 2007, 48 (7): 3253-3259.

27. Wolf LA, Reed GF, Buggage RR, et al.Vitreous cytokine levels.Ophthalmology, 2003, 110 (8): 1671-1672.

28. Wang Y, Shen D, Wang VM, et al.Molecular biomarkers for the diagnosis of primary vitreoretinal lymphoma. Int J Mol Sci, 2011, 12 (9): 5684-5697.

29. Garcia MJ, Martinez-Delgado B, Granizo JJ, et al.IgH, TCR-gamma, and TCR-beta gene rearrangement in 80 B-and T-cell non-Hodgkin's lymphomas: study of the association between proliferation and the so-called "aberrant" patterns.Diagn Mol Pathol, 2001, 10 (2): 69-77.

30. Higashide T, Takahira M, Okumura H, et al.Bilaterally identical monoclonality in a case of primary intraocular lymphoma.Am J Ophthalmol, 2004, 138 (2): 306-308.

31. Katai N, Kuroiwa S, Fujimori K, et al.Diagnosis of intraocular lymphoma by polymerase chain reaction. Graefes Arch Clin Exp Ophthalmol, 1997, 235 (7): 431-436.

32. Shen DF, Zhuang Z, LeHoang P, et al.Utility of microdissection and polymerase chain reaction for the detection of immunoglobulin gene rearrangement and translocation in primary intraocular lymphoma. Ophthalmology, 1998, 105 (9): 1664-1669.

33. Chan CC, Shen D, Nussenblatt RB, et al.Detection of molecular changes in primary intraocular lymphoma by microdissection and polymerase chain reaction.Diagn Mol Pathol, 1998, 7 (1): 63-64.

34. Chan CC, Buggage RR, Nussenblatt RB.Intraocular lymphoma.Curr Opin Ophthalmol, 2002, 13 (6): 411-418.

35. Chan CC, Sen HN.Current concepts in diagnosing and managing primary vitreoretinal (intraocular) lymphoma.Discov Med, 2013, 81 (15): 93-100.

36. Maruyama K, Kunikata H, Sugita S, et al.First case of primary intraocular natural killer t-cell lymphoma. BMC Ophthalmol, 2015, 15: 169.

37. Taban M, Behrens A, Newcomb RL, et al.Incidence of acute endophthalmitis following penetrating keratoplasty: a systematic review.Arch Ophthalmol, 2005, 123 (5): 605-609.

38. Meredith TA.Posttraumatic endophthalmitis.Arch Ophthalmol, 1999, 117 (4): 520-521.

39. Jonas JB, Knorr HL, Budde WM.Prognostic factors in ocular injuries caused by intraocular or retrobulbar foreign bodies.Ophthalmology, 2000, 107 (5): 823-828.

40. 肖启国, 梁丹, 刘祖国, 等.127 例外源性化脓性眼内炎病原体及药敏试验结果分析.中国实用眼科杂志, 2003, 21 (4): 299-302.

41. Ma WJ, Zhang H, Zhao SZ.Laboratory diagnosis of infectious endophthalmitis.Int J Ophthalmol, 2011, 4 (1): 100-102.

42. Forster RK, Abbott RL, Gelender H.Management of infectious endophthalmitis.Ophthalmology, 1980, 87(4): 313-319.

43. Kattan HM, Flynn HW, Pflugfelder SC, et al.Nosocomial endophthalmitis survey.Current incidence of infection after intraocular surgery.Ophthalmology, 1991, 98(2): 227-238.

44. Donahue SP, Kowalski RP, Jewart BH, et al.Vitreous cultures in suspected endophthalmitis.Biopsy or vitrectomy？ Ophthalmology, 1993, 100(4): 452-455.

45. Sandvig KU, Dannevig L.Postoperative endophthalmitis: establishment and results of a national registry.J Cataract Refract Surg, 2003, 29(7): 1273-1280.

46. Sridhar J, Flynn HW, Kuriyan AE, et al.Endogenous fungal endophthalmitis: risk factors, clinical features, and treatment outcomes in mold and yeast infections.J Ophthalmic Inflamm Infect, 2013, 3(1): 60.

47. Oude Lashof AM, Rothova A, Sobel JD, et al.Ocular manifestations of candidemia.Clin Infect Dis, 2011, 53 (3): 262-268.

48. Palexas GN, Green WR, Goldberg MF, et al.Diagnostic pars plana vitrectomy report of a 21-year retrospective study.Trans Am Ophthalmol Soc, 1995, 93 : 281-308.

49. Lingappan A, Wykoff CC, Albini TA, et al.Endogenous fungal endophthalmitis: causative organisms, management strategies, and visual acuity outcomes.Am J Ophthalmol, 2012, 153(1): 162-166 e161.

50. Shankar K, Gyanendra L, Hari S, et al.Culture proven endogenous bacterial endophthalmitis in apparently healthy individuals.Ocul Immunol Inflamm, 2009, 17(6): 396-399.

51. Ness T, Pelz K, Hansen LL.Endogenous endophthalmitis: microorganisms, disposition and prognosis.Acta Ophthalmol Scand, 2007, 85(8): 852-856.

52. Lamaris GA, Esmaeli B, Chamilos G, et al.Fungal endophthalmitis in a tertiary care cancer center: a review of 23 cases.Eur J Clin Microbiol Infect Dis, 2008, 27(5): 343-347.

53. Wu ZH, Chan RP, Luk FO, et al.Review of Clinical Features, Microbiological Spectrum, and Treatment Outcomes of Endogenous Endophthalmitis over an 8-Year Period.J Ophthalmol, 2012, 2012 : 265078.

54. Ogawa M, Sugita S, Shimizu N, et al.Broad-range real-time PCR assay for detection of bacterial DNA in ocular samples from infectious endophthalmitis.Jpn J Ophthalmol, 2012, 56(6): 529-535.

55. Bispo PJ, de Melo GB, Hofling-Lima AL, et al.Detection and gram discrimination of bacterial pathogens from aqueous and vitreous humor using real-time PCR assays.Invest Ophthalmol Vis Sci, 2011, 52(2): 873-881.

56. Ogawa M, Sugita S, Watanabe K, et al.Novel diagnosis of fungal endophthalmitis by broad-range real-time PCR detection of fungal 28S ribosomal DNA.Graefes Arch Clin Exp Ophthalmol, 2012, 250(12): 1877-1883.

57. Sugita S, Kamoi K, Ogawa M, et al.Detection of Candida and Aspergillus species DNA using broad-range real-time PCR for fungal endophthalmitis.Graefes Arch Clin Exp Ophthalmol, 2012, 250(3): 391-398.

58. Durand ML.Endophthalmitis.Clin Microbiol Infect, 2013, 19(3): 227-234.

59. Seal D, Reischl U, Behr A, et al.Laboratory diagnosis of endophthalmitis: comparison of microbiology and molecular methods in the European Society of Cataract & Refractive Surgeons multicenter study and susceptibility testing.J Cataract Refract Surg, 2008, 34(9): 1439-1450.

60. Sugita S, Shimizu N, Watanabe K, et al.Diagnosis of bacterial endophthalmitis by broad-range quantitative PCR.Br J Ophthalmol, 2011, 95(3): 345-349.

61. Takase H, Okada AA, Goto H, et al.Development and validation of new diagnostic criteria for acute retinal necrosis.Jpn J Ophthalmol, 2015, 59(1): 14-20.

62. Gore DM, Gore SK, Visser L.Progressive outer retinal necrosis: outcomes in the intravitreal era.Arch Ophthalmol, 2012, 130(6): 700-706.

63. Wang B, Tian B, Tao Y, et al.Continued decline of aqueous interleukin-8 after multiple intravitreal injections of ganciclovir for cytomegalovirus retinitis.J Ocul Pharmacol Ther, 2014, 30(7): 587-592.

64. Miao H,Tao Y,Jiang YR,et al.Multiple intravitreal injections of ganciclovir for cytomegalovirus retinitis after stem-cell transplantation.Graefes Arch Clin Exp Ophthalmol,2013,251(7):1829-1833.

65. 白海鹏,孙维敏,柴运佳,等.眼弓蛔虫病的研究进展.疾病监测与控制杂志,2014,9(8):558-559.

66. Despommier D.Toxocariasis:clinical aspects,epidemiology,medical ecology,and molecular aspects.Clin Microbiol Rev,2003,16(2):265-272.

67. Morais FB,Maciel AL,Arantes TE,et al.Ultrasonographic findings in ocular toxocariasis.Arq Bras Oftalmol,2012,75(1):43-47.

68. Schneier AJ,Durand ML.Ocular toxocariasis:advances in diagnosis and treatment.Int Ophthalmol Clin,2011,51(4):135-144.

69. Stewart JM,Cubillan LD,Cunningham ET,Jr.Prevalence,clinical features,and causes of vision loss among patients with ocular toxocariasis.Retina,2005,25(8):1005-1013.

70. 侯婧,陶勇.眼弓形虫病.眼科学大查房,2014,4(1):216-221.

71. Majumder PD,Sudharshan S,Biswas J.Laboratory support in the diagnosis of uveitis.Indian J Ophthalmol,2013,61(6):269-276.

72. Francis JM,Joynson DH.Duration of specific immunoglobulin A antibody following acute toxoplasmosis as determined by enzyme immunoassay and immunosorbent agglutination assay.Eur J Clin Microbiol Infect Dis,1993,12(7):556-559.

73. Bessieres MH,Roques C,Berrebi A,et al.IgA antibody response during acquired and congenital toxoplasmosis.J Clin Pathol,1992,45(7):605-608.

74. Ongkosuwito JV,Bosch-Driessen EH,Kijlstra A,et al.Serologic evaluation of patients with primary and recurrent ocular toxoplasmosis for evidence of recent infection.Am J Ophthalmol,1999,128(4):407-412.

75. Kijlstra A,Luyendijk L,Baarsma GS,et al.Aqueous humor analysis as a diagnostic tool in toxoplasma uveitis.Int Ophthalmol,1989,13(6):383-386.

76. Desmonts G.Definitive serological diagnosis of ocular toxoplasmosis.Arch Ophthalmol,1966,76(6):839-851.

77. Abrams J,Schlaegel TF,Jr.The tuberculin skin test in the diagnosis of tuberculous uveitis.Am J Ophthalmol,1983,96(3):295-298.

78. Ang M,Wong W,Ngan CC,et al.Interferon-gamma release assay as a diagnostic test for tuberculosis-associated uveitis.Eye(Lond),2012,26(5):658-665.

79. 邓美霞,张晓红,赵飞骏.梅毒实验室检测方法的研究进展.微生物学免疫学进展,2016,44(1):76-82.

80. Booth J,Rodger A,Singh J,et al.Syphilitic panuveitis with retinal necrosis in an HIV positive man confirmed by Treponema pallidum PCR.J Infect,2009,59(5):373-375.

81. Cornut PL,Sobas CR,Perard L,et al.Detection of Treponema pallidum in aqueous humor by real-time polymerase chain reaction.Ocul Immunol Inflamm,2011,19(2):127-128.

第三节　葡萄膜炎继发黄斑水肿的眼内注药治疗

　　葡萄膜炎所致的黄斑水肿,是导致视力损伤的重要原因之一[1~5],通常是慢性眼内炎症导致的结果,在慢性葡萄膜炎患者中不到三分之一,是慢性葡萄膜炎患者致盲和视力损伤最常见的原因[1]。文献报道,葡萄膜炎黄斑水肿可以通过局部点眼使用糖皮质激素/非糖皮质激素类的抗炎药物,或者全身使用抗炎药物来进行治疗[6]。对于点眼治疗无效的病例,有大量报道采用玻璃体腔注射曲安奈德和抗血管内皮生长因子(vascular endothelial growth factor,VEGF)药物——贝伐单抗进行治疗[7~14]。使用抗 VEGF 药物的理论基础在于葡萄膜炎黄斑水肿的患者眼内 VEGF 浓度升高[15]。而曲安奈德的主要作用在于抗炎，并且也能以一种非特异的角度干预 VEGF，而抗 VEGF 药物则对于 VEGF 的中和具有高度特异性。

既然抗 VEGF 药物眼内注射和抗炎药物眼内注射都被报道治疗葡萄膜炎所致黄斑水肿有效，但哪种治疗方法更优却仍有争议。因此，我们进行了 Meta 分析。采用"bevacizumab""triamcinolone acetonide""avastin"和"uveitic cystoid macular edema"作为关键词，对 PubMed、EMBASE 和 Cochrane Controlled Trials 进行文献检索，截止时间为 2013 年 12 月 20 日。纳入标准包括：①所有已发表的对比玻璃体腔注射贝伐单抗（intravitreal bevacizumab，IVB）和玻璃体腔注射曲安奈德（invtravitreal triamcinolone，IVT）治疗葡萄膜眼继发囊样黄斑水肿的研究，包括随机对照研究和高质量对照研究；②包括年龄、性别、屈光状态、疾病病史、最佳矫正视力（best-corrected vision acuity，BCVA）和中央黄斑厚度（central macular thickness，CMT）等基本信息；③受试者数量高于 20。共检索出 42 篇相关文献，基于以下原因，排除 38 篇：① IVB 或 IVT 治疗并非主要治疗方法，或者治疗效果未明确；②研究设计中，未明确限定为葡萄膜炎所致黄斑水肿，或者研究设计的方法交代不明确；③重复性研究，如果文章被同一群作者之前报道过，则仅有最早期发表的文章或者最大样本量的文章被纳入。

从文章中提取以下信息：①常规信息：标题、作者、发表日期、研究地点；②研究具体信息：参与者数量、年龄、药物使用剂量、玻璃体腔注射次数、随访期限；③研究结果：BCVA 和 CMT。

本研究通过 Cochrane Review Manager（RevMan，version 5.0）软件来运算。治疗效果通过 BCVA 和 CMT 的平均加权平均偏差来评估。

最终有 4 篇文献纳入本研究[16~19]，样本量介于 21~60 只眼之间，随访期 6~9 个月。总共纳入 148 只眼，其中 IVB 组 72 只眼，IVT 组 76 只眼。两组在年龄、性别、屈光、基线视力、CMT 和病程上没有显著差异（表 16-3-1）。

表 16-3-1　Meta 分析纳入研究的基本特征

研究者及年代	研究地点	病例数	平均年龄/岁	IVB 剂量/mg	IVT 剂量/mg	研究设计	随访期限
Bae, et al, 2011[19]	韩国	21（IVB 10）	54.8	1.25	4.0	回顾性对照研究	6 个月
Lasave, et al, 2009[16]	多国	36（IVB 16）	45.6	2.5	4.0	回顾性对照研究	6 个月
Rahimi, et al, 2012[18]	伊朗	60（IVB 31）	23.2	1.25	4.0	随机对照试验	6 个月
Soheilian, et al, 2010[17]	伊朗	31（IVB 15）	33.1	1.25	2.0	随机对照试验	9 个月

4 篇研究均报道了注射后 1 个月 BCVA，BCVA 均转化为 logMAR 值进行计算。IVB 组和 IVT 组未表现出显著差异（MD=0.06；95%CI：−0.05~016，P=0.31）（图 16-3-1）。

类似的，注射后 3 个月时的平均 BCVA 未表现出显著性差异（MD=0.09；95%CI：−0.01~0.18，P=0.08）（图 16-3-2）。注射后 6 个月时的平均 BCVA 也未表现出显著性差异（MD=0.04；95%CI：−0.02~0.11，P=0.20）（图 16-3-3）。

4 篇研究均报道了注射后的 CMT，两组间差异在 1 个月时不显著[MD=5.17；95%CI：（9.20，19.53），P=0.48]（图 16-3-4），在 3 个月时也不显著（MD=43.3；95%CI：−11.6~98.2，P=0.12）（图 16-3-5），在 6 个月时表现出显著性差异（MD=40.6；95%CI：8.2~73.0，P=0.01）（图 16-3-6）。

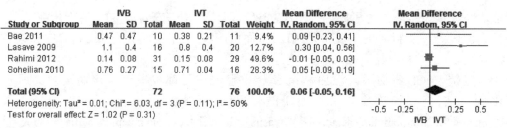

Study or Subgroup	IVB Mean	SD	Total	IVT Mean	SD	Total	Weight	Mean Difference IV, Random, 95% CI
Bae 2011	0.47	0.47	10	0.38	0.21	11	9.4%	0.09 [-0.23, 0.41]
Lasave 2009	1.1	0.4	16	0.8	0.4	20	12.7%	0.30 [0.04, 0.56]
Rahimi 2012	0.14	0.08	31	0.15	0.08	29	49.6%	-0.01 [-0.05, 0.03]
Soheilian 2010	0.76	0.27	15	0.71	0.04	16	28.3%	0.05 [-0.09, 0.19]
Total (95% CI)			72			76	100.0%	0.06 [-0.05, 0.16]

Heterogeneity: Tau² = 0.01; Chi² = 6.03, df = 3 (P = 0.11); I² = 50%
Test for overall effect: Z = 1.02 (P = 0.31)

图 16-3-1　IVB 组(静脉注射贝伐单抗)和 IVT 组(静脉注射曲安奈德)
在初始治疗 1 个月后的最佳矫正视力比较

Study or Subgroup	IVB Mean	SD	Total	IVT Mean	SD	Total	Weight	Mean Difference IV, Random, 95% CI
Bae 2011	0.06	0.06	31	0.07	0.06	29	39.7%	-0.01 [-0.04, 0.02]
Lasave 2009	1	0.3	16	0.7	0.4	20	13.8%	0.30 [0.07, 0.53]
Rahimi 2012	0.52	0.45	10	0.41	0.21	11	9.1%	0.11 [-0.20, 0.42]
Soheilian 2010	0.66	0.1	15	0.56	0.02	16	37.4%	0.10 [0.05, 0.15]
Total (95% CI)			72			76	100.0%	0.08 [-0.02, 0.19]

Heterogeneity: Tau² = 0.01; Chi² = 19.05, df = 3 (P = 0.0003); I² = 84%
Test for overall effect: Z = 1.59 (P = 0.11)

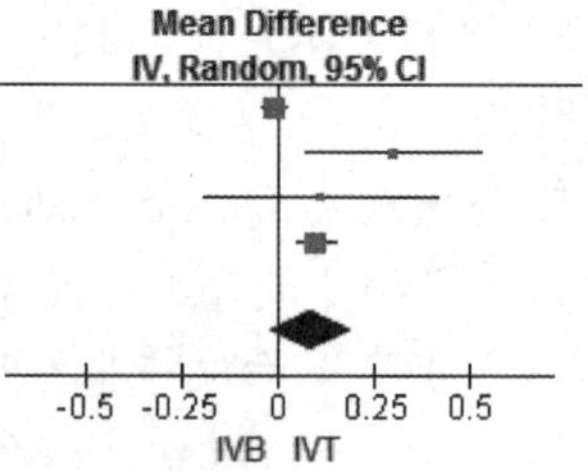

图 16-3-2　IVB 组(静脉注射贝伐单抗)和 IVT 组(静脉注射曲安奈德)
在初始治疗 3 个月后的最佳矫正视力比较

Study or Subgroup	IVB Mean	SD	Total	IVT Mean	SD	Total	Weight	Mean Difference IV, Random, 95% CI
Bae 2011	0.54	0.39	10	0.45	0.36	11	4.2%	0.09 [-0.23, 0.41]
Lasave 2009	0.8	0.4	16	0.7	0.3	20	7.2%	0.10 [-0.14, 0.34]
Rahimi 2012	0.03	0.04	31	0.03	0.04	29	46.2%	0.00 [-0.02, 0.02]
Soheilian 2010	0.6	0.07	15	0.52	0.02	16	42.4%	0.08 [0.04, 0.12]
Total (95% CI)			72			76	100.0%	0.04 [-0.02, 0.11]

Heterogeneity: Tau² = 0.00; Chi² = 14.60, df = 3 (P = 0.002); I² = 79%
Test for overall effect: Z = 1.28 (P = 0.20)

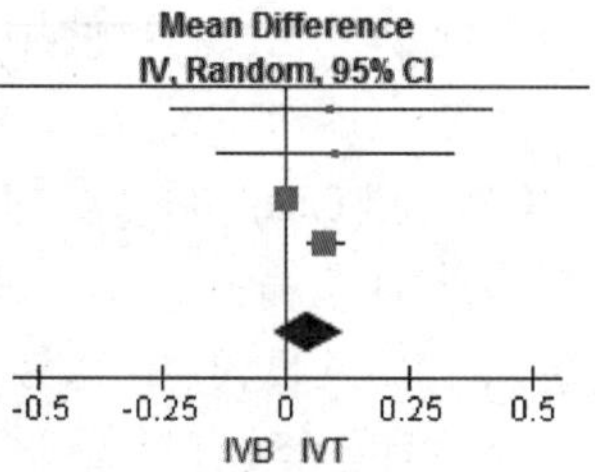

图 16-3-3　IVB 组(静脉注射贝伐单抗)和 IVT 组(静脉注射曲安奈德)
在初始治疗 6 个月后的最佳矫正视力比较

Study or Subgroup	IVB Mean	SD	Total	IVT Mean	SD	Total	Weight	Mean Difference IV, Random, 95% CI
Bae 2011	220.6	239	10	227.1	95.1	11	0.8%	-6.50 [-164.93, 151.93]
Lasave 2009	332.1	120.7	16	303.3	164	20	2.4%	28.80 [-64.28, 121.88]
Rahimi 2012	254.54	30.15	31	251.75	30.41	29	87.8%	2.79 [-12.54, 18.12]
Soheilian 2010	328.3	72.9	15	305.2	62.1	16	9.0%	23.10 [-24.72, 70.92]
Total (95% CI)			72			76	100.0%	5.17 [-9.20, 19.53]

Heterogeneity: Tau² = 0.00; Chi² = 0.90, df = 3 (P = 0.83); I² = 0%
Test for overall effect: Z = 0.70 (P = 0.48)

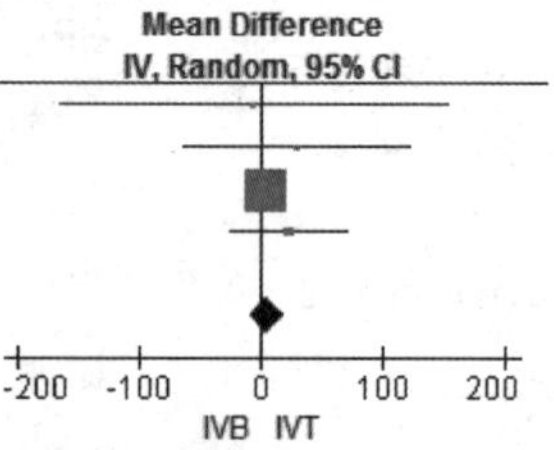

图 16-3-4　IVB 组(静脉注射贝伐单抗)和 IVT 组(静脉注射曲安奈德)
在初始治疗 1 个月后的平均中央黄斑厚度比较

Study or Subgroup	IVB Mean	SD	Total	IVT Mean	SD	Total	Weight	Mean Difference IV, Random, 95% CI
Bae 2011	260.6	229.6	10	269.5	158.1	11	8.2%	-8.90 [-179.13, 161.33]
Lasave 2009	323.4	108.1	16	289.4	141.2	20	20.9%	34.00 [-47.46, 115.46]
Rahimi 2012	233.9	12.56	31	218.13	29	29	37.9%	15.77 [4.33, 27.21]
Soheilian 2010	386.2	50.4	15	292.4	52.2	16	33.0%	93.80 [57.68, 129.92]
Total (95% CI)			72			76	100.0%	43.33 [-11.56, 98.23]

Heterogeneity: Tau² = 2034.79; Chi² = 16.50, df = 3 (P = 0.0009); I² = 82%
Test for overall effect: Z = 1.55 (P = 0.12)

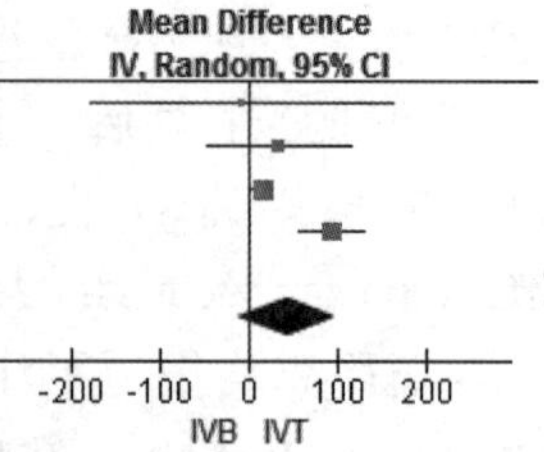

图 16-3-5　IVB 组(静脉注射贝伐单抗)和 IVT 组(静脉注射曲安奈德)
在初始治疗 3 个月后的平均中央黄斑厚度比较

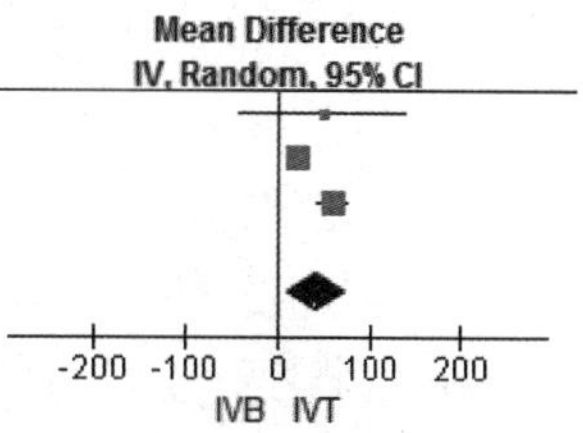

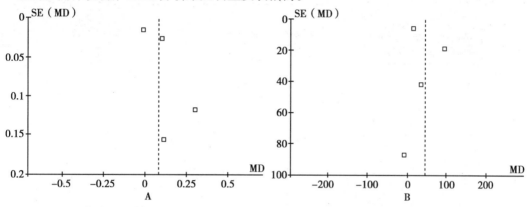

图 16-3-6 IVB 组(静脉注射贝伐单抗)和 IVT 组(静脉注射曲安奈德)
在初始治疗 6 个月后的平均中央黄斑厚度比较

漏斗图显示图形基本对称,说明发表偏倚不明显(A:注射后 3 个月的 BCVA;B:CMT)(图 16-3-7)。同时采用了 Egger 法和 Begg 法来评价发表偏倚。注射后 3 个月的 BCVA(Egger 法:P=0.86;Begg 法:P=0.57);注射后 3 个月的平均 CMT(Egger 法:P=0.26;Begg 法:P=0.12)。同样说明本 Meta 分析未见明显发表偏倚。

图 16-3-7 漏斗图
A. 治疗 3 个月后 BCVA;B. 治疗 3 个月后 CMT

总的说来,荟萃分析研究的结果显示 IVB 和 IVT 两组在提高葡萄膜炎继发黄斑水肿患者的视力上没有显著差异,但在改善黄斑水肿的程度上,IVT 较 IVB 组更有优势(注射后 6 个月)。

糖皮质激素具有抗炎作用,但眼内使用确有明显的副作用。最新的一项研究结果显示,对 41 只眼非感染性因素所致的葡萄膜炎黄斑水肿,通过玻璃体腔内植入地塞米松缓释剂进行治疗,在治疗后 1 个月,中央视网膜厚度明显改善(P<0.001),并且 31.7% 的患眼最佳矫正视力提高。但是,注射后 6 个月,有 70% 的患眼 CMT 和 BCVA 均恶化。其中 13 只眼需要二次植入,效果和第一次相近。高达 36.2% 患眼出现高眼压,3 只眼接受白内障手术(均为二次植入的患眼)[20]。

在葡萄膜炎黄斑水肿的激素治疗上,究竟应该是全身使用,还是眼内注射,Tomkins-Netzer O 等的多中心研究给出了答案:将葡萄膜炎黄斑水肿患者随机分配,或者接受全身免疫抑制治疗,或者是玻璃体腔内植入醋酸氟轻松治疗,有 108 例(134 只眼)完成了 2 年随访。结果发现,两组患者黄斑水肿改善的比例没有显著差异(系统性激素治疗 65%,玻璃体腔激素注射治疗 77%;P=0.20),类似的,黄斑水肿消退的比例也没有显著差异(系统性激素治疗 52%,玻璃体腔激素注射治疗 68%;P=0.28);但是玻璃体腔激素注射治疗组的黄斑水肿改善幅度显著更优(平均下降 180μm;系统性激素治疗组 109μm;P=0.04)[21]。

少量病例报道,玻璃体腔注射抗 VEGF 药物对于葡萄膜炎黄斑水肿有改善作用。雷珠单抗(ranibizumab)是与贝伐单抗作用机制相似的 VEGF 拮抗药物,具有 VEGF 单克隆抗体的活性片段。在一项前瞻性的非对照性研究中,5 只眼非感染性葡萄膜炎黄斑囊样水肿的患者接受了玻璃体腔注射雷珠单抗治疗,如果水肿持续或有新发水肿(OCT 显示),则每月注射 1 次。1 年随访期后,平均视力提高 12.2 个字母($P=0.015$)。平均视网膜中央厚度在 3 个月、6 个月、9 个月和 12 个月随访期分别下降 31.4%、46.0%、37.6% 和 45.4%($P=0.003$)。有一例患者经历了后续白内障和青光眼的进展[22]。

　　有趣的是,Acharya NR 观察到,注射雷珠单抗后,不经治疗的对侧眼也能观察到视力显著提升和黄斑水肿的消退(2/3),这说明局部抗 VEGF 治疗也可以通过血液循环影响另一只眼[23]。

　　Ossewaarde-van Norel A 等[24]在有关炎症性因素所致黄斑水肿的治疗里明确指出,目前尚无一致性的治疗指南,但给出了一个建议性方案(图 16-3-8)。

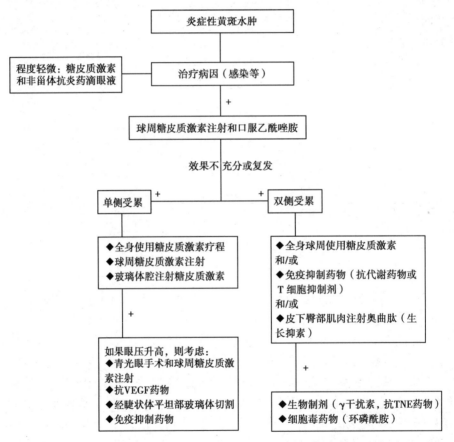

图 16-3-8　对于炎症性因素所致黄斑水肿的建议治疗方案

（卢　弘　朱　丹　陶　勇）

参 考 文 献

1. Dick AD.The treatment of chronic uveitic macular oedema.Br J Ophthalmol,1994,78(1):1-2.

2. Rothova A,Suttorp-van Schulten MS,Frits Treffers W,et al.Causes and frequency of blindness in patients with intraocular inflammatory disease.Br J Ophthalmol,1996,80(4):332-336.

3. Okhravi N,Lightman S.Cystoid macular edema in uveitis.Ocul Immunol Inflamm,2003,11(1):29-38.

4. Lardenoye CW,van Kooij B,Rothova A.Impact of macular edema on visual acuity in uveitis.Ophthalmology, 2006,113(8):1446-1449.

5. Rothova A.Inflammatory cystoid macular edema.Curr Opin Ophthalmol,2007,18(6):487-492.

6. Cordero Coma M,Sobrin L,Onal S,et al.Intravitreal bevacizumab for treatment of uveitic macular edema. Ophthalmology,2007,114(8):1574-1579 e1571.

7. Fine HF,Baffi J,Reed GF,et al.Aqueous humor and plasma vascular endothelial growth factor in uveitis-associated cystoid macular edema.Am J Ophthalmol,2001,132(5):794-796.

8. Young S,Larkin G,Branley M,et al.Safety and efficacy of intravitreal triamcinolone for cystoid macular oedema in uveitis.Clin Experiment Ophthalmol,2001,29(1):2-6.

9. Degenring RF,Jonas JB.Intravitreal injection of triamcinolone acetonide as treatment for chronic uveitis.Br J Ophthalmol,2003,87(3):361.

10. Angunawela RI,Heatley CJ,Williamson TH,et al.Intravitreal triamcinalone acetonide for refractory uveitic cystoid macular oedema:longterm management and outcome.Acta Ophthalmol Scand,2005,83(5):595-599.

11. Kok H,Lau C,Maycock N,et al.Outcome of intravitreal triamcinolone in uveitis.Ophthalmology,2005,112 (11):1916 e1911-1917.

12. Finger PT,Chin K.Anti-vascular endothelial growth factor bevacizumab(avastin)for radiation retinopathy. Arch Ophthalmol,2007,125(6):751-756.

13. Mackensen F,Heinz C,Becker MD,et al.Intravitreal bevacizumab(avastin)as a treatment for refractory macular edema in patients with uveitis:a pilot study.Retina,2008,28(1):41-45.

14. Sallam A,Comer RM,Chang JH,et al.Short-term safety and efficacy of intravitreal triamcinolone acetonide for uveitic macular edema in children.Arch Ophthalmol,2008,126(2):200-205.

15. Weiss K,Steinbrugger I,Weger M,et al.Intravitreal VEGF levels in uveitis patients and treatment of uveitic macular oedema with intravitreal bevacizumab.Eye(Lond),2009,23(9):1812-1818.

16. Lasave AF,Zeballos DG,El-Haig WM,et al.Short-term results of a single intravitreal bevacizumab(avastin) injection versus a single intravitreal triamcinolone acetonide(kenacort)injection for the management of refractory noninfectious uveitic cystoid macular edema.Ocul Immunol Inflamm,2009,17(6):423-430.

17. Soheilian M,Rabbanikhah Z,Ramezani A,et al.Intravitreal bevacizumab versus triamcinolone acetonide for refractory uveitic cystoid macular edema:a randomized pilot study.J Ocul Pharmacol Ther,2010,26(2):199-206.

18. Rahimi M,Shahrzad SS,Banifatemi M.Comparison of intravitreal injection of bevacizumab and triamcinolone acetonide in the treatment of uveitic macular edema.Iran J Immunol,2012,9(2):136-144.

19. Bae JH,Lee CS,Lee SC.Efficacy and safety of intravitreal bevacizumab compared with intravitreal and posterior sub-tenon triamcinolone acetonide for treatment of uveitic cystoid macular edema.Retina,2011,31(1):111-118.

20. Nobre-Cardoso J,Champion E,Darugar A,et al.Treatment of Non-infectious Uveitic Macular Edema with the Intravitreal Dexamethasone Implant.Ocul Immunol Inflamm,2016 :1-8.

21. Tomkins-Netzer O,Lightman S,Drye L,et al.Outcome of Treatment of Uveitic Macular Edema:The Multicenter Uveitis Steroid Treatment Trial 2-Year Results.Ophthalmology,2015,122(11):2351-2359.

22. Reddy AK,Cabrera M,Yeh S,et al.Optical coherence tomography-guided ranibizumab injection for cystoid macular edema in well-controlled uveitis:twelve-month outcomes.Retina,2014,34(12):2431-2438.

23. Acharya NR,Sittivarakul W,Qian Y,et al.Bilateral effect of unilateral ranibizumab in patients with uveitis-related macular edema.Retina,2011,31(9):1871-1876.

24. Ossewaarde-van Norel A,Rothova A.Clinical review:Update on treatment of inflammatory macular edema. Ocul Immunol Inflamm,2011,19(1):75-83.

第十七章

斜 弱 视

第一节　斜视弱视总论

斜视弱视疾病不仅是儿童,也是成年人常见眼病,此类疾病不仅影响视力,更重要的是造成双眼视觉功能损害,使患者失去完善的立体视觉功能,成年后无法进入美术、医学以及精密仪器等需要立体视觉的工作领域。斜视疾病还会很大程度地影响外观,甚至给患者造成心理阴影。

间歇性外斜视患者手术后双眼视觉功能的重建存在显著差异。病程越长、术前双眼视觉功能损伤越重,术后双眼视觉功能恢复越差。因此术前双眼视觉功能的精确评估以及手术时机的选择十分重要。目前临床常用的手术指征是用同视机检查出的远立体视的丧失,或者一天当中眼位偏斜的时间超过一半,或是眼位偏斜呈进行性加重。但是这样的手术指征也存在很多问题。对于间歇性外斜,是观察还是手术,以及手术时机一直是临床争论热点。

先天性斜视是儿童斜视中常见的一种,该病严重影响患儿的外观形象和视力、双眼视觉的发育。在该病的治疗方面,手术是传统治疗方法,见效快,疗效确切,但存在一些局限性:创伤性操作,瘢痕粘连,低龄儿童配合度差,术前的斜视度数、眼球运动等主观检查的准确度欠精确,眼位受中枢控制,手术前检查时的情绪、光照等因素都会影响眼位的偏斜大小等。A 型肉毒毒素治疗斜视的原理为通过化学去神经作用暂时性改变肌肉的张力,它不影响肌肉的解剖位置以及远期的生理功能,对于先天性斜视,A 型肉毒毒素和手术治疗如何选择呢?

弱视是视觉发育期内由于异常视觉经验引起的单眼或双眼最佳矫正视力下降,眼部检查未见器质性病变的一种眼病。但是,眼球特别是视网膜的精细结构确实正常吗? 近来有研究者提出弱视眼多焦视网膜电图呈现一阶反应 P1 波、N1 波和二阶反应 P1 波的振幅密度降低,这种改变在中央视野最明显。弱视患者黄斑中心功能异常是弱视眼视觉中枢异常的直接作用还是与可能存在的视网膜结构异常有关? 需要进一步研究以明确弱视的发病机制和损害。

斜弱视领域的部分 RCT 和队列研究归纳总结于表 17-1-1。

表 17-1-1　斜弱视研究领域的部分 RCT 和队列研究

研究者及年代	研究类型	样本量	研究地点	Grade证据级别	Grade推荐强度	治疗疾病
Buck,et al,2012[1]	队列研究	460	英国	B	2	间歇性外斜视
Al-Haddad,et al,2011[2]	队列研究	45	美国	C	2	弱视
Yoon,et al,2005[3]	队列研究	31	韩国	C	2	弱视
Tejedor,et al,1999[4]	RCT	55	西班牙	A	1	先天性内斜视
Buck,et al,2015[5]	RCT	48	英国	—	—	间歇性外斜视
Clarke,et al,2015[6]	RCT	240	英国	—	—	间歇性外斜视
Gao et al,2018[7]	RCT	115	新西兰,澳大利亚,加拿大,中国香港	A	2	弱视
Holmes,et al,2016[8]	RCT	385	美国	A	2	弱视
Repka,et al,2014[9]	RCT	419	美国	A	2	弱视
Manh,et al,2018[10]	RCT	100	美国	A	2	弱视
Awan,et al,2005[11]	RCT	42	英国	B	2	弱视

（赵博文　付　晶）

参 考 文 献

1. Buck D,Powell CJ,Rahi J,et al.The improving outcomes in intermittent exotropia study:outcomes at 2 years after diagnosis in an observational cohort.BMC Ophthalmol,2012,12:1.

2. Al-Haddad CE,Mollayess GM,Cherfan CG,et al.Retinal nerve fibre layer and macular thickness in amblyopia as measured by spectral-domain optical coherence tomography.Br J Ophthalmol,2011,95(12):1696-1699.

3. Yoon SW,Park WH,Baek SH,et al.Thicknesses of macular retinal layer and peripapillary retinal nerve fiber layer in patients with hyperopic anisometropic amblyopia.Korean J Ophthalmol,2005,19(1):62-67.

4. Tejedor J,Rodriguez JM.Early retreatment of infantile esotropia:comparison of reoperation and botulinum toxin.Br J Ophthalmol,1999,83(7):783-787.

5. Buck D,Hogan V,Powell CJ,et al.Surrendering control,or nothing to lose:Parents' preferences about participation in a randomised trial of childhood strabismus surgery.Clin Trials,2015,12(4):384-393.

6. Clarke M,Hogan V,Buck D,et al.An external pilot study to test the feasibility of a randomised controlled trial comparing eye muscle surgery against active monitoring for childhood intermittent exotropia［X(T)］.Health Technol Assess,2015,19(39):1-144.

7. Gao TY,Guo CX,Babu RJ,et al.Effectiveness of a Binocular Video Game vs Placebo Video Game for Improving Visual Functions in Older Children,Teenagers,and Adults With Amblyopia:A Randomized Clinical Trial.JAMA Ophthalmol,2018,136(2):172-181.

8. Holmes JM,Manh VM,Lazar EL,et al.Effect of a Binocular iPad Game vs Part-time Patching in Children

Aged 5 to 12 Years With Amblyopia：A Randomized Clinical Trial.JAMA Ophthalmol,2016,134（12）:1391-1400.

9. Repka MX,Kraker RT,Holmes JM,et al.Atropine vs patching for treatment of moderate amblyopia：follow-up at 15 years of age of a randomized clinical trial.JAMA Ophthalmol,2014,132（7）:799-805.

10. Manh VM,Holmes JM,Lazar EL,et al.A Randomized Trial of a Binocular iPad Game Versus Part-Time Patching in Children Aged 13 to 16 Years With Amblyopia.Am J Ophthalmol,2018,186：104-115.

11. Awan M,Proudlock FA,Gottlob I.A randomized controlled trial of unilateral strabismic and mixed amblyopia using occlusion dose monitors to record compliance.Invest Ophthalmol Vis Sci,2005,46（4）:1435-1439.

第二节　间歇性外斜视即刻手术治疗和随访观察哪种好

间歇性外斜视（intermittent exotropia）是儿童斜视中最常见的类型[1,2]。间歇性外斜视自然病程的长期数据很少，有一些观察性研究提示手术相对于保守治疗和随访观察能更好地改善眼位控制能力[3]。然而手术的成功率不能保证，有过矫和欠矫的可能。也有证据显示，手术的效果随着时间延长而下降[4]。目前间歇性外斜视的手术适应证并没有统一。对于间歇性外斜视患者，是立即进行手术治疗还是随访观察，这两种处理方式的预后是否存在差异是需要回答的临床问题。

一、疾病案例

患者男,6岁,因家长发现其偶尔眼位向外偏斜3个月于近日至我院门诊就诊。既往体健。眼部检查：裸眼视力：Vod=0.8,Vos=0.8,矫正均达1.0,眼压正常。眼位检查：视远=视近,左注=右注:0°~-10°。双角膜清亮,KP（-）,前房中深,Tyn（-）,瞳孔圆,对光（+）,晶状体清亮,眼底正常。

二、提出问题

该患者间歇性外斜视诊断明确,是进行手术治疗还是选择随访观察？哪一种方式的预后更好？为了回答这个问题,我们首先需要按循证眼科学的要求进行证据的检索和评价,然后在此基础上进行临床决策。

三、证据检索和评价

（一）材料与方法

1. 文献纳入与排除标准

（1）文献纳入标准：①国内外期刊于2017年11月前公开发表的间歇性外斜视治疗的随机对照试验（randomized controlled trial,RCT）；②对比手术治疗和随访观察两种方式；③观察项目至少包括下述指标：双眼视觉检查（立体视觉或运动融合检查）、眼位控制力检查（Newcastle控制力评分、Mayo评分等）。

（2）文献排除标准：①原始文献未对上述观察指标中任何一项进行评价；②原始文献临床研究未采用随机对照设计或资料不全；③重复发表的文献；④仅有摘要的会议或快报。

2. 文献检索　检索数据库包括中文数据库和外文数据库。检索年限从各数据库建库至 2017 年 11 月。中文文献检索中国知网数据库、万方数据库、维普中文期刊数据库。外文文献检索 PubMed、Clinicaltrials.gov 及 Cochrane 图书馆。中外文文献检索都采用了主题词和自由词结合的方式进行检索。中文检索词包括：间歇性外斜视，观察，手术等；英文检索词包括：intermittent exotropia，active monitoring，observational cohort，surgery 等。

（二）结果

1. 文献概况　根据检索策略，检出 1 项 RCT 研究，研究的基本特征见表 17-2-1。

Deborah Buck 等[5]（Surgery versus Active Monitoring in Intermittent Exotropia，SamExo 小组）2012 年在试验之初设计的方案中立即手术和随访观察均是每组 60 人，但是根据 2015 年他们所发表文章中所述，实际实施过程中，一共 48 名受试者，14 名愿意参加试验，34 名不愿意参加试验。不愿意参加试验的阻碍来自于家长不愿意立即手术，愿意"等等看看"，对手术效果缺乏信心，认为手术风险大于获益。积极参与的因素包括：希望手术，"什么也没失去"，获益大于风险，参加试验可以获得更好的医疗关注，可以为科研做点事情等。从筛选记录中提取的 80/89 个合格非受试者的信息表明，未能做到很好随机化的主要阻碍来自于约 56% 的家长不愿意手术愿意观察，只有 15% 的家长希望直接手术。

这个小组[6]一共筛查了 231 名患儿（预期 240 名），其中 138 名（60%）符合条件（预期 228 名：95%），49（占符合条件者的 35%）名患儿参加试验（预计 144 名：占符合条件的 63%）。试验数据分析来自于 49 名参加随机试验的 47 名患儿。

表 17-2-1　纳入研究的基本特征

研究者及年代	研究类型	研究地点	年龄	随访时间/月	治疗方案	患者数
Buck et al,2015[5]	RCT	英国	6 个月至 16 岁	9	立即手术	25
					随访观察	22

RCT = 随机对照试验。

2. 试验结果

（1）眼位控制能力：Newcastle 控制力评分：观察组在随访期间（9 个月）NCS 评分没有显著性改变。手术组在随访期间 NCS 评分显著改变（控制力改善），观察组合手术组有统计学差异。

Mayo 评分：72% 观察组患者的 Mayo 评分没有明显变化，52% 手术组患者的 Mayo 评分明显改善。

（2）眼位

1）看远斜视度：18% 的观察组患者和 52% 手术组患者有明显改善。

2）看近斜视度：14% 的观察组患者和 20% 手术组患者有明显改善。32% 的手术组患者在随访 6 个月时出现间歇性或恒定性的过矫。

（3）双眼视觉和立体视觉

1）观察组：86% 稳定或改善，14% 恶化。

2）手术组：80% 稳定或改善，20% 恶化。

3. 试验结论 在短期随访内,大部分的观察组患者没有改善或恶化,而手术组眼位改善,但存在 10%~20% 过矫率和随之而来的立体视觉的破坏。

四、临床实践决策

由于仅有 1 项 RCT 研究,无法进行 Meta 分析,研究结果可供临床参考,但临床实践决策需要更多的随机对照实验结果和循证医学证据。

(洪 洁 杜佳灵 付 晶)

参 考 文 献

1. Mohney B G,Huffaker R K.Common forms of childhood exotropia.Ophthalmology,2003,110(11):2093-2096.

2. Govindan M,Mohney B G,Diehl N N,et al.Incidence and types of childhood exotropia:a population-based study.Ophthalmology,2005,112(1):104-108.

3. Buck D,Powell C J,Rahi J,et al.The improving outcomes in intermittent exotropia study:outcomes at 2 years after diagnosis in an observational cohort.BMC Ophthalmol,2012,12:1.

4. Ekdawi N S,Nusz K J,Diehl N N,et al.Postoperative outcomes in children with intermittent exotropia from a population-based cohort.J AAPOS,2009,13(1):4-7.

5. Buck D,Hogan V,Powell C J,et al.Surrendering control,or nothing to lose:Parents' preferences about participation in a randomised trial of childhood strabismus surgery.Clin Trials,2015,12(4):384-393.

6. Clarke M,Hogan V,Buck D,et al.An external pilot study to test the feasibility of a randomised controlled trial comparing eye muscle surgery against active monitoring for childhood intermittent exotropia [X(T)].Health Technol Assess,2015,19(39):1-144.

第三节 肉毒素在治疗先天性内斜视中的应用

先天性内斜视是发生于出生 6 个月以内的非调节性的较大角度恒定性斜视,占儿童斜视的 8%[1],发病原因目前尚未十分明确[2,3]。早期纠正眼位,有利于尽早获得正常双眼视觉和立体视觉功能,而纠正眼位的方法目前多数研究者主张手术治疗。但 3 岁前的儿童主观功能检查难以进行,不易准确测量斜视角度,影响术后效果。A 型肉毒素(botulinum toxin A,BTXA)通过抑制神经肌肉接头处乙酰胆碱的释放产生肌肉麻痹作用。1980 年 Scott[4]首次提出后,眼科医师尝试眼外肌注射 BTXA 作为手术的替代疗法治疗各种类型斜视[5~7]。例如展神经麻痹,眼外肌肉毒素注射已经成为一种很好的治疗选择。但在儿童患者中的使用更具争议性,因为它的治疗效果和可预测性与手术治疗相比相对差,可能需多次注射才能维持正位,并且并发症更常见,如早期的连续性外斜视、上睑下垂等[4,8]。尽管如此,仍有许多研究者主张使用肉毒素治疗先天性内斜视,因为相较传统手术,肉毒素治疗手术操作明显简单,手术风险也相对小,容易被患儿家长接受。

一、疾病案例

患儿女,1 岁 2 个月,出生后 3 个月发现眼内斜。眼部查体:阿托品散瞳验光:右眼

+2.00DS+0.50DC×90,左眼 +1.50DS+0.50DC×85。眼位,三棱镜检查:右眼注视 = 左眼注视,看远 = 看近:+35PD。眼球运动正常。双眼角膜清,KP(-),前房中深,瞳孔圆,直径约 3m,对光反射好,晶状体清,眼底未见明显异常。否认其他全身病史。

二、提出问题

该患者先天性内斜视诊断明确,首选治疗方式为斜视矫正手术治疗还是肉毒素注射治疗? 为了回答这些问题,首先需要按循证医学原则进行证据的检索和评价,然后在此基础上进行临床决策。

三、证据检索和评价

2017 年,Issaho 等[9]已对两者进行了较为全面的 Meta 分析,具体如下:

(一) 材料与方法

1. 文献纳入与排除标准

(1)文献纳入标准:分析神经系统正常的婴幼儿型内斜视患者的研究,至少进行 6 个月的随访,内直肌内注射肉毒素,术后斜视度在 10PD 为治疗成功指标。

(2)排除标准:被研究人群有既往斜视手术史;肉毒素仅注射单条内直肌;被研究人群患有除婴幼儿内斜视以外的其他类型的内斜视。

2. 方法

(1)文献检索:检索数据库包括外文数据库。检索年限从各数据库建库至 2017 年 2月。外文文献检索拉丁美洲和加勒比健康科学文献数据库(LILACS)、PubMed、Medline 和 Cochrane 图书馆。外文文献检索都采用了主题词和自由词结合的方式进行检索。英文检索词包括:toxin,botulinum toxin,clostridium botulin,Botox,strabismus,esotropia,infantile esotropia,congenital esotropia。我们筛选搜索的标题和摘要,以确定研究是否符合纳入标准。我们纳入了使用不同品牌肉毒素的试验,并比较了婴幼儿内斜视治疗的结果。我们在各研究中检索了以下部分内容:①纳入和排除标准,婴儿型内斜视患者的临床表现,随访时间,成功标准;②开始治疗的年龄,既往治疗史;③使用的肉毒素类型,注射次数;④在随访至少 6个月后,眼球的运动和感觉情况;⑤疗效;⑥误差。

进行以下分析:治疗成功率,可能与成功相关的影响因素;在每项研究中报告的并发症,肉毒素剂量与并发症的关系;肉毒素注射后斜视的平均变化量。

(2)数据分析:所有统计测试均应用 0.05 为显著性水平。使用统计软件(STATA 12.0;Stata Corp,College Station,TX,USA)进行统计分析。各研究之间的异质性通过使用 I^2 统计来评估。I^2 统计结果在 0~100 之间变化,并且该结果越高,表明观察到的异质性越大。并发症(连续性外斜视、上睑下垂和垂直斜视)和斜视度变化量用随机模型表示。拟合 Meta 回归模型以确定预估结果之间可能的异质性来源。

(二) 结果

1. 文献概况　根据检索策略,初检出 508 篇标题和摘要,检索出 44 个研究的全文。通过阅读标题、摘要和进一步阅读全文后,根据预先制定的纳入标准和排除标准进行筛选。最终纳入 9 篇文献进行 Meta 分析,见表 17-3-1。研究的具体细节见表 17-3-2。

表 17-3-1 电子检索结果

	PubMed	Medline	CENTRAL
肉毒素,内斜视	174	54	1
肉毒素,斜视	508	493	1
肉毒素,内斜视,手术	—	29	—

表 17-3-2 纳入研究的特点

研究者及年代	患者数量	成功率/%	平均随访时间/月	连续性外斜视/%	上睑下垂/%	垂直斜视/%	平均年龄/月	术前斜视度	斜视度变化	注射剂量/IU	平均注射次数
Scott,et al,1980[4]	61	66.0	29.0	—	31.0	16.0	25.00	43.00	−33.00	—	2.20
de Alba,et al,2010[10]	322	45.0	22.6	2.8	—	—	16.69	38.80	—	—	1.60
McNeer,et al,1997a[5]	41	93.0	36.5	—	—	—	7.80	36.30	−34.60	2.50	2.00
McNeer,et al,1997b[5]	35	86.0	36.5	—	—	—	25.60	30.00	−27.70	2.50	1.50
Benabent,et al,2002[11]	40	53.0	6.0	—	23.0	21.0	21.60	25.80	−17.30	7.00	1.00
Campos,et al,2000[12]	60	88.0	62.4	0.0	20.0	—	6.50	35.50	—	3.00	1.00
McNeer,et al,1994a[7]	27	100.0	12.0	0.0	47.0	—	7.00	43.00	−42.00	2.50	2.00
McNeer,et al,1994b[7]	30	100.0	12.0	0.0	—	—	25.00	31.00	−29.00	2.50	1.60
Scott,et al,1990[13]	58	66.0	30.0	—	31.0	16.0	23.00	43.00	−31.00	—	2.10
Cheng,et al,2013[14]	24	37.5	6.0	—	20.8	2.1	35.80	33.90	−18.00	—	1.00
Gursoy,et al,2012[15]	25	68.0	84.0	0.0	32.0	—	10.00	40.60	—	4.00	1.40

2. Meta 分析

(1)肉毒素治疗的成功率:应用随机模型来呈现成功率,并发症和斜视度的变化。随后,拟合回归模型来确定预测结果之间可能的异质性来源。婴儿型内斜视肉毒素治疗组的成功率为 76%(95%CI:61%~89%)(图 17-3-1)。

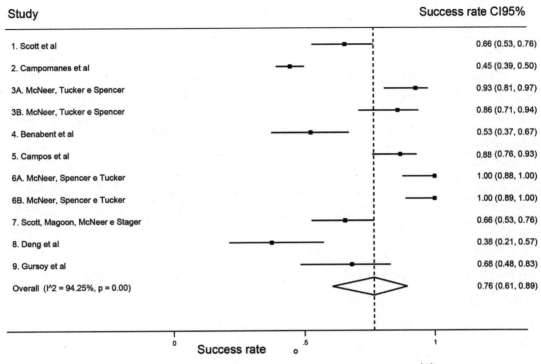

图 17-3-1　各研究组的成功率(图片引自 Issaho et al,2017[9])

I^2 结果表明成功率为 94.25%,显示异质性高($P<0.001$)。研究 1、研究 7 和研究 9 呈现出相近的成功率(66%~68%),研究 3B 和研究 5(分别为 86% 和 87%)也是如此。另一方面,研究 8 成功率最低(38%),而研究 6(A 和 B)成功率 100%。我们试图通过考虑年龄、治疗前斜视度、平均注射次数、随访时间以及经 Meta 回归分析的样本量来确定异质性的可能原因。单变量和多变量模型已进行调整,见表 17-3-3。成功率和研究变量之间没有相关性。

表 17-3-3　成功率的 Meta 回归分析结果

	Meta 回归分析			
	单变量		多变量	
	相关系数(95%CI)	P 值	相关系数(95%CI)	P 值
平均年龄	−0.011 5(−0.026 7,0.003 8)	0.124	−0.014 1(−0.031 9,0.003 7)	0.098
术前斜视度	0.001 0(−0.027 4,0.029 3)	0.940	−0.020 4(−0.058 8,0.018 0)	0.230
平均注射次数	0.016 13(−5 470.188 3,0.510 8)	0.324	0.306 1(−0.166 0,0.778 2)	0.156
平均随访时间	0.001 6(−0.005 3,0.008 5)	0.614	0.000 2(−0.007 6,0.008)	0.953
患者数量	−0.001 1(−0.002 8,0.000 5)	0.160	−0.001 1(−0.002 7,0.000 6)	0.156

$N=11$

肉毒素治疗剂量相同的 7 项研究(3A,3B,4,5,6A,6B 和 9)的 Meta 回归分析进行了调整。由于研究的数量,对于多变量模型,我们考虑了 20% 的显著预测变量。

如表 17-3-4 所示,多变量模型中只有剂量有意义($P=0.025$)。因此,排除模型中的平均注射次数,我们只考虑剂量的单变量模型($P=0.005$)。结果表明,肉毒素注射剂量越高,成功率越低;剂量每增加平均 1 IU,成功率下降 0.10%。

将肉毒素注射技术和成功率相关联后,发现肌电图监测下注射成功率高于无肌电图经结膜注射(EMG;$P=0.006$)。肌电图与直视下注射比较,没有统计学差异($P=0.89$)。

表 17-3-4　肉毒素剂量模型成功率的 Meta 回归分析结果

	Meta 回归分析			
	单变量		多变量	
	相关系数(95%CI)	P 值	相关系数(95%CI)	P 值
平均年龄	−0.003 4(−0.025 0,0.018 2)	0.700	—	—
平均术前斜视度	0.012 0(−0.017 5,0.041 5)	0.343	—	—
平均注射次数	0.263 5(−0.081 2,0.609 1)	0.107	0.053 4(−0.173 5,0.280 3)	0.549
平均随访时间	−0.001 1(−0.007 9,0.005 8)	0.706	—	—
患者数量	−0.001 0(−0.017 3,0.015 3)	0.886	—	—
剂量	−0.101 9(−0.155 8,−0.048)	0.005	−0.091 4(−0.164 4,−0.018 4)	0.025

$N=7$

(2)并发症发生率分析:对并发症发生率进行分析发现,永久性连续性外斜视,暂时性上睑下垂和垂直斜视被认为是并发症。Meta 回归分析表明,年龄和剂量可考虑为影响因素。

根据图 17-3-2 所示,只有 5 项研究有助于连续性外斜视的分析。连续性外斜视发生率为 1%(95%CI:0~2%)。对于这一分析,I^2 为 0($P=0.490$),表明预测结果间的同质性。其中有

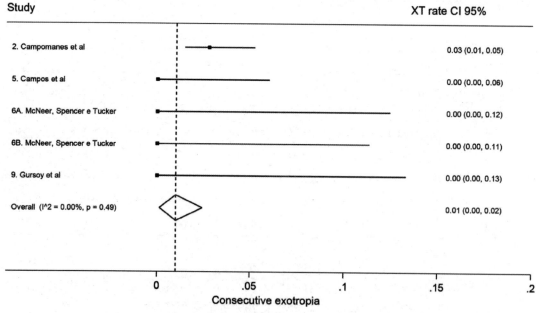

图 17-3-2　连续性外斜视发生率(图片引自 Issaho et al,2017[9])

4 项研究,没有报告连续性外斜视病例,1 项研究报告的比例仅为 3%。经 Meta 回归分析,连续性外斜视率与年龄(P=0.435)无相关性,可支持上述结果。由于使用单剂量(5,6A,6B 和 9)的 4 项研究没有连续性外斜视病例,因此不可评估剂量影响。

7 项研究有助于分析上睑下垂的发生。上睑下垂组率为 27%(95%CI:21%~33%)(图 17-3-3)。I^2 值为 20%(P=0.280)。因此,上睑下垂组率被认为无异质性。只有 6A 研究的上睑下垂组率高于 40%,其他研究介于 17%~32% 之间。通过 Meta 回归分析,上睑下垂组率与年龄(P=0.654)以及肉毒素注射剂量(P=0.581)无相关性。

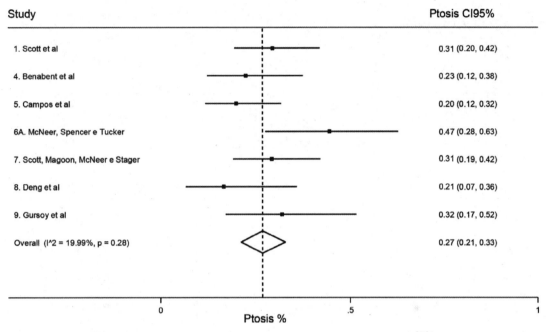

图 17-3-3　上睑下垂发生率(图片引自 Issaho et al,2017[9])

分析垂直斜视组率为 12%(95%CI:4%~22%)(图 17-3-4)。对于这一分析,I^2 为 68.1%(P=0.020),显示异质性。研究 8 没有发生该并发症的病例,与发生率高于 15% 的其他并发症不同。垂直斜视组率与年龄之间无相关性(P=0.069)。无论剂量是较小还是较大,由于只有 4 项研究使用单剂量,因此不可评估剂量影响。

肉毒素注射后的斜视度平均改变量为 -30.7(95%CI:-37.7~-23.8),证明了眼位的显著改善(图 17-3-5)。I^2 为 88.1%(P<0.001),表示研究之间具有显著异质性。调整 Meta 回归模型,并考虑年龄作为预测变量,结果有显著性(P=0.020),表明进行治疗的患儿年龄越大,斜视度越大,经换算,平均年龄每增加 1 岁,即增加 0.65D(95%CI:0.19~1.11)。不可建立剂量影响信息。

(三)讨论

本文回顾了既往发表的文献包括 Meta 分析、回顾性研究、病例综述及队列研究,根据 Meta 分析文献结果,肉毒素注射前平均斜视度为 38PD,注射后的平均斜视度为 6.25PD。平均注射次数为 1.4 次。肉毒素注射成功率为 76%,但异质性较高(I^2 统计:94.25%)[9]。

关于注射剂量,Alba Campomanes 等[10]的结论是,与成功的斜视手术相比,肉毒素治疗

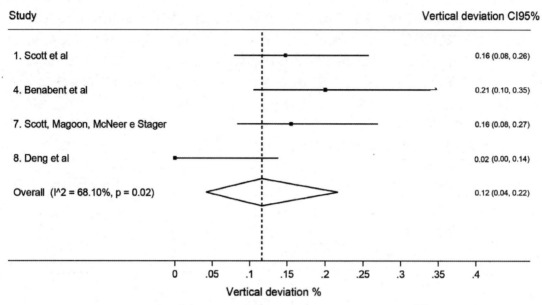

图 17-3-4　垂直斜视发生率(图片引自 Issaho et al,2017[9])

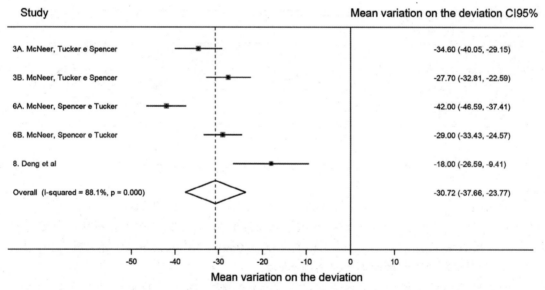

图 17-3-5　斜视度变化量(图片引自 Issaho et al,2017[9])

对于 30~35PD 范围内的内斜视最有效。如果斜视度低于 30PD,肉毒素注射成功率为 51%,斜视度大于 35PD 时为 39%。

在注射后对并发症方面,连续性外斜视发生率非常低(1%),欠矫比过矫更易出现,上睑下垂发生率为 27% 且异质性低,而垂直斜视发生率为 12% 且组间异质性高。

Scott 等[13]表明,在可进行双眼检查的患者中,有些患者眼球运动良好,但只有三分之一具有完整的立体视觉。Gursoy 等[15]比较了肉毒素注射和肌肉手术的疗效,用 Bagolini 线状镜检查双眼视觉发现肉毒素注射治疗组中有 86% 的患者双眼视觉功能有所恢复,而手术组中则占 78%。15 例肉毒素组患者中有 10 例、13 例手术组中有 9 例可查出大范围粗糙立体视觉（OR=3.6，*P*=0.46）。肉毒素治疗组中的 2 名患者实现了 40 弧秒的立体视觉。

总结上文，对于先天性内斜视，尤其是中度偏斜，内直肌肉毒素注射是一个安全的方法，也是斜视手术治疗的有效替代方式。但对于肉毒素治疗先天性内斜视的应用时机、剂量等标准化问题，仍需进一步随机对照试验来验证。

四、临床实践决策

1. 治疗方案的选择　虽然很少有随机对照试验证实肉毒杆菌毒素优于手术，但肉毒杆菌毒素越来越多地应用于治疗而不仅是手术的辅助疗法。尽管肉毒杆菌毒素的作用只有 3 个月，但在一些病例中对于斜视治疗效果是明确的。结合本例患儿，明确诊断为先天性内斜视，内斜 35PD，治疗方法选择内直肌肉毒杆菌毒素注射。

2. 肉毒杆菌毒素作用机制　肉毒杆菌毒素 A 不可逆地抑制神经肌肉接头处突触前受体对乙酰胆碱的释放。当神经生成新的轴突，重新建立神经肌肉连接后，该作用消失。

（孟昭君　马楠　杜佳灵　付晶）

参 考 文 献

1. Greenberg AE，Mohney BG，Diehl NN，et al.Incidence and types of childhood esotropia：a population-based study.Ophthalmology，2007，114（1）：170-174.

2. Wright KW S P.Chapter 18：Esotropia//Wright KW S P.Pediatric Ophthalmology and Strabismus.Springer Science & Business Media，2013：281-305.

3. Cole GA C J.Chapter 74：Infantile esotropias//Hoyt S C T D.Pediatric Ophthalmology and Strabismus. Amsterdam：Elsevier Health Sciences，2012：764-782.

4. Scott A B.Botulinum toxin injection into extraocular muscles as an alternative to strabismus surgery. Ophthalmology，1980，87（10）：1044-1049.

5. McNeer K W，Tucker M G，Spencer R F.Botulinum toxin management of essential infantile esotropia in children.Arch Ophthalmol，1997，115（11）：1411-1418.

6. Tejedor J，Rodriguez J M.Early retreatment of infantile esotropia：comparison of reoperation and botulinum toxin.Br J Ophthalmol，1999，83（7）：783-787.

7. McNeer K W，Spencer R F，Tucker M G.Observations on bilateral simultaneous botulinum toxin injection in infantile esotropia.J Pediatr Ophthalmol Strabismus，1994，31（4）：214-219.

8. Rowe FJ，Noonan CP.Botulinum toxin for the treatment of strabismus.Cochrane Database Syst Rev，2012，2： CD006499.

9. Issaho DC，Carvalho F S，Tabuse MKU，et al.The Use of Botulinum Toxin to Treat Infantile Esotropia：A Systematic Review With Meta-Analysis.Invest Ophthalmol Vis Sci，2017，58（12）：5468-5476.

10. de Alba Campomanes AG，Binenbaum G，Campomanes Eguiarte G.Comparison of botulinum toxin with surgery as primary treatment for infantile esotropia.J AAPOS，2010，14（2）：111-116.

11. Benabent EC，Garc′ıa Hermosa P，Arrazola MT，et al.Botulinum toxin injection without electromyographic assistance.J Pediatr Ophthalmol Strabismus，2002，39：231-234.

12. Campos EC，Schiavi C，Bellusci C.Critical age of botulinum toxin treatment in essential infantile esotropia.J Pediatr Ophthalmol Strabismus，2000，37：328-332.

13. Scott A B，Magoon E H，McNeer K W，et al.Botulinum treatment of childhood strabismus.Ophthalmology， 1990，97（11）：1434-1438.

14. Chen J, Deng D, Zhong H, et al. Botulinum toxin injections combined with or without sodium hyaluronate in the absence of electromyography for the treatment of infantile esotropia: a pilot study. Eye (Lond), 2013, 27: 382-386.

15. Gursoy H, Basmak H, Sahin A, et al. Long-term follow-up of bilateral botulinum toxin injections versus bilateral recessions of the medial rectus muscles for treatment of infantile esotropia. J AAPOS, 2012, 16(3): 269-273.

第四节 单眼弱视患者黄斑区视网膜厚度正常吗

弱视是青少年单眼视觉损害的最常见疾病[1]，动物实验[2]及功能核磁[3~5]已证实弱视的中枢机制是视皮层眼优势柱的转移和外侧膝状体神经元及突触结构的退行性改变，然而弱视的外周机制探讨即视网膜结构及功能异常，尚存在较大争议，弱视眼是否存在黄斑结构的改变呢？OCT利用扫描断层技术对视网膜进行活体测厚，测厚结果与组织学测厚结果吻合[6]，近年应用OCT为弱视的外周机制提供依据成为弱视研究的热点，发表了多篇OCT应用于弱视患者黄斑中心凹厚度的临床研究，利用Meta分析对单眼弱视患者弱视眼黄斑区视网膜厚度与对侧非弱视眼差异的系统评价来解答这一问题。

一、疾病案例

患儿女，5岁，幼儿园体检双眼视力差1周。检查裸眼视力：右眼0.8，左眼0.1，双眼前节及眼底无异常。阿托品散瞳验光：右眼+1.00DS=1.0，左眼+4.50DS+1.25DC×90°=0.2，诊断为：屈光参差性弱视。

二、提出问题

该患儿诊断明确，这也是目前临床医师常见的一类患者，然而我们已知弱视的器质性病变主要在视皮层，那么弱视的外周病变也就是视网膜是否存在已知的病理或结构改变呢？为了回答这个问题，我们首先需要按循证医学的要求进行证据的检索和评价，然后在此基础上进行临床决策。

三、证据检索和评价

（一）材料与方法

1. 一般资料 本研究纳入标准包括：①单眼弱视对象，弱视眼为病例组、对侧非弱视眼为对照组的研究；②应用OCT进行黄斑区厚度测量；③明确阐述OCT类型，包括时域OCT（time-domain OCT，TD-OCT）和频域OCT（spectral-domain OCT，SD-OCT）；④明确阐述黄斑分区及测量范围；⑤研究结局：至少包括弱视眼与对侧非弱视眼黄斑中心凹最小厚度、黄斑中心凹1mm直径区域厚度（均数±标准差）之一的研究。

2. 方法

（1）文献检索：检索数据库包括外文数据库。检索年限从各数据库建库至2017年2月。外文文献检索拉丁美洲和加勒比健康科学文献数据库（LILACS）、PubMed、Medline和Cochrane图书馆。外文文献检索都采用了主题词和自由词结合的方式进行检索。我们筛选搜索的标题和摘要，以确定研究是否符合纳入标准。

（2）数据分析：所有统计测试均应用 0.05 为显著性水平。使用统计软件（STATA 12.0；Stata Corp，College Station，TX，USA）进行统计分析。各研究之间的异质性通过使用 I^2 统计来评估。I^2 统计结果在 0~100 之间变化，并且该结果越高，表明观察到的异质性越大。

（二）结果

1. 文献概况　共检索出文献 164 篇，去除重复文献 54 篇，阅读题目及摘要初步筛选文献 31 篇，阅读全文，追踪参考文献，进行再次筛选，选中 9 篇文献[7~15]（图 17-4-1）。

2. 文献评价质量　纳入 Meta 分析的文献无重复报道的弱视患者病例资料，采用 AHRQ 推荐的 11 项评价条目逐条进行质量评价：纳入对象来源为排除其他眼部相关器质性疾患的单眼弱视患者；病例组和对照组具有可比性；有明确的纳入标准及排除标准；研究对象连续；并对排除病例的原因进行了描述；8 篇研究[8~15]描述了 OCT 的检查方法及质量控制；6 篇文献[8~12,16]报道了研究对象种族、年龄、性别、屈光度特征；数据收集完整；1 篇文献[10]为初发病例，其余研究患者发病时间不详；纳入研究未解释对排除数据的处理；未进行病例随访。综上，纳入文献分别满足 5~9 条评价项目。进一步排除满足 6 项以下的研究[7]进行敏感性分析。

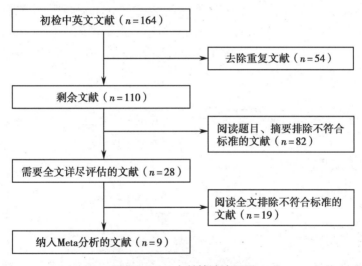

图 17-4-1　文献筛选流程图

3. 文献发表偏倚　本研究采用失安全系数评判发表偏倚，以评估发表偏倚对黄斑中心凹最小厚度及黄斑中心 1mm 直径区域厚度合并检验结果的影响。应用 TD-OCT 和 SD-OCT 对黄斑中心 1mm 区域厚度 Nfs0.05 值分别为 11.2 和 11.4，可认为发表偏倚对研究结论影响较小；而应用 TD-OCT 对黄斑中心凹最小厚度研究仅纳入 1 个文献，SD-OCT 测量黄斑中心凹最小厚度研究的 Nfs0.05 值为 0，研究结论不稳定，提示存在发表偏倚及其他偏倚。

4. TD-OCT 黄斑厚度测量结果　共 4 篇文献[10,12,13,15]采用 TD-OCT 测量黄斑厚度。其中黄斑中心凹最小厚度的文献仅 1 篇[10]，无法进行加权分析，该研究以屈光参差性弱视患者为研究对象，发现黄斑中心凹最小厚度弱视眼（157.96 ± 15.82）μm 比对侧非弱视眼（151.72 ± 13.95）μm 厚（P=0.045）。

黄斑中心凹 1mm 区域平均厚度研究共纳入 4 篇文献[10,12,13,15]，各研究均为屈光参差性弱视患者,且各研究间无统计学异质性,采用固定效应模型分析,弱视眼比对侧眼平均厚6.82μm(P<0.001,95%CI:2.81~10.83)(图17-4-2)。

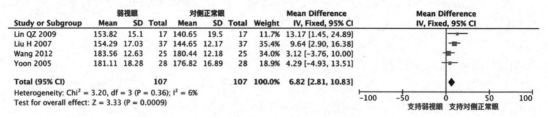

图 17-4-2 时域 OCT 屈光参差患者的弱视眼和对照眼黄斑中心凹最小厚度的比较

5. SD-OCT 黄斑厚度测量结果综合分析 纳入本次 Meta 分析的 5 篇文献[7~9,11,14],其中 3 篇文献[7~9,14]比较组明确报道了黄斑中心凹最小厚度,研究间同质性较好(P=0.13),采用固定效应模型分析,双眼差异无统计学意义(P=0.50);各亚组分析结果显示弱视眼与对侧非弱视眼合并效应量均无显著性差异(P>0.05)(图17-4-3)。

2 篇文献[11,14]对黄斑中心凹 1mm 区域厚度进行了报道,研究之间无显著异质性(P=0.22),且屈光参差性亚组之间也无显著异质性(P=0.08),弱视眼厚度高于对侧 7.42μm(P<0.01,95%CI:3.17~11.67),屈光参差性亚组分析结果提示黄斑中心凹 1mm 区厚度弱视眼厚度高于对侧眼 7.37μm(P<0.05,95%CI:2.95~11.79)(图17-4-4),而斜视亚组仅 1 项研究,分析结果提示无显著性差异。

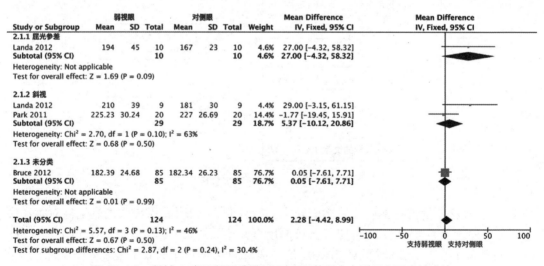

图 17-4-3 频域 OCT 测量弱视眼和对照眼黄斑中心凹最小厚度的比较

四、临床实践决策

本课题组就近年 OCT 测量单眼弱视患者黄斑区厚度的文献进行系统分析,发现 SD-OCT 与 TD-OCT 研究均提示弱视眼(尤其是单侧屈光参差性弱视眼)黄斑中心 1mm 区增厚,对揭示弱视发病的病因学机制有一定意义。因此黄斑区厚度研究可能成为弱视发病的视网膜机制提供佐证的途径之一。

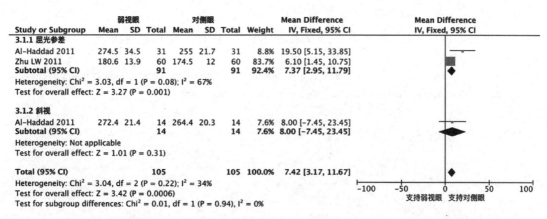

图 17-4-4　频域 OCT 测量检测弱视眼和对照眼黄斑中心凹 1mm 区最小厚度的比较

（赵博文　杜佳灵　付　晶）

参 考 文 献

1. KW W.Visual development and amblyopia//KW W,PH S,LS T.Handbook of pediatric ophthalmology and strabismus.New York：Springer,2006：103-137.

2. von Noorden GK.Histological studies of the visual system in monkeys with experimental amblyopia.Invest Ophthalmol,1973,12(10)：727-738.

3. von Noorden GK,Crawford ML,Levacy RA.The lateral geniculate nucleus in human anisometropic amblyopia.Invest Ophthalmol Vis Sci,1983,24(6)：788-790.

4. von Noorden GK,Crawford ML.The lateral geniculate nucleus in human strabismic amblyopia.Invest Ophthalmol Vis Sci,1992,33(9)：2729-2732.

5. 刘虎,赵堪兴,陈敏,等.斜视性和屈光参差性弱视患者的功能磁共振成像研究.中华眼科杂志,2006,42(10)：873-877.

6. Huang D,Swanson E A,Lin C P,et al.Optical coherence tomography.Science,1991,5035(254)：1178-1181.

7. E L,S R,C Y.Amblyopia and foveal thickness//S R.Advances in Ophthalmology.Croatia：InTech,2012：279-288.

8. Park KA,Park DY,Oh SY.Analysis of spectral-domain optical coherence tomography measurements in amblyopia：a pilot study.Br J Ophthalmol,2011,95(12)：1700-1706.

9. Bruce A,Pacey IE,Bradbury JA,et al.Bilateral changes in foveal structure in individuals with amblyopia.Ophthalmology,2013,120(2)：395-403.

10. Wang XM,Cui DM,Zhen L,et al.Characteristics of the macula in amblyopic eyes by optical coherence tomography.Int J Ophthalmol,2012,5(2)：172-176.

11. Al-Haddad CE,Mollayess GM,Cherfan CG,et al.Retinal nerve fibre layer and macular thickness in amblyopia as measured by spectral-domain optical coherence tomography.Br J Ophthalmol,2011,95(12)：1696-1699.

12. Yoon SW,Park WH,Baek SH,et al.Thicknesses of macular retinal layer and peripapillary retinal nerve fiber layer in patients with hyperopic anisometropic amblyopia.Korean J Ophthalmol,2005,19(1)：62-67.

13. 刘虹,周欣,章淑华,等.单眼弱视患者黄斑光学相干断层成像检查.中国斜视与小儿眼科杂志,2007,15(3)：114-119.

14. 诸力伟,许琦彬,盛文燕,等.屈光参差性弱视眼视网膜厚度变化的研究.浙江医学,2011,33(8)：1140-

1141,1144.

15. 林巧雅,李学喜,王靖瑜,等.屈光参差性弱视眼视网膜厚度的相干光断层扫描检测.临床眼科杂志,
    2009,17(2):122-124.

16. Huynh S C,Samarawickrama C,Wang X Y,et al.Macular and nerve fiber layer thickness in amblyopia:the
    Sydney Childhood Eye Study.Ophthalmology,2009,116(9):1604-1609.

第十八章

眼 眶 疾 病

第一节　眼眶疾病总论

　　眼眶是位于颅顶骨和颅面骨之间、由七块颅骨构成的骨腔,在鼻的两侧相互对称。眼眶包括骨壁和眶内容,是一个较小的解剖间隙,眶腔容积不足 30ml,眶内容包含多种类型的软组织,包括眼外肌、血管、神经、筋膜、泪腺和脂肪体等。眼眶疾病种类繁多,多原发于眼眶内,也可由鼻窦或颅腔的炎症和肿瘤蔓延至眶内。一些全身病也常侵犯眼眶,如甲状腺相关眼病(thyroid associated ophthalmopathy,TAO)就是眼眶疾病中最常见的一种。此外,肿瘤、炎症和血管性疾病也是眼眶疾病的常见类型。

　　甲状腺相关眼病又称 Graves 眼病或 Graves 眼眶病,是成人最常见的眼眶病。甲状腺相关眼病是一种自身免疫性疾病,病因不明,大多数患者有甲状腺功能异常的病史,但约30% 患者甲状腺功能正常。患者会感到早晨病情加重,日间减轻。病情轻者仅有轻微的眼睑退缩,重者眼球高度突出伴压迫性视神经病变或暴露性角膜炎等。早期体征缺乏特异性,因而确诊较难,后期眼病典型。影像学检查(CT 或 MRI)可显示眼外肌肌腹肥大,而肌腱少受累。原则上,甲状腺相关眼病处置方案的缓急应由病情决定,治疗方法包括糖皮质激素、眼眶放射治疗、生长抑素类似物、免疫抑制剂、免疫球蛋白以及手术等,可根据不同分期、不同严重程度、不同表现分别获联合采用。国际上公认的甲状腺相关眼病的治疗依据是欧洲 Graves 眼眶病专家组(European Group on Graves'orbitopathy,EUGOGO)发表的指南性文章[1,2]。

　　在 Cochran e library 的眼和视觉科学组(Eye & vision),关于眼眶疾病(orbit diseases)有 4 篇 review,分别是关于手术降低甲状腺相关眼病的眶压[3]、眼眶植入物治疗眶内容缺失[4]、眼眶放射治疗成人甲状腺相关眼病[5]和利妥昔单抗治疗甲状腺相关眼病[6]。在与眼科密切相关的内分泌和代谢组(Endocrine & metabolic)有 2 篇与甲状腺相关眼病有关的review,分别是甲状腺手术治疗 Graves 病和 Graves 眼病[7]、放射碘对比药物治疗 Graves病[8]。为了方便临床工作者了解该领域的研究动态,将随机对照试验的具体信息归纳于表 18-1-1。

表 18-1-1 眼眶疾病领域的随机对照试验

研究者及年代	干预措施	研究类型	样本量	国家和地区	GRADE证据分级	GRADE推荐强度
Pliego-Maldonado, et al, 2000[9]	Walsh-Ogura technique/Kennedy's surgical approach	RCT	35	西班牙	A	1
Wakelkamp, et al, 2005[10]	眼眶减压手术 / 激素冲击	RCT	15	荷兰	B	2
Salvi, et al, 2015[11]	利妥昔单抗全身给药 / 激素冲击	RCT	32	意大利	A	1
Savino, et al, 2015[12]	利妥昔单抗眼眶给药 / 激素冲击	RCT	20	意大利	A	2
Stan, et al, 2015[13]	利妥昔单抗全身给药 / 安慰剂	RCT	25	美国	A	1
Gerling, et al, 2003[14]	两种眼眶放射治疗方案	RCT	43	英国	A	2
Kahaly, et al, 2000[15]	三种眼眶放射治疗方案	RCT	62	德国	A	1
Mourits, et al, 2000[16]	眼眶放射治疗 / 安慰剂	RCT	60	荷兰	A	1
Prummel, et al, 1993[17]	眼眶放射治疗 / 安慰剂	RCT	56	荷兰	A	1
Prummel, et al, 2004[18]	眼眶放射治疗 / 激素口服	RCT	88	荷兰	A	1
Bartalena, et al, 1983	激素口服 + 眼眶放射 / 激素口服	RCT	24	意大利	B	1
Aktaran, et al, 2007[19]	激素冲击 / 激素口服	RCT	52	土耳其	A	1
Kahaly, et al, 2005[20]	激素冲击 / 激素口服	RCT	70	德国	A	1
Kauppinen-Mäkelin, et al, 2002[21]	激素冲击 / 激素口服	RCT	33	芬兰	A	1
Macchia, et al, 2001[22]	激素冲击 / 激素口服	RCT	51	意大利	A	1
Roy, et al, 2015[23]	激素冲击 / 激素口服	RCT	65	印度	A	1
Bartalena, et al, 2012[24]	三种激素冲击	RCT	159	意大利	A	1
Zhu, et al, 2014[25]	两种激素冲击	RCT	80	中国	A	1
van Geest, et al, 2008[26]	激素冲击 / 安慰剂	RCT	15	荷兰	B	1
Alkawas, et al, 2010[27]	眼眶注射激素 / 激素口服	RCT	29	埃及	B	2
Ebner, et al, 2004[28]	眼眶注射激素 / 空白对照	RCT	50	阿根廷	A	2
Zhang, et al, 2012[29]	眼眶注射激素 / 激素冲击	RCT	57	中国	A	2
Li, et al, 2008[30]	眼眶注射激素 + 眼眶放射 / 眼眶注射激素	RCT	32	中国	A	2
Marcocci, et al, 1987[31]	眼眶注射激素 + 眼眶放射 / 激素口服 + 眼眶放射	RCT	44	意大利	A	2

续表

研究者及年代	干预措施	研究类型	样本量	国家和地区	GRADE证据分级	GRADE推荐强度
Marcocci,et al,1991[32]	激素口服＋眼眶放射/眼眶放射	RCT	30	意大利	A	1
Marcocci,et al,2001[33]	激素冲击＋眼眶放射/激素口服＋眼眶放射	RCT	82	意大利	A	1
Ng,et al,2005[34]	激素冲击＋眼眶放射/激素冲击	RCT	16	中国香港	A	2
Finamor,et al,2004[35]	己酮可可碱/安慰剂	RCT	18	巴西	A	1
Marcocci,et al,2011[36]	硒＋己酮可可碱/安慰剂	RCT	159	意大利	A	1
Kahaly,et al,1986[37]	环孢素＋激素口服/激素口服	RCT	40	德国	B	2
Prummel,et al,1989[38]	环孢素/激素口服	RCT	36	荷兰	A	2

（程金伟　李仕明）

参 考 文 献

1. European Group on Graves O,Wiersinga WM,Perros P,et al.Clinical assessment of patients with Graves' orbitopathy:the European Group on Graves' Orbitopathy recommendations to generalists,specialists and clinical researchers.Eur J Endocrinol,2006,155(3):387-389.

2. Bartalena L,Baldeschi L,Dickinson A,et al.Consensus statement of the European Group on Graves' orbitopathy(EUGOGO)on management of GO.Eur J Endocrinol,2008,158(3):273-285.

3. Boboridis KG,Bunce C.Surgical orbital decompression for thyroid eye disease.Cochrane Database Syst Rev,2011,12:CD007630.

4. Schellini S,El Dib R,Silva LR,et al.Integrated versus non-integrated orbital implants for treating anophthalmic sockets.Cochrane Database Syst Rev,2016,11:CD010293.

5. Rajendram R,Bunce C,Lee RW,et al.Orbital radiotherapy for adult thyroid eye disease.Cochrane Database Syst Rev,2012,7:CD007114.

6. Minakaran N,Ezra DG.Rituximab for thyroid-associated ophthalmopathy.Cochrane Database Syst Rev,2013,5:CD009226.

7. Liu ZW,Masterson L,Fish B,et al.Thyroid surgery for Graves'disease and Graves' ophthalmopathy.Cochrane Database Syst Rev,2015,11:CD010576.

8. Ma C,Xie J,Wang H,et al.Radioiodine therapy versus antithyroid medications for Graves' disease.Cochrane Database Syst Rev,2016,2:CD010094.

9. Pliego-Maldonado A,Miranda-Ruiz R,Vargas-Aguayo A,et al.Orbit decompression surgery in patients with exophthalmos caused by Graves-Basedow disease.Gac Med Mex,2000,136(1):11-15.

10. Wakelkamp IM,Baldeschi L,Saeed P,et al.Surgical or medical decompression as a first-line treatment of optic neuropathy in Graves' ophthalmopathy? A randomized controlled trial.Clin Endocrinol(Oxf),2005,63(3):323-328.

11. Salvi M,Vannucchi G,Curro N,et al.Efficacy of B-cell targeted therapy with rituximab in patients with

active moderate to severe Graves' orbitopathy:a randomized controlled study.J Clin Endocrinol Metab,2015, 100(2):422-431.

12. Savino G,Mandara E,Gari M,et al.Intraorbital injection of rituximab versus high dose of systemic glucocorticoids in the treatment of thyroid-associated orbitopathy.Endocrine,2015,48(1):241-247.

13. Stan MN,Garrity JA,Carranza Leon BG,et al.Randomized controlled trial of rituximab in patients with Graves' orbitopathy.J Clin Endocrinol Metab,2015,100(2):432-441.

14. Gerling J,Kommerell G,Henne K,et al.Retrobulbar irradiation for thyroid-associated orbitopathy:double-blind comparison between 2.4 and 16 Gy.Int J Radiat Oncol Biol Phys,2003,55(1):182-189.

15. Kahaly GJ,Rosler HP,Pitz S,et al.Low-versus high-dose radiotherapy for Graves' ophthalmopathy:a randomized,single blind trial.J Clin Endocrinol Metab,2000,85(1):102-108.

16. Mourits MP,van Kempen-Harteveld ML,Garcia MB,et al.Radiotherapy for Graves' orbitopathy:randomised placebo-controlled study.Lancet,2000,355(9214):1505-1509.

17. Prummel MF,Mourits MP,Blank L,et al.Randomized double-blind trial of prednisone versus radiotherapy in Graves' ophthalmopathy.Lancet,1993,342(8877):949-954.

18. Prummel MF,Terwee CB,Gerding MN,et al.A randomized controlled trial of orbital radiotherapy versus sham irradiation in patients with mild Graves' ophthalmopathy.J Clin Endocrinol Metab,2004,89(1):15-20.

19. Aktaran S,Akarsu E,Erbagci I,et al.Comparison of intravenous methylprednisolone therapy vs.oral methylprednisolone therapy in patients with Graves' ophthalmopathy.Int J Clin Pract,2007,61(1):45-51.

20. Kahaly GJ,Pitz S,Hommel G,et al.Randomized,single blind trial of intravenous versus oral steroid monotherapy in Graves' orbitopathy.J Clin Endocrinol Metab,2005,90(9):5234-5240.

21. Kauppinen-Makelin R,Karma A,Leinonen E,et al.High dose intravenous methylprednisolone pulse therapy versus oral prednisone for thyroid-associated ophthalmopathy.Acta Ophthalmol Scand,2002,80(3):316-321.

22. Macchia PE,Bagattini M,Lupoli G,et al.High-dose intravenous corticosteroid therapy for Graves' ophthalmopathy.J Endocrinol Invest,2001,24(3):152-158.

23. Roy A,Dutta D,Ghosh S,et al.Efficacy and safety of low dose oral prednisolone as compared to pulse intravenous methylprednisolone in managing moderate severe Graves' orbitopathy:A randomized controlled trial.Indian J Endocrinol Metab,2015,19(3):351-358.

24. Bartalena L,Krassas GE,Wiersinga W,et al.Efficacy and safety of three different cumulative doses of intravenous methylprednisolone for moderate to severe and active Graves' orbitopathy.J Clin Endocrinol Metab,2012,97(12):4454-4463.

25. Zhu W,Ye L,Shen L,et al.A prospective,randomized trial of intravenous glucocorticoids therapy with different protocols for patients with graves' ophthalmopathy.J Clin Endocrinol Metab,2014,99(6):1999-2007.

26. van Geest RJ,Sasim IV,Koppeschaar HP,et al.Methylprednisolone pulse therapy for patients with moderately severe Graves' orbitopathy:a prospective,randomized,placebo-controlled study.Eur J Endocrinol,2008,158(2):229-237.

27. Alkawas AA,Hussein AM,Shahien EA.Orbital steroid injection versus oral steroid therapy in management of thyroid-related ophthalmopathy.Clin Exp Ophthalmol,2010,38(7):692-697.

28. Ebner R,Devoto MH,Weil D,et al.Treatment of thyroid associated ophthalmopathy with periocular injections of triamcinolone.Br J Ophthalmol,2004,88(11):1380-1386.

29. 张中宇,何欣,王秀云,等.甲状腺功能亢进性 Graves 眼病全身和局部激素治疗效果分析.中国地方病学杂志,2012,31(5):579-582.

30. 李琳玲,王芳,张勇,等.球后注射曲安奈德联合眶部放射治疗中度甲状腺相关性眼病疗效观察.国际眼科杂志,2008,8(9):1860-1862.

31. Marcocci C,Bartalena L,Panicucci M,et al.Orbital cobalt irradiation combined with retrobulbar or systemic

corticosteroids for Graves' ophthalmopathy:a comparative study.Clin Endocrinol(Oxf),1987,27(1):33-42.

32. Marcocci C,Bartalena L,Bogazzi F,et al.Orbital radiotherapy combined with high dose systemic glucocorticoids for Graves' ophthalmopathy is more effective than radiotherapy alone:results of a prospective randomized study.J Endocrinol Invest,1991,14(10):853-860.

33. Marcocci C,Bartalena L,Tanda ML,et al.Comparison of the effectiveness and tolerability of intravenous or oral glucocorticoids associated with orbital radiotherapy in the management of severe Graves' ophthalmopathy:results of a prospective,single-blind,randomized study.J Clin Endocrinol Metab,2001,86(8):3562-3567.

34. Ng CM,Yuen HK,Choi KL,et al.Combined orbital irradiation and systemic steroids compared with systemic steroids alone in the management of moderate-to-severe Graves' ophthalmopathy:a preliminary study.Hong Kong Med J,2005,11(5):322-330.

35. Finamor FE,Martins JR,Nakanami D,et al.Pentoxifylline(PTX)--an alternative treatment in Graves' ophthalmopathy(inactive phase):assessment by a disease specific quality of life questionnaire and by exophthalmometry in a prospective randomized trial.Eur J Ophthalmol,2004,14(4):277-283.

36. Marcocci C,Kahaly GJ,Krassas GE,et al.Selenium and the course of mild Graves' orbitopathy.N Engl J Med,2011,364(20):1920-1931.

37. Kahaly G,Schrezenmeir J,Krause U,et al.Ciclosporin and prednisone v.prednisone in treatment of Graves' ophthalmopathy:a controlled,randomized and prospective study.Eur J Clin Invest,1986,16(5):415-422.

38. Prummel MF,Mourits MP,Berghout A,et al.Prednisone and cyclosporine in the treatment of severe Graves' ophthalmopathy.N Engl J Med,1989,321(20):1353-1359.

第二节　甲状腺相关眼病

一、概述

甲状腺相关眼病,又称 Graves 眼病或 Graves 眼眶病,是成人最常见的眼眶病。甲状腺相关眼病是一种自身免疫性疾病,但确切病理机制尚不明确。病情轻者仅有轻微的眼睑退缩,重者眼球高度突出伴压迫性视神经病变或暴露性角膜炎。早期难以诊断,后期眼病典型。甲状腺相关眼病的治疗同样存在诸多争议。

(一) 流行病学及病因学

甲状腺相关眼病多成人发病,儿童罕见;女性患者是男性的 5~8 倍。甲状腺相关眼病是累及眼眶组织的自身免疫性炎症,病因不明。

(二) 临床特征

甲状腺相关眼病常以眼部非特异性刺激症状起病,随之眼睑退缩、迟落、肿胀,眼球突出。患者会感到早晨病情加重,日间减轻。大多数患者有甲状腺功能异常的病史,但约 30% 患者起病的甲状腺功能正常。

最初体征很缺乏特异性,难以诊断。眼睑退缩和迟落是有助于诊断的早期症状。随着病情发展,眼睑水肿、眼球突出、运动障碍以及复视逐渐明显。晚期出现压迫性视神经病变导致视力下降和严重的角膜暴露。

(三) 影像学检查

甲状腺相关眼病的影像学检查(CT 或 MRI)可显示眼外肌肌腹肥大,而肌腱少受累。

以下直肌最常受累,而后依次为内直肌、上直肌,外直肌很少累及。影像学检查并非诊断所必需,但有助于不典型病例的诊断、视神经压迫的评估,以便于手术和放疗前后病情的充分了解。

(四) 临床诊断

甲状腺相关眼病并不单单发生于甲状腺功能亢进患者,有些甲状腺功能减退患者甚至是甲状腺功能正常者也会发病。因此,诊断甲状腺相关眼病不能单单依靠甲状腺功能检查。

目前国际认可的诊断标准是 Bartly 诊断标准。如果患者存在眼睑退缩,只要合并一个体征或检查证据即可诊断:①甲状腺功能异常;②眼球突出:突度等于或大于 16mm;③视神经功能障碍,包括视力下降,瞳孔反射,色觉,视野异常,无法用其他病变解释;④眼外肌受累:眼球活动受限、眼外肌肥大。如果患者缺乏眼睑退缩,须具备甲状腺功能异常,并应有一个体征:眼球突出、眼外肌受累或视神经功能障碍,并排除其他眼病引起的类似体征。

因此,眼睑退缩是甲状腺相关眼病诊断非常关键的表现。

(五) 病程和分期

甲状腺相关眼病患者的病程和严重程度差异很大。可以是持续数月的轻微炎症,无任何后遗症;亦可为严重的炎症,经数月或数年导致高度突眼、复视和视力丧失。甲状腺相关眼病起病通常隐匿,偶尔急性起病。甲状腺相关眼病的典型自然病程呈现为活动性和严重度相互关联的 Rundle 曲线,初始为恶化 - 缓解的动态活动期,最终为静态稳定期。

甲状腺相关眼病的活动性反映的是,病情进行性发展患者初始炎症期的侵袭性。随着病程延长,活动性炎症可以部分甚至完全缓解,但可加重眼外肌的纤维化。甲状腺相关眼病的活动性可通过临床活动性评分(CAS)判定。临床活动性评分(CAS):①自发眼眶疼痛;②眼球运动诱发疼痛;③眼睑水肿;④眼睑充血;⑤结膜充血;⑥球结膜水肿;⑦泪阜或皱襞炎症;⑧眼球突出度≥2mm;⑨眼球运动减弱≥5°;⑩视力下降≥1行。7分法≥3 为活动期,10 分法≥4 为活动期。

甲状腺相关眼病的严重度反映的是,眼外肌和软组织慢性病变的表现。眼病影响生活质量轻微,不足以需要干扰,严重程度即为轻度。评判标准:轻度眼睑退缩(<2mm),轻度软组织受累,轻度眼球突出(<3mm),一过性或无复视,润滑治疗有效的角膜外露。除外视力威胁型甲状腺相关眼病,甲状腺相关眼病病情的严重程度足够影响日常生活,而需要进行免疫抑制治疗(活动期)或手术干预(静止期),严重程度即为中重度。评判标准:眼睑退缩大于或等于 2mm,中或重度软组织受累,眼球突出≥3mm,间断或持续性复视,轻度角膜外露。甲状腺相关眼病病情的严重程度已经影响到视功能,即视力威胁型甲状腺相关眼病,严重程度即为极重度,包括甲状腺相关眼病导致压迫性视神经病变(甲状腺相关视神经病变)或局部润滑滴眼液不能控制的角膜病变。

甲状腺相关眼病的主要危险因素包括吸烟、性别、甲亢治疗模式、TSH 受体抗体、药物、老龄化和应激。吸烟患者往往有更长、更重的病程,而且,吸烟可导致治疗的不敏感。甲亢患者经放射碘治疗可加重甲状腺相关眼病的病情。

(六) 治疗原则

国际上公认的甲状腺相关眼病的治疗依据是欧洲 Graves 眼眶病专家组(European Group on Graves'orbitopathy,EUGOGO)发表的指南性文章[1,2]。原则上,甲状腺相关眼病处置方案的缓急应由病情决定,不同分期、不同严重程度、不同表现的甲状腺相关性眼病的治疗方案均不尽相同。

轻度甲状腺相关眼病病程常呈自限性,一般不发展为中-重度 TAO,以基础治疗为主,往往不需要免疫抑制治疗。

中-重度甲状腺相关眼病,应当在轻度 TAO 的治疗措施基础上,结合患者病情(活动性或静止期),可以选择非手术治疗和(或)手术治疗。活动期应给予免疫抑制治疗,包括糖皮质激素、眼眶放射治疗、生长抑素类似物、免疫抑制剂、免疫球蛋白等。眼眶病变处于静止期,可以给予康复性手术治疗(按照眼眶减压、斜视矫正、眼睑延长、眼睑成形的顺序进行)。

甲状腺功能异常伴视神经病变的治疗不推荐放疗,全身使用包括糖皮质激素和眼眶减压手术均是推荐治疗方法。伴角膜脱落型患者应视为急诊,需紧急给予促进角膜康复的暂时性治疗措施(如眼睑缝合术、睑缘缝合术)及预防角膜感染的治疗措施(如抗生素)。

(七) 治疗争议

目前,甲状腺相关眼病的治疗存在诸多争议,特别是针对活动期的免疫抑制治疗。由于确切的发病机制不明确,现有的治疗措施尚缺乏准确依据,因而,围绕着数种免疫抑制剂,国际上存在多种治疗方案。

自 20 世纪 50 年代开始用于治疗甲状腺相关眼病以来,糖皮质激素是最常用的免疫抑制剂,但在多个领域尚存在争议。糖皮质激素通常在活动期甲状腺相关眼病的早期应用,给药途径包括口服、静脉和局部注射。然而,关于糖皮质激素的最佳给药途径、最适剂量和治疗周期均没有明确的指南。

眼眶放射治疗是另一个控制甲状腺相关眼病活动性的可选方案,1936 年开始应用。眼眶放射治疗的治疗成功率同样存在争议,而且在控制眼眶炎症的继发效应方面,眼眶放射治疗的疗效尚不能肯定。

另外,免疫抑制剂、生长抑素类似物、免疫球蛋白等均有尝试用于治疗甲状腺相关眼病。近年来,利妥昔单抗等新型生物制剂开始用于治疗活动期甲状腺相关眼病。

二、系统评价和 Meta 分析

为了改善甲状腺相关眼病的预后,需要客观地强调循证医学证据,因此,有必要对现有的关于甲状腺相关眼病治疗措施的随机对照试验进行系统评价。

(一) 检索文献

首先,检索电子数据库,包括 MEDLINE、EMBASE、CENTRAL。检索词包括:Graves ophthalmopathy、Graves orbitopathy、thyroid associated ophthalmopathy、thyroid associated orbitopathy、thyroid eye disease、endocrine ophthalmopathy。检索截止日期 2015 年 3 月 21 日。

其次,手工检索所有纳入的临床试验和综述的参考文献,作为补充。

(二) 选择文献

纳入标准:①公开发表的随机对照试验;②研究对象:甲状腺相关眼病;③至少报道 1 项临床结局:治疗有效、CAS 评分、生活质量评分。

排除标准:①研究对象为 Graves 病而非甲状腺相关眼病;②重复发表的文献。文献检索以及筛选工作由两位研究者独立完成,如果遇到分歧,则通过讨论解决或者请第三人仲裁。

根据检索策略进行电子检索和手工检索,排除重复引用的文献 174 篇,初步获得 223 篇文献。通过阅读标题、摘要和进一步阅读全文,根据预先制定的纳入标准和排除标准进行筛选,最终纳入 45 篇文献。图 18-2-1 为文献检索和筛选的流程图。

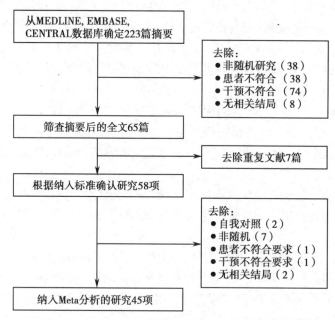

图 18-2-1 甲状腺相关眼病治疗措施的筛选流程图

(三) 提取数据

数据资料提取工作由两名研究者独立完成,任何数据提取方面的差异通过协商解决。提取的资料包括:文献作者、出版信息、试验设计(随机化、盲法、失访率等)、样本量、基线资料(性别、年龄、基础病、吸烟史等)、干预措施、对照措施、临床结局(治疗有效率、CAS、生活质量、不良反应等)、影响预后因素等。

(四) 偏倚评估

采用 Cochrane 协作网提供的偏倚风险评价工具进行偏倚风险评估。偏倚风险评价工具包括 6 个方面:①随机分配方法;②分配方案隐藏;③对研究对象、治疗方案实施者、研究结果测量者采用盲法:④结果数据的完整性;⑤选择性报告研究结果;⑥其他偏倚来源。针对每一项研究结果,对 6 个方面依次作出"低风险"(低度偏倚)、"高风险"(高度偏倚)和"不清楚"(缺乏相关信息或偏倚情况不确定)的判断。

(五) 统计学方法

采用 Cochrane 协作网提供的 Review Manager 5.3 软件。分类变量资料采用优势比(risk ratio,RR)及 95% 可信区间(confidence interval,CI);连续性变量资料指标采用标准化均数差(standardized mean difference,SMD)及其 95%CI,以 $P<0.05$ 为差异有统计学意义。

采用 Q 检验进行异质性检验,$P \leqslant 0.10$ 即认为研究结果有统计学异质性。纳入研究的异质性大小可以用异质指数 I^2 来衡量,只要 I^2 不大于 50%,异质性是可以接受的。

当异质性检验 $P>0.10$ 或 $I^2 \leqslant 50\%$,可认为多个研究具有同质性,可使用固定效应模型(fixed effect model)进行合并效应量。当异质性检验 $P \leqslant 0.10$ 或 $I^2>50\%$,首先应分析导致异质性的原因;如果明确异质性的原因,可进行亚组分析进行合并效应量的计算;如果经过处理仍然具有异质性,可使用随机效应模型(random effect model)估计合并效应量。

(六) 循证医学证据

激素口服治疗是甲状腺相关眼病传统的治疗措施,因此,拟以安慰剂或激素口服治疗作为对照措施进行系统评价。

1. 眼眶放射治疗 循证医学证据:关于眼眶放射治疗的随机对照试验有 4 篇(Kahaly,2000;Mourits,2000;Prummel,1993;Prummel,2004)[3-6];2012 年,Cochrane 图书馆发表一篇关于眼眶放射治疗的系统评价[7]。

(1)基本资料

1)研究对象:5 项随机对照试验总计纳入 350 例甲状腺相关眼病患者。Prummel 1993 纳入 56 例中重度甲状腺相关眼病患者,既往没有给予任何治疗措施;Kahaly 2000 纳入 62 例中重度甲状腺相关眼病患者,既往没有给予任何治疗措施;Mourits 2000 纳入 60 例活动期的中重度甲状腺相关眼病患者;Prummel 2004 纳入 88 例轻度甲状腺相关眼病患者,既往没有给予任何治疗措施。

2)干预措施:Gerling 2003 比较总剂量为 2.4Gy 和 16Gy 两种眼眶放射治疗;Kahaly 2000 比较三种眼眶放射治疗方案,分别为 1Gy/w × 20(总剂量 20Gy)、1Gy/d × 10(总剂量 10Gy)、2Gy/d × 10(总剂量 20Gy)。Mourits 2000 和 Prummel 1993 比较眼眶放射治疗(总剂量 20Gy)和安慰放射治疗。Prummel 2004 比较眼眶放射治疗(总剂量 20Gy)和激素口服治疗(泼尼松 2 800mg)。

3)临床结局:报道治疗有效率的临床试验有 Kahaly 2000(综合结局和 NOSPECS)、Mourits 2000(综合结局)、Prummel 1993(NOSPECS)、Prummel 2004(综合结局);报道 CAS 的临床试验有 Kahaly 2000、Mourits 2000、Prummel 2004;报道生活质量的临床试验有 Prummel 2004。

(2)偏倚风险:图 18-2-2 为纳入眼眶放射治疗的所有文献的偏倚风险评价结果。

1)随机分配方法:3 篇文献(Kahaly 2000、Prummel 1993、Prummel 2004)采用随机列表;1 篇文献(Mourits 2000)采用外部随机化中心提供的随机分配方案,但没有精确描述随机分配方法。

2)分配方案隐藏:2 篇文献(Mourits 2000、Prummel 2004)的分配方案隐藏充分;2 篇文献(Kahaly 2000、Prummel 1993)未提及分配方案隐藏。

3)盲法:3 篇文献(Mourits 2000、

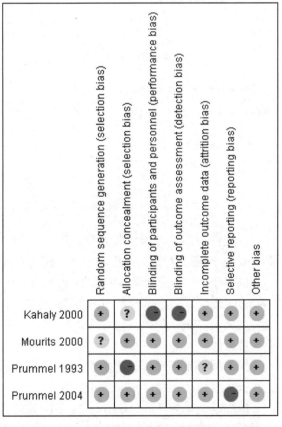

图 18-2-2 纳入眼眶放射治疗的文献偏倚风险

Prummel 1993、Prummel 2004)采取双盲法;1篇文献(Kahaly 2000)采用开放设计。

4)不完全结局资料:Kahaly 2000报道3例患者因不充分随访和依从性差而剔除;Mourits 2000报道1例安慰放射治疗患者退出;Prummel 1993报道2例患者随访不充分。Prummel 2004采用意向性分析(intention to treat,ITT),但2例患者因严重的视力下降而退出。

5)选择性结局报告:Prummel 2004没有报道不良反应。

(3)干预措施的有效性和安全性

1)眼眶放射治疗对比安慰放射治疗:2篇文献(Mourits 2000、Prummel 2004)对眼眶放射治疗和安慰放射治疗进行比较,Mourits 2000纳入活动期的中重度甲状腺相关眼病患者,Prummel 2004纳入轻度甲状腺相关眼病患者。

以综合结局为标准,治疗有效率在2篇文献均有报道(图18-2-3),眼眶放射治疗和安慰放射治疗的治疗有效率的合并RR为1.92[95%CI:(1.27,2.91)],表明,相对于安慰放射治疗,眼眶放射治疗更有效。在康复手术数量方面,眼眶放射治疗(Mourits 2000:47;Prummel 2004:27)和安慰放射治疗(Mourits 2000:45;Prummel 2004:30)近似。

Prummel 2004对CAS进行报道,眼眶放射治疗的平均下降值为–0.84(SD:1.15),安慰放射治疗的平均下降值为–1.19(SD:1.53),SMD为0.26[95%CI:(–0.16,0.68)],差异无统计学意义。

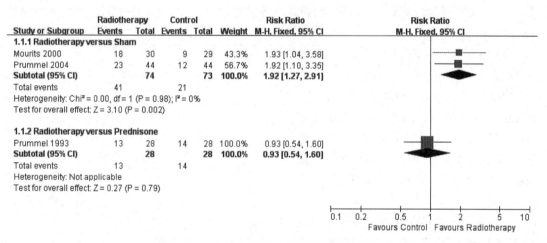

图18-2-3 眼眶放射治疗有效率的森林图

2)眼眶放射治疗对比激素口服治疗:1篇文献(Prummel 1993)比较眼眶放射治疗和激素口服治疗,研究对象为中重度甲状腺相关眼病。

以NOSPECS为标准,在24周,46%(13/28)的眼眶放射治疗患者NOSPECS改善,50%(14/28)的激素口服治疗患者NOSPECS改善,治疗有效率的RR为0.93[95%CI:(0.54,1.60)],两者之间没有统计学差异(图18-2-3)。眼眶放射治疗(71%)和激素口服治疗(79%)的康复手术量近似。

3)不同方案的眼眶放射治疗:1篇文献(Kahaly 2000)对三种方案的眼眶放射治疗进行比较,研究对象为中重度甲状腺相关眼病。

以综合结局为标准,1Gy/w×20眼眶放射治疗的有效率为67%(12/18),1Gy/d×10眼眶放射治疗的有效率为59%(13/22),2Gy/d×10眼眶放射治疗的有效率为55%(12/22);相比

1Gy/d×20 方案,1Gy/w×20 方案更有效(P=0.007)。

以 NOSPECS 为标准,1Gy/w×20 眼眶放射治疗的有效率为 67%(12/18),1Gy/d×10 和 2Gy/d×10 眼眶放射治疗的有效率均为 59%(13/22);相比 1Gy/d×10 和 2Gy/d×10 方案,1Gy/w×20 方案更有效(P=0.01)。

在康复手术方面,1Gy/w×20 眼眶放射治疗者为 3 例,1Gy/d×10 和 2Gy/d×10 眼眶放射治疗者分别为 5 例和 4 例。

4)不良反应:Mourits 2000 和 Prummel 1993 对不良事件进行报道,眼眶放射治疗相关的不良事件包括一过性皮肤充血 3 例、一过性局部毛发脱落 2 例。Mourits 2000、Prummel 1993 和 Prummel 2004 均排除糖尿病患者,没有发生放射性视网膜病变或糖尿病视网膜病变的相关报道。

5)生活质量:Prummel 2004 对生活质量进行评估,采用的方法包括 GO-QOL(甲状腺相关眼病生活质量)、Euro-QoL、SIP、MOS-24 问卷,23 例患者没有进行问卷,65 例患者进行问卷,基线的应答率是 92%,12 个月的应答率是 85%。针对 GO-QOL,眼眶放射治疗和安慰放射治疗之间没有统计学差异;眼眶放射治疗的视功能评分为 8.2(SD:15.8),安慰放射治疗的视功能评分为 10.5(SD:16.8),MD 为 −2.3［95%CI:(−11.5,6.7)］;眼眶放射治疗的外观评分为 6.7(SD:17.2),安慰放射治疗的视功能评分为 5.5(SD:17.2),MD 为 1.2［95%CI:(−8.4,10.7)］。

Prummel 1993 对眼眶放射治疗和激素口服治疗的主观眼症评分进行比较,眼眶放射治疗(1.3)略高于激素口服治疗(1.2),但没有统计学意义。

(4)结果解释和结论

1)主要结果总结:纳入眼眶放射治疗对比安慰放射治疗的文献 2 篇(Mourits 2000、Prummel 2004),研究对象为轻到中重度的甲状腺相关眼病患者。以综合结局评分为标准,眼眶放射治疗者的达标率高［RR:1.92;95%CI:(1.27,2.91)］。但眼眶放射治疗和安慰放射治疗的康复手术率相近。

纳入眼眶放射治疗对比激素口服治疗的文献 1 篇(Prummel 1993),研究对象亦为中重度的甲状腺相关眼病患者。在疾病进展和康复手术量方面,均没有统计学差异,表明,眼眶放射治疗和激素口服治疗的有效性相同。

纳入不同方案的眼眶放射治疗的文献 1 篇(Prummel 1993),研究对象为中重度甲状腺相关眼病患者。以综合结局评分为标准,1Gy/w×20 放射治疗方案优于 1Gy/d×20 方案;以 NOSPECS 评分为标准,1Gy/w×20 眼眶放射治疗方案优于 1Gy/d×10 和 2Gy/d×10 方案。

针对生活质量的文献 1 篇(Prummel 2004),但由于低应答率而不能获得充分的证据。现有证据无法确定生活质量的改善趋势。

眼眶放射治疗可以出现短效不良反应如一过性脱发和皮红,均没有发生放射性视网膜病变或糖尿病视网膜病变的相关报道。

综上所述,相比安慰放射治疗,眼眶放射治疗可以有效治疗轻中度甲状腺相关眼病;眼眶放射治疗和激素口服治疗没有统计学差异。但是,眼眶放射治疗不能改善甲状腺相关眼病的生活质量。眼眶放射治疗的不良反应为一过性和局限性的,尽管缺失长期不良反应数据并且没有视网膜病变的报道,但是可以支持眼眶放射治疗的安全性(低质量)。眼眶放射治疗的推荐治疗方案是每周 1Gy,连续 20 周,总剂量 20Gy。

2)证据的总体完整性和适用性:所有纳入文献的研究对象均为轻到中重度的甲状腺相

关眼病患者。

现有证据不能提供眼眶放射治疗的长期不良反应。报道眼眶放射治疗长期不良反应的文献有 4 篇,3 篇为非对照的临床研究,1 项为随机对照试验的后续报道。因试验设计为自身对照,Gorman 2002 被排除[8];作者对纳入随机的 42 例患者进行 3 年的随访,2 例患者因非头颈部肿瘤死亡,1 例失访,1 例退出。3 例患者的 5 只眼发现新发的视网膜微血管异常,符合放射性视网膜病变的诊断。Wakelkamp 2004 对 245 例甲状腺相关眼病患者进行 3~11 年的随访[9],无头颈部肿瘤发生,2 例患者(放射治疗和非放射治疗各 1 例)发生血液系统恶性肿瘤。3 项文献报道白内障的发病率[9~11],放射治疗的白内障发病率为 10%~34%。总计 546 例甲状腺相关眼病患者进行眼眶放射治疗[8~11],36 例患者(6%)发生放射性视网膜病变,危险因素包括合并糖尿病、高血压和总剂量超过 30Gy。

甲状腺相关眼病是一种严重影响自尊和心理状态的疾病,生活质量的改变是评估治疗措施的必要部分。仅 1 项研究对生活治疗进行有效的问卷调查,但因人数少而不足以确定生活质量的改善程度。因此,现有证据无法确定眼眶放射治疗能否改善生活质量,有待后续的继续研究。

3)证据质量:所有纳入的文献均为随机对照试验,属于Ⅰ级证据。但是,3 篇文献存在可能的偏倚来源,1 项试验的随机序列产生方法未描述,2 项试验的分配方案隐藏不清楚,1 项试验采用开放设计。另外,仅 1 项试验采用 ITT 分析。

4)可能的偏倚和局限性:目前,一项甲状腺相关眼病治疗的临床试验(CIRTED 试验)正在开展,拟评价硫唑嘌呤和眼眶放射治疗作为激素口服治疗的联合治疗措施治疗中度甲状腺相关眼病,结果仍然无法知晓[11]。未来可能会影响 Cochrane 系统评价的临床结局。

5)相对既往研究的异同点:现有的证据尚不能肯定的支持眼眶放射治疗在甲状腺相关眼病的应用,因此,常被质疑并期望更多高水平的证据[12]。既往研究认为[13~14],眼眶放射治疗主要针对眼外肌病损有效,而非眼球突出、眼睑退缩和软组织炎症。系统评价没有针对单一征象进行有效性评估,但以综合结局评分为标准评估治疗有效性,包括眼球运动功能,同样提示眼眶放射治疗的有效性。

既往发表的系统综述有 3 篇,均得到类似 Cochrane 系统评价的证据结果[14~16]:相比安慰放射治疗,眼眶放射治疗具有有效的治疗应答,而且可以作为糖皮质激素的联合治疗措施。所有的系统综述均认可如果采取恰当的方案,眼眶放射治疗是一个相对安全的治疗措施,广泛推荐的方案是总剂量 20Gy 分 10 次照射。尽管长期研究没有发现头颈部肿瘤的风险,但是,由于理论上的致癌风险,仍有研究认为眼眶放射治疗仅推荐在老年患者使用[15]。

关于眼眶放射治疗甲状腺相关眼病的 NICE 指南是一个重要导向。NICE 仅推荐眼眶放射治疗在激素等免疫抑制治疗失败或不能耐受的患者。NICE 使用的临床证据有 4 项,1 项试验(Gorman 2001)认为眼眶放射治疗相比安慰放射治疗没有差异[17]。但是,Gorman 2001 因纳入标准而被质疑,并因试验设计问题被 Cochrane 系统评价排除。尽管存在一定的局限性,Cochrane 系统评价并不认同 NICE 的推荐。Cochrane 系统评价发现眼眶放射治疗和激素口服治疗具有等价的有效性,而且眼眶放射治疗联合激素口服治疗可以提高有效性,因此,眼眶放射治疗不应该作为二线治疗方案被推荐。

EUGOGO 的 2016 年甲状腺相关眼病治疗指南仅推荐眼眶放射治疗作为中重度甲状腺相关眼病联合激素口服治疗的二线治疗方案[18],而推荐激素冲击治疗作为一线治疗方案。究其原因在于,激素冲击治疗具有更高的有效性,关于激素冲击治疗的有效性和安全性,将在后续内容进行探讨。2016 年 EUGOGO 指南在一定程度上认可 Cochrane 系统评价的结果。

6)结论:Cochrane 系统评价能够提供低度证据支持眼眶放射治疗作为甲状腺相关眼病的单一治疗措施。由于没有纳入极重度甲状腺相关眼病患者,因此,Cochrane 系统评价的临床证据不适用于极重度甲状腺相关眼病。

Cochrane 系统评价存在重要的局限性,包括文献的入选标准、临床结局和研究设计的差异。在一定程度上反映出目前的治疗现状和公认的客观临床结局的缺乏。另外,也反映出疾病的自然病程和临床征象的多变性。然而,未来的研究应当均可能的采用同一的入选标准,平行试验设计和可重复的临床结局,以便于进行恰当的 Meta 分析。特别是针对疾病和治疗措施对生活质量的影响方面,需要引起充分的重视。由于伦理方面的考虑,不推荐针对眼眶放射治疗极重度甲状腺相关眼病的研究。

2. 激素冲击治疗 循证医学证据:关于激素冲击治疗的随机对照试验有 9 篇(Aktaran 2007;Bartalena 2012;Kahaly 2005;Kauppinen-Mäkelin 2002;Macchia 2001;Roy 2015;van Geest 2008;Wakelkamp 2005;Zhu 2014)[19-27];2011 年,Cochrane 图书馆发表一篇比较激素冲击治疗和眼眶减压手术的系统评价[28]。

(1)基本资料

1)研究对象:9 项随机对照试验总计纳入 540 例甲状腺相关眼病患者。Kauppinen-Mäkelin 2002 纳入活动期的轻中度甲状腺相关眼病;Aktaran 2007、Bartalena 2012、Kahaly 2005、Roy 2015;van Geest 2008、Zhu 2014 纳入活动期的中重度甲状腺相关眼病;Wakelkamp 2005 纳入活动期的极重度甲状腺相关眼病,即发生甲状腺功能障碍性视神经病变。Macchia 2001 没有描述活动性和严重程度。

2)干预措施:van Geest 2008 比较激素冲击治疗和安慰剂治疗;Aktaran 2007、Kahaly 2005、Kauppinen-Mäkelin 2002、Macchia 2001、Roy 2015 比较激素冲击治疗和激素口服治疗;Wakelkamp 2005 比较激素冲击治疗和眼眶减压手术。Bartalena 2012 比较三种激素冲击治疗方案:低剂量(2.25g)、中剂量(4.98g)、高剂量(7.47g);Zhu 2014 比较两种激素冲击治疗方案:每周方案、每天方案。

3)临床结局:报道治疗有效率的临床试验有 Aktaran 2007(综合结局)、Bartalena 2012(综合结局)、Kahaly 2005(综合结局)、Macchia 2001(主观结局)、Wakelkamp 2005(视力)、Roy 2015(综合结局)、van Geest 2008(综合结局)、Zhu 2014(综合结局);报道 CAS 的临床试验有 Aktaran 2007、Bartalena 2012、Kahaly 2005、Kauppinen-Mäkelin 2002、Roy 2015、Wakelkamp 2005、van Geest 2008、Zhu 2014;报道生活质量的临床试验有 Aktaran 2007、Bartalena 2012、Kahaly 2005。

(2)偏倚风险:图 18-2-4 为纳入激素冲击治疗的所有文献的偏倚风险评价结果。

1)随机分配方法:5 篇文献(Aktaran 2007、Bartalena 2012、Kauppinen-Mäkelin 2002、Wakelkamp 2005、Zhu 2014)采用区间随机化;1 篇文献(van Geest 2008)采用外部随机化中心提供的随机列表;1 篇文献(Roy 2015)采用计算机随机数字表;2 篇文献(Kahaly 2005、Macchia 2001)没有描述随机分配方法。

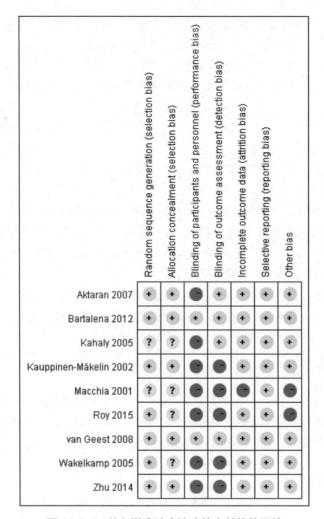

图 18-2-4　纳入激素冲击治疗的文献偏倚风险

2）分配方案隐藏：2 篇文献（Aktaran 2007、Bartalena 2012、Kauppinen-Mäkelin 2002、Zhu 2014）采用密闭信封实施分配方案隐藏；van Geest 2008 通过外部随机化中心以保证分配方案隐藏；4 篇文献（Kahaly 2005、Macchia 2001、Roy 2015、Wakelkamp 2005）未提及分配方案隐藏。

3）盲法：2 篇文献（Bartalena 2012、van Geest 2008）采取双盲法；2 篇文献（Aktaran 2007、Kahaly 2005）采取单盲法；5 篇文献（Kauppinen-Mäkelin 2002、Macchia 2001、Roy 2015、Wakelkamp 2005、Zhu 2014）采用开放设计。

4）不完全结局资料：Macchia 2001 报道 3 例激素口服治疗者因严重的皮质醇增多症而退出。

5）选择性结局报告：所有文献均没有选择性结局报告的偏倚风险。

另外，Macchia 2001 的基线眼病评分存在统计学差异，Roy 2015 的基线复视评分和 TSH 存在统计学差异。

（3）干预措施的有效性和安全性

1）激素冲击治疗对比安慰剂：纳入激素冲击治疗和安慰剂比较的文献 1 篇（van Geest 2008），纳入活动期的中重度甲状腺相关眼病患者。

以综合结局为标准，激素冲击治疗的治疗有效率为 83%，安慰剂的治疗有效率为 11%，两者的 RR 为 7.50［95%CI:(1.14,48.26)］，相对于安慰剂而言，激素冲击治疗是有效的（图 18-2-5）。但是，需要注意的是，由于 95% 可信区间过宽，证据属于低质量水平。

以 CAS 下降 2 分为标准，激素冲击治疗的改善率 100%，安慰剂的改善率为 33%，两者的 RR 为 2.65［95%CI:(1.11,6.33)］。激素冲击治疗的主观眼症改善率为 67%，安慰剂为 44%，两者的 RR 为 1.50［95%CI:(0.60,3.78)］。

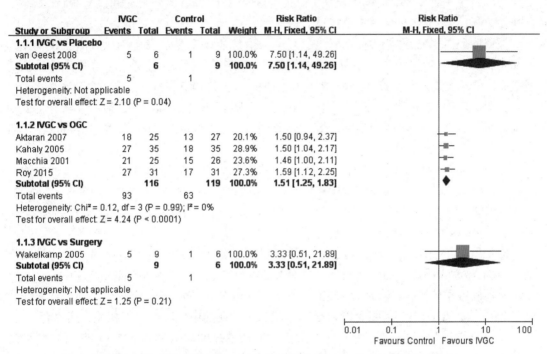

图 18-2-5　激素冲击治疗有效率的森林图（IVGC：静脉注射激素冲击；
Control：对照组；Favours：支持。其他图中注释见书末的附件图示）

2）激素冲击治疗对比激素口服治疗：5 篇文献（Aktaran 2007、Kahaly 2005、Kauppinen-Mäkelin 2002、Macchia 2001、Roy 2015）比较激素冲击治疗和激素口服治疗，Aktaran 2007、Kahaly 2005、Roy 2015 纳入活动期的中重度甲状腺相关眼病患者；Kauppinen-Mäkelin 2002 纳入活动期的轻中度甲状腺相关眼病患者。

以综合结局（Aktaran 2007、Kahaly 2005、Macchia 2001、Roy 2015）或主观结局（Macchia 2001）为标准，激素冲击治疗的治疗有效率为 80%，激素口服治疗的治疗有效率为 53%，两者的合并 RR 为 1.51［95%CI:(1.25,1.83)］，相比激素口服治疗，激素冲击治疗具有更高的有效性（图 18-2-5）。

以 CAS 下降 3 分为标准，激素冲击治疗的改善率 77%，激素口服治疗的改善率为 51%，两者的 RR 为 1.50［95%CI:(1.04,2.17)］。激素冲击治疗相比激素口服治疗的 CAS 下降值的 SMD 为 −1.11［95%CI:(−1.42,−0.80)］。

激素冲击治疗的主观眼症改善率为84%,激素口服治疗为58%,两者的RR为1.46［95%CI:(1.00,2.11)］。

3)激素冲击治疗对比眼眶减压手术:1篇文献(Wakelkamp 2005)比较激素冲击治疗和眼眶减压手术,研究对象为活动期的极重度甲状腺相关眼病患者。

以视功能改善为标准,激素冲击治疗的治疗有效率为56%,眼眶减压手术的治疗有效率为17%,RR为3.33［95%CI:(0.51,21.89)］,相比眼眶减压手术,激素冲击治疗的有效性较高但没有统计学差异。

4)不良反应:报道总不良反应的文献3篇。激素冲击治疗的总发生率为44%,激素口服治疗的总发生率为76%,激素冲击治疗较激素口服治疗为低,但两者之间没有统计学差异,合并OR为0.24［95%CI:(0.06,1.07)］。

报道库欣综合征的文献有4篇。激素冲击治疗相比安慰剂发生库欣综合征的OR为19.00［95%CI:(0.77,469.21)］,两者之间没有统计学差异。激素冲击治疗发生库欣综合征的概率显著低于激素口服治疗,合并OR为0.25［95%CI:(0.08,0.77)］。

另外,激素冲击治疗发生高血压的概率显著低于激素口服治疗,合并OR为0.21［95%CI:(0.06,0.68)］。在体重增加、消化道反应、血糖异常方面,激素冲击治疗相比激素口服治疗没有统计学差异。

5)生活质量:Aktaran 2007采用GO-QOL进行患者生活质量问卷调查。激素冲击治疗的视功能改善率为85%,激素口服治疗的视功能改善率为76%,RR为1.26［95%CI:(0.92,1.73)］;激素冲击治疗的社会心理改善率为81%,激素口服治疗的社会心理改善率为78%,RR为1.03［95%CI:(0.78,1.36)］。

Kahaly 2005采用SF-36进行患者生活质量问卷调查。激素冲击治疗的生活质量满意率为80%,激素口服治疗的生活质量满意率为54%,RR为1.47［95%CI:(1.04,2.08)］。

6)不同方案的激素冲击治疗:1篇文献(Bartalena 2012)对三个剂量(高:7.47g;中:4.98g;低:2.25g)的激素冲击治疗进行比较,研究对象为活动期的中重度甲状腺相关眼病患者。

以综合结局为标准,在12周,高剂量激素冲击治疗的有效率为52%(27/52),中剂量激素冲击治疗的有效率为35%(19/54),低剂量激素冲击治疗的有效率为28%(15/53);相比中(P=0.03)、低(P=0.01)剂量,高剂量更有效。所有治疗有效的患者在24周随访,高剂量激素冲击治疗的恶化率为33%(9/27),中剂量为21%(4/19),低剂量为40%(6/15)。

以CAS下降2分为标准,高剂量激素冲击治疗的有效率为81%,中剂量激素冲击治疗的有效率为83%,低剂量激素冲击治疗的有效率为58%;相比高、中剂量,低剂量的有效率明显偏低。

1篇文献(Zhu 2014)对三种方案(每日;每周)的激素冲击治疗进行比较,研究对象为活动期的中重度甲状腺相关眼病。

以综合结局为标准,每周激素冲击治疗的有效率为77%(30/39),每日激素冲击治疗的有效率为41%(16/41),两者的RR为1.97［95%CI:(1.30,3.00)］。

以CAS下降2分为标准,每周激素冲击治疗的改善率64%,每日激素冲击治疗的有效率为51%,两者的RR为1.25［95%CI:(0.86,1.83)］。

(4)结果解释和结论

1)主要结果总结:纳入激素冲击治疗对比安慰剂的文献1篇,研究对象为活动期的中重度甲状腺相关眼病患者。以综合结局为标准,相对于安慰剂而言,激素冲击治疗是有效的[RR 7.50;95%CI:(1.14,48.26)],激素冲击治疗同样可以有效降低CAS,但是,证据属于低质量水平。

纳入激素冲击治疗对比激素口服治疗的文献5篇,研究对象主要为活动期的轻中度甲状腺相关眼病。以综合结局或主观结局为标准,激素冲击治疗较激素口服治疗具有更高的有效性[RR 1.51;95%CI:(1.25,1.83)]。另外,相比激素口服治疗,激素冲击治疗可以更有效的降低CAS。而且,激素冲击治疗不良反应的发生率较激素口服治疗为低。在改善生活质量方面,由于文献采用的方法的存在差异,无法进行Meta分析,而文献之间结论无法统一,因此,现有证据无法确定生活质量的改善程度。

纳入激素冲击治疗对比眼眶减压手术的文献1篇,研究对象主要为活动期的极重度甲状腺相关眼病患者。以视功能改善为标准,激素冲击治疗的有效性高于眼眶减压手术,但没有统计学差异。

纳入不同方案的激素冲击治疗的文献2篇,研究对象为活动期的中重度甲状腺相关眼病患者。高剂量激素冲击治疗较中、低剂量而言更有效;但是,高剂量激素冲击治疗的疾病再进展率较中剂量为高。每周激素冲击治疗较每日激素冲击治疗更有效。

综上所述,相比安慰剂,激素冲击治疗可以有效治疗中重度甲状腺相关眼病,但证据质量水平低。相比激素口服治疗,激素冲击治疗可以更有效和安全的治疗中重度甲状腺相关眼病。每周1次的中剂量方案是激素冲击治疗的首选:甲泼尼龙500mg,静脉输注,每周1次,连续6周;250mg,静脉输注,每周1次,连续6周;总剂量4.5g。相比,激素冲击治疗,急诊的眼眶减压手术并不能有效改善甲状腺功能障碍性视神经病变的视功能,因此,不推荐作为首选治疗方案。

2)证据的总体完整性和适用性:所有纳入文献的研究对象主要包括轻到中重度的甲状腺相关眼病,亦包括极重度的甲状腺相关眼病。虽然比较激素冲击治疗和安慰剂的文献仅有1篇,且证据质量水平低,但是,证据表明激素冲击治疗是安全的。相比激素口服治疗,激素冲击治疗可以更有效、更安全地治疗轻中度的甲状腺相关眼病。针对极重度的甲状腺相关眼病,急诊的眼眶减压手术并不比激素冲击治疗更有效。因此,激素冲击治疗可以作为活动期甲状腺相关眼病的治疗方案。

3)证据质量:所有纳入的文献均为随机对照试验,属于Ⅰ级证据。但是,7篇文献存在可能的偏倚来源,2项试验的随机序列产生方法未描述,4项试验的分配方案隐藏不清楚,2项试验采用单盲设计,5项试验采用开放设计。另外,2项试验的基线资料存在统计学差异。

4)可能的偏倚和局限性:Cochrane系统评价没有确定的偏倚。

5)相对既往研究的异同点:既往发表的系统综述有3篇,均得到类似Cochrane系统评价的结果[14,29,30]:相比激素口服治疗,激素冲击治疗是治疗甲状腺相关眼病更有效的措施,而且具有更安全的耐受性。针对活动期的中重度甲状腺相关眼病,每周1次连续12周的大剂量激素冲击治疗是首选的治疗方案[31]。

EUGOGO的2016年甲状腺相关眼病治疗指南同样推荐激素冲击治疗作为活动期的中重度甲状腺相关眼病的一线治疗方案[18],甲泼尼龙的累积剂量在4.5~5.0g为佳,极重度患者可以使用更高剂量(超过8.0g)。

6)结论:Cochrane系统评价能够提供高质量的证据支持单一的激素冲击治疗作为甲状

腺相关眼病的一线治疗措施,而且,无论是中重度患者还是极重度均适用。针对中重度甲状腺相关眼病,首选方案为:甲泼尼龙 500mg,静脉输注,每周 1 次,连续 6 周;250mg,静脉输注,每周 1 次,连续 6 周;总剂量 4.5g。针对甲状腺功能障碍性视神经病变,治疗方案为:甲泼尼龙 500~1 000mg,每天 1 次,连续 3 天或隔日 1 次,疗程 1 周;如果没有治疗反应或 2 周仍反应差,应当急诊行眼眶减压手术;如果连续治疗 2 周视功能改善,则继续给予每周 1 次连续 12 周的激素冲击治疗。

针对甲状腺功能障碍性视神经病变,纳入 Cochrane 系统评价的文献仅 1 篇,证据质量低,因此,未来有必要针对极重度甲状腺相关眼病,进行激素冲击治疗的有效性和安全性的进一步评估,同时,确定最佳的治疗方案。另外,针对中重度甲状腺相关眼病,在生活质量方面,激素冲击治疗尚不能确定疗效,未来有必要采用统一的生活质量评判标准(如 GO-QOL),进行更大样本的研究。

3. 眼眶注射激素　循证医学证据:关于眼眶注射激素的随机对照试验有 3 篇(Alkawas 2010；Ebner 2004；Zhang 2012)[32~34]。

(1)基本资料

1)研究对象:3 项随机对照试验总计纳入 131 例甲状腺相关眼病患者。Alkawas 2010 纳入 29 例活动期的甲状腺相关眼病患者;Ebner 2004 纳入 45 例近期发病(6 个月内)的甲状腺相关眼病患者;Zhang 2012 纳入 57 例中重度甲状腺相关眼病患者。

2)干预措施:Alkawas 2010 比较眼眶注射激素和激素口服治疗;A Ebner 2004 比较眼眶注射激素和眼眶不注射激素;Zhang 2012 比较眼眶注射激素和激素冲击治疗。

3)临床结局:Alkawas 2010 报道眼球突出、结膜充血等的改善率;Ebner 2004 报到眼球运动功能;Zhang 2012 报道视力、复视的改善率。

(2)偏倚风险

1)随机分配方法:3 篇文献均没有描述随机分配方法。

2)分配方案隐藏:3 篇文献均未提及分配方案隐藏。

3)盲法:3 篇文献均采用开放设计。

4)不完全结局资料:Alkawas 2010 和 Ebner 2004 均有退出和失访,但具体原因没有描述;Zhang 2012 没有提及退出和失访。

5)选择性结局报告:所有文献均没有选择性结局报告的偏倚风险。

(3)干预措施的有效性和安全性:相比对照,眼眶注射激素的治疗有效率没有报道。眼眶注射激素的双眼单视面积的绝对改变平均值为 107.1 ± 129.0,眼眶不注射激素的双眼单视面积的绝对改变平均值为 -4.5 ± 67.6。眼眶注射治疗没有发生全身或眼部不良反应。

眼眶注射激素的临床活动性评分从基线的 5 ± 1.3 下降至 0.83 ± 1.02,激素口服治疗的临床活动性评分从基线的 4.75 ± 1.2 下降至 0.83 ± 1.2,CAS 改变的 SMD 为 -0.35 [95%CI:(-1.16,0.46)]。眼眶注射激素的眼球突出度从基线的 (23 ± 1.86)mm 下降至 (19.08 ± 1.16)mm,激素口服治疗的眼球突出度从基线的 (22.6 ± 1.98)mm 下降至 (18.6 ± 0.996)mm,眼球突出改变的 SMD 为 0.08 [95%CI:(-0.92,1.08)]。

眼眶注射激素的视力改善率为 39%,激素冲击治疗的视力改善率为 31%,RR 为 1.20 [95%CI:(0.61,2.36)]。眼眶注射激素的眼球突出度从基线的 (20.60 ± 2.81)mm 下降至 (14.85 ± 2.61)mm,激素冲击治疗的眼球突出度从基线的 (20.78 ± 2.24)mm 下降至

(18.63±2.22)mm，眼球突出改变的 SMD 为 –1.33 [95%CI:(–1.82,–0.85)]。

（4）结果解释和结论

1）主要结果总结：相比对照组，眼眶注射激素可以扩大双眼单视面积，降低复视的程度。眼眶注射激素和激素口服治疗均可有效的改善临床活动性、眼球突出度，而且，相比激素口服治疗，眼眶注射激素更安全。相比激素冲击治疗，眼眶注射激素可以略好地改善视功能，更好地降低眼球突出度，而且眼眶注射激素更安全。

2）证据的总体完整性和适用性：所有纳入文献的研究对象主要针对活动期的甲状腺相关眼病。

3）证据质量：所有纳入的文献均为随机对照试验，属于Ⅰ级证据。但是，均存在可能的偏倚风险，质量水平低。

4）可能的偏倚和局限性：Cochrane 系统评价没有确定的偏倚。

5）相对既往研究的异同点：既往未发表相关的系统综述。需要注意的是：Alkawas 2010 的证据表明眼眶注射激素和激素口服治疗均可有效地改善临床活动性、眼球突出度，疗效相当；而 Zhang 2012 的证据表明眼眶注射激素比激素冲击治疗能够更好地降低眼球突出度。然而，前面的 Cochrane 系统评价提供高质量水平的证据，表明激素冲击治疗明显优于激素口服治疗。而且，Alkawas 2010 和 Zhang 2012 存在明显的偏倚风险。因此，现有的证据的质量水平低，不能确定眼眶注射激素治疗甲状腺相关眼病的有效性和安全性。

6）结论：关于眼眶注射激素的现有证据的质量水平低，现有证据不能确定眼眶注射激素治疗甲状腺相关眼病的有效性和安全性。由于眼眶注射激素的疗效不能确定，处于伦理方面的考虑，不推荐开展有关眼眶注射激素单一治疗中重度甲状腺相关眼病的研究。

4. 联合治疗方案　循证医学证据：关于激素治疗联合放射治疗的随机对照试验有 6 篇（Bartalena 1983；Li 2008；Marcocci 1987；Marcocci 1991；Marcocci 2001；Ng 2005）[35~40]。

（1）基本资料

1）研究对象：6 项随机对照试验总计纳入 237 例甲状腺相关眼病患者。Bartalena 1983、Marcocci 1991 纳入活动期的甲状腺相关眼病患者；Li 2008、Marcocci 1987、Marcocci 2001、Ng 2005 纳入中重度甲状腺相关眼病患者。

2）干预措施：Bartalena 1983 比较激素口服治疗联合眼眶放射治疗和单用激素口服治疗；Marcocci 1991 比较激素口服治疗联合眼眶放射治疗和单用眼眶放射治疗；Marcocci 2001 比较激素冲击治疗联合眼眶放射治疗和激素口服治疗联合眼眶放射治疗；Ng 2005 比较激素冲击治疗联合眼眶放射治疗和单用激素冲击治疗；Li 2008 比较眼眶注射激素联合眼眶放射治疗和单用眼眶注射激素；Marcocci 1987 比较眼眶注射激素联合眼眶放射治疗和激素口服治疗联合眼眶放射治疗。

3）临床结局：报道治疗有效率的临床试验有 Bartalena 1983（眼病系数）、Marcocci 1987（眼病系数）、Marcocci 1991（眼病系数）、Marcocci 2001（综合结局）、Ng 2005（软组织系数）；报道 CAS 的临床试验有 Marcocci 2001；报道眼病系数的临床试验有 Bartalena 1983、Marcocci 1987、Marcocci 1991、Li 2008、Ng 2005。

（2）偏倚风险：图 18-2-6 为纳入激素联合放射治疗的所有文献的偏倚风险评价结果。

1）随机分配方法：5 篇文献（Bartalena 1983、Marcocci 1987）采用随机数字表；1 篇文献

（Marcocci 1991、Marcocci 2001）采用计算机随机数字表;2 篇文献(Li 2008、Ng 2005)没有描述随机分配方法。

2)分配方案隐藏:所有文献均未提及分配方案隐藏。

3)盲法:4 篇文献(Bartalena 1983、Marcocci 1991、Marcocci 2001、Ng 2005)采取单盲法;2 篇文献(Li 2008、Marcocci 1987)采用开放设计。

4)不完全结局资料:3 篇文献(Bartalena 1983、Li 2008、Marcocci 1987)没有描述任何退出和失访的资料。

5)选择性结局报告:所有文献均没有选择性结局报告的偏倚风险。

(3)干预措施的有效性和安全性

1)激素口服治疗联合眼眶放射治疗:激素口服治疗联合眼眶放射治疗的文献有 2 篇(Bartalena 1983、Marcocci 1991)。以眼病系数为标准,相比单用激素口服治疗或眼眶放射治疗,激素口服治疗联合眼眶放射治疗具有更高的治疗有效率,两者之间存在统计学差异(图 18-2-7),两者的 RR 为 2.11［95%CI:(1.17,3.80)］。

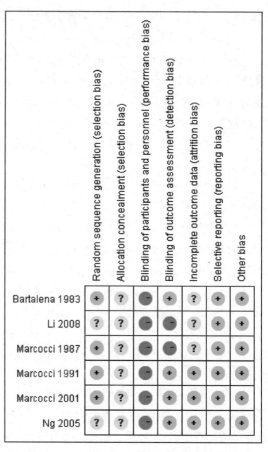

图 18-2-6 纳入激素联合放射治疗的文献偏倚风险

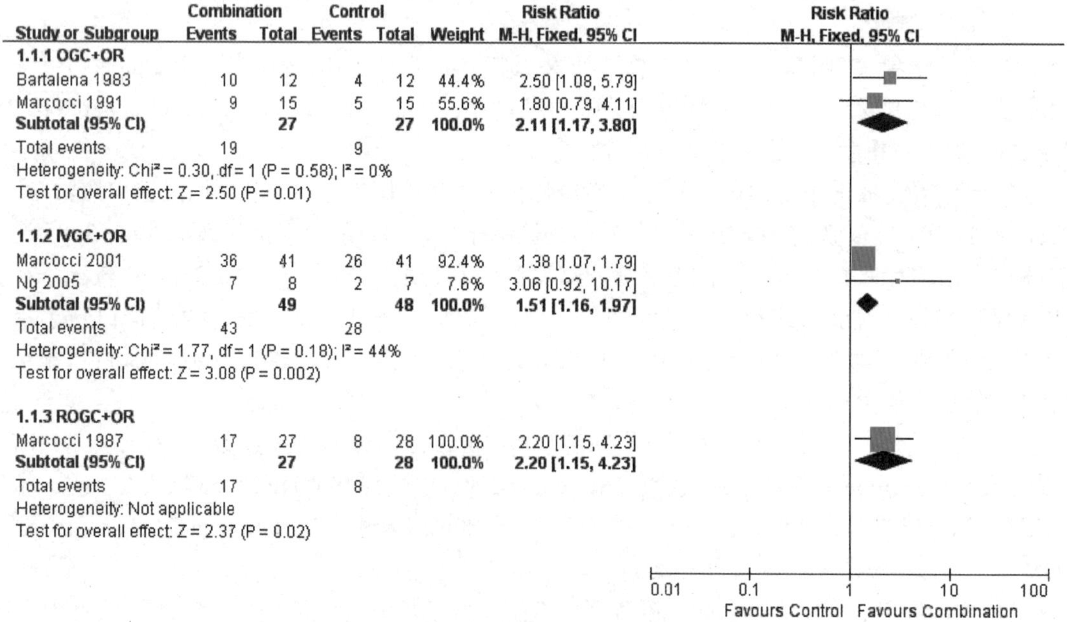

图 18-2-7 激素联合放射治疗有效率的森林图

2)激素冲击治疗联合眼眶放射治疗:激素冲击治疗联合眼眶放射治疗的文献有2篇(Marcocci 2001、Ng 2005)。以综合结局或软组织系数为标准,相比于激素冲击治疗或激素口服治疗联合眼眶放射治疗,激素冲击治疗联合眼眶放射治疗的治疗有效率更高,两者的合并RR为1.51〔95%CI:(1.16,1.97)〕。以CAS下降3分为标准,激素冲击治疗联合眼眶放射治疗的改善率63%,激素口服治疗联合眼眶放射治疗的有效率为27%,两者的RR为2.36〔95%CI:(1.35,4.12)〕。

3)眼眶注射激素联合眼眶放射治疗:眼眶注射激素联合眼眶放射治疗的文献有2篇(Li 2008、Marcocci 1987)。以眼病系数为标准,眼眶注射激素联合眼眶放射治疗的治疗有效率为60%,激素口服治疗联合眼眶放射治疗的治疗有效率为30%,RR为2.20〔95%CI:(1.15,4.23)〕。眼眶注射激素联合眼眶放射治疗的眼病系数下降5.38 ±2.04,单用眼眶注射激素的眼病系数下降1.72 ±2.45,SMD为3.66〔95%CI:(2.08,5.24)〕。

4)不良反应:激素冲击治疗和激素口服治疗的主要不良反应包括库欣综合征、高血压、高血糖;眼眶注射激素的主要不良反应为眼眶出血。眼眶放射治疗的耐受性良好。

(4)结果解释和结论

1)主要结果总结:相比单一治疗措施,激素联合放射治疗具有更高的有效性。另外,相比激素口服治疗联合眼眶放射治疗,激素冲击治疗联合眼眶放射治疗更有效。

2)证据的总体完整性和适用性:所有纳入文献的研究对象主要针对活动期的甲状腺相关眼病患者。

3)证据质量:所有纳入的文献均为随机对照试验,属于Ⅰ级证据。但是,均存在可能的偏倚风险。所有文献均未提及分配方案隐藏。另外,4篇文献采取单盲法,2篇文献采用开放设计。

4)可能的偏倚和局限性:Cochrane系统评价没有确定的偏倚。

5)相对既往研究的异同点:既往发表的系统综述有2篇,均得到类似Cochrane系统评价的证据结果[14,29]:相比单一治疗措施,激素联合放射治疗是治疗甲状腺相关眼病更有效的措施。激素冲击治疗联合眼眶放射治疗比激素口服治疗联合眼眶放射治疗具有更高的有效性[29]。

EUGOGO的2016年甲状腺相关眼病治疗指南同样推荐激素冲击治疗作为活动期的中重度甲状腺相关眼病的一线治疗方案[18],而推荐激素口服治疗联合眼眶放射治疗作为二线治疗方案之一。2016年EUGOGO指南在一定程度上认可Cochrane系统评价的结果。

6)结论:Cochrane系统评价能够提供低质量的证据支持相比单一治疗措施而言,联合治疗方案具有更好的治疗有效性。因此,激素口服治疗联合眼眶放射治疗可以作为中重度甲状腺相关眼病的二线治疗方案;激素冲击治疗联合眼眶放射治疗可以作为重度甲状腺相关眼病的治疗方案。

现有的证据质量水平低,特别是针对激素口服治疗联合眼眶放射治疗和激素冲击治疗联合眼眶放射治疗,有必要进行更广泛的研究。特别是在入选标准、试验设计、临床结局方面,采取统一公认的标准,保证高质量的证据水平。

5. 利妥昔单抗 循证医学证据:关于利妥昔单抗治疗甲状腺相关眼病的随机对照试验有3篇(Salvi 2015;Savino 2015;Stan 2015)[41~43];2013年,Cochrane图书馆发表了一篇关于利妥昔单抗的系统评价,但没有文献证据且至今没有更新[44]。

（1）基本资料

1）研究对象：3项随机对照试验总计纳入77例患者，均为活动期的中重度甲状腺相关眼病。

2）干预措施：Salvi 2015比较利妥昔单抗全身给药和激素冲击治疗；Savino 2015比较利妥昔单抗眼眶给药和激素冲击治疗；Stan 2015比较利妥昔单抗全身给药和安慰剂。

3）临床结局：报道治疗有效率的临床试验有Salvi 2015、Stan 2015；报道CAS的临床试验有Salvi 2015、Savino 2015、Stan 2015。

（2）偏倚风险：图18-2-8为纳入利妥昔单抗的所有文献的偏倚风险评价结果。

1）随机分配方法：2篇文献（Salvi 2015、Stan 2015）采用区间随机化；1篇文献（Savino 2015）没有精确描述随机分配方法。

2）分配方案隐藏：2篇文献（Salvi 2015、Savino 2015）未提及分配方案隐藏。

3）盲法：2篇文献（Salvi 2015、Stan 2015）采取双盲法；1篇文献（Savino 2015）采用开放设计。

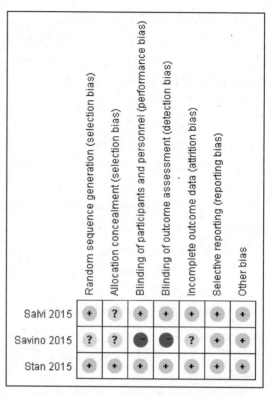

图18-2-8　纳入利妥昔单抗的文献偏倚风险

4）不完全结局资料：Salvi 2015和Stan 2015均有退出的患者，均详细描述具体原因；Savino 2015没有提及退出和失访。

5）选择性结局报告：所有文献均没有选择性结局报告的偏倚风险。

（3）干预措施的有效性和安全性

1）利妥昔单抗全身给药对比安慰剂：以CAS下降2分为标准，在52周，利妥昔单抗全身给药的治疗有效率为70%，安慰剂的治疗有效率为60%，两者的RR为1.17［95%CI:(0.61，2.23)］（图18-2-9）。在52周，利妥昔单抗全身给药的稳定期患者为60%，安慰剂的稳定期患者为40%，两者的RR为1.50［95%CI:(0.60，3.74)］。

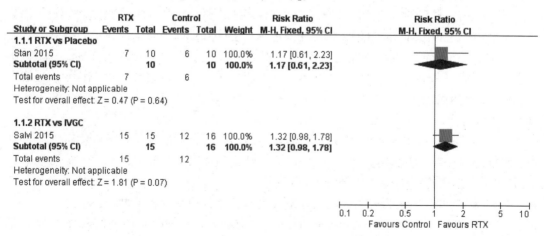

图18-2-9　利妥昔单抗治疗有效率的森林图

2）利妥昔单抗全身给药对比激素冲击治疗：以 CAS 下降 2 分为标准，在 24 周，利妥昔单抗全身给药的治疗有效率为 100%，激素冲击治疗的治疗有效率为 75%，两者的 RR 为 1.32［95%CI:(0.98,1.78)］。在 24 周，利妥昔单抗全身给药的稳定期患者为 100%，激素冲击治疗的稳定期患者为 69%，两者的 RR 为 1.43［95%CI:(1.02,2.01)］。另外，激素冲击治疗的患者 5 例出现疾病的再活动，而利妥昔单抗全身给药的患者没有发生疾病的再活动。

3）利妥昔单抗眼眶给药对比激素冲击治疗：利妥昔单抗眼眶给药和激素冲击治疗均可显著降低 CAS 和 NOSPECS。

4）不良反应：利妥昔单抗的主要不良反应包括输液反应、暂时性低血压、视神经病、血管炎。

（4）结果解释和结论

1）主要结果总结：现有的证据存在矛盾的结论。相比安慰剂，利妥昔单抗全身给药不能有效治疗甲状腺相关眼病，而且有发生视神经病变的风险。然而，相比激素冲击治疗，利妥昔单全身给药或抗眼眶给药均可有效的控制活动期甲状腺相关眼病。

2）证据的总体完整性和适用性：所有纳入文献的研究对象主要针对活动期的中重度甲状腺相关眼病。

3）证据质量：所有纳入的文献均为随机对照试验，属于Ⅰ级证据。但是，Savino 2015 存在可能的偏倚风险，包括未提及随机分配方法和分配方案隐藏、采用开放设计。

4）可能的偏倚和局限性：Cochrane 系统评价没有确定的偏倚。

5）相对既往研究的异同点：既往发表的系统综述有 1 篇，但没有纳入一篇文献且至今没有更新[44]。EUGOGO 的 2016 年甲状腺相关眼病治疗指南推荐利妥昔单抗作为活动期的中重度甲状腺相关眼病的二线治疗方案[44]，所依据的循证医学证据类似于 Cochrane 系统评价的证据[41,43]。

6）结论：现有的证据存在矛盾的结论。相比安慰剂，利妥昔单抗全身给药不能有效地治疗甲状腺相关眼病，而且有发生视神经病变的风险。然而，相比激素冲击治疗，利妥昔单全身给药或抗眼眶给药均可有效控制活动期甲状腺相关眼病。当然，应该看到，比较利妥昔单全身给药和激素冲击治疗的文献的质量水平高，可信度更高，因此，利妥昔单全身给药可以作为活动期的中重度甲状腺相关眼病的二线治疗方案。未来有必要进行大样本的随机对照试验，确定利妥昔单抗全身给药的有效性和安全性，从而提供高质量水平证据，明确利妥昔单抗全身给药能否替代激素冲击治疗成为活动期的中重度甲状腺相关眼病的一线治疗方案。

6. 抗氧化剂　循证医学证据：关于抗氧化剂（己酮可可碱或硒）治疗甲状腺相关眼病的随机对照试验有 2 篇（Finamor 2004；Marcocci 2011）[45,46]。

（1）基本资料

1）研究对象：2 项随机对照试验总计纳入 178 例患者，Finamor 2004 纳入稳定期甲状腺相关眼病患者，Marcocci 2011 纳入轻度甲状腺相关眼病患者。

2）干预措施：Finamor 2004 比较己酮可可碱和安慰剂；Marcocci 2011 比较硒、己酮可可碱和安慰剂。

3）临床结局：Finamor 2004 和 Marcocci 2011 均有生活质量的报道；Marcocci 2011 报道以综合结局为标准的治疗有效率、CAS。

（2）偏倚风险：图18-2-10为纳入抗氧化剂的所有文献的偏倚风险评价结果。

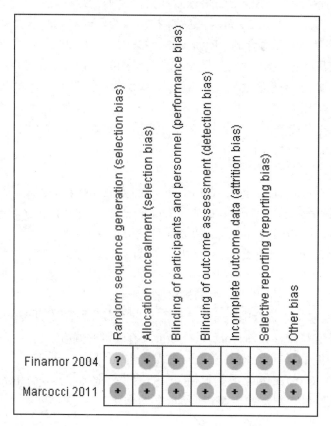

图 18-2-10 纳入抗氧化剂的文献偏倚风险

1）随机分配方法：1篇文献（Marcocci 2011）采用区间随机化；1篇文献（Finamor 2004）没有精确描述随机分配方法。

2）分配方案隐藏：2篇文献进行充分的分配方案隐藏。

3）盲法：2篇文献均采取双盲法。

4）不完全结局资料：1篇文献（Marcocci 2011）准确描述退出的数量和原因；1篇文献（Finamor 2004）没有退出的患者。

5）选择性结局报告：所有文献均没有选择性结局报告的偏倚风险。

（3）干预措施的有效性和安全性

1）己酮可可碱对比安慰剂以综合结局为标准，己酮可可碱的治疗有效率为35%，安慰剂的治疗有效率为36%，两者的RR为0.98［95%CI:(0.58,1.67)］（图18-2-11）。己酮可可碱的疾病恶化率为10%，安慰剂的疾病恶化率为26%，两者的RR为0.40［95%CI:(0.15,1.04)］。

依据GO-QOL调查问卷，己酮可可碱的生活质量改善率为33%，安慰剂的治疗有效率为40%，两者的RR为0.83［95%CI:(0.49,1.41)］。己酮可可碱的视功能评分改变为−0.64±18.1，安慰剂的视功能评分改变−1.7±18.7，SMD为0.06［95%CI:(−0.34,0.45)］；己酮可可碱的外观评分改变为−0.9±16.3，安慰剂的外观评分改变−1.6±17.1，SMD为0.04［95%CI:(−0.35,0.44)］。

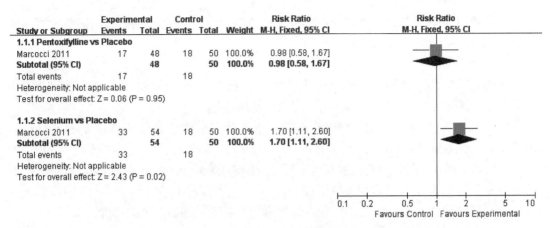

图 18-2-11 抗氧化剂治疗有效率的森林图

依据 10 项调查问卷,己酮可可碱的生活质量评分从基线的 5.5[95%CI:(4.7,6.5)]下降至 5.0[95%CI:(3.7,5.3);*P*=0.02],安慰剂的生活质量评分从基线的 6.0[95%CI:(4.9,6.4)]下降至 5.5[95%CI:(4.8,6.3);*P*=0.50]。

2)硒对比安慰剂:以综合结局为标准,硒的治疗有效率为 61%,安慰剂的治疗有效率为 36%,两者的 RR 为 1.70[95%CI:(1.11,2.60)]。硒的疾病恶化率为 7%,安慰剂的疾病恶化率为 26%,两者的 RR 为 0.28[95%CI:(0.10,0.82)]。

依据 GO-QOL 调查问卷,硒的生活质量改善率为 74%,安慰剂的治疗有效率为 40%,两者的 RR 为 1.85[95%CI:(1.27,2.69)]。硒的视功能评分改变为 11.0±15.3,安慰剂的视功能评分改变 −1.7±18.7,SMD 为 0.74[95%CI:(0.34,1.14)];硒的外观评分改变为 12.6±11.8,安慰剂的外观评分改变 −1.6±17.1,SMD 为 0.97[95%CI:(0.56,1.37)]。

3)不良反应:硒和安慰剂均没有药物相关不良反应;7 例己酮可可碱患者出现药物相关不良反应,包括皮肤和胃肠道疾病。

(4)结果解释和结论

1)主要结果总结:相比安慰剂,己酮可可碱不能改善甲状腺相关眼病的生活质量,也不能有效治疗甲状腺相关眼病,而且有一定的不良反应发生风险。然而,硒可以有效治疗甲状腺相关眼病并能够改善生活质量。

2)证据的总体完整性和适用性:所有纳入文献的研究对象主要针对轻度甲状腺相关眼病。

3)证据质量:所有纳入的文献均为随机对照试验,属于Ⅰ级证据。

4)可能的偏倚和局限性:目前,北美的硒治疗轻度甲状腺相关眼病的临床试验(S-ITEDS 试验;NCT01969019)正在招募,拟在北美地区进行多中心的双盲、安慰剂对照 RCT,比较硒和安慰剂治疗轻度甲状腺相关眼病,结果仍然无法知晓。未来可能会影响 Cochrane 系统评价的临床结局。

5)相对既往研究的异同点:EUGOGO 的 2016 年甲状腺相关眼病治疗指南推荐补硒作为轻度甲状腺相关眼病的治疗方案,所依据的循证医学证据即为 Cochrane 系统评价的证据。

6)结论:现有证据属于高质量,证实补硒可以有效治疗轻度甲状腺相关眼病并能够改善生活质量,而己酮可可碱不能有效治疗甲状腺相关眼病。因此,补硒可以作为轻度甲状腺相关眼病的首选治疗方案。未来 S-ITEDS 试验一旦结束,结果可能会影响 Cochrane 系统评价的结论。

7. 免疫抑制剂　循证医学证据:关于免疫抑制剂治疗甲状腺相关眼病的随机对照试验有 2 篇(Kahaly 1986;Prummel 1989)[47,48]。

(1)基本资料

1)研究对象:2 项随机对照试验总计纳入 76 例患者,Kahaly 1986 纳入中重度甲状腺相关眼病患者,Prummel 1989 纳入重度甲状腺相关眼病患者。

2)干预措施:Kahaly 1986 比较环孢素联合激素口服治疗和激素口服治疗;Prummel 1989 比较环孢素和激素口服治疗。

3)临床结局:Kahaly 1986 报道有疾病复发、CAS;Prummel 1989 报道有以 NOSPECS 为标准的治疗有效率、眼病系数和主观系数。

(2)偏倚风险:图 18-2-12 为纳入免疫抑制剂的所有文献的偏倚风险评价结果。

1)随机分配方法:1 篇文献(Kahaly 1986)依据生日进行随机化;1 篇文献(Prummel 1989)采用随机列表。

2)分配方案隐藏:1 篇文献(Kahaly 1986)依据生日进行随机,分配方案隐藏不充分;1 篇文献(Prummel 1989)没有描述分配方案隐藏。

3)盲法:1 篇文献采取单盲法,1 篇文献采用开放设计。

4)不完全结局资料:1 篇文献(Prummel 1989)准确描述退出的数量和原因;1 篇文献(Kahaly 1986)没有不完全结局资料的描述。

5)选择性结局报告:所有文献均没有选择性结局报告的偏倚风险。

(3)干预措施的有效性和安全性

1)环孢素对比激素口服治疗:环孢素的治疗有效率为 22%,激素口服治疗的治疗有效率为 61%,两者的 RR 为 0.36 [95%CI:(0.14,0.93)]。针对环孢素或激素口服治疗无反应的患者,给予环孢素 + 激素口服治疗,治疗有效率可达 59%。

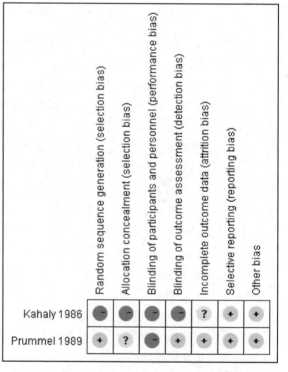

图 18-2-12　纳入免疫抑制剂的文献偏倚风险

2)环孢素 + 激素口服治疗对比激素口服治疗:环孢素 + 激素口服治疗的疾病复发率为 5%,激素口服治疗的疾病复发率为 40%,两者的 RR 为 0.13 [95%CI:(0.02,0.91)]。环孢素 + 激素口服治疗的活动性分值改变为 −5.33 ± 2.98,激素口服治疗的活动性分值改变为 −1.01 ± 3.9,两者的 SMD 为 −1.22 [95%CI:(−1.90,−0.54)]。

3)不良反应:环孢素的主要不良反应包括高血压、多毛症、体重增长、肾功能异常等。

(4)结果解释和结论

1)主要结果总结:相比激素口服治疗,环孢素的治疗应答差。但是,环孢素 + 激素口服治疗可以增加治疗应答,减少疾病复发。

2）证据的总体完整性和适用性：所有纳入文献的研究对象主要针对中重度甲状腺相关眼病。

3）证据质量：所有纳入的文献均为随机对照试验，属于Ⅰ级证据。但是，Kahaly 1986 存在可能的偏倚风险，包括随机分配方法、分配方案隐藏、盲法等方面。

4）可能的偏倚和局限性：Cochrane 系统评价没有确定的偏倚。

5）相对既往研究的异同点：EUGOGO 的 2016 年甲状腺相关眼病治疗指南推荐环孢素联合激素口服治疗作为中重度甲状腺相关眼病的二线治疗方案，所依据的循证医学证据即为 Cochrane 系统评价的证据。

6）结论：现有证据属于低质量，证实针对中重度甲状腺相关眼病，环孢素联合激素口服治疗可以改善单一治疗的治疗有效率。因此，环孢素＋泼尼松联合免疫抑制治疗作为中重度甲状腺眼病的二线治疗方案。未来有必要进行大样本的随机对照试验，提供高质量水平证据，确定环孢素联合激素口服治疗的有效性和安全性。

第三节　证据总结和临床指南

根据现有的循证医学证据，结合 2016 年 EUGOGO 甲状腺相关眼病治疗指南[18]，可以清晰勾勒出甲状腺相关眼病的治疗流程和治疗策略。

（一）应当恰当地评估甲状腺相关眼病的严重性和活动性

根据疾病的严重程度可以分为轻度、中重度、极重度。轻度标准：轻度眼睑退缩（<2mm），轻度软组织受累，轻度眼球突出（<3mm），一过性或无复视，润滑治疗有效的角膜外露。中重度标准：眼睑退缩大于或等于 2mm，中或重度软组织受累，眼球突出 ≥ 3mm，间断或持续性复视，轻度角膜外露。极重度即视力威胁型甲状腺相关眼病，包括甲状腺相关眼病导致压迫性视神经病变（甲状腺功能障碍性视神经病变）或局部润滑滴眼液不能控制的角膜病变。

根据疾病的活动性可以分为活动期和稳定期。临床活动性评分（CAS）标准：①自发眼眶疼痛；②眼球运动诱发疼痛；③眼睑水肿；④眼睑充血；⑤结膜充血；⑥球结膜水肿；⑦泪阜或皱襞炎症；⑧ ≥ 3 为活动期。

（二）针对危险因素，预防甲状腺相关眼病，延缓疾病发生发展

首先，所有甲状腺相关眼病患者均应戒烟。

其次，积极控制甲状腺功能保持正常和稳定。针对高危或新发眼病患者，如果进行放射碘治疗，应给予保护性口服泼尼松，推荐剂量：0.3~0.5mg/kg；对于低危的眼病患者，保护性激素治疗的剂量可以更低；如果眼病处于稳定期，而且没有吸烟等危险因素，可以不给予保护性激素治疗；当然，放射碘治疗需要避免甲状腺功能减退。

（三）针对疾病的不同分期和严重程度，恰当地选择治疗措施

所有甲状腺相关眼病患者均应评估眼表功能，而且，在整个病程应给予不含防腐剂的人工泪液适当的保护眼表。如果发生暴露性角膜炎，特别是在夜间，应当使用眼凝胶或眼膏以便更有效地保护性治疗。

轻度甲状腺相关眼病推荐给予局部治疗，并常规控制危险因素；如果影响生活治疗，活动期可给予免疫抑制治疗，稳定期可给予重塑手术。对于轻度甲状腺相关眼病，持续 6 个月

的补硒可以缩短病程,改善眼部征象和生活质量,预防眼病进展。

活动期中重度甲状腺相关眼病的一线治疗措施是激素冲击治疗,推荐方案:甲泼尼龙500mg,每周1次,连续6周;250mg,每周1次,连续6周;总剂量4.5g。如果病情严重,可加量,但总剂量不宜超过8.0g,高剂量方案:甲泼尼龙750mg,每周1次,连续6周;500mg,每周1次,连续6周;总剂量7.5g。

激素冲击治疗的禁忌证包括活动性肝炎、显著肝功能异常、严重心血管疾病或精神病。另外,血压和血糖需要得到有效的控制。

针对激素冲击治疗,需要适时监测患者的反应,包括有效性和安全性。一旦风险超过受益,应当中止激素冲击治疗,选择二线治疗方案或动态观察。活动期中重度甲状腺相关眼病的二线治疗方案包括:激素口服治疗＋眼眶放射治疗,激素口服治疗＋环孢素治疗,利妥昔单抗。

中重度甲状腺相关眼病如果影响视功能或生活质量,可在稳定期至少6个月,给予选择性重塑手术,手术顺序为眼眶减压手术、眼外肌手术、眼睑手术。

严重的暴露性角膜炎应当给予药物治疗或手术治疗,以避免角膜穿孔。角膜穿孔应当立即手术。

甲状腺功能障碍性视神经病变(DON)应当立即干预,首选治疗措施是激素冲击治疗,推荐方案:甲泼尼龙500~1 000mg,每天1次,连续3天或隔日1次,疗程1周。如果没有治疗反应或2周仍反应差,应当急诊行眼眶减压手术。如果2周激素冲击治疗DON改善,则继续每周1次连续12周的激素冲击治疗。如果近期发作脉络膜皱褶或眼球半脱位,应当急诊行眼眶减压手术。

(程金伟)

参 考 文 献

1. European Group on Graves' Orbitopathy(EUGOGO).Clinical assessment of patients with Graves' orbitopathy:the European Group on Graves'Orbitopathy recommendations to generalists,specialists and clinical researchers.Eur J Endocrinol,2006,155(3):387-389.

2. Bartalena L,Baldeschi L,Dickinson A,et al.Consensus statement of the European Group on Graves'orbitopathy(EUGOGO)on management of GO.Eur J Endocrinol,2008,158(3):273-285.

3. Kahaly GJ,Rösler HP,Pitz S,et al.Low-versus high-dose radiotherapy for Graves' ophthalmopathy:a randomized,single blind trial.J Clin Endocrinol Metab,2000,85(1):102-108.

4. Mourits MP,van Kempen-Harteveld ML,García MB,et al.Radiotherapy for Graves' orbitopathy:randomised placebo-controlled study.Lancet,2000,355(9214):1505-1509.

5. Prummel MF,Mourits MP,Blank L,et al.Randomized double-blind trial of prednisone versus radiotherapy in Graves' ophthalmopathy.Lancet,1993,342(8877):949-954.

6. Prummel MF,Terwee CB,Gerding MN,et al.A randomized controlled trial of orbital radiotherapy versus sham irradiation in patients with mild Graves' ophthalmopathy.J Clin Endocrinol Metab,2004,89(1):15-20.

7. Rajendram R,Bunce C,Lee RW,et al.Orbital radiotherapy for adult thyroid eye disease.Cochrane Database Syst Rev,2012,7:CD007114.

8. Gorman CA,Garrity JA,Fatourechi V,et al.The aftermath of orbital radiotherapy for graves' ophthalmopathy. Ophthalmology,2002,109(11):2100-2107.

9. Wakelkamp IM,Tan H,Saeed P,et al.Orbital irradiation for Graves' ophthalmopathy:Is it safe？ A long-term

follow-up study.Ophthalmology,2004,111（8）:1557-1562.

10. Marcocci C,Bartalena L,Rocchi R,et al.Long-term safety of orbital radiotherapy for Graves' ophthalmopathy.J Clin Endocrinol Metab,2003,88（8）:3561-3566.

11. Rajendram R,Lee RW,Potts MJ,et al.Protocol for the combined immunosuppression & radiotherapy in thyroid eye disease（CIRTED）trial:a multi-centre,double-masked,factorial randomised controlled trial. Trials,2008,9 :6.

12. Cockerham KP,Kennerdell JS.Does radiotherapy have a role in the management of thyroid orbitopathy ? Br J Ophthalmol,2002,86（1）:102-107.

13. Bradley EA,Gower EW,Bradley DJ,et al.Orbital radiation for graves ophthalmopathy:a report by the American Academy of Ophthalmology.Ophthalmology,2008,115（2）:398-409.

14. Stiebel-Kalish H,Robenshtok E,Hasanreisoglu M,et al.Treatment modalities for Graves' ophthalmopathy: systematic review and metaanalysis.J Clin Endocrinol Metab,2009,94（8）:2708-2716.

15. Behbehani R,Sergott RC,Savino PJ.Orbital radiotherapy for thyroid-related orbitopathy.Curr Opin Ophthalmol,2004,15（6）:479-482.

16. Wei RL,Cheng JW,Cai JP.The use of orbital radiotherapy for Graves' ophthalmopathy:quantitative review of the evidence.Ophthalmologica,2008,222（1）:27-31.

17. Gorman CA,Garrity JA,Fatourechi V,et al.A prospective,randomized,double-blind,placebo-controlled study of orbital radiotherapy for Graves' ophthalmopathy.Ophthalmology,2001,108（9）:1523-1534.

18. Bartalena L,Baldeschi L,Boboridis K,et al.The 2016 European Thyroid Association/European Group on Graves'Orbitopathy Guidelines for the Management of Graves'Orbitopathy.Eur Thyroid J,2016,5（1）:9-26.

19. Aktaran S,Akarsu E,Erbağci I,et al.Comparison of intravenous methylprednisolone therapy vs.oral methylprednisolone therapy in patients with Graves' ophthalmopathy.Int J Clin Pract,2007,61（1）:45-51.

20. Bartalena L,Krassas GE,Wiersinga W,et al.Efficacy and safety of three different cumulative doses of intravenous methylprednisolone for moderate to severe and active Graves' orbitopathy.J Clin Endocrinol Metab,2012,97（12）:4454-4463.

21. Kahaly GJ,Pitz S,Hommel G,et al.Randomized,single blind trial of intravenous versus oral steroid monotherapy in Graves' orbitopathy.J Clin Endocrinol Metab,2005,90（9）:5234-5240.

22. Kauppinen-Mäkelin R,Karma A,Leinonen E,et al.High dose intravenous methylprednisolone pulse therapy versus oral prednisone for thyroid-associated ophthalmopathy.Acta Ophthalmol Scand,2002,80（3）:316-321.

23. Macchia PE,Bagattini M,Lupoli G,et al.High-dose intravenous corticosteroid therapy for Graves' ophthalmopathy.J Endocrinol Invest,2001,24（3）:152-158.

24. Roy A,Dutta D,Ghosh S,et al.Efficacy and safety of low dose oral prednisolone as compared to pulse intravenous methylprednisolone in managing moderate severe Graves' orbitopathy:A randomized controlled trial.Indian J Endocrinol Metab,2015,19（3）:351-358.

25. van Geest RJ,Sasim IV,Koppeschaar HP,et al.Methylprednisolone pulse therapy for patients with moderately severe Graves' orbitopathy:a prospective,randomized,placebo-controlled study.Eur J Endocrinol,2008,158（2）:229-237.

26. Wakelkamp IM,Baldeschi L,Saeed P,et al.Surgical or medical decompression as a first-line treatment of optic neuropathy in Graves' ophthalmopathy ? A randomized controlled trial.Clin Endocrinol（Oxf）,2005,63（3）:323-328.

27. Zhu W,Ye L,Shen L,et al.A prospective,randomized trial of intravenous glucocorticoids therapy with different protocols for patients with graves' ophthalmopathy.J Clin Endocrinol Metab,2014,99（6）:1999-2007.

28. Boboridis KG,Bunce C.Surgical orbital decompression for thyroid eye disease.Cochrane Database Syst Rev, 2011,7 :CD007630.

29. Gao Gl,Dai J,Qian Y,et al.Meta-analysis of methylprednisolone pulse therapy for Graves' ophthalmopathy.

Clin Experiment Ophthalmol,2014,42(8):769-777.

30. Mou P,Jiang LH,Zhang Y,et al.Common immunosuppressive monotherapy for Graves' ophthalmopathy:a Meta-analysis.PLoS One,2015,10(10):e0139544.

31. Zang S,Ponto KA,Kahaly GJ.Clinical review:Intravenous glucocorticoids for Graves' orbitopathy:efficacy and morbidity.J Clin Endocrinol Metab,2011,96(2):320-332.

32. Alkawas AA,Hussein AM,Shahien EA.Orbital steroid injection versus oral steroid therapy in management of thyroid-related ophthalmopathy.Clin Experiment Ophthalmol,2010,38(7):692-697.

33. Ebner R,Devoto MH,Weil D,et al.Treatment of thyroid associated ophthalmopathy with periocular injections of triamcinolone.Br J Ophthalmol,2004,88(11):1380-1386.

34. 张中宇,何欣,王秀云,等.甲状腺功能亢进性 Graves 眼病全身和局部激素治疗效果分析.中国地方病学杂志,2012,31(5):579-582.

35. Bartalena L,Marcocci C,Chiovato L,et al.Orbital cobalt irradiation combined with systemic corticosteroids for Graves' ophthalmopathy:comparison with systemic corticosteroids alone.J Clin Endocrinol Metab,1983,56(6):1139-1144.

36. 李琳玲,王芳,张勇,等.球后注射曲安奈德联合眶部放射治疗中度甲状腺相关性眼病疗效观察.国际眼科杂志,2008,8(9):1860-1862.

37. Marcocci C,Bartalena L,Panicucci M,et al.Orbital cobalt irradiation combined with retrobulbar or systemic corticosteroids for Graves' ophthalmopathy:a comparative study.Clin Endocrinol,1987,27(1):33-42.

38. Marcocci C,Bartalena L,Bogazzi F,et al.Orbital radiotherapy combined with high dose systemic glucocorticoids for Graves' ophthalmopathy is more effective than radiotherapy alone:results of a prospective randomized study.J Endocrinol Invest,1991,14(10):853-860.

39. Marcocci C,Bartalena L,Tanda ML,et al.Comparison of the effectiveness and tolerability of intravenous or oral glucocorticoids associated with orbital radiotherapy in the management of severe Graves' ophthalmopathy:results of a prospective,single-blind,randomized study.J Clin Endocrinol Metab,2001,86(8):3562-3567.

40. Ng CM,Yuen HK,Choi KL,et al.Combined orbital irradiation and systemic steroids compared with systemic steroids alone in the management of moderate-to-severe Graves' ophthalmopathy:a preliminary study.Hong Kong Med J,2005,11(5):322-330.

41. Salvi M,Vannucchi G,Currò N,et al.Efficacy of B-cell targeted therapy with rituximab in patients with active moderate to severe Graves' orbitopathy:a randomized controlled study.J Clin Endocrinol Metab,2015,100(2):422-431.

42. Stan MN,Garrity JA,Carranza Leon BG,et al.Randomized controlled trial of rituximab in patients with Graves' orbitopathy.J Clin Endocrinol Metab,2015,100(2):432-441.

43. Savino G,Mandarà E,Gari M,et al.Intraorbital injection of rituximab versus high dose of systemic glucocorticoids in the treatment of thyroid-associated orbitopathy.Endocrine,2015,48(1):241-247.

44. Minakaran N,Ezra DG.Rituximab for thyroid-associated ophthalmopathy.Cochrane Database Syst Rev,2013,5:CD009226.

45. Finamor FE,Martins JR,Nakanami D,et al.Pentoxifylline(PTX)--an alternative treatment in Graves' ophthalmopathy(inactive phase):assessment by a disease specific quality of life questionnaire and by exophthalmometry in a prospective randomized trial.Eur J Ophthalmol,2004,14(4):277-283.

46. Marcocci C,Kahaly GJ,Krassas GE,et al.Selenium and the course of mild Graves' orbitopathy.N Engl J Med,2011,364(20):1920-1931.

47. Kahaly G,Schrezenmeir J,Krause U,et al.Ciclosporin and prednisone v.prednisone in treatment of Graves' ophthalmopathy:a controlled,randomized and prospective study.Eur J Clin Invest,1986,16(5):415-422.

48. Prummel MF,Mourits MP,Berghout A,et al.Prednisone and cyclosporine in the treatment of severe Graves' ophthalmopathy.N Engl J Med,1989,321(20):1353-1359.

第十九章

结 膜 疾 病

第一节 结膜疾病总论

结膜是一层薄而透明的黏膜,覆盖在眼球前表面和眼睑后表面,连接着眼睑与眼球。结膜在眼睑与角膜及巩膜之间形成一层平滑的接触面,在生理功能上可以减轻彼此之间的摩擦力。结膜分泌腺不断地分泌黏液,可保持结膜和角膜经常处于持续湿润状态。结膜具有眼表屏障功能,还含有结膜相关的淋巴组织,包括淋巴细胞、朗格汉斯细胞等。因此,结膜不仅是眼球表面免疫防御系统的重要组成部分,而且也与其他黏膜组织一样,在免疫反应中属于一种 T 细胞依赖性免疫调节组织。

结膜疾病种类多样,其中以结膜炎最为常见,是眼科的常见病和多发病。结膜炎可分为感染性和非感染性两大类,感染性是指病原微生物如细菌、病毒、衣原体等感染所致的结膜炎症,非感染性是指局部或全身变态反应引起的过敏性炎症,如外界的光线、花粉、粉尘、各种化学物质等都可能是致病因素。结膜疾病还包括结膜变性、色素沉着、干眼症、外伤以及肿瘤等。

由于结膜炎的常见多发特性,目前临床上针对结膜炎进行的临床试验最多,比如针对过敏性结膜炎已经开展了大约 40 项随机对照试验,涉及局部抗组胺药、肥大细胞稳定剂和环孢素等 17 种不同的药物或治疗比较[1]。结果表明,短期内局部抗组胺药和肥大细胞稳定剂相比安慰剂能够减轻季节性过敏性结膜炎的症状和体征,然而长期疗效的数据仍然缺乏,也缺少各种局部抗组胺药物和肥大细胞稳定剂之间的比较。总体上看,局部抗组胺药和肥大细胞稳定剂是安全可耐受的。但是,各种研究报告的结局指标变异较大,报告质量较差影响了证据的合成[1]。对于局部应用环孢素治疗特应性角结膜炎,目前有 3 项随机对照试验,但不同试验之间变异较大而无法合并,然而结果提示局部使用环孢素可以缓解特应性角结膜炎的临床症状和体征,并减少局部糖皮质激素的使用[2]。

对于急性细菌性结膜炎,目前开展的双盲随机对照试验有 11 项,比较了抗生素(局部、全身或联合激素)相比于安慰剂治疗急性细菌性结膜炎的效果[3]。虽然急性细菌性结膜炎是可以自愈的,但是使用抗生素眼药水能够中等程度地提高临床症状缓解率和微生物消退率,因此还是推荐使用。对于儿童睑结膜炎,目前有 1 项随机对照试验,尚不足以明确局部治疗的有效性和适应证[4]。

对于沙眼,目前有 13 项随机对照试验共纳入约 8 586 名受试者,大部分开展于非洲撒哈拉沙漠以南。但是,没有试验是以阻止盲的发生作为观察指标的,有几项倒是发现了中等程度的视觉提高。睑板全层切开和翻转睫毛方向的睑缘是最有效的技术,值得在社区推广。术后服用阿奇霉素可以提高治疗效果并减少复发[5]。对于通过洗脸阻止活动性沙眼的干预措施,目前也有两项分别开展于澳大利亚北部和坦桑尼亚的整群随机对照试验,表明洗脸联合局部使用四环霉素相比单独局部使用四环素能够减少严重活动性沙眼的数量,并增加 1 年随访时的面部清洁比率,然而目前证据还不足以支持单独洗脸或联合局部使用四环素能够降低活动性沙眼或严重沙眼[6]。

结膜疾病领域的部分随机对照研究见表 19-1-1,供读者查阅。

表 19-1-1　结膜疾病领域的 RCT 研究

研究者及年代	干预措施	疾病	研究类型	样本量	国家或地区	证据级别	推荐级别
Comstock, et al, 2012[7]	氯替泼诺联合妥布霉素;仅适用氯替泼诺;仅适用妥布霉素或安慰剂	睑结膜炎	RCT	137	美国	A	1
West, et al, 1995[8]	洗脸	沙眼	整群 RCT	1 417	坦桑尼亚	A	1
Avunduk, et al, 2005[9]	0.025% 酮替芬滴眼液;0.1% 盐酸奥洛他定滴眼液;不含防腐剂的人工泪液	季节性过敏性结膜炎	RCT	49	土耳其	B	1
Azevedo, et al, 1991[10]	左卡巴斯汀滴眼液;色甘酸钠滴眼液;安慰剂	中重度过敏性结膜炎	RCT	63	葡萄牙	B	1
Canonica, et al, 2003[11]	0.05% 氮䓬斯汀滴眼液;安慰剂;左卡巴斯汀滴眼液	严重的常年性过敏性结膜炎	RCT	139	法国、意大利、西班牙、俄罗斯和英国	A	1
Carr, et al, 2013[12]	1.5% 贝他斯汀滴眼液;安慰剂	过敏性结膜炎	RCT	245	美国	A	1
Davies, et al, 1993[13]	左卡巴斯汀滴眼液;色甘酸钠滴眼液;安慰剂	过敏性结膜炎	RCT	95	英国	A	1
Fujishima, et al, 2008[14]	左卡巴斯汀;左卡巴斯汀和吡嘧司特钾	季节性和常年性过敏性结膜炎	RCT	32	日本	B	1
Giede-Tuch, et al, 1998[15]	0.025% 氮䓬斯汀滴眼液;0.05% 氮䓬斯汀滴眼液;安慰剂	季节性过敏性结膜炎或鼻结膜炎	RCT	151	德国	A	1

续表

研究者及年代	干预措施	疾病	研究类型	样本量	国家或地区	证据级别	推荐级别
James,et al,2003[16]	氮䓬斯汀;色甘酸钠滴眼液;安慰剂	季节性过敏性结膜炎	RCT	144	德国和英国	A	1
Katelaris,et al,2002[17]	0.1%盐酸奥洛他定;2%色甘酸钠	季节性过敏性结膜炎	RCT	188	6个欧洲国家及澳大利亚	A	1
Kidd,et al,2003[18]	0.025%富马酸酮替芬;0.05%左卡巴斯汀;安慰剂	季节性过敏性结膜炎	RCT	519	澳大利亚	A	1
Lanier,et al,2001[19]	奥洛他定和口服氯雷他定;口服氯雷他定	季节性过敏性结膜炎	RCT	94	美国	A	1
Leino,et al,1992[20]	2%奈多罗米钠;2%色甘酸钠;安慰剂	季节性过敏性结膜炎	RCT	195	芬兰	A	1
Lenhard,et al,1997[21]	0.025%氮䓬斯汀滴眼液;0.05%氮䓬斯汀滴眼液;安慰剂	季节性过敏性结膜炎或鼻结膜炎	RCT	278	法国、意大利、波兰和斯洛文尼亚	A	1
McCabe,et al,2012[22]	1.5%贝他斯汀滴眼液;0.2%盐酸奥洛他定	过敏性结膜炎	RCT	30	美国	B	1
Melamed,et al,1994[23]	奈多罗米钠;安慰剂	季节性过敏性结膜炎	RCT	86	美国	A	1
Melamed,et al,2000[24]	奈多罗米钠;药物载体	季节性过敏性结膜炎	RCT	189	美国	A	1
Möller,et al,1994[25]	奈多罗米钠;安慰剂	季节性过敏性结膜炎	RCT	149	瑞典		
Nazarov,et al,2003[26]	0.015%氮䓬斯汀;安慰剂	严重的常年性过敏性结膜炎	RCT	116	德国	A	1
Sabbah,et al,1998[27]	氮䓬斯汀滴眼液;左卡巴斯汀;安慰剂	季节性过敏性结膜炎或鼻结膜炎	RCT	113	法国	A	1
Secchi,et al,2000[28]	0.05%依美斯汀;0.05%左卡巴斯汀	儿童过敏性结膜炎	RCT	42	意大利	B	1
Verin,et al,2001[29]	左卡巴斯汀;依美斯汀	季节性过敏性结膜炎	RCT	222	欧洲、南非和澳大利亚	A	1
Akpek,et al,2004[30]	0.05%环孢素;人工泪液	特应性角结膜炎	RCT	22	英国和美国	B	2
Daniell,et al,2006[31]	0.05%环孢素;药物载体	激素依赖性特应性角结膜炎或春节角结膜炎	RCT	40	澳大利亚	B	2
Hingorani,et al,1998[32]	2%环孢素(玉米油);药物载体(玉米油)	特应性角结膜炎	RCT	21	英国	B	2

（李仕明）

参 考 文 献

1. Castillo M, Scott NW, Mustafa MZ, et al.Topical antihistamines and mast cell stabilisers for treating seasonal and perennial allergic conjunctivitis.Cochrane Database Syst Rev, 2015, 6:CD009566.

2. Gonzalez-Lopez JJ, Lopez-Alcalde J, Morcillo Laiz R, et al.Topical cyclosporine for atopic keratoconjunctivitis.Cochrane Database Syst Rev, 2012, 9:CD009078.

3. Sheikh A, Hurwitz B, van Schayck CP, et al.Antibiotics versus placebo for acute bacterial conjunctivitis. Cochrane Database Syst Rev, 2012, 9:CD001211.

4. O'Gallagher M, Bunce C, Hingorani M, et al.Topical treatments for blepharokeratoconjunctivitis in children. Cochrane Database Syst Rev, 2017, 2:CD011965.

5. Burton M, Habtamu E, Ho D, et al.Interventions for trachoma trichiasis.Cochrane Database Syst Rev, 2015, 11:CD004008.

6. Ejere HO, Alhassan MB, Rabiu M.Face washing promotion for preventing active trachoma.Cochrane Database Syst Rev, 2015, 2:CD003659.

7. Comstock TL, Paterno MR, Bateman KM, et al.Safety and tolerability of loteprednol etabonate 0.5% and tobramycin 0.3% ophthalmic suspension in pediatric subjects.Pediatric Drugs, 2012, 14(2):119-130.

8. West S, Munoz B, Lynch M, et al.Impact of face-washing on trachoma in Kongwa, Tanzania.Lancet, 1995, 8943(345):155-158.

9. Avunduk AM, Tekelioglu Y, Turk A, et al.Comparison of the effects of ketotifen fumarate 0.025% and olopatadine HCl 0.1% ophthalmic solutions in seasonal allergic conjunctivities: a 30-day, randomized, double-masked, artificial tear substitute-controlled trial.Clin Ther, 2005, 27(9):1392-1402.

10. Azevedo M, Castel-Branco MG, Oliveira JF, et al.Double-blind comparison of levocabastine eye drops with sodium cromoglycate and placebo in the treatment of seasonal allergic conjunctivitis.Clin Exp Allergy, 1991, 21(6):689-694.

11. Canonica GW, Ciprandi G, Petzold U, et al.Topical azelastine in perennial allergic conjunctivitis.Curr Med Res Opin, 2003, 19(4):321-329.

12. Carr WW, Nayak AS, Ratner PH, et al.Efficacy of bepotastine besilate ophthalmic solution 1.5% for seasonal allergic conjunctivitis: a randomized, placebo-controlled, natural exposure, clinical trial.Allergy Asthma Proc, 2013, 34(3):247-254.

13. Davies BH, Mullins J.Topical levocabastine is more effective than sodium cromoglycate for the prophylaxis and treatment of seasonal allergic conjunctivitis.Allergy, 1993, 48(7):519-524.

14. Fujishima H, Fukagawa K, Tanaka M, et al.The effect of a combined therapy with a histamine H1 antagonist and a chemical mediator release inhibitor on allergic conjunctivitis.Ophthalmologica, 2008, 222(4):232-239.

15. Giede-Tuch C, Westhoff M, Zarth A.Azelastine eye-drops in seasonal allergic conjunctivitis or rhinoconjunctivitis.A double-blind, randomized, placebo-controlled study.Allergy, 1998, 53(9):857-862.

16. James IG, Campbell LM, Harrison JM, et al.Comparison of the efficacy and tolerability of topically administered azelastine, sodium cromoglycate and placebo in the treatment of seasonal allergic conjunctivitis and rhino-conjunctivitis.Curr Med Res Opin, 2003, 19(4):313-320.

17. Katelaris CH, Ciprandi G, Missotten L, et al.A comparison of the efficacy and tolerability of olopatadine hydrochloride 0.1% ophthalmic solution and cromolyn sodium 2% ophthalmic solution in seasonal allergic conjunctivitis.Clin Ther, 2002, 24(10):1561-1575.

18. Kidd M, McKenzie SH, Steven I, et al.Efficacy and safety of ketotifen eye drops in the treatment of seasonal allergic conjunctivitis.Br J Ophthalmol, 2003, 87(10):1206-1211.

19. Lanier BQ, Gross RD, Marks BB, et al.Olopatadine ophthalmic solution adjunctive to loratadine compared with loratadine alone in patients with active seasonal allergic conjunctivitis symptoms.Ann Allergy Asthma Immunol, 2001, 86(6):641-648.

20. Leino M, Ennevaara K, Latvala AL, et al.Double-blind group comparative study of 2% nedocromil sodium eye drops with 2% sodium cromoglycate and placebo eye drops in the treatment of seasonal allergic conjunctivitis.Clin Exp Allergy, 1992, 22(10):929-932.

21. Lenhard G, Mivsek-Music E, Perrin-Fayolle M, et al.Double-blind, randomised, placebo-controlled study of two concentrations of azelastine eye drops in seasonal allergic conjunctivitis or rhinoconjunctivitis.Curr Med Res Opin, 1997, 14(1):21-28.

22. McCabe CF, McCabe SE.Comparative efficacy of bepotastine besilate 1.5% ophthalmic solution versus olopatadine hydrochloride 0.2% ophthalmic solution evaluated by patient preference.Clin Ophthalmol, 2012, 6:1731-1738.

23. Melamed J, Schwartz RH, Hirsch SR, et al.Evaluation of nedocromil sodium 2% ophthalmic solution for the treatment of seasonal allergic conjunctivitis.Ann Allergy, 1994, 73(1):57-66.

24. Melamed J, Schwartz RH, Blumenthal MN, et al.Efficacy and safety of nedocromil sodium 2% ophthalmic solution b.i.d.in the treatment of ragweed seasonal allergic conjunctivitis.Allergy Asthma Proc, 2000, 21(4):235-239.

25. Moller C, Berg IM, Berg T, et al.Nedocromil sodium 2% eye drops for twice-daily treatment of seasonal allergic conjunctivitis: a Swedish multicentre placebo-controlled study in children allergic to birch pollen.Clin Exp Allergy, 1994, 24(9):884-887.

26. Nazarov O, Petzold U, Haase H, et al.Azelastine eye drops in the treatment of perennial allergic conjunctivitis.Arzneimittelforschung, 2003, 53(3):167-173.

27. Sabbah A, Marzetto M.Azelastine eye drops in the treatment of seasonal allergic conjunctivitis or rhinoconjunctivitis in young children.Curr Med Res Opin, 1998, 14(3):161-170.

28. Secchi A, Ciprandi G, Leonardi A, et al.Safety and efficacy comparison of emedastine 0.05% ophthalmic solution compared to levocabastine 0.05% ophthalmic suspension in pediatric subjects with allergic conjunctivitis.Emadine Study Group.Acta Ophthalmol Scand Suppl, 2000, 230:42-47.

29. Verin P, Easty DL, Secchi A, et al.Clinical evaluation of twice-daily emedastine 0.05% eye drops (Emadine eye drops) versus levocabastine 0.05% eye drops in patients with allergic conjunctivitis.Am J Ophthalmol, 2001, 131(6):691-698.

30. Akpek EK, Dart JK, Watson S, et al.A randomized trial of topical cyclosporin 0.05% in topical steroid-resistant atopic keratoconjunctivitis.Ophthalmology, 2004, 111(3):476-482.

31. Daniell M, Constantinou M, Vu HT, et al.Randomised controlled trial of topical ciclosporin A in steroid dependent allergic conjunctivitis.Br J Ophthalmol, 2006, 90(4):461-464.

32. Hingorani M, Calder VL, Buckley RJ, et al.The immunomodulatory effect of topical cyclosporin A in atopic keratoconjunctivitis.Invest Ophthalmol Vis Sci, 1999, 40(2):392-399.

第二节 急性细菌性结膜炎需要眼局部抗生素治疗吗

据估计,全科医师所接受的病情咨询中2%~5%是与眼睛相关的。来自挪威的数据表明,急性感染性结膜炎大约占就诊患者的3%,这其中约有2/3的患者可被正确诊断。因此,急性感染性结膜炎是眼科疾病中最为常见的一种眼部疾病,其病原体通常为病毒或细菌,病毒通常为腺病毒,细菌通常为流感嗜血杆菌、肺炎双球菌和链球菌[1]。

急性细菌性结膜炎是结膜的一种感染,睑结膜和球结膜通常都可受累,典型表现为眼红发肿。急性细菌性结膜炎并不严重，大多数病例可自发缓解痊愈，也就是具有自限性。对于急性细菌性结膜炎患者，眼科医师通常会给予抗生素滴眼液或眼膏治疗，以促进恢复或是避免一些严重并发症如眶蜂窝织炎、角膜炎或全眼球炎。

然而，由于急性细菌性结膜炎和病毒性结膜炎通常难以鉴别，而眼部标本棉拭子也并不实用，因此许多眼科医师会对所有感染性结膜炎都给予广谱的眼部抗生素治疗，有些甚至会给予局部激素治疗。但是，广谱抗生素会导致一定的耐药性，对于急性细菌性结膜炎患者使用抗生素滴眼液或眼膏治疗的必要性受到一些质疑。Sheikh 等在 2012 年即对急性细菌性结膜炎使用局部抗生素治疗的必要性进行循证评估[1]，本文即对这一研究进行介绍。

一、疾病案例

患者男，24 岁，因"双眼红伴分泌物 1 天"到眼科急诊就诊。眼部检查：视力：右眼 =1.0，左眼 =1.0，眼压正常，双眼结膜充血明显，结膜囊内可见黄白色分泌物，角膜清，前房中深，Tyn（-），瞳孔圆，4mm，对光反应正常，眼底正常。

二、提出问题

该患者考虑诊断为双眼急性感染性结膜炎，病原体初步考虑为细菌。如果局部取分泌物或棉拭子擦拭部分标本进行培养，短时间内也不能确定病原体是细菌或病毒。在这种情况下，要不要给患者眼局部抗生素治疗来缓解症状？还是让其自愈？为了回答这个问题，我们按照循证医学的方法检索相关临床试验，并在此基础上进行系统评价和 Meta 分析，以利于进行下一步临床决策。

三、证据检索和评价

（一）资料与方法

1. 文献的纳入标准　①研究类型：随机双盲对照试验，对照组为安慰剂；②研究对象：急性细菌性结膜炎患者，年龄为 1 个月以上；诊断是基于临床症状或病原学检查结果，"急性"定义为症状不超过 4 周；③干预措施：治疗组为任何形式的抗生素，对照组应用安慰剂；局部应用、全身应用或联合应用都考虑纳入（如一或几种抗生素，抗生素和激素联合）；④研究结局：主要研究结局为临床治愈时间和微生物指标治愈时间，次要研究结局为 4 周内的复发、治疗的成本效益、治疗依从性和脱失率、并发症的发生率。

2. 文献检索策略　检索了 Cochrane Central Register of Controlled Trials（CENTRAL，截止到 2012 年第七期）、Cochrane Library（截止到 2012 年 7 月）、MEDLINE（1950 年至 2012 年 7 月）、EMBASE（1980 年 1 月至 2012 年 7 月）、OpenGrey（欧洲灰色文献信息系统，www.opengrey.eu/）、the metaRegister of Controlled Trials（mRCT）（www.controlled-trials.com）、ClinicalTrials.gov 网站（www.clinicaltrials.gov）以及 the WHO International Clinical Trials Registry Platform（ICTRP）（www.who.int/ictrp/search/en）。我们还检索了 Science Citation Index 来发现与纳入研究相关的合格文献。

3. 文献入选、评估和数据提取　两名研究者（AS 和 BH）分别对文献的标题和摘要进行核查。首先使用 Endnote 软件去除重复文献，然后由 UN、AS 和 SM.UN 进一步对文献全文进行确认。UN 和 SM 采用事先制定的文献纳入标准来确定文献的相关性。由一位作者采用 Cochrane Eyes and Vision Group 指定的模板来提取数据,录入 Revman 软件。另一位作者对比录入数据和原始数据之间的差异。由于合适数据的缺乏,仅考虑下面的结局指标:

(1)临床缓解率:快(干预后 2~5 天);慢(干预后 6~10 天)。

(2)微生物缓解率:快(干预后 2~5 天);慢(干预后 6~10 天)。

采用 Cochrane Handbook for Systematic Reviews of Interventions(Haggins 2011)中第八章的方法来评估试验的方法学质量,共有 6 个参数/问题来评估偏倚风险。

(1)分配序列是否被正确产生?

(2)分配是否被充分隐藏?

(3)患者和研究人员是否不知晓(盲)分配的干预措施?

(4)是否充分说明不完整的结局数据?

(5)研究报道是否不存在任何选择性报告偏倚?

(6)研究是否存在其他明显的可能导致偏倚的问题?

采用"是"表明低风险,"否"表明高风险,"不清楚"表明相关信息不全。在此基础上,进行汇总对每一项研究进行评级:A 为低偏倚风险;B 为中偏倚风险;C 为高偏倚风险。两位作者独立评估研究质量,有争议的地方通过讨论解决。

4. 统计学方法 急性细菌性结膜炎通过为双眼患病,因此本研究的所有结局变量都是在患者的个体水平进行分析。采用随机效应模型和意向性分析来定量合成结局变量。对于分类变量,结果表达为危险比(RR,95% 置信区间)和危险差异(RD,95% 置信区间)。对于临床缓解率,所有被随机分配的受试者作为分母,此即意向性分析。与此相比,对于微生物缓解率,分母为接受眼部标本培养并确认为有微生物生长的细菌性结膜炎患者。因此,临床缓解率的分析可能纳入了一部分并非细菌性结膜炎而是病毒性结膜炎的患者,这一指标反映了在日常临床实践中,许多临床医师会选择在缺乏培养结果的情况开始治疗。

(二)结果

1. 研究特征描述 最初一共检索到 155 篇文献,经过排除重复和不相关文献,筛选出 5 项研究,其中 3 项研究符合纳入标准被最终纳入[2-4],2 项研究被排除[5,6]。联系确认研究的作者及检索相关参考文献未增加额外的研究。

2002 年再次检索发现 211 篇报告,但未纳入新的研究。2002—2006 年期间再次检索发现 111 项研究,有 2 项研究被纳入[7,8]。2007 年 10 月再次检索发现 124 项研究,有 1 项研究被确认但由于不是安慰剂对照而被排除[9]。2012 年 7 月再次检索发现 361 项报告,再次纳入 4 项研究[10-13]。通过阅读一篇近期综述,确认并纳入 2 项额外的 RCT[14,15]。

因此,总共纳入了 11 项研究,共计 3 673 名受试者。所有研究的对照组均未采用任何抗生素相关的成分进行治疗,而治疗组采用的药物包括 1% 阿奇霉素、包含多黏菌素和杆菌肽的眼膏、0.5% 莫西沙星、0.3% 环丙沙星滴眼液、0.3% 诺氟沙星滴眼液、1% 梭链孢酸凝胶、0.5% 氯霉素滴眼液、0.6% 贝西沙星及包含胶状基质的莫西沙星新剂型。

2. 纳入文献的偏倚风险评估 本文所纳入的 RCT 均质量较高(图 19-2-1),但也存在各种风险偏倚。例如,有 5 项研究未报告随机化的充分信息;有 5 项研究报道使用了中心随机化;有 4 项研究的分配隐藏信息不清;有 6 项研究描述了对研究者和受试者采用的盲法;在数据的完整性方面,较多研究仍然存在各种各样的问题;在选择性报告偏倚方面,没有一项研究事先发表了试验方案并声明哪些变量会被报告。

总体评估下来，有2项研究为低风险偏倚[7,8]，其他为高风险偏倚。

3. 干预效果

(1) 主要结局指标：尽管不同研究之间存在相对高的异质性，所有研究仍然具有相同方向的干预效果。我们认为可以合并不同研究之间的数据，分析临床及微生物学角度的“早期”和“晚期”缓解率。

1) 早期临床缓解：2~5天。如图19-2-2，纳入6项试验，比较抗生素与安慰剂的效果，计算早期临床缓解的危险比为1.36(95%CI：1.15~1.61)。研究之间的异质性较高，I^2=56%。在5天时，30%(95%CI：27%~35%)的安慰剂组患者获得症状缓解，而40%(95%置信区间，27%~43%)的抗生素组患者获得症状缓解，因此，采用抗生素治疗2~5天的患者其总的风险差异是10%(40%~30%)。

2) 早期微生物学缓解：2~5天。Meta分析纳入7项研究(图19-2-3)，结果显示治疗2~5天时早期微生物学缓解的危险比为1.55(95%CI：1.37~1.76)，不同研究之间的异质性较高，I^2=57%。

3) 晚期临床缓解：6~10天。纳入8项研究(图19-2-4)，计算抗生素与安慰剂相比在治疗6~10天后的晚期临床缓解率危险比为1.21(95%CI：1.10~1.33)，这一比值与早期临床缓解的1.36非常相似。8项研究之间的异质性为中等，I^2=27%。在此时间期，41%(95%CI：38%~43%)的安慰剂组患者已被治愈。

Random sequence generation (selection bias)
Allocation concealment (selection bias)
Blinding of participants and personnel (performance bias)
Blinding of outcome assessment (detection bias)
Incomplete outcome data (attrition bias)
Selective reporting (reporting bias)
Other bias
Abelson 2008
Gigliotti 1984
Gross 2003
Karpecki 2009
Leibowitz 1991
Miller 1992
Rietveld 2005
Rose 2005
Silverstein 2011
Tauber 2011
Tepedino 2009

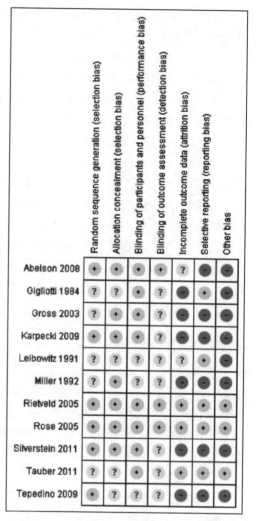

图19-2-1 纳入研究的偏倚风险评估

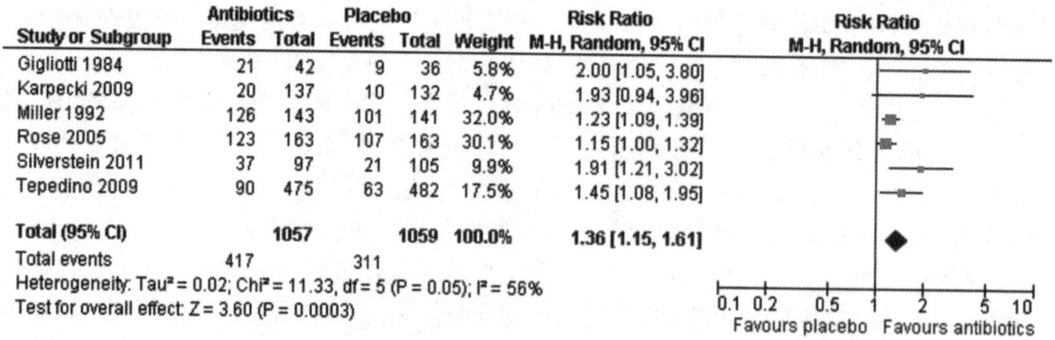

Study or Subgroup | Antibiotics Events | Total | Placebo Events | Total | Weight | Risk Ratio M-H, Random, 95% CI
Gigliotti 1984 | 21 | 42 | 9 | 36 | 5.8% | 2.00 [1.05, 3.80]
Karpecki 2009 | 20 | 137 | 10 | 132 | 4.7% | 1.93 [0.94, 3.96]
Miller 1992 | 126 | 143 | 101 | 141 | 32.0% | 1.23 [1.09, 1.39]
Rose 2005 | 123 | 163 | 107 | 163 | 30.1% | 1.15 [1.00, 1.32]
Silverstein 2011 | 37 | 97 | 21 | 105 | 9.9% | 1.91 [1.21, 3.02]
Tepedino 2009 | 90 | 475 | 63 | 482 | 17.5% | 1.45 [1.08, 1.95]
Total (95% CI) | 1057 | 1059 | 100.0% | 1.36 [1.15, 1.61]
Total events | 417 | 311
Heterogeneity: Tau² = 0.02; Chi² = 11.33, df = 5 (P = 0.05); I² = 56%
Test for overall effect: Z = 3.60 (P = 0.0003)
Risk Ratio M-H, Random, 95% CI
0.1 0.2 0.5 1 2 5 10
Favours placebo Favours antibiotics

图19-2-2 抗生素与安慰剂之间比较的早期临床缓解率的森林图

(Antibiotics：抗生素；Placebo：安慰剂)

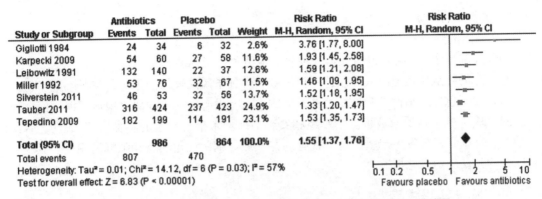

图 19-2-3 抗生素与安慰剂之间比较的早期微生物学缓解率的森林图
（Antibiotics：抗生素；Placebo：安慰剂）

| Study or Subgroup | Antibiotics | | Placebo | | Weight | Risk Ratio M-H, Random, 95% CI | Risk Ratio M-H, Random, 95% CI |
	Events	Total	Events	Total			
Abelson 2008	82	130	74	149	14.7%	1.27 [1.03, 1.56]	
Gigliotti 1984	31	34	23	32	11.9%	1.27 [1.00, 1.61]	
Gross 2003	25	39	15	34	4.2%	1.45 [0.93, 2.27]	
Karpecki 2009	44	137	25	132	4.5%	1.70 [1.10, 2.60]	
Rietveld 2005	45	81	53	100	10.0%	1.05 [0.80, 1.37]	
Rose 2005	140	163	128	163	31.8%	1.09 [0.99, 1.21]	
Silverstein 2011	39	97	37	105	6.3%	1.14 [0.80, 1.63]	
Tepedino 2009	168	475	132	482	16.7%	1.29 [1.07, 1.56]	
Total (95% CI)		1156		1197	100.0%	1.21 [1.10, 1.33]	
Total events	574		487				
Heterogeneity: Tau² = 0.00; Chi² = 9.54, df = 7 (P = 0.22); I² = 27%							
Test for overall effect: Z = 3.85 (P = 0.0001)							

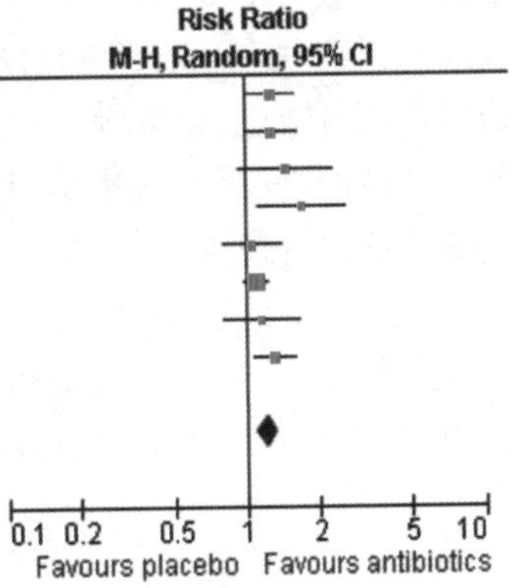

图 19-2-4 抗生素与安慰剂之间比较的晚期临床缓解率的森林图
（Antibiotics：抗生素；Placebo：安慰剂）

4）晚期微生物学缓解：6~10 天。纳入 9 项研究（图 19-2-5），计算抗生素与安慰剂相比在治疗 6~10 天后的晚期微生物学缓解率危险比为 1.37（95%CI：1.24~1.52）。异质性较高，I^2=27%。

| Study or Subgroup | Antibiotics | | Placebo | | Weight | Risk Ratio M-H, Random, 95% CI | Risk Ratio M-H, Random, 95% CI |
	Events	Total	Events	Total			
Abelson 2008	116	130	99	149	19.3%	1.34 [1.18, 1.53]	
Gigliotti 1984	27	34	10	32	3.2%	2.54 [1.48, 4.37]	
Gross 2003	21	27	9	24	3.1%	2.07 [1.19, 3.61]	
Karpecki 2009	53	60	35	58	11.8%	1.46 [1.17, 1.84]	
Miller 1992	59	76	35	67	10.2%	1.49 [1.15, 1.93]	
Rietveld 2005	16	21	12	29	3.8%	1.84 [1.12, 3.02]	
Rose 2005	81	125	69	125	13.3%	1.17 [0.96, 1.44]	
Silverstein 2011	46	53	39	56	13.5%	1.25 [1.02, 1.53]	
Tepedino 2009	176	199	137	191	21.7%	1.23 [1.11, 1.37]	
Total (95% CI)		725		731	100.0%	1.37 [1.24, 1.52]	
Total events	595		445				
Heterogeneity: Tau² = 0.01; Chi² = 15.51, df = 8 (P = 0.05); I² = 48%							
Test for overall effect: Z = 5.94 (P < 0.00001)							

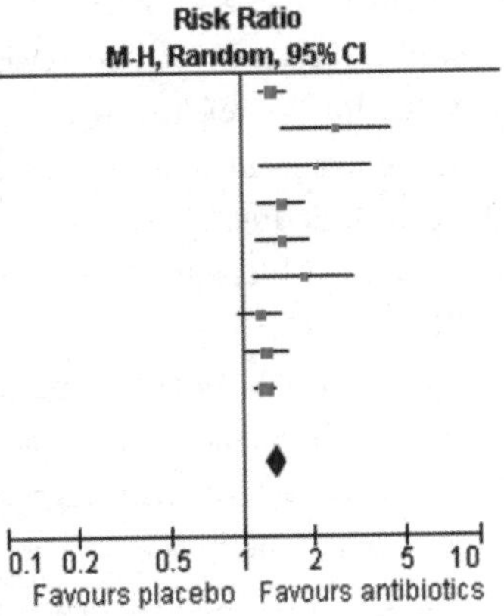

图 19-2-5 抗生素与安慰剂之间比较的晚期微生物学缓解率的森林图
（Antibiotics：抗生素；Placebo：安慰剂）

（2）次要结局指标

1）4 周内的感染复发率。没有任何一项研究报道了该指标。

2）治疗的成本 - 效益。没有任何一项研究报道了该指标。

3）治疗的依从性及退出人数。这一指标被整合到了风险偏倚图里的"不完全报告"。

4）发生了急性细菌性结膜炎相关并发症的人数。没有任何一项研究报道了该指标。

5）试验中的不良反应数量。治疗组和安慰剂组均未报告严重的不良反应，表明急性细菌性结膜炎患者极少发生严重的危害视觉的并发症如细菌性角膜炎和眶蜂窝织炎。其他危害视觉的并发症均未见报道。

四、临床实践决策

急性细菌性结膜炎是一种常见的眼科急症。目前的循证医学证据表明，在急性细菌性结膜炎发病后的 5 天内给予局部广谱抗生素治疗能够提高早期临床缓解率和早期微生物学缓解率。这些获益在晚期治疗过程中仍然持续，但是效果为中等程度。考虑到急性细菌性结膜炎的自限性，采取等待观察的策略来看感染症状能否自发缓解，似乎也是合理的。然而，需要强调的是，采用抗生素眼药水进行治疗也是合适的，因为它们能够加快急性细菌性结膜炎的症状缓解速度。

在未来的研究中，仍然需要加强对急性细菌性结膜炎自然病程的认识，来明确安慰剂组的缓解是由于自发缓解，还是由于安慰剂的效应。此外，将来的研究也应当考虑成本 - 效益的问题，把患者的生活质量改善和减少误工和教育带来的影响考虑进来。

（李仕明）

参 考 文 献

1. Sheikh A, Hurwitz B, van Schayck CP, et al. Antibiotics versus placebo for acute bacterial conjunctivitis. Cochrane Database Syst Rev, 2012, 9: CD001211.

2. Gigliotti F, Hendley JO, Morgan J, et al. Efficacy of topical antibiotic therapy in acute conjunctivitis in children. J Pediatr, 1984, 104(4): 623-626.

3. Leibowitz HM. Antibacterial effectiveness of ciprofloxacin 0.3% ophthalmic solution in the treatment of bacterial conjunctivitis. Am J Ophthalmol, 1991, 112(4 Suppl): 29S-33S.

4. Miller IM, Wittreich J, Vogel R, et al. The safety and efficacy of topical norfloxacin compared with placebo in the treatment of acute, bacterial conjunctivitis. The Norfloxacin-Placebo Ocular Study Group. Eur J Ophthalmol, 1992, 2(2): 58-66.

5. Leibowitz HM, Pratt MV, Flagstad IJ, et al. Human conjunctivitis. Ⅱ. Treatment. Arch Ophthalmol, 1976, 94 (10): 1752-1756.

6. Y M, H M, T M, et al. Therapeutic effects of ofloxacin eye drops (DE-055) on external infection of the eye: multicentral double blind test Japanese Review of Clinical Ophthalmology, 1986, 40: 1813-1828.

7. Rose PW, Harnden A, Brueggemann AB, et al. Chloramphenicol treatment for acute infective conjunctivitis in children in primary care: a randomised double-blind placebo-controlled trial. Lancet, 2005, 9479(366): 37-43.

8. Rietveld RP, ter Riet G, Bindels PJ, et al. The treatment of acute infectious conjunctivitis with fusidic acid: a randomised controlled trial. Br J Gen Pract, 2005, 521(55): 924-930.

9. Everitt HA, Little PS, Smith PW. A randomised controlled trial of management strategies for acute infective

conjunctivitis in general practice.BMJ,2006,7563(333):321.

10. Karpecki P,Depaolis M,Hunter JA,et al.Besifloxacin ophthalmic suspension 0.6% in patients with bacterial conjunctivitis:A multicenter,prospective,randomized,double-masked,vehicle-controlled,5-day efficacy and safety study.Clin Ther,2009,31(3):514-526.

11. Silverstein BE,Allaire C,Bateman KM,et al.Efficacy and tolerability of besifloxacin ophthalmic suspension 0.6% administered twice daily for 3 days in the treatment of bacterial conjunctivitis:a multicenter, randomized,double-masked,vehicle-controlled,parallel-group study in adults and children.Clin Ther,2011, 33(1):13-26.

12. Tauber S,Cupp G,Garber R,et al.Microbiological efficacy of a new ophthalmic formulation of moxifloxacin dosed twice-daily for bacterial conjunctivitis.Adv Ther,2011,28(7):566-574.

13. Tepedino ME,Heller WH,Usner DW,et al.Phase Ⅲ efficacy and safety study of besifloxacin ophthalmic suspension 0.6% in the treatment of bacterial conjunctivitis.Curr Med Res Opin,2009,25(5):1159-1169.

14. Abelson MB,Heller W,Shapiro AM,et al.Clinical cure of bacterial conjunctivitis with azithromycin 1%: vehicle-controlled,double-masked clinical trial.Am J Ophthalmol,2008,145(6):959-965.

15. Gross R,Lichtenstein S,Schlech B,et al.Early clinical and microbiological responses in the treatment of bacterial conjunctivitis with moxifloxacin ophthalmic solution 0.5%(Vigamox TM)using b.i.d dosing. Today's Therapeutic Trend,2003,21(2):227-237.

附 图例说明

一、森林图（forest plots）

森林图可采用 Cochrane 组织提供的免费软件 Review Manager（RevMan）来制作，也可以由其他软件如 Stata 完成。一般来说，RevMan 更为容易上手操作。森林图分为连续变量和分类变量两种情况。

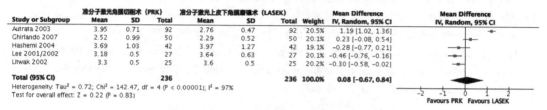

附图 1　连续变量（角膜上皮愈合时间）的森林图

附图 1 为连续变量的森林图，左侧为纳入的研究名称，中间为每项研究的原始数据，右侧为合并后的结果。

第一行依次为试验组（PRK）、对照组（LASEK）、Mean difference（平均差）。第二行为研究或亚组（Study or subgroup）、均值（Mean）、标准差（SD）、总数即样本量（Total）、权重（Weight）、随机效应模型（Random）、95% 置信区间（95%CI）。第三行至第七行为每一项研究的具体信息。第八行为总计（Total）、合计样本量（236）。第九行为异质性（Heterogeneity）结果，$P>0.10$，$I^2 \leq 50\%$ 表明研究之间无异质性，可以采用固定效应模型（Fixed effect model）；反之如 $P \leq 0.10$，$I^2>50\%$ 表明研究之间具有异质性，可以采用随机效应模型（Random effect model），或进一步分析异质性的原因，考虑亚组分析等进行处理。最后一行为总体效应的测试结果，如果 $P<0.05$ 则表明两种措施之间有显著性差异，本文 $P=0.83$ 表明无显著性差异。

附图 1 右边在 0 上方的竖线代表无效线，无效线左侧为支持 PRK，右侧为支持 LASEK。上分的每一根横线代表一项研究的 95% 置信区间范围，横线上的绿色方块代表点估计值。若横线穿过无效线，则表示该研究没有显著性差异，反之则说明有显著性差异。下方的菱形代表汇总后的 OR 值，跨越无效线说明汇总后两组之间差异无显著性。

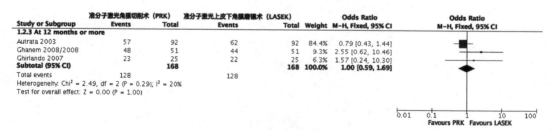

附图 2　分类变量（术后屈光度是否在预定目标 ±0.50D 范围内）的森林图

附图 2 为分类变量的森林图,与连续变量森林图不同之处主要在于:①以事件(Events)和总数(Total)为主要原始数据;②点估计值为 OR 值(Odds ratio);③无效线为 OR=1,而不是 0。其余与连续变量的森林图相同。

二、Cochrane 偏倚风险图

这种图形是采用 Cochrane library 提供的免费软件 RevMan 来制作的,有两种形式的图,一种为把每一项研究的各种偏倚都进行了风险评估并列出具体结果,如附图 3。图中每一行代表一项研究,如 Kahaly 2000 为 Kahaly 等人在 2000 年发表的文献,以此类推。图中的绿色圆和 + 号代表低风险(low risk of bias),黄色圆和"?"号代表不清楚(unclear risk of bias),红色圆和 - 号代表高风险(high risk of bias)。图中每一列代表一种偏倚,分别如下:

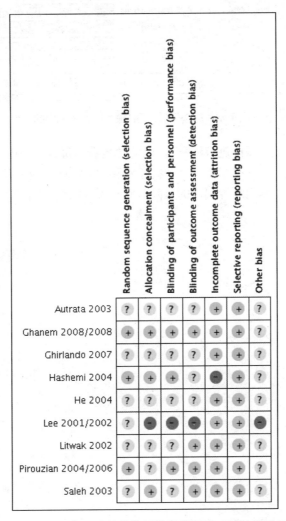

附图 3　Cochrane review 中的偏倚风险图(根据每项研究每种风险来评估)

1. Random sequence generation(selection bias)为随机序列生成(选择偏倚)。
2. Allocation concealment(selection bias)为分配隐藏(选择偏倚)。

3. Blinding of participants and personnel（performance bias）为受试者和工作人员隐藏（实施偏倚）。

4. Blinding of outcome assessment（detection bias）为结局评估中的盲法（测量偏倚）。

5. Incomplete outcome data（attrition bias）为不完整结局数据（失访偏倚）。

6. Selective reporting（reporting bias）为选择性报告（发表偏倚）。

7. Other bias 为其他偏倚。

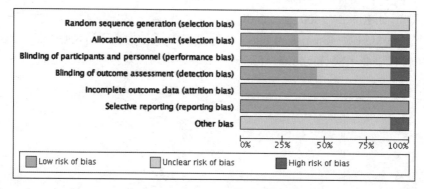

附图4　Cochrane review 中的偏倚风险图（根据所有研究中的风险所占比例来评估）

　　另一种图为按照每种偏倚进行汇总，可以清楚地看到每种偏倚中高风险、不清楚和低风险的所占比例，如附图4，按照0、25%、50%、75% 和100% 对偏倚风险的比例进行量化。这种图示能够更清楚地了解到每种偏倚的风险分布情况，哪种偏倚控制得好、哪种偏倚控制较差可以一目了然。